Human sexuality

성학

군자출판사

성학

Human sexuality

첫째판 1쇄 인쇄 | 2008년 1월 5일
첫째판 1쇄 발행 | 2008년 1월 10일
첫째판 2쇄 발행 | 2012년 9월 6일
첫째판 3쇄 발행 | 2016년 8월 29일

지 은 이	김세철 · 김원회 · 윤가현 · 채규만
발 행 인	장주연
편집디자인	김성아
표지디자인	이지선
발 행 처	군자출판사
등 록	제 4-139호(1991. 6. 24)
본 사	본사 (10881) **파주출판단지** 경기도 파주시 서패동 474-1(회동길 338)
	Tel. (031) 943-1888 Fax. (031) 955-9545

www.koonja.co.kr

* 파본은 교환하여 드립니다.
* 검인은 저자와의 합의 하에 생략합니다.

ISBN 978-89-7089-975-6

정가 48,000원

저자약력

김세철 _ 경북의대 졸업 (1971), 동 부속병원 비뇨기과 수련
뉴욕 브룩데일, 다운스테이트의료원 연수
한국과학기술한림원 종신회원
대한비뇨기과학회 이사장, 대한남성과학회 회장, 대한불임학회 회장
8차 국제남성과학회 조직위원장
아시아-태평양 성의학회 회장
중앙대학교 의무부총장 겸 의료원장 (현)
대한성학회 회장 (현)

김원회 _ 서울의대 졸업 (1962)
미국 미시건주 웨인주립대학교 의과대학 산부인과 수련
부산대학교 의과대학 산부인과 교수
몰타 국립대 초청교수, 영국 글래스고우대 방문교수
아-태 폐경학회연합회(APMF) 초대회장
한국성문화회, 대한성학회 회장
부산대 명예교수 (현), 서울여대 대학원 객원교수 (현)

윤가현 _ 1988 University of Georgia (Ph.D.)
1989-현재 전남대학교 심리학과 교수
전남대학교 사회과학대학 부학장
한국노년학회 부회장
교육인적자원부 기초학문육성위원회 위원
Japan Institute of Labor 초빙연구원
University of Southern California 객원교수
대한성학회 감사 (현)
International Academy of Sex Research 회원 (현)

채규만 _ 서울 대학교 대학원 심리학과 졸업 (1978)
성신여대 심리학과 교수 (현)
한국 및 미국 임상 심리 전문가 (현)
부부 및 성치료 전문가 (현)
한국 여성 상담센터 이사장 (현)
미국 Illinois Institute of Technology 임상 심리학 박사
한국임상심리학회장

서문

성(sexuality)은 우리가 인간으로 살아가는데 가장 중심에 있는 중요한 가치이다. 누구나 하나의 성별(sex)을 갖게 되고 이에 따라 자신의 성적 역할이나 정체성이 정해지게 된다. 성을 통해서 인간은 사랑, 정열, 즐거움, 친밀감, 쾌락 등을 얻음은 물론 종족보존의 엄숙한 과업까지 이룰 수 있다.

인간의 성은 그러나 다른 동물들과 달라 수 없이 많은 인자들의 영향을 받게 되는데 즉 생물학적, 심리학적, 의학적, 사회적, 경제적, 정치적, 문화적, 윤리적, 법적, 역사적, 종교적 그리고 나아가 영혼적 요소들이 그것이다.

따라서 성학은 영화가 종합예술인 것처럼 종합 학문이다. 의사, 심리학자, 간호사, 성치료자, 성교육자, 성상담자는 물론 문학가, 예술가, 성직자, 법률가, 사회학자, 교육자, 철학자 등 다방면의 전문가들이 힘을 합쳐야 되는 학문이다. 그래서 전문분야협력의 학문이라고도 하지만 우리나라의 경우 이들 간의 횡적 협력의 기회는 별로 많지 않았던 아쉬움이 있었다.

우리는 성에 관한 한 역사 속에서 단 한 분의 스승조차 찾기가 힘든 민족이라 해도 과언이 아니다. 불행한 일이었다. 또 '성의 가장 큰 적은 침묵이다' 라는 말도 있는데 오랜 유교 문화권에서 살아온 우리로서는 이로 인한 성에의 기피와 터부 때문에 공개적으로 이를 연구하고 가르치고 배울 기회가 적어 많은 분들이 독학과 같은 제한된 방식으로 학문을 터득하고 관련 단체들조차 거의 자생적으로 발생하게 된 어려운 과거가 있었으며, 이는 오늘날의 왜곡된 성문화와 결코 무관하지 않을 것이다.

세계 성학회의 선언에 '국가와 사회는 모든 국민들에게 올바른 성교육을 시킬 의무가 있고, 모든 국민은 이 교육을 받을 권리가 있다' 고 되어 있지만 우리의 젊은이들은 책을 통한 성교육보다는 인터넷 등 다른 매체들에 의하여 지식을 습득하는 경우가 많아 이로 인하여 외국의 성문화에 오히려 더 익숙해지는 경향마저 있어 걱정이 앞선다.

우리나라는 현재 성범죄, 성매매, 혼외임신, 인공유산율이나 이혼율 등에서 제일 높은 수준에 육박해 있다고 해도 과언이 아니다. 지금 세계는 성 권리, 성 건강을 외치고 있는데 우리는 이런 전근대적인 고민을 하고 있음을 생각하면 하루빨리 학교에서 성교육을 정식으로 가르쳐야 되겠고 이를 위해서는 많은 성교육전문가들이 양성되어야 할 것이다.

성은 마치 대양과 같아 그 폭이 얼마나 되는지 알 수는 없지만 각자 자기 전문 분야에서 자기의 몫을 하는 것이라고 생각한다. 저자들 또한 전문 분야는 각각 같지 않지만 대한성학회의 발족과 함께 학회 일을 같이 하면서 '성학' 교과서의 필요성을 절감하고 이에 뜻을 모아 각 분야를 거의 대부분 포함하는 대학원생 수준의 책을 쓰기로 하여 그동안의 집필을 마치고 이제 한권의 책으로 내놓게 되었다. 초판이며 몇이서 쓴 책이므로 용어의 통일 등 아직 추가 보완할 부분들도 있겠지만 우선 출판하며 다음을 기약한다.

아무쪼록 '인간의 성'과 연관된 교육, 상담, 치료에 관여하거나 체계적인 성교육에 관심이 있는 분들께서 많이 읽으시어 궁극적으로 우리나라의 올바른 성문화 정착에 도움이 되었으면 하는 바램이다.

끝으로 이 책을 발간하는데에 노고를 아끼지 않으신 박현숙, 김성아씨 등 군자출판사 관계자 여러분들과 부분 집필에 흔쾌히 응해 주신 이임순, 이규섭 교수께도 감사의 뜻을 전한다.

2007년 12월

저자 김세철, 김원회
윤가현, 채규만

목차

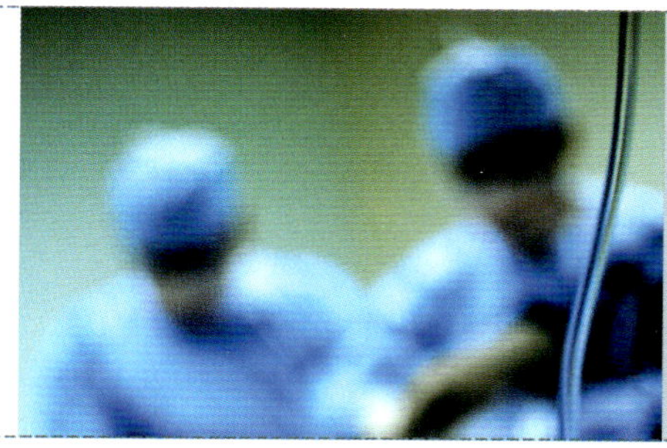

Part I

생식기 해부

Chapter 1 남성생식기 해부

김세철

남성의 생식기 계통은 고환, 부고환, 정관, 사정관, 음경 및 3개의 부속성선 즉 전립선, 정낭, 구요도선(쿠퍼선)으로 이루어져 있다. 고환에서 생성된 정자와 부속성선의 분비액이 혼합된 정액의 배출로를 남성 생식관이라고 한다(그림 1).

1. 고환

고환의 성장과정은 출생 후부터 서서히 진행되지만 그 정도가 미미하여 사춘기 전에는 용적이 1~3ml이지만 12세경에 이르러 급속한 성장이 시작되어 16세경까지 급격히 커지고 그 이후에도 성장이 지속하여 20세경이 되면 성인의 크기에 도달한다(그림 2). 한국 정상 남아 1,000여명을 대상으로 조사한 고환용적은 표 1과 같다.

우리나라 성인 남성의 고환크기는 3.7×2.5×2 cm로 평균 용적은 19ml(13~25ml) 이며, 무게는 약 10gm이고 타원형을 하고 있다. 고환은 남자를 상징하는 2대 기능 즉 정자를 생산하여 종족보존의 본능을 달성하게 하고 남성호르몬을 분비하여 남성으로서의 외모를 갖추게 하며 성교 등 남성의 구실을 완수하게 하므로 남성 생식기의 중추를 이루고 있는 가장 중요한 성선이라 하겠다.

정자는 고환의 정세관에서 생산되어 부고환과 정관을 통과하여 정관의 말단 팽대부(용적: 약 2ml)에 저장되어 있다가 사정 시 체외로 배출된다. 남성호르몬은 고환의 간질조직에 있는 라이디히세포에서 생산되어 혈관을 통하여 혈액 속으로 들어가 체내를 순환한다(그림 3).

고환은 태생기에는 원래 상복부에 위치하다가 태생 3개월에 골반내로 내려오며 태생 7개월에 서혜관을 통하여 9개월에는 음낭에 도달하게 되므로 출생 때에는 음낭 내에서 만져지게 된다. 고환이 이

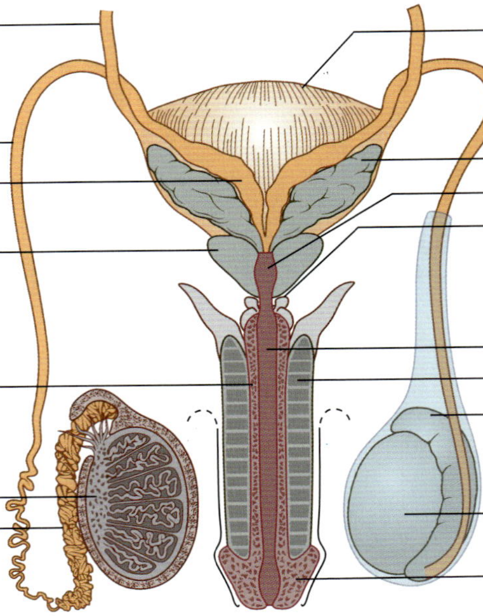

그림 1 남성의 생식기 구조(후측에서 보았을 때)

표 1. 한국 정상 남아의 연령별 고환용적의 변화

연령 (세)	용적 (ml)	평균길이±표준편차 (cm)
출생시	1.0	1.2±0.2
0 – 1	1.1	1.3±0.3
1 – 2	1.6	1.4±0.3
2 – 3	1.8	1.5±0.2
3 – 4	1.8	1.5±0.4
4 – 5	1.9	1.5±0.3
5 – 6	2.0	1.6±0.2
6 – 7	2.1	1.5±0.4
7 – 8	2.2	1.6±0.3
8 – 9	2.3	1.7±0.3
9 – 10	3.0	1.8±0.4
10 – 11	3.1	1.8±0.4
11 – 12	4.9	2.1±0.5
12 – 13	6.0	2.2±0.5
13 – 14	7.6	2.4±0.5
14 – 15	13.7	2.9±0.6

처럼 음낭으로 내려와 몸밖에 매달려 있는 것은 고환이 정자를 원활히 생산하려면 체온보다 섭씨 2~3도 낮은 상태가 쾌적하기 때문이다. 음낭에 주름이 유난히 많이 잡혀 있는 것은 라디에타처럼 체표면적을 많게 하여 더우면 늘어나 열발산을 많이 되도록 하고 추우면 쉽게 오무라져 보호하도록 하는데 있다.

2. 부고환

부고환은 고환의 후외측에 위치한 기관으로 부고환 내에는 육안적으로는 식별하기 어려울 정도로 가는 하나의 관이 마치 라디에타 처럼 꼬불꼬불 곡선을 그리며 주행하는데 부고환의 길이는 외관상

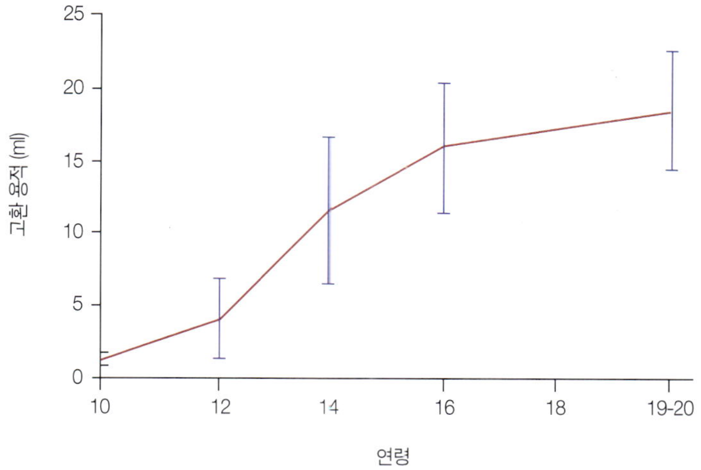

그림 2 연령에 따른 고환용적의 변화

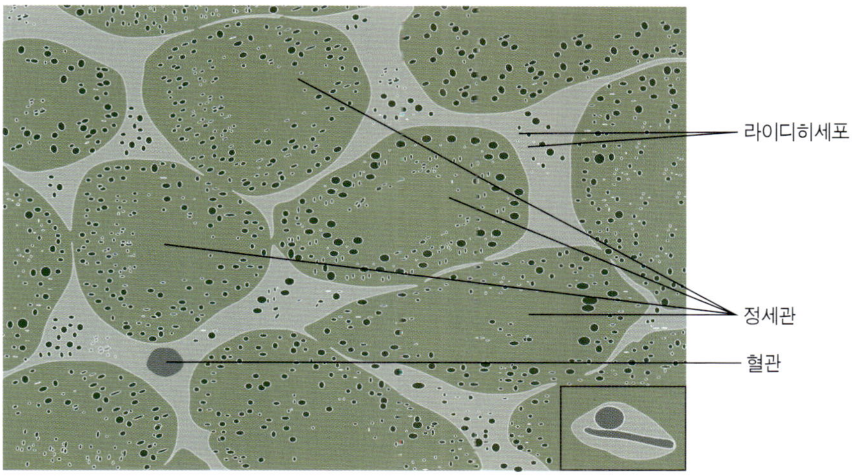

그림 3 정세관 내 정자와 간질조직 내 라이디히세포

약 5cm이지만 부고환관은 늘려 펴면 6m나 된다(그림 4). 고환에서 생산된 정자는 운동성이 없으나 브고환관을 통과하면서 성숙되고 운동성을 획득하게 된다. 정관수술 후에도 정자는 계속 생산되지만 부고환에서 소화되어 혈액 속으로 흡수되어 버린다.

3. 정관

부고환의 마지막 부분에서 시작하는 정관은 길이가 30~40cm이고 굵기는 가는 국수 정도이거나

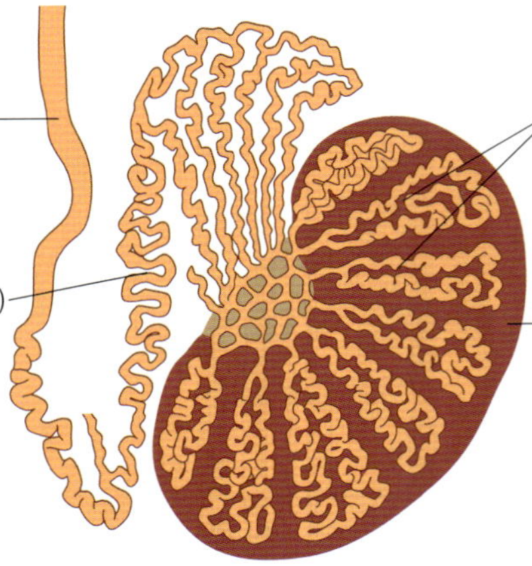

그림 4 부고환의 위치와 부고환관의 곡선 주행

이보다 조금 더 굵은 정도이며 길이의 반은 하복부 속을 주행하고 정관의 마지막 부분은 팽대하여 생산된 정자가 이곳에 저장되어 있다가 사정과 함께 밖으로 배출된다. 정관의 내공은 0.5~1mm 정도로 좁기 때문에 정관수술은 간단하게 시행될 수 있지만 정관복원술은 좁은 내공을 다시 연결시켜주어야 하므로 기술적 어려움이 있다.

4. 정낭

정낭은 정관이 끝나는 부위에 일치해서 방광의 후하방 양측에 있고 방추형의 4×1.6×0.9cm 크기이다(그림 5). 정낭은 전립선과 함께 정액을 생산하는 곳으로 사정액의 약 2/3는 정낭에서 나오는 분비액이며 사정 시 정관의 말단 팽대부에 저장되어 있던 정자와 함께 사정관을 통해 후부 요도로 배출된다. 정낭의 분비액 중 과당은 사정된 정자가 잘 움직이도록 활동 에너지를 부여하며, 단백질 응고 효소는 질내 사정된 정액을 약 20분 동안 반고체 상태로 유지하도록 하여 질 외로 흘러나오지 않도록 한다.

5. 전립선

정낭과 전립선의 발육은 남성호르몬의 영향을 받는데 사춘기까지는 남성호르몬 생산이 거의 없으므로 성장이 미진하다. 그러나 12세경이 되어 사춘기가 시작되면 남성호르몬 생산이 증가하면서 급속히 성장하며, 전립선의 경우 20대 후반까지는 1년에 1.6gm씩 성장하여 정상 성인의 크기(약 20gm)에 이른다.

전립선은 남성에게만 있는 부속성선으로서 바로 위로는 방광, 바로 아래는 외요도괄약근이 위치하며 앞쪽에는 치골, 뒤에는 직장이 위치한다. 전립선을 한자로 前立腺, 영어로 pro-state로 '앞에 서 있는 샘'으로 표기하는 것은 직장 앞에 서 있는 모습을 하고 있기 때문이다. 전립선의 후상방에는 정낭과 정관의 말단 팽대부가 있다(그림 5).

성인 전립선의 크기는 3×3.5×2cm이고 무게는 20g 정도이다. 남성 내생식기는 모두 한 쌍으로 구성되어 있지만 전립선은 한개 뿐이다. 전립선은 정낭과 같이 정액을 생산하는 곳으로서 사정액의 약 1/3은 이곳에서 나오는 분비물로 구성된다. 전립선에서 생산된 분비액(정액)은 사정 시 사정관을 통하지 않고 20~30개 되는 전립선관을 통해 직접 후부 요도로 배출된다. 전립선의 중간부위는 소변의

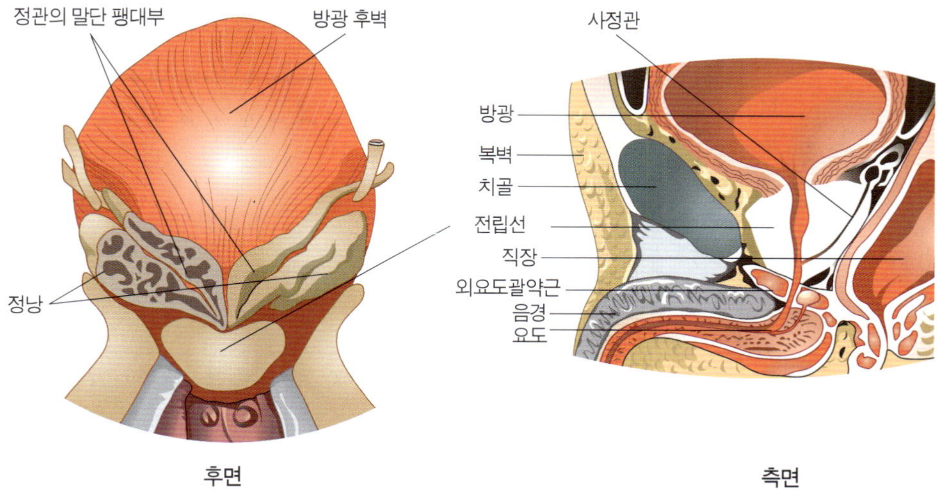

그림 5 전립선, 정낭, 정관, 사정관, 요도의 위치

배출통로인 2.5cm 길이의 후부 요도(전립선부 요도)가 관통해 지나가며, 정액의 배출통로인 좌우 양측의 사정관도 각각 전립선을 후상방으로부터 전하방으로 관통하여 전립선부 요도에 개구한다. 인체의 모든 장기는 노화와 함께 작아지지만 전립선은 반대로 세포의 증식이 일어나 비대해져 중간 부위를 관통해 지나가는 전립선부 요도를 압박하여 노인성 배뇨곤란의 가장 흔한 원인이 된다.

전립선 분비액은 정자에 영양분을 공급하며 정자의 운동성을 증가시키고 정자를 감염으로부터 보호하며, 질의 강한 산성을 중화시켜 사정된 정자가 질속에서 살아남도록 하고, 용해효소를 함유하고 있어 사정 직후 반고체 상태로 응고된 정액을 액화시키고 정자의 운동성을 촉진시켜 자궁경부로 헤엄쳐 올라가도록 도와주는 역할을 한다.

6. 음경

음경의 발육은 남성호르몬의 자극에 의해 이루어지므로 사춘기가 되어 고환에서 남성호르몬을 생산할 때까지는 발육이 미미하다. 일반적으로 출생 직후부터 5세까지에 한번 자라고, 그 후 10~11세까지 즉, 사춘기가 시작될 때까지는 거의 성장하지 않는다. 그러나 사춘기가 시작되는 12세경이 되면 남성호르몬 생산이 시작하므로 이에 일치해서 음경도 성장하기 시작하여 18세까지 급속히 커지며, 그 다음부터는 서서히 성장하여 20세경에 성장이 완료된다(그림 6).

음경길이의 측정은 피검자를 바로 눕힌 자세에서 피검자의 귀두부를 잡아 올려, 최대로 신장시킨 상태에서 음경의 배측을 따라 자를 대고 눌러서 치골결합부로부터 귀두부 첨단까지의 거리로 한다. 한국 정상 남아 1,000여명을 대상으로 조사한 최대 신장 시 음경길이는 표 2와 같다.

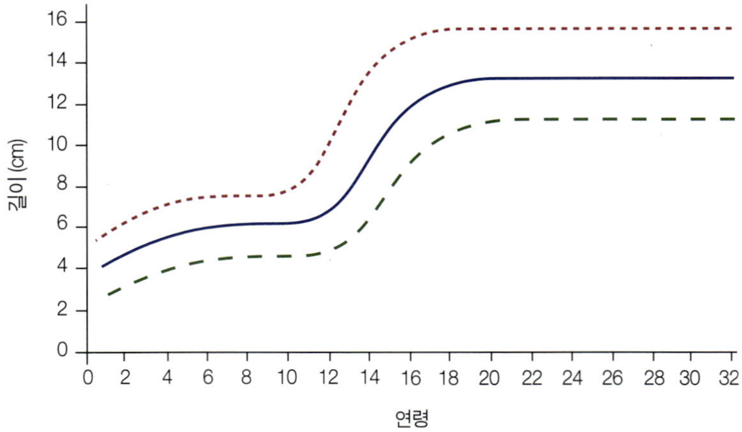

그림 6 연령에 따른 음경의 발육과정

표 2. 한국 정상 남아의 최대 신장 시 음경길이

연령 (세)	평균±표준편차 (cm)	음경길이-(2×표준편차) (cm)
출생시	3.3±0.5	2.3
0 – 1	3.5±0.6	2.3
1 – 2	4.1±0.7	2.7
2 – 3	4.4±0.7	3.0
3 – 4	4.4±1.0	2.5
4 – 5	4.9±0.9	3.1
5 – 6	5.1±1.0	3.1
6– 7	5.2±0.8	3.5
7 – 8	5.2±0.9	3.4
8 – 9	5.4±0.9	3.6
9 – 10	5.6±0.8	3.9
10 – 11	5.7±0.7	4.2
11 – 12	6.1±0.8	4.4
12 – 13	6.5±1.1	4.3
13 – 14	7.5±1.0	5.5
14 – 15	8.8±1.3	6.2

음경은 배측 좌우에 있는 2개의 음경해면체와 복측에 있는 1개의 요도해면체로 구성되어 있다(그림 7). 음경해면체는 백막이란 강한 피막으로 둘러싸여 있으며 그 내부는 무수히 많은 동상 혈관으로 구성되어 있으므로 혈관의 뭉치라고 이야기할 수 있다(그림 8). 음경해면체는 평상시에는 특별한 기능이 없으나 성적으로 흥분되면 혈액이 충만되어 음경발기를 일으킨다. 좌우 음경해면체의 뿌리는 좌골(궁둥뼈)에 부착하고 있으므로 발기음경을 귀두부에서 눌러도 몸속으로 밀려들어가지 않는다. 요도해면체는 그 속을 요도가 통과하므로 단순히 요도를 보호하는 역할을 한다. 음경귀두부는 요도해면체의 연장으로 요도해면체가 말단부에서 팽대된 것이며 음경해면체와는 전혀 별개의 기관이다.

음경혈관은 다른 장기에서와 마찬가지로 혈액이 유입되는 동맥과 유출되는 정맥이 있다. 음경동맥은 음경내로 진입하면서 요도동맥, 배부동맥 및 중심동맥(음경해면체동맥, 심부 동맥)으로 3분된다. 이중 중심동맥은 음경해면체 내를 통과하면서 음경발기에 관여하는 주된 혈관으로서 직경이 0.5 mm로 매우 가늘다(그림 9).

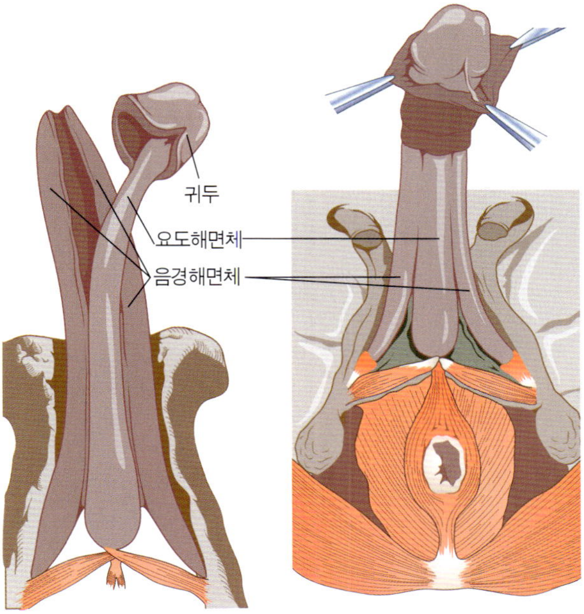

그림 7 음경의 구조: 음경해면체와 요도해면체

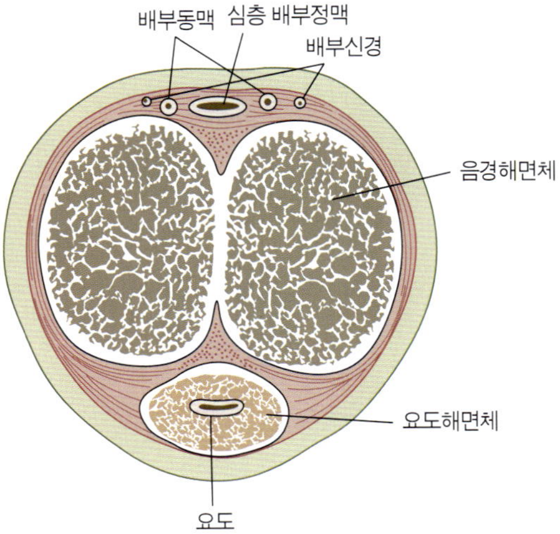

그림 8 음경의 횡단면

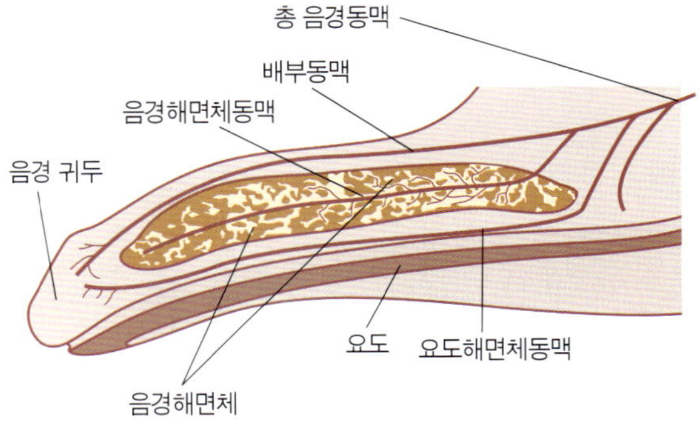

그림 9 음경동맥의 분포

■ 참고문헌

- 김세철. 남성성기능장애의 진단과 치료. 일조각, 1995년
- 대한남성과학회. 남성과학. 군자출판사, 2003년
- 대한비뇨기과학회. 비뇨기과학. 4판. 일조각, 2007년
- 정기현, 최황, 김시황. 한국 정상 남아의 음경 및 고환크기에 관한 관찰. 대한비뇨기과학회 지 1987;28:255-258
- Tanagho EA, McAninch JW. Smith's General Urology. 16th ed. The McGraw-Hill Co. Columbus, 2004

Chapter 2 여성생식기 해부

김원회

발생학적 측면에서 보면 태생 초기 모든 배아는 각각 남녀 생식기로의 분화가 가능한 울프씨 관(Wolffian duct)과 뮐러씨 관(Muellerian duct)을 모두 갖고 있다가 각각 다른 내생식기 및 외생식기를 갖게 되는 일차성징을 하게 되는데, 여아의 경우는 모체에서 들어오는 다량의 여성호르몬의 영향으로 자신의 성선인 난소에서 분비되는 호르몬 없이도 여자로서의 일차성징을 마치게 된다. 그러나 남아의 경우는 모체에서 들어오는 남성호르몬이 거의 없으므로 자신의 고환에서 남성호르몬을 생성하여 이에 의하여 남아로서의 일차성징을 하게 되며 이때 여성의 내생식기가 될 수 있는 뮐러씨 관의 퇴화과정도 함께 일어난다. 이와 같이 태생 때의 일차성징 과정에서부터 남녀는 이미 큰 차이를 보인다.

해부학은 매우 일찍 정립된 학문의 하나이지만 여성 성기에 관한 구조와 기능은 아직도 더 연구할 과제가 많다. 동서를 막론하고 오랜 성에 대한 금기 때문이기도 하지만 특히 여성의 음핵을 중심으로 한 복잡한 구조의 기능이 오직 쾌락을 위하여만 존재하는 것이기 때문에 터부시되고 기피됨으로서 더 연구의 대상에서 소외되었었다고 주장하는 학자들도 있다. 실제로 이와 같이 한 가지 기능만 갖고 있는 조직이 우리의 몸에는 거의 존재하지 않는데 음핵은 예외라고 할 수 있다. 뿐만 아니라 지-스팟(G-spot) 등과 같이 아직도 그 존재 여부가 토론의 대상이 되고 있는 경우도 많아 여성의 성 해부학은 좀 더 많은 연구와 발전이 이루어져야 한다고 본다.

여성의 생식기 또한 남성의 그것처럼 인간의 2대 본능의 하나인 종족보존을 위한 기관임에는 틀림없다. 그러나 생식기능을 완수하기 위한 수단으로서의 이성간의 성적 만남을 위하여 형태적으로는 이성을 매료시킬만한 구조를 갖고 있고 생리적으로도 쾌감과 같은 즐거움이 동반됨으로서 성행동이 자발적인 행위가 되도록 마련되었다고 할 수 있다.

생식기 뿐 아니라 여성의 육체는 수백만 년 동안 성간선택(이성에게 선택됨)을 위한 진화를 거듭한 결정체이기 때문에 거의 완벽에 가깝고 이성에게 매우 매력적 것임에는 틀림없다(그림 1). 성 진화론자들은 여성의 필요이상으로 매우 크며 지방조직이 많은 유방, 튀어나온 엉덩이, 부드러운 피부, 털이 없는 턱, 앞쪽으로 향한 질과 같은 해부적 구조나 높은 목소리나 애교의 웃음 같은 음성이나 행동 또한 필요에 따른 오랜 진화의 결과라고 주장한다.

여성의 음부는 남자와 달라 평소에 거의 노출되지 않는 부위이므로 경험이 별로 없는 남자의 경우, 이 부위에 대한 미적 기준이 설정되어 있지 못하여 때로는 오랫동안 익숙지 못한 채 지나거나 심지어는 돌출된 소음순에 저항을 느끼기도 하는데 이는 자신의 성기구조를 잘 이해 못한 여자 자신에서도 일어나는 현상이다(그림 2).

여성이 자신의 '몸의 일부' 이면서도 제대로 관찰하지도 않고, 한 번도 스스로 그 이름조차 자신 있게 불러보지 못한 곳이 있다면 아마 자신의 성기일 것으로 이는 오랜 통념이 그 부위를 입에 담는 것이 외설스럽다고 생각해온 탓일 것이다.

물론 여성의 성기가 처음부터 모든 문화권에서

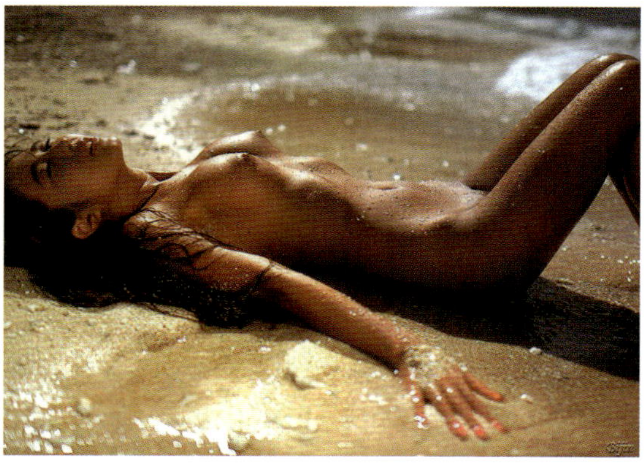

그림 1 인간은 수백만 년을 성간선택을 위하여 진화해온 거의 완벽에 가까운 몸을 갖고 있다.

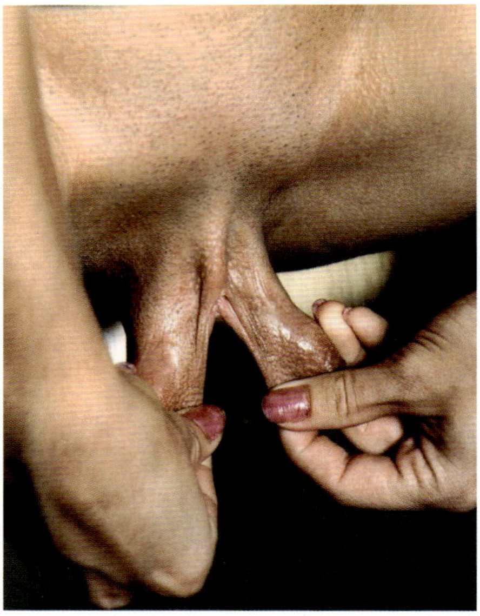

그림 2 많은 여성들이 자신의 성기구조를 잘 모르므로 오해가 일어난다. 소음순은 길게 늘어지기도 한다.

터부시돼 온 것은 아니었다. 신석기 시대의 모계사회에서는 여성의 유방과 성기는 풍요의 상징으로 우상의 대상이 되기도 했으며 이는 우리의 선조들에서도 예외가 아니었다. 그러나 임신에서의 남성의 역할을 알게 된 약 1만 년 전부터 차차 부계사회로 바뀌어 갔고 그 후 소위 '여성의 세계사적 패배' 의 시기를 거치면서 여성의 성은 남성의 욕망의 대상으로 변하면서 점차 무시되기 시작했다고 할 수 있다.

1. 외생식기관

여성의 바깥 생식기관은 한 마디로 외음부라고도 할 수 있다. 순수 우리말로는 보지이며, 영어로는 '덮다' (vulva) 또는 '부끄러운 것' (pudenda)의 의미의 단어를 사용하고 있다. 그 외, 음부, 음문, 국부, 치부, 옥문, 씹 등으로 불리기도 한다.

대부분 피부 밑에 지방이 분포되어 있고 사춘기를 전후로 하여 이차성징의 과정에서 부위에 따라 음모가 자라게 된다. 음모란 외성기의 주변에 난 털로 몸의 다른 부위에 있는 털보다 구불구불하고 더 윤기가 있지만 머리카락처럼 많이 자라지는 않는다. 음모의 자라는 모양과 위치와 정도는 사람마다 차이가 있으며 음모가 전혀 자라지 않는 증상을 무모증이라 한다.

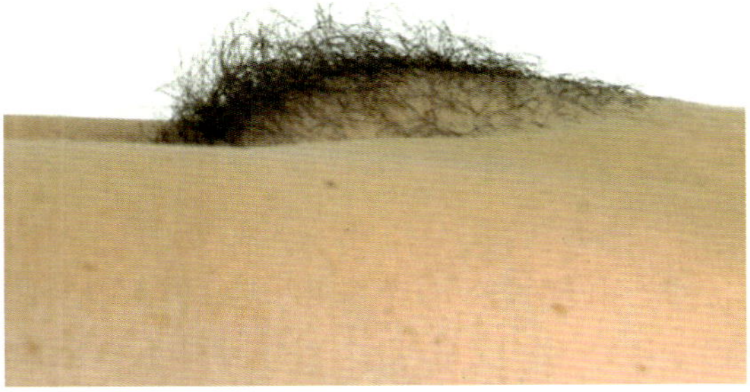

그림 3 치골은 두터운 지방층이 덮고 있으며, 역삼각형의 분포로 털이 자람

1) 치골구(恥骨丘, mons pubis, mons veneris)

치구, 음부(陰阜), 불두덩이라고도 하며, 복부의 최하단과 음핵 사이에 있다. 대체로 치골(두덩뼈)을 덮고 있는 지방층의 부분이다. 사춘기가 되면 이 부분에 역삼각형의 분포로 털이 자라기 시작하며 지방층이 두꺼워져 성교 때 쿠션의 역할을 하게 된다(그림 3). 이곳의 음모에는 평소에도 그렇지만 성적으로 흥분되면 이성을 흥분시킬 수 있는 분비물에 의한 냄새를 더 안고 있게 된다. 또 사람들이 잘 모르는 경우가 많지만 감각적으로도 이 부위는 성적 자극에 매우 예민한 곳의 하나이기도 하다. 어떤 여성은 치구를 애무하는 것이 음핵과 비슷할 정도로 쾌감을 느낀다고도 한다.

2) 대음순(大陰脣, labia majora)

대음순은 큰 입술이라는 뜻의 라틴어에서 유래하였다. 남성의 음낭과 상동기관이다. 대음순 틈새를 감싸고 있는 피부의 뚜렷한 주름으로 불두덩에서 회음까지 소음순과 질전정의 좌우로 갈라져있는 형태를 하고 있다. 대음순을 손가락으로 가볍게 벌리면 소음순과 음핵이 있고, 다시 소음순을 벌리면 처녀막, 질구 및 요도구 등이 보인다.

피하에 평활근을 포함하는 지방조직이 잘 발달되어 있으며 얇은 근막을 포함하고 있어 성교 때 충격의 흡수대로서의 역할을 한다. 또한 그 결합조직에는 혈관과 탄력성 섬유가 많이 분포되어 있어 성적으로 흥분됨에 따라 충혈 되어 더 두꺼워진다. 특히 출산경험이 있는 여성의 경우는 그 안에 모세혈관들이 발달되어 있기 때문에 크기가 때로는 2배 정도까지 팽창되기도 한다. 그러나 출산경험이 없는 여성에서는 어느 정도 흥분하게 되면 주변의 근육이 긴장되기 때문에 오히려 편평해지고 얇아지는 것처럼 보이는 경우도 있다.

대음순은 이차 성징 전에는 대체로 편평하여 오히려 소음순이 더 돌출해 보이지만 이차성징 후에는 뚜렷하게 발육하며 땀샘, 큰 땀샘, 비지샘 등이 많이 분포되면서 여성 특유의 매혹적인 냄새의 근원이 된다. 또 사춘기 이후 색소가 침착되면서 약간

검은 색을 띄게 되지만 내측에 있는 소음순보다는 훨씬 덜하며 인종에 따라 차이가 있어 백인보다 동양인이 더 진하다(그림 4).

외측에는 음모(pubic hair)가 많이 나지만 내측면은 듬성한 편이다. 그러나 지각신경이 풍부하여 성감이 매우 예민한 곳이다. 음모의 양이나 색깔 등은 개인이나 민족에 따라 차이가 많으며 이 또한 인간의 페로몬이라고도 할 수 있는 냄새를 유지하기 위하여 존재한다고 본다. 이런 체취는 주로 큰 땀샘에서 나오는 물질에 의하는데, 이 땀샘은 털과 밀접한 관계가 있으며 인간의 경우는 겨드랑이에 가장 많이 발달해 있고, 다음이 외음부이다. 따라서 폐경기 후에는 저절로 없어지는 이런 냄새를 일부러 제거하는 것은 자신을 덜 매력적으로 만드는 행위일 수도 있다.

지각신경의 말단이 많다는 것은 성감에 도움이 되기도 하지만 만일 염증이나 피부의 손상이 있을 때는 매우 아프며, 성교 시의 통증이 심할 수도 있다는 뜻이기도 하다.

3) 소음순(大陰脣, labia minora)

작은 입술이라는 뜻에서 유래되었고, 털이 없고 지방이 없는 피부주름이다(그림 5). 대음순의 안쪽에 있고 질 전정(前庭)을 좌우에서 싸는 점막성 시울로 대음순보다 크기는 작으며 그 안쪽으로 윗부분의 음핵의 양쪽 주름띠(frenulum-음경에는 하나뿐임)에서 회음부를 향하여 요도와 질의 입구를 둘러싸며 내려온다. 그 표면은 비교적 미끄러운 인상을 주며 피지선이 많이 발달해 있다.

혈관과 신경이 많이 분포되어 있어 민감한 성감대 중의 하나이다. 성적으로 흥분된 상태에서는 그 크기가 2~3배로 커지며 색깔도 점점 진해져서 붉은 포도주 빛깔이 되기도 한다. 특히 흥분되어 팽창된

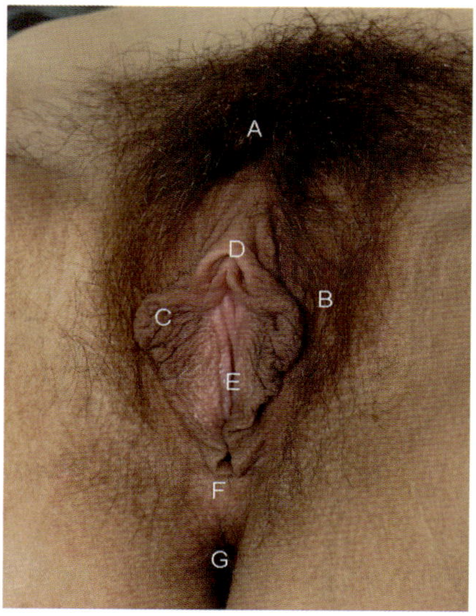

그림 4 여성의 외성기. A. 치골구, B. 대음순, C. 소음순, D. 음핵, E. 질구, F. 회음, G. 항문

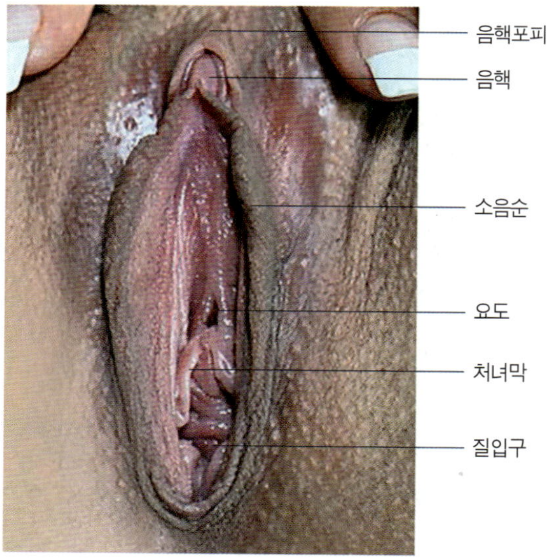

그림 5 소음순은 지방이 없는 피부주름이며 음모가 없다.

상태에서는 성감도가 최고에 달할 뿐 아니라 음경의 삽입운동에 의한 진동이 질전정과 음핵에 까지 전달되어 쾌감을 높이는데 큰 몫을 하게 된다. 음경이 소음순을 끌어당기면 음핵포피의 움직임을 통하여 음핵에게 간접적인 자극을 주게 되며 이런 자극과 치골의 압박 등에 의하여 성교 중에도 오르가슴을 느낄 수 있게 된다. 여성들 중에는 음핵을 직접 자극하는 것보다 포피를 자극하는 편이 오르가슴을 얻기 쉽다는 사람도 있다.

소음순의 모양이나 크기, 색깔 등은 여성에 따라 크게 달라 엷은 주름 같은 형태로부터 닭 벼슬 모양으로 크게 돌출되어 있는 것까지 다양하다. 세계적인 성 치료사인 Betty Dodson(그림 6)은 그 형태를 꽃잎형, 나비형 등 여러 종류로 분류하기도 하는데 유난히 짧은 여성, 두터운 여성, 혹처럼 부어있는 여성, 주름이 심하게 나 있는 여성, 길고 얇고 주름이 전혀 없는 여성, 두 개가 양복 입은 것처럼 덮쳐 있는 여성, 하품하듯 벌리고 있는 여성 등 사람에 따라 차이가 매우 큰 것이므로 어떤 형태가 정상이고 어떤 형태가 이상이라고는 말할 수 없다(그림 7). 참고로 남아프리카의 부시맨이나 호텐토트 족들은 큰 소음순이 여성의 매력의 포인트로 본다.

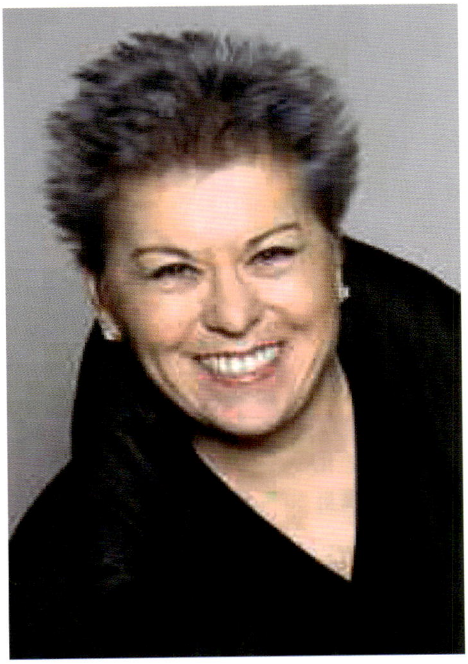

그림 6 Betty Dodson

4) 음핵(陰核, clitoris)

여자 외음부 상부에 있는 작은 돌기라고도 할 수 있는 음핵은 발기기관이며 여성의 몸에서 가장 성감이 예민한 곳이다(그림 8). 순수 우리말로는 공알이라고 하는데, 과거에는 감씨라고 불리기도 했다. 영어의 클리토리스는 희랍어의 kleitoris(언덕, 경사)에서 유래하였다고도 한다. 음핵은 오직 쾌감을 위하여만(only for sexual pleasure) 존재하는 것으로 알려져 있는데, 이와 같은 기관은 사람 몸 의 다른 부분에서는 거의 찾아 볼 수 없다. 남자의 음경과 상동기관으로 성적 흥분상태에서는 발기되어 그 크기가 뚜렷이 커지며 어느 정도 딱딱해 진다. 요도는 지나가지 않지만 두개의 음경에서처럼 발기해면체가 존재한다. 물론 남성의 해면체보다는 훨씬 작다. 여성의 음핵 또한 그 크기와 모양이 다양하나 이 다양성이 성감의 반응정도와는 무관한 것으로 알려져 있다.

질 성교 시 여성에게 오는 쾌감도 발기된 이 부위 전체에의 마찰에 의하며 따라서 음핵의 발기 부족 상태에서는 쾌감이 오기 어렵다.

아직 많은 여성들은 오르가슴을 느껴보지 못했다고 불평하기도 하는데 음핵을 따로 자극하면 얼

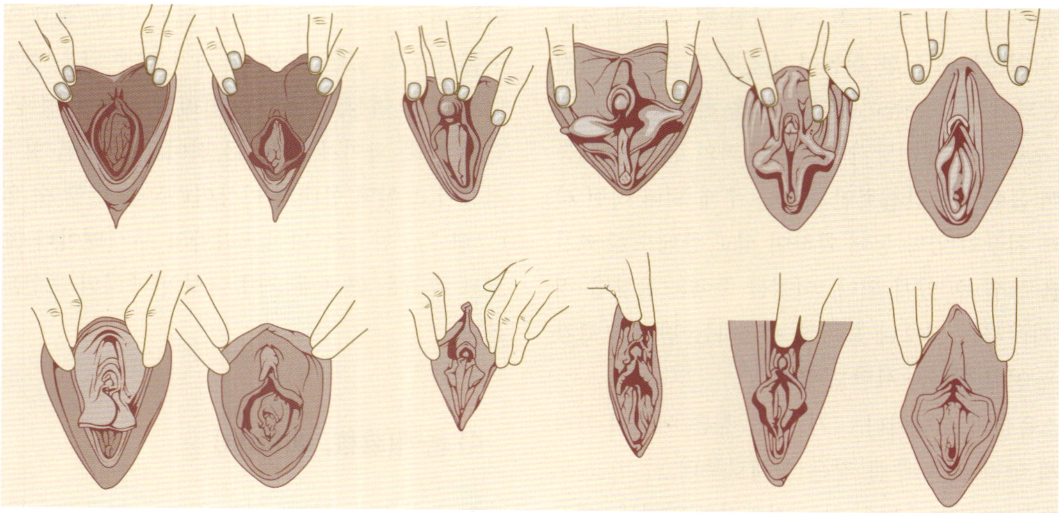

그림 7 Betty Dodson이 분류한 여러 형태의 소음순의 그림. 꽃잎형, 나비형 등으로 이름 부쳤으며 이들은 모두 정상에 속함

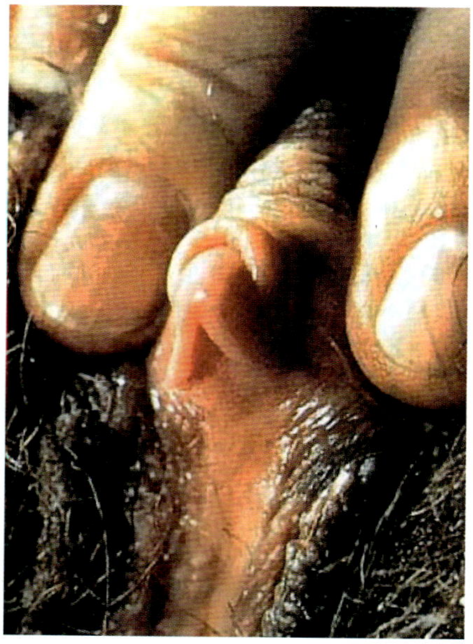

그림 8 음핵은 여자 외음부 상부에 있는 작은 돌기모양의 기관이며, 여성의 몸에서 가장 성감이 예민한 곳이다.

마든지 오르가슴을 얻을 수 있으므로 자위행위를 통해서라도 이를 경험하고 인지하는 것은 본인의 삶의 질은 물론 부부사이의 금슬에도 매우 중요하다고 할 수 있다.

이와 같이 음핵은 여성에 있어 최고의 성감대이다. 그러나 음핵의 선단부와 중앙부에 직접 접촉하면 그곳이 너무나 예민하기 때문에 시린 것 같은 불쾌감을 느끼기도 하므로 자위 때 치골구 쪽에서 포피 위로 만지기도 한다. 이런 예민도는 그러나 나이가 들면서 줄어든다.

적절한 자극으로 성적 흥분이 더욱 높아지면 음핵은 점차 안으로 숨어 버린다. 그럼으로 성교 중에 음경으로 음핵을 직접 자극하기는 어떤 체위를 갖거나 강하게 치골을 밀착시키더라도 쉬운 일이 아니므로 억지로 시도하지 않는 것이 좋다. 이는 남자와 달리 여자들이 성교를 지연시키려고 오랜 세월 진화한 결과일 것이다. 이와같이 삽입된 음경의 전진 운동이 직접 음핵을 자극하는 일은 거의 없으나, 소음순에 압력이 주어짐으로 그 포피의 움직임이 간접적으로 음핵을 자극하게 된다(그림 9).

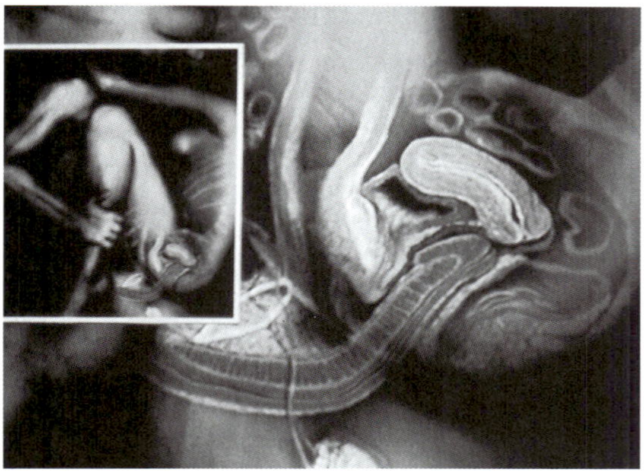

그림 9 성교중인 남녀의 MRI 사진. 성교 중에 음경으로 음핵을 직접 자극하기는 거의 불가능 함

최근 수년간 여성 성해부학에 많은 변화가 일고 있다. 과거에는 귀두, 음핵체부(shaft), 음핵각(crura), 음핵포피(prepuce)만을 음핵으로 생각했으나 최근에는 근육, 혈관, 신경 등을 포함하여 성적 홍분 때 울혈, 발기, 분비기능을 가진 주변의 여러 조직들을 모두 합쳐 음핵이라고 부르는 성학자들이 많다. 이 경우 과거의 개념과 달리 음핵은 그 크기가 약 10~20배의 큰 기관이 되는데 물론 이들은 하나의 장기처럼 연결되어 있다. 그러나 대부분의 조직은 지방과 뼈에 감추어져 있어 잘 만지기 어렵다(그림 10). 발기된 음핵은 비교할 수 없을 정도로 질보다 훨씬 자극에 예민하다. 음핵에는 약 8,000개의 신경말단이 집중되어 있어 음경 귀두의 4,000개보다 두 배나 많아 단위면적에서의 민감도는 약 200배가 된다고 하니 음핵이 얼마나 민감한 곳인가를 이해할 수 있을 것이다(그림 11).

5) 처녀막(處女膜, hymen)

질의 입구 하단부에 있는 비교적 약한 섬유조직인 처녀막은 얇은 주름조직이라고 할 수 있으며 질의 입구의 주변을 부분적으로 막고 있기는 하지만 엄밀한 의미에서의 막은 아니다.

영어의 hymen은 희랍의 결혼의 여신의 이름으로부터 유래한다고 한다. 나쁜 균이 질내로 침입하는 것을 막아 주는 역할을 한다고도 하지만 실제로

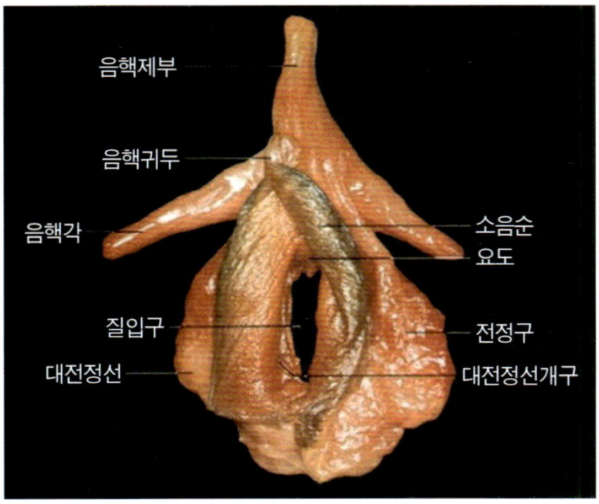

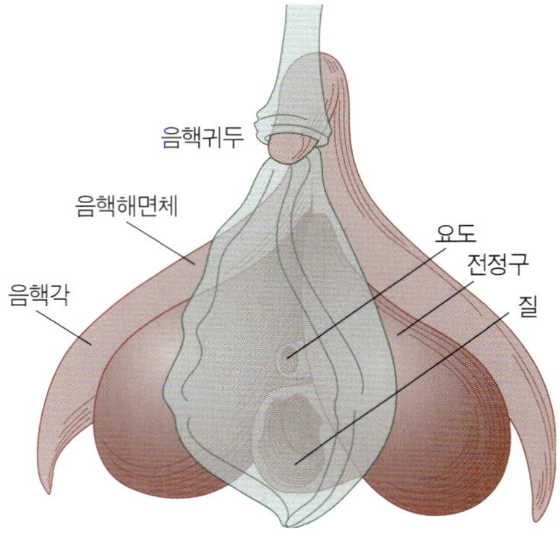

그림 10 음핵은 귀두, 음핵체부, 음핵각, 음핵포피는 물론 질전정구 및 울혈, 발기, 분비기능을 가진 주변의 여러 조직들을 모두 합친 것으로 보는 성학자들이 많다.

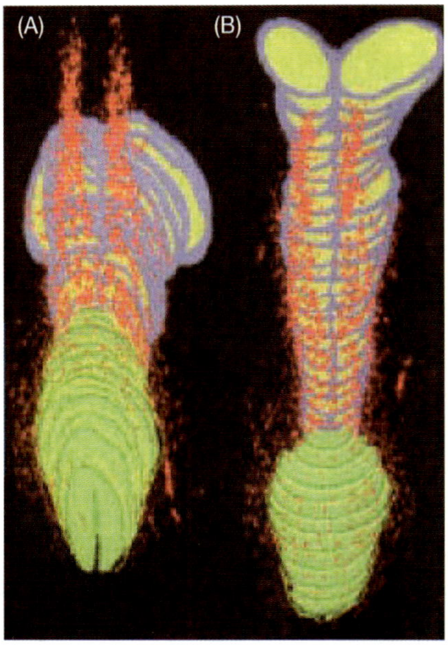

그림 11 음핵은 약 8,000개의 신경말단이 집중되어 있어 단위면적에서의 민감도가 남자 귀두의 약 200배가 된다. A. 음핵의 신경분포, B. 음경의 신경분포

생물학적 기능은 거의 없는 것으로 보아도 좋다.

주로 윤상(annular form)이나 반월형(crescent)이지만 드물게는 체형(cribriform), 띠형(fimbriated form), 입술형(labial form) 및 중격(septate)이 있는 경우도 있고, 간혹 아주 막혀있는 처녀막 폐쇄증(imperforate hymen)도 있다(그림 12). 이때는 월경 피가 못나와 그 위로 피가 고여 문제를 일으키기도 하므로 발견 즉시 십자형 절개를 하여 안에 고여있는 액체를 배출시켜야한다(그림 13). 처녀막은 파열된 뒤에는 여러 개의 둥글둥글한 소구로 남게 된다.

손상되지 않고 원상태로 남아 있는 처녀막이 때로는 처녀성의 상징인 듯 여기기도 하지만 이는 크게 잘못된 생각이다. 물론 첫 성교로 인하여 처녀막이 파열되기도 하지만, 안 되는 경우도 있고 성교 이외의 탐폰의 사용이나 과격한 운동 등으로 파열되는 경우도 흔하다. 또한 어려서 장난하거나 자위행위, 산부인과 진찰 등으로도 손상이 올 수 있는 것은 물론이다. 그러나 아직도 결혼 첫날밤의 순결을 의심받지 않으려고 처녀막재생술을 받거나 인조처녀막(그림 14)을 사용하는 경우도 드물지만 있다.

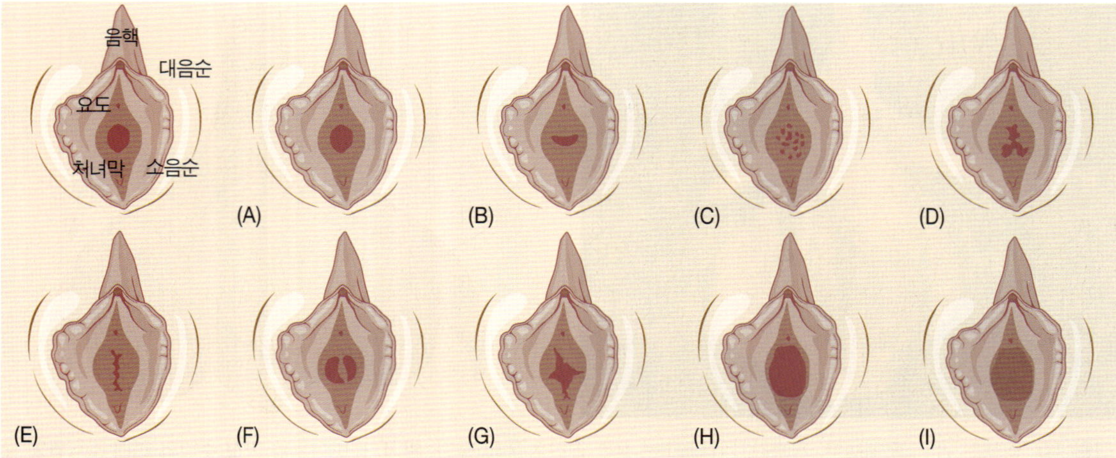

그림 12 여러 형태의 처녀막. A. 윤상, B. 반월형, C. 체형, D. 띠형, E. 순형. F. 중격, G. 파열 처녀막, H. 경산부, I. 처녀막 폐쇄증

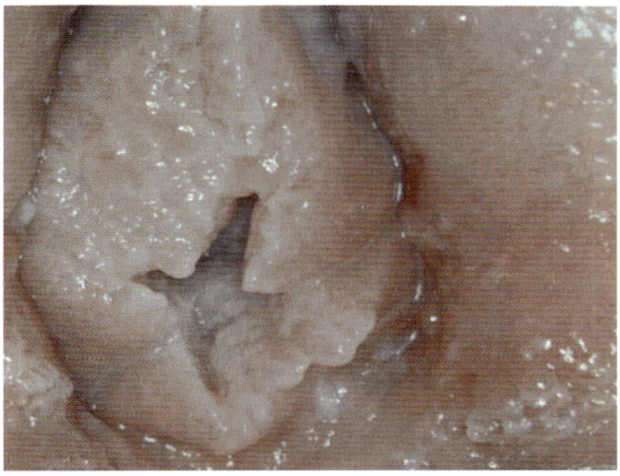

그림 13 처녀막 폐쇄증 환자를 십자형 절개 후 치유된 상태

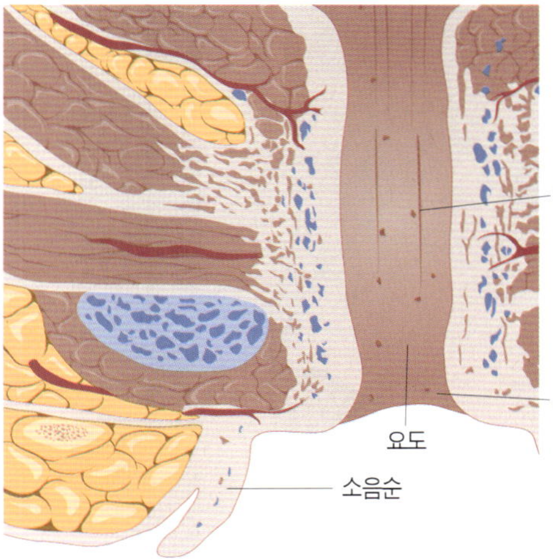

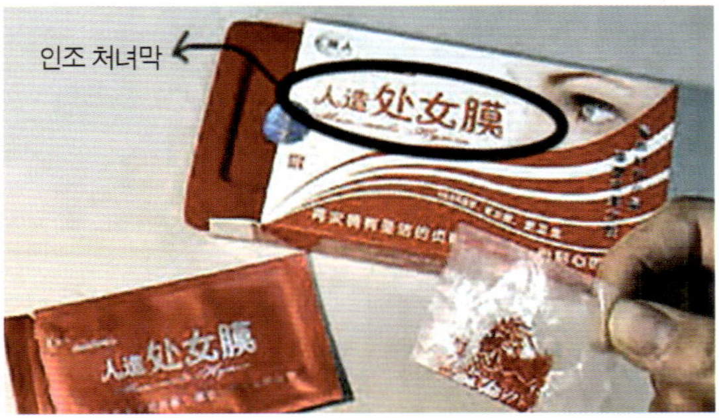

그림 14 중국제 인조 처녀막

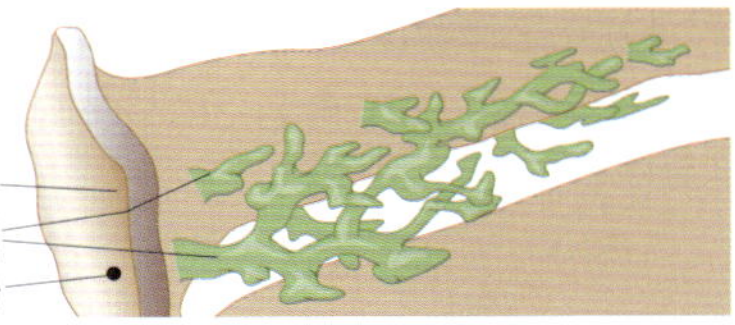

그림 15 요도의 점막에는 약 30개 정도의 요도측관들이 개구하고 있다. 성적으로 흥분되었을 때 분비물이 나왔다가 오르가슴 때 분출되기도 한다.

6) 요도구(尿道口)

요도는 성기라기보다는 비뇨기의 일부이지만 질 전정으로 개구하며 성행위 때 부분적으로 관여하기 때문에 실제로는 성기의 일부처럼 보아도 좋다.

소변을 볼 때는 원 또는 타원형으로 되지만 평소에는 작은 세극성(split like) 삼각형으로 보인다. 음핵 귀두로부터 질구 상부까지의 2/3 거리에 위치한다. 요도의 점막에는 약 30개 정도의 많은 점액선 요도측관(paraurethral or Skene's duct)들이 약 1.5 cm 가량의 길이에 걸쳐 있어 계속 요도 쪽으로 약간씩의 분비물을 내보냄으로서 배뇨시의 통증과 같은 불편을 없도록 하고 있다(그림 15). 이 분비샘은 성적으로 흥분되었을 때 혈류의 증가와 함께 비교적 많은 분비물이 고였다가 오르가슴과 동시적으로 요도를 통하여 분출되기도 하는데 이를 소위 '여성의 사정(female ejaculation)' 이라고 한다. 이 관들은 다시 굵은 관으로 되어 요도 입구 양 외측 5 및 7시 방향으로 개구하고 있다(그림 16).

또한 이 요도측 선과 관은 임균이나 클라미디아균에 쉽게 감염되어 통증과 함께 열이 나기도 하지만 때로는 별 증상 없이 이들 균의 잠복처가 되기도 한다.

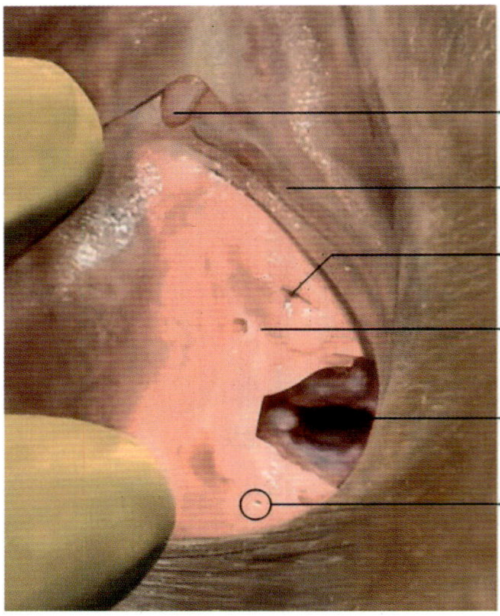

그림 16 요도측관들은 다시 굵은 관으로 되어 요도 입구 외측 5 및 7시 방향으로 개구하고 있다.

7) 질전정(膣前庭, vestibule)

질어귀라고도 하며 소음순을 양 손으로 벌릴 때 그 사이에서 보이는 보트모양(boat shaped)의 부위로 앞 쪽으로는 바깥요도구가, 뒤쪽으로는 질 입구와 처녀막이 개구하고 있는 곳이다. 각각 요도와 질 주변의 5시 및 7시 방향으로 Skene씨 관과 Bartholin씨 관이 바늘구멍처럼 개구하고 있기도 하다. 영어로는 앞마당 또는 통로의 입구란 뜻이다.

평소에는 밖에서 잘 안 보이지만 여성이 성적으로 흥분되면 소음순이 벌어지고 음핵이 발기되기 때문에 어느 정도 볼 수 있게 된다.

여성의 성감대는 매우 다양한데 질전정 또한 예외는 아니다. 실제 음경을 질내에 삽입하지 않아도 질전정의 적절한 자극만으로 오르가슴에 도달하는 여성이 있다. 따라서 질전정과 질 입구 1/3의 부분까지를 직접적인 고감도 성감대라고 주장하는 학자도 있다.

8) 질전정구(膣前庭球, vestibular bulb)

위로는 음핵에 붙어 있으며 질 입구 방향으로 측면으로 내려오는 혈관이 매우 많은 기관으로 현대 성학에서는 음핵의 일부로 간주하고 있다(그림 17). 풍부한 혈관들 때문에 성적 흥분이 고조되었을 때 매우 충혈되어 그 부피가 커지는데 딱딱해지지 않으므로 발기라고는 부를 수 없지만 여성의 성기 중 가장 피가 많이 고이는 곳이다. 이 때 쪼그리고 앉아서 손가락을 질에 넣고 양쪽을 만져보면 그 커진 부피를 알 수 있다. 이렇게 부어오른 전정구는 자신의 성감을 상승시켜 성교 중에 오르가슴에 이르는데 큰 역할을 하며, 파트너의 성감에도 어느 정도 공헌한다.

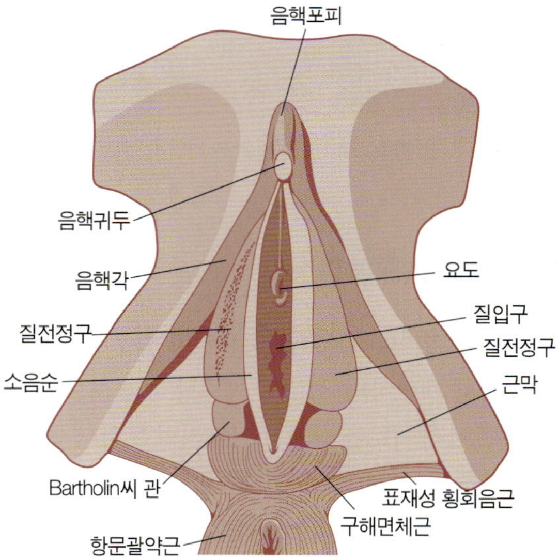

그림 17 질전정구는 질 입구 방향으로 측면으로 내려오는 혈관이 매우 많은 기관임.

9) 바톨린씨 선(Bartholin' s glands)

회음부내 비교적 깊숙이 위치하고 있으며, 이 질구 양측 하방에 개구하는 바톨린씨 선에서 나오는 분비물 또한 여성의 중요한 윤활액의 일부를 담당하지만 성교에 꼭 있어야 하는 기관은 아니다. 주로 오르가슴 직전에 두어 방울 나와 주변을 매우 미끈미끈하게 만든다. 여성이 나이를 먹으면서 이 선은 위축되면서 분비액도 점점 적어진다.

소엽성 포도장사상선(lobulated racemous gland)이며 요생식격막의 하근막과 인접하여 근막을 통해 나온 동맥으로부터 혈액공급을 받으며 임균이나 클라미디아 균의 감염 및 잠복처가 되기도 한다.

10) 회음(會陰, perineum)

음부와 항문 사이의 잘 늘어나는 피부 조직이며, 이 부위에 털은 없다. 여성은 2~3cm로 남성보다 훨씬 짧지만 대신 폭이 넓다. 강인하고 신축성이 크며 분만 시에는 아기의 머리가 나올 수 있을 만큼 늘어나기도 한다(그림 18). 지방과 평활근이 많고, 회음의 깊숙한 안쪽에 있는 회음근은 출산, 배변, 성교 등에 필요한 근육들이다.

회음부 또한 성감이 매우 예민한 곳으로 어떤 사람들은 P-스팟이라고 하여 매우 중요시하기도 한다.

피하지방 가까이 있는 표재성 회음근들은 주로 성반응과 관련이 있으며 그 성적 기능은 아래와 같다.

구해면체근(bulbocavernosus muscle)은 질전정구와 바톨린 씨선의 이완과 수축에 관여하여 충혈과 발기 및 점액 분비를 돕는다. 또한 좌골해면체근(ischiocavernous muscle)과 함께 항문괄약근의 수축 때 동시적 수축을 일으키는데 이와 같은 기전을 '항문해면홍분반사' 라고 부르기도 한다. 그러나 표재성 횡회음근(superficial transverse perineal muscle)은 골반의 지지에 약하게 작용하는 이외의 성과 관련된 기능은 알려진 것이 별로 없다(그림 19).

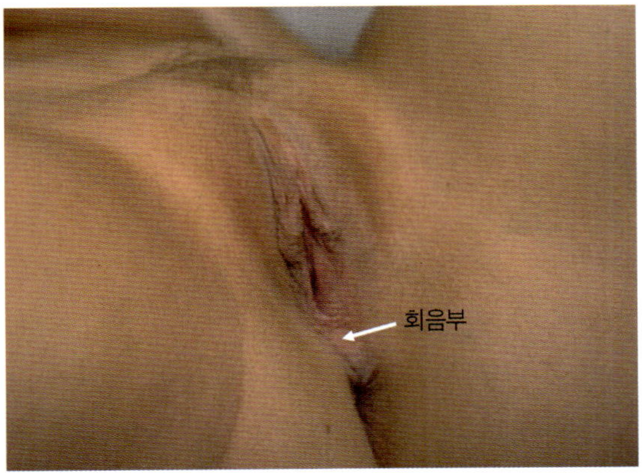

그림 18 회음부는 음부와 항문 사이의 잘 늘어나는 피부 조직이며, 여성은 남성보다 훨씬 짧지만 폭은 넓다.

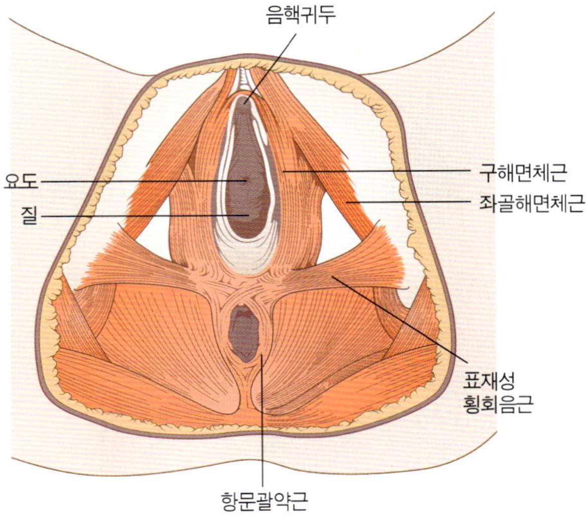

그림 19 회음근육

11) 외음부 자가 검사법 (genital self-examination)

자신의 성기에 대해서 모르면 성에 대해 자신이 없거나 두려워하게 되기 쉽다. 또 잘못된 지식들 때문에 성에 대한 확신을 갖기 어렵다.

여성 성기에 대한 기초적인 지식을 배운 후에는 자신의 성기를 자세히 관찰하고 이를 매월 한 번씩 해보는 것이 좋다. 부인과 질환을 앓은 경험이 있는 경우는 더 자주하는 것이 좋다. 손거울과 밝게 비출 수 있는 전지 같은 것만 있으면 충분하다(그림 20).

우선 손을 깨끗이 씻고 조용한 방에 문을 잠그고 옷을 벗고 눕는다. 침대도 좋고 카펫도 무관하다. 한 손에 거울을 들고

- 먼저 불두덩 부위를 본다. 손가락으로 살살 만지면서 혹시 멍울은 없는지, 사마귀나 헐어 있는 부위는 없는지, 색깔에 차이가 나는 곳은 없는지 등을 살핀다. 음모와 모근 부위들도 본다.
- 다음은 음핵과 그 주변을 보고 또 만져본다. 그리고 음핵의 포피를 약간 뒤로 밀면서 귀두를 살피고 치구(꼽사리) 같은 것이 붙어 있는지도 본다.
- 두 손가락으로 소음순을 벌리고 질전정을 본다. 요도의 입구와 질 입구 그리고 그 주변을 본다. 어디 튀어나오거나 째진 곳이나 물집 같은 것은 없는지, 특별히 색깔이 달라진 곳은 없는지도 본다. 면봉 같은 것이나 손가락으로 살살 만지거나 눌러가며 혹시 아픈 부분이 있는가도 본다.
- 다음은 소음순을 거울로 보고 또 첫째와 둘째 손가락 사이에 넣고 만져본다. 아픈 곳은 없는지 멍울 같은 것은 없는지를 살핀다.
- 같은 방식으로 대음순도 양쪽 다 보고 만진다.
- 더 아래로 내려가 질과 항문 사이의 회음부도 체크한다.
- 마지막으로 항문도 보고 만진다.

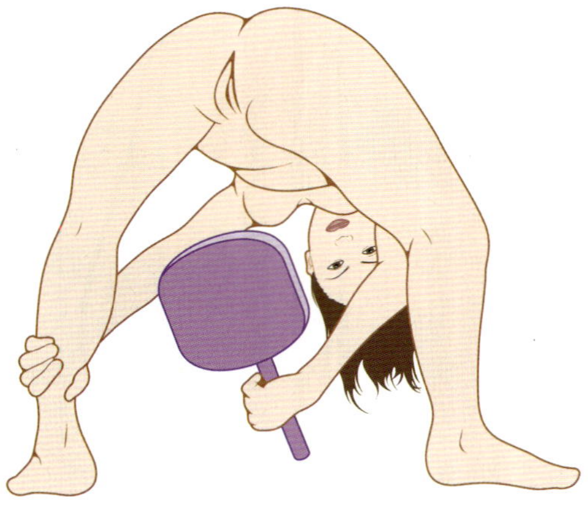

그림 20 여성은 자주 자신의 성기를 자세히 관찰하고 이를 매월 한 번씩 해보는 것이 좋다.

특히 사마귀나 종양 같은 것이 있는 경우, 피부의 일부가 희거나, 붉거나 또는 더 진한 색으로 바뀐 경우, 상처나 궤양이 있거나 아프거나 심하게 가려운 부위가 있는 것도 적신호일 수 있으므로 간과해서는 안 된다. 그리고 자신의 평소의 질 분비물이 어떤가를 알고 있는 것도 중요하므로 기억해 두었다가 매번 검사 때마다 그 색, 냄새, 점도들을 비교한다. 월경 때 피를 관찰하는 것도 잊지 않는다.

언제고 성기에 평소에 없던 것이 만져지거나 분비물에 변화가 있으면 의사를 찾아가는 것이 좋다. 소변 볼 때 아프다든지 따가운 경우, 월경 때가 아닌데 피가 나오는 경우 가렵거나, 뭔가 돋아나 있을 경우도 마찬가지다.

이와 같은 형태적 관찰 이외에 성적 감각에 대한

자신의 특성을 알아두는 것 또한 중요하다.

손바닥으로 외음부 전체를 가볍게 두드려 보고 이어 손가락 사이에 음모를 가볍게 잡고 앞으로 당겨본다. 손가락을 펴서 부드럽게 자신의 음부 전체를 애무해 보면서 어떤 자극이 가장 자신을 즐겁게 해주는 지를 알아둔다. 질 분비물이 충분하지 않을 때는 손가락에 윤활제 같은 것을 바른 후 소음순과 대음순 사이를 천천히 돌아가면서 만진다. 이어 음핵, 질전정을 탐색한 후 가운데 손가락을 질 안에 살짝 넣어본다. 지-스팟이라고 생각되는 부분을 비교적 강하게 마사지 해보면서 느낌을 체크한다(그림 21).

자신의 성기의 형태나 감각 같은 것을 그림으로 그려 두는 것도 때로는 필요하다. 특히 성감의 경우 부위마다 느끼는 쾌감의 정도가 다르므로 마치 등고선 지도를 그리듯 강도에 따라 색을 달리해 그려두고(mapping) 참고로 하던지 또는 파트너에게 알려주어 자신이 원하는 애무를 받도록 유도하는 것도 때로는 필요하다.

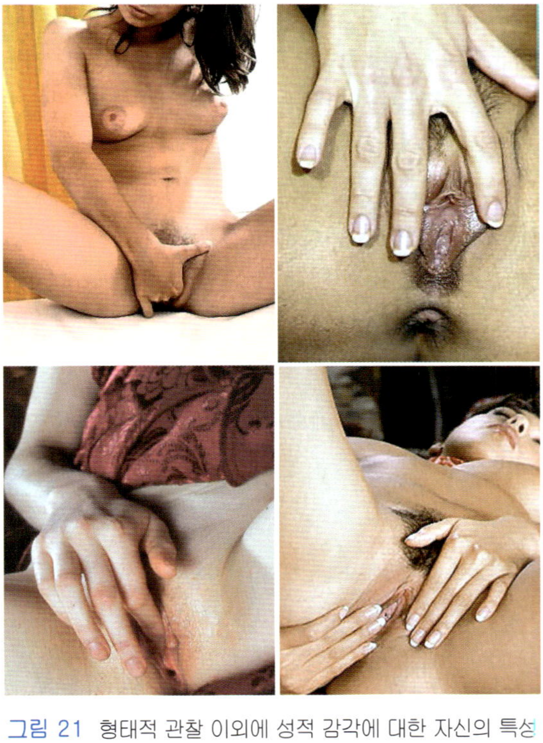

그림 21 형태적 관찰 이외에 성적 감각에 대한 자신의 특성을 알아두는 것 또한 중요하다. 자신의 음부 전체를 애무해 보면서 부위에 따른 자극에 대한 감각들을 알아둔다.

2. 내생식기관

질 입구를 제외한 대부분의 질, 자궁경부를 포함한 자궁과 두 개의 난소와 자궁관을 내생식기관이라고 한다.

1) 질(膣, vagina)

원래 영어의 버자이너는 '칼집'을 의미하며, 이는 질이 마치 칼집처럼 남성 생식기를 감쌀 수 있다는 데서 붙여진 이름이라고 생각한다. 순수 우리말은 없는 듯 하다.

질은 자궁경부에서부터 요도가 열리고 있는 양쪽 소음순 사이의 틈새인 질전정까지 이르는 근육과 막으로 이루어진 관이다. 서 있을 때 수평과 약 45도의 각도를 이룬다. 월경 때 피가 배출되고 성교시 음경이 삽입되고 사정이 이루어짐으로서 임신을 가능하게 하며 출산 시에는 태아가 만출되는 부위로서의 역할을 하는 매우 중요한 기관이다.

질은 전벽과 후벽이 접하고 있으며 평소에는 납작한 관의 형태를 하고 있어 단면이 'H' 자의 형태를 유지하고 있다. 전벽의 길이는 6~7.5cm이고 후벽의 길이는 9cm로 외음부로부터 천골융기로 후상방을

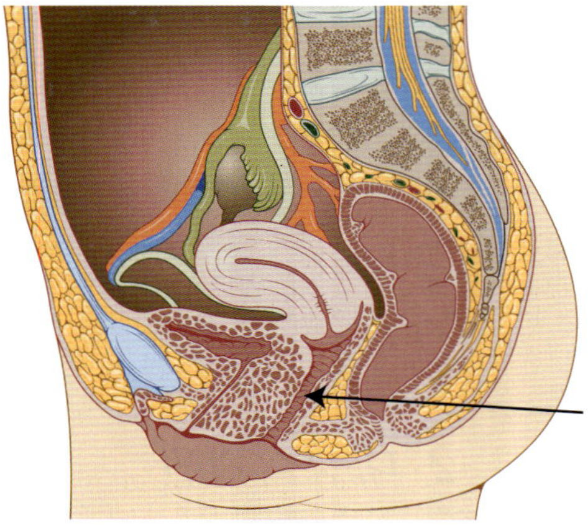

그림 22 질은 전벽과 후벽이 접하고 있으며 평소에는 납작한 관의 형태를 하고 있다.

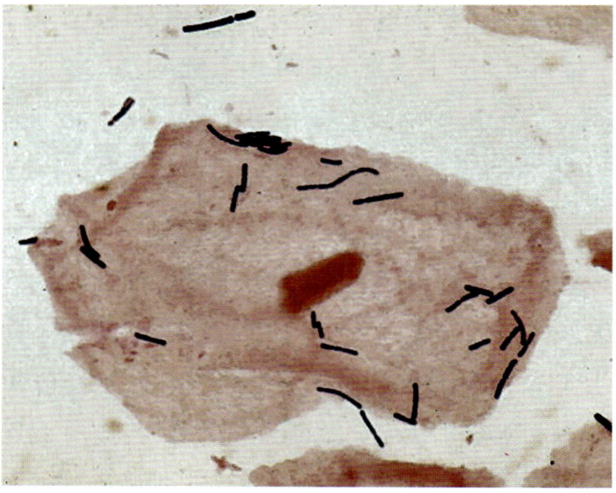

그림 23 질 상피세포와 유산간균

향하며, 상단은 컵 모양의 원개(fornix)를 이루고 있다. 질 후벽 상부 1/4 정도는 복막으로 덮여 있어 주사기 등으로 복강 내에 쉽게 도달된다(그림 22).

전벽점막을 중심으로 처녀 때는 수평의 주름들과 중앙에 수직으로 깊은 융기 등이 있지만 출산 후 대체로 소실되거나 흔적만 남게 된다. 질 점막은 적홍색을 띄며, 중층 편평상피로 덮여 있다. 질 입구 괄약근은 항문과는 8자형의 근육으로 연결되어 있으므로 항문을 조이면 이에 따라 질 입구도 어느 정도는 조이게 된다.

평소의 질 분비물은 pH 3.5~4.5의 강한 산성인데, 이는 유산간균(lactobacillus)등 세균이 질 상피세포의 글리코겐을 유산으로 바꾸기 때문이다(그림 23). 이와 같은 높은 산성도에 의하여 질내의 세균을 억제하며 정자를 보호한다. 그러나 정자는 산성에 약하기 때문에 알카리성인 자궁의 경관분비물 쪽을 향하여 빠르게 안으로 올라가게 된다.

질 입구는 자신이 원하는 방식으로 자극을 받으면 극도의 쾌감을 느낄 수 있으며 불과 10~30초 정도면 마찰을 감소시킬 수 있는 분비물이 나온다. 질에는 특별한 분비샘이 없음에도 질벽을 통한 삼출액(transudate)에 의하여 일차적으로 젖으며 이어 자궁경관선과 바톨린씨 선의 분비액이 이에 가담하게 된다. 이들 분비물은 성교를 용이하게 하는 윤활작용은 물론 정자들을 강한 산성으로부터 일시적으로나마 보호하는 역할도 한다.

질 입구에는 질내 점막이 돌림주름으로 이루어져 형성된 막인 처녀막이 막고 있으며, 질의 윗부분은 질동맥 및 자궁동맥의 혈액 공급을 받으며 질의 아랫부분은 내음부동맥의 분지로부터 혈액공급을 받는다.

질은 하방 1/3을 제외하고는 지각신경의 분포가 희박하여 별로 성감을 느끼는데 큰 도움이 되지 않는다.

2) 지-스팟(G-spot)

이론을 제기하는 사람들도 있기는 하지만 지-스팟(G-spot)은 치골과 자궁경부 중간쯤의 질 전벽에 위치하는 100원 동전 크기의 부위로 많은 여성들이

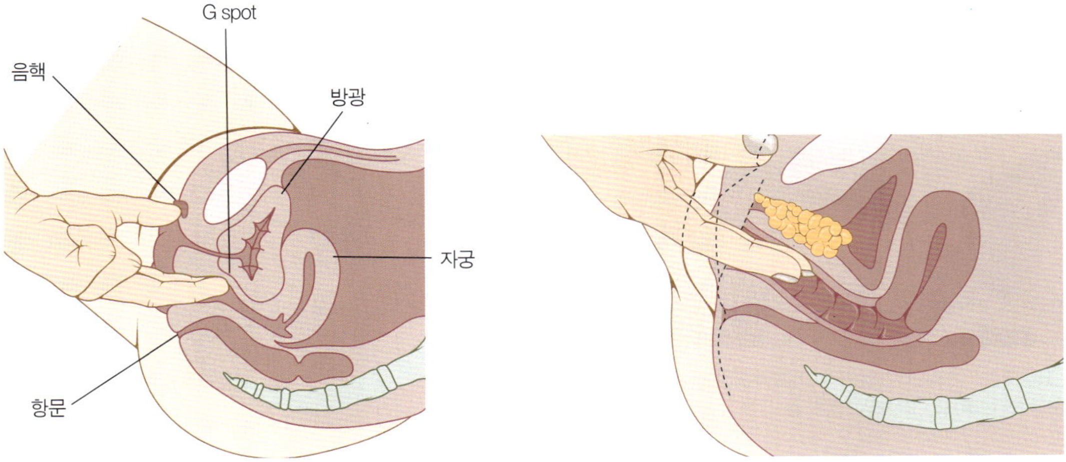

그림 24, 25 지-스팟은 치골과 자궁경부 중간쯤의 질 전벽에 위치하며 이곳을 자극 받으면 쾌감을 느끼며 오르가슴에 도달하는 여성들이 있으며 이 때 요도를 통하여 사정을 하기도 한다고 알려져 있다.

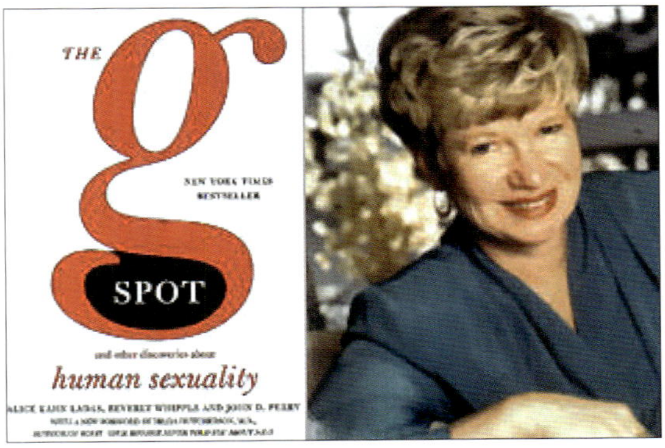

그림 26 Whipple 교수와 그녀의 저서

이곳을 자극 받으면 쾌감을 느끼며 오르가슴에 도달하기도 하고 요도를 통하여 사정을 하기도 한다고 알려져 있다(그림 24, 25).

1950년 이를 처음 보고한 Graefenberg의 이름을 따서 명명 되었지만 별로 각광을 받지 못하고 있다가 1980년대 Perry와 Whipple의 연구 보고에 의하여 다시 유명해졌다(그림 26). 다른 학자들은 질 전벽은 모두 예민하여 자극을 받으면 흥분하게 되어 있다고 하며, B, M, P 등의 스팟을 주장하기도 한다.

어떤 여성은 이곳을 자극 하는 것만으로도 매우 강한 오르가슴에 이르지만 어떤 여성은 다만 성감을 증가시킬 뿐이라고 주장하기도 한다. 손가락으로 이곳을 자극할 때는 비교적 강한 힘을 요구하게 되며 성교 자세로는 후방위와 여성 상위가 좀 더 도움이 된다. 이 때 강한 쾌감과 함께 요도를 통하여 소변과는 다른 성분의 맑은 액체가 분출되면 이를 여자의 사정(female ejaculation)이라고 한다(그림 27). Goldberg 등은 여성 11명 중 4명에서만 이 지-스팟의 존재가 인정되었다고 하기도 했다. 그러나 대체로 지-스팟의 성적 민감도가 음핵을 따라갈 수는 없다고 본다.

요도 주변에 있는 Skene씨 선들은 요도로 통하는 약 30여개의 구멍이 있는 남자의 전립선과 상동기관인데 여성의 쾌감이 정점에 달하면 극도로 팽창되어 근육이 수축될 때 즉 오르가슴 때 갑자기 분비

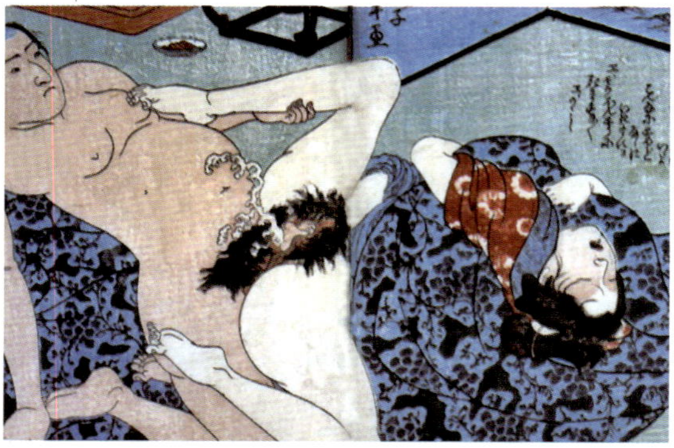

그림 27 1839년 일본의 歌川國貞이라는 화가가 그린 우끼오에(浮世繪)로 '여자의 사정'을 그리고 있다.

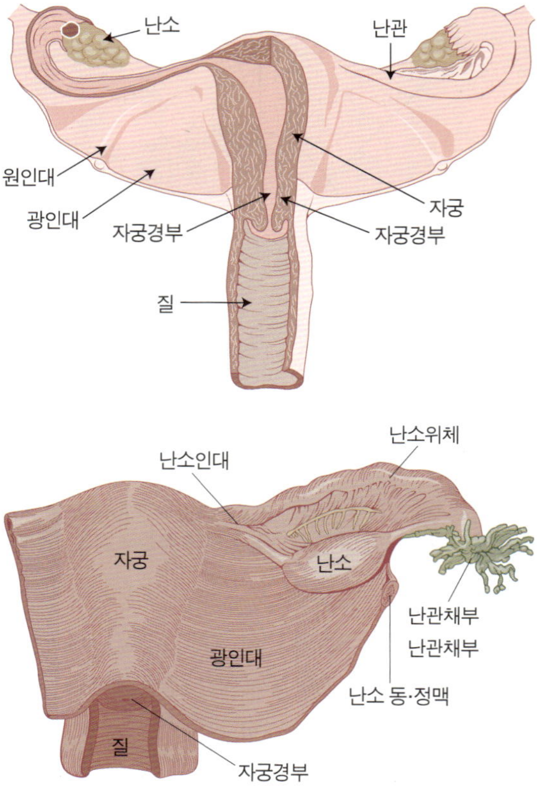

그림 28, 29 자궁은 서양 배를 거꾸로 놓은 형태이며 직장과 방광사이에 있다.

액이 나와 요도구를 통하여 사출되는데 이때 여성은 강렬한 쾌감을 느끼게 된다고 한다. 한 보고자는 여성의 20%에서 이런 현상이 일어난다고 하였다. 이 액체는 여성의 요도를 통해 나오기는 하지만 소변은 아니다. 그 사정물질에는 소변에서는 볼 수 없는 산성 포스파타아제라고 하는 인산분해효소가 함유되어 있어서 오히려 남성 정액의 주성분이 되는 전립선 분비액과 유사하기도 하다.

3) 자궁(子宮, uterus)

여자의 생식기관으로 근육질의 기관이다. 아기집, 자호(子壺). 포궁(胞宮)이라고도 불리는 자궁은 중앙부가 서양 배를 거꾸로 놓은 형태의 역삼각형으로 앞뒤로 납작하게 비어 있다. 기능적으로 말하면 이 자궁이 바로 배아-태아가 발생과 성장을 거쳐 출생에 이를 때까지 머무는 장소이다.

자궁은 직장과 방광사이에 납작하게 앞으로 구부러져 있다. 그러나 많은 경우에 있어서 반대로 뒤쪽으로 누워 있어 자궁후굴이라고도 하며 드물게 성교통의 원인이 되기도 하지만, 대부분은 아무 문제가 없으며 모르고 지난다. 자궁은 가장 윗부분의 넓은 부분인 자궁저부, 중간의 자궁체부 및 하방 1/3를 구성하는 좁은 관 모양인 자궁경부로 나뉜다. 자궁경부는 자궁경관을 가지고 있으며 질과 연결되어 있다(그림 28, 29).

자궁의 벽은 3개의 층인 바깥쪽의 자궁외막, 중간의 근육층인 자궁근육층 및 내측의 자궁내막으로 나뉜다. 자궁의 외막의 일부는 복막으로 되어 있다. 이중 자궁내막은 많은 혈관과 분비샘들이 있으며 안에 수정난이 착상하도록 된 조직이다. 임신이 되지 않으면 월경의 형태로 자궁내막은 탈락되어

나온다. 자궁은 자궁동맥의 혈액공급을 받는다. 자궁의 길이는 7~8cm이며 폭은 상방 2/3는 5cm, 하방 1/3은 1.5cm내외 이며 전후 두께는 3cm 정도이다. 자궁은 여러 개의 인대인 광인대, 기본인대, 직장자궁인대 및 자궁원인대 등에 의해 위치를 유지하고 있다. 자궁의 밑 부분인 자궁경관(cervix)은 질로 연결된다.

4) 난관(자궁관, 나팔관 fallopian tube)

난소와 자궁사이를 연결하는 긴관(길이 약 10, 직경 평균 약 1cm)으로 난소에서 배출된 난자가 이 관으로 들어오면 끝 쪽의 약 1/3지점에서 주로 수정이 이루어진다. 난관은 자궁 광인대의 위쪽 모서리에 위치하며 밑에는 난관간막이 붙어있다. 난관은 자궁 쪽에서부터 자궁부-협부-팽대부-채부(깔대기부분)의 4부분으로 나뉜다(그림 30). 채부의 끝에는 난관술이 붙어 있어서 배란된 난자를 잡아 난관으로 옮기는 역할을 한다. 내벽에는 많은 섬모들이 있어 역시 난자의 자궁내로의 이동을 돕는다. 난관은 자궁동맥의 가지로부터 혈액공급을 받으며 정맥피는 자궁정맥을 통하여 내장골정맥으로 빠져

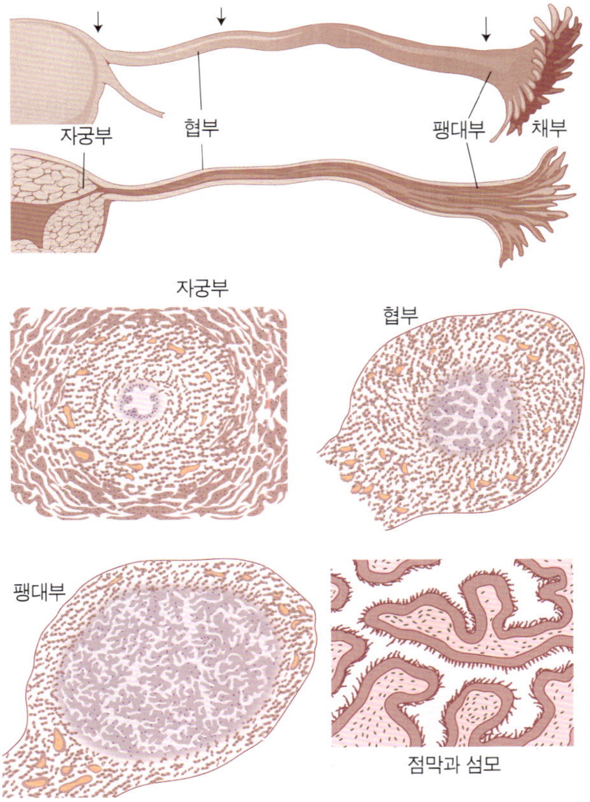

그림 30 난관은 자궁 측 에서부터 자궁부-협부-팽대부-채부로 나누어진다.

나가게 된다. 임신이 자궁내에서 이루어지지 않는 경우를 자궁외 임신이라고 하는데 대부분 이곳에 착상하여 일어난다.

5) 난소(卵巢, ovary)

알집으로도 불리는 난소는 자궁의 좌우에 각각 1개씩 존재하며, 타원형 모양으로 길이는 약 4cm, 무게가 약 7gm내외로 남성의 고환과 상동기관이다. 난소는 두 가지 기능을 갖는데 하나는 난자의 보관 및 난포의 성숙과 황체형성이며, 다른 하나는 에스트로겐과 프로게스테론과 같은 여성호르몬은 물론 테스토스테론 등의 남성호르몬도 분비하는 것이다. 이들 호르몬들의 분비는 뇌하수체 전엽에서 분비되는 자극호르몬들에 의해 조절되고 있다.

에스트로겐은 한 가지 화학물질이 아니고 에스트론, 에스트라다이올, 에스트리올 등 우리가 보통 여성호르몬이라고 부르는 몇 가지를 통 털어서 부르는 이름이고 프로게스테론은 황체호르몬 한 가지를 뜻하기는 하지만 통상 두 가지를 대응되는 것처럼 부르고 있다(이들의 생리작용은 제9장 '월경과 임신' 편에서 자세히 설명).

난소의 표면은 난소간막이라는 복막에 둘러싸여 매끈하고 광택이 나며 천골장골관절의 앞에 위치하며 앞으로는 제동맥 및 외장골동맥과, 뒤로는 내장골 동맥 및 요관과 맞닿아 있다(그림 31). 난소 자체의 표면은 원래 종자상피로 덮여있는데 나이가 들면서 많이 벗겨지며, 그 외 작은 소포들이 튀어나와 있는 모양을 보여주는 경우가 많다.

난소를 절단 하였을 때 바깥층은 피질이며 안층은 결합조직과 혈관들이 발달한 수질로 구성되어 있다. 난소를 지지하는 구조물로는 여러 개의 인대

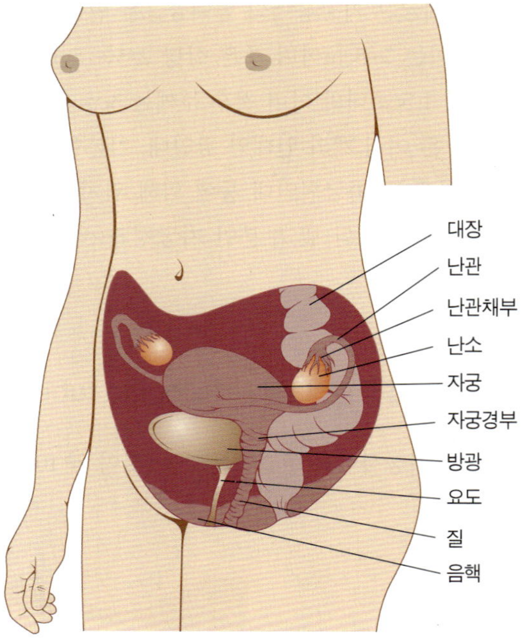

그림 31 난소는 천골장골관절의 앞에 위치하며 앞으로는 제동맥과 뒤로는 내장골 동맥 및 요관과 맞닿아 있다.

가 있는데 위쪽에는 난소현수인대, 아래쪽으로는 난소 인대가 있다. 난소는 혈액 공급을 자궁동맥의 난소분지와 난소동맥에서 받으며 난소정맥을 통하여 좌측의 정맥은 왼쪽 신장정맥으로, 우측의 정맥은 하대정맥으로 흘러 들어가게 된다.

보통 여아는 약 200만개의 미성숙 난자인 원시난포(primary follicle)를 갖고 태어나며, 이 중 약40만개 정도가 사춘기까지 생존하여 뇌하수체의 자극의 성성자극호르몬에 의하여 난포로 자랄 수 있는데 실제로 여성이 생식능력을 갖고 있는 가임기 약 35년 동안에는 단지 400여개의 난포만이 성숙하고 배란하게 된다(그림 32).

이렇게 매달 하나 또는 몇 개의 난자가 성숙되어 배란된다. 난자는 자궁으로 운반되는 도중 난관 팽대부에서 정자를 만나 수정되지만 수정에 실패하

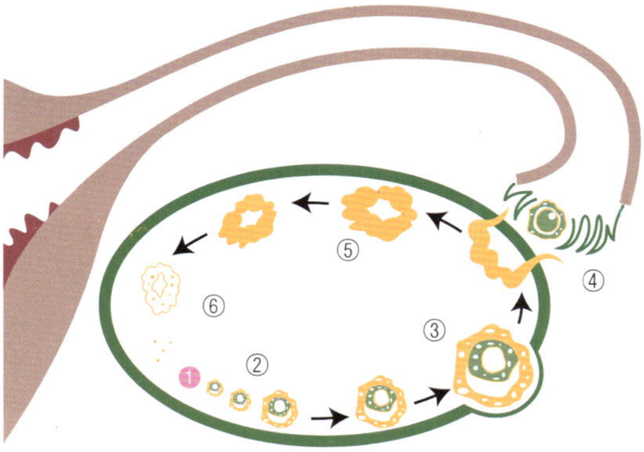

그림 32 난소에서는 매월 난포가 성숙하고 배란하고 황체를 형성하고 있다. 1. 원시난포, 2. 성숙중인 난포, 3. 성숙난포, 4. 배란, 5. 황체, 6. 백체

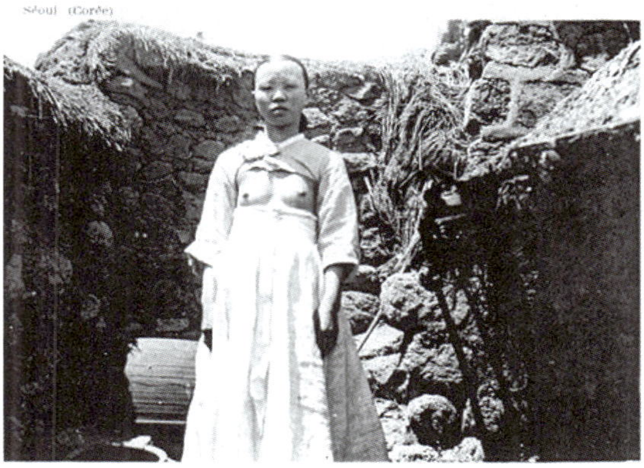

그림 33 19세기 말 프랑스에서 발행된 유방을 들어내고 있는 우리나라의 여성 사진이 있는 그림엽서로 옆에 프랑스 교사인 알레벡이 서울서 찍었다는 글이 쓰여 있다.

면 소실되고 약 14일후에 월경이 따른다.

3. 유방

1) 생식기관으로서의 유방(breast)

인간도 포유류에 속하므로 유방의 일차적인 존재 이유는 생식에 있다고 보아야 하며 따라서 유방도 분명히 성기에 속한다. 그럼에도 조선조 말까지 우리나라의 많은 여성들이 유방을 들어내고 생활하였던 기록과 사진들이 많이 있어 우리를 의아케 하고 있다(그림 33).

고대로부터 생식의 상징으로 인정받아온(그림 34) 유방은 남녀 모두에게 있지만 사춘기 때 여자의 유방은 호르몬의 영향으로 갑자기 발달하기 시작한다. 왼 쪽 유방이 약간 크다는 보고도 있다. 유방의 유선들은 분만 후에 모유를 분비하므로 기능상 여성의 생식 기관이라고 보는 것이 타당하다. 유

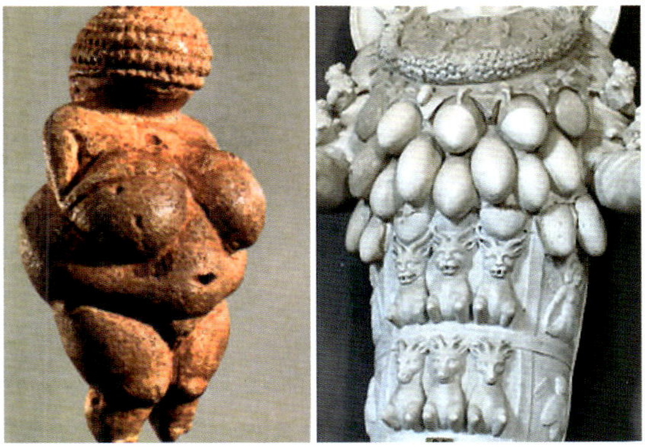

그림 34 고대에 유방이 생식의 상징으로 인정받아온 것은 신석기 시대의 Willendorf의 비너스나 고대 희랍의 유방이 많이 달린 Artemis 여신의 모습에서 쉽게 찾아 볼 수 있다.

선(乳腺, 젖샘)은 모유를 분비 생산하는 부위와 이를 유두로 연결시키는 관으로 이루어져 있다(그림 35). 사춘기에 성호르몬의 분비가 증가하면 유방내의 선조직들이 확대되기 시작한다. 여성호르몬의 양이 월경 주기에 따라 또는 피임약의 복용, 임신 기간이나 유방내의 선 조직 부피에 따라 변하는 것이므로 여성의 유방의 크기나 모양이 생리적으로

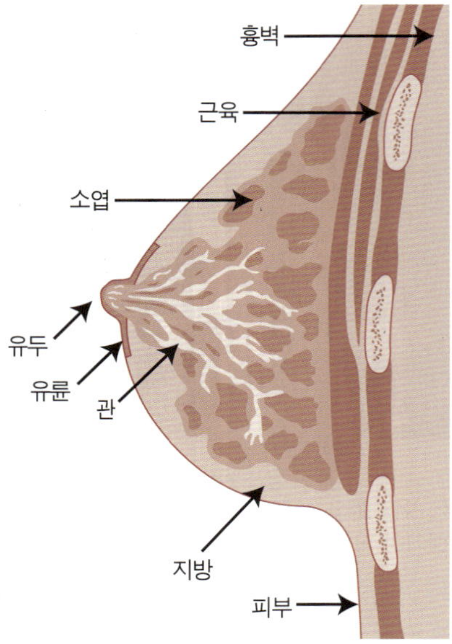

그림 35 유방의 유선들은 유두관으로 연결되어 있다.

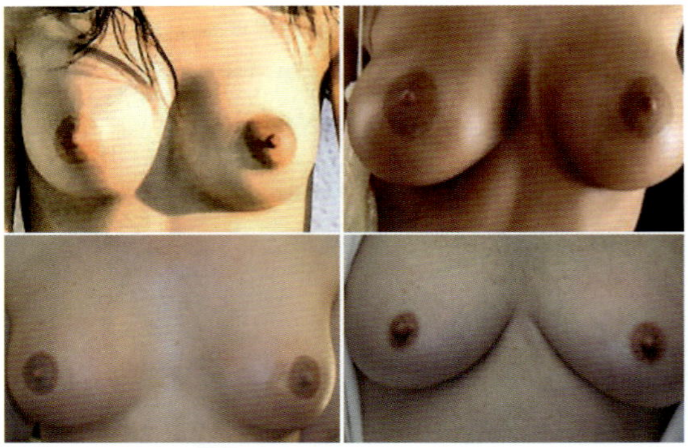

그림 36 여성들을 대부분 거의 비슷한 선조직을 갖고 있으나 지방의 양이나 분포가 각각 다르기 때문에 각각 다른 크기나 모양을 하고 있다.

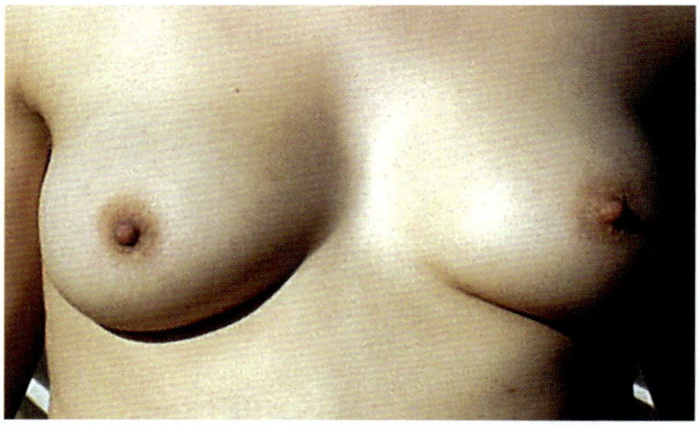

그림 37 임신의 경험이 없는 여자의 유두와 유륜은 적갈색이나 분홍색인 경우가 많다.

달라지는 현상을 보이게 되는 것이다. 같은 생리적 주기에 있는 여성들을 비교해 보면 대부분 거의 비슷한 선조직을 갖고 있는 것이 관찰되나 겉으로 나타나는 유방의 크기나 모양이 달라 보이는 것은 이 유선조직 이외에 지방의 양이나 분포가 각각 다르기 때문이다(그림 36).

임신의 경험이 없는 여자의 유두(乳頭, 젖꼭지, nipple)와 유륜(乳輪, 젖무리, 젖꽃판, areola)은 옅은 적갈색(백인은 분홍색)에 가깝지만(그림 37), 임신 2개월부터는 유륜의 크기가 점차 커지면서 색깔이 훨씬 짙어진다(그림 38). 또 젖이 분비되기 시작될 때부터 흑갈색으로 변하여 이유기까지 계속 된다. 유방의 형태나 유두의 색깔로 성 경험 여부를 알 수는 없지만 임신 경험 특히 수유의 경험 여부는 어느 정도 알 수도 있다.

유방의 탄력성은 90% 정도나 되는 지방에 의하는데 이 지방은 생물학적으로는 유선을 보호하는 역할을 하기는 하지만 성 진화적인 측면으로 보면 여성의 둔부와 마찬가지로 이성에게 선택되기 위한 성간선택을 위한 긴 세월의 진화의 결과로 보는 학자들이 많다. 원래 숫 컷 포유류들은 암 컷의 둔부 특히 발정기의 부어오른 둔부에서 강한 성적 매력을 느끼게 되어 있어 이를 성적 융기(sexual swelling)라 하는데(그림 39) 사람은 직립을 하게 되면서 앞쪽에도 성적 융기가 필요했을 것이다. 마치 남자의 음경이 필요 이상으로 큰 것처럼 여성의 유방도 그렇게 커졌을 것으로 본다. 실제로 젖을 분비하는 데

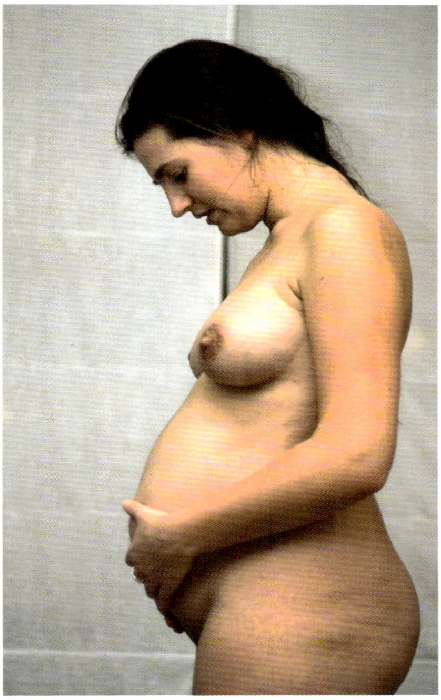

그림 38 임신 2개월부터는 유륜의 크기가 점차 커지면서 색이 짙어져 흑갈색으로 변한다.

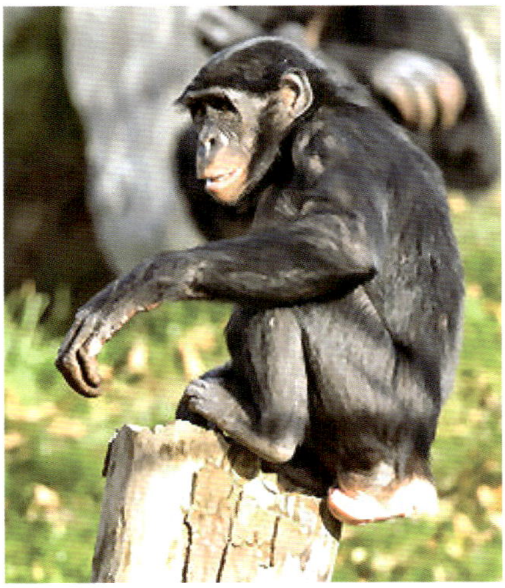

그림 39 포유류 암 컷들은 궁둥이의 성적 융기이외에 발정기에는 성기 또한 크게 융기되어 숫 컷들을 유혹한다. 진화측면에서 사람과 가장 가깝다는 침판지 또한 예외가 아닌데 인간에게는 전혀 없는 현상이다.

필요한 유선, 결합 조직, 평활근 등은 대부분의 여성에서 10% 정도 밖에 되지 않으며, 포유류 중에 이런 동물은 인간밖에 없다. 그리고 유방은 매우 중요한 일차 성감대이다. 유방 자체도 그렇지만 유두는 더 예민한데 이는 감각수용기와 많은 신경말단이 집중되어있기 때문이다. 파트너의 입장에서도 유방을 보고 만지는 데에 많은 쾌감을 얻는다. 그러나 유방이 큰 여자가 더 성감이 높다는 것은 근거 없는 얘기이다.

2) 유방암 자가 진단법 (breast self-examination)

과거에는 별로 흔하지 않던 유방암이 한국에서도 최근 급속히 그 빈도가 증가하여 이제 가장 흔한 여성암이 되었다. 임신회수의 감소, 출산아의 감소, 음식을 포함한 생활습관의 변화 등의 영향으로 생각된다. 병원에서 방사선 유방촬영(mammography)(그림 40)이나 초음파 검사 또는 그 외 영상촬영(그림 41)을 주기적으로 하는 것도 중요하지만 자신이 자신을 진찰하는 자가 진단법에 의해서도 의심되는 병변을 일찍이 발견하여 암이 있더라도 얼마든지 완치가 가능하기 때문에 매월 유방암 자가진단을 하는 것은 매우 중요하다.

미국 암 협회(American Cancer Society)에서 추천하는 자가 진단법을 약간 변형하여 간단히 소개한다.

시행하기 가장 좋은 시기는 유방이 가장 덜 민감한 월경 일주일 후 정도이며, 월경이 없는 여성이나 폐경 후 여성은 매월 같은 날짜에 하면 된다. 또 여성 스스로에 의해서 발견되는 대부분의 둥그런 덩이 즉, 멍울(lump)들은 극히 일부를 제외하

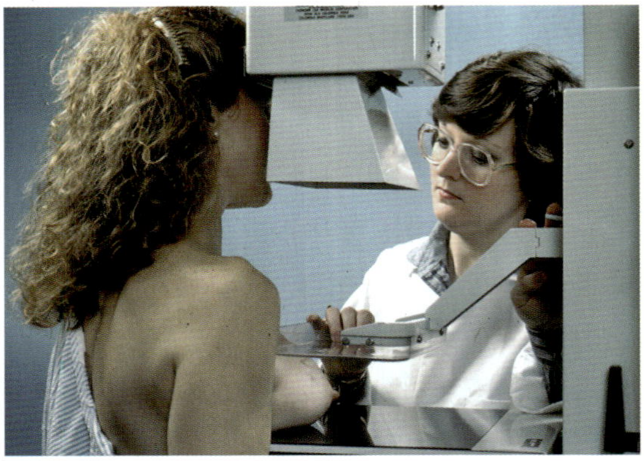

그림 40 방사선 유방촬영

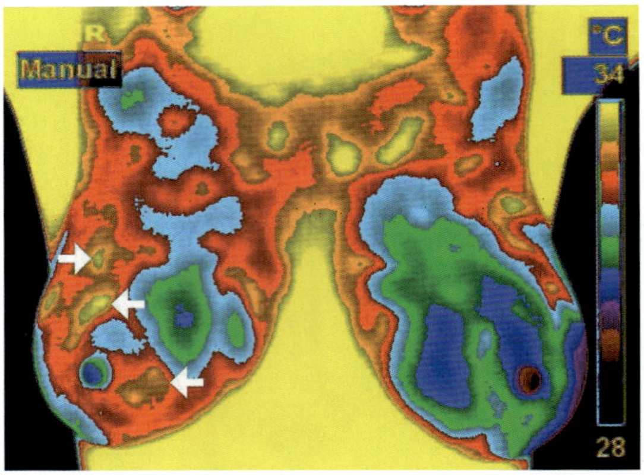

그림 41 유방의 열사진(thermography)을 통해서도 병변을 찾을 수 있다.

고는 암이 아니라는 사실을 알고 너무 놀라지 말아야 한다.

오른쪽 어깨 밑에 베개 같은 것을 받치고 바로 누워 오른 팔을 머리 뒤에 놓는다.

왼손의 둘째, 셋째, 넷째 손가락 끝으로 오른쪽 유방의 멍울이나 두꺼워진 조직이 있는가를 만져본다. 이 때 가볍게 또는 힘 있게 유방을 누르며 멍울이 있는지 찾는다.

위에서 아래로, 아래에서 위로 검사하는 방법, 작은 원을 그리면서 바깥쪽에서 안쪽으로 또는 그 반대로 하는 방법, 유두를 중심으로 유두 쪽으로 또는 그 반대로 검사하는 방법 중 하나의 방법을 선택하여 매달 같은 방법으로 검사를 시행하여 유방의 정상적인 느낌을 기억해둔다.

왼쪽 유방도 같은 방법으로 시행한다.

이어 거울 앞에 서서 육안으로 자신의 유방을 관찰하면서 어떤 변화(예를 들면 피부가 움푹 들어갔거나, 유두에 변화가 있거나, 피부에 홍반이 생겼거나 돌출부가 관찰될 때 등)가 있는지 살펴본다. 샤워 중에 비누칠을 하여 유방자가진단법을 시행하면 부드럽고 쉽게 유방의 느낌을 알 수 있다.

부드럽게 유두를 짜서 진물이나 붉은 빛의 분비물이 있는지도 확인한다. 그리고 팔 밑 겨드랑이의 멍울도 있는지 찾아본다(그림 42, 43).

그리고 다음 사항들은 유방암의 가능성이 있는 초기증상일 수도 있으므로 만일 이중에 한 가지라도 해당되면 의사에게 진찰을 받아야 한다.

- 유방에 혹이 생긴 경우
- 한 쪽 유방이 비정상적으로 커진 경우
- 한 쪽 유방이 다른 쪽에 비해서 비정상적으로 쳐진 경우
- 유방에 주름이생기거나 줄어들거나 또는 움푹 들어간 경우
- 유두가 안쪽으로 빨려 들어간 경우
- 유두에서 분비물이 나오는 경우
- 유두나 주위 조직에 변화가 있는 경우
- 상박부에 부종이 있는 경우
- 임파선이 커진 경우

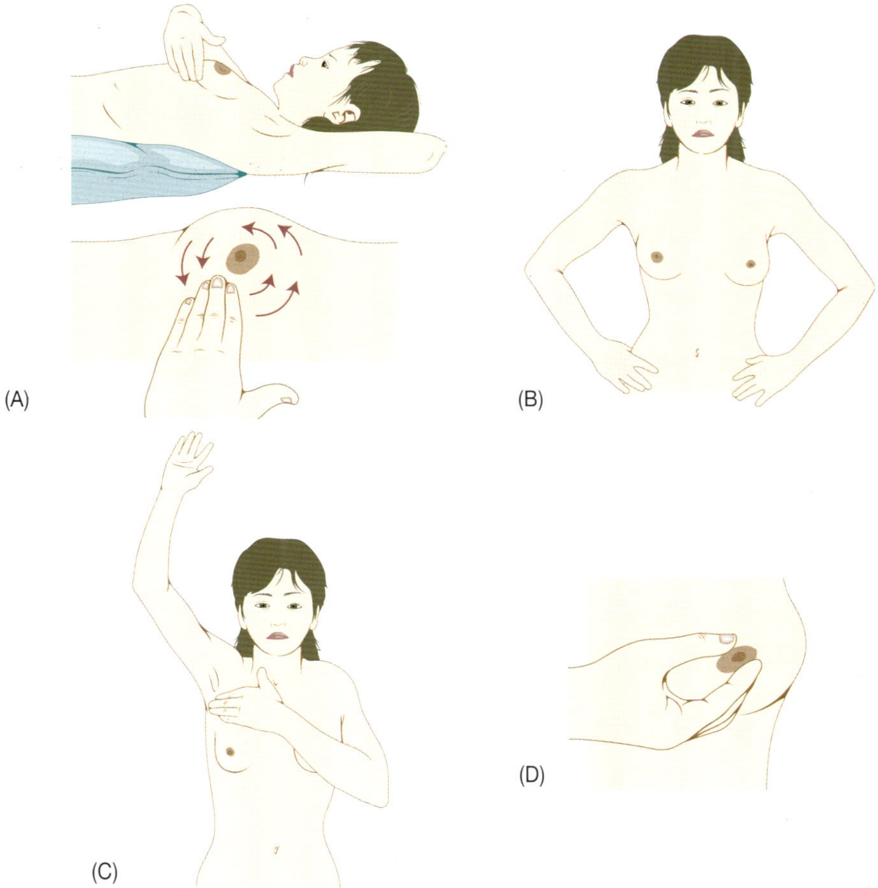

그림 42 유방의 자가진단법. A. 바로 누워 둘째, 셋째, 넷째 손가락 끝으로 유방을 만져 멍울 등이 있는지 찾는다. B. 거울 앞에 서서 육안으로 관찰한다. C. 겨드랑이에 멍울이 있는지 만져본다. D. 유두를 짜서 분비물이 있는지 본다.

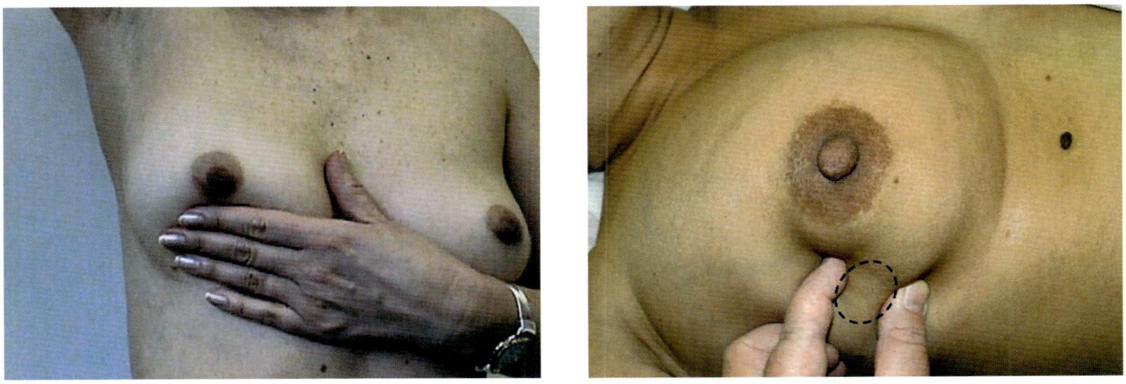

그림 43 유방 촉진의 실제

■ 참고문헌

- 김원회, 차영일. 사추기의 성, 부산대학교 출판부. 1999
- 박경한 외. 핵심임상해부학, 2판. 범문사, 2004;237-246
- Addiego F, Belzer EG, Comolli J, Moger W, Perry JD, Whipple B. Female ejaculation: A case study. The J Sex Res 1981;17:13-21
- American Cancer Society(2007). Can breast cancer be found early? Following the American Cancer Society's guidelines for the early detection of breast cancer. www.cancer.org/docroot/CRI/ content/CRI_2_4_3X_Can_breast_cancer_be_found_early_5.asp
- Baskin LS, Erol A, Li YW, Liu WH, Kurzrock E, Cunha GR. Anatomical studies of the human clitoris. J Urol 1999;162:1015-20
- Bentley, Gillian R. (2001). 'The Evolution of the Human Breast'. American Journal of Phys Anthropol 32 (38).
- Chalker R. The Clitoral Truth. The Secret World at Your Fingertips. Seven Stories Press, 2000
- Crooks R, Baur K. Our Sexuality, 8th ed. California:Brooks/Cole, 2002
- Gillispie CC. Dictionary of Scientific Biography, New York, 1970.
- Goldberg DC, Whipple B, Fishkin RE, Waxman H, Fink PJ, Wiesberg M. The Grafenberg spot and female ejaculation: a review of initial hypotheses. J Sex Marital Ther. 1983;9:27-37
- Gray, H. Anatomy of the Human Body. Philadelphia: Lea & Febiger, 1918
- Greenberg J, Bruess C, Haffner D. Human Sexuality, Exploring Dimension of. Sudbury:Jones & Bartlet, 2000
- Morris D. The Naked Ape: a zoologist's study of the human animal. Canada: Bantam Books, 1967;64-68.
- O' Connell H. Anatomy of the Clitoris. J Urol 2005;174:1189-95
- Westheimer RK, Lopater S. Human Sexuality, A Psychological Perspective. Philadelphia:Lippincott, Williams & Williams, 2002

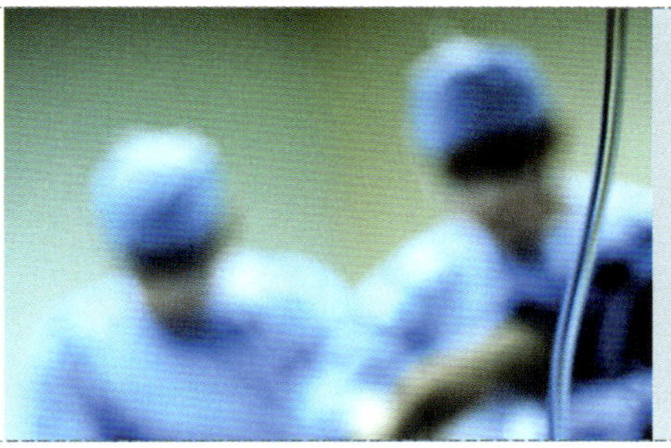

Part II

성 반응

성학

Chapter 3 남성의 성 반응

김세철

1. 남성의 성 생리

남성의 성 반응은 흥분기, 고조기, 절정기, 해소기로 이어진다. 먼저 흥분기에는 내적 및 외적 자극에 의해 성적 충동을 느끼면서 음경이 발기되고 음낭피부는 두꺼워지며 수축하게 된다(그림 1). 이대 요도는 길어지고 내경이 좁아지며 외요도 구멍은 넓게 벌어지고 고환은 위로 당겨 올라간다. 전신 현상으로는 젖꼭지가 발기되고 항문 괄약근이 불규칙하게 수축하며 자극의 정도에 비례해서 심장박동수가 증가하고 혈압이 상승한다.

이어 고조기가 되면 흥분기 때 나타나는 현상이 더욱 분명해지면서 최고조에 달한다. 고환은 완전히 올라가 붙고 커지며, 요도는 직경이 증가하여 사정액이 외부로 사출되기 직전에 고일 수 있는 충분한 공간을 제공한다. 쿠퍼씨 샘을 포함한 10만개나 되는 요도주위샘에서 분비물이 나와 요도점막의 표면을 매끄럽게 해 정자가 잘 통과하도록 윤활유의 역할을 한다(그림 1). 또한 요도점막에 해로운 물질이 묻어 있으면 이를 덮어 정자를 보호해 준다. 음경발기 때에 외요도 구멍에서 볼 수 있는 무색의 투명한 끈적끈적한 액이 바로 이 분비물이다.

그 다음 절정기에는 정관, 정낭, 전립선의 수축으로 정액이 후부 요도내로 배출되며(누정(漏精) emission), 곧이어 항문 괄약근과 회음부 근육을 포함한 요도 주위의 모든 근육이 불수의적인 격렬한 율동적인 수축을 하면서 후부 요도 내로 배출된 정액이 외요도 구멍 바깥으로 힘차게 사정(ejaculation) 되는데 이때 극치감(오르가슴)을 느끼고 과잉호흡을 하면서 성행위를 멈추게 된다(그림 1).

마지막 단계인 해소기에는 발기된 음경이 이완되면서 생식기나 전신에 나타났던 현상이 사라지고 원상으로 돌아간다.

남성의 성 반응은 발기, 누정, 사정 및 오르가슴의 일련의 생리적 현상으로 상호 밀접한 상관관계

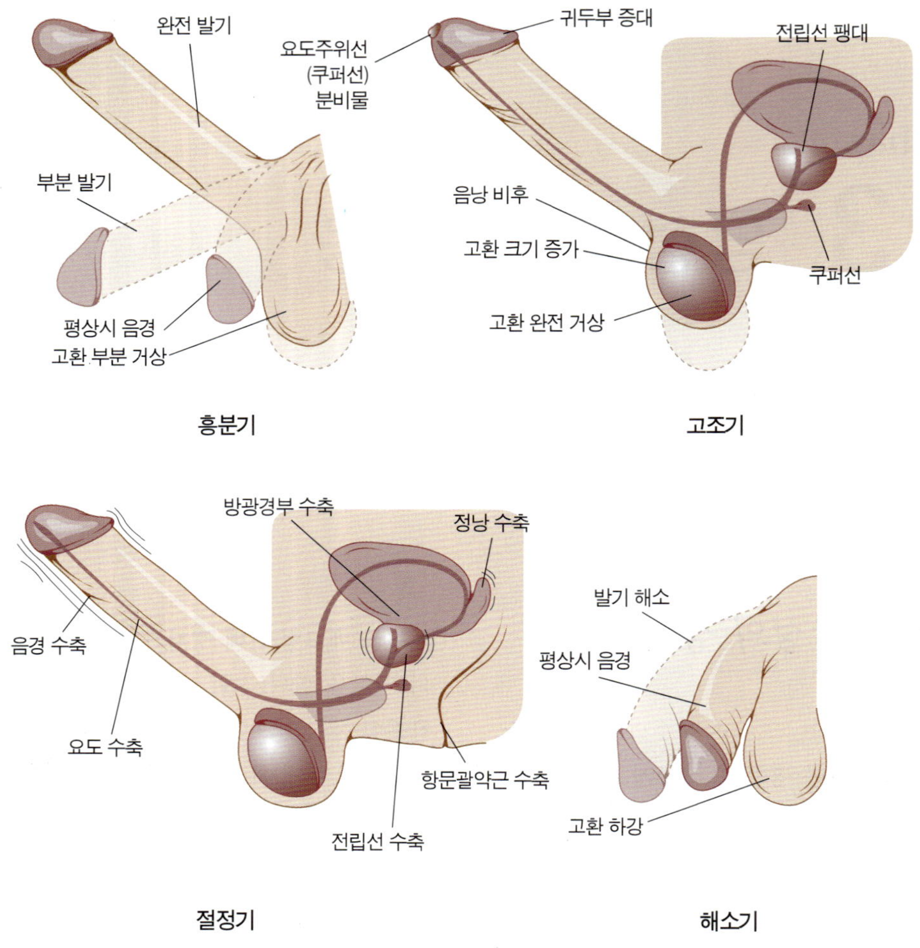

그림 1 남성 생식기의 성 반응: 흥분기(상좌), 고조기(상우), 절정기(하좌), 해소기(하우)

를 갖고 있지만 각 반응은 독립적이며 특히 병적인 경우에 그러하다. 즉, 사정은 정상적으로 일어나지만 발기가 되지 않을 수 있으며, 역으로 발기는 정상적이나 사정불능일 수 있고, 사정이 되더라도 오르가슴이 없을 수 있다.

1) 음경발기는 어떻게 일어나는가?

남성의 생리적 음경발기에는 심인성 발기, 반사성 발기, 수면 중 발기의 3가지 종류가 있다. 매혹적인 여성을 보거나 눈앞에 여성이 없더라도 성적 충동을 일으키는 그림이나 영화를 볼 때, 냄새를 맡을 때, 또는 소리를 들을 때, 심지어는 눈을 감고 아름다운 여성을 대상으로 에로틱한 상상의 날개를 펼칠 때도 음경이 발기되는데 이를 심인성 발기라고 한다. 심인성 발기는 대뇌피질 센타의 흥분의 결과이며 이들 흥분이 척수에서 기원하는 교감신경을 통해 성기로 전달되어 일어난다.

반사성 발기는 성기에 자극을 가하면 이 자극이 척수의 발기중추(천수 2~4번)로 전달되고 발기중추에서 다시 반사적으로 부교감신경을 통해 음경에 전달되어 일어난다. 하반신불수 환자가 성기에 자극을 받았을 때 자기의사와 관계없이 발기가 되는 것도 반사성 발기에 기인한 것이다. 성관계 때는 심인성 발기와 반사성 발기가 복합적으로 작용하여 더욱 힘찬 발기를 일으키는 것이다.

수면 중 발기는 심인성 발기나 반사성 발기와는 전혀 성격이 다르며 정상 남성이면 연령에 관계없이 누구나 나타나는 생리적 발기로서 왜, 어떻게 일어나는지에 대해서는 아직 명확히 밝혀져 있지 않다. 수면 중 발기는 잠을 낮에 자든 밤에 자든 관계없이 일어난다. 평상시에는 음경해면체 내로 탄산가스가 많은 정맥혈이 흐르나 발기 시에는 산소가 많은 동맥혈이 유입된다. 그러므로 수면 중 발기 시에는 동맥혈을 통해 산소를 지속적으로 공급하여 발기조직을 건강하게 해주는 것으로 생각된다.

정상인은 수면 중에 안구가 빨리 움직이는 안구진탕현상이 나타난다. 수면 중의 안구진탕 현상이 갖는 중요성은 잠을 자는 동안의 발기 가운데 80~90%가 바로 안구진탕 시간에 일치해서 일어나기 때문이다. 수면 중 발기는 자기의사와 관계없이 일어나며 에로틱한 꿈을 꾼다고 해서 일어나는 것도 아니다. 수면 중 발기는 1회에 20~40분 지속하며 사춘기 이후부터 평생토록 대체로 하룻밤에 3~5회 비슷하게 일어나나 발기지속 시간과 발기강직도는 사춘기를 정점으로 서서히 감소한다. 새벽발기는 야간의 수면 중에 일어나는 3~5회의 발기 중 제일 마지막에 일어난 것으로 새벽에 잠에서 깨어 발견한 것이다. 새벽발기 때 방뇨를 하면 발기음경이 이완되어 버리므로 방광충만이 새벽발기와 관계있을 것으로 생각되나 새벽발기는 방광에 소변이 전혀 없어도 일어나므로 방광충만과는 상관관계가 없다.

음경발기는 성적흥분을 일으키는 심적 자극(심인성 발기)을 받거나 애무에 의해 외생식기에 직접 자극(반사성 발기)을 받으면 대뇌피질이나 척수의 발기중추에 그 흥분이 전달되고 다시 대뇌피질이나 척수에서 자율신경(교감신경, 부교감신경)을 통해 음경에 전달되면 음경의 신경말단부에서 신경전달물질이 분비된다(그림 2). 이 신경전달물질의 작용으로 음경동맥과 음경해면체 내 동상혈관이

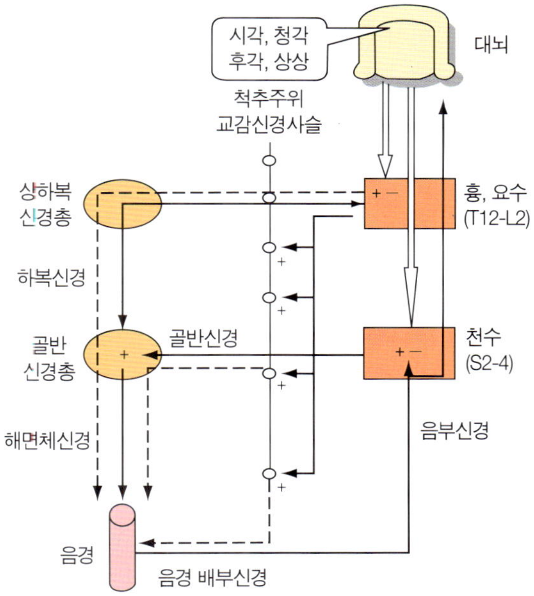

그림 2 중추 및 말초신경계의 음경발기 관여 모식도
+ : 흥분, − : 억제

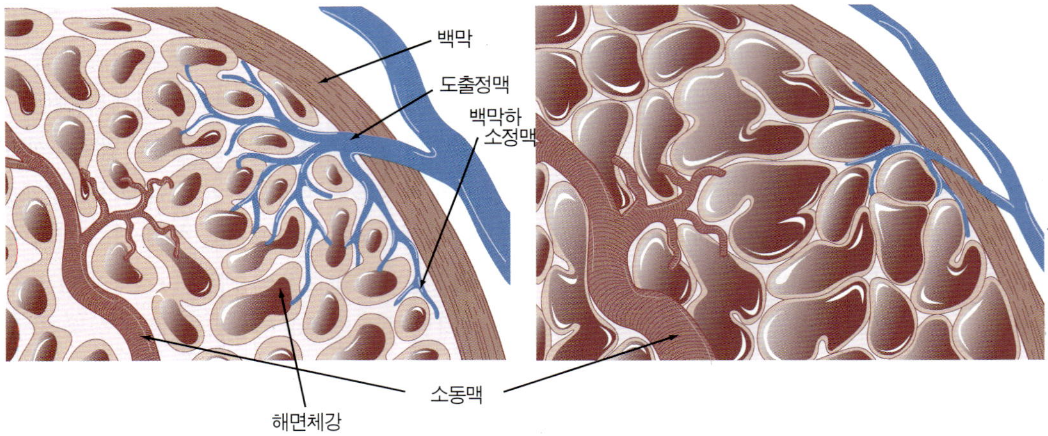

그림 3 A: 이완상태에서는, 동맥, 소동맥 및 해면체강이 수축되어 있다. 해면체강 사이와 백막 직하부위에 있는 정맥총은 열려 있어 도출정맥으로의 혈액유출이 자유롭게 일어난다. B: 발기상태에서는, 육주 및 소동맥평활근이 이완하여 해면체강내로 최대의 혈액 유입이 일어나 충만되며 소정맥들이 해면체강 사이에서 압박 · 폐쇄된다. 더 큰 정맥들은 확장된 동양강(해면체강)벽과 신축성이 없는 백막 사이에서 압박을 받아 혈액의 배출을 최소화시킨다.

확장되면 평상시보다 4~10배나 많은 혈액이 음경내로 유입되어 음경은 팽창되며, 음경해면체 내압이 상승함에 따라 단단하게 되고 마지막으로 혈액의 배출구인 정맥이 완전 폐쇄되어 유입된 혈액이 갇히게 됨으로서 완전발기가 이루어지는 것이다. 평상시에는 음경내에 약 8ml의 혈액이 있으나 발기시에는 약 62ml의 혈액이 충만하게 된다(그림 3).

(1) 음경발기의 6단계

동맥, 정맥 및 동상혈관계의 작용에 따라 발기과정을 6단계로 분류할 수 있다(그림 4).

1단계. 이완기(flaccid phase) : 단지 영양을 목적으로 최소량의 혈액이 음경해면체내로 유입되며 혈액가스(pH, PCO_2, PO_2)도 정맥혈과 동일하다. 음경기저부에서 도플러 초음파로 측정한 음경해면체동맥의 내경은 0.5mm이며 최고 혈류속도는 보통 15cm/sec이거나 측정 불가능하다.

2단계. 잠재기(latent phase) 또는 초기 충만기(initial filling phase) : 음경해면체동맥의 혈류속도가 최고치에 이르며 음경은 약간 길어지나 음경해면체 내압은 증가하지 않고 그대로 있다. 정상의 발기력을 가진 남자에서는 음경해면체동맥이 2배나 확장되어 직경이 1mm까지 증가하며 최고혈류속도는 30cm/sec 이상까지 증가할 수 있다.

3단계. 팽창기(tumescence phase) : 음경해면체내압이 상승함에 따라서 혈류속도는 감소하기 시작한다. 이 때 음경은 급격히 팽창하며 최고로 길어진다. 해면체내압이 이완기 혈압 이상으로 상승한 후에는 혈액유입이 심장 수축기 동안만 일어난다.

4단계. 완전 발기기(full erection phase) : 음경해면체 내압은 증가된 상태에서 그대로 유지되며 수축기 혈압의 85%까지 증가할 수 있다. 음경해면체

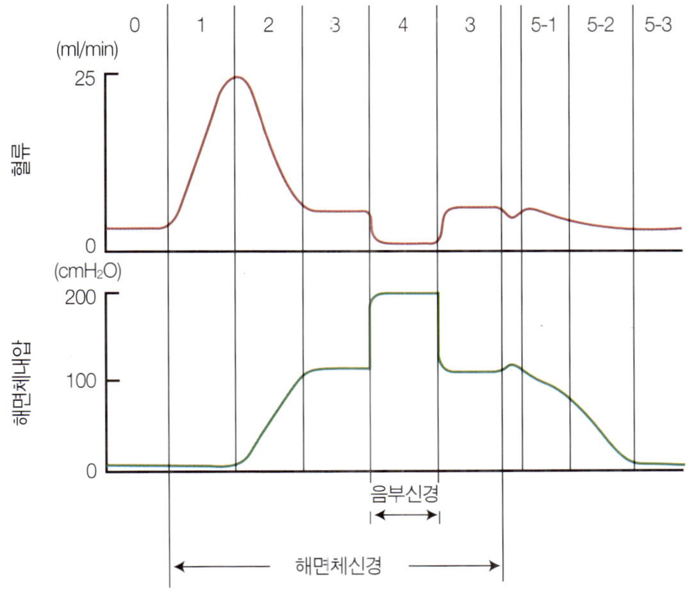

그림 4 음경발기의 6단계. (0) 이완기, (1) 잠재기, (2) 팽창기, (3) 완전발기기, (4) 강직성 발기기, (5-1) 초기 해소기, (5-2) 완만 해소기, (5-3) 급속 해소기. 윗 그림은 내음부동맥의 혈류변화를 나타내며 아랫 그림은 음경발기의 6단계 동안 해면체내압의 변화를 나타낸다.

동맥의 혈류는 초기 충만기 때보다는 훨씬 적고 팽창기 때보다도 적으나 이완기에 비해선 아직 많다. 음경해면체 동맥압은 증가해 있으나 수축기 혈압보다 낮다. 정맥은 대부분 압박되어 있지만 팽창기 동안 음경용적과 음경해면체 내압은 그대로 유지되므로 정맥혈 배출량이 동맥혈 유입량과 일치한다. 그러므로 정맥혈류는 이완기 때보다는 역시 약간 증가되어 있다.

5단계. 강직성 발기기(rigid erection phase) 또는 골격근 발기기(skeletal erection phase) : 좌골해면체근의 수축 결과 해면체내압이 수축기 혈압보다 훨씬 높이 증가하여 강직성 발기를 얻게 되는 때이다. 이 기간 동안 음경해면체동맥의 혈류는 거의 없고 음경해면체동맥을 통한 혈액의 유입도 측정할 수 없다. 동상혈관 사이사이에 있는 음경해면체 내의 정맥은 최대로 확장된 동상 혈관과 백막에 의해 압박을 받아 완전 차단되므로(그림 3) 음경해면체는 기능적으로 혈액의 유입도 유출도 없는, 혈액의 유통이 완전 차단된 사공(dead space)상태가 된다. 이 단계는 근육의 피로 때문에 수분 이상 지속될 수 없으므로 허혈이나 조직의 손상은 오지 않는다.

6단계. 이완기(detumescence phase) : 사정 후 또는 색정적 자극을 중단한 후에는 교감신경에 의한 긴장성 자극이 다시 시작되어 동상혈관과 소동맥의 평활근을 수축시킨다. 이로 인해 동맥혈류는 이완상태의 수준으로 효과적으로 감소되며 정맥은 다시 열려 상당량의 혈액이 동상혈관으로부터 배출된다. 음경의 크기는 이완상태의 길이와 둘레로 회복된다.

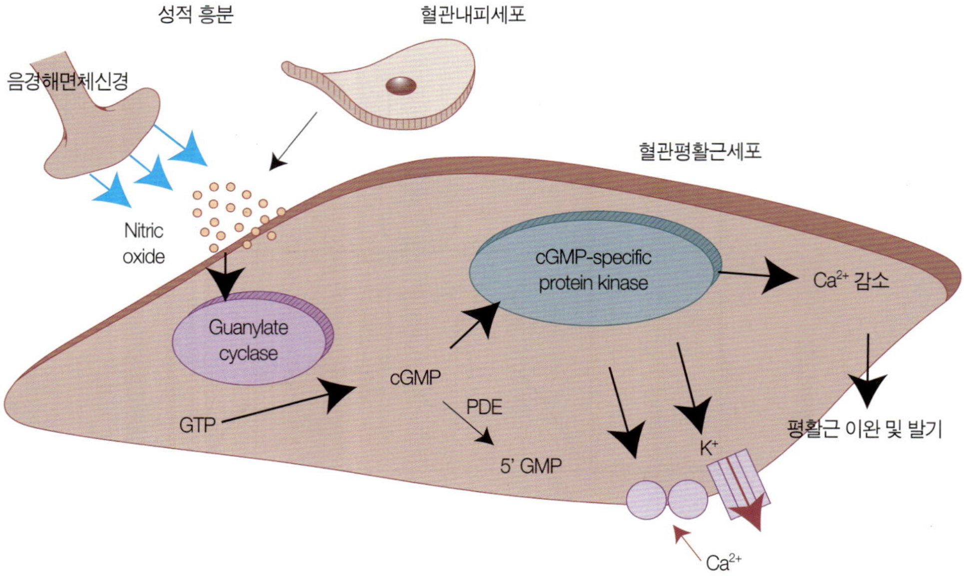

그림 5 음경발기의 신경생리학적 기전

(2) 음경발기의 신경생리학적 기전

음경발기의 신경조절은 아드레날린성, 콜린성, 비아드레날린성 비콜린성 신경의 복합적인 작용에 의해 이루어진다. 성적흥분이나 자극이 있으면 음경해면체 내의 신경말단 부위인 콜린성 신경으로부터 아세칠콜린이 분비되며, 아세칠콜린은 아드레날린성 신경으로부터 노아드레날린의 분비를 억제시켜 음경해면체 내 혈관평활근의 긴장도를 감소시키고, 아울러 비아드레날린성 비콜린성 신경과 혈관 내피세포로부터 NO를 분비하도록 하여 혈관평활근을 이완시켜 동상혈관을 확장시킨다. 비아드레날린성 비콜린성 신경과 내피세포에서 생산된 NO는 확산에 의해 혈관 평활근세포 내로 이동하면 세포 내 구아닐레이트 싸이클라제(guanylate cyclase)를 활성화시키며 활성화된 구아닐레이트 싸이클라제는 다시 구아닐레이트 트리포스페이트(guanylate triphosphate, GTP)를 싸이클릭 구아닐레이트 모노포스페이트(cyclic guanylate monophosphate, cGMP)로 변환시킨다. 생성된 cGMP는 음경해면체 혈관평활근을 이완시키고 발기를 유발한다. cGMP는 포스포디에스테라제(phosphodiestrase, PDE)에 의해 분해되어 활성도를 잃게 되는데 음경에서는 제5형 PDE가 주된 작용을 한다(그림 5).

2) 사정은 어떻게 일어나는가?

사정은 발기와는 전혀 별개의 기능으로 발기는 주로 부교감신경의 흥분에 의한 혈관반응이지만 사정은 교감신경의 흥분에 의한 근육수축에 의해 일어난다. 때문에 발기는 되지만 사정이 안 되는 경우가 있고, 반대로 발기는 되지 않으면서 사정이 가능한 경우도 있다.

심리적이거나 신체적으로 성적자극을 계속 받으면 척수 신경반사에 의해 일차적으로 교감신경의 자극을 받는 부고환, 정관, 전립선, 정낭 등의 내생식 장기가 급격하게 수축하며 이때 이들 장기에 고여 있던 분비물이 전립선부 요도로 방출되는 누정 또는 정루(emission)가 일어난다. 누정이 일어나는 순간 방광경부는 수축 폐쇄되어 정액이 방광내로 역류해 들어가는 역사정을 방지한다. 그러므로 누정으로 정액이 전립선부 요도내로 방출되면 전립선부 요도는 천정인 방광경부와 바닥인 외요도괄약근이 수축 폐쇄되어 있고 전후좌우 벽은 단단한 전립선으로 구성되어 있는 밀폐 공간이 되는데 이 공간의 용적은 약 2ml이고 정상 성인의 방출된 정액의 양은 보통 2.5~3.0ml이므로 전립선부 요도는 정액으로 터질듯이 꽉 채이므로 내압은 급격히 상승하여 사정을 참을 수 없는 절박감이 생긴다.

사정(ejaculation)은 누정에 이어 외요도괄약근의 이완으로 시작되며 전립선의 율동적 수축과 함께 회음부 근육(구음경해면체근과 좌골음경해면체근)의 강력한 수축에 의해 정액 덩어리가 요도 밖으로 30~60cm 힘차게 방출되어 일어나는데 이때 방광경부는 그대로 수축 폐쇄된 상태로 있다. 사정시 무아경의 쾌감(오르가슴)은 회음부 근육의 강력한 수축으로 느끼게 되며 극치감의 일부는 정액량과 정액에 의한 요도 구부(urethral bulb)의 팽창정도와 관계가 있다. 사정과 쾌감에 소요되는 시간은 불과 8~9초로 평생 이 즐거움을 맛볼 수 있는 시간은 모두 합해 봐야 15~18시간에 지나지 않는다.

(1) 사정의 신경생리학적 기전

누정과 사정은 일차적으로 교감신경계를 통한 아드레날린성 기전에 의해 조절된다. 사정이 일어나도록 하는 명령은 대뇌, 척수 또는 두 곳 모두에서 처리된다. 시청각 및 기타 비촉각성 성적 자극은 대뇌에서 처리된다. 한편 성기의 촉각성 자극은 체신경인 배부음경신경을 통해 음부신경으로, 다시 척수로 전달되면, 대뇌의 중재 없이 척수의 누정 센터(흉수 10번-요수 2번)를 통해 바로 누정을 일으킬 수 있다. 누정에 의한 전립선부 요도의 확장은 교감신경인 골반내장신경을 통해 사정센타(천수 2번~4번)에 구심성 신호를 보내고 결과적으로 천수-중재성 사정반사에 의해 요도해면체와 골반 및 회음부 근육의 강력한 수축에 의해 사정이 일어난다(그림 6).

(2) 몽정

거의 모든 남성은 수면 중에 이성과의 환상적이고 달콤한 성애의 꿈(性夢)을 꾸며 자기도 모르게 사정을 하게 되는데 이를 몽정이라고 한다. 때로는 꿈속에서 달콤한 사랑을 속삭이지도 않았는데 저절로 사정하는 때도 있다. 이를 몽정과 구별하여 유정(遺精)이라고 한다.

남성은 사춘기가 되면서 여성의 첫 생리에 해당하는 첫 몽정을 경험하게 되며, 여성의 첫 생리와 동등한 수준으로 심리학적으로 중요성을 갖는다. 킨제이의 보고에 의하면 14세 소년의 1/4, 17세 소년의 2/3가 첫 몽정을 경험하며 모두는 아니지만 대부분의 남성은 사춘기 중에 적어도 한번은 몽정을 경험하며 그 중에는 정기적으로 경험하는 사람도 있다. 그러나 대부분의 청소년들이 이처럼 몽정이 일어날 수 있다는 사전 교육을 받지 못하고 첫 몽정을 경험하고서는 오줌도 아닌 액체의 출현에 크게 놀라고 당황하며 심지어 두려워하기까지 한다. 사정 그 자체에 의해서나 속옷이 축축하거나 끈

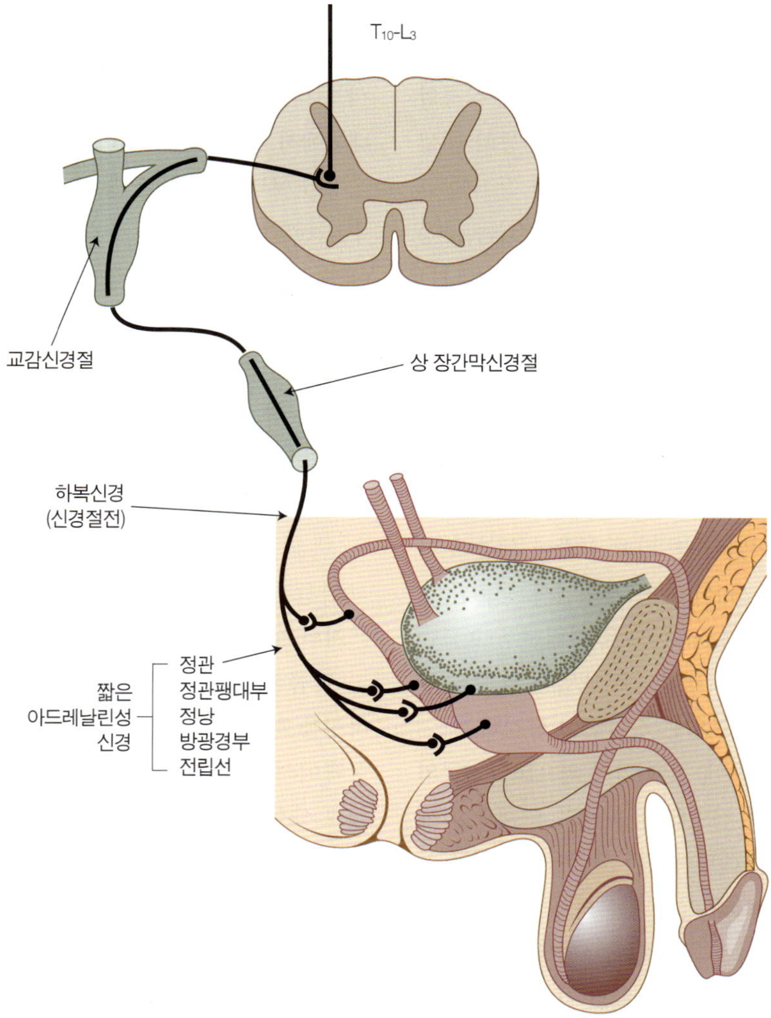

그림 6 사정기관의 신경지배

적끈적하여 잠을 깨게 되는데 마치 예비교육을 받지 못했던 소녀가 첫 월경을 경험하고 병의 징조로 생각하고 놀라듯이 첫 몽정을 경험하고 병이 생겼든지 손상을 받은 것이 아닌가 하고 걱정하게 된다.

몽정 때 나온 액체의 빛깔과 외견은 변화가 많다. 그것은 노란빛을 띠고 있을 때도 있고 희끄무레하게 보일 때도 있으며 투명할 수도 있다. 몽정은 며칠 연속으로 일어나다가 몇 개월이 지나도록 전혀 일어나지 않을 수도 있다. 몽정은 10대 후반에는 평균 한 달에 한번 꼴로 일생 중 가장 많이 경험하게 되고 20대에서부터 그 빈도가 줄어들어 30대가 되면 크게 감소한다.

몽정이나 유정은 성적 성숙정도가 빠르고 성적 자극에 민감하며 직선적인 10대 청소년 뿐 아니라 부인과 떨어져 오랜 기간 객지생활로 성생활이 중단된 상태의 젊은 기혼남성한테서도 자주 나타난다. 이처럼 몽정이나 유정은 다른 방법으로는 해결하지 못하고 쌓인 성적 긴장감을 해소시키는 생리적 자연현상으로 일종의 '안전밸브'와 같은 역할을 한다. 청소년 뿐만 아니라 어른들도 자주 몽정 현상이 일어나면 체력이 약해졌거나 병적현상이 아닌가 하고 걱정하지만 전혀 염려할 것이 못된다. 그릇에 물이 차면 넘쳐흐르는 이치와 같이 활력이 너무 왕성해 일어나는 건강의 증거라고 생각하면 된다. 몽정은 완전히 정상적인 현상으로 의식적으로 제어할 수 없다.

(3) 남성과 여성의 성반응의 차이

성적 자극을 받아 성적 흥분이 되었을 때 성반응이 흥분기, 고조기, 절정기, 해소기의 4주기로 진행되면서 나타나는 것은 남녀가 다를 바가 없다. 각 주기 마다 남녀의 해부학적 특성에 따라 부위별로 성적 반응이 나타나지만 해부학적 차이에 관계없이 남녀의 성생리가 근본적으로 다른 점들이 있는데 이들 차이를 극복 내지 해결하지 못하여 남녀간에 성적 갈등이 일어나는 것이다. 우선 성반응의 기본이 되는 성욕, 성적충동에도 큰 차이가 있다. 남성에서의 성욕은 때와 장소에 관계없이 충동적으로 급격하게 나타나는데 여자의 경우 성적충동은 부드럽고 천천히 일어나는 반면에 한 번 그 감정이 고조되면 성욕구가 매우 강해진다. 여자들은 성을 사랑의 표현으로 알고 있으며, 낭만적인 감정도 포함되게 된다. 여자의 성욕구는 남자와는 달리 충동적으로 일어나지 않으며 성교와 함께 따뜻한 사랑과 애정을 주고받고 확인하기를 원하는 것이다. 남성의 성적충동은 시청각 성자극에 매우 민감한 반면, 여성은 청각적 자극에 보다 민감하다.

전희 없이 성관계를 했을 경우 오르가슴에 도달하는 시간은 남성의 경우 대부분에서 성관계 시작 후 3분 내에 사정을 하지만 여성은 삽입시간이 16분 이상 지속되지 않으면 오르가슴에 도달하는 여성이 극히 드물다(그림 7). 성행위시 남성은 불수의적으로 땀이 나지만 여성에게는 이런 현상을 일반적으로 볼 수 없으며 때때로 발바닥이나 손바닥에 국한해서 땀이 나는 경우가 있다. 또 절정기에 남성은 성행위를 멈추게 되지만 여성은 계속할 수 있는 특징이 있다. 남성은 성욕구가 충동적이고 급진적으로 나타나 급히 사정하고 쉽게 꺼져버리는 불과 같으며, 여성은 점진적으로 데워져 끓어 오르며 일단 끓어 오르면 쉽게 식지 않고 서서히 식혀지는 물과 같은 것이다.

남성은 한번 사정해버리면 바로 성반응이 쇠퇴해버리지만 여성은 오르가슴이 있은 후 성적 자극을 계속 받으면 계속해서 오르가슴이 나타날 수 있다. 물론 남성도 사정 후 성기 자극을 계속하면 다시 오르가슴이 나타날 수 있으며, 여성도 1회의 오르가슴을 겪은 후 더 이상의 오르가슴이 나타나지 않을 수 있다(그림 8). 남성은 사정해버리면 일정시간이 경과하기 전까지는 누가 어떠한 자극을 가해도 재발기와 재사정이 불가능한 무반응기에 빠진다. 무반응기는 나이가 들어감에 따라 길어져 20대에는 사정 후 1분 이내에 재발기가 가능하던 것이 30대가 되면 수십분이 지나야 가능하고, 50대 후반이 되면 수시간-24시간이 경과해야만 재발기가 가능하며, 70대가 되면 짧게는 1주일 길게는 한 달이 지나야 재발기가 가능할 수 있다. 그러나 여성은 오

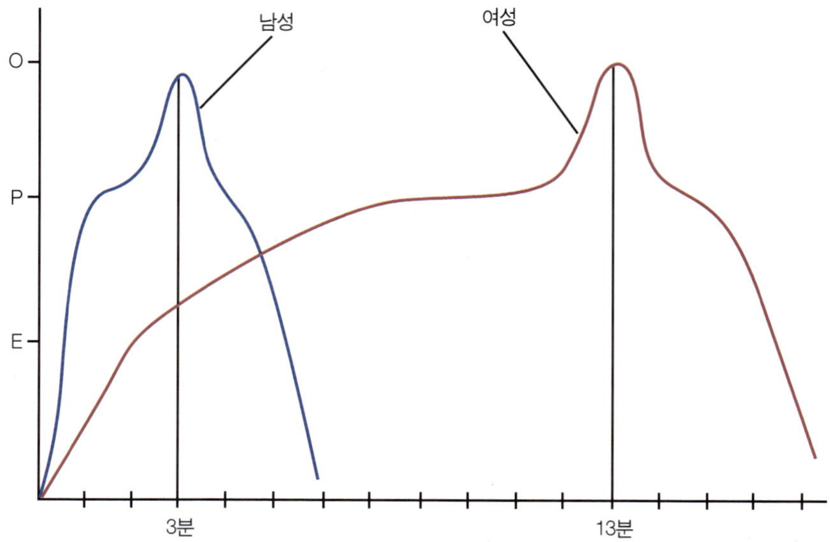

그림 7 남녀 성반응의 시간 차이

르가슴을 느낀 후에도 성적 자극을 계속 주면 곧바로 다시 오르가슴을 느낄 수 있다. 실제로 여성은 육체적으로 지쳐서 더 이상 성행위를 계속할 수 없는 상태에까지 오르가슴이 나타난다.

일반적으로 성의 절정기는 남성은 18세이고 여성은 35~40세이다. 사춘기와 20대 전반의 대부분의 청년은 나이든 남성보다 빈도가 높은 오르가슴을 경험하고 있다. 이 경우의 오르가슴에는 몽정, 자위행위, 성교 등 사정이 일어나는 일체의 경우를 포함한다. 분명히 여성의 대부분은 40대 때보다 20대에 성교 횟수가 많지만 나이가 들면서부터 오르가슴 횟수가 늘어난다. 이것은 여성은 보다 많은 성적 경험을 겪은 다음에 오르가슴에 도달하기 쉬워지기 때문이다. 남성은 사춘기에 자위행위로 첫 사정을 경험할 때부터 성관계 시의 절정기와 다를 바 없는 높은 수준의 극치감을 느낀다. 그러나 여성의 오르가슴의 비율은 생물학적 측면보다 심리적인 것과 관련이 있는 것 같다. 많은 여성은 오르가슴에 도달하는 방법을 배우지 않으면 안 되고 또 상대와의 관계에 안도감을 느꼈을 때 비로소 높은 빈도에 도달하는 것이다.

성교 횟수는 노년기에 들어가면서 급격히 감소한다. 남성은 20대에 하룻밤에 4~8번 사정을 할 수 있지만 30대에는 현격히 감소하여 하룻밤에 보통 1~2번의 사정으로 대부분 만족하며 나이가 들수록 점점 감소하여 50대에는 일주일에 1~2번의 사정으로 만족한다. 여성은 50세 전후하여 폐경기가 되면 난소에서 여성호르몬 생산이 급격히 감소되고 월경이 없어지며 배란도 중단된다. 폐경기가 되면 질 상피세포는 위축되고 얇아져서 성적 흥분 시 질 분비액이 적게 나오므로 음경 삽입 시 통증을 쉽게 일으키고 가벼운 상처만 있어도 출혈을 일으킨다. 그러므로 자연히 성관계를 기피하게 된다. 그러나 폐경기 후에 난소가 여성호르몬을 생산하지 못하더

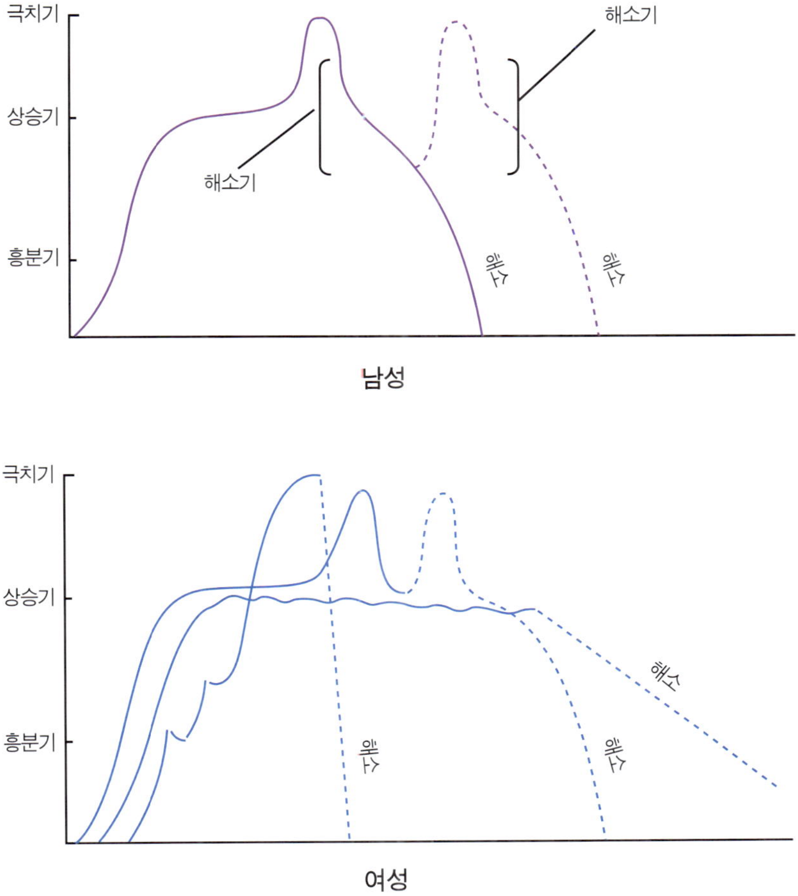

그림 8 남성(상)과 여성(하)의 성반응형

라도 여성에서 성욕의 근원이 되는 남성호르몬은 계속해서 생산되며 또 상당량의 남성호르몬이 부신에서 생산되므로 성욕에 큰 영향을 미치는 것은 아니다. 그러므로 폐경기 여성의 성욕감퇴와 성교 횟수의 급격한 감소는 주로 성관계시 통증에서 비롯되는 불쾌감과 월경이 끝남으로서 여성으로서의 매력도 끝났다는 정서적 또는 정신적 문제에서 비롯되는 것이다. 그러나 남성은 여성처럼 뚜렷한 폐경기가 있는 것이 아니므로 대체로 60세가 되기까지 성교 횟수가 급격히 떨어지는 현상은 나타나지 않는다.

(4) 자위행위

자위행위는 숨어서 다른 사람이 모르게 하는 행위이므로 비자연적이고 비정상적 행위이며 신체에 유해할 것이란 생각 때문에 죄의식과 불안감에 빠지게 되며 이로 인한 피해가 사람에 따라서는 성기능장애로까지 연결된다. 젊은 성기능장애환자에게 무엇이 원인이 되었다고 생각하느냐고 물어보면 상당수에서 자위행위를 지적한다.

자위행위는 과연 비정상적인 행위이고 인체에 해로운 것일까? 자위행위는 아직도 불임증, 기억력 상실, 성기능장애, 전신쇠약의 원인으로 믿는 사람들이 있지만 이런 생각은 시대의 변천과 함께 크게 변해 왔다. 18세기에는 자위행위가 정신착란, 간질, 여드름, 체중감소, 지능저하, 전신피로감을 일으켜 결국에는 천벌을 받아 일찍 죽는다고 믿었다. 그 후 20세기 초에 접어들면서 구미의학자들 사이에 서서히 자위행위가 여드름이나 정신착란을 일으키지 않는다는 사실을 깨닫기 시작했다. 몇몇의 선구자적이고 용감한 의사들은 히스테리를 없애기 위해 여성들에게 자위행위를 하도록 권하기까지 했으며 남성들에게도 성병예방을 위해 윤락녀를 찾는 대신 자위행위를 하도록 권했다. 20세기 중엽에 들어서는 자위행위에 대한 인식이 크게 변해 자위행위가 신체적 해는 일으키지 않는 대신 주로 걱정과 죄책감 등 정신적 문제를 유발시킨다고 결론지었다. 성경에도 자위행위에 대한 명확한 금기조항은 없지만 전통적 유태교와 기독교에서는 일반적으로 죄악시해 왔다. 카톨릭에서도 1975년 12월 '성윤리에 대한 바티칸 선언' 에서 자위행위를 '근본적으로 심히 잘못된 행위' 로 규정지었다. 때로는 교회 지도자들이 자위행위는 생식목적으로 하는 것이 아니므로 '자연적이지 못한 행위' 로 규정지었으며 '자기학대, 육체적 모독' 으로까지 표현하기도 했다.

자위행위는 정말 죄악인가? 이 문제는 자기 나름대로의 도덕적 관점과 종교적 신념에 따라 해석에 차이가 날 수 있다. 자위행위는 부자연스러운 것인가? 여기서 자연적이라는 개념을 자연의 순리대로 일어나는 것으로 정의한다면 많은 종류의 동물에서 자위행위를 관찰할 수 있다. 심지어 유아나 소아에서도 자위행위를 관찰할 수 있는 만큼 굳이 비자연적이라고 할 수는 없다. 자위행위는 왜 습관이 되고 성기능이 건강하게 발달되는데 방해가 되는가? 이 문제는 자위행위의 경험이 없는 사람도 심인성 성기능장애를 일으킬 수 있으며 심지어 최근에는 의사들이 조루증이나 심인성 발기부전환자의 치료수단으로 자위행위를 권하기까지 하므로 염려할 바가 못 되는 것 같다.

유아나 소아는 성기를 만졌을 때 느끼는 쾌감을 통해서 성기에 대해 알게 되고 자위행위는 혼란스런 성장의 단계에 있는 어린이들에게 위안을 주며, 주위환경에서 지나치게 자극을 받거나 긴장이 고조될 때 또는 억압된 감정이나 욕구표현의 방법으로 자위행위를 하게 된다. 이때 어른이 자위행의를 못하도록 손을 뿌리치거나 '더럽다고' 야단을 치면 어린이는 불안해질 수밖에 없고 성에 대한 이중적 해석을 하도록 배우게 된다. 어린이에서 자위행위는 자연스런 생리적 현상이다.

유아기나 소아에서의 자위행위는 사춘기 이후 남성들이 쾌락의 목적으로 하는 의도적 자위행위와는 근본적으로 성격이 다르다. 사춘기 이전에는 아직 정액이 생산되지 않으므로 자위행위를 하더라도 사정이 일어날 수 없고 이 때문에 오르가슴을 느낄 수 없다. 그러므로 어린아이의 자위행위는 일종의 유희 수준이지만 이를 쾌락이라는 어른의 잣대로 보고 나쁜 짓이라고 생각해서는 안 된다. 그러나 사춘기가 되어 자위행위를 통해 사정에 의한 극치감을 경험하게 되면 이제는 쾌감을 목적으로 의도적으로 자위행위를 하게 되는데, 청소년기에는 성적충동이 너무나 왕성하기 때문에 '해서는 안 된다' 고 생각하면서도 본능적으로 자위행위를 계속

할 수밖에 없다. 이때 부모가 자위행위를 죄악시하고 금기시하면 성적 욕구의 본능이 너무나 강하여 자위행위를 중단할 수도 없으므로 죄의식과 불안감이 생기며 자제력 부족으로 자신을 비하하거나 자위행위를 함으로써 해를 입을 수 있다는 걱정이나 열등감 등에 의한 신경 쇠약 등으로 발기 장애나 조루증 등의 심인성 성기능부전의 원인으로 작용하여 더 큰 해를 일으키기 쉽다. 오히려 적절한 자위행위는 성적 긴장감을 풀어주고 성적 욕구의 만족스런 돌파구가 된다. 또 일찍부터 자위행위를 시작한 아이들이 성장 후 더 원만한 성생활을 한다는 보고도 있다.

자위행위가 습관이 되는 것이 아닌지 걱정하는 청소년들도 있다. 자위행위에 열중하는 것은 대부분 성적 충동이 왕성한 청소년 시기의 일시적 현상이고 시간이 지나면 적당히 조절할 수 있게 되므로 걱정할 필요가 없다. 자위행위의 주된 문제는 빈도에 있다. 성의학적으로 몇 번의 자위행위가 정상범위라는 것은 없다. 일반적으로 자위행위의 빈도는 생리적, 정신적 상태와 체력, 학업열중도 등을 감안하는 것이 좋다. 만약 잦은 자위행위로 이튿날 졸음이 오거나 피로해서 일상생활이나 학업에 지장을 받는다면 횟수를 줄이는 것이 현명하다. 스스로 자위행위 빈도가 심하다고 생각되면 운동이나 취미활동에 시간과 정신을 집중하여 횟수를 줄이도록 스스로 노력하여야 한다. 그러나 매일 자위행위를 하더라도 일상생활에 전혀 문제를 일으키지 않는다면 이를 억지로 자제할 이유가 없으며 신체적으로 전혀 문제를 일으키지 않는다. 자위행위가 음경의 성장을 방해하지 않으며 반대로 촉진 시키지도 않는다. 자위행위는 소년과 소녀의 외성기 발육에 아무 관계없다.

청소년만큼은 아니지만 자위행위는 여학생들도 한다. 킨제이 보고서에 의하면 37%의 여성이 소아기에 자위행위를 하며, 또 다른 조사에서는 75% 이상의 여성이 사춘기에 자위행위를 한다. 여성에서도 자위행위가 성적불능이나 신경쇠약 등의 원인이 된다는 과학적 근거는 없다. 사실 자위행위를 하지 않은 여성보다 하는 여성이 성적인 문제가 적다는 연구결과도 있다.

2. 노화와 성기능

남성은 여성처럼 폐경기가 되면 월경이 중단되고 갑자기 여성호르몬이 급격히 감소하는 현상은 나타나지 않지만 30세부터 연령이 증가하면서 혈청 남성호르몬 치가 지속적으로 서서히 감소하며, 노령이 되면 젊었을 때에 비해 상대적으로 남성호르몬 결핍 상태에 놓이게 된다. 많은 노령의 남성은 남성다움을 잃고 남성호르몬의 표적장기인 골, 근육, 중추신경계, 생식기에 퇴행성 변화가 나타나는데 이것이 부분적으로 남성호르몬 감소(late onset hypogonadism-LOH, partial androgen deficiency in aging male-PADAM)와 관계가 있다.

1) 남성호르몬

남성호르몬은 고환에서 생산되어 바로 혈액 속으로 들어가 체내를 순환하며 정신 신체적으로 남성적 특성이 나타나도록 한다. '남성호르몬'을 '정액'과 혼동해서 안 되며, 양자는 생산처, 배출경로,

기능이 전혀 다르다. 정액은 정낭, 전립선, 부고환에서 생산되는 분비물로서 고환에서 생산되는 정자와 함께 사정 시 체외로 배출되며, 정액 속에는 남성호르몬이 거의 없다.

남성호르몬의 작용은 고환에 작용하여 정자생산을 촉진하며, 정낭과 전립선으로부터 정액이 생산되도록 하고, 근육과 뼈를 튼튼하게 하며 체내 지방을 연소시킨다. 또 남성호르몬은 뇌를 활성화시키고 성욕을 일으키는 한편, 발기와 사정 등 성기의 극치감에 필요한 구조와 기능을 만들기 위한 화학적 환경을 만든다. 여성에서도 성욕을 발동시키는 것은 여성호르몬이 아니라 난소와 부신에서 생산되는 남성호르몬이다. 그러므로 남성호르몬이 없어지면 성적인 꿈과 환상은 감소되며 이전에는 효과적이었던 성적 자극에 전혀 흥분되지 않는다. 남성호르몬은 다른 사람보다 우월하고 싶다는 행동과 에너지, 식욕, 대사작용, 적극성, 공격성 등도 촉진시킨다. 또 남성호르몬은 냄새나 고통, 촉각에 민감하며, 자극에 쉽게 반응하도록 하고 공간 인지기능에도 영향한다.

남성에서 남성호르몬 생산은 30세를 정점으로 하여 해마다 1%씩 감소하지만 개개인에 따라서 상당한 차이가 있으며, 여성의 폐경기와 같이 어느 시점에 급격히 감소하는 일은 없다. 40~60세의 7%, 60~80세의 21%는 남성호르몬을 비정상적으로 적게 생산하여 남성호르몬결핍 상태에 놓이지만(그림 9), 어떤 남성은 70대이지만 20대와 같은 높은 남성호르몬 치를 유지하기도 한다. 과음을 자주 하거나, 흡연, 간기능 이상, 동맥경화증, 비만증, 심한 당뇨병, 심근경색증, 고혈압, 호흡기질환, 스트레스를 지속적으로 받는 사람에서는 같은 연령의 건강한 남성에 비해 약 15% 정도 남성호르몬 생산이 감소한다. 남성호르몬 생산이 감소하면 의욕감퇴, 피로감, 근육질 감소와 근력과 골격의 약화, 지방질 증가에 의한 하복부 비만을 비롯한 성기능 감퇴현상, 불안정한 감정, 우울증이 나타난다.

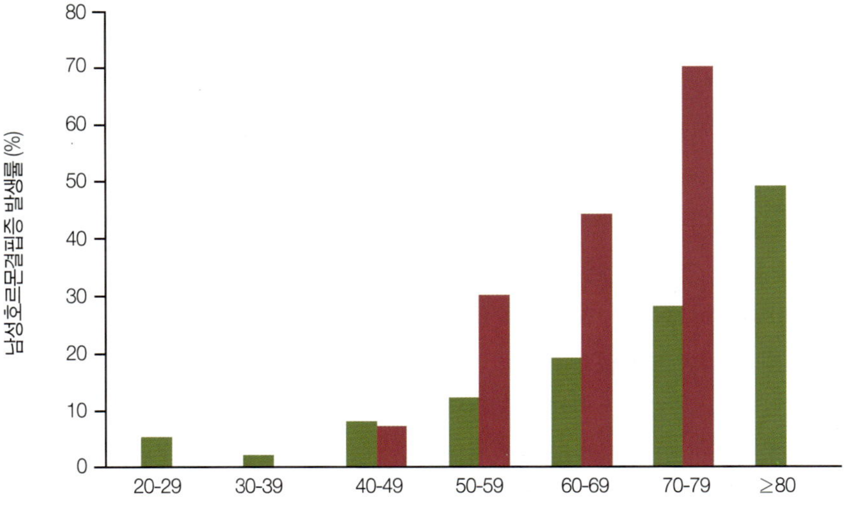

그림 9 연령에 따른 남성호르몬결핍증 발생률(■ 혈중 총 테스토스테론 농도, ■ 혈중 생체이용가능 테스토스테론 농도)

남성호르몬은 성욕이 생기게 하는 근원으로 연령이 증가함에 따라 그 분비가 감소하지만 80세가 되기까지 대부분의 남성은 정상범위의 혈중 남성호르몬 치를 생산하므로 성욕의 빈도와 강도는 감소하지만 성욕이 발동한다. 노인에서 아름다운 젊은 여성을 보고 욕정이 솟아나는 것은 자연적인 생리현상이지만 단지 이성으로 자제할 따름이다. 갱년기가 지난 많은 남성들이 정력에 좋다는 것이라면 찾아나서는 것도 욕심은 그득한데 몸이 말을 듣지 않기 때문이다.

2) 생식력

갱년기 이후 남성의 생식기능은 연령이 증가함에 따라 어느 정도, 언제까지 유지되느냐에 대해서는 상당한 논란이 있으나 일반적으로 수태력은 평생 유지되는 것으로 알려져 있다. 대부분의 노인에서 고환은 조직의 변성변화가 일어나 무게와 크기의 감소를 초래하지만 풍부한 정자수를 갖고 있는 것으로 보아 연령증가에 따른 고환조직의 변성변화는 부분적으로 일어나므로 정자수의 감소와는 관계가 없는 것 같다(그림 10). 그러므로 노령이 되어도 발기와 사정이 가능하면 얼마든지 아기를 생산할 수 있다. 불임클리닉을 찾아온 50대 남성과 20대 여성의 불임부부와 30대 남성과 30대 여성의 불임부부가 임신을 하게 되는 시기를 비교하였을 때 50대 남성이 먼저 임신시키는 것으로 보아 여성을 임신시키는 것은 남성의 나이보다 여성의 나이가 결정적 역할을 하는 것으로 보인다.

3) 발기력

수면 중 발기 횟수는 연령에 관계없이 평생 동안 비슷하게 일어나나 발기 지속시간은 사춘기를 정점으로 서서히 감소한다. 사춘기 때에는 수면시간의 40%(3시간)가 발기시간이던 것이 65세가 되면 수면시간의 20%(1시간 반)로 감소한다.

청년기에는 발기를 일으키는데 5~10초 밖에 걸리지 않던 것이 60~70대에는 20분 이상 걸릴 수 있으며, 강직도도 떨어지고 사정직전까지 완전 발기가 이루어지지 않을 수도 있다. 또 발기 지속시간이 짧아지며 자극을 중단하여 이완되었을 때 재 발기시키기가 어려워진다. 완전 발기 시 음경은 위를 향해 곧게 뻗어있다. 이것은 하복부에서 음경의 뿌리

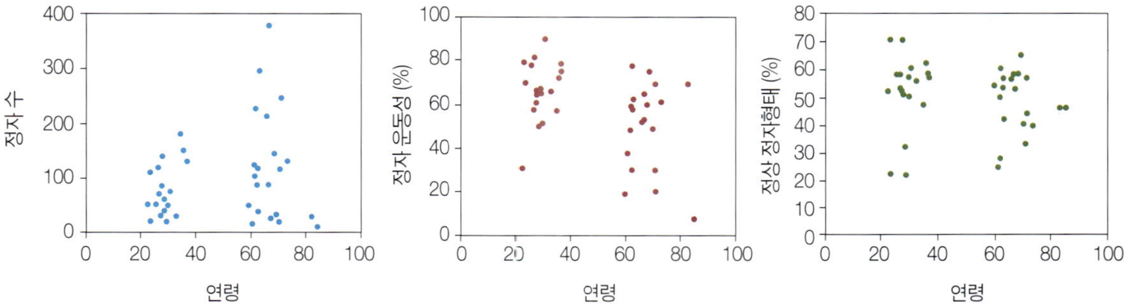

그림 10 연령 증가에 따른 정자 수, 정자 운동성 및 정자형태 변화

를 잡고 있는 지지인대가 치골에 붙어 고정되어 있는데 발기 시 음경을 잡아당겨 위로 뻗게 한다. 그러나 연령이 증가함에 따라 발기의 강직도가 떨어지고 지지인대가 약해져 완전 발기했을 때 발기각도가 점점 떨어져 음경이 복벽과 이루는 각도가 청년기에는 30~50도이던 것이 40대에는 완전 발기가 되더라도 90도를 이루고 50대가 되면 아래로 쳐져서 -10도, 60대가 되면 -20~-30도가 될 정도로 약해진다. 그러나 발기의 강직도가 약해지고 발기각도가 떨어졌다고 해서 성관계가 불가능해지는 것은 아니다. 일반적으로 여성의 질 내 삽입이 가능한 음경의 강직도는 음경해면체 내압이 90mmHg 이상이면 가능하다. 젊었을 때 최고의 발기력이 나타날 때의 음경해면체 내압은 200mmHg까지 올라갈 수 있다. 그러나 60대가 되어 발기 강직도가 약해지고 발기각도가 -30도로 떨어졌지만 음경해면체 내압은 100mmHg 이상이 되므로 성관계가 가능하다. 공연히 자신의 발기력이 감퇴한 것을 젊었을 때와 비교하여 상심하고 불안해하면 심리적 요인으로 최대로 흥분하더라도 음경해면체 내압이 90mmHg 이하로 떨어져 발기장애를 일으키게 된다. 물론 신체적으로나 정신적으로 피곤할 때에는 정상인이라도 발기력이 떨어질 수 있으며, 노인에서는 일시적 성기능장애를 일으킬 수 있다. 때문에 청년이나 중장년에서는 성관계를 시도했을 때 발기장애로 성관계를 실패하는 경우가 1/4 이상 일어나는 경우를 발기부전환자로 규정하지만 60세 이상의 노인에서는 1/2 이상으로 규정하고 있다.

남자는 여자와 달리 한번 사정을 해버리면 어느 기간 동안은 아무리 강한 성적 자극을 받더라도 다시 발기가 안 된다. 이 기간을 무반응기라고 하며 연령이 증가함에 따라 길어진다. 사춘기 때는 사정 후 1분이 경과하기도 전에 다시 발기가 가능하지만 나이가 들면서 지연되어 50대 후반이 되면 수시간~24시간 경과하여야 재발기가 가능하며 70대의 노인은 짧게는 1주일 길면 1개월이나 걸릴 수 있다.

남성이든 여성이든 성적 극치감(오르가슴)을 경험한 후 맥박이나 호흡수를 비롯하여 흥분에 의한 전신의 신체적 변화는 불과 10-15분 만에 완전히 성관계 전의 상태로 돌아가서 안락하고 깊은 잠을 잘 수 있으며 다음 날에도 피로가 남지 않는다. 그러나 성적흥분만 있고 사정(오르가슴)이 뒤따르지 못하면 성기와 골반 혈관에 울혈상태가 그대로 지속되어 생식기나 하복부에 통증을 느끼거나 배뇨횟수가 잦아진다. 그러나 노령의 남성은 사정하지 않더라도 울혈상태가 금방 풀려버리므로 우려할 필요가 없다.

4) 정액량

옛 중국인들은 정액에는 인체에 필요한 모든 것이 함유되어 있어 낭비하면 정력이 쇠하고 수명이 단축된다고 믿었으며 남성의 정액은 그 양이 엄밀히 제한되어 있는 반면 여성의 난자를 포함한 질분비물은 필요할 때마다 샘솟듯 솟아오르는 무한정한 샘물과도 같은 것으로 알고 있었다. 때문에 남성은 정액을 아껴야 하며 무한정한 여성의 그것은 낭비해도 좋다는 생각에 젖어 접촉은 하되 사정하지 않는 '접이불루'의 잘못된 성교방식이 채택된 동기가 되었다. 그러나 남성의 정자는 평생 무한정으로 생성된다고 해도 과언이 아닐 정도이며, 정액은 정낭과 전립선에서 남성호르몬의 자극에 의해 생산되므로 노화와 함께 남성호르몬 생산이 감소하면 정액량도 따라 감소하는 것은 당연한 결과이다(그림 11). 평생토록 금욕하는 신부와 스님도 노화와 함께 정액량이 감소하기는 마찬가지이다. 정액의 성분은 80~90%가 물이고 생명을 보호 연장하고 젊어지게 하는 신비의 물질을 함유하고 있는 것은 아니다. 반대로 여성은 200만개의 난자를 갖고 태어나며 점차 줄어들어 사춘기가 되면 20~40만개가 남게 되고 이중에서 매달 특명을 받은 한 개의 난자가 배란되어 나오는데 일생을 통해 400개만 이용되고 나머지는 성숙되기도 전에 소멸해버리는 운명을 타고나는 셈이 된다. 즉 남성의 정액과 정자는 무한정인 반면에 여성의 그것은 제한적이므로 옛 중국인의 성지식은 근본부터 잘못되었다고 생각된다.

5) 사정력

청년기에는 극치감 때 선구감이 있다가 2~3초 후에 사정하게 되는 2단계의 극치감을 느끼나 노령에서는 사정의 절박감이 없이 1단계로 쾌감을 느끼고 만다. 또 청년기에는 정액이 외요도구에서 30~60 cm 사출되나 노령기에는 힘이 약해져 10~30cm 사출되고 사정액량도 감소하므로 사정 시 쾌감이나 사정후의 시원함도 젊었을 때보다 못하다.

오르가슴 때는 회음부 근육을 위시하여 항문 괄약근, 요도해면체근육 등의 사정에 관여하는 근육이 0.8초 간격으로 반복하여 수축하는데 노령에서는 수축횟수가 줄어든다. 청년기에는 사정 후에도 발기에 가까운 상태가 30분 가까이 지속할 수 있으나 노령에서는 음경의 이완이 빨리 나타난다. 그러나 노령에서는 사정억제력이 청년보다 강하다.

6) 성교 횟수

성교의 빈도는 어느 시점을 기준으로 하여 급격

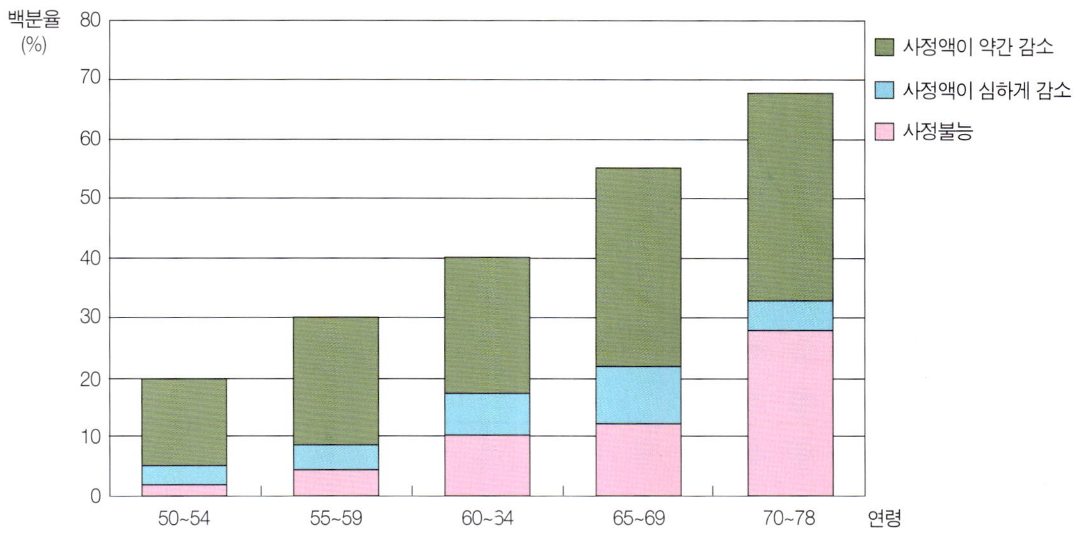

그림 11 노화에 따른 사정액량 감소

히 줄어드는 것이 아니고 30대 중반부터 체력이 떨어짐에 따라 이에 준해서 서서히 감소하며 70대가 되면 전성기의 20% 수준으로까지 떨어진다.

남성은 여성처럼 뚜렷한 폐경기가 있는 것이 아니므로 대체로 60세가 되기까지 성교 횟수는 갑자기 떨어지지 않고 서서히 감소한다. 성적으로 남성은 20대가 가장 왕성할 때이며 30대가 되면 벌써 쇠퇴기에 접어들지만 여성은 35세~40세가 가장 활성기이다. 그러므로 남성은 40대가 되면 벌써 부인에게 성적으로 수세에 몰리게 된다(그림 12). 그러나 남성이 60대가 되고 여성이 폐경기가 되면 남성은 과거처럼 성욕이 잦고 강하지는 않지만 가끔 생각이 나므로 여성에게 요구를 하면 폐경기 여성은 성을 기피하려 하므로 거꾸로 성적 불균형이 일어난다.

"우리 나이에 얼마마다 한 번씩 부부관계를 갖는 것이 정상일까?" 하고 많은 사람들이 궁금해 한다. 옛날 사람들처럼 모두가 비슷한 생활을 하고 있을 때는 조건이 같아 연령만 들이대면 자동적으로 해답이 나올 수 있겠으나 지금은 천태만상의 직업을 비롯하여 고려해야 할 사항이 한 두 가지가 아니므로 연령에 따라 일률적으로 산출하려는 것은 모순이 아닐 수 없다. 최근 성의식과 성행동에 대한 국제적 연구(GSSAB)에 의하면 우리나라 남성의 월 성관계 횟수는 40대의 경우 1~4회가 54.6%, 5~8회 34.8%, 9회 이상 17%, 50대는 1~4회가 59.9%, 5~8회 21.1%, 1회 미만 14.5%, 60대는 1~4회가 69.7%, 1회 미만 25.3%, 5~8회 5.1%로 세계 평균치(40대는 1~4회가 37.3%, 9회 이상 29.1%, 5~8회 26.4%, 50대는 1~4회가 44.1%, 5~8회 23.0%, 9회 이상 21.7%, 60대는 1~4회가 52.2%, 1회 미만 18.4%, 5~8회 16.9%) 보다 많이 떨어진다. 그러나 우리나

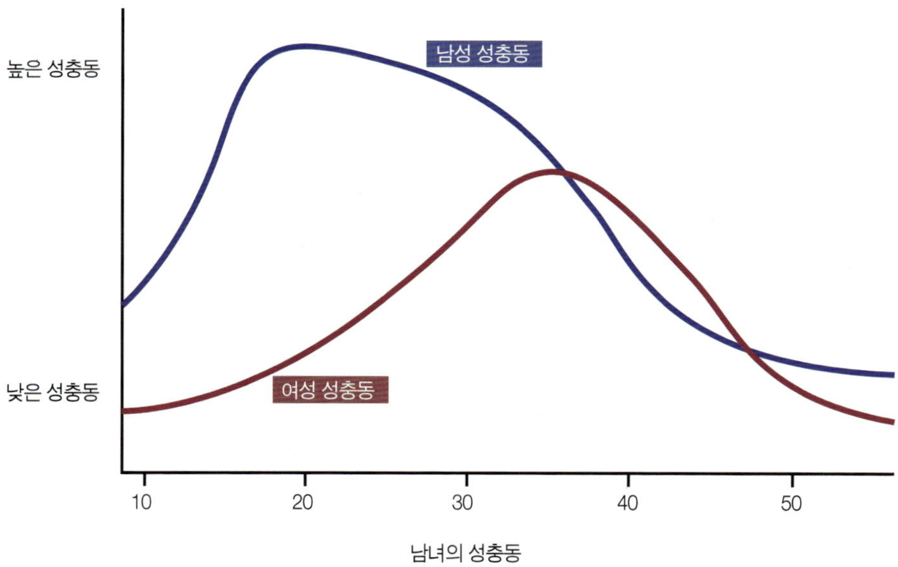

그림 12 연령증가에 따라 남녀의 성충동 강도의 변화

라 사람들이 갖는 성관계 횟수가 세계 평균치보다도 떨어지지만 자신의 성관계 횟수가 부족하다고 생각하는 남성(여성)은 40대 20.2%(10.5%), 50대 26.3%(15.1%), 60대 20.2%(10.9%)로 세계 평균치 40대 27.4%(16.1%), 50대 28.1%(15.0%), 60대 28.1% (14.2%) 보다 남녀 모두 오히려 적은 것으로 나타나 성관계 횟수가 성적 만족도의 절대적 평가 기준이 되지 않는 것을 알 수 있다.

7) 성적 만족도

노화와 함께 정력은 떨어지고 성욕이 감소하며 성기능장애의 발생빈도가 증가하므로 젊은 사람들은 노인의 성은 '무미건조할 것이다' 고 생각하기 쉽다. 그러나 GSSAB에 의하면 자신의 현재 성기능에 대해 만족스럽게 생각하는 남성은 40대에 65%, 50대에 67%, 60대에 65%, 70대에 58%이며, 여성의 경우 40대 60%, 50대 58%, 60대 54%, 70대 52%로서 남성보다 여성의 만족도가 약간 낮지만 남녀 모두 나이가 증가해도 만족도가 비슷하거나 약간 감소하는 것으로 나타났다. 미국의 경우 60세 이상 남성의 약 64%가 젊었을 때와 비교하여 성적 만족도가 비슷하거나 더 좋은 것으로 보고되었다. 노화와 함께 성기능은 떨어지지만 성적 만족도가 크게 감소하지 않는 주된 이유는 성 능력에 대한 기대감이 낮기 때문이다. 발기부전 치료를 위해 발기유발제 자가 주사요법을 이용할 때 적절한 주사용량을 결정하기 위하여 먼저 외래에서 일정량을 주사하여 발기력 검사를 한다. 이때 몇 년 동안 발기를 경험해보지 못한 노인들은 완전한 발기가 일어나지 않는데도 만족스러워 한다. 강력한 발기가 아니더라도 할 수만 있으면 그것으로 만족스러워 한다. 경구용 발기부전 치료제의 효과도 고령이 될수록 당연히 감소할 것으로 예상되는데 65세 이상에서의 발기력 만족도가 65세 미만에서와 비슷한 것으로 조사되었는데 같은 이유에서 일 것이다. 또 젊은 남성은 강력한 발기력과 장시간의 성교가 성적 만족에 절대적으로 중요하다고 생각하지만 노인 남성에서는 성의 중요성이 정신적 교감으로 이동하면서 물리적 힘의 의미는 줄어든다. 때로는 노화로 감퇴한 발기력을 강화하기 위하여 배우자의 보다 직접적이고 강한 자극 기법을 시도하기 때문에 두 사람의 기쁨을 더 증대시킬 수도 있다. 그러나 자신이나 배우자의 정신적, 육체적 건강에 문제가 있거나 대인관계에 문제가 있는 경우 성적 만족도는 확실히 떨어지는 것으로 밝혀졌다.

▪ 참고문헌

- 대한비뇨기과학회. 비뇨기과학. 4판. 일조각, 2007년.
- 대한남성과학회. 남성과학. 군자출판사, 2003년.
- 김세철. 남성성기능장애의 진단과 치료. 일조각, 1995.
- Kim SC, Park HS. Five years after the launch of Viagra in Korea: Changes in perceptions of erectile dysfunction treatment by physicians, patients, and the patients' spouses. J Sex Med 2006; 3: 132-137.
- Moreira ED Jr, Kim SC, Glasser D, Gingell C. Sexual activity, prevalence of sexual problems, and associated help-seeking patterns in men and women aged 40-80 years in Korea: data from the Global Study of Sexual Attitudes and Behaviors (GSSAB). J Sex Med. 2006; 3: 201-211.
- Mulcahy JJ. Topics in Clinical Urology: Diagnosis and Management of Male Sexual Dysfunction. Igaku-Shoin, NY, Tokyo. 1997.
- Munjack DJ, Oziel LJ. Sexual Medicine and Counselling in Office Practice. Little, Brown and Company, Boston. 1980.
- Nicolosi A, Glasser DB, Kim SC, Marumo K, Laumann EO.

Sexual behavior and dysfunction and help-seeking patterns in adults aged 40-80 years in the urban population of Asian countries. BJU Int 2005; 95: 609-614.

- Porst H, Buvat J. Standard Practice in Sexual Medicine. 1st ed. Blackwell Publishing. Oxford, 2006.
- Tanagho EA, McAninch JW. Smith's General Urology. 16th ed. The McGraw-Hill Co. Columbus, 2004.

Chapter 4 여성의 성 반응

김원회

사람은 대부분의 다른 동물들과는 크게 달라 발정기가 따로 없이 정신적 또는 육체적 자극에 의하여 성적으로 흥분하며, 이는 남녀 모두에서 크게 다르지 않다. 그러나 여성의 성은 오랜 세월을 베일 속에 감추어져 있었다고 할 수 있으며 이는 동서고금을 통하여 그리고 대부분의 문화, 종교, 사회경제 수준의 차이에 관계없이 대동소이하다.

20세기 초 프로이트(Sigmund Freud)가 성이 모든 인간 행동의 기본적인 동기이고, 성문제 때문에 인간의 심리적인 신경증적인 증상이 발생하기도 하며, 성적 욕구는 어린아이 시절에서부터 시작한다고 주장한 이래, 엘리스(Havelock Ellis) 등 많은 성 학자들이 등장하여 비로소 인간의 성에 대한 연구와 조사가 시작되었다고 할 수 있다. 특히 1950년대 미국의 킨제이(Alfred Kinsey) 박사의 광범한 통계적 조사 발표에 의하여 여성들의 성이 단순히 임신을 위한 것만은 아니라는 사실을 세계가 알게 되었다(그림 1). 그러나 인간의 신체적인 구조와 기능에 대하여 구체적으로 알게 되기 시작한 것은 1960년대 마스터스와 존슨(Masters & Johnson)의 업적에 의한다(그림 2). 남녀의 성주기를 확립하고 성행동에 대한 과학적 접근은 물론 성 치료적인 관점에서 많은 정보를 제공했기 때문이다. 그들은 실제로 성 반응주기를 검사실에서 관찰하면서 남녀 사이에 큰 차이가 없다고 했다. 주로 오르가슴을 성취하는 사람들만 대상으로 하기는 했지만 이런 성 반응의 과정이 마치 조건반사처럼 매번 똑같은 주기를 반복한다고 생각했다.

지금은 여성의 경우, 부정되는 측면이 있기는 하나 이들 마스터스와 존슨의 이론은 오랫동안 세계적으로 정설로 인정되어 왔고, 또 이를 기준으로 남녀의 성기능장애를 판단하므로 이에 대하여 먼저 기술하고 이어 최신 이론을 소개하고자 한다.

이들은 성 반응주기를 흥분기(excitement), 고조기(plateau), 절정기(orgasm), 해소기(resolution)의 4단계로 나누었다. 그러나 캐나다의 정신과 여의사

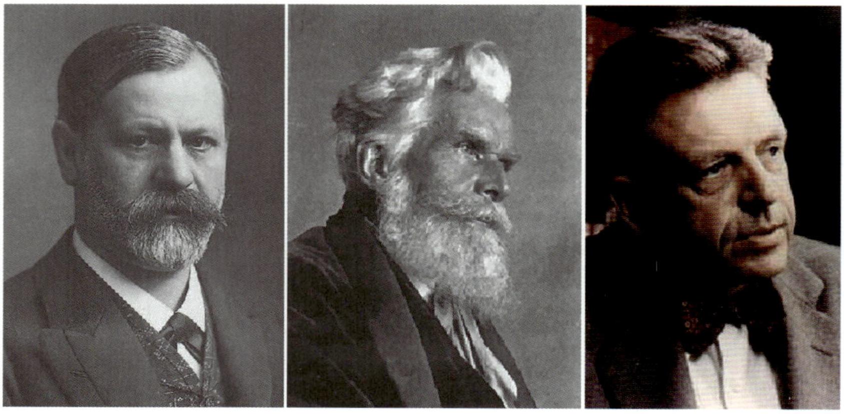

그림 1 좌로부터 프로이트, 엘리스, 킨제이 박사

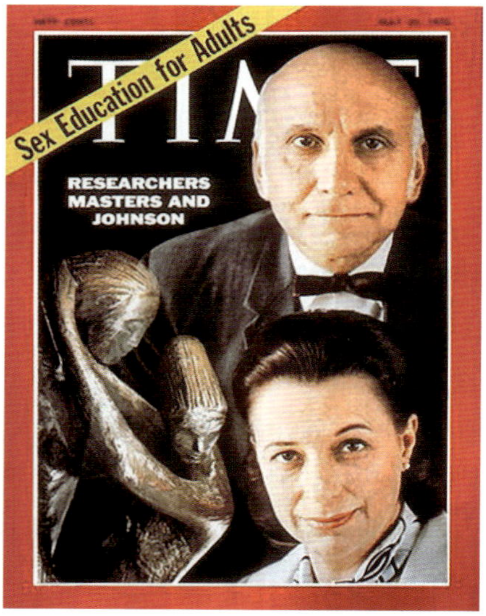

그림 2 윌리엄 마스터스와 버지니아 존슨

였던 카플란(Kaplan)이 욕구기(desire), 흥분기(arousal), 절정기(orgasm)의 3단계로 나눈 이후, 후자의 욕구기를 마스터스와 존슨씨의 성주기에 가미하여 욕구기, 흥분기, 고조기, 절정기, 해소기의 5단계로 보기도 하며 본 장에서도 이에 따라 설명한다. 그러나 이와 같은 분류 때문에 마치 모든 성행동이 목표를 달성하기 위한 어떤 단계를 반드시 거치는 것이라고 잘못 이해함으로서 생기는 부작용도 있다. 즉 다음 단계에 대한 시행공포 불안 때문에 장애가 올 수 있는 것이다. 과거 성교만이 정상적인 성행동이라고 믿었던 시대에는 이와 같은 목표설정형 방식이 옳다고 생각했는지 모르겠지만 지금은 어떤 형태로든 성에서 즐거움과 쾌감을 얻으면 된다고 믿는 성적만족형 시대이므로 이런 사고는 불식시키는 것이 좋다(그림 3).

1997년 성치료사인 리드(David Reed)는 '성적자극의 길(erotic stimulus pathway)' 이라며 유혹(seduction), 감각(sensation), 항복(surrender) 및 반향(reflection)의 4기로 나누었다(그림 4). 유혹기는 화장을 하고 멋진 옷을 입으며, 눈 맞춤, 감정의 나눔 같은 것을 하는 시기이며, 감각기에는 오감을 통한 성적 자극은 물론 생각이나 환상 같이 성적 흥분이 일으킴을 자기가 과거의 경험에 의하여 알게 된 모든 지식을 동원하여 성적 자극을 주고받으며, 항복은 파트너에게 항복하는 것이 아니고 자신이 그동안 통제하고 있던 근육이나 신경의 긴장을 그

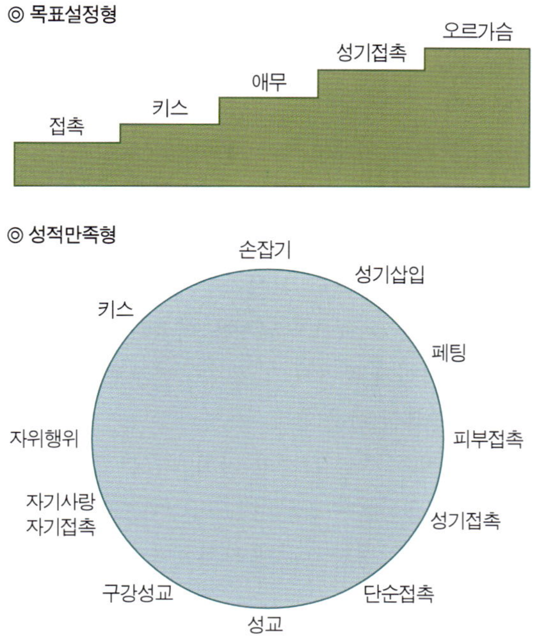

그림 3 목표설정형과 성적만족형

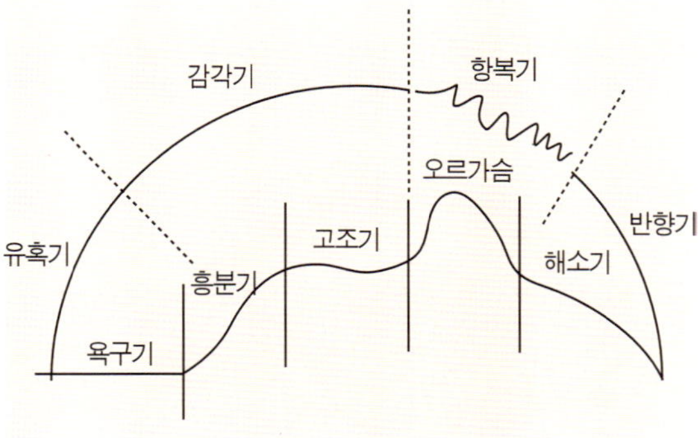

그림 4 마스터스와 존슨의 흥분기, 고조기, 절정기, 해소기와 리드의 유혹, 감각, 항복, 반향기와의 관계

대로 '풀어지게 놔두는(let go)' 것으로 즉, 오르가슴으로 이어지게 함을 의미한다. 이때는 냄새도 소리도 소변이 나오는 것 같은 사고도 걱정이 없는 때이므로 그런 의미에서의 항복도 포함된다. 그는 다음 단계인 반향기를 매우 중요하다고 하였는데, 이 때 자기가 이 성경험에서 어떻게 느꼈는가를 판단하며, 그것이 긍정적일 때는 다음을 기대하고 유혹을 계속하지만 부정적일 때는 태도가 달라질 수도 있다고 하였다.

다음은 여성에 있어서 자위행위나 동성 또는 이성과의 성행동 때 일어나는 성 반응의 각 주기에 대한 내용과 이에 따른 중요한 변화들이다.

1. 욕구기(desire phase)

성적 충동의 정신적 부분이라고도 할 수 있다.

욕구는 있지만 흥분이 안 되는 수도 있고, 흥분이 되었지만 욕구가 일어나지 않은 경우도 있으므로 이 양자 간의 관계도 다시 정립되어야 할 여지가 있다.

성욕은 자기가 자신은 물론 파트너와의 관계 또는 파트너 자체에 관하여 알고 있는 많은 긍정적 정보와 판단과 함께(인지과정) 성적 욕구를 일게 하는 남성호르몬과 같은 생리적 요소의 도움을 얻어(생리기전) 성적 무드가 유발되는 것인데(무드유발), 이는 친밀감 및 사랑하거나 사랑을 받는 것과 같은 감정 등에 의하여 유발되고, 분노, 근심, 우울 등의 감정에 의하여 억제된다.

성적 충동은 생각, 감정, 감각 및 이에 대한 반응과 같은 대뇌피질의 작용과 내분비계 및 성기가 복합적으로 관여하여 일어나는 현상인데 약 22%의 여성들은 자신들의 성욕이 낮다고 생각하고 있다.

욕구기는 정신적 충동이 일어나는 시기로 육체

적 변화는 별로 두드러지지 않다.

일반적으로 성욕에 관여하는 물질로 알려진 것은 신경분비물질과 내분비계물질들인데 아래와 같다.

1) 신경분비물질

- 세로토닌(serotonin) : 남녀 모두에서 성욕 유발에 중요하게 관여하며, 그 억제제인 SSRI (Prozac 등)는 성욕을 억제한다.
- 도파민(dopamine) : 남녀 모두에서 성욕을 유발하며, Parkinson씨 병을 치료하기 위하여 dopamine을 사용하면 성욕이 증가한다는 보고가 있다.

2) 내분비계

- 테스토스테론(testosterone)
- 에스트로겐(estrogen)
- 프로게스테론(progesterone) - 억제적으로 작용
- 프로락틴(prolactin) - 억제적으로 작용

■ 뇌의 역할

비록 우리의 생각과 감정 그리고 성 행동 사이의 관계가 잘 알려져 있지는 않지만 성 반응에서 뇌의 역할은 필수적이다. 인간관계, 사회 문화적 영향이나 성에 대한 기대, 환상, 희망과 같은 긍정적인 요소나 죄의식, 근심, 공포감 같은 부정적 요소들이 단독으로 또는 복합적으로 성적 욕구나 흥분에 큰 영향을 미치는 것만으로도 뇌의 역할이 지대함을 쉽게 알 수 있다. 또 이와 같은 정신심리적인 요소들 이외에 알코올이나 마리화나 같은 뇌로부터 성기로 전달되는 통로를 차단하는 물질들의 영향 또한 간과할 수 없다.

해부학적으로 볼 때 성반응에는 남녀 모두에서 대뇌피질과 변연계(limbic system) (그림 5)가 주로 관여하는 것으로 보인다. 양전자 방출단층촬영술(PET)로 보면 성적 흥분 때 뇌의 활동이 현저히 증가함을 알 수 있고 시상하부에 있는 성욕중추(sexual drive center)가 남성은 여성의 거의 두 배인 것과, 나이가 들면서 그 크기가 현저하게 작아지는 것도 주목할 만하다.

대뇌피질은 주로 감각의 인지, 기억, 교류, 이해 및 수의적 운동을 주관하며 그 아래에 있는 대뇌 변연계는 주로 감정과 감각에 관여한다고 한다.

■ 감각

5감 즉, 한 눈에 반하기도 하는 시각, 몸에서 풍기는 냄새가 매력을 주는 후각, 애무 받을 때 그 화려한 촉감, 선정적 속삭임을 느끼게 하는 청각, 키스할 때나 핥을 때 혀에서 느끼는 쾌감 등이 대뇌에 어떤

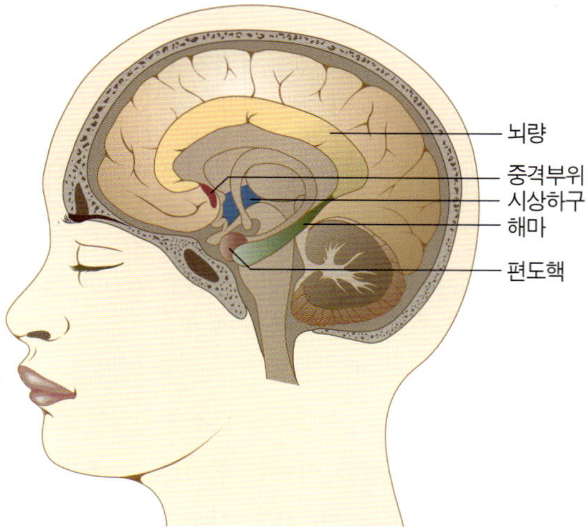

그림 5 뇌의 변연계의 구조

성적 신호를 주게 될지는 쉽게 짐작할 수 있다.

(1) 시각

인간은 다른 동물들과 달라 직립하면서 후각은 퇴화되고 시각이 크게 발달하였으며, 남녀 모두에서 성적 욕구나 흥분에 가장 강하고 직접적인 영향을 미친다. 눈부시게 아름다운 여인의 나신이나, 보일 듯 말 듯한 see-through 패션, 꽉 끼는 청바지, 아슬아슬한 미니스커트 등이 시각적 흥분을 더 강하게 일으키게 한다는 보고도 있다.

(2) 후각

후각이 성적 흥분을 유발하는 것은 동물의 교미기에 흔히 볼 수 있는 현상인데 사람도 피부나 머리카락에서 나는 냄새 등이 중요한 역할을 하며, 특히 서양인의 경우 암내에 매력을 느끼는 일이 적지 않다.

혹시 지하철에서나, 버스 안, 혹은 길거리 등에서 유독 어떤 이성에 대해 매우 끌린다는 느낌을 받아본 적이 있는가? 우리가 냄새를 맡던 못 맡던 간에 성의 원초적 시작은 후각에서 비롯된다고 주장하는 학자들이 많다.

페로몬(pheromone)이라고 하여 동물에게는 이성을 강력하게 유혹하는 물질이 있는데 인간에서도 동물과 마찬가지로 이것이 존재한다고 생각된다. 생체의 체내에서 형성되어 혈액을 통하여 전달되어 유기체에 영향을 주는 내분비물인 호르몬이 있는 것은 잘 아는 사실인데, 페로몬은 이와 달리 땀처럼 몸 밖으로 배설되는 외분비선물질을 말한다. 포유동물에서는 이 페로몬이 세력권의 구분, 성적매력, 성 행동, 공격, 짝을 확인 또는 유인하는 등 생활에 지대한 역할을 하며, 필요에 따라 각각 다른 페로몬을 내보냄으로서 의사소통을 한다.

인간을 포함한 포유류는 원래 후각동물이며, 후각신경은 뇌와 직접 연결되어 있다. 유독 사람만이 일어서면서 코가 땅과 멀어져 후각이 많이 퇴화하기는 했지만, 인간에게도 페로몬이 있고 이것이 행동에 변화를 일으킬 수 있다는 사실은 여러 가지 생리현상들을 통하여 이해할 수 있다.

사람의 페로몬은 아무래도 체취로 보는 것이 옳을 것이다. 주로 큰 땀샘(apocrine gland)에서 분비되는데 여자에서 더 강하여 그 남녀의 비가 약 100:175라고도 한다. 이 선은 머리, 겨드랑이, 치구, 유두, 항문, 회음부, 질, 발바닥 등 특히 털이 난 곳에 많다. 인간은 성을 너무 좋아해서 털이 빠졌다는 학설도 있지만 머리와 겨드랑이 그리고 음부에는 아직도 많이 남아있는데 이중 겨드랑이와 음부의 것은 몸을 보호하기 위해서 남은 것이 아니고, 냄새를 보존하기 위해서 있는 것임을 유의할 필요가 있다. 따라서 여기서 나는 암내를 혐오하는 사람도 있지만 이 냄새가 초경전이나 폐경 후에는 나지 않는다는 사실로 그 합목적성을 이해할 수 있다고 하겠다. 남자의 음낭 표면에서 나는 독특한 냄새나 발고린내 역시 60대 중반부터 사라진다.

여성의 후각은 배란기에 가장 강해지는데 이 시기가 물론 성욕도 가장 왕성한 때이다.

현재의 지식으로 인간의 페로몬은 뇌에 의식체로는 인지되지 않지만 상대편의 행동에 영향을 미치게 할 수 있다고 믿어지고 있다. 인간에 있어서 이성을 유혹하거나 영향을 미치기 위하여 발산되는 화학 물질 즉, 성적 유인 물질을 조사한 결과 남자의 경우는 주로 안드로스테논(androstenone)이었다고 한다. 별로 미남도 아니고 특징도 없는데 뭇 여성들에게 인기가 있는 10퍼센트도 안 되는 남성들에서 그 수치가 높았다고 한다. 또 여성의 페로몬은 코풀린(copulin)이라는 주로 땀과 박테리아의 대사물과 질 분비물의 휘발성 지방산들이 섞인 물질이라는 설이 있으며, 그 구성은 월경주기에 따라 다르다고 하였다. 이성에게 인기가 있는 사람은 얼굴 모양이 완전 대칭에 가깝다는 설이 있는데 이런 이들에게서 인간 페로몬의 치가 높았다는 보고도 있다.

페로몬의 어원은 희랍어의 'pherein' (운반하다)과 'hormonÓ'(흥분하다)에서 왔으며, 인간은 2개의 독립된 후각 기관을 갖고 있다는 주장이 우세하다. 즉, 우리가 보통 냄새를 맡는 기관과 특수하게 페로몬을 뇌로 전달하게 하는 서골비기관(vomeronasal-organ; VNO)이 그것이다(그림 6). 페로몬에 대한 최초의 기록은 1703년 Ruysch라는 군의관에 의해서이며, 그 후 1811년 Jacobson이 다시 이의 존재를 주장하여 이를 "Jacobson-OrganÓ" 부르기도 했다. 이 VNO는 코끝으로부터 비강으로 약 1센티쯤 들어간 부위에 비중격 쪽으로 양측에 존재한다고 한다. 최근 콜로라도 대학의 연구자들이 인간의 코에서도 VNO를 증명하였으며, 페로몬이 뇌의 감정중추라고 할 수 있는 시상하부로 성 관련 화학적 메시지와 성적 매력을 인지하도록 전달된다고 하였다.

원래 페로몬 자체는 냄새가 없다고 한다. 그러나 우리가 감각적으로 느끼지 못하는 냄새 같은 것에 의하여 바로 또는 동시적으로 이성에게 끌리게 되는 것은 어떤 형태로든 뇌가 이를 인지했기 때문일 것이다. 이 경우 사람들은 직감 또는 육감에 의한 것이라고 하지만 이 또한 엄연히 존재하는 자극에 의

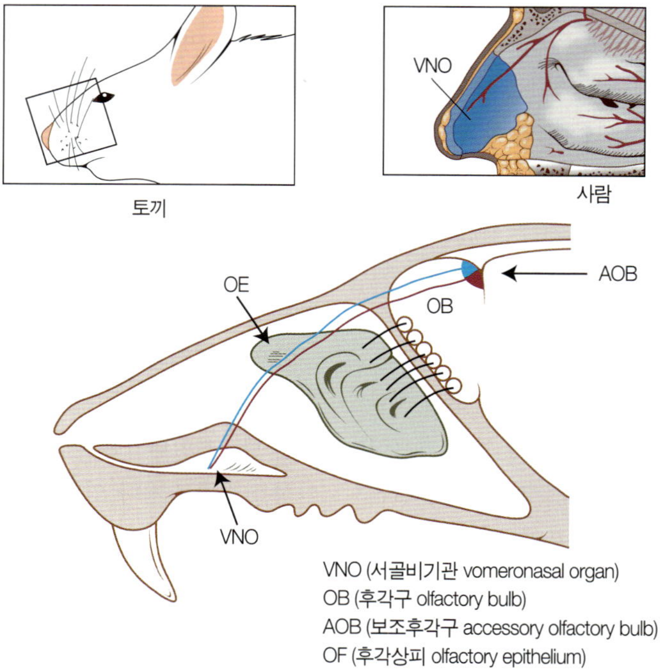

그림 6 토끼의 VNO와 사람의 비교

한 것일것임은 물론이다.

경우는 좀 다르지만 동서양을 막론하고 오래 전부터 사용되었던 향수나 미약(aphrodisiac), 사향(muskrat), 라벤다(lavender) 등도 최음 효과가 있다고 믿어왔다. 조선조 여성들이 사향을 몸에 지니고 다니거나 암여우의 성기를 말려서 차는 경우가 있었던 것도 그 냄새를 이용하여 남자를 유혹하기 위함이었다. 현대에도 페로몬이란 향수도 있고 그 외 장미, 재스민, 계피 등이 비슷한 목적으로 쓰이기도 한다.

(3) 촉감

피부는 다 합치면 우리 몸에서 가장 큰 기관이며 인체의 표면을 덮고 있어 물리, 화학적으로 외계로부터 신체를 보호함은 물론 전신의 대사에 필요한 생화학적 기능을 영위하는 생명유지에 불가결한 기관이다.

인간에 있어서 피부의 감각은 ① 아픈 감각(pain), ② 온도 감각(temperature), ③ 압박 감각(pressure)의 3가지가 있는데 성적 접촉은 압박감각의 일종이다(그림 7). 이 감각도 개인적인 선호도에 따라 다르지만 성기나 유방은 물론이지만 그 외 허벅지나 둔부, 목, 입술 등 성기가 아닌 부위가 접촉되어도 성적 흥분은 야기되기 마련이다. 이와 같이 예민하게 성적 감각을 느끼는 곳을 성감대라고도 하지만 어떤 특정 부위가 아니더라도 매력 있는 이성과 접촉했다는 사실만으로도 성적 욕구가 일어나는 것이므로 촉감에 의한 흥분조차 뇌의 역할이 더 많이 작용한다고 볼 수 있다. 아무리 기교가 있어도 매우 혐오스러운 상대가 애무한다면 결코 성적 자극이 되지 못하는 경우가 좋은 예일 것이다.

접촉의 세계에는 친밀감, 사랑 그리고 성 모두가 있다. 접촉이 이렇게 기본적인 욕구이기 때문에 오히려 사람들은 그 중요성을 잊기도 한다. 접촉에의 갈구야말로 배고픔처럼 인간의 기본적인 욕구중의 하나일 것이다. 다양한 방식의 촉감을 제공할 수 있지만 접촉 자체가 하나의 훌륭한 성행동이며, 특히 서로 마사지 해주는 것은 그중에서도 가장 만족스러운 경험을 제공하는 것이라고 한다. 또 꼭 성행동이 아니더라도 인간 사이의 접촉은 많은 경우에서 옥시토신이나 엔돌핀을 분비하게 함으로서 면역증강 등 유익한 여러 가지 효과를 줄 수 있다(그림 8).

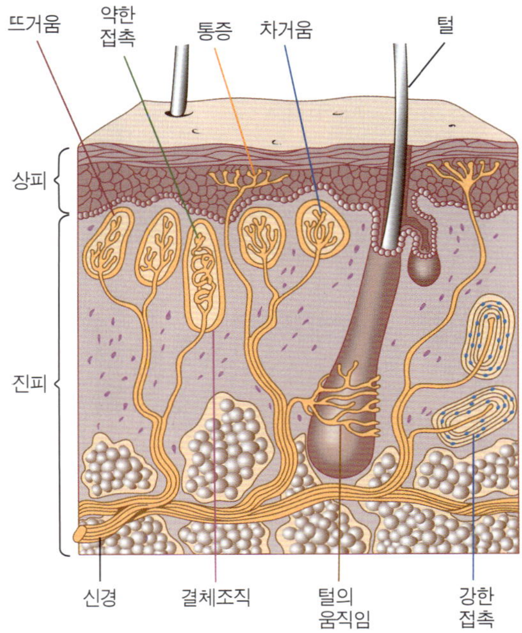

그림 7 피부에 접촉되는 자극의 종류에 따라 느끼는 부위와 감각이 다르다.

■ 성감대

'상대방의 성적인 욕망을 불러일으키거나 만족시킬 의도로 상대방의 성기, 항문, 사타구니, 가슴,

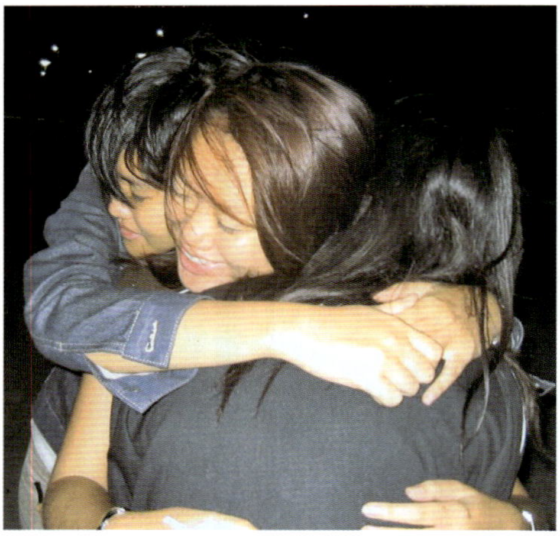

그림 8 성행동이 아닌 단순한 끌어안음도 옥시토신이나 엔돌핀을 분비하게 하여 면역증강 등 인간에게 유익한 효과를 줄 수 있다.

허벅지 안쪽, 엉덩이와의 접촉을 일부러 시작하거나 초래할 때, 그 사람은 성적인 관계에 참가하고 있는 것이다.'

이 말은 1998년 미국에서 유명한 파울라 존스 사건에서 수잔 라이트 판사가 클린턴 대통령의 증언에 대해 내린 성적인 관계의 정의 중 일부분이다. 여기서 지칭한 특정 부위들이 대표적인 성감대임을 쉽게 알 수 있다. 성감대는 다시 일차 성감대와 이차 성감대로 나누기도 하는데 이 때 일차 성감대는 음핵, 소음순, 대음순, 질전정, 질, G 스팟 및 유방 같은 생식기를 말하며, 이차 성감대는 입, 귀, 모발, 겨드랑이, 목, 회음부, 대퇴부 및 둔부 등을 의미한다.

입, 특히 입술은 민감한 성감대이다. 점막과 피부가 접하는 부분은 신경의 말단과 성감 수용기가 밀집되어 있기 때문에 대체로 감각이 예민한데 입 또한 예외가 아니다.

귀는 자극할 때 간지러운 감각을 느껴 성감을 잘 못 느끼는 경우도 간혹 있지만 많은 여성에 있어서 매우 강한 성감대로서의 역할을 한다. 여성은 특히 청각이 주는 성적 자극에 매우 예민하므로 속삭이면서 귀에 가벼운 자극을 주는 것을 뿌리치기 어려운 경우가 많다. 많은 여성들이 이런 자극에 의하여 심리적 긴장이 풀리고 성적 수치심이 제거되어 성적 초대에 응하게 되는데, 한 때 카바레에서 있었다는 제비족이 이를 최대한 이용하는 남자들이었을 것이다.

모발을 과소평가하는 남자들이 많지만 머리털, 겨드랑이 털, 음모 모두 성감대라 할 수 있다. 특히 여성은 머리털을 만져주는 것에 친밀감을 느끼게 되는 경우가 많아 적지 않은 남성들이 애무 초기 단계에서 꼭 하는 행동 중의 하나이다. 우리 몸의 털이 아무리 많아도 그 한 개 한개 마다 신경과 근육이 연결되어 있어 이를 자극하면 약간의 발기가 되면서 예민하게 느끼게 되어 있다.

겨드랑이는 신경말단이 무수하게 집중되어 있어 간지럼을 가장 많이 타는 곳이며, 따라서 가장 강한 성감대 중의 하나가 되는 것이다. 특히 성감이 고조되어 있을 때 이곳을 자극하면 쾌감을 견디기 어려워하는 여성도 있으므로 가능하면 가볍게 자극하는 것이 좋다.

여성의 목 또한 중요한 성감대 중의 하나이다. 특히 귀 후방에서 목의 전방에 걸친 부분이 더 예민하며 아래턱으로 가려 있는 목 부분 또한 그렇지만 간지러움을 타면 역효과가 날 수 있으므로 키스하기에 적합한 곳은 목이 아니고 어깨라고 하는 사람도 있다.

회음은 항문과 외음부의 사이로 민감한 성감대이다. 이곳은 성기와 동일한 신경이 분포되어 있으므로 거의 외성기에 준하는 민감한 곳이라고 보아도 좋다.

대퇴부와 둔부 또한 민감한 부분이다. 특히 서혜부에서 대퇴 내측에 걸친 부분은 성적 반응을 유발하는 부분이다. 둔부는 항문에 연결되고 대퇴부는 외음부에 연결됨으로 이 두 부분은 최고의 성감대인 항문과 외음부의 도입부라고 할 수 있다(그림 9).

뇌를 가장 강한 성감대라고 하는 사람도 많다. 왜냐하면 성감을 지각하는 것은 성감대나 성기가 아니라 결국 대뇌이기 때문이기도 하지만 학습된 경험에 의하여 뇌가 판단함으로서 여러 가지 자극을 어떻게 받아드릴 것인가를 결정하기 때문이다.

■ 청각

일찍이 킨제이도 성 반응을 일으키는 자극에는 남녀의 성차가 있다고 했듯이 남성에 비하여 대체로 여성들이 청각에 더 예민한 성적 반응을 일으키는 것은 사실이다. 그러나 청각에 의한 성욕의 발로는 사람에 따라 큰 차이가 있다고 한다.

흥분한 남녀의 거친 호흡소리, 또는 약간은 저질적인 외설적 표현을 듣고 성적인 흥분을 느끼는 경우는 허다하다. 이 때 목소리의 음색(tone)도 중요하며 여성에게는 하나의 정서가 될 수 있다. 여성에게는 숨소리나 속삭임 등이 성욕을 높이는 기폭제가 되므로 접촉에 의한 애무 도중에도 항상 작은 속삭임으로 자극하는 것이 좋다.

■ 미각

이성의 땀과 타액 그리고 성적 분비액 등은 분명 성적인 흥분을 일으키기에 충분하다.

성기의 분비물이나 땀 등의 맛에서 강한 반응을 하는 경우도 있기는 하지만 그러나 인간에 있어서 미각은 성감을 느끼는데 별로 관여하지 않는 것으로 알려져 왔다.

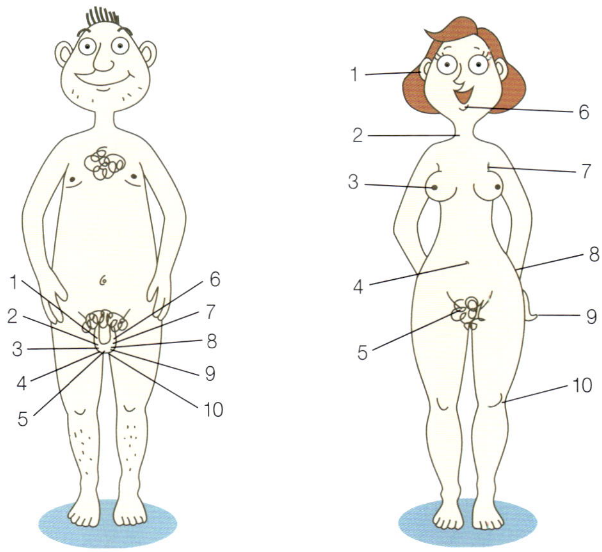

그림 9 남자와 여자의 성감대가 다름을 풍자한 만화

그러나 키스를 통한 미각도 성욕을 높이는 작용이 있는 것은 사실이며, 여성의 경우 이를 통한 상대에 대한 탐색에 특별한 기능이 있어 소위 'sexual chemistry를 위한 제 3의 맛' 이라고도 평가하는 학자가 있으므로 이를 간과해서는 안 된다. 그만큼 입술과 혀는 키스라는 또 다른 성의 방식에 의하여 인간에게 매우 중요한 성행위의 기관이 된 것인지도 모른다.

키스 뿐 아니라 구강성교 즉, 펠라티오(fellatio)와 쿤닐링구스(cunnilingus) 또한 상대방을 자극하기 위한 또는 즐겁게 하기 위한 방법으로 알고 있지만 사실 자신을 흥분시키기도 하므로 여기서 맛을 제외하고 논하기는 어려울 듯하다. 특히 여성이 구강성교를 남성을 기쁘게 하기 위해서 한다고 잘못 생각하는 사람도 많지만 실은 여성자신의 성감을 크게 증대시키기도 한다. 미국의 경우 적어도 약 60 퍼센트의 여성들이 이를 통해 성적으로 매우 만족한다고 답하고 있다. 또 갓 태어난 여아도 젖을 빨 때 거의 예외 없이 질이 수축되고 있으니 놀라운 일이다.

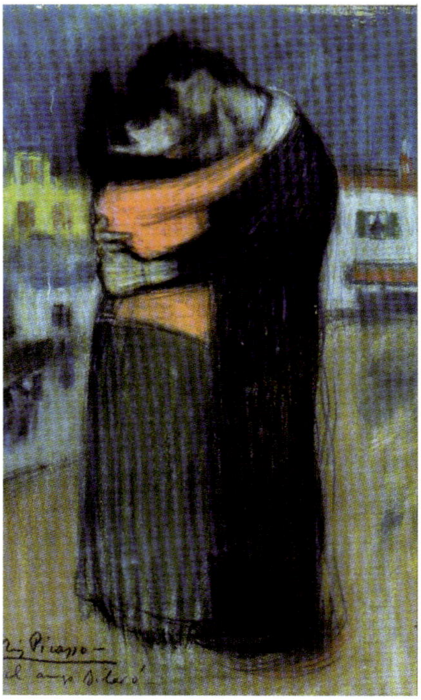

그림 10 피카소의 1900년 작품. 키스

■ 키스

키스는 악수와 더불어 서양을 대표하는 인사법 중의 하나이기는 하지만 일반적으로 키스라 하면 인사로서의 키스 보다는 역시 애정의 표현으로서의 키스를 의미하게 된다(그림 10). 그렇다고 키스를 모두 성행동이라고 생각하면 안 된다. 특히 입술에 진하게 하는 것이 아니라면 하나의 매너와 인사로 보아도 좋다. 키스로 존경과 사랑 또는 우정과 용서를 나타낼 수 있기 때문이다.

손등에 하는 키스는 존경을, 이마에 하는 키스는 우정을, 뺨에 하는 키스는 호감을, 눈시울에 하는 키스는 동경을, 손바닥에 하는 키스는 원망을, 입술에 하는 키스는 애정을 표시하는 것이라고도 한다.

이희승 선생의 국어대사전에서는 키스를 '입을 맞추는 일, 접문(接吻)' 이라고 했었다. 그리고 이것으로는 부족하다고 여긴 듯 2항에 '사랑하거나 존경하는 뜻으로 인사할 때에 손등에나 뺨에 입을 대는 일' 이라는 설명을 곁들여 놓았는데 뭔가 모자라는 듯한 내용임은 물론이다.

키스의 유래에 대해서는 다양한 설들이 있는데 그 기원이 원시시대부터 상대방의 냄새를 맡기 위한 것이라는 설이 유력하다.

많은 여성들이 성교 중에도 키스 해주기를 원하는데 이는 키스에 의해 성적 만족의 스타일과 강도가 달라질 수 있다는 의미이기도 하다. 많지는 않지만 짙은 키스 즉, 프렌치 키스만으로도 오르가슴에 가까운 상태에 이르는 여성도 있으므로 키스가 여성에게 주는 기쁨은 강렬한 것이라고 할 수 있다.

진한 키스는 '영혼의 키스(soul kiss)', '프렌치 키스(French kiss)' (그림 11)라고도 하는데 혀를 상대의 입에 깊이 넣으면서 마치 성기를 접촉하는 것과 같은 느낌을 가질 정도로 강하게 하며 코와 입을 같이 비벼 상대의 숨을 들여 마시는 것이다. 이 방법은 남자에게 전율을 느낄 만큼 강한 자극을 주며 와인 한 병을 마신 만큼 취하게도 할 수 있어 급하게 서둘러 마친 성교보다 훨씬 더 황홀하다 는 사람도 있다. 성질 급한 우리나라 사람들이 유의할 일이다. 한국인들은 대부분 키스하는 데에도 비교적 성급한 편이다.

키스할 때 입술과 턱과 턱관절의 힘을 최대한 빼는 것은 매우 중요하다. 보통의 키스는 입술 주위의 괄약근 2개를 포함해 약 12개 내외의 근육이 동원되지만 프렌치 키스의 경우는 혓바닥의 회전운동 및 좌충우돌에 필요한 17개의 근육을 포함, 29~34개의 근육이 동원되며, 나아가 턱뼈도 많이 움직여야 되므로 그 번잡성과 역동성은 비교가 안 되며 다이어트에까지 효험이 있다고 한다. 프렌치 키스를 할 때 바이러스나 박테리아와 함께 최대 9ml의 타액과 0.7g의 단백질, 0.18g의 유기질, 0.71mg의 지방질, 0.45mg의 염분이 교환된다고도 한다.

두 연인이 키스를 하면 그들의 두뇌는 재빨리 서로의 타액을 화학적으로 분석하여 둘 사이의 유전적 호환성을 결정하게 된다고 알려져 있다. 특히 '여자의 두뇌는 남자의 면역체계 상태에 대한 화학적 판단을 한다' 고 한다. 즉, 연인들은 키스를 통해 냄새를 확인하고, 본능적으로 유전적 측면과 면역체계 면에서 유리한 배우자인지 아닌지를 판단한다는 것이다. 결국 이 정보는 서로 키스할 때 저항이 없는 커플일수록 소위 궁합이 잘 맞는 다는 의미가 될 수 있다.

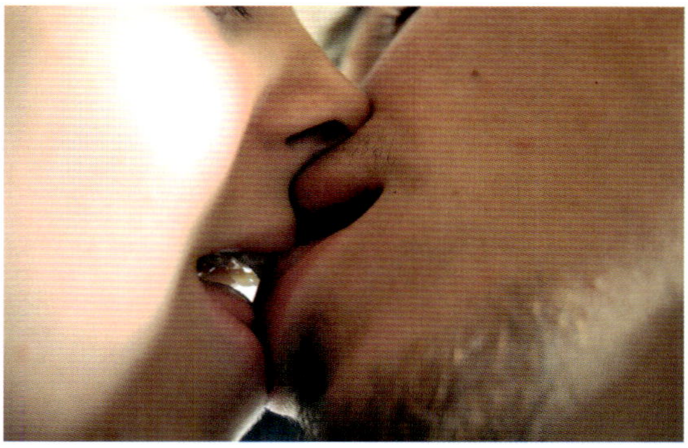

그림 11 프렌치 키스

■ 키스의 종류

구미의 경우, 키스를 교육시키는 키스학교(kissing school)도 있으며 키스를 교육 목적으로 대행해주는 대리파트너(surrogate partner)도 있다. 이들 학교에서는 입술과 혀의 움직임 뿐아니라 마음가짐, 머리운동, 눈 및 눈동자의 움직임, 호흡방식, 침의 처리 등도 가르치며 속도와 순서의 변화도 가르친다. 키스 뿐 아니라 성 치료를 목적으로 하는 섹스 코치(sex coaching)도 있다. 다음은 키스의 종류와 방법을 간단히 소개한 것이다.

Bird Kiss - 작은 새가 부리를 부딪치는 것처럼 서로 가볍게 하는 것으로 외국에서 친한 친구 간에 행해지기도 한다. 연인이 헤어질 때 가볍게 할 수 있는 키스.

Cross Kiss - bird Kiss의 다음단계로 가벼우면서도 우아한 느낌을 주는 키스. 입술을 살짝 다문채 교차시켜 두 사람의 침이 약간 닿게 하는 것이다. 이 키스의 바로 다음 단계가 상대의 입술을 부드럽게 핥아 주고 누르며 가볍게 빨아들이는 'Red cross kiss' 임.

Hamburger Kiss - 진한 키스의 시작으로 불리 우는 것으로 입술을 열고 상대의 위 아래 입술을 사이에 끼워 무는 모양이 햄버거 모양과 비슷해서 이렇게 불린다. 턱 뼈에 별 부담없이 편하게 하면서도 친밀감을 더해주는 방식이라고 할 수 있음.

Air Cleaning Kiss - 상대방의 입안에 공기를 넣는 것으로 그러면 상대가 그 공기를 다시 원래 사람에게 되돌려 주게 되는데, 간지러움으로 더욱 친밀감을 느낄 수 있는 키스.

Sliding Kiss - 서로의 입술을 밀착시키고 누르면서 자극시키는 키스로 inside kiss로 가는 전 단계이기도 하다.

Inside Kiss - 점점 가빠지는 숨을 쉬기 위해 상대의 혀를 받아들이게 되는 단계가 바로 이 키스이다. 상대의 입술을 벗겨내는 기분으로 애무를 하다가 혀의 접촉이 시작되면 혀를 상하좌우로 얽으면서 서로의 혀를 빨아들이거나 밀고 당긴다. 이 같은 키스는 'tongue training kiss' 라고도 한다.

French Kiss - Inside kiss 상태에서 조금 더 길게 하면서 혀를 자유롭게 이용한다. 이때 손은 상대의 얼굴을 감싸 안거나 꼭 껴안으면 친밀감이 높아질 뿐 아니라 보다 자극적인 느낌을 받을 수 있다.

Eating Kiss - 이는 여자가 남자에게 하는 방법이다. 여성이 남자의 혀를 살짝 깨물어 주면서 자극을 높이는 것이다.

Wide Space Kiss는 반대로 남자가 여자에게 하는 것으로 상대의 입술을 덮어버리 듯 하는 키스인데 입술이 작은 사람은 하기 어려운 방식이다.

2. 흥분기(excitement phase)

대음순 크기가 커지며 벌어진다.

소음순 울혈이 되어 색의 변화가 일어난다.

음핵 충혈되어 커지며 발기된다(그림 13).

질 분비물의 갑자기 증가하여 윤활화 되며, 질부의 팽창도가 증가한다.

자궁 자궁이 위로 올라가고 이에 따른 질상부의 텐트(tent) 현상이 일어난다.

유방 유두가 발기되고 젖꼭판(유륜)이 부어오르며, 혈류의 증가로 유방의 크기가 25% 정도까지 커지고 감각도 더 예민해 진다. 수유의 경험이 있는 여성에서는 뚜렷하지 않을 수도 있다.

전신 혈관의 충혈과 근육의 긴장이 일어나며, 호흡이 거칠어지고 심장의 박동수가 증가되며 혈압이 상승한다. 맥박이 1분간 150번 정도로 올라가기도 하며, 수축기 혈압이 평소 120mmHg 정도에서 200mmHg 가까이 상승하기도 한다.

이 중에서 가장 대표적인 증상은 애액이라고도 하는 질 윤활액의 갑작스런 분비이다(그림 14). 이는 남성의 발기와 같아, 최근의 주장에 의하면 흥분되어도 성기가 건조할 수도 있다는 주장들이 많이 나오고 있지만, 전에는 아무리 욕구가 있다 해도 전혀 분비물이 없으면 흥분되지 않았다고 보아왔다.

이 윤활액은 바톨린씨 샘이나 자궁경부에서 나오는 점액성 물질이 섞이기는 하지만 질 벽을 통해 나오는 삼출액이 대부분이다. 질에는 아무 분비기

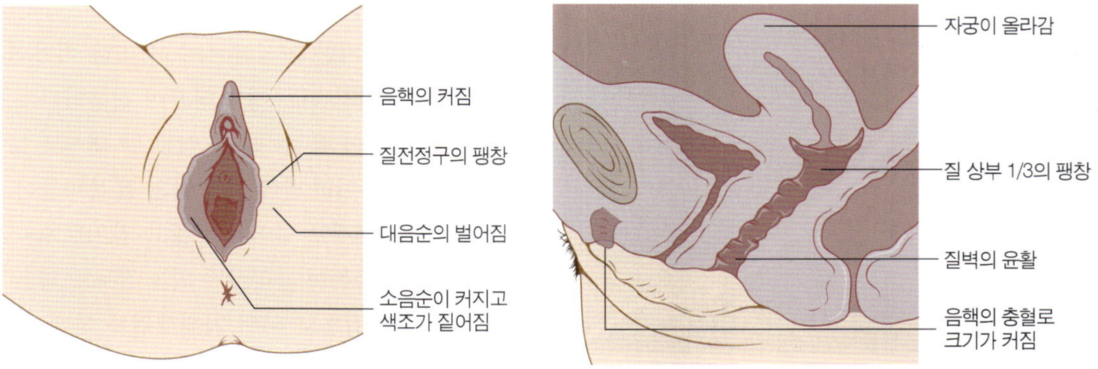

그림 12 흥분기의 여성 성기의 변화

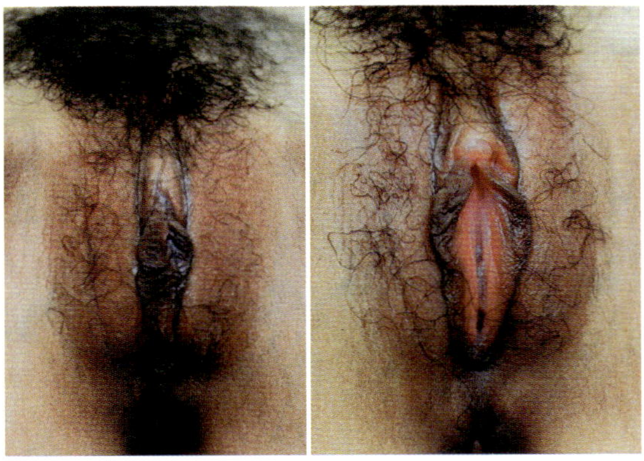

그림 13 한 여성의 흥분 전후의 성기의 모양. 흥분 상태에서의 음핵의 발기, 음순의 개대는 물론 음모의 발기도 보인다.

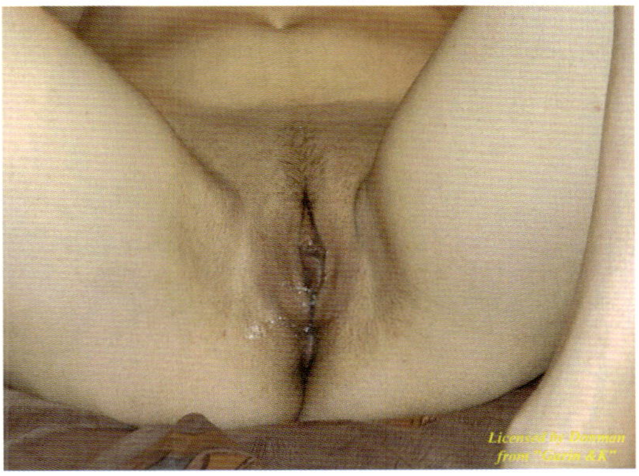

그림 14 질 윤활액의 분비

관이 없기 때문에 이렇게 빠른 시간에 많은 분비물이 나오는 것은 신기하기까지 하다. 질을 덮고 있는 상피세포 밑의 소동맥들이 질 점막 신경말단주변에 특히 많이 존재하는 vasointestinal polypeptide (VIP)라는 물질의 영향으로 갑자기 확장되고 질벽의 압력이 증가하면서 삼출액이 나오는 것으로 알려져 있다. 마치 탕약을 짜내듯 액체를 내보내서 질벽을 통해 나오게 된다. 남자의 발기에 직접적인 역할을 하는 산화질소(NO) 또한 여성에서도 흥분 유발에 관여하지만 주로 음핵의 울혈에 더 관여하는 것으로 알려져 있다.

이 여성의 질 윤활액은 그 양, 점도, 냄새에 있어서 개인차가 있고 같은 여성이라도 월경 주기에 따라 또는 섭취한 음식에 따라 달라질 수 있다.

최근 여성성생리에 대한 연구가 활발해지면서 이들 변화에 대한 객관적 관찰 방법들이 많이 소개되고 있다. 연구의 대상이 되는 것은 위에 소개한 변화 이외에도 근육의 불수의 운동, 자궁, 질, 항문

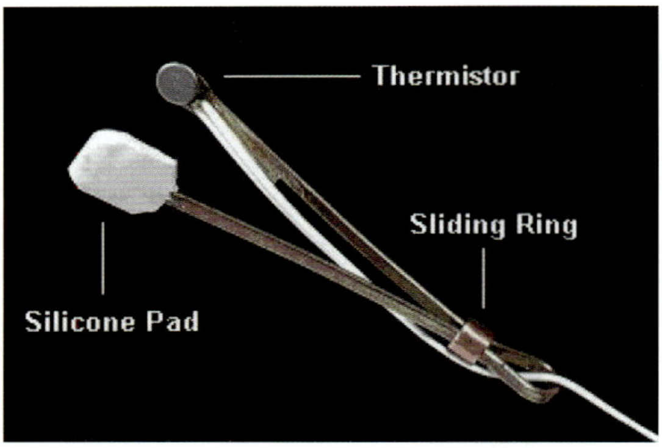

그림 15 1977년 Hensen 등이 고안한 labial thermistor clip. 소음순에 붙여 온도의 변화로 흥분정도를 측정

괄약근의 수축, 국소적 또는 전신의 체온상승, 질 유산균의 억제로 인한 산도 감소, 음순의 벌어짐, 국소적 및 전신적 작열감, 소변양의 증가, 성기의 색 변화 등이다(그림 15, 16).

남자도 그렇지만 여성의 성주기 또한 비가역적인 것이 아니어서 어느 정도 흥분이 진행하다가 중지되거나 되돌아 올 수 있다. 어느 날 데이트 도중 본인도 모르게 여러 번에 걸쳐 많은 질 분비물이 나왔어도 다음 단계로 넘어가지 않고 집으로 돌아오는 차 안에서 흥분이 가라앉게 되는 경우도 많을 것이다. 그러나 집으로 와서 자위행위를 하게 되면, 고조기 없이 흥분기에서 바로 오르가슴에 이르는 평소보다 빠른 진행을 하기도 한다. 물론 이와 같은 경험들은 사람에 따라 다를 수 있고 같은 사람이라도 당시의 무드와 또 상대가 누구냐에 따라 달라질 수 있다.

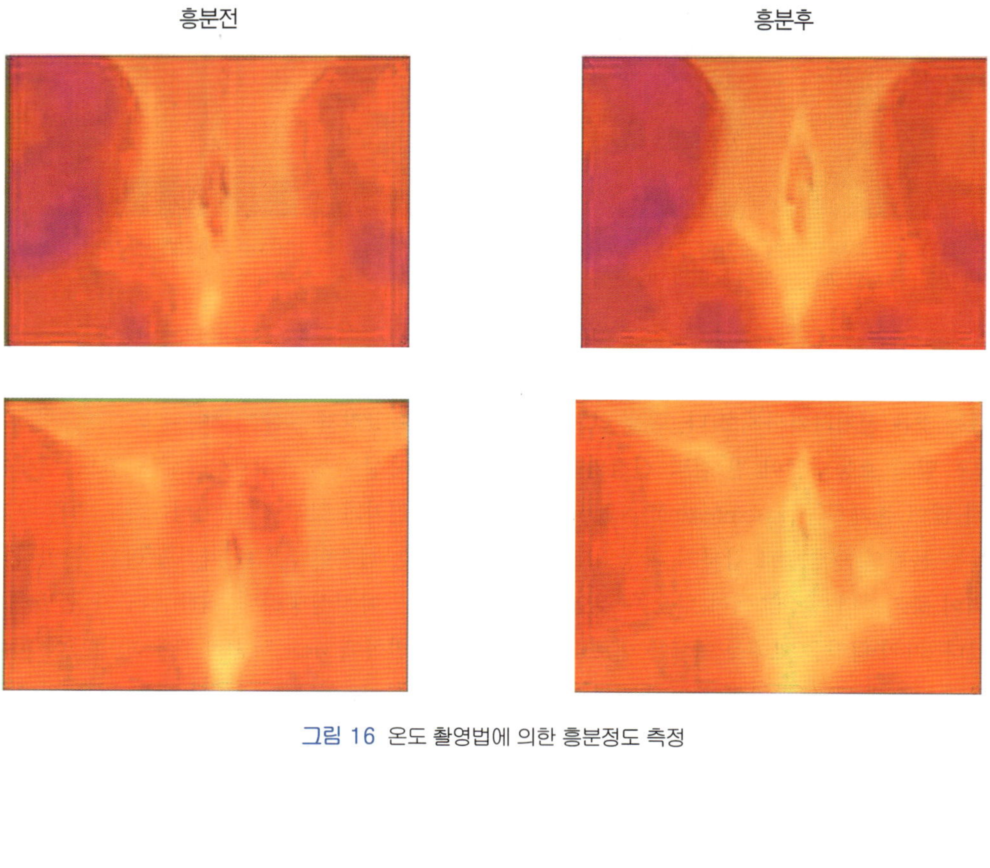

그림 16 온도 촬영법에 의한 흥분정도 측정

3. 고조기(plateau phase)

대음순 흥분했을 때의 독특한 변화인 색의 변화가 있다.

음핵 180도 위를 향하고 편평해져 치골 결합부 뒤로 들어간다.

질 질 입구부근에 오르가슴대(오르가슴융기)*를 형성하며 상방 3분의 2는 강하게 팽창된다.

유방 젖꼭판의 울혈이 보인다.

전신 가슴이나 몸의 다른 부위에 혈류의 증가에 의한 붉은 반점 같은 것들이 나타난다.

50~70퍼센트에서 sex flush라 하여 피부에 혈관 충혈로 인한 반점이 나타나며, 대퇴부와 둔부에 강한 성적 긴장을 느끼게 되며 성교를 원하는 감정으로 가득 차게 된다.

*오르가슴대(orgasmic platform)는 질 입구를 둘

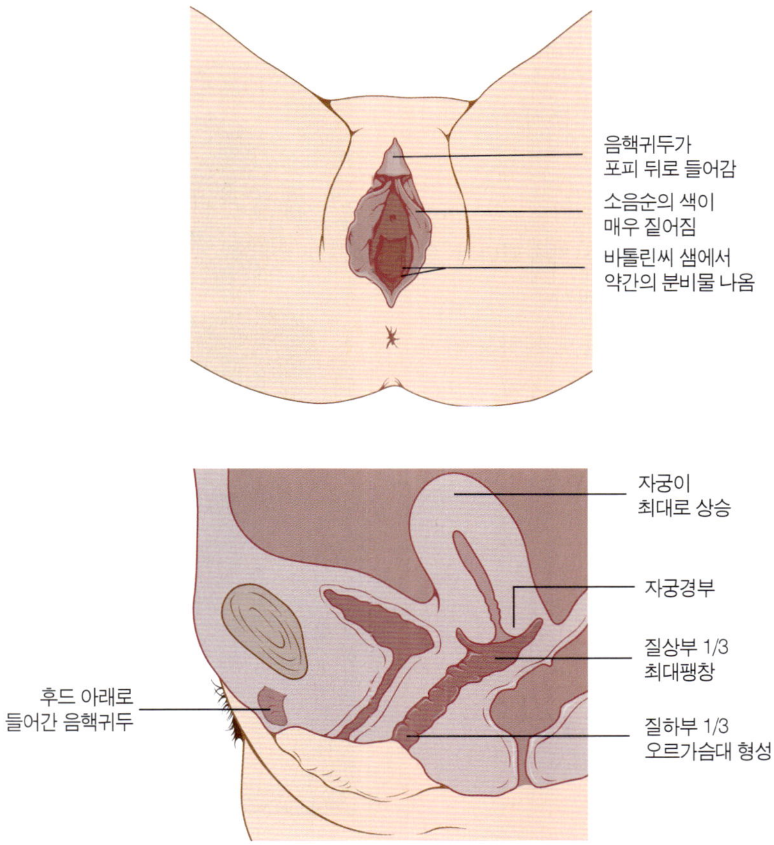

그림 17 고조기의 여성 성기의 변화

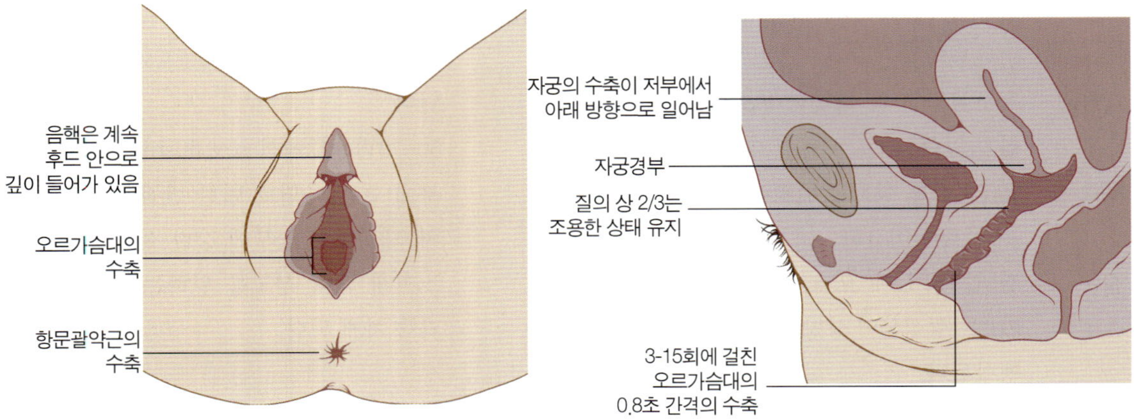

그림 18 오르가슴 때 여성 성기의 변화

러싸고 있는 음순, 전정부, 질의 하방 1/3, 회음부 등이 평소와 달리 충혈되고 팽창된 조직으로 되어 있는 상태를 말한다.

고조기는 극도로 흥분된 상태가 지속되다가 오르가슴을 느끼기 직전까지를 의미한다.

높은 곳에 올라가서 더 이상 상승도 저하도 하지 않는 상태라는 뜻이기도 하다. 이때는 성적 흥분이 상당히 상승된 상태를 그대로 유지해가는 단계이며 약간만 자극하면 오르가슴에 도달할 수 있는 느낌의 단계이다.

4. 절정기(orgasmic phase)

질 질의 괄약근과 회음근 및 오르가슴대가 0.8초 간격으로 율동적인 수축을 한다.

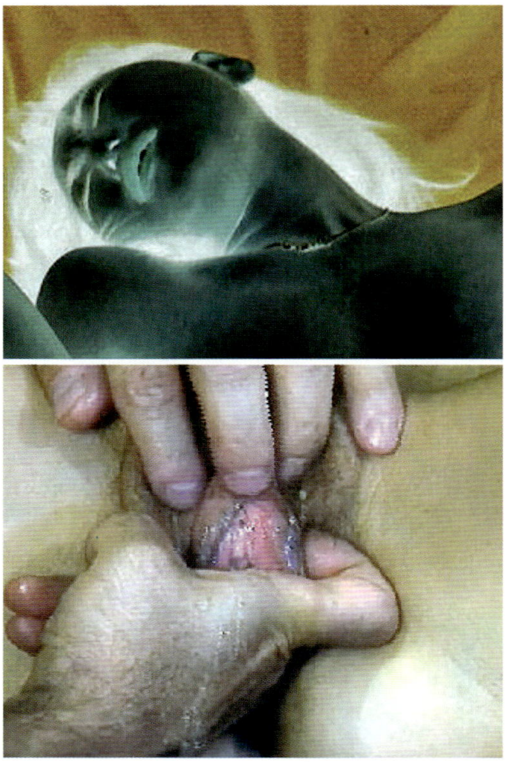

그림 19 위는 오르가슴 때의 얼굴 표정으로 몹시 괴로울 때와 비슷하며, 아래는 여성의 사정을 보여주는 사진인데 여성도 적절히 자극받으면 오르가슴 때 요도를 통해 소변과는 다른 액체가 분출된다.

	이때 강한 쾌감을 느끼게 된다.*
요도	액체가 나오는 여성의 사정(female ejaculation)이 있을 수 있다.
자궁	오르가슴과 일치하는 자궁의 수축이 일어난다. 폐경후의 자궁의 위축이 온 여성은 이때 통증을 느끼기도 한다.
전신	치골미골근의 0.8초 간격의 수축이 4~16회 일어난다. 그 외 근육의 긴장은 온몸에서 일어나지만 특히 얼굴, 손, 발 등이 특히 심하다. 오르가슴 때의 여성의 얼굴 표정은 마치 심한 고통을 느낄 때와 같아진다. 약간의 '의식의 변질' (altered consciousness)**이 오기도 한다.

* 남성은 오르가슴의 직전에 급격히 성감이 상승하며 사정과 동시에 급격히 하강하여 쾌감이 소실되지만, 여성의 성감은 완만한 곡선을 그리듯 상승하며 오르가슴기가 지나면 다시 완만하게 하강한다. 여성의 오르가슴은 순간적으로 끝나지 않고 오래도록 지속될 수 있고 자극이 주어지면 다시 느끼게 된다.

프로이트는 여성에게 질 오르가슴(vaginal orgasm)과 음핵 오르가슴(clitoral orgasm)의 두 가지가 있는데 전자가 성숙된 오르가슴이고 후자는 미성숙한 이드(id) 중심의 오르가슴이라 하였으며, Singer는 음부, 자궁 및 혼합형(blended)의 3가지 오르가슴이 있다고 주장하였으나 마스터스와 존슨은 오르가슴은 한 가지 뿐이라고 하였고, 현재까지 그렇게 믿어지고 있다.

**성 반응 중에 PET등으로 촬영하여 얻은 뇌의 기능 검사에서 오르가슴 때 뇌의 전두부의 기능이 약간 떨어지는 소견이 있음을 보고한 학자도 있다. 오르가슴 때 남자고 여자고 비교적 단순해지면서 사고력이 떨어지는 것과 무관하지 않을 것이라 추측할 수 있다. 남편과의 관계 중, 옛 애인의 이름이 튀어나오는 경우도 있고, 우리나라 속담에 있는 '베개 밑 송사' 의 의미나 서양 속담에 '오르가슴 전후 한 시간 사이에 일어난 모든 약속은 도의적으로도 법적으로도 무효이다' 라는 것이 있음을 상기하면 알기 쉽다.

오르가슴은 모든 인간의 감각 중에서 '더 이상 바랄 것이 없는' 것 같은 최고의 감각으로 여성도 이 때 쾌락과 즐거움이 절정에 이르게 된다. 오르가슴은 남녀에게 똑 같은 감각을 주며, 여성에서는 질이든 음핵이든 유래된 곳에 관계없이 똑 같다고 주장하는 학자도 있지만 음핵을 통한 오르가슴이 더 강하다는 학자들이 많다. 제우스와 헤라 사이에 남녀간의 교합으로 느끼는 쾌락이 어느 쪽이 더 강하느냐를 둘러싸고 논쟁이 있었을 때, 양성을 모두 경험한 티레시아스에게 물었는데, 그는 교합의 기쁨을 10이라 하면 여자가 9, 남자가 1이라고 거침없이 대답했다는 얘기는 희랍 신화에서이기는 하지만 여성의 성적 쾌락을 오래 동안 무시했던 우리의 문화로서는 배울 점이 있다고 하겠다.

여성도 성 흥분이 극도에 달하면 골반 부위의 대부분의 근육과 질의 하부에 형성된 오르가슴대가 0.8초 간격으로 율동적으로 수축하게 된다. 오르가슴은 흥분기와 고조기에 축적된 긴장의 갑작스런 해소로 회음과 질의 근육조직의 심부에 있는 수용기를 통하여 뇌에 전달되어 강력한 쾌감을 지각하게 된다고 보면 된다. 이 감각은 매우 특이해서 우

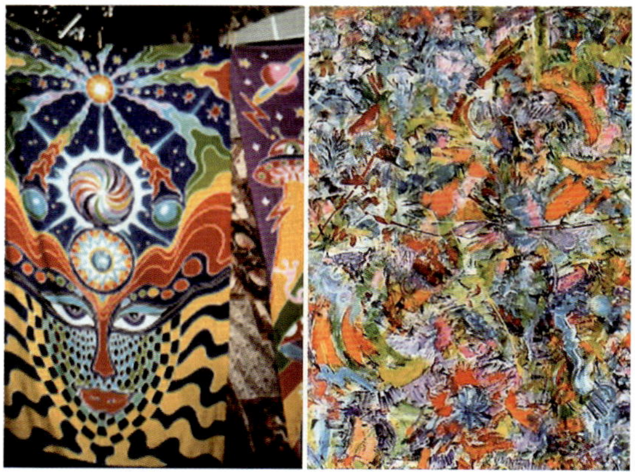

그림 20 어떤 여성들은 자신이 경험한 오르가슴을 그림으로 그렸다.

리 몸의 다른 어떤 감각과도 비견할 수는 없지만, 있다면 '재채기' 에 가까울 것이라는 사람들이 많고 그래서 오르가슴을 '전신의 재채기' 라고도 부른다(그림 20).

많은 여성들이 성교만으로는 오르가슴을 못 느끼는데, 이는 남녀의 생리의 차이에 의하는 것이므로 덮어놓고 남성을 비난할 일이 아니다. 남성이 성교 시작 후 오르가슴에 도달하는 평균 시간이 3~5분인데 반하여 여성은 13~15분이므로, 이러한 차이를 이해하고 극복하지 못하면 그렇게 될 수밖에 없다. 따라서 전희(요즈음은 잘 안 쓰는 용어)를 충분히 하지 못하거나 음핵과 같이 성적으로 민감한 부위에 적절한 자극을 주지 못하는 경우는 오르가슴을 못 느끼기 쉽다. 실제로 40퍼센트의 여성들이 자위 때는 음핵의 자극을 통해서 오르가슴을 느끼지만 성교에 의한 질의 자극만으로는 이를 경험하지 못한다는 보고도 있다.

■ 여성의 오르가슴

남성의 오르가슴은 그 정체가 뚜렷하고 따라서 대부분의 경우 자신의 오르가슴에 대한 확신이 있다. 사정의 순간, 극도의 쾌감을 느낌과 동시에 긴장감이 풀어지며 음경의 발기가 풀어져 발기 이전의 상태로 돌아가기 때문이지만 정작 여성들은 자신의 오르가슴이 어떤 것인지 잘 모르겠다는 이들도 있다.

성에 관한 그동안의 대부분의 연구나 조사들이 남성 위주로 되어 있었기 때문인지 여성의 성 반응 또한 마치 남자의 그것과 흡사하리라는 오해 속에 그나마 연구들이 되어져 왔다. 그러나 많은 여성들 특히 성학자들이 이에 의문을 갖고 있고 해부학적으로 생리학적으로 여성은 남성과 많이 다르다고 주장하고 있기 때문에 앞으로 더 많은 연구와 조사가 필요할 것이다.

여성의 오르가슴의 주체는 결코 질이 아니고 음핵이다. 따라서 여성의 해부학적 기관인 음핵과 생리적 반응 현상인 오르가슴이 때로는 동의어처럼 쓰이기도 한다. 영국의 컬페퍼라는 사람은 이미 1651년에 '음핵은 단단한 조직이다. 여성의 욕망을 불러일으키고, 성교 시 기쁨을 주는 것이 바로 이것이다. 이것이 없으면 여성이 성교를 원하지도 않고 그 안에서 쾌락을 느끼지도 못하며, 성교를 통해 임신을 할 수도 없다' 고 했다. 그런데도 그 후에도 왜 수 백 년 동안 제대로 인정을 받지 못하고 아직까지도 질에서 얻는 오르가슴이 더 좋은 것이고 음핵을 통해서 얻는 것은 뭔가 잘못되었거나 바람직하지 않은 것으로 생각하는 사람들이 많을까?

성을 종족보존의 한 수단이며, 여성은 생식을 위한 밭 정도로 생각했던 시대, 여성의 성은 남성의 쾌락을 위해서 존재한다고 믿었던 사람들, 여자가 성에 눈을 뜨면 남자들 마음대로 안 될 터이니까 이를 허용해서는 안 된다고 그래서 여성의 성기를 마구 훼손까지 하는 지역까지 생길 정도로 여성의 성은 광범하게 매우 무시되어 왔다.

우리나라에서는 비록 여성의 성기훼손이 없었지만 조선조의 큰 믿음 중의 하나였던 '칠거지악'에 있는 '음거(淫去)'는 여자가 섹스를 좋아하면 내쫓기는 것이었으니 비록 육체적인 훼손은 아니지만 정신적인 훼손이 극에 달했었다 아니할 수 없다.

남녀 둘 다 외성기는 발생학적으로는 성기결절(genital tubercle)에서 기원하기는 하지만 그 구조와 기능이 많이 다르다. 즉 남자의 경우 발기 기관이 주로 음경에 국한되어 있지만 여성의 발기는 거의 대부분의 외음부에 걸쳐서 일어나기 때문이다(그림 21).

남성은 발기가 된 후 사정이 될 때까지 계속 음경내 압력이 증가하면서 그 위치나 크기가 앞으로 돌출되는데 반하여 여자의 음핵은 물론 충혈과 함께 발기되어 커지기는 하지만 고조기부터 차차 포피 뒤로 후퇴해서 오르가슴이 임박했을 때쯤은 거의 노출되지 않는 상태에까지 이르게 된다. 이제 음핵의 존재와 기능을 잘 알고 있는 우리에게 이런 역행적인 반응에 대한 유일한 설명은 진화적 측면에서 여자들은 남자들과 달리 오르가슴을 늦추려는 욕구가 있었기에 일어난 현상이라는 것이다.

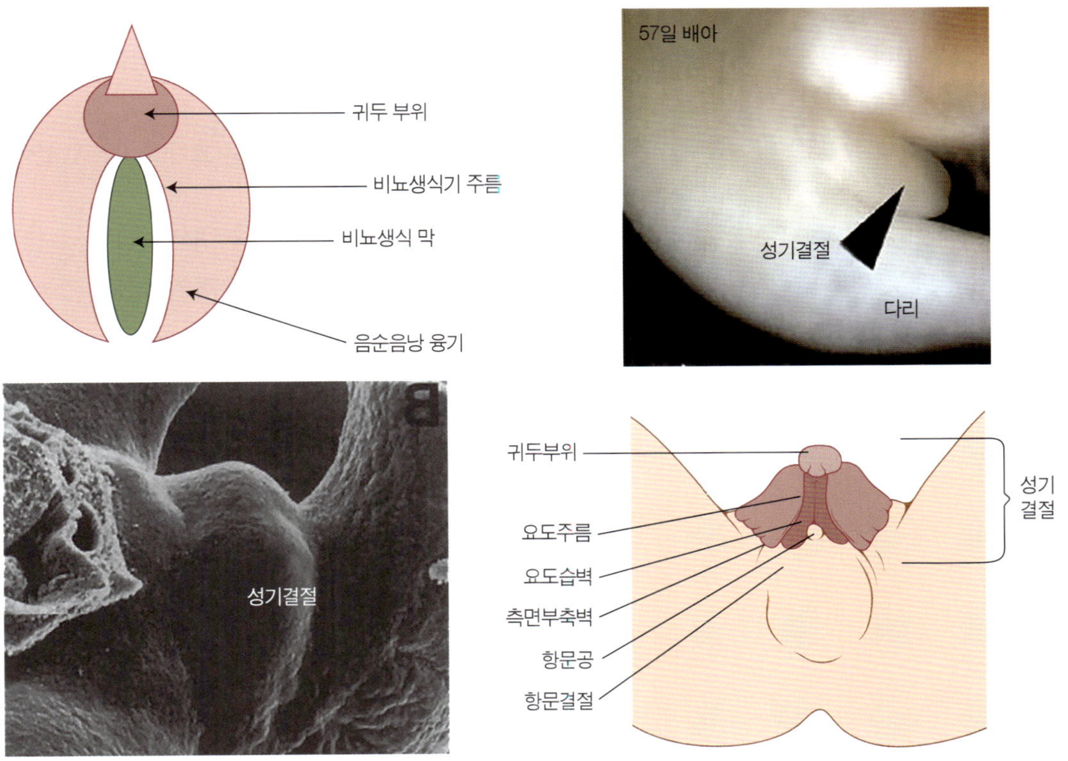

그림 21 남여 모두 외성기는 발생학적으로는 성기결절에서 기원하기는 한다. 남성의 돌출한 음경과 음낭이 여서에서는 비교적 평평하게 외음부와 음핵의 조직이 되어 있음을 알 수 있다.

우리나라의 어느 온라인 투표 결과에 의하면 성경험이 있는 3,453명의 여성 중 한 번도 오르가슴을 느껴보지 못한 여성이 1,286명에 달하며 가끔 느끼는 경우가 1,209명, 할 때마다 느끼는 경우는 958명이었다는 보고가 있었다. 많은 여성들이 오르가슴 때문에 의기소침하기도 하지만 이런 통계를 보면 그럴 필요가 없다는 생각이 든다. 섹스에 있어 오르가슴이 꼭 여성들이 추구하는 바는 아니라는 생각을 가질 필요가 있다. 오르가슴과 무관하게 친밀감, 결속감, 만족감, 행복감 등은 물론 삶의 질 향상에도 도움이 되는 것이므로 너무 여기에 집착하지 않도록 하는 것이 좋다. 다만 오르가슴을 못 갖는 경우가 오래 계속되면 골반울혈 같은 심신질환이 오기도 하기 때문에 바람직하지는 않다.

우리나라 여성의 경우, 오르가슴 장애는 성교 때 적절한 자극이 부족해서인 경우가 제일 많은데 특히 남편의 조루 등 성적 장애나 전희 부족 등 기교적인 문제들이 원인이 된다. 오르가슴을 꼭 경험하고 싶은 여성은 우선 자신의 성감에 대한 공부와 탐색을 해야 한다. 그리고 배우자나 자신이 음핵을 자극하는 행위로 어렵지 않게 성공할 수 있는 것이므로 배우자의 능력만 비난하는 것은 현대 여성의 도리가 아니다.

5. 해소기(resolution phase)

질	질의 열림이 해소되고 원래의 이완된 상태로 돌아간다.
음핵	원래의 상태로 돌아가지만 아직도 자극에 매우 예민하다.
유방	원상복귀가 되나, 유두는 매우 예민해서 자극하면 오히려 언짢게 느껴지기도 한다.
대음순, 소음순	원래의 위치와 크기 및 색으로 돌아간다.
음핵, 질	원상으로의 복귀가 된다.
전신	후고조기라고 하여 흥분이 한동안 지속

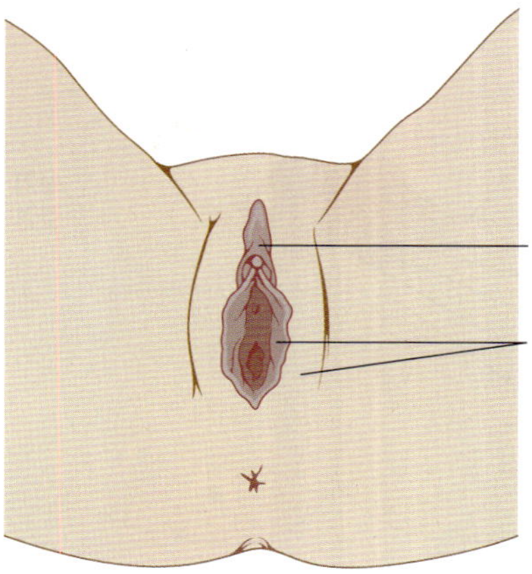

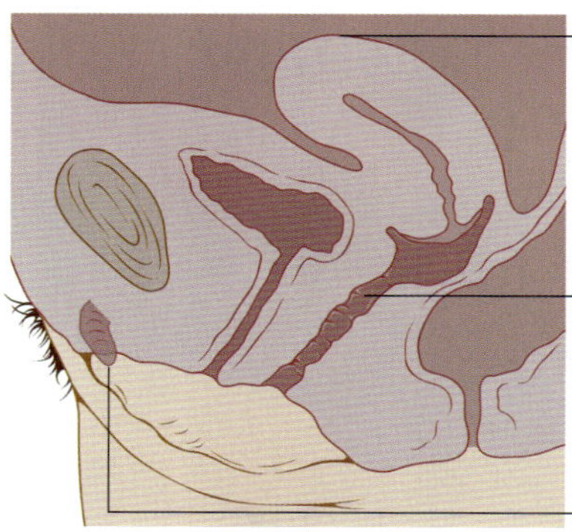

그림 22 해소기의 성기의 변화

되는 상태를 유지하기도 한다. 약간의 자극에 의하여 여러 번의 오르가슴을 느낄 수 있다. 상승된 심박동수, 혈압, 호흡 등은 오르가슴이 있은 수 분 후에 평상상태로 되돌아간다. 보통 10에서 15분이 걸린다.

땀이 많이 나는 여성도 있다(약 70퍼센트).

■ Basson 등의 새 이론

위에서 언급한 성반응 주기는 그러나 많은 여성 성 학자들에 의해 오랫동안 의문이 제기되어 왔는데, 최근 새로운 여성의 반응에 대한 의견이 제기되면서 변화가 일어나고 있다.

생물학적 차원에서 보면 성행동의 궁극적인 목적은 생식이다. 동물 세계에서 암 수의 성행동에 많은 차이가 있는데, 인간도 어느 정도 이와 유사할 것이라는 것을 추측할 수 있다. 숫컷의 경우 강한 성적 욕구와 함께 음경이 발기되면, 가능한 빨리 삽입하려 하고, 삽입하면 빨리 사정하려 하며, 사정이 되면 바로 돌아서 가려하는 것이 대부분의 주된 성행동인데, 이는 암컷의 행동과 많은 차이가 있는 것이다. 인간 남성의 성 생리도 동물의 그것으로부터 그렇게 많이 진화되어 나온 것 같지 않으므로, 이를 여성들에게 그대로 적용시키는 데는 문제가 있으며, 따라서 여성의 성 반응은 새로 연구되어야 한다고 본다. 특히 다음과 같은 몇 가지 사실들은 여성에서의 성 반응이 남성에서의 그것과는 다르다는 좋은 예들이 될 것이다.

- 여성은 욕구 없이도 흥분 및 오르가슴으로 넘어가기도 하며, 오르가슴 없이도 욕구, 흥분이 만족으로 이끌기도 한다.
- 여성은 흥분상태가 오르가슴만으로 해결되지 않을 때도 있다. 대부분 multiple orgasm에 대한 욕구가 있다. 오르가슴 후 잠시나마 허탈한 느낌을 갖게 되는 남성과는 너무 다르다.
- 여성의 흥분상태는 간혹 욕구기나 흥분기와 무관하게 일어난다.
- 여성은 성적 흥분이 성과 전혀 무관한 자극에 의해서도 일어난다.
- 성기의 흥분이 원치도 않았음에도 저절로 일어나기도 하며, 흥분기에 느끼는 성기의 감각이 때로는 며칠 심지어는 며칠에 걸쳐 계속되기도 한다. 이때는 유방이나 성기의 충혈감 또는 예민한 감각도 쉽게 없어지지 않는다.

Whiple은 여성의 성에서 만족(satisfaction)과 즐거움(pleasure)를 빼고 성 반응을 얘기한 마스터스와 존슨의 설명은 불충분하다고 주장했고, Basson은 여성의 성 반응은 남성과 같은 욕구기-흥분기-고조기-절정기-해소기로 이어지는 직선적(linear)인 것이 아니며, 오히려 원의 형태를 하고 있다고(circular) 주장하였다(그림 23).

비록 평상심의 중립상태에서도 과거에 성을 통해 얻어진 비 성적 보상, 정신적 친밀감이나 만족 또는 성을 영위하지 못 함으로서 생긴 부정적 요소들에 대한 보상 욕구 등에 따라 애정의 표현욕구, 육체적 즐거움의 교환 욕구, 심리적으로 친밀해지고 싶은 욕구, 파트너를 즐겁게 해주고 싶은 욕구, 자신의 well-being 등을 얻으려는 동기 등이 생기게 된다. 거의 대부분의 여성들이 약간의 망설임에서 단기적 이성(commitment)이라고도 하는 결정을 하기는 하지만, 일단 성에 응하기로 하였어도 육체

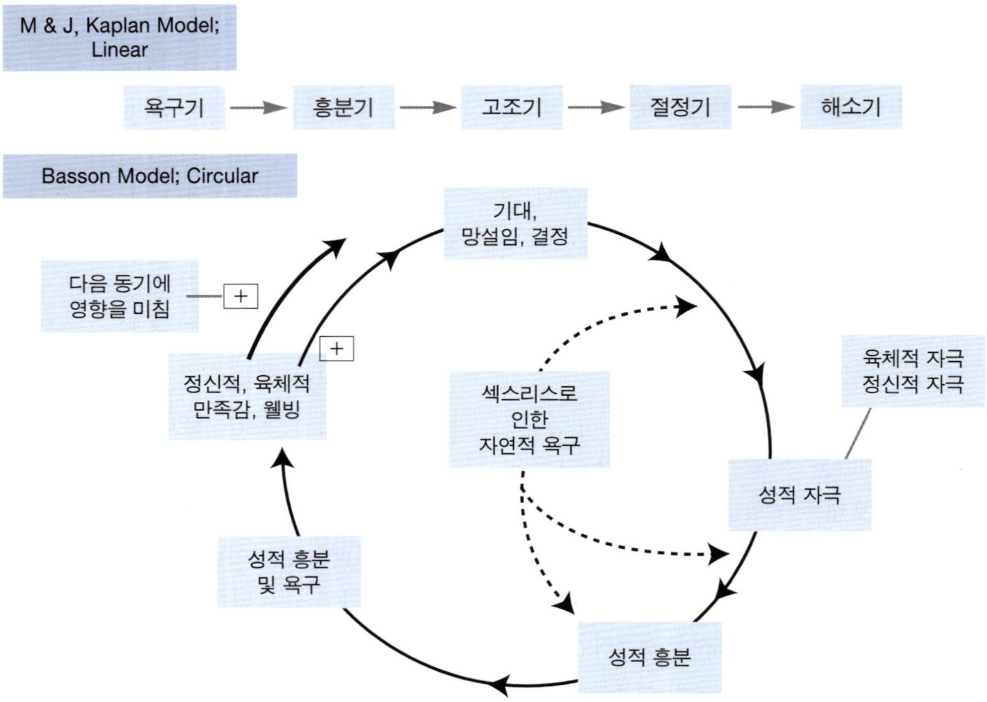

그림 23 Basson은 여성의 성 반응은 남성과는 다르며 직선적(linear)인 것이 아니며, 오히려 원의 형태를 하고 있다고(circular) 주장하였다.

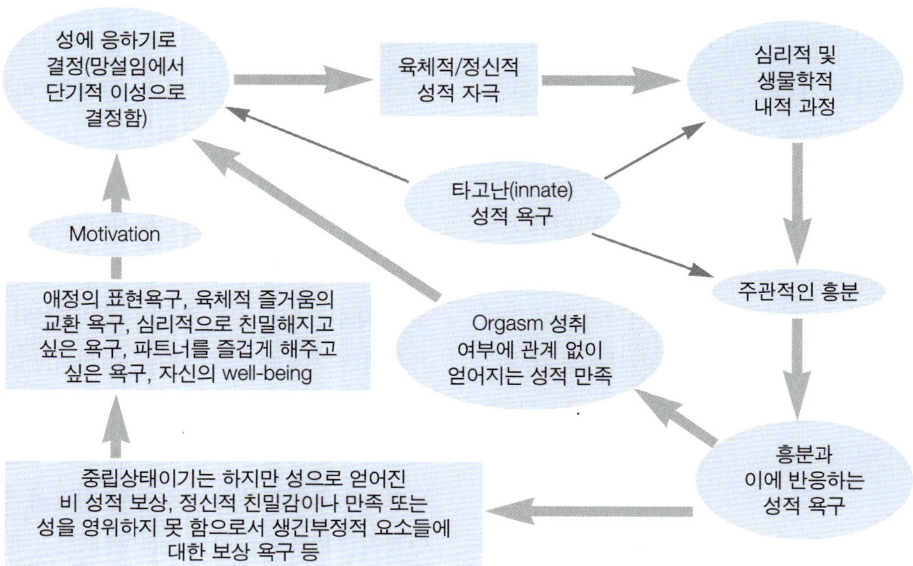

그림 24 여성의 성 반응 주기에 대한 Basson 이론의 내용

적 · 정신적 및 성적 자극에 의한 주관적인 흥분이 일어나야 비로소 이에 반응하는 성행동에 대한 강한 욕구가 일어나게 된다고 Basson은 주장한다. 남자에서처럼 욕구가 선행되어 흥분되는 여성은 10 퍼센트를 넘지 않는다고 한다. 이 때 신경전달물질이나 호르몬과 같은 여러 가지 심리적 및 생물학적인 내적 과정도 관여함은 물론이다(그림 24).

여성에서 육체적, 정신적 자극이 계속되면, 점점 더 강하게 흥분과 성적 즐거움이 더해지면서, 성 행동 자체에 대한 강한 욕구가 생기게 된다. 이런 성적 욕구는 물론 처음부터 있던 것은 아니며, 점점 강화되면서는 삽입을 원하는 등의 강한 욕구로 발전 된다.

오르가슴이 있거나 없거나 성적 만족은 이런 자극이 충분히 오래 계속되며 여자가 이에 집중만 할 수 있다면, 성적 흥분에 대한 즐거운 감정을 얻게 된다. 때로는 강한 성적 흥분의 상태를 오르가슴으로 착각할 수도 있다.

여성의 성적 욕구는 특히 오랜 관계 속에서의 남성과의 관계에서는 단순한 성기를 통한 감각보다 여성의 생각과 감정, 경험에 더 많이 좌우 된다. 여자가 성적 관계에 동의하게 되는 데에는 여러 가지 요소들이 복합적으로 작용하는데 즉 파트너와의 감정적인 친밀감, 자신의 만족감에 대한 기대, 그리고 셀프 이미지(self-image : 자신이 매력적이라고 느끼고 여성적이며 사랑받고 있다는 확신과 근심이나 죄의식 같은 것에 억매이지 않음 등)에 대한 자신감 같은 것들이 같이 관여된다.

■ 참고문헌

- 김원회. 여성의 성기능. 대한산부인과학회지 1991;34(7):910-4
- 마이클럽 온라인 투표. 남자의 오르가슴 vs 여자의 오르가슴. you8114511의 블로그. 2005/12/24
- 손일락. 손일락의 키스, 키스. 다솜 2002;2(4월):13-20
- Basson R. Female sexual response: the role of drugs in the management of sexual dysfunction. Obstet Gynecol 2001;98:350-353.
- Berman JR, Bassuk J. Physiology and pathophysiology of female sexual function and dysfunction. World J Urol 2002;20:111-118.
- Culpepper N. Practice of Midwifery. De Generatione Animalium, 1651. Cited from www.personal.umich.edu/~jlawler/oedqa-remain.html
- De la Garza-Mercer F. The Evolution of Sexual Pleasure. Journal of Psychology & Human Sexuality, 2007;18:107-124
- Jütte A. Females produce an additional scent: volatile fatty acids in their vaginal secretions, called "copulins". The fatty-acid-composition changes in the female menstrual cycle as found by Michael et al. Psychoneuroendoc 1975;1:153-163
- Kaplan HS. Disorders of Sexual Desire and Other New Concepts and Techniques in Sex Therapy. New York, NY: Brunner/Hazel Publications; 1979.
- Karlson P, Lüscher M. Pheromones: a new term for a class of biologically active substances. Nature, 1959;183, 55-56.
- Masters WH, Johnson VE. Human Sexual Response. Boston, MA: Little, Brown; 1966.
- Singer I. Review of The Nature and Evolution of Female Sexuality by Mary Jane Sherfey and The Female Orgasm by Seymour Fisher, The New York Review of Books, November 1972
- Whipple B. Women's sexual pleasure and satisfaction. A new view of female sexual function. The Female Patient 2002;27:39-44.

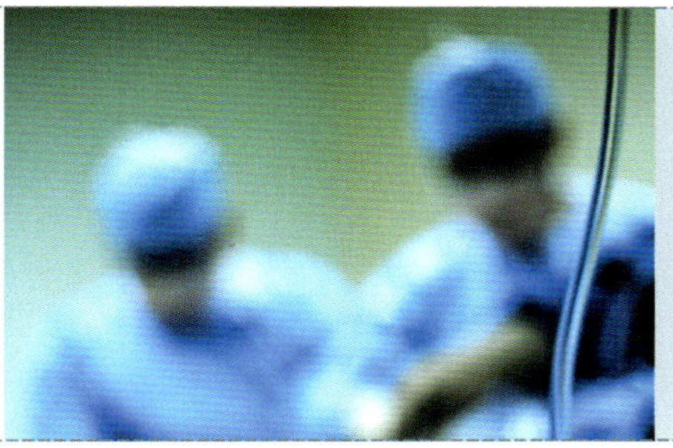

Part III

성과 사랑

Chapter 5 성의 역사와 문화

윤가현

1. 성(性)의 의미

일상생활에서 언급되는 성(性)은 남녀를 구분할 때에 사용되는 영문의 섹스(sex)와 젠더(gender)라는 용어들을 번역한 단어이다. 우선 섹스의 의미를 이해해야 이에 관련된 다른 용어들과의 차이점을 간파할 수 있다. 보통 생물학적 성별 구분을 뜻하는 섹스는 개인의 출생 당시에 구분된 선천성을 강조하는데, 어원상 남녀가 함께 붙어 있었던 양성체 인간이 둘로 "나뉘어져 남자와 여자로 되었다(to cut or divide)"는 라틴어 동사(secare)에서 유래했다. 그 유래는 Plato의 저서 'Symposium'에 언급된 아리스토파네스(Aristophanes : 448~380 BC)의 신화에서 찾아볼 수 있다.

아리스토파네스 신화에 의하면, 신들과 함께 살았다는 인간의 조상은 세 부류가 존재했는데, 그들은 바로 남자나 여자 그리고 남녀가 합해진 양성체 인간이었다. 양성체 인간의 겉모습을 상상해보자. 몸은 둥글고, 손발은 합해 네 쌍, 머리는 둘로 얼굴이 양쪽, 등은 함께 붙어 있었고, 반듯이 걷거나 8개의 손발을 이용해 땅을 짚고 굴러다니거나 아주 빠르게 움직일 수도 있었다. 양성체 인간의 신체적 조건은 보통의 남자나 여자보다 훨씬 유리하여 능력이 더 뛰어났을 뿐만 아니라 머리가 둘이어서 지적 능력도 매우 뛰어났다. 양성체 인간은 자존심이 강하여 신들과 비교하여 별로 뒤질 바가 없다고 생각해 그들에게도 함부로 대들기도 하였다. 신들은 양성체 인간의 무례함에 화를 내기도 하고, 위협을 느끼기도 하였다.

신들의 노여움과 불만이 커지자, 결국 제3세대 신들의 총수인 제우스는 그들을 둘로 나누어버리기로 결정하게 되었다. 둘로 나누어버리면 신체나 지적 기능이 훨씬 약해져 다루기가 훨씬 더 쉬울 것이라고 믿고 내린 신들의 결정이었다. 그러면서 신들이 양성체 인간에게 경고하기를 앞으로 신들을 우습게 여기거나 무례하게 행동할 경우 몸을 또다시 반으로 나누어 한 발로 껑충껑충 뛰어다니게 만들어버릴 것이라고 경고했다.

상기의 신화는 인간의 교만함을 지적하기 위하여 만들어졌다고 생각되지만, 신들의 결정으로 인하여 인간을 비롯한 대다수 동물들이 태어나는 순간 자웅으로 구분되어 있으며, 원래 한 몸이었던 남녀는 예전처럼 하나가 되려고 서로 다른 반쪽을 찾게 되었다고 전해진다. 또 양성체 인간이 모두 남녀가 합해진 상태가 아니라 일부는 두 여자나 두 남자가 합해진 상태였다고 하는데, 이 경우에는 여자나 남자가 동성을 자기 짝으로 찾는 동성애자가 된다고 했다. 곧 섹스의 어원을 보면 남녀로 구분된다는 동사형 의미였는데, 그 의미가 명사형으로 응용되기 시작한 시기는 14세기후반, 1382년 르네상스시대에 문란한 성생활에 탐닉한 유럽인들을 바로잡기 위해 종교개혁가 위클리프(John Wycliffe : 1320～1384)에 의해 고무된 라틴어 성경을 영어로 번역하면서부터라고 전해진다. 기독교 성경 창세기(6장 19절)를 보면, 신은 노아(Noah)에게 명하기를 그의 방주에 모든 동물을 암수 한 쌍씩 챙기라고 하였다. 이 대목을 번역하는 과정에서 암수를 의미하는 명사형 영어단어는 존재하지 않았는데, 동사형 섹스가 명사형으로 차용되었던 때부터 섹스의 순수한 의미는 성교나 성관계가 아니라 출생 당시 남녀 또는 암수로 구분된 상태, 즉 생물학적인 성별이었다.

또 역사가들의 분석에 따르면, 섹스가 암수의 결합에 의한 종족보존을 뜻하는 명사형으로 부각된 시기는 18세기경부터이다. 짐작하듯이 섹스가 원래 생물학적 성별을 칭하는 단어에 불과했으나 18세기부터 그 의미가 다소 확장되어 종족보존 과정까지 그리고 19세기에는 쾌락추구의 상태까지를 뜻하게 되었다. 또 시대가 바뀌면서 대부분의 근대인들은 섹스를 성별이라기보다도 단순히 성기 또는 성기의 접촉에 의한 행위, 성욕을 발산하는 행위로 국한시켜 이해하는 경향이 있다.

이에 19세기에는 섹스의 변질된 의미와 구분하는 차원에서 섹슈얼러티(sexuality)라는 용어가 등장하였다. 이 용어는 개인의 성격, 감정, 행동뿐만 아니라 성적인 존재 및 성별 등을 나타내주는 포괄적인 의미로 사용되고 있다. 최근에는 섹스의 의미가 더욱 확장되어 남녀의 해부학적 구조와 생리적 기능을 망라한 종족보존과정의 생물학적인 면을 언급할 때 사용되고 있다. 즉 생식세포의 생성과 결합에서부터 성적 흥분, 성교, 임신 등의 생물학적 기제 등을 의미한다. 반면에 섹슈얼러티는 종족보존은 물론 쾌락추구 등 성행동과 관련된 심리적, 문화적 요소까지 포함하고 있다. 예를 들면, 개인의 성적 감정이나 종족보존과 상관없는 자위행위는 섹슈얼러티의 일부에 해당된다. 또 곧 설명하게 될 젠더라는 의미도 문화적이고 심리학적 특성을 나타내므로 섹슈얼러티에 속한다.

이제 젠더의 의미가 어떤 것인가를 보자. 섹스가 자웅의 성별을 이분한다는 의미에서 출발했지만, 그 이분법은 그렇게 단순하지 않다. 생물학적으로 수많은 종에서 자웅구분이 애매한 양성(intersexuality) 상태를 찾아볼 수 있다. 출생이나 근원의 의미를 지닌 라틴어 Genus에서 유래한 젠더는 철학이나 언어학에서만 사용되던 단어였지만, Johns Hopkins 대학교 교수였던 머니(John Money : 1921～2006)는 1955년 원래 의미를 확장해 외부 생식기가 애매한 상태로 태어난 사람들을 기술하기 위해 심리학에 응용했었다. 그러나 대부분의 문화권에서는 생물학적 성별에 따라서 서로 다르게 살아가야 하는 사회 분위기를 조장하였다. 자신의 의지와는 상관없이 태어나지만, 태어나는 순간 아들 또는 딸이었는가에 따라서 개인에게 적용시키는 틀이 너무 달랐다. 배우고 싶어도 여자이었기에 불가능했고, 아들에게는 전답을 팔아서라도 학자금을 마련해 주었다. 또 아들에게는 그렇지 않아도 딸에게만은 귀가시간을 엄격히 적용하였다.

이처럼 생물학적 성별에 따라서 후천적 행동 기준도 다르게 설정되었다. 여성권익운동(feminism)이 본격적으로 전개된 1960년대에 들어와서부터 젠더는 개인이 출생한 이후에 사회, 문화, 심리적 환경에 의해 학습되어 후천적으로 주어진 남녀의 특성을 의미하게 되었다. 곧 생물학적 차원의 섹스가 개인의 남성, 여성, 또는 중성으로서의 개인의 신분을 의미한 반면, 젠더는 신체적이고 행동적인 기준에 따른 개인의 남성이나 여성적 특성, 역할 등을 의미하는 방향으로 구분하여 사용하고 있다.

근래에 올수록 섹스와 젠더에 대한 관점이 달라지고 있는데, 1945~2001년 사이에 발표된 사회과학, 인문과학, 및 자연과학 학술논문 300만 편을 검색한 결과, 두 용어에 대한 관점 변화가 다음의 세 가지로 나타났다.

첫째, 최근에 올수록 sex나 gender라는 용어를 언급한 논문 수가 증가하고 있다.

둘째, 자연과학 논문에서는 아직도 sex를 언급한 논문이 gender를 언급한 논문보다 많지만, 그 차이는 최근에 올수록 좁아지고 있다.

셋째, 사회과학 및 인문과학 논문에서는 1980년대 후반이전에는 sex를 언급한 논문이 gender를 언급한 논문보다 많았지만, 1980년대 후반부터는 gender를 언급한 논문이 훨씬 더 많아졌다.

해부학적으로 개인이 남성(male)인가 아니면 여성(female)인가를 나타낼 때에는 성적 정체성(sexual identity)이라는 용어를 적용시킨다. 반면 한 개인이 소속된 사회 문화권에 통용되는 남성다움(masculinity, 남성성)이나 여성다움(femininity, 여성성)을 나타낼 때에는 정신 성적 정체성(gender identity)이라는 용어가 적용된다. 개인의 정신 성적 정체성의 형성은 보통 환경, 특히 부모와 또래들과의 사회화과정을 통하여 이루어진다. 이는 사회 문화권에서 설정된 여러 가지 성역할에 따라서 자신을 어떻게 바라보는가를 의미한다. 그러므로 어느 시대나 사회 문화권에서든지 구성원들의 일부는 일반적인 범주에서 벗어난 정신 성적 정체성을 보일 수 있다.

동양에서는 섹스와 젠더의 영문 단어들을 모두 단순히 성(性)으로 번역한다. 그 글자는 마음(心)과 몸(生)이 합해졌다는 뜻이다. 즉, 마음은 후천성의 젠더를 또 몸은 선천성의 섹스를 대변해주므로 '성'은 성행동이나 성적 쾌락만을 의미하지는 않고 사람이 어떻게 태어나서 어떻게 살아가는가를 의미해주는 폭넓은 뜻을 포함하고 있다. 우리가 일상에서 사용하는 성격, 인성, 성미, 본성 등 여러 가지 단어들에 성이라는 글자가 포함되어 있는데, 이들 모두 개인의 전체적인 면을 묘사한다. 구체적으로는 성별의 구분이나 성적인 욕망과 관련된 행동을 비롯하여 개인이 갖는 성에 대한 환상, 꿈, 성격이나 특성, 믿음, 가치관, 태도, 의무 등도 여기에 속한다. 그 폭넓은 의미 중의 하나가 바로 모든 인류에게 공통적으로 부여된 의무, 즉, 남녀 간의 성적 결합에 의한 종족보존인 셈이다. 이런 차원에서 섹스를 단순히 성교 행위로만 이해한다면 폭이 너무 좁은 해석이 아닐 수 없다.

마지막으로 성을 연구하는 학문의 영역인 섹솔러지(sexology : 性學, 性科學)에 관해 언급할 필요가 있다. 과거에도 성을 연구했던 선구자들이 존재했지만, 1867년 성행위가 건강에 해롭다고 주장한 윌리어즈(Elizabeth O. G. Williards)가 "Sexology as the philosophy of life" 라는 책을 발표하기 전에는 이에 대한 학명도 없었다. 아직도 성과학은 독립과학으로 완전하게 발전한 상태는 아니지만, 심리학이나 생명의학(정신의학, 비뇨기학, 산부인과학, 유전학, 생리학, 내분비학, 신경해부학, 신경화학 등), 보건학, 약학, 사회학, 인류학, 고고학, 역사학, 교육학, 가족학, 법학, 종교학, 철학, 문학 등 다양한 영역에서 연구되고 있다. 또 연구내용들도 행동학, 형태학, 사회 · 문화, 수태와 피임, 임신과 출산, 부모역할 등으로 구분되기도 하며, 나이에 따라서는 임신기, 유아기, 아동기, 사춘기, 청소년기, 성인기, 및 노년기의 성으로 구분되기도 한다.

2. 성적 상호작용의 기능

성교행위의 역사는 인류 조상 '호미니드(hominid)' 로 따지면 수백만 년 또 '호모 사피언스(homo sapiens)' 로 보아도 최소 5만 년 이상이다. 그렇기 때문에 성교의 의미나 속성, 맥락을 제대로 이해해야 한다. 우선 사람들이 왜 성행위를 시도하면서 살아가는가라는 질문을 생각해보자. 선천적인 욕구나 충동, 감정 등을 본능이라 하는데, 그 질문에 대해서 "단순히 본능 때문" 이라고 답하면 어떨까? 이 경우 인간은 성적 본능을 별다른 제약도 없이 발산하고 살아가는 동물들과 전혀 구분되지 않는 존재에 해당된다. 성적 본능을 동물처럼 발산하고 살아가는 상황에서는 힘이 센 일부만이 욕구를 충족하고 살아갈 가능성이 높지만, 힘이 없는 대다수는 강자들의 위협 때문에 욕구를 억제하며 살아가야 했기 때문이다. 곧 본능적인 욕구를 적절히 억제해야 만인들에게 삶의 권리가 공평해질 수 있었고, 동물과 구별되는 인간 고유의 문화를 창조할 수 있었다.

사람들에게 성행위의 목적이나 이유를 물으면, 2세를 출산하기 위해서라는 답을 비롯하여 사랑이나 친교를 확인하기 위해서, 재화를 얻기 위해서, 원만한 결혼생활을 유지하기 위해서, 상대방하고 화해를 추구하기 위해서, 쌓였던 갈등을 해소하기 위해서, 화가 나서, 쾌락을 맛보기 위해서, 습관적으로 등 다양한 답변이 나온다. 이러한 답들은 인간이 종족보존(procreation)을 중요시하지만, 종족보존과 상관없는 상태에서 시도되는 성행위의 빈도가 훨씬 더 높음을 뜻한다. 후세를 생산한다는 종족보존의 기능은 인류의 영속과 가장 관계가 깊은 인간의 가장 공통적이고, 가장 기본적이며, 또 가장 중요한 의무에 해당된다. 대부분의 문화권에서 종족보존의 기준에 따른 성행위는 결혼제도 이내에서 시도되는 것만을 용납한다. 그것도 쾌락을 추구하는 차원이라면 옳지 않다고 본다. 그런 맥락에서는 종족 보존의 기능이 없는 아동들이나 노인들의 성욕 표출은 모두 부정되며, 자녀 생산과 상관없는 성행위는 물론 환상이나 욕망 등도 죄악시된다.

종족보존 이외의 다양한 답들을 한꺼번에 표현할 수 있는 용어는 바로 쾌락추구이다. 쾌락추구의 기능을 보다 더 정확하게 표현하면 재창조(recreation)

라고 할 수 있다. 성교행위를 통해 욕구불만과 긴장, 스트레스를 해소하여 생활의 원동력인 에너지를 재충전시키기 때문이다. 이러한 의미를 정확히 알면, 단순히 오락이나 쾌락의 추구와는 차원이 다름을 알 수 있다. 그런데 종족보존과 쾌락추구는 상이한 것이 아니라 창조(creation)의 개념이라는 공통점을 가지고 있다. 곧 전자는 2세 출산의 창조 기능을 지녔고, 후자는 욕구불만이나 긴장을 해소시켜 삶의 원동력인 에너지를 재충전한다는 창조 기능을 지니고 있는 것이다.

성교 행위는 상기의 두 가지 기능을 동시에 충족시키기도 하지만, 어느 시대에나 사람들은 성행위의 두 가지 기능(종족보존과 쾌락추구) 중 하나에 더 큰 비중을 두면서 살아가고 있다. 즉, 두 가지 모두를 동등하게 중요시하는 것이 아니라 종족보존 또는 쾌락추구의 한 쪽을 더 지향한다는 것이다. 예를 들면, 결혼 초기에는 자녀 생산에 관심을 갖고 성생활을 하던 부부도 자녀생산을 더 이상 원하지 않을 때에는 성행위의 목적이 달라진다. 어느 기능을 더 강조하는가의 기준은 개인의 입장에서도 시간의 흐름에 따라 변하지만, 한 문화권에 속한 사람들의 입장 역시 시대에 따라 변한다.

그 변화 기제를 아주 단순하게 생각해보자. 한 문화권에 설정된 성행동의 기준은 동시대인들에게 너무 엄격하고 딱딱하다고 느껴질 때 사람들의 반발을 불러일으켜 조금씩 느슨해진다. 이와 반대로 기준이 너무 느슨하여 사람들이 무분별한 상태로 성욕을 탐닉한다고 느껴질 때에는 인간의 본질을 찾으면서 경각심을 불러일으키는, 다시 말하면 좀 더 엄격한 기준으로 바뀌게 된다. 범세계적으로 보면 20세기 중반 이래 그 기준이 전에 비해 점점 더 느슨해지는 경향을 나타낸다. 예를 들면, 우리 문화권에서도 1970년대보다는 1980년대, 1980년대보다는 1990년대, 또 1990년대보다 2000년대의 성행동이 더 자유스럽고 느슨해진 상태라고 할 수 있다.

3. 성행동의 정상기준 및 성적 건강

인간이 표현하는 다양한 성행동들 중에서 어디까지를 정상 범주로 볼 수 있는가? 앞 절에서 언급한 성적 상호작용의 기능으로도 그 범주를 정할 수 있지만 실제로 정상여부를 논하기 어려운 성행동들이 매우 다양하다. 또 어떤 사람은 정상 범주에 속한다고 여기더라도 다른 사람은 그와 다른 기준을 적용하듯이 개인마다 생각이 다를 수도 있다. 일반적으로 정신분석이론가들은 고결하고 정숙한 상태를, 신학자들은 신의 법칙을 준수하는 차원에서 죄가 되지 않는 행동을, 또 생물학자들은 자연의 법칙을 준수하는 차원에서 건강한 행동을 정상범주로 해석한다. 곧 정상이라는 기준에는 교만이나 무례, 방어, 잔인성, 불성실 등의 의미가 숨겨져 있으며, 그 정상범주는 영원불변의 차원이 아니라 상대적이며, 문화에 따라서도 다르며, 또 예고하지 않는 상태에서 변하고 있다.

성적 건강(sexual health)이란 개인이 성을 경험할 때 신체적, 정서적, 심리적, 영적, 사회적 및 문화적으로 안녕 상태의 유지를 말하는데, 성행동의 경험, 성에 대한 태도, 정신건강, 급성 및 만성질환, 폭력, 사회 및 문화적, 생물학 및 유전적 요인 등 다양한 요인들에 의해서 영향을 받는다. 또 성적 건강에는 개인 및 사회적 윤리기준에 부합된 상태에서 이루어진 성행동을 즐기고 조절하는 능력, 성적 반응을 억압하고 성관계에 손상을 가져올 수 있는 두려움이나 수치심, 죄의식 등 심리적 요소가 없는 상태, 성기능을 해치는 생리학적 이상이나 질병 등이 없는 상태, 성적 상호작용에 의해서 감염된 각종 질환, 성기능장애에 영향을 미치는 각종 질환, 원하지 않은 임신, 낙태, 불임 등이 포함된다.

성적 건강에 대한 정의는 연구자나 시대마다 약간씩 다르지만, 최근에 올수록 그 정의는 개인의 삶에서 사회적 존재가치로서의 긍정적 요소가 강조되고 있다. 예를 들면, 세계보건기구(WHO)는 2002년 섹슈얼러티에 관련되어 신체, 정서, 정신 및 사회적 안녕을 유지한 상태를 성적 건강이라고 정의했다. 또 성적 건강의 정상여부는 정신의학의 차원에서 WHO의 ICD(국제 질병 및 건강문제분류 : International Classification of Disease & Related Health Problems)나 미국정신의학회(American Psychiatric Association)의 DSM(정신질환의 진단 및 통계편람 : Diagnostic & Statistical Manual of Mental Disorders) 등에 정리되어 있는데, 성적 건강에 대한 기준은 범세계적으로 ICD보다도 DSM에 의존하는 경향이 더 높다. DSM은 1952년 제1판(DSM-I), 1965년 제2판(DSM-II), 1980년 제3판(DSM-III), 1987년 제3판 개정판(DSM-III-R), 1994년 제4판(DSM-IV)에 이어 2000년에는 제4판의 교과서개정판(DSM-IV-TR)이 발간되었다. ICD와 DSM의 기준은 다르지만, 소위 DSM-IV의 기준들은 1992년에 발간한 ICD 제10판의 기준들과 차이가 별로 없어진 상태이다.

성적으로 건강하지 못한 상태를 DSM-I에서는 사회병질적(sociopathic) 성격, DSM-II에서는 전반적인 성격장애의 범주, 그리고 DSM-III 및 DSM-III-R에는 심리 성적인 장애에 포함시키고 있다. 그러나 DSM-IV 및 DSM-IV-TR에서는 이를 '성적 및 정신 성적 정체성장애(sexual and gender identity disorders)' 라는 범주로 표기하고, 이 범주의 내용을 ① 성기능장애(sexual dysfunctions) ② 변태성욕(paraphilia) ③ 정신 성적 정체성장애(gender identity disorder)의 3가지로 구분한다. 성기능장애는 성 반응주기(sexual response cycle)를 욕구(desire), 흥분(excitement), 절정(orgasm) 및 해소(resolution)의 4단계로 가정한 논리에 따라서 분류되었다. 변태성욕은 희귀한 대상이나 행위, 상황을 포함하는 성적인 충동이나 환상, 행동이 매우 강하고 반복적으로 지속된 자들을 분류한 것이다.

정신의학 차원에서 성적 건강의 범주를 정하는 것 이외에도 사회 문화적 차원의 성행동 정상 여부를 고려할 수 있다. 어느 시대에서는 성행동의 정상성에 대한 일치된 견해가 있는 것은 아니지만, 정상여부를 논할 때 최소한 다음과 같은 여러 가지 측면을 고려할 수 있다.

1) **사회적 기준** : 사회적 기준에 의하면, 어떠한 행위이든지 행위 당사자 이외의 사회 구성원에게 해를 끼치게 되면 정상 범주에서 벗어난다고 여긴다. 그렇기 때문에 성인들끼리 서로 동의하는 상태에서, 자발적으로, 또 사적인 상황에서 성행위가 이루어진다면 그 형태가 어떠한 것이든지 상관없이 정상이라고 할 수 있다.

2) **도덕적 기준** : 도덕적 관례는 여러 가지 종교 및 철학적 견해를 근거로 형성된다. 특정한 도덕규준에 의하여 성행동들의 정상여부를 판가름한다.

3) **법적 기준** : 법적인 정의에 따르면, 법률을 위반한 상태의 어떠한 성행동이든지 정상에서 벗어난다. 어느 사회에서나 법적인 변화 속도는 여론의 변화보다 다소 느리지만, 법령은 대부분의 경우 도덕적인 관례에 근접한다.

4) **문화적 기준** : 어느 특정한 시점에서 문화적으로 용납되고 있는 성행동은 정상으로 간주된다. 시대의 흐름에 따라서 기준도 달라질 수 있는데, 앞에서 언급한 세 가지 영역의 기준들도 시대에 따라서 변할 가능성이 높다.

5) **통계적 기준** : 한 사회 문화권의 대다수 구성원들에 의해서 행해지는 행동은 통계적으로 정상이 될 수 있다. 이러한 기준에서는 도덕성 여부 등에 상관없이 소수인가, 다수인가에 따라 기준이 다르다. 예를 들면, 배우자가 아닌 사람과의 성행위를 다수가 즐긴다면 정상으로 여기는 반면, 혼전 순결을 지키는 자들이 소수라면 오히려 비정상이라고 해석한다.

6) **심리적 기준** : 심리학적으로 어떤 행동이든지 긍정적인 느낌을 얻게 해주고, 자존심을 고양시켜 주며, 편안함을 가져다주면 정상이 된다. 그렇지만 유사한 행동일지라도 어느 순간에는 긍정적인 느낌을 가져다주지만, 다른 상황에서는 부정적인 느낌을 가져다줄 수 있다.

7) **계통발생학적 기준** : 계통발생학이란 특정한 동물 부류들의 성장과 발달을 의미한다. 인간 성행동의 기준은 다른 포유동물에게서 나타나는 행동인가에 따라서 달라진다. 곧 이 기준에서는 포유동물에게서 보이지 않는 사람들의 성행동은 모두 비정상에 해당된다.

4. 성에 대한 태도의 변화

우리 문화권의 성 윤리는 1960년대까지만 해도 고대중국 하·은·주 3대에 걸쳐 아동교육서로 이용했던 소학(小學)의 입교(入敎) 편에 명시된 '남녀칠세부동석' 개념에서 벗어나지 못했다. 그러나 곧바로 근대화 물결에 따라서 변화가 일어나는 과정에서 미니스커트 등장, 가족계획 보급, 연애결혼이나 혼전성교 유행, 포르노 보급 등은 세대간의 거리감이 생기기에 충분하였다. 변화에 저항하는 사람들이나 변화에 앞장서는 사람들도 있기 때문에 갈등이 생기게 된다. 최소한 1980년대 중반이후 한국인의 성적 태도나 성행동은 지난 몇 세기 동안의 것과 너무도 다르다. 또 대중매체나 문학, 예술 등에서 성적 자극이 범람하면서 남녀노소 모두 성적 쾌락과 성욕 충족의 권리를 당연시하는 풍토는 우리나라뿐만이 아니라 범세계적으로 전개되었는데, 그 전개의 시기가 구미지역은 1960년대, 일본은 1970년대, 우리나라는 1980년대 중반이후, 그리고 동구권이나 중국 등은 1990년대라는 차이가 있을 뿐이다. 물론 서구사회는 20세기초반에도 그러한 변화가 일시적으로 보이기도 했으며, 또 제1차 세계대전 이후 정치와 경제, 사회 구조의 재편성으로 또다시 변화를 보이기도 했지만, 20세기 중반 무렵까지의 서구사회는 기독교 영향으로 성에 대한 태도가 매우 보수적이었다.

그 예로 1929년 미국 중서부지역의 한 대학에서 발생한 일화를 소개할 수 있다. 일화는 두 교수가 학생들에게 익명으로 혼전 및 혼외 성행위에 관한 태도를 물었던 게 발단이 되었다. 보수적 태도를 고수하던 미국사회는 이를 문제화시켰는데, 나중에 신성한 대학을 모독했다는 분위기가 형성되었다. 그들은 결국 연구주제가 저속했다는 이유로 징계위원회에 회부되어 1명은 파면, 다른 1명은 일정기간 동안 교수생활을 하지 못했다.

일반적으로 성에 대한 태도가 변하여 기준이 달라진 현상을 사회과학적(정치적) 용어를 차용하여 성 혁명(sexual revolution)이라고 부른다. 성적 상호작용의 기능을 토대로 설명하자면, 종족보존에 더 비중을 두는 입장을 보수 또는 전통 그리고 이와 반대로 쾌락추구나 재창조에 더 비중을 두는 입장을 진보 또는 자유로 구분할 수 있다. 보수적인 입장에서는 종족보존도 결혼관계 이내에서만 적절한 것으로 이해하기 때문에 혼외는 물론 혼전 성행위도 옳지 않다고 보는데, 이러한 입장을 관철하기 위해서 특히 남성이나 성인보다도 여성이나 청소년의 성욕을 통제해왔다. 반면 진보적인 입장에서는 나이나 성별 등과 관계없이 모든 인간을 성적인 존재로 여기기 때문에 누구든지 성욕의 표현과 관련된 생각이나 환상, 감정 등을 지닐 수 있음을 인정하는 등 성욕 발산의 입장을 평등의 관점에서 조명하고 있다.

태도가 변하는 방향은 매우 보수적이고 전통적인 상태에서 진보적이고 자유로운 쪽으로 바뀌는 것과 이와 반대로 매우 자유스러운 상태에서 보수적인 상태로 바뀌는 두 가지가 존재한다. 넓게는 이들을 모두 성 혁명이라고 부를 수 있지만, 대부분 성 혁명이라는 용어는 보수에서 진보 상태로 기준이 바뀌는 것만을 일컫는다. 혹자는 성 혁명의 존재에 의문을 제기하면서 변화속도가 그렇게 빠르지 않으므로 혁명이라는 단어에서 첫 철자를 떼어내고 자연과학적(생물학적) 용어로 성 진화(sexual evolution)라고 부르고 있다. 성 혁명이든 성 진화든 태도나 행동이 정지되지 않고 변화함을 의미하는데, 그 변화의 속도와 방향에서는 차이가 있다. 근래 우리나라를 비롯한 대다수 문화권에서의 변화 방향은 더 자유롭고 진보적인 방향으로 매우 빠르게 나타나고 있다.

이러한 변화에 관련된 사회 · 문화적 요인들은 여러 가지로 분석되는데, 산업사회로 변모하면서 대두한 가족구조 변화, 개인주의적 가치관 팽배, 여성의 교육기회 및 사회참여 증진 등을 들 수 있다. 또 이러한 성 혁명으로 인하여 이혼율이나 미혼 청소년 부모의 증가, 자녀의 결혼 파트너 선택에서 부모의 개입 감소, 청소년들의 성경험 개시연령 저하 등이 초래되기도 한다. 보통 한 시대의 성 혁명 진행 정도를 따져보는 지표들은 다양하지만, 사회구성원들이 가장 거부감을 보였던 내용을 근거로 태도를 측정하는 것이 상례이다. 예를 들면, 혼전이나 혼외 성교에 대한 태도변화, 동성애의 이해 정도, 여성의 성행동 변화 등이 성 혁명의 지표가 되기도 한다.

5. 성 혁명의 역사적 조망

앞 절에서 소개한 20세기중반이후의 성 혁명에 관한 설명은 과거 수천 년의 역사를 토대로 볼 때 극히 일부분에 해당된다. 고대에도 문화적 교류가 활발했지만, 지난 20세기 중반 이래 반세기 동안 동서양의 문화적 교류는 과거의 몇 세기에 비해 훨씬 더 활발한 편이다. 유감스럽지만 근래에는 동양이 서양에 미치는 영향보다도 서양이 동양에 미치는 영향이 더 지대한 편이다. 곧 유교나, 불교, 힌두교, 회교 문화권에서도 기독교의 영향을 지대하게 받았으며, 우리 문화권은 지난 반세기 동안 기독교의 세력이 눈에 띄게 확산되었다. 그러한 이유로 서구의 기독교 문화권에서 성을 바라보는 사고방식이 우리에게도 전달되었던 것이다. 이에 여기에서는 편의상 서구사회의 변화된 모습을 기독교 문화권 이전의 모습부터 근대까지를 간략하게 조망하고자 한다. 성 혁명이 반복적으로 진행되었던 역사적 변화를 이해해야 우리의 현재 모습이 어떠한가를 쉽게 알아차릴 수 있다. 아래에 내용은 보수와 진보를 오고간 성 혁명의 역사에 대한 기본적인 틀이다.

1) **메소포타미아 및 이집트 문화(BC 3000~300)** : 거의 인류 최초의 문명으로 알려져 인구가 집중된 곳은 현재 이라크 지역인 메소포타미아와 이집트였다. 메소포타미아 문명의 초기시절 모계가족사회를 형성하였으며 근대의 관점에서 이해할 때 성적으로 개방된 편이었다. 남부의 바빌로니아로부터 수메리아, 북부의 앗시리아에 이르기까지 거의 2,700여 년 동안 번성하였던 고대 메소포타미아에서는 자연의 상징물로 생명이 다산에 달려 있다는 믿음을 상징하는 신들을 믿었다. 그리스와 로마 문명이 싹트기 거의 1,000년 전 여러 종족들은 다양한 이름으로 여신들(예, Cybele, Aphrodite, Ishtar, Isis 등)을 경배했는데, 그들의 주신은 생명, 남성, 여성, 자연과 번식, 성, 성력, 출산, 다른 신들을 관장한다는 Ishtar이었다. 또 Ishtar는 전쟁과 무기의 여신이어서 승리를 했을 경우 신전에서 축하연이 열렸는데, 성기를 그려서 남녀를 구별했을 정도로 미개했던 수메리아인들은 성교의 의미를 제대로 이해하지 못했던 탓으로 그 축하연에서는 가축, 곡식 등의 풍요를 위한 의식이 성별을 구별하지 않은 상태의 집단 성행위(sexual orgy) 과정으로 나타났다.

세월이 흘러 모계에서 부계가족사회로 바뀌게 되었는데, 그 과정에서 Ishtar는 지위와 영광을 잃어 남신들이 등장하게 되었다. 그 후 남성들에게는 Ishtar신전을 찾아 경배하지 않으면 그들의 청원을 들어주지 않는다고 해서 먼 곳으로부터 참배하러 왔으며, 여성에게는 일생에 한번 Ishtar신전에 봉사해야 하는 의무를 부여했다. 그게 바로 신전에서 낯선 나그네가 신전에 봉사하러 온 한 여성을 선택하여 성행위를 하는 것이었으며, 그 대가로 남성은 신전에 돈을 지불해야 했다. 이러한 차원에서 신전 성매매가 발달하게 되었는데, 이 문제는 성매매를 설명하는 장에 상술되어 있다.

당시 낯선 남성들은 대부분 기혼 남성이며, 신전에서 근무하는 여성을 나쁘게 얘기하는 것은 법으로 금지되어 있었다. 그와 같은 남성위주의 문화권이었지만, 메소포타미아의 남성들은 남편이나 아버지가 여성에 대한 갈등적 태도를 지녔다. 그 이유는 남성에 비해 신분이 낮았던 여성은 남자들이 소유하지 못한 생명을 탄생시키는 힘을 가졌기 때문이었다. 곧 잉태와 출산의 능력을 갖춘 여성은 남성을 유혹하거나 불구자로 만들어버리거나 파멸시킬 수 있다고 믿어 남성들에게 경배와 두려움의 대상이기도 했다. 곧 여성에 대한 두려움을 상징하는 조각품들은 지중해 연안지역을 비롯하여 세계 도처에서 발굴되었다.

고대이집트에서의 원시종교는 간통, 근친상간, 동성애, 자위행위 등의 성 문제와 관련이 깊다. 이집트 신들은 성행위를 하는 모양을 취하고 있으며, 태어나서 죽을 때까지 그리고 다시 태어날 때까지 성은 쾌락의 측면에서 매우 중요한 부분이었는데,

미라에도 사후에 성생활을 즐기도록 하기 위해 가짜 젖꼭지 등을 부착시켜놓을 정도였다. 즉 고대이집트 사람들은 성을 사는 동안 최대로 즐겼으며, 죽어서도 즐길 수 있다고 믿었다. 이집트 문화권에서는 나일강의 범람으로 농업이 번성한 탓에 여성들의 지위가 비교적 높은 편이었는데, 남성과 동등하지는 않았을지라도 이집트여성은 자산을 소유할 수 있었다. 그러나 메소포타미아처럼 이집트에서도 남성의 지위가 여성보다 더 우세했으며, 가족의 안정을 침해하지 않는 범위에서의 어떠한 성행위도 묵인되었다.

고대 이집트 사람들은 아이를 낳고 기르는 아버지와 어머니의 역할을 중요시했으며, 다산을 원해서라기보다도 높은 영아사망률 때문에 대가족을 원하였다. 그들은 간통을 허용하지 않았는데, 만약 간통을 했을 경우 남성은 이혼, 여성은 코를 베어버리거나 사형되는 처벌을 받았다. 근친간의 결혼도 허용되어 남매일지라고 배다른 경우 혼인이 가능했으며, 왕이 되는 남성은 필히 자신의 배다른 누이인 왕족의 여성과 결혼하거나 첩으로 삼았다. 피임과 낙태 모두 유행했으며, 성매매에 종사하는 여성은 의상을 매력적으로 갖추고 입술을 붉게 칠하고 다녔다. 결혼은 자발적으로 이루어지고 일부다처가 허용되었지만, 경제적으로 부담이 커서 주로 일부일처 위주였다.

2) 초기 유태교 문화(BC 1800~1000) : 고대 유대교 문화권에서는 성을 식사나 음주와 비슷한 맥락에서 이해했다. 적절한 식사와 음주는 자연스럽고, 신체기능 유지에 이롭고, 만족이나 기쁨을 가져다주는 것인 반면, 부적절한 식사나 음주는 비만, 알코올중독을 초래하는 등 해로운 것이다. 성의 경우도 신의 계시에 따라서 적절하게 발산되면 전혀 문제가 없다고 보았다. 유대인들의 법에서는 적절한 성에 대한 지침이 있는데, 성의 가치는 친교, 우정, 사랑을 위한 결혼관계를 굳건하게 하는 종족보존의 차원에 두었다. 당시 유태인들은 성적 표현의 대상을 배우자로만 국한시켜 혼전이나 혼외 성교를 금했다. 그렇지만 여성은 남성보다 더 열등한 존재 또는 남성의 자산 정도로 여겨졌으므로 법규는 남성보다도 여성에게 더 심하게 적용되었다.

고대 유태인 사회에서의 성행동은 종족보존만을 위한 것으로 동성애나 자위행위, 수간, 낙태, 피임 등이 금지되었고, 역시 그들은 부인이 종교적으로 불결한 시기(niddah : 여성의 월경 기간 동안 남편과 금욕을 해야 하는 상태를 이름)에 성관계를 금하였다. 즉, 부인이 월경을 시작한 날로부터 거의 2주일 동안 금욕을 했는데, 금욕기간은 몸을 정화시키는 목욕(mikvah : 유대교에서 몸을 침수시켜 정화하는 의식에 사용된 물웅덩이를 말하는데, 요즈음에는 월경이나 출산 후 여성이 몸을 정화시키는 의식에서 사용되며, 남성도 정화하는 의식에서 사용되기도 함. 유대교에서는 유대교 회당을 건축할 때 mikvah를 더 먼저 만들어야 할 정도로 정화의식을 중요시함) 후에 완료되었다. 몸을 정화시킨 후 남편과 재결합할 시 친교의 기쁨이 증가한다고 믿었던 유대인들은 성을 더럽고 사악한 것으로 여기지는 않았다. 그러나 유대인들에게 여성의 정숙은 가장 주요한 덕목이어서 남성이 정숙한 여성을 아내로 맞이하고 가족을 형성하는 것을 유대교 사회의 중추적인 힘으로 여겼다. 그렇기 때문에 유대인들은 독신생활을 금지하지는 않았지만, 혼자서 사는 것은 경멸하기도 했다.

3) 초기 그리스 로마 문화(BC 1000~200) : 초기 그리스 문화에서는 가족의 안정을 해치지 않는 한도 내

에서의 성행위가 묵인되었다. 즉, 도시국가 문화권에서는 원래 성을 즐기는 경향이 있었지만, BC 500년경 성에 대한 태도가 보수적으로 바뀌면서 동성애나 자위행위 등을 비난하였다. 농부나 전사와 같은 남성들의 생활이 사회의 주요한 역할을 담당하는데, 그들은 쾌락보다도 종족보존의 의무나 윤리를 더 중요시하였다. 그러나 1~2세기 후 다시 성에 대한 태도가 향락적으로 바뀌어 나체주의, 동성애, 성매매, 축첩, 외설문학이나 예술, 집단성교 등이 유행할 정도로 오늘날보다 더 성에 대한 태도가 더 자유로웠다.

고대 그리스 예술 작품에는 남성의 성기 모양이 다산을 상징하기 때문에 자주 등장하는데, 대부분의 남성들을 나체상태로 묘사했다. 그렇지만 기혼여성이나 정숙한 여성은 항상 옷을 입은 채로 묘사되었는데, 옆에 남편을 나체로 묘사했을 경우도 그렇다. 그 대신 성매매에 종사하는 여성은 나체로 묘사되었다. 그리스 남성들은 여성들이 남근을 선망한다고 믿었으며, 여성들이 남근을 가지고 있는 모습이 자주 묘사되었고, 실제로 가게에서는 가죽으로 만든 남근 모양의 물건을 판매하였다. 여성들의 동성애나 자위행위를 묘사할 때도 항상 남근 모양이 등장한 채로 묘사되었다.

당시에는 강간도 자주 발생했는데, 남성들은 이를 여성을 지배하는 권리 정도로 이해하였다. 그리스 신화에서도 제우스가 수많은 여성들과 남성까지도 강간했듯이, 일반 남성들은 성매매 종사자나 노예 등은 물론 우물에 물을 긷는 여성들을 강간의 대상자로 물색할 정도로 심했다. 또 결혼형태는 일부일처제였지만 여성은 처녀여야 했고, 남성은 유부녀가 아닌 다른 여성과의 관계가 가능했다. 여성은 남성의 물건처럼 취급되어 딸의 아버지는 신부지참금을 주고서 다른 남성에게 딸을 넘겨주면, 딸의 주인은 남편으로 바뀌게 되었다. 당시 아테네 여성은 보통 14~15세에 결혼했으며, 아테네보다 약간 더 높은 신분을 유지했던 스파르타 여성은 18세에 결혼했다고 전해진다. 여성은 남편하고의 사회적 교제가 금지되어 거리를 함께 걷지도 못했으며, 거리에 나설 때에는 혼자가 아니라 노예나 종이 동행해야 했다. 신분이 높은 여성은 육신을 보여주면 안 되므로 신체를 가리고 다녔다.

그리스 여성들은 교육을 받지 못했으며, 남편이 외출할 때에는 부인은 집에 감금당하는 게 보통이었다. 부인의 유일한 책임과 의무는 아들생산과 가사이었고, 딸을 낳았을 경우 살해가 가능하며, 또 태어나자마자 딸을 성매매 업소에 팔아버릴 수도 있었다. 그리스 사회에서는 낙태가 허용되었고, 기근에 의한 영아살해행위도 성행하였다. 또 낙태나 영아살해는 남편이 결정했으며, 여자는 그 결정을 따라야 했다. 여성에 대한 남성들의 폭력도 심했으며, 부인이 남편으로부터 살해당하기도 했다. 많은 여성들이 태어날 때 죽기도 하지만, 생존할 경우 어려서 결혼을 시키며, 여자들에게는 태어날 때의 죽음을 순교라고 가르칠 정도였다.

그리스 부인들은 남편의 감시를 심하게 받았는데, 나이가 들어 어머니나 할머니 신분이 되기 전에는 자유롭게 움직이지 못했다. 또 그들은 남편을 성적으로 상대할 때 미소년이나 성매매 종사자, 노예들과 경쟁해야 했다. 여성을 남성의 종속물로 여겼으므로 플라톤이나 아리스토텔레스 등은 남성들의 사랑만을 인간관계에서 최고의 친교형태라고 했다. 당시 그리스 여성들은 역할이 서로 다른 세 계급으로 나누어졌는데, 남편에게 적출의 자녀를 생산해주는 아내, 남성의 사교나 성적 상대자가 되어

주는 학식이 높은 성매매 종사자(hetairae), 그리고 단순히 남성의 성적 쾌락을 위한 성매매 종사자(pornae)가 있었다.

미소년하고의 사랑 즉, 남성 동성애의 관계를 간략하게 언급하자면, 그리스 남성들은 성적 대상으로 어린 남성을 소유했다. 나이가 어린 남성의 입장에서는 연장자에 대한 사랑이나 욕망이 없는 상태일 가능성이 크다. 그리스 남성들은 정액에 지식의 근원이 담겨있기 때문에 어린 남성에게 정액을 전달해야 지혜로워진다고 믿었다. 남성은 자기 파트너(어린 남성 파트너나 성매매 종사자)에게 전희의 일종으로 오럴섹스를 하도록 강요하며, 성행위 전에 상대를 구타하는 게 보통이었다. 당시 남성 동성애 관계에서 미소년 남성을 'eromenos(eromenoi)' 그리고 성인 남성을 'erastes' 라고 불렀다. 동성애는 그리스 남성에게만 나타났던 것이 아니라 여성들도 마찬가지로 나이 어린 여자와 성관계가 제한받지 않았다. 그들은 동년배와의 동성애관계를 신통치 않은 것으로 여기어 어린 상대를 선택했는데, 나이가 어린 여자는 자유롭게 돌아다닐 수는 있지만, 그 경우 성매매 종사자로 여겨지므로 몸을 팔던지 아니면 강간을 당하든지 선택의 여지가 크지 않았다.

4) 로마제국주의 시대(BC 186~AD 476) : 로마시대는 전반적으로 성의 표현이 매우 자유로웠다. 특히 AD 300년을 전후로 그리스시대보다도 모든 면에서 더 노골적인 형태의 성 혁명이 이루어졌는데, 당시의 대다수 로마 황제들은 동성애를 즐겼다. 귀족들도 역시 성매매 등 방탕한 생활을 수준 높은 문화로 인식하였다. BC 300년경 그리스와 AD 300년경 로마에서 발생한 성 혁명은 20세기중반이후의 성 혁명과 기본적으로 차이가 있다. 고대의 성 혁명들은 금세기의 것보다 매우 느린 속도로 전개되었고 또 종교적 차원에서 발생했다. 또 고대에는 성을 풍작이나 다산과 관련시켰기 때문에 단순히 향락을 추구하는 금세기의 것과는 다르게 해석해야 한다.

로마시대의 자유분방한 단면들을 소개하자면, 우선 결혼 첫날 남편은 신부가 아니라 다른 여성과 자도록 하는 경우도 있었다. 남편은 외출할 때 부인을 노예처럼 감금시키기도 했으며, 아예 부인의 바깥 생활을 제한시키기 위해 돈을 소지하지 못하게 했다. 고대 로마 여성의 결혼연령은 사춘기 도달여부에 상관없이 12세 정도였으며, 결혼 당시 처녀성에 큰 가치를 두었다. 또 남성에게는 간통을 허용했지만, 부인의 간통은 금하였다. 그야말로 여성의 성은 부계사회 가치에 따라서 다산을 강조하는 것이었으며, 남편이 죽으면 재혼을 허락하지 않았다. 그리스 남성들처럼 로마남성들도 성매매를 자주 즐겼으며, 자녀생산을 위한 성행위는 부인 그리고 쾌락추구를 위한 성행위는 성매매 종사자, 첩, 노예들과 했으며, 다른 여성을 강간하기도 했다. 당시 성매매 업소나 종사자의 위생상태가 매우 좋지 않았던 기록이 많은데, 그리스 남성들은 성매매 업소에서 자신들이 돈을 지불한 만큼 원하는 서비스를 하지 않으면 성매매 종사자를 때리거나 강간 하는 것이 보통이었다.

자유분방함에도 불구하고 로마인들에게 성적인 금기가 있었는데, 그 중 하나는 신혼부부의 첫날을 제외하고는 성행위를 밤에만 하는 것이었다. 성행위를 할 때 방은 불을 끄고 어두운 상태이어야 하며, 여성은 나체가 아니라 가슴 등을 가리고 있어야 했다. 남성은 지배자로서 나체로 여성을 상대하지만, 여성은 옷을 입고 있었다. 남성은 항상 성행위에서 주도권을 가졌으며, 남성지도자들은 마초처럼 지배의 힘을 과장해서 발휘했다. 두 개인의 결합이 이성이든 동성이든 상류계층에게는 쾌락추구에 대한 제한이 없었지만, 남성 동성애의 경우 수동적인 역할을 하는 자를 못난 사람으로 취급하였다. 즉, 항문성교를 당하는 입장의 남성은 자존심이 없는 남성으로 취급되었지만, 여성이 남성과의 성관계에서 수동적 역할을 하는 것은 괜찮았다. 로마 남성들도 지위나 수준이 높을 경우 아동과의 성행위가 보편화되었는데, 그들은 남녀 아동들을 노예로 두고 애완동물처럼 가지고 놀았다.

5) **초기 기독교 문화**(AD 4~5세기) : 기독교에서는 처음부터 성 윤리를 체계화시키고 있지는 않았다. 예수 자신은 독신생활을 했지만, 추종자들에게 금욕이나 독신을 요구하지도 않았다. 그는 성매매 종사자들이나 간음행위를 한 자들까지 모두 용서했을 정도로 여성을 존중했고, 비하시키지도 않았다. 반면 예수의 추종자들 중에서 성행동에 관하여 최초로 언급한 사람은 독신생활을 강조한 성 바울(St. Paul)이다. 방탕한 생활로 인해 로마제국이 분열되면서 그 위상이 흔들려버린 4세기 말 기독교는 유태교 영향으로 성을 매우 부정적으로 바라보았다. 이러한 입장은 바로 성 오거스틴(St. Augustine : 354~430)의 등장으로 이루어졌다. 기독교도인 어머니와 이교도인 아버지 사이에서 북아프리카의 한 도시(Tagaste)에서 태어난 오거스틴은 성인기 초기까지 야망과 성에 대한 갈등의 연속이었다. 그는 젊은 시절 웅변가로 꽤 유명한 인물이었지만, 성욕 때문에 영적 추구를 제대로 하지 못했다.

그 이유는 33세에 기독교로 개종하기 전 11년 동안 마니교(Manichaenism : 페르시아 예언자 Mani가 제창한 종교로 3~7세기에 번성했으며, 조로아스터교, Gnosis파 기독교, 및 이교도 원리 등을 토대로 한 종교철학으로 로마 정부나 신플라톤주의 철학자, 정통파 기독교에서는 이를 반대)에 빠져들었기 때문이다. 모든 것을 선악으로 이분했던 마니교에서는 종족보존도 사악한 행위로 보았던 탓에 그는 독신생활을 하는 모범적인 마니교도가 되려고 노력했으나 실패했다. 그의 의지적 영혼은 육신에 비해 약하여 섹스를 포기할 수 없었다. 특히 여종과의 성관계로 사생아를 출산시켰던 그는 연인과 아들을 두고 있었기에 마니교 생활에 집착하면서 괴로워했다. 그는 성적 감정의 통제가 어려움을 걱정하며 "나에게 이를 이겨낼 수 있는 힘을 주되 지금 당장 주지는 마세요!" 라고 기도했다.

이 상황에서 그는 금욕을 위해 여종과 사생아를 멀리 보내고 어머니가 허락해준 아직 사춘기에도 달하지 않은 여아와 결혼서약을 했다. 그러나 그녀가 성숙하기 전까지도 성욕을 참지 못하고 다른 여종과 성관계를 가졌다. 이러한 개인적 위기를 겪은 오거스틴은 마니교 종교의 모순을 발견하고 플라톤 철학을 공부하다가 33세에 성 바울의 글을 읽고 기독교도가 되었다. 그때부터 그는 모든 사람이 욕정의 결과로 태어났으며, 죄 속에서 잉태되었다고 믿었다. 그는 영리하고 야망이 컸기에 기독교에서도 곧바로 주교가 되었는데, 그 원죄를 보상하고자 의지로서 충동을 억제할 수 있어야 한다고 주장했다. 그는 성교를 동물적 욕정으로 보았기에 자녀생산 목적에서만 용서받을 수 있으며, 자녀를 생산할 목적이 아닌 상태에서 열정만 가지고 부인을 성적으로 상대하는 것도 간통이라고 표현할 정도였다. 아울러 그는 욕정 때문에 남자친구와의 우정에 금이 갔다고 하면서 동성애를 자연에 반하는 죄라고도 비난했다. 그는 나중에 독신의 길을 선택했으며, 그의 생각은 성에 관한 기독교 윤리 기준의 일부가 되었다. 그는 금욕을 강조하고 자녀생산 목적의 성행위만을 강조했는데, 그의 기독교적 사고방식은 중세까지 영향을 미쳤다.

6) 중세의 암흑기(476~1300) : 로마제국의 약화와 성 오거스틴의 등장 이후로부터 수세기 동안 동성애나 자위행위 등을 배척하고 순결을 미덕으로 여기는 시대가 이어졌다. 남성들은 기사도 정신을 중요시하여 윤리와 의무를 근거로 한 생활을 하였다. 성 오거스틴 이후 기독교의 성 윤리에 지대한 영향을 미친 사람이 9세기만에 등장했는데, 바로 성 아퀴나스(St. Thomas Aquinas : 1225~1274)이다. 오거스틴의 생각을 확장 · 체계화시켰던 아퀴나스는 종족보존과 상관없이 결혼생활 안팎에서 일어나는 모든 성행위를 욕정이라고 하면서, 그 욕정까지도 수간이나 동성애, 비자연적 자세에서의 성교나 자위행위 등보다는 심각성이 가벼울 뿐, 자연에 거역하는 죄라고 규정했다. 또 그는 아이들에게는 안정된 가정이 필요하므로 이혼을 반대했으며, 또 피임은 반대했으나 임신 초기의 낙태는 허용했다.

중세 기독교에서는 육체적인 쾌락의 성을 세속적이고 죄로 여기는 대신, 결혼 관계 이내에서 종족보존을 위한 성행위만을 용납하는 것이었다. 종족보존과 무관한 성행위는 비자연적으로 여겼는데, 자위행위나 오럴섹스, 동성애, 항문성교는 물론 남성 상위 체위의 성교 이외의 자세로 시도되는 성행위를 모두 비정상으로 여기었다. 중세에도 동성애가 존속되었으나 오늘날처럼 하위문화를 형성할 정도가 아니었으며, 동성애 성향을 지닌 남성이나 여성들의 상당수는 결혼을 하지 않기 위해 수도원에 입소해버리기도 했다. 수도사들끼리의 성행위는 비난의 대상이므로 서로에게 사랑의 메시지를 글로 써서 전달했으며, 그들의 관계는 상당히 오랫동안 지속되기도 했다. 귀족 집안의 젊은이들도 동성애 의심의 대상이었는데, 기사들의 집단에서 동성애 관계가 이루어지기도 하고 또 군주의 일부도 동성애자였다.

여성 동성애 경험의 기록은 많지 않지만, 여성들의 동성애도 죄를 짓는 것으로 여겨졌는데 남성 동성애만큼 처벌이 심하지 않았다. 그 이유는 교회에서는 남성들이 정액을 다른 곳에 낭비하는가에 더 많은 관심을 가졌기 때문이었다. 또 중세에는 성매매에 대해서 허용과 비난의 이중적인 모습을 보였는데, 교회는 이를 불륜으로 죄라고 여기면서도 필수적이라고 인정하기도 했다. 몇 차례 성매매를 금지하려고 했을 때 젊은 남성들은 물론 기혼 남성이나 성직자들도 반대하였다. 성매매는 젊은 남성들에게 조건 없는 성관계를 가질 수 있게 하고, 귀부인들이 유혹이나 강간을 당하는 것을 보호할 수 있다고 믿었다.

7) 문예부흥기(1300~1519) : 문예부흥기는 1300년대 이태리에서 시작하여 유럽으로 확산되어 1500년대까지 지속된 문화운동이라 할 수 있다. 아퀴나스가 등장한 이래 상당기간 동안 유럽 사회는 성을 도덕적으로 엄하게 통제하고 있었지만, 교회는 성을 종족보존 때문에 필요악으로 보았다. 그러나 청교도적인 금욕이나 절제가 너무 심하게 요구된 생활에 식상한 사람들은 문예부흥기에 이르러 욕망을 보다 더 자유롭게 발산하게 되었다. 문예부흥기는 작품이나 사고, 행동 등에서 그와 같은 교회의 규칙을 깨고 자유롭게 표현하는 새로운 문화적 틀을 형성한 시기, 또 억압과 자유의지 사이의 투쟁시기라고 할 수 있다.

교회에서는 오직 결혼 후의 성만을 허용했는데, 이 시기 이전에는 사람들이 신체적 매력이나 재정적인 이유로 결혼하고, 사랑은 결혼과 무관했다. 이 시기에는 결혼관계가 아니더라도 사랑을 토대로 한 성행위를 시도했고, 이러한 행동이나 사고방식은 특히 중산층에 먹혀들어갔다. 교회의 관점에서 여성은 남성을 유혹하고 타락으로 이끄는 자였으며, 결혼당시 처녀성을 유지할 수 있도록 보통 12~18세에 약혼을 시켰다. 또 여성은 남성의 자산으로 여겼으므로 아내구타는 합법적이었다. 또 이 시기에는 여성을 존경과 사랑의 관점에서 조명되기도 했으나, 성은 남성 위주에서 유지되었다. 이 시기 남성들의 동성애는 보통 18세 미만의 남성들일 경우 수동적인 역할, 20대 초반에서는 주도적인 역할, 그리고 30세경에 안정된 결혼생활을 하는 형태가 유행하기도 했다.

8) 종교개혁기(1517~1658) : 오거스틴과 아퀴나스의 영향으로 1494년에 작성된 가톨릭교회 교리문답에는 결혼관계에서 성행위를 즐기는 것이 불순한 행위라고 명시되어 있다. 그러나 문예부흥기 동안 사람들이 욕망을 너무 자유롭게 표현하게 되자 기독교 지도자들은 죄의식을 느껴 청교도적 도덕기준을 다시 마련했다. 그 대표적인 인물은 루터(Martin Luther : 1483~1546)와 캘빈(John Calvin : 1509~1564)이었는데, 그들이 성을 이해한 관점을 보자.

루터는 결혼의 중요성 및 여성의 존엄성에 관한 대변자로 가정을 우주의 중심이라고 했다. 그래서 그는 여성을 남성의 실패작품이라고 했던 아리스토텔레스의 입장을 비롯하여 결혼관계나 여성에 대한 부정적인 관점에 정면으로 도전했다. 그 대신 그는 사회 구성원으로서의 여성의 가치, 남성들에게 결혼생활에서 여성하고의 관계, 자녀의 중요성, 결혼이나 부모역할 등을 강조했다. 목회자도 결혼과 부모역할을 하는 것이 필수적이라면서 루터는 6명의 자녀를 두었으며, 결혼의 중요성을 강조하다 보니 서구 기독교계에서 최초로 진정으로 필요한 이혼이나 재혼 등을 승인하였다. 당시 유럽 여성들은 남성으로부터의 학대를 받아도 이혼할 권리가 없었지만, 학대를 받고 있는 많은 여성들이 학대로부터 자유나 보호를 위해 제네바로 도피하기도 했다. 이혼이나 재혼을 허용해야 하는 이유로는 배우자의 간통, 계획적인 유기, 만성적인 발기불능, 목숨을 위협할 정도의 적개심, 계획적인 사기 등을 들었는데, 소원한 관계를 개선해보려는 최대의 노력을 하지 않은 상태에서의 이혼이나 재혼을 허용하지는 않았다.

루터와 캘빈 등의 개혁가들은 부부가 형성한 가정이나 지역사회가 사회의 기본이 됨을 강조하면서 독신생활을 비판하였다. 그래서 아버지들에게 딸들을 수녀원으로부터 데려오도록 하면서 여성들에게 남성들의 지배나 성적 억압으로부터 해방시키려 했다. 역시 수도원에 거주하던 남녀가 원하면 결혼하도록 허용하면서 수도원 제도 및 성직자의 독신생활을 없애려했으며, 수도원 입소를 겁쟁이 같은 행위라고 혹평했다. 그들은 모든 사람이 성년이 되면 결혼해야 한다면서 강간, 외도, 성매매, 항문성교, 다른 성범죄를 처벌함과 동시에 댄스, 사치, 음란 등을 새롭게 규제하는 조항을 교리문답에 추가하기도 했다. 또 사생아나 유기된 아동을 보호하는 시설도 마련하고, 학대받은 부인 및 가난한 미망인들을 보호하였다.

9) 청교도주의(1620~1800) **및 빅토리아왕조시대**(1837~1901) : 유럽에서는 17세기중반에서 18세기 후반까지의 계몽운동기간에는 다소 자유로운 생활을 추구하기도 했지만, 캘빈 추종자들의 영향으로 규칙적인 틀을 중요시한 풍조가 형성되어 비교적 절제된 생활을 했다. 그 추종자들은 보다 더 현실적이고 솔직한 입장에서 성행동을 이해할 뿐, 신에 의

해 맺어진 결혼관계 및 종족보존 이외의 성행위를 반대했다. 이러한 청교도적 관점이 19세기초반까지 이어졌지만, 성에 대한 지나친 통제에 반발해 자유연애나 산아제한, 여성평등, 결혼개혁 등의 개념들이 대두했다. 그러나 곧바로 대영제국의 빅토리아여왕(Alexandrina Victoria : 재위기간 1837~1901)이 등장하면서 남녀 모두에게 자녀생산 목적 이외의 성행위를 금지시켰다.

당시 세계에서 최강대국이었던 영국의 여왕은 1837년 18세에 즉위하여 60년 이상 통치하면서 학자들의 연구결과를 믿었다. 영국이 세계의 군사 및 도덕적 리더로 군림하기 위해 국민들이 건강해야 했고, 그 건강을 위해서는 성욕을 자제해야 했다. 기혼남성에게는 자신과 부인의 건강을 위해, 더 나아가 대영제국의 번영을 위해 월 1회 이내로 성교를 제한했으며 또 청소년들이나 여성들에게는 성을 알아서는 안 된다는 정숙함을 강조했다. 결국 1857년 여왕은 성적 내용이 섞인 책을 외설이라고 금지시켰으며, 기존의 책들도 그런 내용이 들어 있다고 판명되면 몰수 · 파기했다. 남녀 모두에게 자위행위를 모든 질병의 원인이라고 가르쳤으며, 여성이 처녀성을 잃을 경우 결혼하기도 어려웠으며, 심지어는 자녀생산 목적이 아닌 상태로 남편이 부인에게 성관계를 요구하는 것도 금지시켰다. 하물며 여성에게는 기독교 논리를 적용시켜 남성을 유혹하지 않도록 신체부위를 가리고 다니라고 또 성욕을 가져서도 안 된다고 가르쳤으며, 기혼자라도 성교 기회를 줄이게 하는 등 여성의 성욕표현 기회를 제한시켰다. 즉, 빅토리아왕조시대의 윤리강령에 의해 여자는 남편하고의 성관계만을 추구하도록 했다. 그렇지만 남성들에게는 성욕 자제를 표면적으로만 강조했을 뿐 실제로는 어느 상황에서나 추구할 수 있도록 하는 등 남녀간의 이중기준이 팽배했다.

10) 산업화사회(19세기중반~20세기초반) : 생활 장면에 기계가 도입되는 산업화사회로 탈바꿈하면서 빅토리아왕조시대의 욕구좌절에서 벗어나 점점 개인주의 사고에 의한 삶을 추구하는 양상으로 바뀌어갔다. 그러나 빅토리아왕조시대로부터 이월된 사고방식이 이러한 자유로운 삶의 추구에 제동을 거는 시기를 맞이했는데, 예를 들면, 미국에서는 19세기후반에서 20세기초반 사이에 사회정화운동(social purity movement)이 전개되었다. 이는 성매매를 법으로 규제하고, 성교개시 연령을 높이고, 중산층들의 성에 관한 논의를 삼가고, 또한 성을 가정이라는 사적인 영역으로만 한정시켜 통제하려는 보수적인 사회운동이었다.

당시 사회정화운동의 대표적 인물은 콤스탁(Anthony Comstock : 1844~1915)이었다. 이러한 상황에서는 학자들도 자신의 사고를 함부로 표현하지 못했는데, 예를 들면, 1899년 미국의학회에서 한 의사(Denslow Lewis : 1856~1913)가 '성행위의 위생(hygiene of the sexual act)' 이라는 논문을 발표하려고 할 때 존스홉킨스대학교 산부인과의사(Howard Kelly : 1858~1943)가 그러한 주제는 대중을 오염시킨다고 반대하여 논문이 구두로만 발표되었을 뿐 논문집에는 실리지도 못했다.

콤스탁은 철저한 금욕을 원칙으로 한 청교도 집안 출신으로 남북전쟁 당시 북군으로 참전했으며, 젊은 시절 YMCA에서 전개한 죄악추방운동으로 명성을 얻었다. 곧 미국이 남북전쟁 이후 산업화 · 도시화 과정에서 비도덕적이고 악마와 같은 생활로 변했다고 규정하면서 미국을 정화시키려고 노력했다. 그는 우정성 검열관으로 위촉받아 모든 우편물의 검열에서 성적 묘사의 내용이 발견되면 포르노로 규정·고발했으며, 1868년 YMCA후원으로 외설금지에 관한 새로운 법을 만들어 외설 관련 물건을 거래하는 자들을 구속하기 시작했다. 콤스탁이 제기한 법률이 1873년 연방법으로 통과되면서 외설 관련 물건의 우편물 우송도 금지했는데, 낙태나 임신예방 정보도 주고받을 수 없도록 했다.

당시에는 의사도 피임처방을 우편으로 보낼 수 없었다. 우정성 검열에서 1874년에만 해도 거의 63,000여 건의 피임관련 우편물이 압수되었다. 그는 피임을 언급한 의사도 고발했으며, 신문의 이혼 기사도 못마땅하게 여겼다. 그가 우정성 검열관으로 있으면서 구속시킨 자가 3,600명이 넘었다. 콤스탁은 당시 악명이 높았지만, 대중의 지지를 폭넓게 받았다. 피임에 관한 정보는 1937년 디킨슨(Robert Dickenson)이 이끄는 미국의학협회 요청으로 의과대학에서 가르칠 수 있도록 하는 법안이 통과되었을 정도로 콤스탁의 규제는 영향력을 발휘했었다. 소위 콤스탁 금지법 내용은 1963년 미국 대법원에서 의사의 처방 없이 기혼여성에게 피임기구를 팔 수 있도록 하는 법을 개정할 때까지도 부분적으로 효력을 발휘하고 있었다. 또 미혼 여성들에게는 1972년부터 그 금지가 해제되었고, 1977년에 와서야 전체 내용의 효력이 상실되었다.

6. 서구사회에서의 성차별주의 배경

성차별주의(sexism)란 남성에 대한 차별과 여성에 대한 차별 두 가지 모두 가능한 것이지만, 역사적으로 대다수 부계사회에서는 여성을 약자로 보았기 때문에 일반적으로 후자를 일컫는다. 전통사회와 비교할 때 여성에 대한 차별이 약해진 근대의 성차별주의는 여성에게 적대적이면서 호의적인 태도를 동시에 보이고 있다고 해서 양가적인 성차별주의(ambivalent sexism)라고 부르는데, 이는 여성이 남성보다 더 낮은 지위를 지니고 있음과 동시에 이성애적 관계에서 남성에게 부인이나 어머니, 연인으로 의존하는 특성을 지닌다. 이제 전통사회에서 여성에 대한 차별의식이 어떠한 배경에서 출발했는가를 간략히 살펴본다.

플라톤이나 기원전 8세기의 헤시오드(Hesiod) 등은 한결같이 여자를 남자보다 더 열등한 존재라고 기술했다. 그들의 주장에 따르면, 원래 세상은 여자가 없는 남자들의 세계인데, 남자들 중에서 자신의 감정을 통제하지 못하는 자가 나중에 여자로 다시 태어났다는 것이다. 그렇기 때문에 여자를 자신의 물리적 욕망을 제대로 통제하지 못하고 욕정(passion)에 더 얽매여 살아가는 완전하지 못한 존재, 그렇지만 동물보다는 더 완전한 존재에 불과하다고 설명한다. 곧 여자는 남자와 동물의 중간 정도에 해당되므로 남자는 결혼하여 여자의 동물적 속성인 욕정을 통제하면서 살아야 한다고 설명하였다. 그들에 이어 아리스토텔레스는 여성이 남성보다 불완전한 존재라는 사실을, 근대적인 관점에서 전혀 타당성이 없지만, 과학적으로 설명해보려고 시도한 최초의 인물이다.

아리스토텔레스는 자신보다 약 1세기 전에 태어났던 엠페도클레스(Empedocles)의 영향을 받아 물질계를 구성하는 기본요소가 네 가지이며, 그 요소들은 각각 대조적인 특성을 지닌다고 주장했다. 즉,

흙(earth)은 건냉(dry & cold), 물(water)은 습냉(wet & cold), 공기(air)는 온습(hot & wet), 그리고 불(fire)은 온건(hot & dry)이며, 동물을 포함한 모든 물질이 네 가지 기본요소들의 조합에 의해 이루어져 있다는 것이다. 그의 이론의 골자는 열(heat)이 물질을 생성시켜 발달시키는데, 열을 많이 발생시키는 동물일수록 발달이 더 잘된다고 했다. 그는 사람도 한 물질에 속하지만 남녀가 서로 다른 조합에 의해 만들어졌다는 것이다. 그 네 가지 요소들 중에서 남성은 상위 요소에 속하는 불과 공기 위주로 그리고 여성은 하위 요소에 속하는 물과 흙 위주로 구성되는데, 남성만이 그 네 가지 기본요소의 특성을 제대로 갖추었기에 인간의 진정한 모습이라고 해석하였다. 발달과정에서 유기체가 완전하게 발달하지 못하면 그 결함으로 여성이 된다는 생물학적 이론을 체계적으로 전개한 것이다. 여성은 열의 발생이 남성보다 낮으므로 완전하지 못하다는 입장이었다. 그러한 논리를 여성에게만 적용시켰던 것이 아니라 상위 요소로 구성된 남성에게서는 지적인 탁월성은 나타나지만, 여성이나 아동, 이방인들에게서는 나타나지 않는다고 보았다.

남녀의 발달과정을 설명하는 아리스토텔레스의 생물학적 논지는 갈렌(Galen, 129~200)이 생존할 때까지 수세기 동안 받아들여졌는데, 갈렌의 해부학 이론은 중세 유럽 의학 교과과정의 핵심이 될 정도로 1300년 이상 영향을 주었다. 다시 말하면, 중세 유럽의 연금술사들도 아리스토텔레스 이론을 토대로 남녀를 이해했다고 말할 수 있다. 연금술 이론에 의하면, 남자는 변형과정에서 여자보다 더 완전한 형태에 도달한 상태이며, 여자는 남자로 변해야 더 완전한 형태가 된다고 했다. 연금술사들은 남성만이 종족보존의 씨를 생성할 수 있으므로 종족보존과정에서 여성의 역할은 남성이 심어준 씨를 키우는 것에 불과하다. 연금술에서 가장 중요한 단계의 하나는 남성적 원리와 여성적 원리의 결합이다. 이 두 가지 세력이 함께 나타나는 성교는 자녀생산이라는 연금술의 최종목표를 달성하는 필수단계이다. 이 단계에서 여성적 원리는 목표 달성에 필수적이지만 남성적 원리에 비해 이차적이다. 연금술사는 남성의 씨는 전혀 흠이 없다고 믿었다. 만약 태어난 자식이 불완전하다면 필히 여성의 자궁 내의 결함에 의한, 예를 들면, 적절한 영양섭취를 못한 것으로 해석했다.

서구사회는 그리스와 로마문명의 영향으로 인한 성차별의식에다가 유태교 및 기도교적인 입장에서도 여성에 대한 성차별 의식이 복합적으로 작용하게 되었다. 기독교에서 인간을 이해하는 입장은 기본적으로 육신의 특히 여성의 타락인데, 이와 같은 개념은 고대 유태사회로부터 정립되었고, 나중의 기독교적 관점에서의 여성 평가는 사도 바울과 성 오거스틴이 부각시켰던 유산이다. 즉, 기독교가 4세기 로마의 공식종교로 인정받았을 때에도 지배자의 도덕기준을 적용하려는 논리에서 여성은 유감없이 남성의 유혹자로 평가되었다.

그와 같은 서구사회의 성차별은 중세까지 지속되다가 문예부흥기에 와서는 더욱 심해졌다. 그 대표적인 예가 바로 15세기부터 17세기말까지 지속되었던 마녀사냥(witch hunt)이라고 할 수 있다. 유태교나 기독교적인 입장에서 종족보존과 무관한 상태에서의 남성의 정액 낭비를 죄악시했는데, 남성 스스로가 동성애나 자위행위와 같이 죄를 짓는 경우도 있지만 대부분 여성이 유혹하는 상태에서 남성들이 죄를 짓게 된다고 보면서 여성을 박해했던 것이다. 즉, 여성은 남성처럼 성욕을 발산하는 경우 이브처럼 절제할 줄 모르는 유혹자 또는 악마의 탈을 쓴 마녀로 취급해버렸다. 당시에는 그런 여성들의 생식기에는 이빨이 있어 남성의 생식기를 물어 상처를 내므로 경계하라는 믿음(vagina dentata)까지도 생겨났으며, 여성들의 성욕을 통제할 목적에서 15세기에는 정조대가 개발되기도 했다. 일단 어떤 여성이 마녀라고 판명되면 종교재판에 의해 화형에 처했는데, 남성들의 문제도 모두 마녀의 소행으로 해석하기까지 했었다.

예를 들면, 중세의 성직자들은 사춘기를 지난 청소년들의 수면 도중에 나타난 몽정 현상, 성인 남성들의 발기불능이나 기억장애 등을 비롯한 여러 가지 질병들도 마녀들의 농간에 의해 생겼다고 믿고, 마녀들이라고 여겨지는 여성들에 대한 박해를 심하게 했다. 곧 남성들의 영적인 상태를 위협하는 유혹자가 바로 여성이며, 악마의 탈을 쓴 여성이 여러 문제들의 씨앗이라고 믿었다. 유럽지역에서 마녀사냥이 가장 심했던 지역은 독일 남서부 지역으로 1561~1670년에 극성이었으며, 이로 인하여 희생당한 여성의 수는 수만 명에 이른다. 또 그들의 상당수가 성욕과 관련된 피해자라고 할 수 있다. 이러한 행위는 17세기후반 및 18세기초반 종교를 의심하던 엘리트들이 등장하면서 중단되었지만, 서구사회에서는 마녀들에 대한 마지막 박해는 1782년 스위스에서 있었다.

그 후 유럽사회는 18세기후반부터 전개된 산업혁명으로 중산층이 늘어나고 남녀간 역할분담이 분명해지기 시작하면서 여성에 대한 억압이 약간 느슨해지는 듯 했지만, 곧바로 빅토리아왕조시대가 전개되어버렸다. 그러나 19세기 중반 무렵의 빅토리아왕조시대에도 여성을 중세처럼 성적 유혹자로 보았지만, 성적 욕망의 억압을 표면적으로는 남성에게도 요구했으며 또 모든 여성들을 마녀와 같은 식으로 취급하지는 않았다. 그 대신 19세기의 여성은 성욕이 없는 존재(asexual being)로 규정되면서 정숙한 여성과 그렇지 못한 여성으로 이분되었다. 이러한 영향으로 정숙한 여인을 지향하는 여성들은 성욕의 소유를 동물적인 것으로 받아들였으며, 정숙하지 못한 여성은 과거처럼 마녀는 아니지만 못된 여자로 취급받았다.

그와 같은 성차별적 사고가 지속되다보니, 20세기초반에도 서구 기독교 문화권에서는 남자가 여자보다 성욕이 더 강하며, 더 쉽게 흥분이 되며, 더 즐긴다고 믿었던 반면, 여자는 성에 대하여 수동적이고, 관심이 없다고 믿었다. 그러나 산업화 사회의 말기 즉, 20세기중반에 접어들어서 관점이 변하여 여자도 상황에 따라서 다소 성적인 존재라고 이해되기 시작했다. 이러한 변화에 즈음하여 여성권익운동(feminism)도 활발하게 전개되었으며, 그로 인하여 근래에는 여성도 남성과 같은 성적인 존재라는 입장에 반기를 드는 경우가 거의 사라졌다. 실제로 여러 연구들은 남녀의 성욕이 다르지 않음을 확인해주고 있다.

1960년대 초반의 인종차별운동에 이어서 1960년대 후반에는 사회에서 남녀관계를 급진적으로 조명하기 시작한 운동이 전개되었는데, 앞에서 언급한 여성권익운동이었다. 여성권익운동가들은 전통사회의 가부장제가 여성을 억압해왔음을 비판하게 되었고, 이를 계기로 여성이 남성과 다르지 않다는 관점이 부각되기 시작하면서 억압으로부터 해방되었다는 차원에서 여성권익운동을 여성해방운동과 비슷한 맥락으로 이해하게 되었다. 사실 학문적으로도 여성에 관한 연구가 본격적으로 시작되었는데, 여성의 능력이나 역할 등의 가치가 인정되기에 충분할 정도의 연구결과들이 쏟아져 나올 수 있었다. 어느 도서관을 가더라도 여성에 관련된 글은 많은 반면, 남성들의 활동이나 경험에 관한 저술은 상대적으로 부족하다. 여성권익운동이 전개된 후 반사적으로 남성도 불평등으로부터 벗어나야 한다는 운동이 1970～1980년대에 부각되었다. 페미니스트들의 도전 결과 1970년대 남성에 대한 관심을 불러일으켜 남성성에 대한 새로운 사고가 시작되었다. 전통적인 남성성을 키우는 사회화 과정 때문에 남성들이 여성들보다 더 힘들게 살아간다고 주장하면서 전개된 운동이다. 결국 1980～1990년대에는 남성 및 남성성에 대한 학술적 저술도 증가하기 시작하여 남녀관계를 역할이나 문화 등에서 바라보고 있다.

남성들이 지각하는 그들에 대한 편견, 차별, 불평등을 없애기 위해 또 성적 및 가정의 개혁을 성취하기 위해 남성들의 입장에서 전개한 운동을 남성해방운동(men' s liberation)이라고 한다. 남성의 역할이나 가부장제 등에 의해서 남성들이 더 힘들게 살아가고 있음을 비판한 이 운동은 이혼한 아버지가 자녀를 방문할 권리, 이혼할 때 자녀의 양육권을 여성에게 자동적으로 부여하는 법원의 편견 제거, 이혼할 때 아내에게 제공해야 하는 부양수당의 평등화, 이혼한 여성도 적절할 경우 전 남편에게 부양수당을 지불해야 하는 문제, 특히 남성만을 성범죄자로 여기는 등의 남성에 대한 성적 편견의 제거, 결혼생활에서 남편이 아내를 부양해야 한다는 관습의 제거 등에 초점을 두고 있다. 또 피임에서 남녀가 동등한 책임을 져야 하며, 사회교제에서 데이트 비용도 남녀가 동등하게 지불해야 하고, 남녀의 성교도 남성이 주도했을 것이라는 개념이 사라져야 한다고 주장한다. 후자는 데이트강간을 남성의 유죄로 해석하는 관점에 제동을 거는 것이다. 이처럼 남성들이 불평등을 지적했음에도 불구하고 이 운동은 여성해방운동에 비해 별다른 반응을 얻지 못하고 있다. 남성해방주창자들은 여성들에게 남성우월주의자, 즉 매우 위험한 존재로 인식되기 때문이다.

7. 동양 종교와 성

우리 문화권을 비롯하여 아시아지역의 성 문화는 최근에는 서구의 기독교적 사상으로부터도 큰 영향을 받았지만, 전통적으로 불교나 유교, 및 도교 등의 사상과 관련이 깊다. 이에 기독교 이외의 동양의 종교가 성을 어떤 식으로 바라보았는가를 이해할 필요가 있다. 아래에서 불교, 유교, 도교의 입장을 차례로 살펴보고, 우리 문화권에는 큰 영향을 주지 않았던 힌두교 및 탄트라 불교의 입장에 대해서도 살펴본다.

네팔에서 기원전 6세기 힌두교로부터 발달한 불교는 인도, 중국, 한국 및 일본으로 퍼지면서 여러 종파로 나누어졌는데, 초창기 불교의 전통이나 우리나라 불교의 근본 원리는 금욕을 강조하는 것이었다. 그와 같은 입장의 불교에서는 성욕이 열반의 경지 도달에 방해가 되므로 자위행위를 비롯하여 여타의 성적 접촉을 억압했다. 그러나 근래에 와서는 불교에서도 성욕을 무조건 억압하지는 않는다. 승려들에게는 남녀 모두 전통을 고수하여 성욕을 금하도록 하지만, 일반인들에게까지 심하게 억압하지는 않는다. 성 정체성에 관한 입장은 일반인들의 동성애까지 반대하지는 않는 등 동성애를 비난하지 않은 편이지만, 동성애자나 성전환자는 승려가 되지 못하게 한다. 또 피임에 대한 입장은 양가적이며 필요악으로 보고 있다. 그 이유는 피임을 하는 것 자체가 무분별한 성욕 발산과 관련된다고 믿어서 반대하지만, 피임을 하지 않으면 원하지 않는 임신을 초래할 수 있기 때문이다. 불교에서는 인간 생명이 수태와 함께 시작된다고 보므로 피임을 하지 않은 채로 성행위를 하고서 임신을 한 후 사후피임약을 처방하거나 낙태를 하게 된다면 살생하지 말라는 계율에 위반되기 때문이다.

유교의 경우 초창기에는 성을 부정적으로 바라보지 않았지만, 최소한 지난 10세기 동안에는 성을 부정적으로 여겼다. 곧 중국에서 성을 허용해주는 분위기는 명조시대에 끝난 셈이다. 그리고 특히 17세기중반부터 20세기초반까지 만주의 청조시대에서는 금욕주의적 유교 전통에 따라서 성을 제한했다. 그러한 이유로 기생을 제외하고는 혼전성교를 금했으며, 기혼자의 성교도 원칙적으로 자녀생산 목적에서만 하도록 했다. 그렇지만 전통적 성역할에 따라서 일부다처가 허용되었고, 사랑과 낭만을 토대로 한 결혼은 생각하기 어려웠고, 남성의 잦은 사정행위가 건강을 해친다고 강조했다.

우리 문화권에서는 종족보존과 사회질서를 강조하는 유교의 성 윤리에 따라 남녀 모두에게 쾌락을 위한 성이나 혼외관계를 금했다. 그러나 중국은 우리와 달리 유교 이외에 도교의 영향을 더 많이 받았다. 유교처럼 큰 세력을 펴지는 못했지만 도교는 음양의 균형, 개인의 건강, 장수에 초점을 맞추어 금욕을 주장하는 논리를 전개했다. 정액을 생명력의 원천으로 여기므로 성교시 정액의 사출을 피하도록 권했으며, 과다한 성행위와 자위행위를 남성들의 질병의 근원으로 보았다. 정액 상실은 양기 및 남성의 강인함 감소와 함께 생명까지 단축시킨다는 논리에 의해 질병과 관련시킬 수 있었다. 그러나 음양의 조화를 도(道)라고 가르친 도교의 원리를 면밀히 살펴보면, 성을 단순히 억제했던 것이 아니라 어떻게 이를 이용할 것인가를 가르치고 있었다. 성행위가 남녀 모두에게 신체, 정신, 영적인 안녕 유지에 필수적이라고 여긴 도교에서는 곧 남성이 사정을 너무 자주 하면 에너지가 고갈되므로 장수와 불멸을 위해 성교 시 사정 억제의 훈련을 시켰다. 잘 훈련된 남성의 경우 사정하지 않고도 여러 여성을 오르가슴에 이르게 할 수 있다는 논리를 폈다. 그래서 당시에는 젊고 멋있게 생긴 남성보다도 성행위를 자주 하는 그리고 성행위를 오랫동안 할 수 있는 남성에게 가치를 두었다. 또 도교는 초창기에 남녀 모두에게 성적 쾌락을 가져다주는 역할의 중요성을 인식시켰으나 쾌락을 위한 남녀 상호간의 관심은 오랫동안 지속되지 못했다. 즉 기원전 3세기 한조에 이르러 도교 훈련은 남성의 쾌락위주로 실시되어 불로장생을 위해 숫처녀나 여러 여성과 성교를 해야 한다는 식으로 변했다. 또 도교에서는 남성이 사정 억제보다도 사정 통제에 중점을 두었다.

보다 현실적인 도교주의자들은 정액의 생동적 에너지를 유지시키기 위해서는 남성이 10회의 성교에서 2~3차례 정도만 사정하라고 가르쳤다. 도교에서는 성을 영적인 성장에 도움이 된다고 여겼으므로 성행위가 은밀한 의식으로 이루어지기보다도 영적인 균형을 이루어 건강을 회복하는 차원에서 공공연하게 시도되기도 했다. 또 여성들에게도 유사하게 난자의 에너지를 생성시키고 순환시키는 방법으로 적절한 호흡운동이나 명상을 이용하라고 가르쳤다. 그러한 방법들 중 남성이 사정하지 않고서도 성교를 오랫동안 지속하는 방법을 카레짜(karezza)라고 부른다. 이는 성교에서 방출되는 성 에너지를 집중시켜 모으는 방법으로 고대 페르시아에서 유래하여 인도를 통하여 동양에 전해졌는데, 다음 절에서 다시 설명한다.

대부분의 힌두교도들은, 금욕을 하는 승려들까지도, 성을 억압하거나 탐닉하지 않는 상태에서 적당히 즐겨야 하는 것으로 생각한다. 힌두교의 성적 가치는 쉬바(Shiva)와 그의 연인 샤크티(Shakti)와 관련된 의식으로 표현된다. 쉬바는 정적이면서 남성적인 신이라 할 수 있고, 나무나 돌 모양의 남근(Linga or Lingam, 링가)은 쉬바를 경배하는 상징물 또는 금욕으로 성 에너지가 축적된 상태를 의미한다. 샤크티는 동적이면서 창조적이고 여성적인 신이라 할 수 있는데, 삼각형의 돌 조각품(Yoni, 요니)은 샤크티의 상징물 또는 여성 성기를 의미한다. 신비스러운 기하학적 형태 얀트라(Yantra)는 둥그런 모양 링가와 삼각형 요니를 조합시킨 것인데, 이는 성행위를 통해 남녀 몸의 에너지 균형을 유지한다는 믿음과 관계되므로 명상이나 정신집중에도 이용되는 도구가 된다. 곧 힌두교는 샤크티와 쉬바 숭배, 또 이와 관련된 의식에 따라 어느 상황에서나 사정을 피하라고 가르쳤다.

곧 힌두교도 남성은 불가피하게 사정의 순간에 이르더라도 반복적으로 사정을 억제해야 한다. 이를 위해 도교에서처럼 호흡조절이나 명상, 그리고 손가락 압박 등을 배운다. 이러한 관습은 곧 인근지역으로 퍼져나가 20세기에는 서양에까지 전달되었다. 남성의 정액 보존을 강조하여 여성의 질 속에서 사정을 삼가며, 성 에너지를 신체에서 상부로 순환시켜 파트너와 교환하여 사정하지 않고도 오르가슴을 수차례 즐기도록 하는 방법이다. 도교처럼 힌두교에서도 정액은 남성의 강인함이나 장수에 기본이 되므로 성행위를 즐기되 사정하지 말라고 가르쳤으며, 또 주기적 금욕과 자위행위 및 야간정루(nocturnal emission)의 회피가 건강에 중요하다고 믿었다. 그러나 도교와는 달리 힌두교에서는 여신의 숭배가 돋보인다. 즉 모신숭배에 의해 영향 받은 고대인도의 힌두교에서는 10세기경까지 특히 여신의 상에 중점을 두었으며, 결과적으로 여성 성기에 관한 그림이나 조각품들이 많이 제작되었다.

회교(이슬람교)에서는 다른 종교에 비하여 아직까지 전통적이고 보수적인 성에 대한 관점을 고수하고 있다. 남편과 아내 사이의 결혼관계에서 이루어진 성행위는 크게 문제가 되지 않는다. 결혼관계에서 가장 중요한 일은 자녀를 낳고 키우는 일이지만, 부부간의 건강한 삶을 위해서 자녀생산과 관계가 없는 성행위도 매우 중요한 역할을 한다고 본다. 오히려 자녀생산을 잘 하고 있으면서 부부가 즐기는 차원의 성행위를 적절하게 할 경우 친근성이나 결속력 등의 유지에 도움이 된다고 본다. 그렇기 때문에 코란에 명시되어 있지 않지만, 결혼관계 내에서 자녀생산을 적절히 유지된 상태에서 부부가 서로 동의하는 상태의 피임은 허용되고 있다. 낙태도 피임과 비슷한 맥락에서 바라보고 있는데, 일반적으로 산모의 생명이 위험할 경우에만 법적으로 허용하고 있다. 또 이성과 결혼하여 가족을 형성하고, 자녀를 낳아야 함을 원칙으로 하므로 독신으로 살아가는 것이나 동성애를 비판하고 있다. 동성에 대한 성욕이 생기더라도 자제할 것을 요하고 있다.

이슬람교에서는 부부간의 성관계만을 강조하다 보니 혼외나 혼전 성행위를 초래할 수 있는 상황에 직면하지 않도록 가르친다. 예를 들면, 미혼 커플에게는 남들이 없는 장소에서 함께 시간을 보내지 않도록 가르치고 있다. 또 피임을 허용하더라도 혼외관계에서 파생되는 문제를 없애는 수단으로 이용하는 것은 바람직하지 않다고 여긴다. 이슬람교는 아직도 다른 종교에 비해 훨씬 더 남성 중심적이다. 그렇기 때문에 일부다처만이 가능하다. 또 남성은 이슬람교도가 아닌 유대교나 기독교도 여성과 결혼할 수 있지만, 여성은 이슬람 남성하고만 결혼해야 한다. 남성은 여성의 주인이기 때문에 여성이 다른 교도의 남성을 주인으로 모시는 것은 부적절하다고 보는데, 아버지의 종교가 자녀들의 종교를 결정해주므로 남성이 다른 교도와 결혼해도 자녀는 이슬람교도가 된다고 보기 때문이다. 이슬람교도들의 결혼 형태 중 특이한 예를 하나 들면, 일정한 기간 동안만 남녀가 부부로 살아가는 형태(muta)가 있다. 이와 같은 형태의 결혼에서 자녀가 생기면 결혼관계가 끝난 후 남성이 아이를 양육한 책임을 지는데, 시아파 이슬람교도들에게는 허용되고 있다. 그 반면에 수니파 이슬람교도들은 이런 행위가 일종의 축첩(성매매)형태라고 비난하면서 인정하지 않는다.

마지막으로 탄트라(Tantra)에서 바라보는 성의 입장을 보자. 불교의 전통에서 탄트라는 부처에 의해 인간에게 전해진 일련의 문헌을 통칭하는데, 곧 초기 힌두교 쉬바파 중 샤크티를 숭배하는 집단의 문헌을 말한다. 이러한 문헌들은 4~5세기까지 초심자들에게 비밀스럽게 전수되어 네팔, 티베트, 중국, 일본, 태국, 인도네시아 등으로 퍼졌다. 특히 티베트지역 탄트라 불교의 좌파 추종자들(left-handed followers)은 일반 불교의 승려들이 행하는 금욕과 대조적인 생활을 했다. 그들은 부처가 되기 위해서는 관능적 쾌락의 절정에 달해야 한다고 믿는다. 곧 이러한 형태의 불교 미술은 힌두교 미술처럼 부처에 성적 이미지를 담고 있다.

탄트라 원문에는 성의 3대 목적이 종족보존과 쾌락추구, 그리고 권리나 지위 평등 차원의 해방이므로 성을 성스럽고, 영적인 것으로 여긴다. 탄트라에서 행하는 사랑의 의식(ritual)은 단순히 성적 쾌감을 고양하기 위한 것이 아니다. 오히려 신과의 상호작용이나 형상화를 통해 신과 동일시하려는 기본적인 방법이다. 인간을 축소형 우주로 여기는 탄트라에서는 우주에서 가장 중요한 에너지가 바로 성적인 것이고, 또 의식을 통한 성교에서의 오르가슴 도달을 초월적 · 우주적 경험으로 받아들인다. 탄트라에서의 사랑의 의식은 꽃이나 향, 음악, 촛불 등의 환경에서 시작되며, 이어서 커플이 함께 목욕재계를 하고, 몸에 기름을 바르고 애무를 하게 된다. 곧이어 명상과 함께 자신들이 쉬바와 샤크티의 합체가 될 수 있기를 바라면서 성행위를 시작한다.

보통 남성은 자신의 오른쪽에 있는 여성의 전신에 키스와 애무를 시작하는데, 발끝에서 머리끝까지 실시한다. 그 후 여성도 남성의 온몸을 키스와 애무로 자극한다. 마침내 여성이 남성의 왼쪽으로 이동한 후 서로 사랑의 초월적인 힘을 경험할 때까지 다양한 성교자세를 취한다. 남성들은 자신의 정액 속의 생동적 에너지를 잃지 않기 위해 오르가슴을 자제한다. 흔히 은밀하게 진행되는 탄트라 성 의식에는 곡식, 포도주, 어류, 육류 및 성교라는 다섯 가지 요소가 포함된다. 탄트라에서는 정액의 생동적 에너지를 두뇌로 지향하기 위한 훈련으로 호흡조절이나 명상을 강조한다.

탄트라에서는 남녀가 평등하게 오르가슴에 도달해야 한다고 가르친다. 그러기 위해서는 남성이 성교 시 사정하지 않기 위해 돌진운동을 최소화하고 발기된 남근을 여성의 질 속에 머무르게 한 상태를 유지해야 하는데, 그러한 상태를 라틴어로 'coitus reservatus' 라고 한다. Karezza라고 알려진 coitus reservatus는 남성이 파트너와 성관계에서 사정을 시도하지 않으면서 가능하면 오랫동안 흥분이 고조된 상태를 유지하는 성교의 한 형태로 미국에서 5번째 여의사인 스톡햄(Alice Bunker Stockham: 1833~1912)이 여성의 사회적 정치적 평등 및 임신 예방 등의 입장에서 그 용어를 고안했다.

8. 성 연구를 주도한 근대적 인물

현미경 사용의 확산으로 18세기후반 생물학의 한 분야인 발생학(embryology)이 발달하였다. 그로 인하여 동물의 생식과정의 연구가 성행하기 시작했으나 기독교의 영향으로 인간의 성은 더러운 것으로 여겨져 연구되지 못했다. 그러나 1859년 다윈의 진화론이 발표되자 인간과 동물사이의 장벽이 허물어졌으며, 인간의 성 연구에 대한 명분을 어느 정도 찾을 수 있게 되었다. 이 시기에 크래프트에빙을 비롯하여, 엘리스나 프로이트 등이 등장했다. 곧 빅토리아왕조시대임에도 불구하고 19세기 말부터 성에 대한 정신분석학, 사회학, 생물학적 연구들이 시도되었다. 이러한 연구결과들은 20세기 초반 성행동의 태도변화에 일종의 자극제가 되었으며, 사회가 도시화 · 산업화되면서 이러한 변화는 더욱 빨라졌다. 또 효과적인 피임법 개발, 여성평등사상의 대두와 함께 대중매체에서 성의 자유화 사상이 고양되면서 1940~50년대 킨제이의 연구 및 1960년대 성에 관한 생리학적인 연구결과는 20세기중반 이후 또 다른 변혁을 가져오는 계기가 되었다. 20세기후반 성 혁명에 공헌한 19세기후반 이후의 연구자들의 업적을 간략히 소개하자면 다음과 같다.

1) 크래프트에빙(Richard von Krafft-Ebing : 1840~1902) : 서양인들은 근대의 인물들 중에서 성 연구의 개척자로 크래프트에빙을 꼽는다. 독일과 오스트리아지역에서 의사생활을 하던 그가 성욕을 억압했던 빅토리아왕조시대임에도 불구하고 성 연구를 할 수 있었던 것은 바로 성행위를 더러운 것으로 이해시키려는데 노력했기 때문이다. 그의 성 연구는 크게 두 가지 면이 왜곡되었다.

첫째, 그는 경찰 업무를 돕는 의사였는지라 성적으로 적응하지 못해 경찰에 체포된 사람들을 주로 상대하였다. 결과적으로 그는 성을 의혹에 찬 눈으로 바라보면서 1886년 '성의 정신병리학(Psychopathia Sexualis)' 을 출간했다. 크래프트에빙은 정신과 영역의 많은 논문을 썼지만, 그 저서가 가장 잘 알려진 업적이 되었다. 원래 그 책은 의사나 판사들에게만 법적 참고자료가 되도록 학술적으로 기술했다. 당시 섹스를 가장 문제가 심각한 질병으로 다루었기 때문에 이 책을 일반인들이 읽으면 실망하도록 전문적인 과학용어를 사용했으며, 성에 대한 두려움이 생기도록 기술했다. 그럼에도 불구하고 그 책은 일반인들의 관심을 불러일으켰고, 다른 언어로 번역되어 알려지게 되었으며, 그의 생애동안 12판까지 출판되었다.

그는 200사례 이상의 연구를 토대로 성적 표현의 특이성을 강조하면서 대다수 성적 일탈의 원인을 자위행위로 규정했다. 그는 의사이자 법적 전문가로서 많은 동성애자를 면담하고 남녀를 불문하고 동성애가 정신질환이나 도착은 아니라고 결론짓기도 했는데, 당시에는 독일이나 헝가리, 오스트리아제국에서는 남성 동성애를 형법상의 범죄에로 규정하고 있었다. 그는 저서에서 성적 일탈을 네 가지 범주로 구분했는데, 이들은 ① 아동기나 노년기와 같은 인생의 잘못된 시기에 가지는 성욕(paradoxia), ② 과잉성욕(hyperesthesia), ③ 성욕의 부재(anesthesia), ④ 잘못된 대상이나 목표를 향한 성욕(paraesthesia)이다. 그리고 네 번째 항목에는 동성애를 비롯하여 그가 명명한, 물품음란증(fetishism), 피학성 변태성욕(masochism), 가학성 변태성욕(sadism), 성인 남성의 청소년과의 성행위(pederasty) 등이 포함된다.

둘째, 그는 빅토리아왕조시대의 인물답게 여성의 성을 남성과 다른 기준에서 이해했다. 그는 근본적으로 여성을 성적인 면에서 수동적인 존재로 여기었기 때문에 그의 사례분석에는 여성이 포함되지 않았다. 또 그는 자녀생산 목적과 무관한 성행위도 일종의 일탈로 규정했다. 그러다보니 강간은 잘못된 행위이지만 임신이 발생할 수 있으므로 도착은 아니라고 보았다. 이러한 왜곡된 관점에도 불구하고 그는 성 연구의 개척자이며, 나중에 엘리스와 프로이드에 직접 영향을 끼친 사람으로 평가되었다.

2) **프로이드**(Sigmund Freud, 1856~1939) : 그는 빅토리아왕조시대의 말기에 의학을 공부한 후 신경증을 호소하는 여성 환자, 특히 히스테리환자들에 대한 관심이 매우 높았다. 그는 환자들에게 자신들의 생활을 이야기하도록 요구하여 그 내용을 토대로 정신분석이론을 만들었다. 그는 환자들이 보인 마비나 실명, 진전(tremor)현상 등이 실제든 아니든 모두 아동기에 경험한 성과 관련된 정신적 상처(psychic trauma)에 기인한다고 주장했다. 또 그는 역시 아동들의 행동, 감정, 사고 자체도 모두 성적인 것이라고 주장했으며, 이러한 주장에 대한 확신을 갖고자 스스로 잠자는 의자(couch)에 드러누워 기억, 꿈, 회상, 실언 등 자신의 과거를 회고하기도 했다. 결국 아동기의 심리 성적인 발달이론을 구상했는데, 그의 이론적 배경은 아동기의 경험 내용들이었다.

특히 그는 오이디푸스 콤플렉스를 설명하면서 자신도 어머니에 대한 끊임없는 사랑과 아버지에 대한 질투가 있다면서, 아마도 이와 같은 것이 아동기에 보이는 보편적인 현상이라고 생각했다. 그는 발달이론의 매 단계가 만족을 지연시키는 능력이 발달하는 등 성인들의 성적 성숙으로의 진행으로 보았다. 또 이디퍼스 갈등을 사람들이 근친상간을 범하고 싶어 하는 욕망의 억압으로 설명했으며, 인류학적 연구에도 관심을 가지면서 토템신앙이 이디퍼스 갈등이 표현된 것이라고 해석했다. 신경증의 근원을 아동기의 성적 학대로 가정한 프로이드 이론은 남근 중심으로 전개된 것인데, 누구나 무의식적으로 남근을 욕구하는 것이다. 남성은 거세를 두려워하는데, 남근이나 남성성을 다른 남자에게 잃는 것을 두려워하는 반면, 여성은 남근을 갖고자 하는 채워지지 않는 욕망을 지니고 있다고 대비시켰다. 그의 이론의 전반적 내용은 본서의 성욕발달이론 편에서 상술된다.

3) **엘리스**(Henry Havelock Ellis : 1859~1939) : 그는 영국에서 태어났지만 호주에서 살다가 1879년 영국으로 다시 돌아왔다. 그는 고국에 돌아온 후 성을 공부하기로 결심했는데, 이를 위해 의료인의 자격을 갖추는 게 최선이라고 판단했다. 그는 의학을 공

부했어도 개업을 한 적이 없으며, 주로 사회개혁가들과 교류하였다. 성의 표현에 대한 억압이 매우 심했던 빅토리아왕조시대에 살았기 때문인지 아니면 개인적인 이유 때문인지 1891년 32세에 여성권익운동가인 작가와 결혼할 때까지 여자와의 성경험이 없는 상태였으며, 또 결혼 초부터 부인이 동성애자였기 때문에 거의 독신생활을 하였다. 그의 동료들은 발기불능이었던 엘리스가 60세 무렵에 여성의 소변보는 행위를 관찰하고 흥분할 수 있음을 알고서 재미있어 했다.

그럼에도 불구하고 그는 아동 성교육, 피임, 이혼법의 변경, 여성해방, 실험적 혼전성교, 및 서로 동의하는 동성 성인끼리의 성행위에 대한 형법의 제거 등에 관한 권위자였다. 그는 프로이드와 교신을 자주하면서 프로이드가 사용한 용어나 프로이드의 사상을 수용하게 되었으며, 성행위의 과정에서 촉각이나 다른 감각의 중요성을 지적했고, 성적인 내용에 관한 꿈의 본질이나 자위행위, 이상행동 등을 최초로 논했으며, 또 'autoerotism'이나 'narcissism' 등의 개념을 개발한 인물이다.

엘리스는 '성의 심리학에 대한 연구(Studies in the psychology of sex)'라는 저서를 1896~1928년에 걸쳐 모두 7권을 발표했는데, 미국에서는 이 저서에 대한 접근을 법적으로 1935년까지 의학 전문가에게만 허용했다. 그 중에서 제1권(Sexual inversion)은 시몬드(John Addington Symonds: 1840~1893)와 함께 독일에서 1896년 출간했다. 제1권의 첫 장에는 그동안 성을 수치스럽게 여긴 관점을 타파시킬 의도로 '수치심'을 다루었는데, 영문판이 나올 무렵 시몬드는 이미 사망했고, 영국에서는 1897년 가게에 책을 싸놓고 판매하는 자를 기소하다가 1898년에는 그 서적을 외설로 고발했다.

그 이유는 동성애를 성행동의 정상 범주로 포함시키려 했기 때문이었는데, 그런 이유로 이를 동성애에 관한 첫 의학서적으로 평가하고 있다. 저자들은 저서에서 남성 동성애자와 소년의 성관계를 선천성의 성적 본능이 동성에게 표출되었기에 범죄나 질병, 비도덕적 행위가 아니며, 단순히 통계적 규준인 이성애의 변형이라고 주장했다. 또 책에 소개된 여러 사례들은 세대가 다른 남성들끼리의 성관계를 묘사했는데, 법정에서는 그 저서가 저서는 외설, 사악, 음란의 출판물로 취급받았다. 곧 법원에서는 서적의 판매금지와 동성애에 관한 내용을 삭제하도록 했기 때문에 엘리스는 미국으로 건너가 버렸지만, 미국에서도 1915년 콤스탁(Anthony Comstock)이 죽기 전까지는 책의 판로가 순탄하지 못했다.

그의 두 번째 저서(Auto-eroticism)에서는 외적 자극이 없는 상태에서 성적인 정서를 자발적으로 얻는 현상을 설명하면서 자위행위와 정신이상을 연결시켰던 기존의 입장을 비난했다. 기존에는 자위행위를 죄나 유해한 행위로 여기고 있었는데, 그는 이를 유해하지 않으며 거의 모든 사람에게서 행해지고 있는 불가피한 행위로 해석했다. 그는 수백 사례의 연구를 통해 관찰된 여러 가지 성행동에 대한 내용을 체계적으로 기술했는데, 예를 들면, 여성들은 생리기간 동안에도 성욕이 높다고 기술했다. 또한 여성들이 성적으로 민감하지 못하다면 그에 대한 원인은 남성의 잘못이든지 아니면 그녀가 아동기에 경험했던 성적 억압의 결과라고 주장했다. 결국 대부분의 성적 일탈 형태를 선천적이고 정상적인 성생활의 일부라는 그의 관점은 빅토리아왕조시대의 관점과 정면으로 위배되었다.

4) 디킨슨(Robert Latou Dickenson : 1861~1950) : 그

는 킨제이가 등장하기 이전에 미국에서 성 연구로 가장 유명했던 인물이라고 할 수 있다. 그는 환자들로부터 성적 과거사를 수집했는데, 환자가 찾아오면 가족이나 질병에 관한 4쪽의 질문지를 작성하도록 했다. 질문지에는 성에 관련된 직접적인 문항이 수록되지 않았지만, 환자와 질문내용에 관해서 검토할 때 성적인 면을 주시하였고, 그 결과 그는 환자들이 보고한 불면증, 월경 장애, 특정한 형태의 통증 등이 성문제에 의한 것으로 강하게 확신하였다. 그의 논저는 인간의 성, 결혼과 성생활, 피임, 여성의 질병 등 주로 산부인과 의학에 관한 것들인데, 그의 대표작은 1933년에 발표된 '성의 해부학(Human sex anatomy)' 이다.

5) 허쉬펠트(Magnus Hirschfeld : 1868~1935) : 빅토리아왕조가 끝날 무렵인 20세기초반 영국을 비롯한 유럽 일부에서 개혁운동이 꿈틀대기 시작했다. 영국에서의 으뜸가는 개혁가를 엘리스라고 한다면, 독일에서는 그 역할을 허쉬펠트가 맡았다고 할 수 있다. 그는 남녀의 중간에 해당되는 제3의 성에 관한 이론을 전개하기도 했으며, 젊은 시절 파리에서 저널리스트로 활동하다가 나중에 개업의사로 있으면서 1896년 동성애에 관한 소책자를 익명으로 발간하기도 했다. 이런 맥락에서 그의 과학적인 연구는 엘리스에게도 영향을 주었는데 울릭스(Karl Ulrichs: 1825~1895)의 연장이라고 할 수 있다. 그는 동성애자이면서 이성의 복장을 착용하기를 좋아했으며, "transvestism" 이라는 용어를 고안한 사람이었다.

그는 성 연구의 과학적 증진과 정의 구현을 위해 1897년 다른 유명인사들과 함께 한 위원회(Scientific Humanitarian Committee)인 동시에 동성애자 인권을 옹호하는 조직을 결성하였다. 독일에서는 1871년 남성들끼리의 동성애를 범죄시하는 형법 175조항이 마련되어 있었는데, 그 위원회는 과학적 연구를 통해서 이 조항이 부당함을 알리고자 하는 차원에서 조직되었다고 할 수 있다. 그는 동성애를 과학적으로 이해시키고, 동성애자에 대한 적개심을 타파시키기 위한 노력을 사망할 당시까지 쉬지 않고 하면서 유명인사가 되었다.

그 위원회활동의 예를 하나 들면, 유명인사 5천명 이상의 서명을 받아 형법 175조항을 없애달라는 청원을 보낸 것이었는데, 당시 서명에 동참한 유명인사들은 Albert Einstein, Hermann Hesse, Thomas Mann, Rainer Maria Rilke, Leo Tolstoy 등이었다. 그는 또한 성 연구에 대한 최초의 학술지인 'Yearbook for Sexual Intermediate Stages' 를 발간해 편집인으로 여러 전문가(프로이드, 엘리스 등)의 논문을 실었다. 20세기에 들어와 그 위원회는 실험실과 2만권 이상 장서의 도서관 등을 갖춘 연구소(Institute for Sex Science)로 발전했다. 그는 1만여 명을 상대로 130개의 문항으로 면접을 실시하는 등 성과학 발전에 공헌했다.

그는 1921년 성 연구에 관한 국제회의(the International Congress for Sexual Reform)를 조직했는데, 이는 나중에 러셀(Bertrand Russell), 자유연애를 주장했던 미국 판사 린드제이(Ben Lindsey), 프로이드 등의 지지를 얻어 세계적인 연합(the World League for Sexual Reform)으로 발전했다. 그러나 이 연구소는 1933년 나치정권하에서 폐쇄되었으며, 동성애자들과 다른 성적 일탈자들이 모두 포로수용소에 수감되는 박해를 받았다. 그는 프랑스로 망명 도중 사망했으며, 1960년대 말 독일에서 동성애 권리운동이 전개될 때 그의 업적이 재조명되면서 빛나게 되었다. 당시 허쉬펠트와 함께 동성애 연구를 했던 독일 의사 블로크(Iwan Bloch, 1872~1922)는 성 매매 역사에 대한 연구를 주도했는데, 성과학(Sexualwissenschaft, sexology)이라는 용어도 허쉬펠트와 블로크가 최초로 사용하기 시작했다고 전해진다.

6) **킨제이**(Alfred Charles Kinsey, 1894~1956) : 킨제이는 인간의 성을 연구하기 전에는 400만 마리의 곤충(특히, 말벌) 견본을 수집했을 정도로 열성적인 미국 Indiana대학교 동물학과 교수였다. 그는 1938년 여학생회로부터 사랑과 결혼(love and marriage)의 교양과목을 강의해달라는 요청을 받고 흔쾌히 수락한 후 도서관에서 인간의 성에 관한 자료가 너무 부족하다는 사실에 놀라 이를 연구하기로 결심했다. 그는 젊은 교수들(Clyde E. Martin, Paul H. Gebhard, Wardell B. Pomeroy)을 설득하여 연구팀을 만들고 대학행정부의 격려와 한 위원회(National Research Council)에서 받은 기금으로 학생들을 상대로 연구를 시작했다.

그들은 1938년 학생들을 상대로 한 성경험에 관한 심층면접을 위해 300~520개 정도의 질문내용을 작성했으나 그들의 연구에는 여러 가지 장애가 있었다. 성경험에 관한 개인의 과거사 수집에 있어 특정한 의학단체로부터 거센 항의를 받았으며, 이와 함께 경찰의 조사나 방해도 받았다. 일부는 그들의 연구를 중단시키고, 연구결과가 발표되지 않게 하고, 또 해고시키라고 학교에 압력을 가하기도 했지만, 학교는 오히려 과학적 연구에 관한 그들의 권리를 옹호해주었다.

록펠러재단 지원으로 킨제이의 연구결과는 1948년과 1953년에 발표되었지만, 사실상 그 결과가 발표되기 전 Stanford대학교 심리학 교수였던 터만(Lewis M. Terman : 1877~1956) 등이 1938년 성행동 연구를 시도하고 결과를 발표한 적이 있었다. 터만 등은 기혼자들만을 상대로 성교가 결혼만족에 미치는 영향 등을 연구했는데, 성교 빈도나 시간, 오르가슴, 성교에 대한 배우자 열정, 성교 거부, 피임, 부인의 성욕 등을 상세하게 보고했다. 그렇지만 킨제이는 거의 전 연령층을 대상으로 그러한 연구를 시도했으며, 연구내용도 보다 다양하게 시도했다. 킨제이 연구팀은 엘리스의 사례연구법과 디킨슨의 면접법을 이용하여 여러 가지 가능한 성행동의 관점에서 350여 개의 문항들을 만들어 면접을 실시했다. 그들의 연구방법은 갈수록 정교해지고 대담해졌는데, 예를 들면, 남성 성매매 종사자들을 만나러 뉴욕 홍등가로 찾아가 자신들에게 직접 소개하면서 설문조사에 응해주도록 설득했다. 각 면접은 평균 2시간 정도 소요되었으며, 1948년 남성 성행동 및 1953년 여성 성행동 보고서가 출간되었다.

두 보고서 모두 흑인들의 반응이 배제되었으며, 또 미숙련공 노동자, 열성적인 유태인이나 가톨릭 신자, 소수 집단, 시골 거주자, 교육수준이 낮은 계층, 미국 내 중서부나 서부 지역 거주자들의 반응이 상대적으로 빈약하였다. 이러한 약점에도 불구하고 근래까지 그는 미국인들의 성행동에 관한 과학적인 정보를 최초로 제공한 사람으로 평가된다. 킨제이 연구팀은 1948년 남성 성행동 보고서를 출간하고 New York Times에 광고를 부탁했으나 처음에는 거절당했다. 그 당시에는 성 연구를 달갑게 여기지 않았기 때문이었다. 그러나 나중에 광고가 되었을 때 일반인들은 놀래지 않을 수 없었다. 그 이유는 미국 남성들의 37%가 당시까지 정신질환으로 여기던 동성과의 성행위를 또 죄라고 규정하던 자위행위 경험을 대부분의 남성들이 보고했기 때문이었다. 또 1953년 여성 성행동 보고서가 출간되었을 때에도 세상이 더 시끄러워졌는데, 그 이유는 당시까지 성을 표현하지도 않는 또 성욕이 거의 없는 존재로 여겨졌던 여성이 성적 존재로 언급되었기 때문이다.

킨제이의 연구내용을 못마땅하게 여기는 일부는 킨제이가 자신의 동성애 성향을 합리화시키기 위한 것이었다고 비판하기도 했지만, 전반적으로 그의 연구 업적은 아직까지도 매우 유용한 자료로 인용되고 있다. 디킨슨도 사망하기 전 킨제이 등의 연구를 최고기념비적인 업적이라고 경탄했듯이 연구 자체가 대단한 것이었다. 그의 이러한 업적 때문에 킨제이는 1947년 Indiana대학교에서는 킨제이 연구소를 설립할 수 있었다. 초기에는 The Institute for Sex Research라는 명칭의 연구소였지만, 지금은 "The Kinsey Institute for Research in Sex, Gender, and Reproduction"이다. 1956년 킨제이가 사망한 후 Gebhard가 연구소를 이끌어왔으며, 1982년에는 라이니쉬(June Machover Reinisch)가 제3대 소장이 되었다. 이곳 도서관은 sexuality에 대하여 세계에서 가장 권위가 높은데, 성이나 성행동 연구에 관한 자료 11만 점 이상이 소장되어 있다.

7) **마스터스**(William Masters : 1915~2001)**와 존슨**(Virginia Johnson : 1925~) : 그들의 성 연구는 1950~60년대에 일반인들이 상상하지 못한 방법을 이용했는데, 바로 실험실에서 시도한 것이었다. 마스터스는 미국 뉴욕의 Rochester대학교 의대생 시절부터 인간의 성기능에 대한 생리학적 연구가 미흡함을 느끼고 과학적인 임상연구를 결심했다. 그는 성반응 연구를 시도하기 전부터 여러 동료나 선배들로부터 끊임없는 핀잔과 방해를 받았지만, 산부인과 전문의과정을 선택할 당시 노화와 호르몬 문제를 연구했다. 운이 좋게도 그가 실시했던 호르몬 연구는 명성을 얻어 워싱턴대학교로부터 후원을 받을 수 있었다.

그는 워싱턴대학교 당국에 성 연구를 할 수 있도록 수차례 요구해 1953년 허락을 받아서 1954년 7월부터 연구를 시작했다. 그는 성 반응의 생리학적 자료를 얻으려고 했을 때 성경험이 풍부한 성매매 종사자들을 상대해야 했었고, 또 실험실 설치 허가를 했던 대학당국은 물론 신문사 발행인, 경찰간부, 성직자들로 구성된 위원회에서 그의 연구를 감독하도록 되어 있었다. 그의 초창기 연구에 참여했던 사회학박사학위 소지자였던 한 여성이 여성 성기능에 관한 주관적 견해를 제대로 이해하려면 여성 연구원이 필요하다는 충고에 의해 그는 여러 여성을 면접한 후 존슨을 1957년 공동연구자로 맞아들였다.

그들은 1960년대 초반 학교에서의 연구기금이 바닥나서 사설 클리닉에서 연구를 하게 되었다. 초창기 연구형태는 어떤 특정한 치료기법의 개발보다도 성적 자극에 대한 성인들의 생리적 반응을 측정하는 정도였다. 그러한 시도에서 당면했던 문제의 하나는 관찰과 측정에 필요한 실험기구 제작이었고, 그들은 실험실에서 인간의 성행동 관찰과 동시에 이를 필름으로 기록하는 장치를 갖추고 성에 대한 생리학적인 반응을 얻고 싶었다. 그들은 전문가들에게 사진기가 부착된 투명한 플라스틱의 인조 성기(artificial penis) 제작을 요청했는데, 이는 가상적인 또는 실제의 성교 도중에 나타나는 여성 생식기 내부에서의 변화를 사진으로 찍기 위해서였다.

그들이 직면했던 또 다른 문제는 실험대상자로 자원해줄 적격자를 찾는 일이었다. 처음 1년 동안은 거의 성매매에 종사하는 여성들을 상대했는데,

그들은 성적 흥분을 쉽게 느끼지 못해 다른 대상자를 찾아야 했다. 결국 성매매 종사자가 아닌 18~89세 사이의 수백 명의 실험대상자들을 상대로 성반응 시 호흡, 혈압, 심장박동, 체온, 혈액 흐름, 피부반사 등을 측정 · 분석했다. 물론 그들은 무작위로 뽑힌 연구대상자들이 아니었지만, 정서적으로 안정된 그리고 생리적 및 심리적 자극으로부터 충분히 성적 흥분을 느낄 수 있었던 자들이었다. 그들은 모두 자신들의 성교나 자위행위가 관찰된다는 사실에 동의하고 있었다. 약 11년간의 연구 끝에 그들은 1966년 '인간 성행동(Human sexual response)' 이라는 책을 출간했는데, 그 책에 성행위 과정에서의 생리학적 변화가 매우 상세하게 묘사되어 있다. 이는 실험실에서 자위행위나 성교를 하기로 동의한 남성 312명과 여성 382명으로부터 거의 1만 차례의 오르가슴을 분석한 자료인데, 그 자원자들이 없었더라면 성행동의 생리학적 반응을 구하지 못했을 것이다.

그들의 이러한 연구는 신학자들이나 다른 과학자들로부터 성을 사랑이나 정신적 기능에 대한 언급은 전혀 없이 너무 기계론적으로만 분석했다는 비난을 받았지만, 그들은 성을 객관적, 과학적, 및 임상적으로 연구한 것이라고 대응했다. 그 저서는 지금까지 수십만 권이 팔렸으며, 두 사람은 1970년에 여러 가지 성적 부적응의 치료에 관한 문제를 다룬 '성적 부적응' 이라는 책도 출간하였다. 그들은 1957년부터 함께 일하기 시작해 마스터스는 존슨과 결혼할 목적으로 1969년 이혼한 후 1970년대 초반 부부가 되었으나 20년 정도 지난 1992년 2월 전격적으로 이혼했는데, 당시 마스터스는 77세, 존슨은 69세였다. 대중매체에 보도된 이혼 사유는 너무 바쁜 생활로 인하여 서로에게 투자하는 시간이 충분하지 못했다, 연구목표에 대한 이견을 좁히지 못했다 것 등이었다. 또 1950년대부터 40여 년 이상 운영해오던 'Masters and Johnson Clinic' 도 휴식이 필요하다면서 1994년 12월 문을 닫았으며, 마스터스는 2001년 2월 85세로 작고했다.

8) 존 머니(John Money : 1921~2006) : 뉴질랜드에서 태어난 머니는 1947년 미국으로 이민을 갔으며, 1951년부터 작고할 시까지 Johns Hopkins대학교에서 소아과의학 및 의학심리학 분야 교수로 재직하였다. 그는 50년 이상을 성 연구를 했는데, 특히 성적 정체성 연구로 유명한 심리학자라고 할 수 있다. 그는 'gender identity' 나 'gender role' 이라는 용어를 만들어 sex와 대비되는 gender의 개념을 성학에 소개하였으며, 변태성욕을 이해하기 위한 차원에서 '러브맵(lovemap)' 이라는 용어도 고안했다. 그러한 공로로 2002년 성학 분야의 Magnus Hirschfeld 메달을 수상했는데, 그의 러브맵 개념을 다음과 같이 요약된다.

러브맵이란 심리학에서 사용되는 인지도(cognitive map)이라는 용어를 모방하여 고안된 개념으로 성적 발달의 정상여부 이해에 필요하며, 이는 마음속에 그리는 이상향의 연인이나 이상(理想)적인 성행위 등에 관해 개인이 발달시킨 표상이나 틀이라는 의미를 지닌다. 개인이 지닌 러브맵의 고유한 특성은 각자가 출생 후에 얻은 성적 경험과 출생 전에 마련된 틀이 합해진 결과이므로 성적 매력을 추구하는 모습이 사람마다 다르다. 출생 후 여러 가지 사회적 영향을 받기도 하지만, 개인의 성역할이나 성 정체성 등은 출생 전 신경학적 틀에 의해 어느 정도 정해져 있다.

개인이 실제든 환상이든 연인간의 관계를 경험할 때 그 내용이 현재의 러브맵에 투사되는데, 어떤 러브맵은 그 개인이 거주하는 지역사회의 통계적인 정상 범주로부터 벗어날 때 변태성욕으로 취급되기도 한다. 어느 사회에서나 일반적으로 남녀간의 사랑을 나누는 이성애(heterosexual) 러브맵이 가장 전형적인 것이지만, 러브맵은 후천적 영향으로 조금씩 바뀔 수 있다. 그러나 타인의 러브맵들과의 차이나 유사성에 상관없이 누구에게도 양도할 수 없는 자신에게 고유한 러브맵을 지니는데, 이를 자연성(native) 러브맵이라고 부른다. 또 어떤 개인은 출생 당시부터 기형이나 장애 등으로 보통 사람들과 다른 러브맵을 형성하기도 한다. 역시 발달단계에서의 상처 즉, 아동기나 사춘기 이전에 부모의 심한 억압이나 금지에 의해 성적으로 상처를 심하게 입을 경우 러브맵의 발달이 정상의 궤도에서 이탈한 파괴성(vandalized) 러브맵이 형성될 수 있다. 파괴성 러브맵의 경우는 성기능장애나 변태성욕으로 발달하는데, 이를 다음의 두 가지로 나눌 수 있다.

첫째, 구애나 사랑을 나누는 과정과 전혀 상관없는 요소가 러브맵 발달에 포함될 경우 정상적인 러브맵이 변태성욕의 러브맵으로 변할 수 있다. 이를 러브맵 함유(inclusion, 포함)라고 하는데, 예를 들면, 아이의 항문에 관장을 시키는 행위나 엉덩이에 체벌을 가하는 행위가 정상적인 러브맵 발달에 포함되어버린 경우가 있다. 그 아이가 나중에 성적 만족을 일으킬 때 이러한 행위들에 의존하게 된다면 이미 변태성욕의 러브맵으로 발달해버린 셈이다.

둘째, 구애나 사랑을 나누는 과정과 관계가 깊은 어떤 요소를 러브맵 발달에 포함시킨 경우이다. 이 경우는 정상적 러브맵이 위치한 곳에 변태성욕의 러브맵이 자리를 대신하게 되므로 러브맵 치환(displacement)이라고 부른다. 그 예로 사랑이나 구애 과정에서 관음이나 노출행위와 같은 요소가 성적 만족이나 흥분의 초점이 된 것을 들 수 있다.

9) 하이트(Shere Hite : 1942~) : 미국에서 태어난 심리학자로 성교육자 및 여성권익운동가로 알려졌으며, 1995년에는 미국시민권을 포기하고 독일국적을 취득하였다. 그녀는 개인이 자신의 성경험을 어떻게 생각했는지, 또 그 경험에 대한 의미가 자신에게 어떤 것으로 남아있는지 등을 이해하려고 했으며, 이를 위해 그녀는 여성용잡지 구독자 및 각종 여성단체의 회원 10만여 명에게 익명의 질문지를 보내고서 응답을 요구했다. 그 결과 3,019명의 응답을 얻었는데, 응답을 해준 사람들은 14~78세 사이의, 생활양식도 모두 다른 여성이었고, 기혼자의 비율은 35%이었다. 그들의 반응을 모아서 1976년 여성에 대한 보고서를 출간했으며, 또 1981년에는 여성용 잡지 구독자이거나 여성단체 등을 통하여 13~97세 사이의 남성 7,239명의 자료를 얻어 남성에 대한 보고서도 만들었다.

그녀는 강한 페미니즘의 시각에서 두 보고서를 작성했는데, 보고서에는 성의 다양한 분야에 걸쳐 개인의 주장이나 경험담 등이 수록되어 있다. 하이트 보고서가 발표될 당시 평가가 엇갈렸는데, 일부는 그녀의 보고서를 쓰레기에 불과한 것이라고 비난했지만, 다른 일부는 매우 훌륭하다고 극찬했다. 성경험에 대한 문화적 및 개인적 영향 때문에 응답자들로부터 다양한 반응이 나왔지만, 표본이 전집을 대표하기 어렵다는 비판도 받았다. 역시 그녀도 조사 내용을 토대로 기존의 이론들을 반박하기도 했는데, 예를 들면, 성교에서 오르가슴을 경험하지 못한 여성들의 70%가 자위행위에서는 오르가슴을 경험했다고 보고하면서, 그녀는 성교에서 오르가슴 경험 부재를 성기능장애의 징조라고 했던 Masters

와 Johnson의 견해를 반박했다.

9. 성행동 연구의 방법론적 문제

성행동은 사회적, 문화적, 종교적, 도덕적, 법적 기준이나 제약 등에 따라서 그 양상이 다양함과 동시에 사적인 행위에 해당된다. 이와 같은 이유로 모든 성 연구에서 의문점으로 등장하는 주요한 문제는 연구 결과가 과연 편견이나 오차가 없는 상태인가에 대한 것이다. 어느 연구에서나 측정오류를 최소화시키는 방법이 요구되는데, 인간의 성행동 연구에는 최소한 다섯 가지 문제가 도사리고 있다. 하나는 성 연구 자체 및 연구자에 대한 편견이며 또 다른 네 가지는 응답과정에서 파생되는 오차인데, 이들은 모두 성에 대한 문화적 편견에 기인한 것들이다.

첫째, 성을 연구하는 것 자체 및 이를 연구하는 사람들에 대한 편견이 존재한다. 인간의 성행동은 다른 어느 행동 영역보다 삶에서 중요한 부분임에도 불구하고 그 가치를 근래에 와서야 인정받고 있다. 지난 20세기 중반 이전까지만 하더라도 일반인들은 물론 심지어는 다른 분야를 연구하는 학자들은 성학에 대한 가치나 적합성에 의문을 제기하기도 했으며, 또 일반인들은 성을 연구하는 학자들과 그들의 연구영역 사이에 어떠한 관계가 있을 것이라는 그들 나름대로의 편견을 지니고 있었다. 예를 들면, 보통 사람들은 기억을 연구하는 심리학자가 자신의 기억 증진을 위해 그 연구를 하고 있다고 생각하지 않는 반면, 동성애를 연구하는 사람은 본인이나 지인이 동성애와 관련이 있을 것이라는 등 동성애 연구의 계기나 배경을 가정해버린다. 곧 성 연구는 타학문 분야와는 달리 불리한 여건 속에서 전개되고 있으므로 성 연구자는 전통적이고 보수적인 금기를 깬다는 각오로 자신을 희생시켜가며 끝까지 노력해야 한다.

둘째, 어느 성 연구에서나 응답자들의 자발적인 반응의 문제가 생길 수 있다. 성에 대한 연구를 할 때 실험기자재를 이용하여 생리적 반응을 측정하는 경우보다도 설문지나 면접에서 얻은 자료들에서 오차의 문제가 더 심각하게 발생한다. 곧 설문지나 면접의 자료들이 얼마나 정확한 결과인지를 잘 알지 못하기 때문에 그 결과를 일반화시키는데 문제가 생기게 된다. 다른 주제들에 대한 연구도 마찬가지이겠지만, 성의 연구에서도 표본의 대상자들이 얼마나 자발적으로 조사에 응했는가가 연구결과의 일반화에 큰 영향을 미친다. 일반적으로 자발적인 응답자들은 그렇지 않는 사람들에 비해 성에 관련된 경험이 더 풍부하고, 성적으로 상대했던 파트너의 수도 더 많고, 첫 성교를 경험한 시기가 더 어리고, 감각을 추구하는 정도가 더 높으며, 포르노에 노출된 경험도 역시 더 다양했다. 이러한 차이는 일부 성격특성에서도 나타나는데, 자발적인 응답자들이 그렇지 않는 자들보다 비행의 가능성이나 남성성이 훨씬 더 높게 나타났다.

왜 사람들이 성 연구에 자발적으로 응해주지 않으려고 하는가? 그 이유는 사람마다 다를 수 있지만, 사생활의 침해로 여기거나 시간이 없어 참여하지 못하거나 연구 참여에 별로 관심이 없거나 등 다양하다. 그러나 그보다도 성에 대한 공공연한 표현을 금기로 여기고 있어서 연구 참여를 하지 못하는 사람이 상당수이다. 따라서 성에 대한 연구결과는 전체적인 경향이라기보다도 어떤 사실에 대한 시대와 문화권에 한정된 일반인들의 대략적인 생각이나 개념만을 추론하는 것이라고 할 수 있다.

셋째, 낮은 응답 비율의 문제를 앞의 문제와 관련시켜 보자. 성을 금기시했던 문화권에서는 설문지를 우편으로 배달했을 때 대부분 응답 비율이 낮은 편인데, 우리나라도 여기에 속한다. 이러한 경향은 사회적 여건에 따라서 쉽게 달라지는데, 그 예로 중국을 들 수 있다. 중국은 사회주의체제를 유지하면서 성을 정치적으로 통제했지만 1980년대 이후 인구정책 때문에 분위기가 빠르게 변하고 있다. 인구제한정책에 의해 중국의 기혼자들은 가족계획 담당자에게 자신의 성생활에 관한 내용을 자주 보고한다. 또 대부분의 중등학교에서 생물학적 차원의 성교육을 실시하고 있다. 이러한 평소의 상황 때문에 중국인들은 성에 관한 언급을 우리보다 더 자유롭게 하는 편이다. 그러한 이유로 성에 관한 조사를 해도 생각보다 거부반응이 높지 않는 편인데, 예를 들면 조사내용이 구강섹스, 항문성교, 전희, 성교기법, 동성애 등이더라도 거의 항상 응답률은 2/3를 초과했다.

넷째, 성에 관련된 질문에 대하여 답할 때 사회적으로 바람직한 반향으로 반응하려는 경향이 있다. 대부분의 응답자들이 무엇이 사회적으로 가장 바람직한 행동인가를 토대로 응답을 하다보니 상당수 응답자들은 자신의 태도와 행동이 일치하지 못함을 경험한다. 예를 들면, 청소년들을 상대로 조사할 때 대부분 책임 있는 성행위에 대한 태도가 일관성을 보이더라도 그러한 태도가 자신의 개인적 행동과 일치하지 않는 경우가 많다. 즉 실제로 성교를 경험한 청소년들에게 "성교는 최소한 몇 살 정도에 해야 괜찮은가?" 라고 물으면, 대부분 자기가 경험한 연령보다 더 높게 대답하며, 또 "남녀 모두 피임법을 이용한 상태에서만 성교를 해야 하는가?" 라는 물음에 그렇다고 답한 청소년들의 상당수가 나중에 전혀 피임을 사용하지 않는 상태에서도 성교를 시도한다.

또 다른 예로 성행동 연구에서 가장 기본적인 질문들 중의 하나인 몇 명의 이성의 파트너와 성교행위를 경험했는가의 답변을 보자. 거의 대부분의 연구에서 남성들이 여성들보다 더 많은 파트너 수를 보고하고 있는데, 이론적으로는 옳지 않은 답변이다. 이성애 관계만을 토대로 남녀의 평균 수치가 같아야 하는데, 왜 그런 차이가 생기는가? 문항이 잘못되었거나 응답자들이 성교행위에 대한 개념이 서로 달라서 그런 차이가 있을 수 있지만, 가장 기본적으로는 남녀의 반응경향이 다르기 때문에 생긴 차이이다. 남성들은 자신의 경험을 과대평가해야 사회적으로 더 나은 남성으로 평가받는다고 생각하는 반면, 여성은 과소평가해야 더 정숙한 여성으로 평가받는다고 생각하는 경향이 있다.

다섯째, 응답자가 자신의 경험을 잘못 평가할 수 있는 문제를 보자. 응답자가 자신이 경험을 정확하게 답하더라도 회상에서의 오차가 생길 수도 있다. 예를 들면, 첫 성교의 시기나 현재까지의 성적 파트너 수 등을 회상할 때 본인이 정확하게 답한다고 하더라도 그 답이 부정확할 수 있다. 특히 성행동 경험의 빈도가 낮은 자들이 높은 자들보다 기억내용을 회상하기가 쉬운 편이어서 오차가 더 적은 편이다. 일반적으로 신뢰도가 높은 반응을 얻기 위한 수단으로 개인이 성행동에 대한 내용을 일기(sexual diary)로 작성하는 방안이 있다. 그러나 일기 작성도 깜박 잊어버릴 수 있으므로 더 정확한 방법으로 성행동 경험 내용을 자동적으로 전화로 기록하는 방안도 권유되고 있다.

■ 참고문헌

- 윤가현(1990). 성심리학. 서울: 성원사.
- 윤가현(2006). 성 문화와 심리(제2판). 서울: 학지사.
- Allgeier, E., & Allgeier, A. (1991). Sexual interactions (3rd ed.). Lexington, Massachusetts: D. C. Heath.
- American Psychiatric Association (2000). Diagnostic and Statistical Manual of Mental Disorders (4th ed., text revision). Washington, DC: The Author.
- Behringer, W. (2004). Witches and witch hunts: A global history. Malden, Massachusetts: Polity Press.
- Byer, C., & Shainberg, L. (1994). Dimensions of human sexuality (4th ed.). Madison, Wisconsin: Brown & Benchmark.
- Edwards, W., & Coleman, E. (2004). Defining sexual health: A descriptive overview. Archives of Sexual Behavior, 33, 189-195.
- Eisler, R. (1995). Sacred pleasure: Sex, myth, and the politics of the body. New York: Harper Collins.
- Haig, D. (2004). The inexorable rise of gender and the decline of sex: Social change in academic titles, 1945-2001. Archives of Sexual Behavior, 33, 87-96.
- Hyde, J., & DeLamater, J. (2000). Understanding human sexuality (7th ed.). New York: McGraw Hill.
- Keiser, E. B. (1997). Courtly desire and medieval homophobia: The legitimation of sexual pleasure in cleanness and its contexts. Yale University Press.
- Kelly, G. (2004). Sexuality today: The human perspective (7th ed.). New York: McGrawHill.
- McAnulty, R., & Burnette, M. (2004). Exploring human sexuality. Boston: Pearson.
- Minnis, A., & Padian, N. (2001). Reliability of adolescents' self-reported sexual behavior: A comparison of two diary methodologies. Journal of Adolescent Health, 28, 394-403.
- Stockham, A. B. (1896). Karezza ethics of marriage. Chicago, Illinois: Alice B. Stockham & Co.
- Strong, B., DeVault, C., & Sayad, B. (1999). Human sexuality: Diversity in contemporary America (3rd ed.). Mountain View, CA: Mayfield.
- White, D. G. (2003). Kiss of the Yogini: "Tantric sex" in its South Asian contexts. Chicago, Illinois: University of Chicago Press.

Chapter 6 사랑과 매력 및 성차

윤가현

1. 사랑의 요소와 형태

동서고금을 막론하고 사랑을 설명하려는 이론가들이 수없이 존재해왔지만, 사랑에 수반되는 요소들이 너무 복잡하여 이를 정의하거나 체계적으로 정리하기가 쉽지 않다. 흔히 청소년기의 사랑을 우정으로 해석하거나 기혼자들의 우정을 사랑으로 오해하면서 인간관계의 역동성을 왜곡시키는 경우가 있으나, 미국 심리학자 스턴버그(Robert J. Sternberg : 1949～현재)에 의하면 우정과 사랑은 공통적인 요소가 내포되었더라도 그 개념이 서로 다르다.

심리측정 분야의 전문가라 할 수 있는 스턴버그는 사랑을 삼각형이론(triangular theory of love)으로 정리하면서 세 가지 요소를 기술했는데, 그 세 요소들의 여부나 강약에 따라 다양한 형태의 사랑이 존재한다고 주장했다. 사랑의 첫 번째 요소는 친교(intimacy)인데, 이는 자신이 경험한 바를 사랑하는 자와 공유하며, 정서적 지지를 주고받으며, 상대방이 곁에 있음으로서 자신의 가치를 찾으며, 상대방의 행복이나 복지에 대한 관심이나 상대방과 결합하고 싶어 하는 등의 정서적 및 물리적 차원에서 가까워진 상태(emotional and physical intimacy)를 이른다. 일반적으로 친교는 관계형성 초기로부터 시간이 지날수록 꾸준히 증가하지만 나중에는 더 이상 증가하지 않고 그 상태를 유지하거나 감소하는 변화가 생길 수 있다. 또 이는 가족이나 친구, 연인과의 관계, 우정의 관계에서도 매우 중요하다. 이런 차원에서 친교를 사랑의 정서적(emotional) 요소라고 한다.

사랑의 두 번째 요소는 열정(passion)인데, 이는 사랑의 관계에서 연애나 성행위 등으로 이끌어주는 강한 신체적 매력이나 욕구에 해당된다. 사랑하는 사람과 결합하기 위해서는 생리적 차원의 욕구나 흥분 정도가 높아야 하므로 보통 열정을 사랑의 동기적(motivational) 요소라고 말한다. 열정은 관계를 형성하는 초기에 매우 빠르게 발달하여 그 절정에 달하지만 관계가 지속되더라도 초기에 형성된 수준의 열정을 그대로 유지하든지 또는 그보다 더 낮아지는 것이 전형적이다.

사랑의 세 번째 요소는 결정(decision) 및 언약(commitment, 의무)이다. 단기적으로는 개인이 어느 대상을 선정한 후 사랑하겠다고 마음을 먹는 행위, 자신이 사랑에 빠져 있음을 인지하는 것, 또 장기적으로는 그 사랑을 오랫동안 유지할 것이라고 약속하는 행위 등을 말한다. 약속이라는 요소는 관계 초기에 빠르게 발달하기도 하지만, 보통 시간이 지날수록 더욱 그 비중이 커지게 된다. 아이에 대한 부모 사랑은 수준이 매우 높은 언약이나 의무행위이다. 언약이란 두 사람 관계에서 좋지 않은 상황이 발생했을 경우라도 그 관계를 지속시켜나가야겠다고 결정하는 요소를 말하는데, 이러한 결정은 순간적인 감정에 의해 이루어지는 게 아니라 의식적인 판단에 의해 이루어진다. 이러한 차원에서 결정과 언약 행위를 사랑의 인지적(cognitive) 요소라고 표현한다.

어떠한 사랑이든지 상기의 세 가지 요소 중에서 최소 하나라도 강하게 유지되어야 지속된다. 또 대부분의 사랑의 관계는 시간이 지나면서 변하는데, 이는 그때마다 그 세 요소들의 비중이나 강도가 변했음을 의미한다. 스턴버그는 그 3요소들의 강도에 따라 여러 가지 사랑의 형태로 구분했는데, 그 요소의 강약에 따른 8가지 형태를 〈표〉와 〈그림〉에 정리했다.

〈표 1〉과 그림을 보면, 세 가지 요소가 모두 약하거나 존재하지 않은 상태는 사랑에 해당되지 않는다(①). 이는 인간관계에서 서로 얼굴이나 이름 등을 알고 있더라도 별다른 교류를 하지 않은 상태에 해당된다.

세 가지 요소 중에서 오직 친교 요소만 강하고 다른 두 요소는 약한 형태를 우정(②)이라고 하는데, 이를 굳이 사랑으로 표현할 때 정신적 사랑이나 플라토닉 사랑(Platonic love, philia)이라고 할 수 있다. 우정에는 서로의 유대감이나 온정, 친밀감이 강하지만 생리적 욕구가 수반되는 열정이나

표 1. 사랑의 3요소와 사랑의 형태

사랑의 형태	사랑의 요소		
	정서	동기	인지
	친교	열정	결정 · 언약
① 비 (非) 사랑 (nonlove)	약	약	약
② 우정 (friendship or liking)	강	약	약
③ 열정적 사랑 (infatuation)	약	강	약
④ 공허한 사랑 (empty love)	약	약	강
⑤ 낭만적 사랑 (romantic love)	강	강	약
⑥ 어리석은 사랑 (fatuous love)	약	강	강
⑦ 우애적 사랑 (companionate love)	강	약	강
⑧ 완성된 사랑 (consummate love)	강	강	강

주: 상기 표의 내용에서 강약은 유무라고 표현해도 무방함.

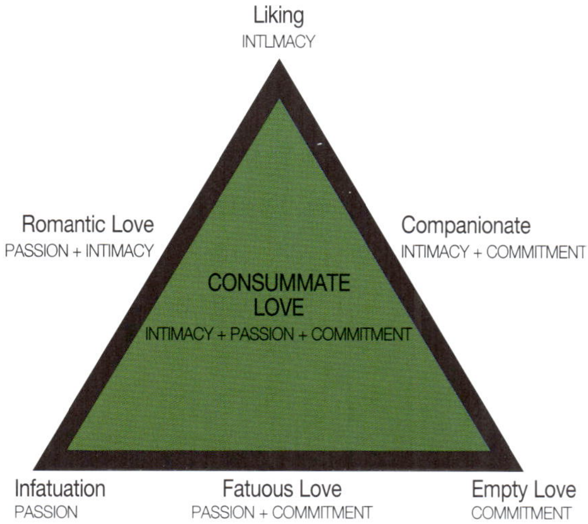

장기적 관계를 약속하거나 결정하는 행위는 결여되어 있다.

또 친교나 언약 등이 약하지만 열정 요소만 강한 상태의 사랑도 있는데(③), 그 예로 첫눈에 반한 사랑을 들 수 있다. 이와 같은 열정적 사랑은 친교나 장기적 약속이 없기 때문에 쉽게 성행위를 하고 곧바로 헤어져버리는 게 보통이다. 역시 청소년기의 사랑은 상대방에 대한 열정으로부터 시작되는 경우가 흔하지만, 상대방은 자기에 대한 관심을 보이지 않기 때문에 짝사랑이 될 가능성이 높다. 그러한 짝사랑은 사랑의 정서 및 인지적 요소가 결여되어 있으면서 혼자서 열정만 보이는 사랑의 형태에 해당되지만, 두 사람간의 친교가 형성된다면 다른 형태의 사랑으로 발전한다.

공허한 사랑(④)이란 친교나 열정이 배제되고 오직 사랑의 인지적 요소만을 갖추고 있는 것을 말한다. 오직 장기적 관계를 유지해야 한다는 의무감으로 사랑의 관계가 이루어지는 경우로 과거 한국인들이 얼굴도 몰랐던 사람과 중매결혼으로 살아갔던 모습이 그 적절한 예가 된다. 중매결혼의 경우 두 사람의 관계가 공허한 사랑으로 시작되지만, 시간이 흐르면서 친교 등이 강해지면 다른 형태의 사랑으로 바뀌게 된다.

낭만적 사랑(⑤)이란 장기적 관계의 언약은 없더라도 열정과 친교가 강한 상태의 사랑을 말한다. 친하게 지내다가 서로 생리적 욕구가 커져 열정이 생긴 상태 또는 첫눈에 반했다가 시간이 지나면서 서로 정서적으로 가까워진 관계를 유지한 것이 그 예인데, 흔히 에로스(eros)라고 알려져 있다. 사춘기 청소년들이나 성인기 초기의 사랑은 대부분 에로스에 해당된다고 할 수 있다.

사랑의 3요소 중 친교가 매우 약하거나 전혀 수반되지 않는 형태의 사랑도 존재한다(⑥). 소위 어리석은 또는 어리석은(fatuous) 사랑이다. 그 예로 만난 지 1주일 만에 약혼하고 4주일째에 결혼하는 경우를 들 수 있는데, 이 경우는 열정이나 언약 등이 매우 빠르게 발달하여 결혼하더라도 친교의 안정성이 결여되어 있기 때문에 장기적 관계 유지가 힘들다.

우애적 사랑(⑦)이란 흔히 결혼한 부부가 장기적 친구관계를 유지하는 것을 말한다. 중매로 결혼한 커플이 시간이 지나면서 친교부분이 강해지는 경우 또 사랑의 3요소가 강한 상태로 결혼한 커플이가 신혼기가 지나면서 열정이 조금씩 약해지더라도 친교와 언약 부분만 강하게 남아있는 상태를 유지하게 되는데, 이를 우애적 사랑이라고 한다.

마지막으로 완성된 사랑(⑧)은 사랑의 3요소가 모두 충분한 경우로 불가능하지는 않지만, 여기에 도달하기는 쉽지 않다. 또 완성된 사랑이라는 목표가 일단 달성되면 끊임없이 그 상태를 유지하기가 어렵다. 완성된 사랑의 형태에서 결혼 초기를 보내더라도 결혼기간이 길어질수록 열정이 약간씩 식으면서 우애적 사랑의 관계로 바뀐다.

2. 성적 매력

누군가에게 데이트를 신청하거나 데이트 상대로 받아들일 때 자기 나름대로의 기준을 적용한다. 그와 같은 기준의 적용은 성행위나 결혼 상대자를 결정하고 선택할 때에도 마찬가지이다. 인간관계에서 상대방으로부터 매력을 강하게 느낄 때 대부분 파트너로 선택하고 싶은 욕구에 사로잡히지만 파트너 선택 기준이나 전략은 개인마다 또 상황마다 다르다. 결혼상대자를 고를 경우에만 기준을 까다롭게 적용시키는 사람이 있는가 하면, 어떤 사람은 데이트 상대의 선택부터 엄격한 기준을 적용시키기도 한다.

남성위주의 전통사회에서는 파트너 선택도 대다수 여성보다도 남성에 의해 이루어졌다. 그와 같은 사고방식의 잔재 때문에 근래에는 여성이 데이트를 신청하는 상황을 왜곡하기도 한다. 예를 들면, 여자가 데이트를 신청했을 때 특히 남성들은 여성들보다 그녀의 성교의도가 꽤 높은 것으로 해석하고 있다. 그와 같은 개인들의 차이 중에서도 남녀의 차이는 매우 심하다. 파트너를 선택할 때 개인들의 기준이나 전략의 차이가 어떻게 다른지, 그 내용을 살펴보고, 본장의 후반부에 그 이유를 정리해본다.

사람들은 다른 감각 정보도 중요시하지만 가장 기본적으로 시각 정보를 토대로 상대방이 어느 정도 매력적인가를 판단한다. 프로이드는 진화과정에서 인간이 직립보행을 하게 될 시기부터 시각적인 정보가 중요한 기능을 하기 시작했다고 주장하였다. 직립보행을 하기 전에는 네발짐승들처럼 사람들도 서로 만나면 상대방의 둔부에 코를 들이대고 상대방이 자신의 짝이 될 수 있는가를 확인할 필요가 있었기 때문에 후각기능이 발달한 상태이었지만, 직립보행과 함께 더 이상 코를 상대방의 둔부에 들이댈 필요가 없이 시각적으로도 상대방의 성별을 구별할 수 있게 되었다. 결과적으로 후각기능이 자연적으로 쇠퇴하면서 시각기능이 발달하게 되었다.

시각기능의 발달로 상대방이 마음에 드는 파트너인가를 확인하는 것도 가능해졌다. 물론 만날 수 있는 사람들이 그리 많지 않았을 때는 상대방이 마음에 들지 않더라도 성교의 파트너가 되기도 했지만, 무리의 수가 늘어나면서부터는 그래도 마음에 드는 상대를 골라가면서 성관계를 가지게 되었다. 마음에 드는 상대를 고르는 문제에서 남녀간의 차이가 형성되었는데, 고대사회로부터 자기의 눈에 드는 상대를 선택하는 권리는 여자보다도 남자에게 더 중요하게 부각되었다. 물론 이와 반대로 근래에까지 여성들의 눈을 의식하여 남성들이 치장을 하는 종족도 있다. 바로 아프리카의 워다브(Wodaabe)족은 여성들에게 매력적으로 보이기 위하여 얼굴에 색칠을 하고 화려한 장신구를 달기도 한다. 워다브 종족들은 일부다처제이지만, 여자가 남자를 선택하기 때문에 남성들이 치장을 했던 것이다. 그러나 대부분의 다른 종족들은 그들과 반대로 여성이 가꾸고 치장을 한다. 그렇기 때문에 이성에게 매력적으로 보이려는 욕구는 남자보다도 여자가 더 커져버렸다. 이는 곧 신체적 매력에 대한 중압감이 남성보다 여성에게서 더 크다는 뜻이다.

그렇지만 신체의 어디 부위가 매력의 결정에서 가장 중요한지는 시대나 문화권마다 조금씩 다르다. 얼굴을 가장 중요하게 여기는 문화권, 가슴을 중요하게 여기는 문화권, 다리나 성기를 중요하게 여기는 문화권 등 매우 다양하다. 1940년대에 190여 문화권을 돌아보고 비교분석한 자료에 의하면, 신체 부위에 따른 매력의 결정요소는 너무나 다양하여 일정한 기준을 찾을 수 없을 정도이다. 예를 들면, 남태평양지역에 거주하는 일부 종족의 여성들은 적어도 20세기초반까지 몸에 문신을 새겨야 남성들의 관심을 유발시킨다고 믿었다. 그래서 남성에게 당신의 사랑을 받고 싶다는 의사를 전달하고 매력을 증진시키기 위한 행위로 자신의 성기 부위에까지 문신을 새기고 다녔다.

또 과거 중국의 여성들에게는 어려서부터 발을 자라지 못하도록 하는 전족의 풍습이 있었다. 결국 여성들은 성인이 되어서도 발이 어린이처럼 작아서 제대로 걷기가 힘들었다. 아마도 여성들의 바깥출입을 막아보려는 남성들의 의도에서 그러한 전족이 유행했는지 모른다. 여자가 집안에 들어앉아 있어야 바깥에서 경제활동이 어려울 뿐만 아니라 다른 남자를 만날 일이 없다고 생각했기 때문에 남성들에 의해서 그런 풍습이 발달했을 수도 있다. 그 이유가 무엇이든 상관없이 중국 여인들에게는 발이 매력이나 치부의 상징이었다. 즉 중국의 여인들은 자신의 발을 남편이 아닌 다른 남성에게는 보여주지 않을 정도로 중요하고 비밀스러운 부위로 여기고 살았다.

그렇다면 근래의 남성들은 여성의 신체부위 중 어디에 가장 관심이 클까? 대부분의 현대 문화권에서는 얼굴, 성기, 그리고 허리나 가슴과 같은 체격 등이 매력을 결정한다고 여기는 분위기이며, 이러한 경향은 여성들보다 남성들이 더 강한 편이다. 다시 말하면, 남성들의 신체적 특성에 대한 여성의 관심보다도 여성들의 신체적 특성에 대한 남성의 관심이 훨씬 더 높은 편이다. 이제 가슴이나 몸매, 얼굴 등에 대한 관점을 비교해보자.

몸매는 코르셋 등의 의복으로 위장될 수 있기 때문에 얼굴 부위가 직접적인 매력의 근거가 되고 있다. 계절에 따라서는 얼굴만 노출된 상태로 생활하기 때문에, 화장을 하고 있더라도 얼굴을 보고서 여성의 피부를 짐작하기도 한다. 전통적으로 한국인들은 하얀 피부를 선호하였으며, 일본인들도 금세기 이전까지 하얀 피부를 선호했다. 유럽에서도 19세기 당시 하얀 피부에다가 야윈 몸매를 지닌 여성이 인기를 끌었다. 그래서 당시의 여자들은 일부러 굶고 다녔으며, 레몬 등을 다량으로 섭취하여 위장을 약하게 만들었다. 병약한 모습을 보이는 여자일수록 남성들의 관심과 보호, 동정을 받을 수 있었기 때문이었다. 요즈음은 19세기처럼 낭만적 미인상을 선호하지 않는다. 건강하지 못한 하얀 피부의 여성은 남성에게 평생 잔병치레로 골칫거리가 될 수도 있기 때문이다. 그래서 백인들은 햇볕에 그을린 피부를 건강하고 섹시한 것으로 평가하고 있다.

얼굴은 옷으로 가리고 다닐 수 있는 다른 부위들보다 더 일차적으로 관심을 갖게 되는 신체 부위이다. 얼굴에 대한 관심은 특히 성적으로 성숙하기 시작하는 사춘기 무렵에 큰 편이다. 청소년기의 특성 중 하나는 얼굴에 여드름이 하나만 생겨도 매력이 감소할까 봐 거울을 자주 들여다보면서 고민하는 것이다. 과거의 남성 위주 문화권에서도 유사했지만, 근래에도 여성의 외형적인 미모가 명예와 부를 얻는 재산으로 여겨지고 있다. 그 예가 바로 매년 국내외에서 끊임없이 개최되고 있는 수많은 미인 선발대회이다. 또 외형적인 미모 여성을 선호하는 사회일수록 성형기술이 발달한 편인데, 여성의 외모를 중요시한 남성위주 문화권에서는 기혼여성들도 한없이 미모에 신경을 쓰면서 살아가야 한다. 그렇지만 여성들은 남성의 외모를 그렇게 중요하게 여기지 않는다.

남성들은 역시 자신의 성기가 여성들을 성적으로 흥분시키는 매력의 부위라고 생각한다. 상당수의 남성들은 그 크기가 클수록 더 매력적이라고 여기므로 자신의 성기가 여성을 성적으로 흥분시킬 정도로 충분한가에 대해서 고민하고 성기확대수술에도 관심을 가진다. 이러한 고민은 특히 청소년기에 심하며, 성인이 되어서도 사라지지 않는 경우가 허다하다. 공중목욕탕이나 탈의실에서 남성들이 수줍어하는 태도는 자신의 성기 크기나 모양에 대한 걱정에서 기인할 수 있다. 그러한 고민이나 걱정에서 벗어나기 위하여 남성들은 그러한 장소에서 다른 남성들의 성기 크기를 자신의 것과 비교해보고 자신의 성기보다 더 작은지를 확인하려는 경향이 있다.

사실상 여성들은 남성 성기의 크기에 대한 관심이 별로 없거나 있더라도 남성보다 더 적은 편이다. 그렇지만 자기 자신의 상을 성기의 크기에서 찾으려는 남성들이 있는데, 그런 남성들은 열등감이나 부적응증상을 보일 가능성이 높다. 그와 같은 열등감을 지닌 남성들의 일부는 자신의 성기를 확장시키는 방법들에 관심이 매우 크며, 실제로 성기를 확장시키는 성형수술을 택하기도 한다. 그러나 발기된 남성 성기의 크기는 남녀 모두에게 생리학적으로 성적 흥분을 좌우하는 요인이 되지 못한다. 오히려 성기 크기로 인한 성적 흥분이나 만족은 심리적인 효과일 가능성이 매우 크다. 또 발기상태에서 성기 크기는 발기되지 않았을 때의 크기와 비교할 때 개인마다 차이가 심하다. 그러므로 남성들이 보다 큰 성기를 선망하는 의식은 바람직하지 못하다. 그러한 남성들의 심리를 이용해서 남근을 크게 만들어준다는 물리기구 등이 불법으로 판매되고 있으며, 성적 쾌감을 얻지 못하는 여성들의 일부도 그 이유가 남성들의 성기가 너무 작아서라고 잘못 해석하기도 한다.

지금까지 발굴된 구석기 시대의 여인상들은 거의 모두 풍만하고 축 늘어진 유방이나 둥글고 주름진 허리에 중점을 두고 묘사된 것들이다. 당시 빙하기에는 추운 날씨에 잘 적응할 수 있도록 몸에 지방질이 풍부했던 여성들이 아름답고 매력적이었을 것으로 여겨진다. 동물의 세계에서도 지방질을 더 많이 비축할수록 생존에 더 유리한 편인데, 철새들은 장기간의 여행을 위해 몸속에 지방을 충분히 비축해야 하며, 겨울잠을 자는 동물들도 장기간 먹지 않고 살아가려면 역시 지방의 비축이 절대적이며, 또 바다표범도 교미시기가 돌아오기 전 지방을 비축하여 수태에 대비한다. 우리 문화권에서도 20세기 초반까지만 해도 몸매가 날씬한 경우 아들을 낳지 못하는 여성으로 평가했던 반면, 뚱뚱한 몸매를 부의 상징으로 여기었다. 서구사회도 중세 이후의 역사에서 어머니 역할에 비중을 두었던 1400년대부터 1700년대까지는 뚱뚱한 몸매가 유행했으며, 날씬한 몸매에 가치를 두기 시작한 시기는 겨우 1920년대 이후에 해당된다.

오늘날 대부분의 문화권에서는 젊음과 건강을 지향하는 사회로 변했기 때문에 날씬한 몸매에 큰 비중을 두고 있다. 특히 남성들은 성교나 결혼상대자를 선택할 때 여성들의 얼굴 이외에도 허리 등의 신체적 특성에 비중을 크게 둔다. 현대 남성들의 기준은 여성의 신체적인 속성을 주관적으로 평가하더라도 일치도가 꽤 높게 나타날 정도로 매우 유사하다. 청소년들은 남녀 모두 자신의 외모, 인기, 명성 등에 강한 관심을 보이지만, 이러한 경향은 남성보다도 여성이 더 강하다. 청소년들이 외모에 관심을 가지더라도 그 내용이 좀 다르며 성차도 존재하는데, 여성은 날씬함에 그리고 남성은 근육질에 대한 관심이다. 그런 연유로 일반적으로 남성들은 곡선미의 둔부를 지닌 여성, 풍만하지만 너무 크지 않는 가슴을 지닌 여성을 매력적으로 평가한다. 그 반면에 여성은 남성들이 생각하는 만큼 근육질의 남성을 최고라고 평가하지는 않는다.

그렇다면 여성들과 달리 왜 남성들은 여성의 몸매를 매력의 기준으로 설정하고 있는가? 본장의 후반부에 상술하겠지만 사회생물학적인 설명에 따르면, 남성들이 매력적인 몸매를 갖춘 여성을 추구하는 이유는 씨앗을 뿌리는 비옥한 근거의 지표가 되기 때문이다. 우선 여성이 젊고 건강해야 난자도 건강하여 아이를 많을 낳을 수 있다고 여겨진다. 그렇기에 건강을 나타내는 맑은 눈과 밝은 안색을 지닌 여성이 훨씬 더 매력적인 여성으로 평가되고 있다. 또 균형이 잡힌 큰 가슴과 엉덩이를 지닌 여성은 아이를 낳기에 좋으므로 그렇지 못한 여성보다 더 바람직한 여성으로 그리고 허리가 가느다란 여성은 임신을 해본 흔적이 없다는 표시이므로 더욱 매력적인 여성으로 여겨진다.

그러한 이유로 현대인들은 남성들보다는 여성들이 몸매의 균형을 갖추기 위한 시간과 에너지를 더 많이 투자하고 있다. 아울러 남성보다도 여성의 몸매를 가꾸는 사업이나 성형수술이 유행하고 있으며, 심지어는 성적 매력과 전혀 상관이 없는 상품들이 마치 성적 매력을 향상시킬 수 있는 것처럼 부각되기도 한다. 또 가슴의 크기나 모양을 성적 매력의 결정적인 요소로 이해한 사춘기 초기의 여자아이들은 친구들에 비하여 너무 빨리 또는 너무 늦게 가슴이 발달하게 되면 고민에 빠지게 된다. 그러한 고민은 다른 사람에 비하여 너무 커버리거나 작아버릴지 모른다는 우려에서 비롯된다. 과거 우리 문화권에서는 가슴이 너무 큰 여성을 별로 바람직하게 여기지 않았는데, 그 이유는 여성들의 성을 억압하던 유교 문화권에서는 가슴이 큰 여성을 성적 호기심은 크지만 두뇌가 명석하지 못해 매력이 없다고 평가했기 때문이었다. 그래서 큰 유방을 지닌 여성은 일반적으로 작은 여성보다 타인들 앞에 나서기를 꺼려했었다. 그러나 20세기 중반에 들어서면서 서구 문화권에서는 유방이 큰 여성이 작은 여성보다 성적으로 더 매력적이라고 여기기 시작했다. 그러한 여파로 실리콘을 주입하여 유방을 확대하는 성형수술이 1950년대 이후 성행하고 있는데, 1980년 후반부터 실리콘 유방성형수술의 부작용이 보고되면서 유행이 주춤거렸지만, 아직도 작은 가슴보다 풍만한 가슴을 원하고 있다. 근래 우리 문화권도 그런 경향을 보이고 있는데, 유방은 여성들의 심리에서 남성들의 남근과 같은 중요한 기능을 지닌다. 그러므로 분석학적으로 툭 튀어나온 풍만한 모양의 유방을 선호하는 여성의 심리는 남근선망에 대한 보상에 해당된다. 역시 남성들에게 심리적으로 종속된 여성들일수록 남성들의 시각적 욕구나 기대를 충족시켜주려고 노력한다.

3. 여성의 남성 선택 전략

문명을 발달시킨 초창기 사회에서는 여성들이

강인한 체력과 뛰어난 기술을 소유한 남성을 더 선호했는데, 그 이유는 그런 남성이 보호나 방어, 지속적인 양식 제공의 확신자로 이해되었기 때문이었다. 그러나 인류가 진화하면서 여성들이 선호하는 남성의 기준은 단순히 강인한 야수성을 지닌 사람으로부터 지성을 갖추거나 사회 경제적 지위가 높은 사람으로 바뀌게 되었다. 그렇다고 해서 강인한 체력 등의 조건이 여성들에게 전혀 무시되고 있는 것은 아니다. 지성을 갖춘 상태에서 강한 체력을 겸비한 남성이라면 여성에게는 금상첨화의 대상으로 부각된다. 곧 건장한 체격을 갖춘 남성이 착하고 성실하여 자녀들을 잘 보살펴준다면 여성에게는 최적의 파트너가 될 수 있다.

근래에 발표된 여러 연구들은 이러한 점을 증명해주고 있다. 그 예로 전통적인 성역할 특성과 체형의 관계를 살핀 연구에 의하면, 전통적 성역할 태도를 지닌 남성들은 여자다운 여자를 그리고 진보적 성역할 태도를 지닌 남성들은 양성적인 특질을 보이는 여자를 더 매력적으로 평가하였다. 그러나 전통적인 성역할 태도를 지녔든지 그렇지 않든지 상관없이 여성들은 양성적인 성격특성을 공유한 남성을 매력적인 남자로 평가하였다. 또 여성들은 남성의 체형에서 근육형의 남성을 가장 선호하고 있었는데, 그 이유는 전통사회의 특성에 맞게 건강한 체격을 갖춘 남성이 훌륭한 보호자가 될 수 있다고 믿기 때문일 것이다.

또 여성들은 성행위나 결혼 상대자를 고를 때 파트너의 사회 경제적 지위에 대하여 비중을 두고 있다. 이러한 경향은 사회적 신분이 높은 여성에게서도 나타날 정도로 중요한 요인이다. 즉 여성들은 남성의 사회적 지위, 하위문화, 성격, 자신에게 투자해줄 의향 등의 요인들도 중요하지만, 사회 경제적 지위가 비교적 높은 여성들은 자신들보다 그 지위가 더 높은 남성을 원하고 있다. 젊은 세대들은 대부분 운동선수나 연예인들처럼 사회적 명성을 지닌 자를 매우 부러워한다. 그러한 이유로 남성들은 자신의 사회 경제적 지위가 다른 남성들에 비하여 높다는 것을 고의적으로 알리고 싶어 한다. 그 예로 대학생 미식축구 선수는 경기 도중 운동장을 나설 때마다 헬멧을 벗고 자신의 얼굴을 알리며, 교정에서는 자신이 운동선수임을 알리기 위한 옷을 입고 다닌다.

물론 젊은 여성들이 무조건 남성의 소득 수준이나 신분이 높은 남성을 선호하는 것이 아니다. 오히려 여성들은 사회적으로 바람직한 성격특성을 지닌 남성들 중에서도 소득 수준이 높은 남성을 바라고 있었다. 그러나 바람직한 성격특성은 구애기간 동안 위장될 수 있기 때문에 현실적으로 사회 경제적 지위라는 요소가 더 중요하게 부각되고 있는 것이다. 이러한 이유로 남성들은 여성들에게 자신의 권력이나 지위, 재원 등을 직접 및 간접적인 방법으로 과시하는데, 이는 다른 척추동물들도 사용하고 있는 전략에 해당된다. 한 남성이 그러한 전략을 구사할 때 다른 남성들에게는 위협적일 수도 있지만, 남성의 보호능력을 중요시하는 여성들은 지위가 높은 남성들의 특성들에 긍정적으로 반응한다. 그렇지만 여성들은 남성들이 그러한 전략을 이용하면서 구애를 시도할 경우 직접적으로 반응해주지 않는다. 어떤 경우에는 고의적으로 무시하면서 상호작용의 발달을 조정하는데, 이와 같은 조정 작업에서 여성들은 여러 가지 비언어적 신호를 이용한다. 그 이유는 본장의 후반부에서 설명된다.

4. 감각자극과 성적 흥분

성적 관심이나 흥분을 유발시키는 자극들은 정서적 자극과 물리적 자극으로 구분될 수 있다. 정서적 자극이란 부드러움이나 사랑의 감정, 서로를 받아들이는 신뢰감, 안정감 등의 긍정적 정서 및 불안이나 분노와 같은 부정적 정서 등으로 그와 같은 자극의 여부나 강약에 따라 성경험의 질이 달라진다. 정서적 자극이 성적 흥분이나 만족에 미치는 영향은 남성에게도 나타나지만, 여성에게는 절대적으로 중요하다. 물리적 자극이란 다섯 가지 감각기관을 통해서 전달된 자극을 말하는데, 특히 인간의 성욕은 오감 중 시각이나 청각, 촉각 자극에 의하여 매우 큰 영향을 받는다.

즉 감각정보들이 중추신경계로 전달되면 과거의 경험했던 기억내용들과 함께 성적 흥분이나 성욕을 일으키는 역할을 한다. 예를 들어 키스행위가 어떻게 성적 흥분이나 기쁨을 가져다주는지를 보자. 키스를 통하여 상대방으로부터 제공받는 기쁨은 키스행위 동안 모든 감각기관이 자극을 받기 때문이다. 입술, 입, 혀는 신체 부위 중에서 민감도가 가장 뛰어난 부위이다. 입에서는 압착에 대한 민감도가 한 몫을 한다. 입술, 혀, 뺨, 코로부터 뇌에 이르는 신경의 전달 때문에 키스는 항상 체온, 맛, 냄새, 운동 등을 감지하게 되는데, 뇌기능에 영향을 미치는 12개의 뇌신경(cranial nerve) 중에서 5개가 키스에 관여한다. 키스과정에는 역시 청각(빨거나 핥는 소리)과 시각(파트너의 얼굴표정)으로부터의 감각이 포함되기도 한다. 이러한 정보는 기억내용들과 함께 성적 흥분이나 만족에 작용하는 것이다.

안드로겐과 같은 호르몬은 여성의 성적 흥분에 영향을 미친다고 알려져 왔다. 안드로겐 투여 치료를 받은 여러 여성들이 성욕의 증가를 보고했는데, 그 부분적인 이유는 안드로겐이 음핵을 민감하게 해주는 효과도 있기 때문이다. 그러나 여성의 성적 흥분은 단순히 안드로겐 수준에만 달려있지는 않다. 호르몬이 부족한 상태에서는 호르몬 투여가 그 효과를 발휘한다고 할 수 있지만, 호르몬이 일정한 수준을 넘으면 성욕의 차이가 없는 편이다. 그러므로 남녀의 성적 흥분이나 욕구는 성적 자극에 대한 민감한 기계적 반응이며, 고등정신과정에 의해서 통제된다고 할 수 있다.

남녀간의 주요한 차이 중 하나는 성적으로 흥분되는 속도가 다르고, 서로 다른 것에 흥분된다는 점이다. 예를 들면, 파트너를 선택할 때 여성은 남성의 성격 특성 그리고 남성은 여성의 외모에 비중을 두는 편이다. 매력에 대한 남녀간의 차이는 킨제이 연구에서 찾아볼 수 있는데, 이를 다음과 같이 표현할 수 있다. 즉 남성은 여성보다 성적자극(예, 미인사진)을 보거나 읽어보는 것에서도 더 쉽게 흥분하며, 또 여성이 쉽게 흥분할 수 있는 주 요인은 친밀감에 의한 접촉이다. 그렇지만 교육수준이 높으면서 젊은 여성들은 그렇지 않은 여성들에 비해서 성적 억압을 덜 하므로 남성하고의 차이가 더 작은 편이다. 곧 성차의 상당 부분은 근본적으로 달라서가 아니라 남성 위주의 문화적 요소에 기인한 것이라고 할 수 있다.

이제 감각자극의 형태(modality)와 성적 흥분의 관계에 대한 성차를 살펴보자. 예로부터 남성들의 성욕은 다른 형태의 자극보다도 시각자극에 의해 크게 좌우된다고 알려져 왔다. 10대 후반이나 20대의 남성들은 시각자극에 직접적으로 노출되지 않더라도 머릿속에 저장된 과거경험의 시각자극으로도 성욕을 환기시킬 수 있다. 그렇지만 30대를 지난 대부분의 기혼남성들은 선명한 시각자극에 노출되어야 성욕이 환기된다.

결혼생활에서 부인은 남편에게 어떤 존재인가? 가장 빈번한 시각자극이므로 중요한 존재가 될 수도 있음과 동시에 남편의 입장에서 동일한 시각자극에 끊임없이 노출되면서 그 자극에 대한 감수성이 떨어져버릴 수도 있는 존재에 해당된다. 다시 말하면, 남편은 아내라는 시각자극이 자신의 성욕을 불러일으키기에는 너무 진부하다고 느끼면 결혼생활의 권태를 맛본다. 심리학에서는 이를 습관화(habituation)현상이라고 말한다. 습관화란 동일한 자극에 반복적으로 노출되어 반응의 크기가 체계적으로 감소해버렸다는 것인데, 그 감소는 신경세포들의 적응이나 피로에 기인한 게 아니라 심리적인 효과이다.

일반적으로 습관화와 성적 동기의 관계를 두 가지 면에서 살펴볼 수 있다. 하나는 습관화로 인하여 성적 만족 수준이 낮아지므로 과거의 성적 만족수준을 찾기 위해 강도가 더 높은 성행동을 추구한다는 점이다. 남성들을 상대로 실험한 결과에서는 동일한 포르노사진을 반복적으로 제시하면 습관화로 인하여 생리적이거나 심리적인 흥분도가 감소하게 된다. 그 결과 남성들은 새로운 자극을 추구하게 되는데, 이러한 현상을 설명하는 것이 바로 쿨리지(Coolidge) 효과이다.

다른 하나는 습관화로 인하여 성욕이 저하된다는 점이다. 성욕의 저하현상은 남성들보다도 여성들에게서 더 많이 나타나지만, 여성의 성욕 저하가 습관화현상 때문인지는 검증되지 않았다. 한 연구에서는 여대생들을 상대로 포르노사진을 보여주면서 습관화현상이 나타나는가를 알아보았다. 동일한 포르노사진을 반복적으로 제시해도 성적 흥분이 감소되지 않았다. 즉 여성들에게는 습관화가 별로 나타나지 않았다. 사회생물학자들은 쿨리지 효과에 관한 암수의 차이를 바로 이러한 차이로 설명했다. 수컷들은 성적으로 습관화되기 때문에 새로운 파트너를 추구하는 반면, 암컷들은 습관화 경향이 없으므로 새로운 파트너를 찾지 않는다고 주장했다.

쿨리지 효과가 남성에게 민감한 시각자극과 관계된다면, 여성들의 성욕은 어떠한 자극에 가장 민감한 영향을 받는지를 생각해보자. 여성들은 일반적으로 시각보다도 촉각이나 청각, 정서적 자극을 더 중요하게 여긴다. 이러한 남녀의 차이 때문에 성교 직전에 남성들은 방을 밝게 하려고 하는 반면, 여성들은 어둡게 하려고 한다. 남성들이 밝은 빛을 원하는 것은 시각자극에서 흥분을 느끼기 때문이며, 또 여성들이 어두운 빛을 원하는 것은 수치심 때문일지도 모르나 무엇보다도 촉각을 비롯한 정서적 자극을 기대하기 때문이다.

여성들의 성적 관심이나 흥분은 남성과의 상호작용에서 얻거나 지각한 언어 및 비언어적 자극에 의해 결정되지만, 남성들과는 달리 여성들은 그러한 자극들에 대해 습관화현상을 보이지 않는다. 오히려 여성은 그와 같은 자극이 지속되지 않을 경우 성욕이나 성적 관심도 감소될 가능성이 높다. 또 청각자극을 제시하더라도 어떠한 정서상태인가에 따라 여성에게는 그 효과가 달라진다. 신체적으로나 정신적으로 건강한 젊은 여성을 상대로 청각자극을 주고 성적 흥분의 정도를 생리적으로 측정한 실험에 의하면, 편안한 상태를 유지한 조건에서의 청각자극은 여성에게 성적 흥분을 일으켰던 반면에 불안을 조작한 상황에서는 청각자극을 제시해도 성적 흥분을 느끼지 못하였다.

물론 혹자는 무조건 남성이 시각자극에 또 여성이 청각자극에 더 민감하다고 말할 수 없다고 주장한다. 예를 들어 포르노영화를 볼 때 성적 흥분의 성차를 생각해보면, 남성은 영화장면을 보는 것 자체에서 성적으로 흥분한 반면 여성은 장면보다도 주제나 내용에 따라 성적 흥분이 결정된다는 맥락에서 여성의 청각자극의 중요성을 강조할 뿐이다. 또 시각자극은 예전부터 남성들에게 매우 중요한 자극이었지만, 현대 여성들의 경우 과거의 여성들에 비해 시각자극의 중요성이 점차 커지고 있기 때문에 그렇게 주장할 수 있다. 그럼에도 불구하고 감각자극에 대한 민감도에서 아직도 성차가 존재함을 부인하지 못한다.

남성들의 성감이란 남근에서 받은 접촉의 감각과 사정의 순간에서 얻은 감각을 이른다. 특히 후자는 극히 짧은 순간에 해당되며, 성행위 도중 거의 1회에 한정된다. 흔히 사람들은 남성들이 사정할 때 쾌감이 극치에 이른다고 생각하지만, 그건 잘못된 생각이다. 사실상 남성들은 사정하면서 쾌감을 얻지 못하는 때가 있거나 쾌감을 얻을지라도 그 수준이 빈약할 때가 있다. 남녀 모두 오르가슴의 경험은 심리적 현상이지만 생리적 구조상 남성이 여성보다 오르가슴을 훨씬 잘 느끼도록 되어 있다. 대부분의 남성들은 사정 후 쉽사리 발기상태가 사라지는데, 남성의 성욕은 사정을 마치면 급격히 감퇴하며, 또 연령의 증가에 따라 사정이 끝난 후 성욕을 회복하는데 필요한 시간도 길어진다. 원래의 발기가 사라진 후 곧바로 다시 발기하는 것은 거의 불가능에 가깝다. Masters와 Johnson은 이를 무반응기(refractory period)라고 표현했는데, 남성들은 전형적으로 다시 오르가슴을 경험하려면 일정한 휴식 기간이 필요하다.

남성의 성기가 여성의 질 내에 어느 정도 머물러야 성적으로 여성의 만족을 보장한다는 법칙은 없다. 동일한 파트너와 성교를 경험해도 성적 쾌감의 정도는 항상 다를 수 있으므로 특정한 기준이 없는 셈이다. 아울러 성교 그 자체가 성적 기쁨을 주는 필수적인 것도 아니며, 성교 때마다 오르가슴을 경험하는 것도 아니다. 오히려 아무런 쾌감을 얻지 못하면서 성적 자극을 계속 받는다는 것은 남녀 모두에게 불편한 일이다. 과거에는 남성들이 여성의 오르가슴에 별다른 관심을 보이지 않았지만, 여성도 성적 존재라고 확인된 20세기중반 이후 남성들의 성적 수행이 완벽하지 못하다는 것이 여성들의 가장 흔한 불평이 되고 있다. 따라서 요즈음 남성들은 여성들이 오르가슴에 도달했는가를 확인하려고 애를 쓴다. 이러한 상황에서 남성들은 자신보다도 파트너가 먼저 오르가슴에 도달하는 것을 최고의 위안이나 만족으로 여기고 있다.

이와 같은 기본적인 성차를 이해한다면, 조화로운 부부관계는 두 사람 모두의 노력에 의해 창조될 수 있음을 알 것이다. 아내와 남편의 구체적 노력이란 다음과 같이 표현할 수 있다. 아내는 젊었을 때의 아름다움을 언제까지나 보존할 수는 없더라도 남편에게 시각적 매력이 쇠퇴하지 인상을 보여주려고 노력해야 하며, 부인은 남편에게 시각적으로 신선한 자극을 제공하기 위해 화장술이나 복장, 성생활 분위기, 장소, 체위 등을 변화시키는 노력을 해야 한다. 남편 역시 아내에게 따뜻한 정이 식지 않도록 사랑의 감정표시를 아끼지 않아야 하는데, 언어나 글로 표현하는 것이 바람직하며, 또 눈짓이나 몸짓 등의 표현도 효과가 있다. 또 변화된 분위기에 적응하면서 부인의 개성을 이해하려고 노력하는 것도 결실 있는 부부생활에 필수불가결한 요소이다.

5. 성행위 동기

폴리네시아 문화권의 망가이아(Mangaia) 부족은 적어도 1960년대까지만 해도 여러 여자를 성적으로 상대한 남성일수록 훌륭하고 능력이 있는 자로 추앙되었다. 그러한 이유로 남자들은 사춘기에 접어들면서부터 서로 자기 동네의 여자들을 차지하고, 다른 동네의 여자들을 애인으로 만들기 위해 싸웠다. 남자들은 여자들을 유혹하기 위해 먹을 것이나 선물을 주고, 노래를 부르고, 또는 여러 가지 방법으로 자신이 최강임을 보여주었다. 예를 들면, 허벅지에 남성의 생식기를 또는 남근 부위에는 여성 생식기를 문신하고 다녔다. 그들은 수십 명의 여성을 정복했다는 여성편력의 공적을 기록해두기도 한다. 남자들은 또래들과 자신의 무용담, 성에 관한 지식이나 기술을 이야기하고, 상대해본 여성들의 특성을 비교하기도 했다. 그들에게 여성을 많이 상대한 남성은 황소처럼 강한 남성으로 취급되었음에도 불구하고, 여성들은 그렇지 않았다. 만약 여성이 수많은 남성을 상대했다고 자랑하면 오히려 어리석은 여자라는 핀잔을 받았다.

앞에서 소개한 미개사회가 아니더라도 대부분의 현대문화권에서도 여러 여성을 성적으로 상대한 남성일수록 마치 훌륭한 남성인 것처럼 부러움의 대상이 되었고, 이와 반대로 여러 남성을 상대한 여성일수록 마치 더러운 여성인 것처럼 비난을 더 많이 받았다. 아직도 이러한 사고방식이 사라지지 않았기 때문에 혼전에 남성들은 성교 기회를 한번이라도 더 갖고 싶어 한다. 결국 남성들은 결혼 가능성이나 정서적 관계를 고려하지 않은 상태에서 여성에게 구애를 하는데, 그러한 구애과정에서 다른 경쟁자가 있을 때 남성들은 심한 갈등을 느끼게 된다. 남성은 여성에게 접근하는 동안 다른 경쟁자가 그녀로부터 멀어지도록 해야 하며, 여성들은 자신에게 구애를 하는 남성이 위협적인 존재인가 아니면 안정을 제공하는 존재인가를 판단하여 회피나 접근허용의 결정을 해야 한다. 남성들은 경쟁 상황에서 거부반응을 보이지 않는 여성이나 나이가 어린 여성을 자신들에게는 호감을 가진 자로 인식하게 된다.

이와 같은 이유로 남성들은 속임수 전략을 구사하면서까지 성관계를 시도한다. 예를 들면, 길을 건너거나 계단을 오를 때 손을 잡아준다든지, 함께 춤을 춘다든지 등의 다양한 방법의 속임수가 나타난다. 남자 대학생들을 상대로 조사한 보고서에 따르면, 성관계를 위해 여성을 협박한 비율이 24~48% 정도였다. 또 성교를 원하지 않는 여성에게 사랑한다고 거짓말하거나, 위협적인 요소가 가미된 상태로 장래에 대한 거짓약속을 하는 경우도 흔했다. 이러한 사실을 인정한 남자 대학생들은 4명 중 1명꼴이었으며, 그들의 70%이상은 술을 마신 상태에서 그러한 거짓말을 했다고 밝혔다. 거짓말의 유형은 크게 두 가지로 나타났는데, 하나는 사랑한다거나 미래를 약속하는 형태의 거짓말이고, 다른 하나는 하룻밤의 관계가 아니라는 식의 거짓말이었다. 거짓말을 했다는 응답자들 중에서 실제로 협박이나 폭력을 이용하여 성관계를 가졌다고 인정한 비율은 0.2%로 매우 낮았다.

구애과정에서 가장 결정적인 순간은 상대방에게 좋은 인상을 심어주려는 의식적 계획(예, 웃어 보임, 동의함)과 함께 시도하는 신체적 접촉이 이루어질 때이다. 신체 접촉은 두 사람이 사회적 관계에서 성적 관계로 이행되는 계기가 되기 때문이다. 어떤 사람과 신체적으로 접촉하는 일이나 친해지는 것은 자전거를 타는 것과 마찬가지의 기술적인 수행에 해당된다. 이러한 사회행동은 초기단계가 어떠했는가, 그리고 그 결과의 관찰에 따라 자신이 원하는 목표행동에 가까워지는 차원에서 다음 단계의 행동을 설정할 수 있다. 예를 들면, 한 남성의 목표가 최근 알게 된 한 여성하고의 성행위 시도라면, 그녀를 설득하기 위한 여러 가지 행동을 한다. 만약 그녀가 성교결과에 대한 두려움 때문에 내키지 않는 것 같으면, 그녀에게 피임을 하자며 설득한다. 그러나 그 뒤 그녀가 나쁜 평판을 두려워하면서 성교의사를 보이지 않으면, 다른 사람에게 말하지 않을 것이라면서 다시 접근한다. 그럼에도 불구하고 여성이 응하지 않을 것 같으면 자신의 목표를 단념하든지 아니면 다른 전략을 이용하는데, 예를 들면, 사랑한다고 말하면서 결혼상대로까지 생각한다는 느낌을 전달한다든지, 만약 응하지 않으면 그녀의 명성에 먹칠을 하겠다고 협박한다든지 등이다.

킨제이보고서가 발간된 이후 사회문화적 환경의 변화로 성에 관한 행동이나 태도에서의 성차가 줄어들고 있지만, 아직도 수많은 연구들은 성교 동기를 비롯하여 정서관계와 성교를 분리시키는 경향 등에서의 성차를 보고하고 있다. 예를 들면, 여성들은 사랑이나 장래의 약속에 대한 동기를 토대로 이성을 사귀는 경향이 남성보다 더 강하게 나타났는데, 특히 장기적 관계를 유지한 여성들일수록 자기 파트너와 결혼할 사이라고 답한 경우가 많았다. 반면 남성들은 사랑이나 장래 약속 등을 중요하게 생각하기도 하지만, 쾌락이나 재미도 역시 여성을 사귀는데 주요한 동기로 드러났다. 상당수 남성들은 정서적 관계 유지를 성교의 필수조건으로 여기지 않았던 반면, 대다수 여성들은 필수조건으로 여겼다. 실제로 15~18세 영국 청소년들을 조사한 결과에 따르면, 여성들이 성교의 전제조건으로 정서적 관계나 약속의 중요성을 남성들보다 더 높게 평가하였다. 또 사랑의 동기는 남성들에게는 구애전략에서 매우 민감한 요소였지만, 여성들에게는 성경험에 직접 영향을 주는 요소였다.

흔히 여성들은 사랑이 수반되지 않을 때 성행위를 용납하지 않는 사회적 규준을 습득하는 경향이 있다. 그래서 여성들은 남성과 사귈 때 최소한 성교 시기까지 서로 사랑하는 사이인가를 확인하려고 노력한다. 여대생들을 대상으로 사랑이 수반되지 않는 성교를 어떻게 이해하는가를 물어보았을 때 실제로 사랑하지도 않는 남성과 성교를 경험한 여성들은 성교 후 자신들의 행위를 정당화시켜버리고 죄의식을 느끼지 않기 위해 태도를 바꾸어버리는 경향이 있었다. 즉 성교 후에는 자신이 그 상대를 사랑하고 있다는 태도를 취하게 된다. 그러한 이유로 실제로 성교 파트너의 수가 많은 미혼여성들은 불안감이 높은 편이며, 또 결혼할 가능성이 큰 상대가 있을 때에는 성적인 교제의 폭을 훨씬 줄이게 된다.

6. 성차의 이론

대다수 동물들의 암수관계, 그 중에서도 교미행

위는 생물학적 요인으로만 설명이 가능할 정도로 단순하므로 이를 예측하는 일은 비교적 쉬운 편이다. 반면에 인간의 성행동은 매우 다양한 요인들로부터 영향을 받고 있기 때문에 설명이나 예측이 모두 어려운 편이다. 즉 인간의 성행동은 생물학적 요인 이외에도 사회 문화적 요인들에 의해서 좌우되고 있으며, 또 개인의 다양한 내용의 경험을 비롯하여 지금까지 알려지지 않은 수많은 요인들의 영향을 받고 있다. 어느 연구자도 그 중 한 가지에 의해서만 인간의 성욕이 결정된다고 주장하지 못할 정도로 두 가지 요소 모두 중요하다.

그럼에도 불구하고 인간의 성행동에 관한 가장 기본적인 관심사항은 생물학적 요인과 사회 문화적 요인의 상대적 중요성을 따져보는 것이다. 후자를 강조한 입장에 따르면, 성적 자극에 반응하는 양식이 긍정 또는 부정적으로 발달하는 것은 아동기나 청소년기의 경험에 따라 조건화된 결과라고 본다. 긍정적으로 발달한 자들이 자위행위나 성적인 관심이나 만족도가 더 높으며, 성행위 파트너 수도 더 많고, 임신 중에도 성적 관심이 더 높은 반면, 부정적으로 발달시킨 자들은 부모로부터 엄격하게 제한받았거나 성을 불결하거나 바르지 못한 것으로 배웠을 가능성이 더 높다고 본다.

인간의 성행동을 체계적으로 살펴보기 시작한 지난 20세기 초 · 중반부터 최근에 이르기까지 수많은 연구자들이 가진 또 다른 관심사항은 성행동이나 성적 태도에서 성차를 밝히는 것이었다. 대다수 문화권에서 과거로부터 성차에 대한 믿음이 존재해왔는데, 본장의 전반부에서 소개된 것들을 포함하여 실제로 성욕을 비롯하여 성적 환상의 내용이나 빈도, 성적 자극에 대한 성적 흥분 수준 등에서 성차가 보고되고 있다. 또 개인마다 차이가 있지만, 성차의 일반성을 밝혀낸 수많은 연구들에 의하면, 남성들은 물리적 쾌락을 중요시하는 반면, 여성들은 정서적 애착관계가 수반되지 않는 성교를 원하지 않는 경향이 있다. 또 남성은 성교를 통하여 성적 긴장을 해소하는 반면 여성은 정서적 친근감을 높이는 편이다.

왜 남녀의 성행동이 다른가를 설명하는 이론들은 크게 사회 문화 및 생물학 입장의 것들로 이분된다. 전자는 사회영향(social influences)이론 또는 사회 구성론(social constructionism)이라고 부른데, 사회 학습이나 역할, 각본(script) 이론 등이 여기에 속한다. 후자는 본질론(essentialism)이라고 부르는데, 진화론이나 사회생물학 이론 등이 여기에 속한다. 보다 최근에는 인간의 성을 순수하게 본질론이나 사회 구성론만으로 설명하는 차원에서 벗어난 새로운 개념이나 이론들도 등장했는데, 이들의 골격은 결국 사회영향과 본질론을 병합시킨 것이다. 이들 중 하나는 20세기중반 사회학자나 심리학자들에 의해 개발된 사회교환이론이며, 다른 하나는 변별이론이다. 이들을 차례로 살펴보면, 다음과 같다.

7. 사회구성론

생물학적 관점과는 상관없이 성적 태도나 행동에 대한 사회적 영향을 강조한 '사회구성론' 이라는 용어는 버거 등(Berger & Luckmann) 등이 1967년에 발표한 "The social construction of reality" 라는 저서가 발간된 이후 널리 사용되었다. 그들은 저서를 통해 실체(reality)가 궁극적으로 분자나 원자들로 구성되었다는 일반적 견해에 반기를 들면서 실체의 형태를 형성하는 사회과정을 강조하였다. 이를 sex에 응용할 때 성 행동이나 태도에서의 차이는 모두 문화, 사회화, 상황적인 영향 등에 의해 학습된 결과라고 본다. 이 입장에서 사람들의 성행위나 성욕은 주로 사회적 맥락에 달려 있으므로 성적 자극에 대한 평가는 그 자극에 수반된 부적 및 정적 감정의 유발 강도에 달려 있다. 또 사회 문화적 입장에서는 부계사회를 존속시키기 위하여 여성의 성을 결혼관계 이내로 제한시켜왔다고 보는데, 이는 남성이 자신의 자녀가 가계나 재산의 상속자가 되기를 바라기 때문이라고 해석된다.

사회영향이론에서는 성적 환상의 성차는 남녀가 서로 다르게 사회화되었다는 점으로 설명한다. 사회화 과정에서 개인이 경험한 처벌이나 보상의 결과에 따라 나중에 유사한 상황에서 부적 또는 정적으로 반응하는데, 예를 들면, 성기 부위에 손을 대거나 바닥에 엎드려 있던 여아가 부모로부터 혼났을 경우 그녀는 그러한 경험이 없었던 남아들과는 다른 성적 기준을 구성하면서 살아간다. 또 여성은 남성이 성행위를 요구할 때만 응해야 하며, 남성이 요구하더라도 약혼이나 결혼 등 허용된 관계 내에서만 반응해야 한다고 배워왔다. 역시 여성은 원하지 않는 임신을 피해야 하고, 나쁜 소문이 나지 않도록 조심하라고 배워왔다. 그 결과 다양한 파트너를 상대할 경우 남성은 종마처럼 우월한 존재로 부각되지만, 여성은 더러운 여성처럼 취급된다.

사회영향이론에 속하는 사회학습이론(social learning theory)은 반두라(Bandura)가 처음 정리했는데, 그는 사회학습이론을 전개할 때 성에 관한 언급을 거의 하지 않았다. 그러나 그 이론을 동조한 다른 사람들이 행동에서의 성차나 성역할을 사회학습이론에 응용하기 시작하면서 성행동에서의 성차의 양상을 두 가지로 예측하고 있다. 하나는 성행동에 대한 사회적 규준의 변화에 따라서 성차도 달라진다는 점이고, 다른 하나는 성차가 이중기준 때문에 존재한다는 것이다. 예를 들면, 이성의 성적 파트너를 수를 측정할 때 남녀의 평균수가 같아야 함에도 불구하고 여성이 남성보다 더 낮은 수치가 나오는 이유는 여성이 여러 남성을 성적으로 상대하는 것에 대한 사회적 처벌이나 비난과 같은 두려움 때문이라는 것이다. 곧 사회학습이론에 의하면 여성의 성적 파트너 수가 더 낮게 나옴을 예측할 수 있다.

8. 사회생물학 및 진화론 이론

진화론이나 사회생물학 이론 등으로 성차를 설명하는 본질론자들은 성욕을 인간의 타고난 속성이라고 보기 때문에 문화의 역할을 무시해버린다. 그들은 유전자나 호르몬을 비롯한 다른 생물학적 과정들을 성행동의 주요한 결정인자들이라고 본다. 본질론은 최근 버스(Buss) 등의 진화론 이론이 응용되면서 상당한 영향력을 발휘했다. 이러한 입장에서는 인간의 성적 동기가 자연도태의 과정에 의해 유전자를 통해서 전달되고 있으며, 남녀의 성욕 차이는 바로 종족보존의 책임이나 신중함에 대한 차이와 연결된다.

사회생물학 이론에서는 성적 환상의 성차를 남녀간에 성숙할 무렵 생기기 시작한 남성호르몬의 차이로 설명한다. 사춘기 이전에는 남녀의 테스토스테론(testosterone) 수준 차이가 별로 없지만, 그 이후 남성은 10~20배정도 증가한 반면, 여성은 두 배 정도만 늘어나기 때문이다. 일부 연구자들은 중학교 2학년에서 고교 1학년 사이의 남학생을 상대로 한 연구에서 다른 호르몬은 그렇지 않았는데, 테스토스테론 수준이 성적 환상의 빈도와 관계가 매우 높음을 보여주었다. 또 다른 연구자들은 그 또래의 여학생을 상대로 한 조사에서 여성호르몬(estrogen, progesterone 등)은 그렇지 않았지만, 남성호르몬이 성적 환상 빈도와 관계가 매우 높음을 보여주었다. 이와 같은 관련성은 실험연구에서도 밝혀졌는데, 남성들의 경우 테스토스테론 수준이 정상인 남성은 호르몬 수준과 성행동의 관계가 크지 않았지만, 그 수준이 매우 낮았던 남성은 성적 동기나 환상에 큰 영향을 미쳤다. 자궁적출술(hysterectomy)을 받고서 폐경 증상을 경험한 여성에게 남성호르몬을 주입했을 때 생리적 반응에는 큰 영향을 미치지 않았지만, 성적 환상이 두드러지게 증가했다.

왜 남성이 여성보다 쉽게 흥분하고 성적 환상도 두드러지는가를 성호르몬 이외의 내용으로 설명한 바를 살펴보면, 진화론이나 사회생물학자들은 성적자극에 대한 반응 차이가 최적의 종족번식 전략이 서로 다르기 때문이라고 주장한다. 진화론에서는 종족번식 전략이 자연도태와 같은 원리 등에 의해 유전되므로 성적 태도 및 행동도 다양성을 보여준다고 설명하는데, 그 설명 중에서 가장 대표적인 것이 바로 투자이론이다. 투자이론이란 동물의 세계에서 구애행동이 생물학적으로 종족을 보존시키는 최적의 기능을 지니고 있더라도 종족보존을 위한 노력에서 암수가 서로 다름을 설명하는 이론인데, 미국의 사회생물학자 Robert Trivers(1943~)의 부모투자(parental investment)이론의 개념을 살펴보면 다음과 같다.

진화론 입장에 의하면, 부모가 되기 위한 노력의 정도에서 성차가 심하게 존재한다. 남성은 단 1회의 성교에 필요한 에너지만을 제공하고서 아버지가 될 수 있지만, 여성은 남성과 비교될 수 없을 정도의 에너지를 투자해야 어머니가 될 수 있다. 곧 남성은 수많은 여성들을 단기간에 임신시킬 수 있지만, 여성은 수많은 남성들을 상대하더라도 한 번에 한 남성의 아이만을 낳을 수 있다. 또 여성이 평생 동안 가질 수 있는 출산의 기회는 불과 몇 차례밖에 되지 않는다. 그리고 여성은 난자 수도 한정되어 있고, 9개월의 어려운 임신시기, 아동기초기 동안 수유나 양육, 보호에 대한 책임을 떠맡는 등 부모로서 투자를 하지만, 남자는 많은 정자를 생성해 내지만 부모로서의 투자는 별로 하지 않는다. 여성은 태어날 아이의 양육에 관심을 가지고 있으므로 육아에 관심을 둔 여성은 자신과 성관계를 가지는 남성의 질을 고려하는 경향이 있다. 그러므로 여성들도 역시 진화론적 개념의 전략을 구사하면서 어떠한 남성이 다른 남성들보다 더 우세하게 번식될 수 있는 사람인가의 증거를 찾으려고 한다.

다윈의 자연도태에 의하면, 남성은 부모로서의 투자를 제대로 못했기 때문에 생존을 위해 여성과 어깨를 겨루려고 노력한다. 그래서 더 공격적이고 성욕도 더 강한 상태로 여성과 맞선다. 반대로 여성은 부모로서 투자를 많이 하는 남성, 즉 자녀에게 가장 훌륭한 유전자를 전해주면서 가족을 보호할 수 있는 능력의 소유자를 찾게 된다. 즉 종족보존에 에너지의 대부분을 투자해야 하는 암컷은 수컷을 보다 선택적으로 찾아 나서며, 종족보존에 별다른 투자를 하지 않고 살아가는 수컷은 기존의 암컷을 버리고 다른 상대를 찾아 나설 가능성이 높다. 여러 종에서 암컷들은 수컷이 자신들에게 구애해주기를 바라는데 즉, 암컷들은 수컷들이 자신들에게 시간과 노력을 절대적으로 투자해주기를 바라는 식으로 진화되었다. 그 결과 사람의 경우도 여성에게 시간과 노력의 투자를 많이 하고 있는 남성들은 현재의 여성을 버리고 다른 여성을 찾아 나설 경향이 높지 않다. 남성은 이 과정에서 여성에게 성적으로 접근하여 확실한 상대로 인식하고 싶어 한다. 보통 남성은 종족보존의 과정에서 여성만큼 시간이나 에너지를 소비할 필요가 없으므로 성행위 파트너를 더 적극적이고 정열적으로 추구하며, 성적 요구도 더 분명하게 한다.

역시 성적 자극에 대해 남성이 여성보다 더 쉽게 흥분하는 이유도 투자이론으로 설명된다. 남성이 쉽게 흥분하고 여러 여성을 찾아나서는 행위는 여성에 비해 부모로서의 투자를 제대로 할 수 없는 상황에서의 생존전략이라고 설명한다. 부모로서의 투자를 많이 못한 남성들의 최적의 종족보존전략은 가능한 한 많은 여성을 수태시켜 종의 생존을 보장하는 길이다. 곧 이와 같은 목표를 달성하기 위해 아주 쉽게 또 가리지 않고 흥분해야 한다. 부모로서 투자를 많이 하는 여성은 아무런 상태에서나 흥분하는 것이 아니라 부모로서의 투자를 함께 할 수 있는 남성, 즉 사귀거나 결혼한 남성에게만 흥분한다. 그래서 시각적인 성적 자극이 남성에게 쉽게 흥분을 유발하며, 포르노도 남성의 시각적 흥분을 위해서 발달했다. 그러나 단기가 아닌 장기적 관계를 유지하고자 할 경우 남성들도 짝을 선택할 때 여성들처럼 신중해진다. 이를 극단적으로 표현하면, 장기적 관계를 유지하고 있는 상태에서도 남성들은 상황에 따라서 결혼상대자의 결정을 변경시킬 수 있다. 이러한 남녀 차이는 여러 문화권을 비교한 연구에서 증명되었다.

9. 사회교환이론

사회교환이론(social exchange theory)은 친교나 연애관계의 형성과 발달을 설명하는 비교적 최근에 정립된 이론이며, 이론의 핵심은 사회행동이 재화(goods)나 유형 · 무형의 재원(resources)의 교환에 의해 이루어진다고 본다. 사람들은 타인과의 관계에서 타인에게 많은 것을 줄 경우 그로부터 무언가 받을 것을 기대하고, 타인으로부터 많은 것을 받을 경우 그에게 갚아야 한다는 부담이 생긴다. 한 개인의 입장에서 재원의 교환은 손실(costs, 비용) 및 이득(benefits, 보상)의 관계로 분석될 수 있다. 여기에서 손실이란 보상이 거의 없거나 별로 크지 않은 상태에서 처벌이나 손해만 경험하는 것을 의미하는데, 일반적으로 인간관계에서 신체적 상해나 불안, 거부, 이용당함, 당황 등의 손실이 클 것 같으면 타인과의 상호작용을 회피하는 경향을 보인다. 그 반면에 이득이란 쾌락을 가져다주는 것으로 사람들은 도움이나 우정, 금전, 사회적지지, 보호 등을 얻거나 얻기 위해 타인과 상호작용을 추구하는 경향을 보인다.

모든 인간관계의 형성이나 형성된 관계의 지속적인 유지는 손실과 이득의 득실차에 따라서 두 개인이 서로 이득이 적지 않다고 지각해야 가능하다. 인간관계에서 개인마다 보상이나 기쁨을 얻고 있음과 동시에 불쾌감도 얻을 수 있는데, 한 사람이라도 관계에서 이득이 크지 않다고 지각하면 관계를 종식시키는 결정을 선택하게 된다. 그러나 양자가 모두 손실보다 이득이 크다고 지각하면 그 양자의 관계는 더욱 가까워지는 방향으로 발전한다. 또 이득과 손실의 교환은 시간경과에 따라서도 변할 수 있는데, 한때 보상이 크게 수반되었던 관계가 나중에 손실을 초래하는 관계로 발전하여 결국 관계가 와해되기도 한다.

사회교환이론은 1970년대 이후 성적 상호작용에 응용되고 있는데, 근본적으로 남녀는 성욕이 다른 존재라는 조건에서 이론이 전개되고 있다. 즉, 남성이 여성보다 더 강한 성욕을 가진 존재로 여기고 있기 때문에 사회교환에 관한 대다수 상황에서 성차가 존재한다. 또 성행위(sex)는 성을 여성이 가지고 있으면서 남성에게 줄 수 있는 재원으로 여기며(Sex is a resource that women give to men.), 성욕이 강한 남성은 그 성을 원하는 입장으로 여긴다. 남성이 여성으로부터 성을 얻기 위해서는 여성에게 다양한 형태의 다른 재원을 제공해야 하며, 여성은 자신의 성을 원하는 남성에게 허용하면서 성을 무기로 남성을 조정하는 것도 가능하다고 본다.

사회교환이론에서는 동일한 성행위라도 거래행위에서 남녀가 동일하다고 보지 않는다. 예를 들면, 오럴섹스(oral sex)를 해석할 때 남성이 여성에게 해주는 오럴섹스는 여성이 남성에게 해주는 오럴섹스보다 더 가치가 적다고 보는데, 그 이유는 여성이 섹스를 원한 게 아니라 남성이 원한 것이었기 때문이다. 또 남성이 여성에게 돈을 지불하고 섹스를 하는 행위도 여성이 섹스에 응해주는 것이 남성의 금전지불보다 더 가치가 크다고 본다. 설령 여성도 성행위에서 흥분이나 만족을 경험했더라도 남성이 성행위를 하는 것 자체가 더 가치 있는 행위라고 해석한다.

또 사회교환이론에서는 데이트경비를 남성이 지불하는 것도 나중에 성행위라는 대가를 얻기 위해서 당연한 것으로 여기는데, 돈이나 시간, 정신적 에너지를 많이 투자한 남성일수록 여성이 성교요구에 응해주지 않으면 손해를 본 느낌이 더 드는 것도 이러한 맥락에서 해석된다. 남성들은 데이트 과정에서 여성에게 저녁식사를 사주고, 꽃다발을 건네주고, 영화구경을 시켜주는 등 호의를 베풀었음에도 여성이 성행위에 응해주지 않았을 경우 강제성을 동원하기도 하는데 그 배경은 바로 사회교환이론의 측면에서 손실을 보상하는 행위로 여긴다. 기혼 남성이 소원해진 부인의 환심을 사기 위해서 설거지나 이부자리 정돈, 빨래 개기, 청소, 쓰레기 버리기 등의 집안일을 거두는 행위도 사회교환이론에 따르면 여성으로부터 성행위를 얻기 위한 포석으로 해석된다.

그렇지만 여성이 성행위를 하기 위해서 남성에게 돈을 지불하거나 환심을 보이는 경우는 매우 드물다. 그렇다면 여성이 성행위의 대가로 원하는 것은 무엇인가? 사회교환이론에서는 바로 사회적 지위, 장기관계 유지와 안정 등을 얻기 위함이라고 본다. 대부분의 남녀 커플 중 남성이 여성보다 사회적 지위가 더 높은 편이다. 여성은 남성과의 성행위를 통해서 남성의 사회적 지위를 보상 받게 되더라도 여성이 남성에게 제공하는 성행위의 가치가 더 높다. 여성의 입장에서는 자신보다 사회적 지위가 더 높은 남성하고의 성행위는 의미가 있지만, 만약 여성이 자신보다 사회적 지위가 더 낮은 남성과 성행위를 해야 할 때 많은 것을 잃어버린 느낌이 들어서 쉽게 응하지 않게 된다. 역시 여성은 남성이 장기적 관계를 유지하기를 원하면서 지속적으로 자신에게 관심을 가져줄 수 있다고 확신할 때 성행위에 동의하게 된다. 여성은 성행위만 얻고서 급히 떠나갈 남성에 대해서는 쉽게 동의하지 않는다는 뜻이다.

남성들이 여성보다 성행위를 더 원하는 일반적인 상황도 모두 사회교환이론으로 해석하는 것이 가능하다. 예를 들면, 신문이나 잡지에서 독신자가 데이트 파트너를 비롯하여 결혼상대자를 구하는 광고들을 보자. 광고를 하는 독신자의 연령과 그 독신자가 원하는 파트너의 연령을 조사하였다. 여성들은 그들이 20대든지 60대든지 자신과 연령이 별로 차이가 나지 않는 남성을 찾고 있는 경우가 대부분이다. 그러나 남성들의 경우는 약간 다른 반응을 보였다. 20대의 남성들은 자신이 찾는 여성들의 연령이 자기와 별로 차이가 없었지만, 남성들의 나이가 많을수록 자신보다 젊은 여성을 원하고 있었다. 남성들이 나이가 들어갈수록 젊은 상대를 원하는 경향은 바로 종족보존에서 최적의 상대를 원하기 때문이지만, 여성이 나이든 남성을 원하지 않는 것은 보상보다도 손실이 더 크기 때문일 것이다.

상기의 양상은 동성애자도 거의 유사하게 나타났다. 이성애자 남성은 남성에게는 전혀 매력을 느끼지 못한 반면, 여성에게는 젊은 상대일수록 매력적이라고 평가했다. 동성애자 남성은 여성에게는 전혀 매력을 느끼지 못한 반면, 남성에게는 젊은 상대일수록 매력적이라고 평가했다. 한편 이성애자 여성은 여성에게는 전혀 매력을 느끼지 못한 반면, 남성에게는 10대 후반보다 20대, 20대보다도 30대를 더 매력적이라고 평가해 30대를 가장 매력적인 연령으로 평가했으나, 40대 이후 남성에게는 나이가 많을수록 매력 정도를 더 낮게 평가했다. 동성애자 여성은 남성에게는 전혀 매력을 느끼지 못한 반면, 여성에게는 10대 후반보다도 20대, 20대보다도 30대, 30대보다도 40대 이상을 더 매력적이라고 평가했다.

성행위나 데이트 상대를 선택할 때 남녀 차이도 사회교환이론의 맥락에 포함된다. 파트너를 선택할 때 용납할 수 있는 최소 지능이 어느 수준인가를 조사한 연구가 있다. 남녀 모두 결혼상대자는 자기 지능수준의 최소 70%정도가 되어야 한다고 답했다. 그리고 데이트를 지속하는 상대라면 자기 지능수준의 60%정도까지 괜찮다고 답했다. 반면 데이트나 결혼상대자가 아닌 단순한 성교 상대자에 대한 지능수준을 물었을 때 성차가 나타났다. 여성은 성관계를 가질 수 있는 남성의 지능이 최소한 자신의 55%수준이어야 한다고 답했으나, 남성들은 40%수준까지 괜찮다고 답했다. 또 남성들은 하루만 즐기는 상대라면 자신의 지능 35%수준의 여성도 좋다고 답했다. 이러한 남녀의 차이도 바로 손실과 보상의 차이로 설명된다. 남성들은 하루만 즐기는 상대에 대하여 거의 책임질 필요가 없지만, 여성은 성적으로 하루를 즐기는 상대이더라도 임신가능성이 있기 때문에 상대방의 특성을 고려하게 된다.

그러한 맥락에서 사람들은 대부분 배우자를 선택할 때 그 조건으로 자기와 나이나 지능, 교육수준 등에서 차이가 크지 않은 사람을 원한다. 실제로 여러 연구에서 부부간의 나이나 교육수준의 상관이 매우 높게 나타나고 있다. 지능의 경우 특정한 영역의 인지능력보다 일반지능에서 부부의 일치도가 더 높은 편이다. 또 지능보다도 정도가 낮은 편이지만 성격특질에서도 부부간의 상관이 다소 높은 편으로 나타난다. 여러 가지 특질이나 능력에서 부부간의 상관이 높은 이유들을 몇 가지 방향으로 설명할 수 있다. 우선 결혼 당시 서로 유사한 특성을 지녔다는 점을 들 수 있다. 이는 서로 다른 특성의 남녀가 만날 때 보상보다도 손실의 위험이 더 높기 때문에 결혼가능성이 낮다는 설명이 된다.

일부 연구자들은 연애관계를 교환이론으로 설명하는 것이 적절한가에 의문을 제기했는데, 예를 들면, 대인관계에서 매력은 교환관계인가 공동(communal)관계인가에 따라 구별되어야 한다는 것이다. 교환관계에서는 상대방에게 뭔가를 줄 때 그만큼 돌아올 것을 기대하기 때문에 남으로부터 뭔가 받았을 때도 그 만큼의 빚을 갚아야 한다고 생각한다. 공동관계에서는 상대방으로부터 뭔가를 어느 정도 받았으며 또 갚아야하는가에 관심을 두는 게 아니라 서로에 대한 복지나 안녕에 관심을 가지므로 서로에서 빚이나 의무사항이 없이 각각 상대방의 욕구에 따라 반응하는 것이다. 공동관계에서의 개인들은 교환 원리에 의해 움직이는 것처럼 보이지만, 교환 원리에 의해 이득을 주고받음을 지각하게 되면 공동관계가 와해되어버릴 수도 있다. 그래서 연구자들은 연애관계가 교환이 아니라 공동관계로 유지되고 있다고 본다.

남성의 성욕이 여성의 성욕보다 더 강하고, 남성이 여성보다 성행위를 더 원하는 것으로 보는 사회교환이론에서는 그와 같은 남녀의 차이를 어떻게 보고 있는가? 사회교환이론에서는 성차가 타고난 것이라는 의미가 아니라 그러한 차이는 선천적 및 문화적 요소의 합으로 본다. 그렇기 때문에 사회교환이론의 큰 틀은 페미니즘과 같은 구성주의 이론이나 진화론 이론들과 경쟁이 아니라 오히려 양립의 관계에 있다고 볼 수 있다. 그러나 사회교환이론은 다른 이론들과 부분적으로 경쟁관계에 있다. 예를 들면, 성(sex)과 힘(power)의 관계의 해석할 때 사회교환이론에서는 남성이 성을 목표로 힘을 사용한다고 보는 반면, 페미니즘에서는 남성이 힘을 유지하기 위해서 성을 이용한다고 본다.

10. 변별이론

성행동의 성차를 설명하는 대안이론으로 Baumeister가 주장한 변별이론(differential theory)이 있다. 그는 여러 연구결과들을 종합하여 남녀의 성욕이 변별될 정도로 다르며, 성욕의 변화는 남성보다 여성에서 더 크다고 주장한다. 이 이론의 핵심을 보다 더 정확히 표현하면, 여성의 성 반응 및 행동은 남성에 비해 문화, 사회, 및 상황적 요인들에 의해 더 쉽게 좌우된다는 것이다. 그는 또 성적인 면에서 여성의 적응력이 더 높은 이유를 남녀간의 힘이 다르기 때문이라고 설명했는데, 남성들보다 사회, 경제, 정치적으로 힘이 더 약한 여성들이 힘이 센 남성들과의 결속을 위한 적응 수단으로 사회적으로 유연하게 대처한다는 것이다.

그렇기 때문에 남성에 비해 여성이 일생동안 성행동에서 변화의 폭이 더 크다. 예를 들면, 남성은 일생동안 일관성 있게 성행위에서 오르가슴을 얻지만, 여성은 오르가슴 빈도가 일생동안 매우 다르다. 남성은 일상적인 성관계를 가질 상황이 아닐 경우 자위행위나 성매매를 통하여 만족의 빈도를 유지하지만, 여성은 장기간이라도 성적 출구를 갖지 않고 살더라도 기회가 생기면 매우 적극적 자세를 보이기도 한다.

역사적으로 수차례 전개되었던 성 혁명 중 가장 최근의 경우는 20세기 후반에 전개된 것인데, 그 주요한 계기는 서구는 경구용 피임약의 보급 등 또 우리 문화권은 포르노의 확산 등으로 평가되고 있다. 최근의 성 혁명으로 성욕 표현의 측면에서는 남성보다도 여성에게서 더 큰 변화가 생겼으며, 이로 인해 성욕이나 성적 흥분 등에서 나타난 성차를 설명하는 상기의 이론들도 시간이 지나면서 바뀔 가능성도 적지 않다.

■ 참고문헌

- 윤가현 (2006). 성 문화와 심리(제2판). 서울: 학지사.
- Allgeier, E., & Allgeier, A. (1991). Sexual interactions (3rd ed.). Lexington, Massachusetts: D. C. Heath.
- Bancroft, J., Loftus, J., & Long, J. (2003). Distress about sex: A national survey of women in heterosexual relationships. Archives of Sexual Behavior, 32, 193-208.
- Berger, P., & Luckmann, T. (1967). The social construction of reality: A treatise in the sociology of knowledge. Garden City, New York: Doubleday.
- Buss, D., & Schmitt, D. (1993). Sexual strategies theory: An evolutionary perspective on human mating. Psychological Review, 100, 204-232.
- Byer, C., & Shainberg, L. (1994). Dimensions of human sexuality (4th ed.). Madison, Wisconsin: Brown & Benchmark.
- DeLamater, J., & Hyde, J. (2004). Conceptual and theoretical issues in studying sexuality in close relationships. In J. Harvey, A. Wenzel, & S. Sprecher (Eds.), The Handbook of Sexuality in Close Relationships (pp. 7-30). Hillsdale, NJ: Erbaum.
- Ellis, B., & Symons, D. (1990). Sex differences in sexual fantasy: An evolutionary psychological approach. Journal of Sex Research, 25, 123-151.
- Schmitt, D. et al. (2003). Are men universally more dismissing than women? Gender differences in romantic attachment across 62 cultural regions. Personal Relationships, 10, 309-333.
- Schmitt, D. et al. (2003). Universal sexual differences in the desire for sexual variety: Tests from 52 nations, 6 continents, and 13 inlands. Journal of Personality and Social Psychology, 85, 85-104.
- Silverthorne, Z., & Quinsey, V. (2000). Sexual partner age preferences of homosexual and heterosexual men and women. Archives of Sexual Behavior, 29, 67-76.
- Sternberg, R. (1988). Triangulating love. In R. Sternberg & M. Barnes, The psychology of love (pp. 119-138). New Haven, Connecticut: Yale University Press.
- Townsend, J., & Wasserman, T. (2006). The perception of sexual attractiveness: Sex differences in variability. Archives of Sexual Behavior, 26, 243-268.
- Youn, G. (2001). Perceptions of peer sexual activities in Korean adolescents. Journal of Sex Research, 38, 352-360.
- Youn, G. (2006). Subjective sexual arousal in response to erotica: Effects of gender, guided fantasy, erotic stimulus, and duration of exposure. Archives of Sexual Behavior, 35, 87-97.

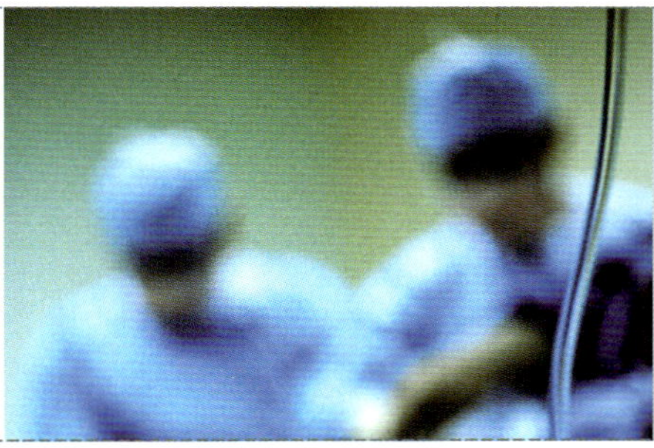

Part IV

성적발달과 결혼

Chapter 7 성적 성숙과 발달

윤가현

1. 유아기 및 아동기 초기 (0~4세)

흔히 성적인 성숙이 두드러지는 사춘기에 접어들면서 성이 주요한 관심사인 것처럼 보이지만, 성적인 반응은 태아의 상태에서 나타나기 시작한다. 그러므로 성을 생리적 관점에서 이해할 때 사람은 누구나 태어나기 전부터 성적인 존재에 해당된다고 말할 수 있다. 즉 남아들은 자궁 내에서도 발기를 할 수 있으며, 어떤 아이는 발기된 상태로 태어나기도 한다. 인간은 남녀 모두 태어난 이후에도 곧바로 성적으로 반응할 수 있는 능력을 소지하고 있다고 할 수 있는데, 예를 들면, 남아는 자극을 받으면 발기를 할 수 있으며, 또 출생한 지 하루밖에 되지 않았던 여아에게서도 질에서 분비하는 것이 가능하다.

남아는 3개월 또 여아는 4개월 정도부터 생식기에 자극을 가해줄 때 쾌락을 경험한다고 하는데, 5개월 된 남아가 성인 남성의 오르가슴 경험과 유사한 반응을 보이기도 한다. 만 1세를 전후해서는 유아는 스스로가 자신의 생식기를 보호하는 반응을 보이면서 자신의 생식기를 비롯하여 신체부위를 탐색하게 된다. 여아도 이 시기에 골반 부위를 문지르면서 성적인 쾌감을 느끼며, 특히 8개월을 전후로 부모에게 신체적으로 의존하면서 골반 부위를 자극하려고 시도할 수도 있다. 그러나 이와 같은 성적 반응을 성인의 관점에서 해석하지 않고 정상적인 성 발달의 과정으로 이해해야 한다. 만 2세를 전후로 남녀의 신체적 차이에 관심을 보이기 시작하는 등 남녀를 구분할 수 있으며, 남녀는 물론 아동과 어른의 신체 차이를 감지하기 시작하며, 신체부위들의 이름도 이해한다. 또 식사나 목욕, 취침 때에 부모가 의례적으로 해주는 애정표현과 같은 행위를 좋아하며, 배변훈련(toilet training)을 토대로 성에 대한 긍정 또는 부정적인 태도를 발달시키며,

누가 자신의 엉덩이 등 신체부위를 함부로 만지면 싫어하는 반응을 보이며, 소변을 볼 때 남녀의 자세 차이에도 관심을 가진다.

유아들도 신체부위가 쾌락을 가져다줌을 알아차리고서 자신의 생식기를 만지거나 부드러운 물체(예, 담요나 장난감 등)에 문지르면서 노는 것을 관찰할 수 있으며, 성인들이 자위행위를 하는 것처럼 아동들이 자신의 성기를 반복적으로 자극하는 행위를 최소 3세 이전에 관찰할 수 있다. 그 시기의 아이들은 부모가 안아주거나 얼굴에 키스를 해주는 등 신체적 접촉을 해줄 때 정서적 안정을 느끼는 반면, 신체적 학대를 경험할 경우 성적인 발달은 물론 정서나 성격 발달에 이상을 초래한다. 또 만 3세를 전후로 자신의 생식기와 다르게 생긴 사람, 즉 이성의 존재 및 이성의 생식기가 다름을 알아차리게 되고, 소변을 보는 방법도 다름을 알게 되면서 그 차이를 언어적으로 표현하며, 여아는 남아처럼 서서 소변을 보는 행동을 시도해본다.

만 4세 전후를 아동들은 성기를 비롯한 성 기관에 관련된 속어나 비어 등을 배워서 사용하며, 배꼽의 존재를 알아차리는 등 신체 부위나 기능에 대해서 배우거나 이야기하는 것에 대한 관심이 크며, 다른 사람들이 소변보는 것을 엿보며, 소변을 볼 필요가 생길 때 생식기를 잡은 상태에서 타인에 노출되는 것을 꺼리는 등 사회적 스트레스를 경험하며, 타인, 특히 어른들의 목욕에 대한 관심이 커지고, 목욕을 할 때 혼자서 하겠다고 요구하기도 하며, 자신이 어떻게 태어났는지 등의 출생이나 임신에 관한 질문을 하며, 병원놀이 등의 소꿉놀이를 통해서 신체 부위 등을 탐색하거나 성적 놀이를 하며, 성역할을 이해하면서 남아들은 어른들의 영향으로 남성우월주의 태도를 형성하고, 성기를 자극하는 형태의 자위행위도 지속되며, 옷을 벗고 있는 상태를 혼자서 즐기기도 하고, 또 성인들의 성행동을 모방하려고 한다.

2. 아동기 중기(4-8세)

아동들은 이미 초등학교에 입학하기 전부터 주변 세상의 모든 것에 관심을 가지고 있는데, 그 중 대표적인 것이 바로 성이라고 할 수 있다. 그 내용들을 일일이 열거하기 힘들지만, 유치원에 다니는 또래의 아동들은 동성이나 이성 친구의 옷을 벗기기, 손을 잡거나 서로 입맞추어보기, 상대방의 성기를 보거나 만져보기를 비롯하여 다른 아동이나 성인을 껴안아보는 것을 즐기고 그들에게 매우 정감어린 표현을 하는 등의 성인 남녀의 사회행동이나 성행동을 역할놀이를 토대로 모방하기도 하며, 병원놀이와 같은 소꿉장난 등을 통해서 이성의 성기를 관찰하기도 하며, 또 소꿉놀이 친구들에게 자신의 성기를 보여주기도 한다. 이러한 행위들은 그 나이또래에게는 호기심에서 비롯된 정상적인 것으로 간주된다.

그러나 만 5세 정도부터 옷을 갈아입을 때나 목욕을 할 때 부모를 비롯한 어른들에게 자신의 성기나 알몸 등의 노출을 꺼려하면서 혼자서 하고 싶어하는 경향이 나타나는데, 옷을 갈아입을 때도 마찬가지이다. 또 이 나이또래에는 결혼이 무엇인지, 함께 사는 것이 무엇인지 등을 가족의 경험을 통해서 알아차리게 된다. 그러면서 소꿉장난을 할 때 부모와 부부 관계 등 결혼한 사람들의 역할놀이를 하며,

대부분의 아동은 나이가 들어서 사랑하는 사람과 결혼하여 함께 살 것임을 말하곤 한다.

아동들은 어린 나이에도 성적 놀이를 다양하게 경험하는데, 적어도 6세 이상이 되면 자신이 소속해있는 사회 문화적 규준 등을 어느 정도 이해하고 있기 때문에 그러한 놀이가 은밀하게 진행된다. 유아나 아동들은 다양한 감각적인 경험을 하는데, 손가락이나 장난감을 빠는 행동 등도 이러한 경험의 일부가 된다. 이러한 경험은 나중에 자라면서 자신이 좋아하는 자극을 선택할 때 영향을 주기도 한다. 부모와의 관계의 질은 역시 나중에 다른 사람들하고의 성적 및 정서적 관계를 형성시키는 아동의 능력에 중요한 요소가 된다. 소위 부모와 자녀간의 긍정적인 신체적 접촉을 경험할 경우 나중에 성인이 되어서도 타인들과의 안정적이고 만족스러운 애착관계를 유지하게 해준다.

만 6세 전후의 아동들은 남녀의 신체구조의 차이를 거의 확실히 이해하며, 관심이나 의문도 생기며, 학교 화장실에서나 놀이터 등에서 성적인 관심을 보이며, 병원놀이를 즐기며, 또 성이나 신체부위에 대한 비속어를 사용하는 것에 흥미를 가진다. 만 7세 정도가 되면 전보다 성에 대한 관심이 전보다 약간 줄어들며, 또 상호 탐색적인 활동이나 성적 실험, 성적 놀이 등도 전보다 감소한다. 아울러 남성이나 여성의 역할 차이에 대한 이해가 분명해지며, 이성보다 동성의 친구와 강한 우정을 형성하기 시작한다. 역시 이 정도의 나이가 되면 매일 매체에서 전달하고 있는 성에 관련된 다양한 이야기(성폭력, 에이즈 등)로부터 영향을 받게 된다. 또 8세 정도가 되면 성에 대한 관심이 전보다 더 감소하지만, 성적인 농담이나 상대방을 기분 나쁘게 하면서 놀리는 일이나 상대방을 훔쳐보는 행동들이 나타나며, 성기를 자극하는 형태의 자위행위가 지속적으로 나타나며, 또래들과의 성적 놀이도 지속적으로 나타나며, 또 초보적인 상태이지만 자신의 성적 정체성이나 성적 지향을 보이기도 한다.

나중에 확실해지기는 하지만 아동기 초기는 남성이나 여성으로서의 개인의 성적 정체성 형성에서 매우 중요한 시기가 된다. 이러한 정체성은 전형적으로 3세 정도부터 형성되기 시작하는데, 이는 아동이 사회에서의 성역할 규준 등을 배우는 사회화과정의 결과에 해당된다. 성역할 규준을 배우기 시작한 3세경부터 성적인 관심이나 활동이 두드러지게 증가하는데, 이러한 관심과 활동의 증가는 6~7세까지 지속된다. 아동들은 결혼이 무엇인지 또 남녀의 장기적 관계가 무엇인지의 개념들을 발달시키게 되는데, 소꿉놀이를 통해서 성인들의 역할을 연습하게 된다. 그들은 역시 남녀의 생식기가 다르게 생겼음을 알아차리면서 다른 아동들이나 성인들의 생식기에 대한 관심을 보이는데, 그 예로 초등학교 남학생들은 서로 성기의 크기를 비교해보거나 오줌을 멀리 싸보기 등의 놀이를 한다. 그러나 이러한 관심들은 자신의 주변 세계에 대한 호기심에서 비롯된 자연스러운 현상이며, 또 아동기의 성적인 소꿉놀이가 십대에서의 성적 적응이나 부적응과 전혀 관련이 없다. 그러한 놀이에 대해서 어떤 부모들은 타인의 신체를 함부로 만져서는 안 된다고 가르치거나 성에 관련된 대화를 금지시키지만, 금지나 제한이 심할수록 아동들은 호기심이 커져 또래들로부터 성에 관한 정보를 더 얻고 싶어 한다.

여기에서 3세로부터 6세까지의 아동들에게 가장 흔하게 나타나는 성적 호기심이나 관심과 관련된 두 가지 사항을 다시 생각해보기도 한다.

첫째, 자신의 자녀가 병원놀이를 하면서 다른 아

동에게 사적인 신체부위를 보여주거나 보고 있는 것을 목격했다면 어떻게 해야 할까에 대한 것이다. 아동들이 병원놀이를 하는 나이는 대부분 3세에서 6세 사이에 한다. 많은 부모들은 자녀들이 그런 놀이를 하는 것을 목격하거나 이를 들었을 때 과잉반응을 하는 경향이 있다. 병원놀이를 한다고 그들을 야단치는 것도, 그들의 행위를 성적으로 난잡한 것으로 여기는 것도, 또 그런 놀이를 하거나 자주 할 경우 자라서 난잡한 성행위를 할 것으로 생각하는 것도 잘못이다. 아이들의 입장에서는 소꿉놀이를 할 때 부모가 나타나는 것 자체가 방해가 된다. 그렇다면 부모는 병원놀이를 하고 있는 아이의 주의집중을 자연스럽게 다른 것으로 유도한 다음에 나중에 차분히 아이와 이야기를 나눌 수 있다. 그러면서 아이에게 친구가 자기 신체에 대해서 가지고 있는 관심을 이해시키고, 나중에 더 자라서는 자신의 신체가 타인에게 함부로 노출되지 않도록 자신이 잘 지켜야 하는 중요한 부위임을 이해시키고, 또 남의 신체 부위는 함부로 만지거나 보려고 해서는 안 됨을 이해시켜준다. 그 대신 현재 상황에 대한 죄의식을 느끼지 않도록 해주는 것도 중요하다.

둘째, 성적 호기심이나 관심에 대한 다른 하나는 어린 자녀가 아이는 어디서 생겼는가를 물어왔을 때 대처하는 것이다. 대부분의 아동이 그런 질문을 할 때 부모들은 아이의 관심을 다른 것으로 돌리려고 하거나, 못 들은 척 하거나, "다리에서 주어왔다"거나 "삼신할머니가 가져다주었다" 등의 말도 되지 않는 답변을 늘어놓기도 한다. 그러나 답변을 회피하더라도 호기심이 사라지는 것은 아니며, 제대로 답을 해주지 않을 경우 나중에 성 개념을 왜곡시켜버릴 가능성도 커지게 됨을 잊지 않아야 한다. 그러나 대답의 내용은 아동의 연령에 따라서 달라야 한다. 즉 아동의 연령이나 이해 정도에 따라서 아이가 어떻게 생겼는가를 설명하는 수준이 달라야 한다. 배를 가리키면서 엄마의 몸속에 있는 아기집에서 자라다가 바깥에 나와서 살게 됨을 설명할 때 어린 아이가 이해하기 어려운 성관계를 갖는 내용까지 설명할 필요는 없다.

만약 아동이 남녀의 사랑의 개념을 이해하는 수준이라면 아빠의 세포와 엄마의 세포가 만난 후 엄마 몸속에서 자라는 과정도 말해주는 것이 더 좋다. 만 6세 정도는 되어야 그런 내용의 설명을 이해하기 시작함을 잊지 않아야 하는데, 부모가 아동의 이해 수준이 어느 정도인지를 잘 모를 경우 아이에게 질문을 되묻는 방법을 통해서 적절한 답을 찾을 수 있다. 다시 강조하자면, 그와 같은 질문에 답을 회피하거나 전혀 근거가 없는 이야기로 상황을 모면하는 것은 별로 좋지 않다.

곧 부모는 아동이나 청소년 자녀들의 성적 호기심이나 관심에 반응할 때 다음의 사항을 고려해줄 필요가 있다.

첫째, 아동의 질문에 대하여 경청하고 진지하게 답변해주는 자세를 취한다. "넌 아직 어려서 그런 것 물어 보면 안 돼!", "너 그런 질문하는 것 보니까 아주 발랑 까졌네?" 등의 표현으로 아동을 무시해서는 안 된다. 아동의 나이에 맞는 표현으로 적절하게 답변을 해주는 자세를 가지고, 아동의 성적인 질문에 답변할 자신이 없으면, 다른 사람에게 의뢰할 수도 있고, 나중에 가르쳐 주겠다고 약속하고서 그 동안 시간을 내서 아동에게 어떻게 가르쳐 줄 내용이나 방안을 연구할 수도 있다.

둘째, 성기관에 대한 언급을 할 때 아동의 연령에 맞는 용어를 적절하게 사용하는 일이다. 대다수 한국인들은 남자의 성기를 고추, 여성의 유방을 젖이나 가슴 등보다도 찌찌라고 해버린다. 특히 여성의 유방을 찌찌라고 표현할 때 인상을 찌푸리면서 더럽다는 느낌을 어려서부터 심어주는 등 건강한 성을 이해시키지 못하고 있다. 여성의 성기도 역시 나이든 아이에게는 정확한 이름을 가르쳐 주는 것이 바람직하다. 아동들은 사실에 관한 정보를 제공받을 권리가 있는 것이다.

셋째, 성에 대한 성인의 가치관을 심어주는 자세를 갖추어야 한다. 청소년들과 성에 관해서 이야기를 하려고 하면 그들은 부모나 성인들의 잔소리가 싫어서 처음부터 거부하는 경향이 많다. 성에 관한 부모들의 가치관을 심어주는 것이 중요하다. 자신이나 타인 모두가 소중한 존재이므로 타인을 존중해주는 자세를 갖추도록 해주어야 한다.

넷째, 성교육은 나이에 맞추어서 조금씩 지속적으로 해주는 것이 중요하다. 성교육을 어린 시절에 한번 했으니 끝났다고 하지 말고, 기회가 있으면 성에 관해서 자녀들이 개방적으로 질문할 수 있는 분위기를 조성해주고 솔직한 정보를 주어야 한다.

다섯째, 자녀들이 성에 관한 질문이나 자신의 생각을 자유롭게 표현할 수 있는 분위기를 조성해 주어야 한다. 우리나라의 부모들은 자녀들이 성 문제를 꺼내면 회피하거나 나무라는 경우가 많다. 현대는 인터넷 등에서 성에 관한 오염된 정보들을 너무나 쉽게 접하기 때문에 부모가 정확한 지식이나 정보를 전달해주는 것이 자녀들과 좋은 관계를 유지하는데 중요한 기능을 한다.

여섯째, 자녀들의 성에 관한 영역을 인정해주는 것이다. 부모들은 자녀들의 성에 지나친 관심을 가지기도 하는데, 예를 들면, 자녀들이 자위행위를 하지 않는가, 어떤 이성을 친구로 사귀고 있는지 등을 지나치게 감시하기도 한다. 인간은 누구나 자신의 개인적인 공간을 유지하고 싶은 본능이 있으므로 자녀들의 성에 관한 사생활을 인정하고 보장해주어야 한다.

일곱째, 부모로서 성인들의 성에 대한 가치관을 잘 정립하고 있어야 자녀 성교육이 긍정적인 효과를 발휘하게 된다. 즉 성에 대한 긍정적인 가치관이라든가 성은 인간이 즐길 수 있는 중요한 것이지만 욕구를 제한할 수 있는 범위 내에서 즐기는 것이 바람직하다는 등의 성에 대한 성인들의 가치관을 정립하고 있어야 한다.

3. 아동기 후기(9~12세)

초등학교 저학년부터는 건강한 신체 이미지, 자신의 몸을 안전하게 보호하는 일, 아울러 타인의 몸에 대한 소중함, 남녀의 기본적인 해부학적 차이 등을 배우게 되며, 초등학교 고학년부터는 사춘기에서 나타나는 신체적인 변화, 종족보존의 원리, 질병감염에 대한 예방, 또래들과의 인간관계의 의미 기술 등을 배우게 된다. 또 이와 같은 교육이 효과적이기 위해서는 가정에서 부모가 학교 성교육을 긍정적으로 이해해주는 일이 필요하고, 역시 학교에서는 성교육 내용을 매번 가정에 알려주는 것이 매우 중요하다.

초등학교를 다니는 시기에는 동성의 상대와 성적인 놀이를 시도하는데, 상대방의 성기를 만지거나 함께 자위행위를 하기도 하는데, 이러한 행동은 호기심에서 나타난 발달과정의 일부에 해당된다. 이 시기의 아동들은 남녀가 각각 분리된 상태로 동성끼리의 사회적 집단을 형성하고 지낸다. 적어도 9세를 전후로 성에 대한 정보를 동성의 친구들과 나누기 시작하며, 이를 계기로 동성과의 관계에서 성적인 탐색이나 학습이 이루어진다. 또 성기의 세부적인 모습이나 기능에 대한 관심으로 서적 등의 그림을 찾아보며, 성적인 욕설이나 글쓰기 등을 시작하며, 성적인 농담을 하는 등 성적 관심이 커진다. 역시 이 시기의 아동들의 상당수가 성기를 자극하는 형태의 자위행위를 경험하기도 하는데, 대학생들을 상대로 한 조사에 의하면 남녀 모두 그 시기에 자위행위 경험이 거의 40%에 가까울 정도이다. 역시 청소년들을 상대로 한 조사에 의하면 성적으로 이성에게 끌리는 경험을 처음으로 시도한 나이가 10대 초반이었던 것으로 나타나며, 그 시기에 역시 성적 환상 등도 경험했던 것으로 보고된다.

사춘기 직전의 남아나 여아들은 직접적인 성적 경험을 하지 않지만, 호기심 때문에 묻고 싶은 것들이 많은 편이다. 그들은 이미 성교나 애무, 오럴섹스, 항문성교, 동성애, 강간, 근친상간 등의 용어를 여러 차례 들어보았을 가능성이 높으며, 이러한 것들이 과연 무엇인지 더 정확하게 알고 싶어 한다. 그렇지만 사춘기 이전의 아동들은 성교행위를 실제로 시도하지는 않는다. 일반적으로 성교행위에 대한 생각을 했을 때 쾌감보다도 불쾌감을 경험하기 때문이다. 이 시기에는 동성의 또래친구들끼리의 성행동이 나타나는 것이 보통이지만, 이는 성적인 탐색이나 실험과 관계되는 행동으로 동성애 정체성이 발달하는 것과는 차원이 다르다. 단짝친구가 생기는 시기이지만, 성적 정체성을 확인할 때 또래집단의 영향을 받게 된다.

사춘기 직전에는 동성의 또래 친구들과 함께 자위행위를 하거나 상대방의 성기를 관찰하거나 애무하는 것도 일반적이다. 어떤 경우 이 시기에 데이트도 시작하며, 상당히 드문 편이지만 간혹 성기 삽입과 같은 성행위를 시도해보는 경우도 있다. 자발적인 성행위를 하는 경우 대부분 여아가 남아보다 나이가 더 많은 편인데, 이는 성적 성숙의 시기와도 관련이 깊다. 그러나 매우 드문 편이지만 10대 초반의 여아들이 성행동을 시도할 경우 성기 삽입의 성행위가 아니라 대부분 손이나 입으로 성기를 자극하는 경우에 해당된다. 아울러 사춘기 직전의 10세에서 12세 사이 아동들은 친구들과의 짝패를 발달시키면서 동성과의 우정에 대한 가치가 지속되지만, 10대 이전에 비하여 성적 감정이나 환상 등이 증가하면서 사랑의 감정이 동성이나 이성에게 향하게 된다.

4. 사춘기와 청소년기 초기

인간의 신체는 탄생의 순간부터 사망에 이르는 시점까지 지속적으로 변한다. 대부분의 아동들이 10대 초반을 넘어서면서부터 사춘기(puberty)를 맞이하는데, 영문의 puberty는 "털로 덮는다."의 라틴어 'pubescere'에서 유래했듯이 신체상의 변화가 급격히 발생하는 시기를 강조하고 있다. 즉 사춘기란 성선을 비롯하여 외부생식기가 발달하여 생식세포를 생산할 수 있는 시기를 이른데, 그와 같은 발달을 주도하는 뇌 부위는 시상하부에 해당된다. 이와 같은 변화를 계기로 아동은 심리적, 신체적, 사회적, 인지적으로 성숙하기 시작하는데, 최소한 이 시기부터 신체적으로는 성인의 역할을 할 수 있기 때문에 아동기가 아니라 청소년기(adolescence)라고 한다.

사춘기를 맞이하는 시기는 여아의 경우 월경이 나타나면서 쉽게 알아차릴 수 있는 반면, 남성의 경우 언제부터 정자세포를 생성하기 시작했는가를 정확히 알아차리는 것이 쉽지 않다. 이 시기의 특성은 신체적인 급성장(growth spurts)인데, 사춘기 초기에 이차적인 성징이 다양하게 나타난다. 보통 남성은 발기가 자신의 의지와 무관하게 자발적으로 나타나는 것을 경험하면서 당황하기도 하고, 수면 도중에 사정을 경험하기도 하는데, 이들 모두가 성적으로 성숙했음을 알려주는 신호가 된다. 대다수가 그와 같은 변화를 10대 초반을 넘어서면서 경험하게 되지만, 성적인 성숙이 10세 이전에 나타나는 경우도 드물지 않다. 그래서 절대다수의 여아들은 일반적으로 8세에서 14세 사이 그리고 남아들은 9세에서 16세 사이에 사춘기를 맞이한다고 설명하기도 한다.

사춘기를 전후로 신체적인 면에서 성인 남성이나 여성으로 성장하는 데 걸리는 기간은 단지 1년 정도에 불과하기도 하지만, 6년 이상 지속되기도 한다. 사춘기에 접어들면서 청소년이 되는데, 청소년기는 급격한 변화 때문에 적응이 쉽지 않은 시기에 해당된다. 이와 같은 변화를 일으키는 주요한 근원은 호르몬인데, 두뇌는 신체적으로 성숙해야 하는 시기가 가까웠음을 알아차리고서 호르몬을 방출시키는 명령을 내린다. 호르몬도 그 종류가 다르면 몸에서 나타나는 변화도 다르다. 사춘기에 가까워지면서부터 두뇌의 명령에 의해 성선을 자극하는 호르몬을 방출시켜 성적인 성숙이 이루어질 수 있게 해준다. 또 청소년기에는 성장호르몬의 분비로 인하여 신체의 크기가 매우 빠르게 달라지는데, 팔이나 다리도 길어지고, 내부 장기도 커진다. 호르몬의 영향 등으로 신체적인 급성장이 나타나는 기간은 사춘기 개시 전후로부터 보통 2~3년 정도이다.

사춘기 개시 이후의 청소년들은 남녀 모두 신체적인 변화와 함께 정서적인 변화를 경험한다. 신체적인 변화가 정서적인 변화보다 먼저 나타나는 게 보통이지만, 그 반대일 수도 있으며 또 둘이 거의 동시에 이루어지기도 한다. 사춘기를 맞이하면서 나타나는 신체적 변화의 구체적인 내용으로 여아는 젖가슴이나 음모 등이 발달하기 시작하고, 남아는 음모 발달 등을 경험한다. 호르몬의 영향으로 인해서 여드름(acne)이 생기거나 겨드랑이 등에서 암내(body odor)가 생기기도 한다. 이러한 현상은 누구에게나 나타나는 정상적인 것이지만, 다른 연령층에 비하여 청소년들은 남을 더 의식하기 때문에 예민한 반응을 보인다. 물론 개인차가 있기는 하지만, 상당수의 청소년들은 호르몬의 영향으로 인한 신체적 변화 때문에 불안정하고, 사소한 것에 흥분하고, 기분이 상하는 등 기분의 변화를 심하게 경험하는 편이다.

청소년기의 신체적 변화와 정서적 변화의 관련성은 또래들과 비교하여 발달의 시기나 양상의 차이에 따라 다르다. 사춘기에 접어들면 누구나 자신의 신체적인 변화를 쉽게 감지하는데, 또래들에 비하여 성숙이 너무 일찍 나타난 경우 다른 사람 앞에서, 심지어는 동성의 부모 앞에서 옷을 벗는 것도 어색해하거나 불편하게 느낀다. 특히 또래들이 성적 성숙의 개념을 제대로 이해하지 못할 시기에 사춘기를 맞이하여 그들로부터 놀림을 당하기도 한다. 역시 사춘기를 또래들보다 훨씬 늦게 경험하는 경우에도 정서적으로 적응하기가 쉽지 않다. 흔히 여아의 성적 발달의 지체는 13세가 지났는데도 가슴이 발달하지 않는 경우나 가슴이 발육하기 시작한 이후 5년 정도가 지났음에도 월경이 나타나지 않는 경우 등을 들 수 있다.

남아의 성적 발달 지체는 14세가 되었음에도 고환이 확대되지 않거나 발육이 시작한 이후 5년이 경과했음에도 성기관이 완전히 발달하지 않는 경우 등을 성적 발달의 지체라고 부른다. 성적 발달의 지체는 만성적인 질환이나 염색체 이상 또는 기타 요인에 의하거나, 또 별다른 이유는 없더라도 또래들에 비해 더 늦게 나타나는 경우도 있는데, 시간이 지나면서 또래들과 같은 수준으로 발달한다. 그러나 발달 지체를 경험할 때 자신이 병리적인 문제가 있을 것 같은 걱정 등이 사라지지 않아 불안정한 생활을 하게 되며, 발달 지체가 아니더라도 월경이 나타나지 않거나 임신이 아닌데도 불구하고 월경이 중단되는 현상 등의 병리학적 조건에 해당되는 경우도 적응상의 어려움을 경험한다. 사춘기 이후 경험하는 남녀의 신체적 변화에 대한 내용을 다음의 〈표 1〉처럼 정리할 수 있다.

청소년기 초기에는 다른 사람들이 자신을 어떻게 생각하는지에 대한 관심이 큰 편이다. 다른 사람들이 자신의 생각이나 모습을 받아들여주고 좋아해주기를 바란다. 또 이 시기에는 다른 사람들과의 관계가 변하기 시작하는데, 어떤 사람은 자신에게 매우 중요한 사람으로 부각되는 반면, 어떤 사람은 별로 중요하지 않은 사람으로 여겨지기도 한다. 또 부모와 함께 있는 시간보다도 따로 있기를 더 좋아하게 되며, 또래의 다른 사람들을 준거집단으로 설정한 상태에서 자신의 위치를 확인하고 싶어 하며, 또 자신의 미래에 영향을 줄 수 있는 결정을 하기 시작한다. 성적으로 성숙하면서 어떤 사람을 보거나 만지거나 생각하는 것도 가슴을 뛰게 만들고 따뜻한 감정을 느끼게 한다. 다른 사람과의 교제에 관해서는 데이트를 해도 좋은 것인지, 데이트 관계에서 상대방과의 키스나 신체적 접촉은 괜찮은 것인지, 그런 경험이 데이트 상대와의 관계에 도움이 되는지, 성행위를 하고 싶을 때 어떻게 해야 하는지 등의 질문을 스스로에게 해보고 답해보면서 사회적인 성숙을 하게 된다.

그로 인하여 이성이나 동성에 대한 관심을 가지는 본질이 아동기와 다르다. 아동기 초기에는 관심의 대상이 가족이나 친지에 국한되지만, 아동기 후기에 와서는 관심의 대상이 지역사회의 또래들로 확장된다. 또 그 또래의 성별은 주로 이성이 아니라 동성이 되는데, 발달심리학적인 관점에서 이는 사회 문화적인 환경의 영향이 크기 때문인 것으로 보인다. 예를 들면, 우리 문화권에서는 남녀칠세부동석과 같은 관점 때문에 동년배끼리 어울리는 것이 쉽지 않았다. 또 아동기에는 동성에 대한 관심이 또래가 아닌 존경의 대상이 되거나 인기가 많은 연장자가 되기도 한다. 아동기를 벗어나 사춘기로 접어들 무렵에는 역시 이성에 대한 관심도 생기는데, 동성에 대한 관심에서처럼 자기 또래보다도 나이가 더 많은 연장자가 된다. 이처럼 자기보다 나이가 더 많은 동성이나 이성에 대한 관심이나 애착이 형성되는 아동기 후기의 경험을 영웅숭배(hero-worshipping) 현상이라고 하는데, 그 연령 수준에서는 인기스타나 선생님 등이 영웅처럼 보이면서 동일시의 대상이 되기 때문이다.

청소년기 초기에 들어와서 주변의 어른이나 스타를 사모하거나 이성에 대한 관심을 보이는 것은 동서고금을 막론하고 나타나는 본능적 현상으로 연령에 따라 조금씩 변할 뿐이다. 아동기에도 이성에 대한 관심을 가질 수 있지만, 이는 청소년들이

표 1. 사춘기 이후 경험하는 남녀의 신체적 변화

남성	여성
9~15세 초기 또는 그 사이	**8~11세**
고환의 성장	부신이 난소에 에스트로겐 생산을 자극
음낭의 색깔이 변하고 주름이 발달	내부 생식 기관의 발달이 시작함
성기 근처에 체모가 발달	
근육이 발달하고 키가 커짐	**9~15세 초기 또는 그 사이**
젖꼭지와 그 근처가 검게 변하기 시작함	젖꼭지 주위의 색깔이 검게 변함
	가슴크기 증가, 둥근 모양으로 변하기 시작
11~16세 초기 또는 그 사이	음모가 자라기 시작하고 키의 성장이 계속됨
성기의 크기가 커짐	신체의 지방질이 축적되면서 엉덩이가 커짐
고환과 음낭이 지속적으로 커짐	질에서 정상적인 분비물질이 방출되기 시작
음모가 곱슬곱슬해지고 다리사이까지 번짐	땀샘 활동 증가, 여드름 돋기 시작함
체중이 증가함	질의 크기가 증가하고
어깨가 벌어짐	소음순과 대음순도 돌출될 정도로 발달함
성대가 커지고 음성의 변조가 일어남	
겨드랑이에 체모가 생김	**10~16세 초기 또는 그 사이**
	젖꼭지와 그 주위가 더 검게 변함
11~17세 초기 또는 그 사이	가슴의 2차 발달이 진행 (둥글고 돌출된 모양)
성기 길이와 굵기의 지속적 발달	음모가 음부전체에 삼각형 모양으로 자람
(그러나 성기 크기는 둔화됨)	겨드랑이의 체모가 더 자람
고환의 크기 증가	월경의 시작
체모가 성인과 비슷	신체 내부의 생식 기관의 지속적 발달
사정을 하기 시작함	난소에는 임신 가능한 난자 생성
가슴이 처지는 현상 발생	키의 성장은 둔화됨
(그러나 1-2년 내에 정상적 위치로 변함)	
피부 지방이 증가하고 여드름 발생	**12~19초기 또는 그 사이**
	가슴은 성인 크기의 정도만큼 성장
14~18세 초기 또는 그 사이	음모는 좀 더 넓은 부위까지 덮음
키는 성인 수준으로 성장	음성이 약간은 더 깊은 음성으로 변함
성기도 성인크기로 성장	월경 점차 규칙적으로 나타남
가슴에 털이 날 수도 있음	좀 더 여성스러운 모습으로 변함
얼굴에 수염이 돋아 면도가 가능해짐	
20세까지 키가 지속적으로 성장가능	

가지는 관심과는 본질적으로 다르다. 특히 아동기 후반에는 자기보다 나이가 훨씬 많은 이성에 대한 관심을 가지고 있는데, 그 대상이 자신하고 인간관계를 유지하기 어려운 비현실적인 인물일 가능성이 높으며 또한 단지 영웅적인 대상으로 좋아하는 것이 보통이다. 운동선수나 가수, 탤런트 등이 그

대상이 되기도 한다.

성적인 발달이 왕성해지는 청소년기 초기에 와서는 연상의 이성을 단순히 사모하는 영웅숭배가 아니라 보다 더 현실적인 인물을 대상으로 사랑의 감정까지 싹트게 된다. 그러나 그 대상이 자신을 바라보는 것은 사랑의 감정과는 거리가 먼 친근한 관심에 불과할 가능성이 크다. 즉, 청소년기 초기에는 친구의 누나 또는 오빠, 오빠나 누나의 친구, 선생님 등에게도 관심을 가지며, 결혼에 대한 환상에 젖어 드는 애착현상을 보인다. 예를 들면, 우선 자신의 나이를 선생님과 비교하면서 '내가 고등학교를 졸업하면 선생님은 몇 살이 될까?' '내가 대학을 졸업할 때까지 7년만 기다려달라고 하면 그렇게 해주실까?' 등등 온갖 상념에 빠져들어 수업시간을 보내게 된다. 선생님을 좋아하는 소녀들은 자신뿐만이 아니라 다른 친구들도 그 선생님을 좋아하고 있다는 것을 알게 되면 긴장을 한다. 그렇지만 상대방은 자신을 제자나 동생의 친구처럼 어린 사람으로 취급해버린다. 이러한 유형의 이성애를 송아지가 어미 소를 졸졸 따라다니는 모습과 흡사해서 송아지 사랑(calf love)라고 표현한다.

물론 이 시기에 해당되는 청소년들의 일부는 매우 소극적으로 관심을 보이지 않는 척 하면서 친구들을 미워하는 마음에 사로잡히기도 하고, 다른 일부는 그 친구들보다 더 적극적으로 관심을 표현하기 위해서 일부러 엉뚱한 짓이나 눈에 띄는 행동을 한다. 또한 청소년기 초기에도 아동기 후반처럼 비현실적인 인물에 대한 관심을 보이기도 한다. 특히 자신의 주변에서 적절한 대상을 찾지 못했다면 그렇게 된다. 예를 들면, 2000년 8월말 서태지가 몇 년 만에 귀국했을 때 10대 중반에서 20대 초반의 여자 청소년들이 찾아가 소리를 지르고 눈물을 흘렸다. 그들이 눈물을 흘렸던 건 추억을 기리는 것과 관계가 깊다.

5. 청소년기 중기: 풋사랑

청소년기 중기에 와서는 연장자보다도 자신과 사회적 관계를 유지할 수 있는 동년배에 대한 관심이 더 커진다. 남녀 모두 이성의 친구를 사귀고 싶어 하며, 그렇지 못한 청소년들은 이성의 친구가 있는 청소년들을 부러워한다. 또한 이성의 친구를 사귀지 않고 있더라도 그들은 자기가 이성으로부터 관심을 받고 있는 대상이라고 생각한다. 이성에게 더 매력적이고, 더 나은 사람으로 보이기 위해서 그들은 항상 머리 모양이나 신발, 옷치장 등의 외모에 신경을 많이 쓴다. 보통 이 시기의 남녀는 성적 성숙과정에서 차이를 보인다. 보통 성적인 성숙은 여성이 남성보다 1년 정도 더 일찍 시작되며, 또 성적 성숙이 활발하게 이루어지는 기간도 1~2년 정도 더 짧은 편이다. 그러한 이유로 청소년기 중기의 여아는 남아보다도 더 성숙된 상태에서 이성을 상대하게 되는데, 예를 들면, 여아는 남자애들에게 호의를 보이면서 관심을 적극적으로 표현하게 된다.

그와 반대로 남아는 여아에게 관심을 표현할 때 또는 여아로부터 관심을 받을 때 긴장이나 어색함, 불안 등을 경험한다. 남자애들은 동년배 이성하고의 교제가 서툴러 그 호의에 몹시 수줍어하고 어찌할 줄을 모르고 긴장이 고조되며, 결과적으로 어색한 행동이 나타나고 마음이 불안해진다. 남자애들은 그러한 긴장, 어색함, 불안 등을 무마시키기 위하여 애써 멋있는 말투를 사용하거나 상대방을 난처하게 만드는 언행을 구사하는데, 심하면 남아는 여아에게 본의 아니게 손찌검 등 난폭한 행동까지도 보인다. 제삼자 입장에서 폭력으로 오인될 수 있는 이러한 유형의 남녀관계는 마치 한배에서 태어난 강아지들이 서로 장난치고 으르렁거리면서 노는 모습과 흡사해 강아지 사랑(puppy love)이라고 부른다. 중학교 다니면서부터 사귀기 시작한 남녀가 나중에 부부로 발전하는 예가 없지는 않지만, 흔히 첫사랑은 이루어지지 않는다고 표현한다. 송아지 사랑이나 강아지 사랑은 아직 성숙하지 못한 형태의 사랑이어서 풋사랑이라고 부르지만, 현실적인 대상으로서의 이성에 대한 사랑의 감정이 생의 최초에 해당되는 경우가 일반적이어서 첫사랑이라고도 부른다.

6. 프로이드의 성욕발달이론

1) 이론의 배경

프로이드(Sigmund Freud : 1856~1939)는 지금은 체코의 영토에 해당되지만 당시에는 오스트리아 제국에 속했던 Moravia의 Freiberg에서 1856년 5월 6일 3남 5녀 중 첫째 아들로 출생했다. 그는 17세이던 1873년 Vienna 대학에 입학하여 1881년도에 의과대학을 졸업하였다. 그의 이름은 원래 Sigismund이었으나 1877년 21세 때 Sigmund로 줄여서 사용하기 시작했다. 빅토리아 왕조시대의 영향으로 19세기 중반에서 후반까지 구미지역에서 살았던, 그 중에서도 특히 유럽지역에서 살았던 중산층의 여성들은 성적 에너지를 제대로 발산시키지 못한 불운한 사람들이었다. 성적인 욕구불만으로 인하여 수많은 여성들이 히스테리나 우울증, 불안 등의 정서장애를 겪었던 것이다.

프로이드는 그와 같은 정서장애를 지닌 환자들을 접하면서, 그들의 행동장애를 신경계의 기능과 관련시켜 해석하려고 노력하였다. 당시 신경학(neurology) 분야가 등장하였으나, 프로이드는 그의 관심대상이 되는 장애들을 신경학적으로 설명할 수 없음에 실망하였다. 그는 신경학적으로 설명이 불가능했던 탓에 수많은 정서문제들의 원인이 신체(body)가 아닌 마음(mind)에 있을 것이라고 추측하면서 자신의 생각을 구체화시킨 정신분석이론을 만들었는데, 그 이론을 만들 수 있었던 배경은 다음과 같다.

그는 1885년 파리에 건너가서 최면기법을 응용하여 정서장애 환자들을 치료하던 샤르꼬(Jean-Martin Charcot, 1825~1893) 밑에서 1년 동안 의학적인 치료에 접목시킨 최면기법을 배우기 시작했다. 1886년 Vienna로 돌아와서는 신경계 및 뇌 장애(nervous & brain disorders) 치료를 위한 개업의로 활동하면서 결혼도 했다. Vienna에서 프로이드는 히스테리 및 신경증 환자를 상대로 브로이어(Josef Breuer, 1842~1925)와 함께 최면기법 실험을 했지만, 결국 그와 같은 활동을 포기하였다. 최면을 통해서 환자들의 고통이 상당히 줄어들거나 수많은 갈등들이 감소되었지만, 유감스럽게도 최면기법이 잘 통하지 않는 데에 실망하였다. 즉 환자의 행동이 향상되기는 했지만, 환자의 정신적 갈등의 근본 원인을 해결하지 못하거나 재발의 가능성이 높았던 것이다. 또 어떤 환자는 최면에 걸리지 않기 위해서 의도적으로 노력했던 것이다.

이러한 이유로 프로이드는 최면기법의 사용을 포기하고, 그 대신 정서적 갈등을 겪는 환자들을 편안한 상태로 유도하여 과거에 관한 이야기를 하도록 시키면서 평소에 환자도 잊고 지냈던 기억내용을 되살려주는 방법을 선택하였다. 우선 환자에게 편안하게 드러누울 수 있는 의자(couch)에 눕히고 눈을 감을 때 떠오르는 생각을 무엇이든지 이야기하도록 요청했다. 프로이드는 현재 머릿속에 떠오른 생각을 의식(consciousness)이라고 정의하고, 그 의식 내용으로부터 연상되는 또 다른 과거의 이야기를 유도하였으며, 그 과거사로부터 더 오래된 또 다른 예전의 이야기를 끄집어내었다. 머릿속의 현재 생각인 의식의 내용은 시간이 경과함에 따라서 새로운 의식으로 교체되면서 전의식(pre-consciousness)으로 밀려나는데, 의식을 단서로 시간이 오래 경과된 전의식도 끄집어내는 것이 가능하다. 그러나 사회적으로 바람직하게 여기지 않는 기억 내용은 단서를 제공하더라도 의식의 영역으로 올라서지 않는데, 이는 기억 내용이 없는 것이 아니라 개인이 억압시키기 때문인데 그와 같은 의식 내용을 무의식(unconsciousness)이라고 부른다. 이러한 식으로 현재의 생각을 토대로 여러 가지 과거의 기억들을 찾아내는 방법을 자유연상(free association)이라고 하며, 이러한 기법을 이용하여 개인의 성격이나 심리구조를 살펴보는 것을 정신분석이라고 부른다.

자유연상이란 환자의 머릿속에 떠오른 현재의 생각, 즉 의식을 단서로 과거의 경험, 즉 전의식을 떠올리며, 또 그 전의식을 단서로 더 오래전에 경험했던 전의식 내용을 떠올리게 만드는 방법이다. 나이가 많을수록, 경험이 많을수록 기억 속에 보관되어 있는 전의식의 내용들이 더 많을 수 있지만, 기억저장능력의 한계 때문에 자신에게 의미가 있는 것들만 남아 있게 된다. 프로이드는 정서적 갈등을 겪었던 19세기 후반의 유럽 여성들을 상대로 자유연상 기법에 의하여 어린 시절 자신에게 의미가 컸었던 기억내용들을 찾아냈고, 그 기억내용들을 종합적으로 살펴본 프로이드는 몇 가지 중요한 사실을 발견했다.

그 중 하나는 기억내용들이 대부분 성욕을 표출시키고자 하는 것과 관련이 있었고, 다른 하나는 아동기 시절의 욕구 표출에서 의미가 있었던 것들이라는 점, 이를 다시 표현하면, 정신적인 상처(psychic trauma)를 경험했다는 점이었다. 프로이드는 그 어린 시절의 상처가 바로 현재 정서적 갈등 문제의 씨앗이 되고, 그 상처를 나중이라도 어루만져주는 것이 현재의 문제를 치유하는 방법이라고 믿었다. 또 그는 성욕표출과정에서 상처를 받는 시기 및 내용에 따라서 나중에 정서적 갈등을 비롯한 여러 가지 문제가 나타난다는 점을 설명하기 위하여 발달단계이론을 정립시켰는데, 이를 성욕발달이론(psychosexual developmental theory)이라고 부른다.

프로이드의 성욕발달이론은 성격(psyche, personality)이라는 용어를 적용시킨 발달단계이론인데, 보통 성격이란 외부환경에 대응하는 한 개인의 특징을 의미한다. 그는 개인의 성격이 초기 아동기의 경험으로부터 형성 · 발달한다고 주장했고, 환경과 상호작용을 하면서 행동을 지배하는 성격이 가상적인 세 요소로 구성되어 있다고 설명했다. 그 세 가지 요소는 원초아(id), 자아(ego), 및 초자아(superego)이며, 이들은 각기 에너지를 가지고 있으면서 개인의 행동을 결정하는데 나름대로의 역할을 한다. 그 세 가지 요소의 에너지 차원은 외적인 또는 내적인 자극에 의해 증가하려고 하는데, 이러한 증가는 긴장을 초래한다. 긴장이 초래된 결과 심리적 또는 신체적인 문제를 발생시키며, 또 정신적 상처를 남기게 된다.

만약 정신적 상처가 당시에 적절하게 치유되지 못했을 경우 나중에 개인에게 문제를 일으키는데, 다시 말하면, 개인의 행동이나 성격이 정상범주에서 벗어나게 된다. 예를 들면, 5세에 받은 정신적 상처를 20세가 될 때까지 제대로 치유하지 못하고 살다가, 그 때 그 상처와 관련된 기억단서가 제공되면 상처를 받았을 무렵인 5세의 심리적 상태로 돌아가게 된다. 곧 20세의 성인이 5세 정도의 성격이나 행동을 보이게 되는데, 이를 정상으로 여기지 않게 된다. 이와 같이 성인기의 심리적 상태가 아동기의 특정한 시기로 회귀하여 보이는 성격이나 행동을 고착(fixation)이라고 표현하는데, 앞의 예의 경우 성인의 행동이나 성격을 5세에 고착된 행동 또는 성격이라고 표현한다. 앞에서 언급한 세 가지 성격 요소 중에서 한 차원의 에너지가 증가하면 문제가 쉽게 발생할 수 있으므로 다른 차원의 요소로부터의 중재나 견제를 받게 된다. 일단 상황에 맞게 중재가 잘 되면 긴장이 사라지고, 상처도 생기지 않으며, 또 원만한 성격도 발달시킨다. 이제 그 세 가지 요소의 특징을 살펴보자.

원초아란 글자 그대로 원래의 자기 모습, 즉 출생 시에 가지고 태어난 에너지 차원으로 무의식적 기제에 해당된다. 그래서 이는 유아적이고 충동적인(infantile & impulsive) 행동을 지배하는 에너지 차원으로 쾌락(pleasure)의 원리에 의해서 작용된다고 표현한다. 이 차원의 특징이 유아적이므로 어린이에게서 보편적으로 나타날 수 있는데, 타인의 입장에서 생각하지 못하고 자신의 욕구만을 충족시키려는 것으로, 예를 들면, 먹고 싶다, 갖고 싶다, 때리고 싶다 등이 모두 원초아의 에너지에 의한 작용이다. 그러나 어린이가 자라면서 이 차원의 에너지는 다른 차원의 중재나 견제를 받으면서 억제되거나 감소시켜야 한다. 연령이 증가하면서도 이 에너지가 줄어들지 못하고 비중이 큰 상태로 남아 있으면 문제가 된다.

자아는 쾌락이 아니라 현실(reality)적인 원리에 입각해서 유아적인 충동, 즉 원초아의 충동을 억제시키는 에너지 차원이다. 그러나 자아의 에너지 차원이 너무 커버려서 원초아의 충동을 너무 심하게 억압한다면 개인은 불만족스러운 결과를 맛보게 되어 문제가 생긴다. 프로이드는 환자들에게서 보이는 수많은 문제들이 바로 자아와 원초아의 갈등에 의한 결과라고 해석했다. 이와 같은 갈등은 유아기 때 많이 나타나는데, 예를 들면, 이유식을 너무 일찍 하거나 너무 갑자기 시키면 아이는 먹고 싶은 욕구에 대한 충동과 그만 먹어야 하는 현실간의 심한 갈등을 경험하게 된다.

한편 초자아는 행동과 사고에서 옳고 그름을 구별할 수 있도록 하는 에너지 차원으로 '양심'에 해당된다. 곧 완벽을 추구하는 에너지로 자신보다도 남을 생각하는 차원인데, 예를 들면, 먹고 싶어도 남을 위해서 양보하거나 참는 등 타인에게 해를 끼치지 않고 타인의 원초아를 존중하는 것을 말한다. 이러한 에너지는 사회와 부모의 기대를 인식하는 시기인 5세 정도가 되어야 발달한다고 본다. 프로이드이론에서는 자아가 원초아의 에너지와 초자아의 에너지 사이의 갈등을 중재해주는 역할을 한다. 다시 말하면, 자아는 원초아의 원시적인 충동과 도덕이나 규범과 같은 초자아 사이에 발생하는 갈등을 해결하려고 노력한다.

프로이드는 상기의 세 요소 사이에 발생하는 갈등이 바로 거의 모든 행동의 근원이라고 믿었다. 그리고 사회는 원초아적 충동(주로 공격적이고 성적인 것임)에 의한 행동을 자유롭게 표현하는 것을 배격하므로 개인은 그러한 충동을 직접적이고 즉각적으로 표현할 수 없다. 그 대신 아동들은 충동을 통제하는 능력을 사회생활의 과정에서 습득하는데, 특히 출생 후 5년까지가 이와 같은 능력이 급속도로 발달하면서 개인의 장래에 지대한 영향을 미친다. 프로이드는 이러한 발달에서 원초아적 요소, 즉 성적인 요소가 어떻게 통제되는가에 따라서 성격이 달라진다고 보아서 그의 이론을 성욕발달이론이라고 부른다. 그는 신체의 어디 부위에서 원초아적인 만족을 가장 많이 얻는가에 초점을 맞추면서 5단계 이론을 전개했는데, 나이가 증가하면서 그 부위가 변한다고 설명했다.

2) 성욕발달의 단계이론

(1) **구순기**(oral stage, 0~1세, **구강기**) : 성욕발달이론의 첫 단계는 출생의 순간부터 만 1세경까지로 구순기(또는 구강기)라고 한다. 이 시기의 아이에게는 모든 신체 부위들 중에서 가장 감각적인 쾌락을 가져다줄 수 있는 부위는 바로 입이다. 아이의 관심이 입이나 입술, 혀 등에 우선적으로 작용하는 이유는 감각적인 쾌락 때문이기도 하지만, 역시 본능적인 생존하고도 관계가 깊다. 즉 유아는 생존을 위해 본능적으로 젖을 찾고, 빨고, 삼키는 반응을 보이는데, 그러한 반응이 아이에게는 가장 자극적인 행위이다. 그래서 유아가 몸이 불편하여 울 때 젖을 입에 대주면 울음을 그치고 젖을 빤다. 말을 못하는 아이가 배가 고파서 울 때나 몸이 가렵거나, 기저귀가 젖어 있거나, 너무 덥거나, 시끄럽거나, 아프거나 해서 울더라도 모든 울음은 젖을 물려주는 행동으로 그치게 된다. 그 정도로 입이나 입술 부위는 유아에게 최대의 쾌락을 가져다주는 곳이다. 또 이 시기의 유아들이 단순히 음식을 섭취하는 시간보다 우유병이나 엄마 젖을 물고 있는 상태를 즐기기도 하는데, 만약 부모가 젖을 빨고 있는 행위를 중단시키려고 하면 유아는 손가락이나 천 조각 등의 대체물을 찾으려고 한다.

시간이 지나 치아가 생기면 성적인 본능 이외에 공격적인 본능까지 나타난다. 곧 유아는 이빨로 물거나 씹는 행동을 통해서 남에게 공격을 가하고서 쾌락을 얻고자 하는 것이다. 예를 들면, 젖을 빨던 아이가 어머니의 젖꼭지를 깨물었을 때 만약 어머니가 놀라는 표정을 지으면 아이는 깔깔대면서 재미있는 표정을 짓는다. 이러한 행위는 상대방을 괴롭히면서 만족을 얻는 것도 인간의 한 본능임을 짐작하게 한다. 프로이드는 어린이가 젖을 빨거나 삼키거나 무는 행위 등을 자신의 에너지를 배출하는 행위라고 표현했으며, 에너지를 배출하는 그러한 행위에서 만족이나 불만족을 경험할 수도 있다고 했다. 또 그러한 불만이나 불만족이 본인의 기대와 비교하여 많이 벗어났을 경우 어린이에게는 정신적인 상처가 된다.

그러나 상처를 받았을 경우 곧바로 그 시기에 큰 문제가 생기지는 않는다. 그 대신 상처에 대한 치유가 전혀 없다면, 사춘기 이후에 그 상처에 대한 후유증이 나타나게 된다. 예를 들면, 사춘기 이후 어떤 사람이 연필이나 성냥개비 등을 자꾸 물어뜯고 있다면, 구순기 무렵에 정신적인 상처가 될 수 있었던 불만족을 경험한 후 적절한 치료를 받지 못했던 것으로 해석한다. 이러한 경우 앞에서 설명했듯이 그 개인이 보여준 성격이나 행동유형을 구순기에 고착되었다고 표현한다. 자라서 과식이나 과음 등을 즐기는 행위, 끊이지 않는 욕설, 줄담배 등도 역시 구순기에 고착된 행동으로 해석한다. 고착이라는 용어에는 정신적인 상처를 받았던 시절의 연령층의 행동이나 성격을 보인다는 의미가 내포되어 있다.

(2) 항문기(anal stage, 1~3세) : 두 번째 단계는 1세에서 3세경까지로 항문기라고 한다. 만 1세를 지난 아이들은 대부분 대소변을 가리는 것을 인지적으로는 이해하지만, 아직 항문의 근육을 통제할 수 있는 근육들이 완전하게 발달된 상태는 아니다. 그러나 18개월 정도가 되었을 때에는 항문의 괄약근을 조정하여 배변을 통제시킬 정도로 근육이 발달하므로 이 시기를 전후로 배변훈련을 시키는 것이 바람직하다. 프로이드는 대변을 통제할 때 항문 괄약근의 움직임이 성인들이 성적으로 흥분한 상태에서도 유사하게 나타난다고 보았으며, 그러한 이유로 여러 가지 신체부위 중에서 항문이 쾌감을 불러일으키는 가장 중요한 부위라고 생각하여 항문기라고 명명하였다.

배변훈련을 받는 시기의 어린이들은 자신의 의사를 언어로 표현하는 것이 충분할 정도로 성숙해 있으며, 배변의 충동을 느낄 때 자신의 보호자(대부분 어머니임)에게 그 느낌을 전달하게 된다. 어머니는 곧바로 아동에게 "잠깐만!" 이라는 주문을 하게 되며, 아동은 어머니의 주문에 따라서 10~20초에 불과할지라도 일시적인 기간 동안 배변충동을 항문의 근육에 힘을 주면서 참아내야 한다. 곧 어머니가 자신의 옆에 변기를 가져다주거나 자신을 변기에 앉힐 때까지 배변의 충동을 억제시켜야 되는데, 이러한 상황을 표현할 때 배변훈련 과정에서 강제적인 조절(imposed control)을 경험해야 한다고 한다. 그리고 난 후 준비가 되면 참고 있었던 배변을 보면서 후련한 기분을 경험할 수 있는데, 괄약근의 조절에 의해 통제를 하다가 배변을 하면서 얻는 그 후련한 기분을 만족(gratification)이라고 한다.

사실상 그 만족은 어머니가 잠깐이라고 주문하는 시기로부터 막 배변을 시작한 순간까지 충동을 지연시킨 것에 대한 보상이다. 그런데 아동은 배변의 충동을 느낄 때 곧바로 이를 발산하지 않는 대신 일정 기간동안 만족을 지연시켜야 하는데, 이와 같은 만족지연(delay of gratification)의 과정에서도 에너지를 투자해야 한다. 프로이드에 의하면, 구순기에서처럼 그 에너지 투자에 대한 결과, 즉 만족지연의 결과가 자신의 기대에서 벗어나게 되면 정신적인 상처가 되는 것이다.

예를 들면, 별로 힘들지 않게 만족을 지연시켰음에도 불구하고 이를 잘 모른 어머니가 자신의 행동에 대하여 극찬해주었다면, 아동은 어머니가 시키는 대로만 하면 칭찬을 받게 된다고 생각할 것이다. 나중에 어떤 사람의 성격이 매우 의존적이거나 강박적이고, 집착이 심하고 고집이 셀 경우 항문기에 고착되었다고 평가받게 된다. 훈련과정에서 기대를 벗어난 칭찬이 상처로 남아 작용했기 때문일 것이다. 반대로 정말로 힘들게 배변의 충동을 참으려고 노력했지만, 어머니가 변기를 가져다주기 전에 배변을 시작했다고 하자. 매우 짧은 시간이었지만 어머니가 원하는 만큼의 만족지연을 제대로 이루어내지 못한 대가로 아동은 어머니로부터 핀잔이나 불평, 처벌을 받게 될지도 모른다. 그러나 그 처벌이 아동의 기대수준에서 벗어난 것이었다면 나중에 상처로 작용한다. 사춘기 이후 성장하여 항상 단정하지 못한 옷차림, 성격이 매우 인색하거나 잔인하고 비열한 경우, 낭비벽이 심한 경우, 또 반발심이 너무 센 경우를 모두 항문기에 고착되었다고 말한다.

항문기에 해당되는 아동들의 성적 쾌감은 항문의 기능에 집중되지만, 항문 자체가 아니라 항문에 결부된 기능, 즉, 배변행위나 배변을 참고 있는 행위 등에서 만족감을 얻는다. 또 이 무렵의 아동은 자신이나 다른 어린이의 배변행위에도 관심을 보이면서 만져 보려고 하는데, 그러한 반응에 부모가 야단을 치면 격렬하게 저항하기도 한다. 부모는 청결이라는 명분 아래 배설물에 대한 아동의 관심을 다른 것으로 돌리려고 하지만, 이와 같은 부모의 태도는 오히려 아동에게 반발심을 불러일으켜 항문 기능에 더 집착하게 만든다. 아동의 경험이 부모의 청결 기준에 의해 부분적으로 왜곡될 수 있듯이, 아동은 청결 훈육을 너무 엄하게 하는 부모와 충돌하면서 정신적 혼란을 겪을 수도 있다. 그렇지만 대부분의 경우 그러한 대립 과정에서 만족할 만한 해결책을 찾아내어 아동은 다음 단계로 발달해갈 만큼 성숙하게 된다. 이 단계의 아동에게 있어서 생물학적 차원의 성은 그렇게 큰 의미가 없는데, 예를 들면, 남자와 여자 어린이의 구분은 단지 의복이나 머리모양 등의 외양에 의해서만 이루어지고 있다. 단지 자신이 속한 사회의 사람들의 태도나 기대를 통해 자신을 남자 또는 여자로 경험하며, 다음 단계로 발달한 이후에 비로소 생식기가 가지는 의미를 이해하기 시작한다.

(3) 남근기(phallic stage, 3-5/6세) : 세 번째 단계는 3세에서 6세 정도까지의 남근기(phallic stage)이다. 이 시기의 어린이들은 자신의 신체적인 특성에 관심을 가지면서 이성하고의 차이점을 발견한다. 곧 남녀의 차이는 남성의 외부생식기의 존재 여부이며, 남아들은 이를 만지작거리면서 쾌감을 경험하기도 한다. 이 시기의 성적 만족은 생식기 부근에 집중되어 남아는 남근 그리고 여아는 음핵(clitoris)에 관심을 쏟는데, 프로이드가 생존하던 시절만 해도 모든 상황을 남성 위주로 논리를 전개했던 탓에 남근기라고 부른다. 다시 말하면, 누구나 남성처럼 남근이 있는 존재이었지만, 여성은 남근이 거세 또는 절단된 상태로 태어났거나 또는 살아가고 있다는 당시의 관점 때문에 붙여진 명칭이다. 이와 비슷한 명칭이 다섯 번째 단계에도 있는데, 그 명칭은 성기기이다.

남근기(3단계)와 성기기(5단계)의 기본적인 차이는 남근기에는 주로 여러 신체 부위들 중에서 생식기에만 관심을 집중하는 반면, 성기기에는 생식기 자체보다도 생식기를 통해 다른 사람과의 성행위 등으로 만족을 얻는 것 등의 성욕 발산에 관심을 집중하는 것이다. 남근기의 어린이는 성적 관심이 생식기로 향하고 있지만, 이와 동시에 자신과 생식기과 다른 모양의 생식기를 지닌 사람, 즉 이성이 있다는 것에 관심을 기울인다. 그러면서 여아는 왜 자신에게는 남근이 없는지, 남아는 왜 여아가 자신과 다른지, 이성의 생식기는 과연 어떻게 생겼는지 등에 호기심을 가진다. 이러한 호기심은 유치원 생활 등과 같은 사회적인 교류가 넓어지면서 충족되는데, 그 대표적인 예가 병원놀이와 같은 소꿉장난을 통해서 어른들의 역할놀이를 해보면서 이성의 생식기도 관찰하거나 만져보는 기회를 가진다.

자신과 이성이 다르다는 점을 알아차리는 순간부터 자신에게 가장 가까운 이성의 부모 즉, 어머니나 아버지에 관련된 성적인 환상을 가진다. 정신분석에서는 대상관계(object relation)라는 개념으로 아동의 발달과정을 설명하기도 하는데, 이 개념은 자신과 주변 환경과의 관계를 구별할 수 있는 시기의 남근기 아동에게 가장 적절하게 응용되고 있다. 대상이란 개인의 생활 영역에서 심리적으로 중요한 영향을 미치는 타인이나 물건을 의미하며, 대상관계란 그 대상에 개한 개인, 즉 아동의 태도나 행동을 이른다. 남근기의 어린이들에게는 부모가 그 대상으로 가장 쉽게 부각되며, 이성과 생식기가 다름을 인식한 어린이가 보이는 부모에 대한 태도나 행동은 바로 애착이나 사랑과 같은 근친상간의 욕망(incestuous desire)이다. 그러나 그 시기의 아동들은 그와 같은 욕망이 생기면서 죄의식을 느끼게 된다. 남아들에게 어머니는 배고픔이나 안정의 욕구를 충족시켜주는 근원이므로 어머니를 사랑하는 것이 당연하다.

그러나 남근기에 와서 남자 어린이는 어머니를 독점하여 유일한 애정의 대상이 되고 싶은 열망과 동시에 경쟁 상대인 아버지를 괴롭히고 싶다는 질투의 열망이 나타난다. 아버지에 대한 질투나 공격성 때문에 어린이는 부모가 그 대가로 자신을 벌하지 않을까 하는 생각에 불안을 경험한다. 이 시기의 남아는 자세히는 모르더라도 이미 아버지가 어머니와 생식기로 관련되어 있음을 어느 정도 알고 있다. 남아의 어머니에 대한 감정이 성적인 특징을 지니고 있어 사회 문화적으로 금기된 근친상간의 욕망이나 관심에 해당되며, 또 어머니는 아버지와 관계된 사람이기 때문에 그러한 감정이 아버지로부터의 처벌과 관련될 것으로 생각하면서 착잡한 심정에 사로잡히게 된다. 그 처벌이 바로 거세불안(castration anxiety)이라는 복잡한 심정이며, 그러한 갈등을 겪는 모습을 그리스신화를 인용하여 오이디푸스 콤플렉스(Oedipus complex)이라고 표현했다.

아동은 아버지가 어머니의 사랑의 대상자임을 확인하면서 아버지에 대한 적개심이나 경쟁심이 생기지만, 어머니를 곁에 두고자 하면서 그녀에 연결된 의식 및 무의식적 환상이나 욕망은 아버지에 의해서 아동에게 가해지는 처벌로 남근이 잘릴지도 모른다는 불안을 유발시킨다. 결국 남근기를 벗어나면서 남아는 어머니에 대한 관심을 다른 여성에게 돌리는 원만한 이성애를 성숙시켜야 한다. 이렇게 남자 아동이 변하고 발달하기 위해서는 중재적인 역할을 해주는 아버지의 존재가 필수적이다. 이 시기에 있어 남근은 남아에게 자신의 정체성의 상징이므로 그 손상을 두려워한다. 이러한 무의식적 거세불안은 남녀의 차이를 인식하면서 드러나는데, 자신과 성별이 같은 아버지가 주요한 경쟁자로 인식되면서 손상에 대한 불안이 생기는 것이다. 결국 남아는 어머니에 대한 관심을 버리고 그녀에 대한 욕망을 억누르는 대신 아버지에게 관심을 가져 그와 동일시하지 않으면 안 된다.

이러한 걱정을 하면서 살아가는 시기에 남아가 자꾸 주변에서 "고추를 잘라버리겠다"는 이야기를 들으면 큰 충격으로 남을 수 있다. 예를 들면, 4세의 남아가 엄마의 젖을 만지고 있다가 아빠에게 발각되는 상황을 생각해보자. 그 모습을 관찰한 아빠가 "이 녀석이 아직도 엄마 젖을 만지고 있네. 이제부터 한 번만 더 만지는 것을 보면, 고추를 잘라버리겠다!"고 엄포를 하면, 남아는 이미 자신이 엄마를 사랑하는 것을 아빠가 알고 계셨지만 모른 척하셨다고 판단한다. 남아는 나중에 어머니를 단념하고, 아버지를 동일시하면서 다른 여성에 대한 관심을 가지게 되지만, 이 시기의 남아에게는 어머니를 사모하는 것에 대한 처벌로 남근이 잘릴지 모른다는 불안이 구체화되는 것이다. 보통 노출증상이 있는 남성들은 남근기에 고착된 성격의 소유자로 해석한다. 그들은 자신의 남근이 잘리지 않았는가 하는 불안이 생길 때마다 여성들이 관찰할 수 있는 곳에서 성기를 노출시키면서, 이를 본 여성들의 놀라는 반응을 확인하게 되면 '아직 잘리지 않았구나!' 하면서 안심을 한다. 그러나 시간이 지나면서 다른 자극을 받고서 불안을 느끼면 또 노출을 해야 확인이 되는 것이다. 노출증을 비롯한 대다수 변태성욕은 거세불안으로부터 도피하고자 하는 것과 관계되는데, 예를 들면, 노출증 환자들은 거세여부를 확인하고자 하는 욕망이 강할 때 노출을 시도한다.

그렇지만 여아들은 어떻게 그 시기를 보내는가? 남아처럼 처음에는 엄마를 소유하고자 하는 욕망을 갖지만, 곧바로 자신이나 엄마에게는 남근이 없음을 알아차리면서 엄마를 비난하고 또 엄마에 대한 집착이 약해진다. 남아에게 거세는 현실성이 있기 때문에 어머니에 대한 갈망을 단념하거나 열망을 누르면서 살아갈 수 있지만, 여아는 남아처럼 갈망이나 열망도 크지 않다. 또 처벌에 의해 잘릴 남근이 없기 때문에 불안이 크지 않지만, 남근을 잘라버리겠다는 얘기를 들을 때마다 오히려 자신은 이미 다른 잘못을 저질러 그 처벌로 잘린 것으로 이해하면서 열등감이나 수치심에 사로잡힐 수 있다. 아울러 그 남근이 잘리는 순간을 상상하면, 피가 흐르면서 고통이 수반된다. 이러한 점으로 프로이드는 여성들의 생리통을 설명하기도 한다. 결국 남근기의 여아들은 혹시 다시 원상태로 복구될 수 있으면 좋겠다는 남근선망(penis envy)을 하지만, 남아들처럼 불안이 수반되지는 않는다.

그대신 여아들은 이성의 부모인 아버지에 대한 애착을 보이면서 어머니로부터 처벌을 당할지 모른다는 불안이 남아처럼 크지 않다. 이러한 이유로 여아는 남근기에 별로 복잡한 심정에 사로잡히지 않으며, 상처를 받지 않는 편이다. 이와 같은 남녀 차이로 인하여 나중에 이 시기에 고착된 성격의 소유자, 즉 성행동의 일탈자는 대부분 남성들이다. 그렇지만 이 시기의 여아들의 심리적 상태를 오이디푸스 콤플렉스와 비교하기 위하여 그리스신화를 응용하여 엘렉트라 콤플렉스(Electra complex)이라고 부르고 있다.

프로이드 이론에서 남근기의 설명은 부모가 모두 생존한 경우 적절할 수 있지만, 부모 중 한 쪽이 없거나 있더라도 정상적인 부모 역할을 제대로 하지 못하는 어린이에게는 그렇지 못하다. 예를 들면, 아버지가 가정에 없는 어린이의 자아 발달은 유년기 어린이의 요구를 만족시켜 주는 어머니에 달려 있는 것이다. 감정적으로 복잡한 오이디푸스 콤플렉스를 순조롭게 벗어나기 위해서는 남아는 환상이 아닌 현실적으로 양성의 부모로부터 자극을 받아야 하는데, 아버지가 없다면 어린이에게는 자신의 느낌을 표현할 수 있는 현실적인 상황을 경험하지 못하게 된다. 존재하지 않는 한쪽 부모는 어린이의 공상 속에서 어린이의 욕구를 만족시키거나 어린이를 처벌하는 마법의 힘을 갖고 있는 경우도 드물지 않다.

그럼에도 불구하고 아버지 혹은 어머니와 개별적으로 맺는 상호 작용이나 부모간의 상호 관계로부터 받는 일상적인 오이디푸스 자극이 없을 때, 한쪽 부모가 없는 어린이는 불균형 상태를 경험한다. 한쪽 부모 아래서 성장하는 어린이는 부모가 있는 어린이가 부모간의 상호 작용을 날마다 관찰하고 끊임없이 습득해 가는 일련의 경험을 놓칠 수밖에 없다. 프로이드에게 있어서 부모 특히 아버지에게 주어진 강력한 권력이나 절대적인 힘은, 아버지가 어린이의 일상적 양육에 직접 관여하는 친근한 사람으로 여기는 문화에서는 지지받지 못하는 문화현상이다. 남근기의 말부터 부모와 사회관계를 어느 정도 인식하므로 초자아가 발달하기 시작하며, 자아는 원초아의 초자아와의 관계를 중재하기 시작한다.

(4) **잠재기간**(latency period, 5/6**세**~**사춘기**) : 네 번째 단계는 6세 이후 사춘기 이전까지로 초등학교에 다니는 시기이다. 프로이드는 이 시기에는 성적인 에너지가 직접적으로 표출되지 않고 잠재되어 있다고 하여 잠재기간라고 불렀다. 아동들은 자신의 신체에 대한 관심이 줄어드는 대신 성적인 에너지를 간접적인 형태로 사회적 환경에 대응하는데 필요한 지식이나 기술의 습득(학교 공부나 과외활동)에 쏟는다고 했다. 이와 같은 에너지 표출을 승화(sublimation)라고 하며, 성적 에너지의 승화 때문에 이 단계의 명칭을 잠재기(latency stage)라고 표현하지 않고 잠재기간이라고 했다. 즉 잠재기간은 자아가 성숙한 까닭에 성적인 관심이 잠정적으로 휴지한 상태로 교우관계도 이성보다도 동성을 선호하는 기간이다. 그러나 이와 같은 간접적인 에너지 발산에서도 문제가 파생될 수 있는데, 내적 통제발달의 부족은 기술습득, 학습능력, 관심 등의 저하를 그리고 내적 통제발달의 과잉은 성격발달의 조숙, 강박적 성격 특질 등을 보이게 된다.

물론 프로이드 이론을 연구하던 추종자들이 나중에 이 시기에도 성적 에너지를 직접적으로 표현한다고 주장하면서 이 단계의 명칭을 잠재기로 정정하였다. 예를 들면, 초등학생들도 성에 대한 표현을 매우 적극적으로 하기도 하는데, 치마 들어올리기, 가슴 만지기, 화장실 들여다보기, 성인용 잡지 등에 관심 보이기, 이성을 사랑하기 등은 에너지를 성적으로 발산하고 있는 증거가 된다. 그러나 잠재라는 용어가 암시하듯이 다른 시기에 비해 이 시기의 어린이들이 성적인 에너지를 표출하면서 받는 상처가 심하지 않는 것 같은데, 실제로 이 시기에 고착된 성격 또는 행동유형이 다른 단계에 비하여 매우 드문 편이다.

(5) **성기기**(genital stage, **사춘기**~**성인**) : 다섯 번째 단계는 사춘기 이후 성인에 이르기까지 지속되는 시기로 성기기라고 부른다. 신체 성숙으로 종족보존의 능력이 생긴 이후 생식기가 감각적 쾌락의 주요 부위가 되면서 성적 자극과 성적 만족을 추구한다. 프로이드는 이성애적 틀에서 설명할 때 이 시기는 이성을 향하여 에너지를 발산하고자 하는 욕구가 강하다. 성적인 자극이나 만족을 추구하는 행위가 사회 문화적인 여건상 어느 정도 제한되어 있지만, 극히 자연스럽고 정상적인 것이다. 빅토리아 왕조 시대의 여성들은 특히 결혼 후에도 성욕표출의 심한 제한 속에서 살아왔다. 욕구불만이 곧 정신적인 상처가 되며, 이 상처가 바로 정서적인 갈등과 같은 여러 가지 문제를 일으키는 것이다.

다른 예로 사춘기에 접어든 청소년들이 이성에 관심을 가지는 것을 억압했을 때 그들은 다른 생활장면에도 잘 적응하지 못하게 된다. 학교생활도 어려워지고 부모와의 관계도 질적으로 변한다. 간혹 그러한 청소년들 가운데 가출을 해버리거나 또는 학교성적이나 대학입시 등의 사회제도를 비판하면서 자살을 하는 경우가 있다. 그러나 자살의 원래 동기는 이성에 대한 관심을 이해해주지 못한 가족이나 주변인들로부터 받았던 상처 때문일 가능성이 높다. 그렇다고 청소년들의 성적 에너지 표출에 너무 방임적인 태도를 취해도 그들에게 상처가 된다. 예를 들면, 너무 자유스러운 상태로 이성과의 교제를 경험했을 때 나중에 결혼 후에도 자신의 의지와는 상관없이 성기기의 상처로 인하여 배우자가 아닌 다른 이성에게 자꾸 눈을 돌리는 바람둥이가 되거나 아예 독신생활을 추구해버리게 된다.

또 다섯 번째 단계에는 구순기로부터 받은 상처들의 후유증이 나타나는 시기이다. 다시 말하면, 구순기나 항문기, 남근기 등에서 상처를 받았어도 그 후유증은 잠재기까지 나타나지 않는다. 물론 성기기에서 받은 상처도 이 시점에서 바로 나타난다. 건강한 인생의 목표를 사랑을 하고 일을 하는 것이라는 프로이드의 주장은 성적 욕구를 적절하게 발산할 수 있을 때 일을 통해서 자신의 역량을 충분히 발휘할 수 있음을 암시한다.

3) 프로이드 이론의 평가

프로이드 성욕발달이론의 핵심은 모든 행동이 무의식적인 욕구, 즉 원초아의 충동으로부터 비롯되거나 원초아의 초자아와 관계를 자아가 제대로 중재시키지 못한 결과로 인한 갈등에서 파생된다는 것이다. 곧 아동기에 어떤 경험을 했느냐가 성격 발달을 크게 좌우하며, 아동기의 행동이나 경험의 결과, 보상이 기대 이상으로 너무 과다하게 주어지거나 이와 반대로 처벌이 너무 심하면, 상처를 받게 되고 그 결과 성격 발달에 장애가 생긴다는 것이다. 프로이드의 발달단계에서 남성들이 가장 심하게 상처를 받을 수 있는 시기는 남근기와 성기기이며, 여성들에게는 성기기라고 할 수 있다.

프로이드 이론은 주로 정서적 장애가 있는 개인들을 대상으로 관찰한 결과 정립된 것이었다. 그러므로 정상적이고 건강한 자에게는 잘 적용되지 않을 것으로 생각될 수 있다. 또한 프로이드는 성에 대한 기준이 매우 엄격했던 빅토리아 왕조시대의 환자들을, 즉 성욕을 제대로 해소시키지 못한 여성들을 상대하면서 이론을 만들었고, 이론의 뼈대가 매우 모호하며 또 과학적 이론으로서 의문의 여지가 많다. 그럼에도 불구하고 프로이드의 주장은 시대나 대상이 다른 상황에도 널리 적용되고 있다. 프로이드 이론이 시사하는 바는 건전한 성격 발달을 위해서는 모든 행동에서 그 결과가 상처를 받아서는 안 되며, 중용의 선택이 바람직하다는 것이다. 예를 들면, 젖먹이는 것도 아동의 욕망을 적절히 통제하면서 하고, 배변 훈련도 실패할 경우 너무 심하게 야단을 치지 않는다.

■ 청소년기 후기

인간발달은 평생에 걸쳐서 나타나는데, 그것들은 신체적, 행동적, 인지적, 정서적 변화와 성장, 노화 등을 말한다. 유아에서 아동, 아동에서 청소년, 청소년에서 성인으로 발달하는 동안 수많은 변화가 발생한다. 그와 같은 발달과정에서 사람은 태도를 발달시키고, 인간관계에서의 선택이나 이해 등에 관련된 가치도 발달시킨다. 어린 세대들의 신체적, 정서적, 및 인지적 성장은 그들의 성적 성장의 중요한 기초가 되며, 성인들에게는 어린 세대들을 이해시키는 책임 및 그들의 성적 개념 등을 수용하는 책임이 있다. 여기에서 10대 중반에서 후반에 해당되는 청소년들의 특성을 살펴보자.

우선 아동에서 성인으로의 신체적 변화가 나타나는 사춘기가 마무리된다. 사춘기로 인한 신체적 변화 중 월경은 거의 모든 여성들이 17세가 지나기 전에 경험하고, 초경 후 1~2년 이내에 배란현상이 규칙적으로 정착된다. 또 여성의 경우 거의 성인의 신장으로 발달하지만, 남성은 20대 초반까지 신장이 지속적으로 증가한다. 사춘기와 함께 생물학적 변화를 경험하는데, 외부 생식기의 크기나 모양의 변화, 이차 성징 등이 나타나면서 성적인 관심이 커지게 된다. 신체적인 변화를 경험함과 동시에 성인들과 같은 성적 상호작용의 가능성도 생기는데, 이는 사회 문화적 환경의 영향을 크게 받는다.

신체적 성숙이 이루어지면서 역시 축적한 지식을 토대로 의사결정을 할 수 있는 인지적 성숙도 이루어지지만, 청소년기 초기보다는 더 약한 편이더라도 아직까지 또래집단의 영향을 받고 있다. 친구나 가족들과의 성숙한 관계를 발달시키며, 독립적인 생활을 추구하고자 노력하며, 신뢰감이나 긍정적인 과거 경험, 사랑 등을 토대로 건강하면서도 상호주의 차원의 장기적인 인간관계를 발달시키는 능력을 갖게 되며, 자신의 감정을 이해하게 되며, 또 외모에 대한 가치가 전보다 감소한 반면, 성격에 대한 가치가 더 커지게 된다.

성적 발달의 단계는 생물학적 및 행동적 요소가 포함된 인간 발달의 과정이다. 청소년기 후기의 성적인 면의 발달을 보면, 자신들이 성적인 존재이며, 성적 표현의 선택이나 결과를 이해하며, 건강한 관계와 그렇지 못한 관계를 구분하며, 임신이나 질병감염을 분명하게 알고 있으며, 장기적인 친교 관계를 배우게 되며, 또 자신의 성적 정체성도 이해하게 된다. 자위행위나 성적 환상 등이 특히 남성에게서 더 두드러지며, 이성이나 동성에 대한 성적 매력이 강해지고, 또 외모나 의복에 대해서 신경을 더 많이 쓰는 편이다. 문화적인 규준에 따라서 차이가 있겠지만, 데이트나 이성과의 성적 상호작용이 나타난다. 일반적으로 성행동에 대한 허용적인 태도를 지녔거나 아버지가 없는 여자 아이의 경우 자위행위나 이성하고의 성교 경험 비율이 높은 편인 반면, 종교적인 신념이 강하거나 자신의 진로에 대해서 장기적인 계획을 세워서 생활하는 경우 성행동의 비율이 낮은 편이다.

일단 사춘기에 접어든 시기부터 누구나 낭만적인 관계나 성관계에 대한 관심이 증대하며, 성기 접촉에 의한 성행동에 관심도 커지게 된다. 청소년기 말기에는 이성에 대한 관심이 풋사랑의 형태를 넘어 결혼을 의식한 차원의 낭만적 사랑, 연애(romance), 소위 로맨스 관계가 발달한다. 데이트와 같은 이성교제를 통하여 결혼제도의 본질을 이해하기 시작하며, 서로의 개성과 인격을 존중하는 면도 성숙한다. 그리고 배우자를 선택하는 과정에서 그들은 어린 시절의 순수성과는 달리 여러 가지 기준을 적용하게 된다. 과연 나를 잘 이해해주고, 내 말을 잘 들어줄 수 있는 상대일 것인지에 관심을 가진다. 이 시기부터는 자신의 상대와 성적인 행위가 이루어질 가능성도 커지며, 상대와의 접촉 등을 통해서 이성이나 동성과의 관계를 발전시킨다.

성숙과 함께 낭만적인 파트너에 대한 강한 정서적 애착도 경험하며, 그러한 경험을 실제의 성행위와 연결시키고 싶은 마음도 생기게 된다. 특정한 십대가 어떠한 방법으로 성적인 활동을 하는가를 정확하게 예측할 수는 없지만, 대부분의 청소년은 서로에 대한 관계를 탐색하고 사랑에 빠지기도 하고, 상대방으로부터의 관심이 사라지기도 하며, 10대에 실제 성행위에 연루되기도 한다. 서구사회에서는 1960년대부터 청소년들의 성적 활동이 두드러지게 높아지는 경향을 보이는데, 20세기 말의 자료에 의하면, 15세의 약 50%와 19세의 약 75%가 이미 성교행위를 경험했던 것으로 드러났다. 성적 활동에 관심이 많은 청소년들의 상당수가 피임이나 질병감염 등에 관한 관심이 높지 않을 뿐만 아니라 지식도 매우 부족한 편이었으며, 그 결과 사생아의 출산 비율이나 질병 감염의 빈도가 증가하고 있다.

그렇다면 청소년기의 자녀가 성적으로 건강하게 자라게 하기 위해서 가족은 어떻게 해야 하는가? 성욕을 발산시키는 것이 쾌락을 가져다줄지라도 가능하면 좀 더 성숙하고, 사랑스럽고, 책임감 있는 관계를 형성할 수 있을 때까지 성교행위 시도를 자제할 것을 요청할 수 있다. 아울러 친교나 사랑을 표현할 수 있는 방안은 여러 가지임을 이해시킨다. 연령이나 상호 동의하는 상태, 임신이나 질병 감염으로부터의 보호, 사랑이나 친교관계의 유지 등이 성교행위 개시에 매우 중요한 요소임을 이해시킨다. 그렇기 때문에 자녀와도 피임 등도 논의해야 하며, 비합법적이거나 안전하지 못한 상태에서 성욕을 발산하는 것은 바람직하지 않음을 주지시켜 준다.

7. 성 정체성 발달

성적 성숙이 이루어지기 이전의 아동들에게는 사랑이나 관심의 대상이 동성이든 이성이든 상관없지만, 성적인 발달이 이루어진 청소년기 이후부터는 그 대상의 성별에 대한 질문을 받게 된다. 이른바 성 정체성(sexual identity)에 관한 질문이다. 전통사회에서는 사랑이나 관심의 대상을 당연히 이성으로 여겼기 때문에 성 정체성에 대한 개념이 존재하지 않았으나, 20세기 중반 이후 그 대상이 동성이나 양성일 경우도 인정받는 사회적 환경이 마련되면서 성 정체성이나 성적 자아개념(sexual self-concept) 등의 용어도 사용되고 있다.

이성이 아니라 동성을 사랑하는 정체성을 이해하는 과정에서 왜 그와 같은 정체성이 발달하는가에 대한 관점도 부각하게 되었다. 인간의 행동이나 성격 등의 특성이 어떻게 발달했는가를 설명하는 관점으로 자연과 영양(nature vs. nurture, 즉 선천론 대 후천론)의 고전적인 논쟁을 들 수 있다. 우선 후천론의 입장에서 사랑과 관심의 대상이 어떻게 발달하는가를 설명하는 이론으로 프로이드 발달이론을 살펴볼 수 있다. 그의 발달이론에서는 남아나 여아 모두 남근기(phallic stage) 무렵에 이성에 대한 관심이 생기기 시작하며, 부모가 그 대상이 되기 때문에 아동은 근친상간 욕망이 생기면서 갈등을 경험한다고 설명한다.

즉, 남아는 엄마에 대한 사모의 감정이 생기면서 아빠와의 갈등을 경험하게 되고, 나중에는 엄마를 단념하는 대신 다른 여성에 관심을 쏟는다고 설명한다. 반면 여아는 남아처럼 자신과 가장 가까운 엄마에 관심을 가지면서 그녀를 소유하려는 욕망이 생기지만, 곧바로 엄마의 남근부재(lack of penis)를 인식한다. 이 후에는 엄마를 비난하면서 엄마에 대한 집착이 약해지는 대신 아빠에 대한 사모의 감정이 생기면서 엄마와 갈등을 경험하게 된다. 근친상간 욕망의 발달과정의 설명에서 성차가 존재하지만, 이 차이를 근거로 남녀의 동성애적 정체성 발달의 차이를 언급하는 경우는 거의 없다.

청소년기에 보이는 동성에 대한 관심은 대다수가 선천적으로 타고난 성향이라기보다도 성적 성숙과정에서 나타나는 현상에 불과하다. 동성애 성향을 타고나지 않았다면 발달과정에서 호기심 등에 의한 동성하고의 성적 접촉 경험이 나중에 동성애로 발달한다고 보기 어렵다. 동성애 정체성 발달에 대한 자세한 사항은 본서의 성적 정체성 편을 참고하면 된다.

8. 청소년기 성적 건강

청소년기란 아동기에서 성인기로의 과도기적 성숙 단계로 사춘기로부터 성적 성숙이 완료되는 시점까지를 말한다. 청소년기의 특성을 정리하면, 사춘기 이래 신체적 변화가 거의 완료되며, 의존의 상태에서 벗어나고 싶어 하면서 독립성에 큰 가치를 두며, 성적 감정이 증가하면서 파트너와 신체적 접촉을 원하며, 가까운 친구관계를 낭만적인 관계로 발달시키며, 임신이나 질병감염과 같은 결과를 초래하는 것들을 분별하게 되며, 또 인간관계에서 폭력(성폭력 포함) 등에 직면하게 된다. 그러므로 이 시기의 성적 건강은 청소년들뿐만 아니라 성인들에게도 매우 중요한 분야에 해당된다.

성적 발달은 청소년들의 정상적인 부분에 해당된다. 대부분의 청소년들이 별다른 문제가 없이 그와 같은 변화를 경험함에도 불구하고 그들은 성인으로 발달하는 과정에서 성인들로부터의 지지와 보호를 필요로 한다. 청소년들은 그들이 필요로 하는 정보나 기술, 건강 서비스, 지지 등이 없을 경우 성적 발달을 하는 과정에서 위험스러운 경험을 할 수가 있는데, 청소년들의 성적 건강과 관련이 가장 깊은 분야는 성적 상호작용으로 전달된 질병, 사춘기와 관련된 성적 발달, 그리고 원하지 않은 임신이나 안전하지 못한 성행위 등이다.

먼저 질병 감염에 대해서 살펴보자면, 청소년들이 성행동에 연루되는 기회가 증가할수록 질병에 감염될 가능성도 커지고 있다. 질병 감염에 대한 결정적인 취약점은 바로 감염을 사전에 예방할 수 있는 책임감 있는 행동이 부족한 것인데, 이는 콘돔 등을 사용하면서 안전한 성행위를 추구하는 책임감 증진 교육을 통해서 해결할 수 있다.

청소년들이 인간관계를 통해서 위험에 직면할 수 있는 이유는 여러 가지이다. 먼저 사회 경제적 환경으로 수많은 청소년들의 성이 강압, 폭력, 학대 등과 관계되는데, 간혹 그러한 관계가 가족의 구성원이나 청소년들과 가까운 사람들에 연루되기도 한다. 여러 문화권에서 여성은 남성과 종속적인 관계에 연루되어 있기 때문에 여성이 어린 나이에 불가피하게 결혼해야 하는 경우도 생기고, 아이를 무조건 낳아야 하는 경우도 있고, 자신의 배우자나 파트너가 아닌 사람과의 성관계도 거절하기가 힘든 경우를 겪는다.

경우에 따라서는 사회적인 환경이 건강한 성 개념이나 의식의 발달에 결정적이기도 하는데, 청소년들이 위험에 처할 가능성을 줄이는 방안으로는 부모와 학교와의 관계가 깊어야 하며, 성적 파트너와 정확한 의사교환을 할 수 있어야 한다. 대부분의 나라들에서 청소년들을 위한 성교육이 충분하지 못한 편이다. 흔히 정책을 입안하는 사람들이나 여론을 형성하는 자들은 청소년들에게 정보제공을 하지 않는 것이 아예 성적인 관심을 갖지 않게 만드는 방법으로 생각하기도 하지만, 이는 옳은 생각이 아니다. 정확한 정보를 발달수준에 맞추어 제대로 전달해주는 성교육이 오히려 어린 나이에 책임감이 부족한 상태로 성관계에 연루되는 것을 막아줄 수 있기 때문이다. 또 청소년들은 성인이 되어서도 경험하게 될 여러 가지 문제들을 스스로 직면하고 대처할 수 있는 기술을 필요로 한다. 기술 습득에서는 직접적인 경험이 아닌 간접적인 경험도 매우 필요하며, 그러한 기술이 습득되었을 때에는 성적인 학대나 착취의 희생자가 될 가능성이 낮아진다.

9. 청소년의 데이트 기능

낭만적인 파트너를 바라는 것은 청소년들의 자연스러운 기대에 해당되는데 즉, 청소년들의 사회생활 중에서 가장 중요한 일은 연애상대(romantic partner)를 구하는 것이다. 청소년들은 다른 청소년들이 모두 자신의 잠재적인 파트너가 될 수 있으며, 자신도 다른 사람의 파트너가 될 수 있다는 가능성을 토대로 평가한다. 청소년이나 미혼자들이 파트너와 형성하는 친교관계는 대부분 데이트 과정을 거쳐서 이루어진다. 현재 지속적으로 만나는 낭만적인 파트너가 있거나 미래의 연인하고 데이트를 하고 있다는 것은 십대들이 상당히 성숙했음을 알아볼 수 있는 증거가 된다.

보통 십대 초반에는 대부분 이성보다도 동성과 절친한 관계를 유지하기 때문에 이성하고의 데이트는 그들에게 매우 피상적이다. 그러나 십대 중반에 도달하면 데이트의 압력을 강하게 받을 뿐만 아니라 신체적 매력과 우정을 토대로 한 낭만적인 관계에 빠져든다. 즉, 10대 중반을 넘어서면 친교, 교제, 애정, 및 사회적 지지를 추구하는데, 예를 들면, 미국에서의 10대의 데이트는 1920년대 이래 보편화되기 시작하여 근래에는 십대들의 절반 이상이 데이트를 규칙적으로 하고 있다.

언제 아이들이 데이트를 시작하는지 정해진 시기는 없지만, 근래의 십대들은 여러 명이 한꺼번에 데이트를 하다가 나중에 두 사람씩 짝으로 발전하는 형태가 일반적이다. 데이트는 청소년들에게 자율성이나 자아정체감, 친교를 위한 능력 등을 발달시키는데 중요한 수단이 된다. 개별적이든지 집단으로든지 상대방과 특정한 시간과 장소에서 만나는 데이트를 통하여 상대방과의 친교형성에 필요한 시간과 에너지를 투자한다. 마음에 드는 상대와의 데이트에 성공하게 되면 쾌감을 얻지만, 그렇지 못하면 투자했던 시간과 에너지의 비효율성 및 기대의 상실감에서 자존심이 상하게 된다. 또 청소년들은 데이트의 경험으로 인해 또래집단에 대한 소속감을 얻을 수 있지만, 그러한 기회를 경험하지 못할 경우 열등감이 생겨버릴 수도 있다. 청소년기 초기에는 일대일이 아니라 집단으로 데이트를 하는 것을 경험하는데, 데이트에서 인기가 있는 활동들은 함께 식사를 하고 영화를 보고, 학교에 함께 가고, 함께 학교에서 집으로 가고, 쇼핑센터를 가고, 서로 집을 방문하는 것 등이다.

데이트를 하더라도 상대방과 어떻게 감정이나 생각을 교류하고, 상대방을 어떻게 배려하는지 등을 잘 알지 못하기 때문에 십대 이전이나 십대 초반 무렵 심각한 낭만적인 관계에 빠져들면 여러 가지 문제를 일으킬 가능성이 높다. 실제로 10대 중반 이전에 이성과 사귀는 경우 그 기간이 5개월을 넘지 못하며, 16세 무렵에는 관계가 평균 2년 정도 지속된다. 또 청소년기의 데이트 개시에 기여하는 주요한 요인들은 이웃이나 학교, 가계 소득 등의 주변 환경이다. 역시 그와 같은 요인들은 지속되고 있는 관계를 와해시켜버리기도 한다.

청소년들은 여러 가지 경로로 데이트를 경험하

는데, 데이트나 낭만적인 관계는 십대들의 삶에서 중심적인 역할을 하며 그로 인해 긍정 또는 부정적인 결과를 경험한다. 이들은 나열해보면 다음과 같으며, 데이트의 부정적인 기능부터 먼저 살펴본다.

첫째, 데이트 개시 시기가 빠르면 성교 개시 시기가 정서적으로나 신체적으로 준비가 되기 이전에 나타날 정도로 빨라질 가능성이 매우 높다는 점이다.

둘째, 데이트 관계를 유지하기 위해 파트너에게 자신의 바람직하지 못한 특성을 억지로 감추거나 위장하면서 상대해야 하는 문제가 생긴다.

셋째, 데이트를 통해 또래들과의 관계에서 사회적 지위를 높일 수 있는데, 이를 위해 자신의 자존심이나 도덕을 상실하게 될 수 있다.

넷째, 데이트 초기 관계에서 발생한 혼동 등을 적절하게 대처할 수 있는 기술을 습득하지 못한 청소년은 이성을 상대하는데 나중에도 문제를 가지게 된다.

다섯째, 데이트를 자주하는 십대들은 그렇지 못한 십대들에 비해 자율성도 더 강하고, 자긍심도 더 높고 인기도 많은 편이지만, 너무 잦은 데이트는 부모와의 갈등을 보고하는 비율도 높고, 학교 성적이 좋지 않는 등 학업에 어려움이 생기고, 우울 증상도 더 심하게 경험할 가능성이 크다.

이상과 같은 데이트의 부정적인 기능에 비하여 데이트의 긍정적인 기능을 다음과 같이 소개해본다. 데이트의 긍정적인 기능은 부정적인 기능을 보완해줄 수 있다는 차원에서 더 중요하다고 할 수 있다.

첫째, 데이트로 인하여 여가활동을 즐기는 기회가 생긴다. 예를 들면, 평소에는 혼자서 음악회 참석이나 영화 및 연극 감상의 기회를 마련하지 못하더라도 데이트 상대가 있을 때에는 함께 참석하는 기회를 자주 갖게 된다.

둘째, 데이트는 이성의 구성원들과 함께 사회생활을 하는 데 필요한 대인관계기술을 습득시켜주는 기능을 지닌다. 즉 데이트는 여러 사람하고의 관계들을 통해서 성격 특질들을 겪어보면서 서로 다른 정체성을 발견하고 검증하는데 도움이 되며, 또래들과의 사회적 지위를 확립할 수 있으며, 또한 이성하고의 사회적 기술이나 대인관계 기술을 발달시키는데 도움이 된다. 아울러 데이트는 이성과의 인간관계를 형성시키는 요령이나 원하지 않는 관계를 종식시키는 기술을 습득하고 연마하는 좋은 기회가 된다.

셋째, 데이트 기회가 누적될수록 서로 힘든 시간을 이겨내기도 하고 이해하면서 상호 만족스러운 친교관계로 발전시키고 또 그 관계를 유지시킬 수 있게 된다.

넷째, 청소년들에게 데이트 파트너가 있다는 것은 교우관계 및 손을 잡거나 춤을 추거나 등을 통한 성적 만족을 가져다준다. 데이트를 통하여 상호 용납되는 범위 내에서 성행동을 실험하는 기회가 생길 수 있다. 그러나 대부분의 성행동은 우연히 만난 데이트 상대보다도 오랫동안 사귀던 상대와의 데이트 관계에서 더 많이 이루어지고 있다.

다섯째, 데이트는 나중에 배우자를 선택하는 데 귀중한 경험이 되고 있는데, 전통적인 남성 문화권에서는 여성이 데이트나 결혼을 신청하는 경우보다도 남성이 데이트나 결혼을 신청하는 경우를 더 적절하고 당연하다고 여겼는데, 요즈음은 남녀의 선택권이 어느 정도 평등해지고 있다.

우리 문화권에서 데이트를 통하여 결혼상대자를 고르는 현상이 20세기 후반부터 유행하고 있는데,

이는 서구에서도 1920년대부터 유행하기 시작하였다. 또 데이트 과정에서 여러 가지 성행동을 경험하거나 또는 이를 기대하는 경향이 있다. 청소년들은 이성하고 데이트를 하면서 친밀감의 표시로 신체적인 접촉을 시도하는데, 신체 접촉의 내용도 시간이 지나면서 손잡기로부터 키스하기, 서로 신체를 만지기, 손으로 성 기관 자극하기, 입으로 성 기관 자극하기 등으로 발전한다. 예를 들면, 우리 문화권에서도 청소년들은 데이트를 시작한 지 100일째 되는 날이나 각종 기념일 등에 서로 키스를 한다는 등의 기대를 하고 있다. 그러나 그러한 기대나 실제의 성행동은 데이트 관계의 발달단계 및 성역할 고정관념에 달려 있다.

한 연구자는 데이트 관계의 진행을 다음의 5가지로 개념화시켰다. 데이트의 첫 단계에서는 사랑이나 애착이 발달하지 않는 상태이지만, 둘째 단계에서는 애착이나 사랑이 싹트기 시작하며, 셋째는 데이트 상대와 서로 사랑에 빠지는 단계이며, 넷째는 오직 사랑하는 사람하고만 데이트를 하는 단계이며, 마지막은 서로 결혼하기로 약속을 하는 단계라고 했다. 결혼을 하면 더 이상 데이트 상대라고 부를 수 있는 사이가 아니므로 결혼 약속이 마지막 단계에 해당된다. 그런데 데이트 상대와의 성행동은 그 다섯 가지 단계 중 어느 단계에서든지 결혼 약속의 여부와 무관하게 나타날 수 있는데, 그 가능성은 개인에 따라서 다르다.

상기의 연구자는 약 300명의 젊은 남녀에게 그 다섯 가지 단계 동안 신체적 접촉이 없는 상태로부터 성교에 이르기까지 어떠한 성행동들이 가장 적절한가를 기술해보도록 요청하였다. 그 결과 처음 세 단계 동안의 반응에서 남녀 차이가 두드러졌다. 남성들은 애무 이상의 단계까지 허용할 수 있다고 했으나 여성들은 그렇지 않았다. 반면 마지막 두 단계에서는 그 차이가 거의 사라졌다. 남녀 모두 넷째나 다섯째 단계에서의 애무와 성교가 적절하다고 동의하면서 자신들도 경험했다고 보고했다. 그 단계들에서 나타난 유일한 남녀의 차이는 구강섹스였다. 남성들의 86%가 4단계에서의 구강섹스도 무방하다고 반응한 반면, 여성들은 71%가 그렇다고 대답했다. 또 여성들의 20%는 구강섹스를 결혼 후에나 가능하다고 적극적으로 부인하였다. 남녀 모두 적절한 행동이라고 정의하는 태도보다도 실제로 성행동을 허용한 비율이 더 높게 나타났다.

그러나 데이트 관계의 진행을 다섯 가지로 나누었더라도 관계의 진행 속도는 개인마다 다르다. 미국 동부 보스톤 지역에 거주하는 231쌍의 대학생들을 상대로 데이트와 혼전성교에 대한 관계를 살핀 연구가 있다. 연구대상자들 가운데 거의 41%가 데이트가 시작된 지 1개월이 지나기 전에 성교를 했다고 답했다. 그들의 일부는 사랑을 하지 않은 사람과의 성행위도 가능한 것이며 또 성교가 정서적 친교에 의해서만 이루어지는 것이 아니라고 생각하였다. 이는 성행위가 깊은 사랑의 표시라는 전통적인 개념에 도전하는 관점이다. 이와는 반대로 연구대상자의 18%는 데이트 관계가 지속되어도 결혼 약속을 하기 전에는 절대로 성교를 하지 않겠다는 입장을 고수하고 있었다. 그들은 성교를 하더라도 그들의 관계가 더 발전하게 된다고 생각하지 않았다. 개인의 종교적 신념도 혼전성교에 영향을 미쳤는데, 여기에는 남녀 차이가 존재했다. 남학생들은 금욕과 종교적 신념의 관계가 거의 없었지만, 가톨릭교도 여성들의 27%는 혼전성교를 적극적으로 반대하는 입장이었다.

10. 10대의 임신

20세기 중반 이후 성 혁명으로 인한 개방 풍조는 10대들에게도 영향을 미치어 과거에 비해 10대들의 성경험으로 인한 문제가 더 많이 발생하고 있다. 그와 같은 문제의 발생은 근본적으로 피임의 실패에 있으며, 또 피임실패는 임신의 발생이나 질병의 감염 가능성과의 관련이 높다. 십대 임신(teenager pregnancy)의 비율이 증가한다는 사실은 십대들의 성적 활동이 활발해지고 있음을 의미하는데, 그 비율의 증가는 20세기 후반 이래 대다수 선진 문화권의 공통적인 현상이다. 십대들의 성행동비율은 유럽의 몇 나라가 세계에서 가장 높지만, 십대 임신비율이 가장 높은 나라는 미국이다. 미국 십대 청소년들의 임신비율은 1970년대에 최고조를 이루어 2000년대 초반에는 십대 여성 1,000명 당 거의 46명이었는데, 이는 스웨덴, 프랑스, 캐나다, 영국, 네덜란드 등에서보다 거의 2배에 가까운 실정이다.

1991년도 UN의 보고서에 의하면, 10대들이 출산하는 비율도 미국이 영국의 2배, 스웨덴이나 스페인의 4배, 덴마크의 7배, 일본의 15배로 문화권마다 차이가 심했다. 십대들의 임신은 알코올이나 약물 사용과 같은 다른 청소년문제와 관계가 높으며, 가정환경도 십대임신과 관계가 없는 또래들에 비하여 매우 취약한 편이다. 이처럼 미국에서 십대 미혼모의 비율이 높은 이유는 임신결과에 대한 결정권을 미혼모일 경우 여성에게 부여하고 있기 때문이며, 결국 임신한 십대들 중에서 약 40%가 아기를 낳고 있다.

그렇다면 십대들은 왜 성관계를 가지며 또 피임을 제대로 하지 못하고 임신까지 이르고 있는가?

먼저 청소년들이 성관계를 시도하는 요인으로 생물학적인 입장을 생각해보자. 청소년 시기에 테스토스테론이란 호르몬이 남녀 모두에게서 분비되는데 이 호르몬은 성적인 흥분을 자극에서 성행동을 촉진시키는 역할을 한다. 또 청소년 성행동에 영향을 미치는 심리사회적인 요인으로는 자신의 신체변화에 따른 성적 호기심을 충족시키려고 시도하는 것이나 또래들이 속한 집단의 소속감을 얻기 위해 성관계를 시도하는 것, 가족관계에서의 갈등 등을 생각해볼 수 있다. 또 성관계를 가진 상당수의 여성 청소년들은 서로 간에 애정을 확인하기 위해서 또는 데이트 상대인 남성의 강요 등으로 성관계를 갖게 되었다고 한다.

이제 성관계에서의 피임실패의 요인을 생각해보자. 일반적으로 십대임신은 인종이나 사회계층의 차이에 상관없이 발생하는데, 십대들이 피임을 제대로 하지 못하는 이유들을 다음과 같이 정리할 수 있다.

첫째, 십대들은 어떤 피임법을 사용해야 할지를 또 피임기구를 어디서 구해야 할지를 잘 모른다. 십대들에게 피임에 대한 지식이나 관심을 측정해보면, 남성들은 여성들에 비해 매우 부족한 편이다. 성인들의 상당수도 피임에 대한 지식이 부족한 점을 감안하면, 청소년들의 피임사용 실패 수준을 짐작해볼 수 있다.

둘째, 피임기구의 사용에 대한 공포나 불안도 피임 실패에 대한 이유가 되는데, 피임법이나 피임기구의 이름만 알고 있거나 사용에 익숙하지 못해 사용을 꺼리게 된다.

셋째, 십대들은 임신이 되는 시기에 대한 지식이 매우 부족하다. 원하지 않는 임신을 했던 여자 청소년들의 상당수가 자신의 임신 사실에 대해 놀란다.

그들은 월경주기를 토대로 안전하다는 기간을 잘못 판단했거나, 성행위 도중에 오르가슴을 느끼지 않아서 임신이 되지 않았을 것이라고 생각하거나, 남성이 질 바깥에서 사정했으므로 안전하다고 믿었거나, 또는 임신할 만큼 섹스를 자주 하지 않았다고 생각하거나 등 임신의 원리 이해가 부족한 편이다.

넷째, 성역할에 대한 문화규범이 십대들의 임신에 영향을 준다. 상당수의 십대들은 성욕을 제대로 발산시키지 못하면 신체나 심리적으로 위험하다고 믿는다. 이러한 믿음 때문에 남아들이 여아들에게 강요하는 성행위를 정당하다고 생각한다. 또한 임신의 책임을 주로 여성에게만 지우면서 남성의 임신예방 의식이나 관심이 별로 없는 것도 십대임신의 부분적인 원인이 된다. 또 그러한 성차별적인 믿음이 강할수록 십대들은 피임법을 고집하거나 성교 이외의 다른 성행동을 추구하는 행위는 일종의 규정위반이라고 본다. 즉, 십대들은 성교가 아닌 다른 방식의 성적 표현을 오히려 도착이나 변태, 별난 행위 등으로 여기며, 이러한 점은 여성들이 성행위에서 피임법 사용을 어렵게 만드는 부분적인 이유가 된다.

다섯째, 십대들의 성관계는 보통 기대하지 않는 상황에서 발생한다. 전혀 피임에 대한 준비를 하지 않은 상태에서 우연히 성교가 이루어지기 때문에 임신가능성이 매우 높아진다.

여섯째, 기타의 이유들로 위험한 줄 알면서도 설마 임신이 될까 하는 경우도 있으며, 피임을 했지만 너무 늦게 시도했거나 또는 피임기구의 사용을 아예 잊어버린 경우도 있다. 그들은 역시 너무 어리기 때문에 또는 성행위를 빈번하게 갖지 않아서 임신하게 될 것이라고 생각하지 않는다. 피임의 실패는 넓은 의미에서 그들의 인지 및 정서발달과 관계가 깊은데, 대부분 성교의 과정이나 결과에 대한 책임감이 부족하거나 이를 판단할 능력이 부족한 상태에서 임신이 이루어지기 때문이다. 곧 자신의 행동에 대한 책임을 인식하지 못한 상태의 청소년들에게 효과적인 피임에 관한 지식을 전달해주는 것은 필수적인 요소이지만 충분한 요소가 되지 못한다.

십대에 임신을 한 여성은 대부분 임신을 계획하지 않았다. 그렇기 때문에 십대들의 원하지 않는 임신(unwanted or unplanned pregnancy)은 여러 가지 차원에서 위기를 불러일으킨다. 우선 자신이 임신했다는 사실로부터 처음에는 흥분되고, 혼동되고, 두렵고, 분개하고, 좌절을 느끼고, 충격을 받으며, 본능적으로 태아를 보호하려는 반응도 나타나면서 어떻게 해결할 것인가에 대해서 놀래고 혼동한다. 그래서 임신을 확인한 순간부터 여러 가지 방법으로 정말로 임신되었는가를 다시 검사해보게 되며, 임신이 완전히 확인된 시점에서부터는 임신지속여부에 관한 고민을 하며, 또 낙태가 가능한 시기를 넘기 이전에 낙태여부를 결정하게 된다. 십대임신은 개인적인 차원을 넘어서 주변에도 영향을 미치는데, 이는 자신의 비밀스러운 사생활이 주변에 알려졌음을 의미한다. 만약 십대들의 임신이나 출산이 흔하지 않은 환경에서 살면서 십대임신이 발생했다면, 임신의 당사자는 매우 큰 상처를 받는다. 그 이유는 주변 사람들이 그녀를 미숙한 사람으로 취급할 수 있기 때문이다.

그렇다면 십대들이 임신을 했을 때 임신여부를 어떻게 결정하는가? 십대임신의 당사자인 미혼 여성이 살고 있는 지역사회 등에서 그와 같은 여성을 어떻게 보는지가 결정에 중요한 영향을 미친다. 예를 들면, 우리나라에서는 십대임신을 사회적인 큰 골칫거리로 여기는 분위기이기 때문에 임신을 한 십대 청소년들은 쉽게 낙태를 결정해버리거나 자살이나 가출 등의 극단적인 방법을 택하여 문제 상황을 회피하기도 한다. 십대임신에 관련된 거의 대부분의 결정은 임신을 확인하게 된 순간으로부터 2~3개월 이내에 이루어진다. 일부 여성은 임신검사 결과가 잘못되었거나 자신이 임신한 상황에 직면하지 않으려고 하다가 임신으로부터 4~5개월이 지나버려 어쩔 수 없이 출산까지 지속되기도 한다. 십대가 임신을 한 후 임신을 지속시킬 것인지 아니면 낙태를 할 것인지를 혼자서 결정하기는 매우 어렵다. 대부분의 결정은 부모나 남자친구들과 같은 타인의 도움을 받은 상태에서 이루어지는데, 그녀들이 받은 조언의 범위나 종류는 본인이나 주변에서 낙태를 어떻게 여기는가에 따라 다르다. 보통 낙태나 십대임신을 바람직하게 여기지 못한 문화권에서는 그들에 대한 조언은 지지보다도 비난이 주를 이루고 있다.

보통 정서적으로나 경제적으로 부모에게 의존하는 십대들은 임신 사실을 부모에게 쉽게 알리지 못한다. 그러나 대부분의 미성년자들은 낙태문제를 부모와 의논하는데, 나이가 어릴수록 혼자서 판단하기가 쉽지 않아 부모와 의논하는 비율이 더 높다. 그런데 십대일지라도 낙태를 원하는 여성들은 보통 양가감정, 즉 아이를 가지고 싶은 욕망과 그 반대의 욕망을 함께 가진다. 일반적으로 낙태를 원하는 여성들이 원하지 않는 여성들보다 성격검사에서 불안이나 우울증상을 더 심하게 보이고 있었다. 낙태는 법적으로, 종교적으로, 사회적으로 용납되는 범위가 다르므로 낙태에 대한 심리학적 관점을 이해하기 위해서는 어느 상황에서 낙태가 발생했는가를 고려할 필요가 있다.

십대가 임신을 한 후 낙태를 선택하지 않고 임신을 지속하고 있다면, 어떤 영향을 받게 되는가? 십대임신은 낙태계획을 세우는 것 이외에도 아이를 낳을 것인가, 어떻게 어머니 역할을 잘 할 것인가 등의 계획도 수반된다. 보다 현실적으로는 태아가 자라면서 십대의 몸이 날이 갈수록 변하고 생활양식도 달라지는 문제를 생각해볼 수 있다. 자신의 신체적 활동도 태아에게 영향을 직접 주기 때문에 신체적 변화로 인해 의복의 선택이나 스포츠 활동을 안전하게 하는 문제도 수반된다. 일반적으로 십대임신에 얽힌 문제는 나이든 여성들이 임신할 때보다 더 복잡하다. 그 이유는 신체적 미성숙, 건강관리에 관한 지식의 부족, 흡연, 음주나 약물 사용, 건강하지 못한 식단, 부적절한 태아 보호, 심한 정서적 스트레스 등이다.

낙태를 하지 않고 아이를 출산한 십대들은 낙태를 한 십대들과는 다르다. 그들은 대부분 임신을 하기 전에 이미 학교를 포기해버린 경우가 많다. 그러한 십대들은 학교를 다녀도 성적이 좋지 않거나 다른 학사문제를 지닌다. 그들의 남자친구 역시 십대들인데, 그 남성들도 부양을 위해 학업을 중단하거나 임신의 문제를 일으키기 훨씬 이전부터 다른 문제로 대부분 학교를 그만 두었던 경우가 많다. 여성을 임신시킨 십대의 남성들에 대한 연구는 많지 않지만, 그들의 나이는 임신한 여자들보다 2~3세 정도 많은 편이다. 십대의 어머니들처럼 그들도 대부분 교육 수준이나 사회 경제적 지위가 낮은 가정의 출신이다. 또 십대임신으로 출산할 경우 일자리 구하는 일도 더 어려워지고, 친구나 가족으로부터 소원해지고, 아동 학대의 위험성도 더 커진다.

십대임신을 경험한 여성의 상당수는 자신의 파트너에게 임신 사실을 알리지도 못하고 살아간다. 그들은 임신을 할 경우 파트너와의 관계가 긍정적으로 발전할 것으로 믿었지만, 사실을 그 반대이다.

혼전성교에 의한 임신 때문에 어린 나이에 결혼하는 것은 성적인 결합이나 임신을 합법화시키려는 욕망으로 볼 수 있다. 그들이 부부로 발전하더라도 정서적으로나 사회, 경제적으로 독립하지 못하는 경우가 허다하다. 그들이 다른 사람에게 의존하는 부부가 되면 특수한 문제들을 일으킬 확률이 더 높다. 아버지의 역할을 하기 위하여 남보다 일하는 시간이 많다 보니 학업을 포기하게 될 가능성이 높고, 자연적으로 사회 경제적인 수준이 낮은 악순환의 고리에 빠지게 된다.

일반적으로 어려서 결혼생활을 시작하면 그들의 사회 문화적 차원의 성적인 정체성(gender identity)이 제대로 성숙되기 어려워진다. 임신을 한 십대들의 대부분은 정서적으로나 사회적으로 부부가 될 준비를 갖추지 못한 상태에 해당되는데, 이러한 사실은 그들을 대상으로 한 성교육이나 가정교육이 적절하지 못했음을 암시해준다. 연령에 관계없이 출산이란 부모가 되고 싶은 희망과 함께 사회, 경제, 정서, 인지적인 측면 등에서 부모의 역할 또는 책임감을 갖춘 상태에서 결정되어야 할 문제이다. 이에 십대임신을 예방하는 차원에서 다음과 같은 방안을 제안해본다.

첫째, 실질적이고 구체적인 성교육이 실시되어야 한다. 요즘은 초등학교 아동들도 성행위교가 무엇을 의미하는지를 거의 알고 있다. 하물며 중고생들에게 성교가 무엇인지 등의 형식적 차원의 교육을 하게 하면 그 효과는 별로 없다. 성교육에는 임신과 피임 방법, 임신이 산모에게 끼치는 영향, 질병 감염을 비롯하여 자신의 행동에 대한 결과를 예측하는 인지적인 능력, 자신의 행동에 대한 책임감 등을 증진시켜주는 구체적인 교육이 이루어져야 한다. 구체적인 성교육을 받은 청소년들일수록 그렇지 않은 청소년들에 비해서 임신할 가능성이 낮았다.

둘째, 남성의 책임감을 증진시키는 성교육이 강화되어야 한다. 남성들은 대체로 피임이 여성에게 책임이 있고 자신의 책임이라고 생각하지 않는다. 임신을 피하기 위한 시도는 남녀가 같이 협조해야 할 수 있다는 것을 강조해야 하고, 남성이 피임방법을 더 적극적으로 시도해야 됨을 강조해야 한다. 임신은 여성 혼자서 하는 것이 아니기에 임신을 시킨 남자의 부모들도 경제적이고 사회적인 책임을 지도록 하는 분위기가 조성되어야 한다.

셋째, 가정의 기능을 강조해야 한다. 임신에 취약한 십대 여성은 가족들의 관계가 원만하지 못한 가정환경에서 성장해서 가출, 성폭력, 신체폭력, 애정결핍을 많이 경험한 것과 관련성이 매우 큰 편이다. 부모가 자녀들에게 적절한 애정을 표현하는 등 자녀가 부모와 건강한 관계를 이루고 있다면 청소년들이 임신에 연루되는 가능성이 매우 낮다고 할 수 있다.

넷째, 대중매체를 통하여 적극적인 홍보가 이루어져야 한다. 우리나라의 대중매체는 아직도 청소년의 임신들의 사회적인 문제에 대해서 별로 개입하거나 관심을 보이지 않고 있다. 대중매체가 청소년들에게 미치는 매우 큰 영향력을 고려하여 대중매체는 십대들의 임신과 그 부작용에 관해서 적극적으로 홍보하여 십대임신을 예방해야 한다.

11. 혼전성교(premarital sex)

서구사회에서는 20세기 중반 무렵부터 그리고 우리 문화권은 20세기 후반에 들어와 성 혁명이 전개되기 시작했고, 그로 인하여 많은 변화가 생겼다. 미혼 상태에서 성교를 경험하는 비율의 증가는 물론 성교도 더 어린 나이에 경험하게 되고, 성교 빈도가 증가하고, 성적 실험도 더 다양하게 시도하고, 성적 파트너도 더 많아졌고, 미혼자들의 동거 비율도 더 늘어났으며, 그 대신 미혼자들이 성매매에 의존하는 비율이 감소하게 되었다. 지역이나 성별에 따라서 약간 다르기는 하지만, 대다수 문화권에서 20세기 후반 이래 결혼연령이 늦어지면서 혼전 성행위의 빈도가 높아지는 경향을 보이고 있다. 선진 문화권에서의 변화는 특히 여성에게 두드러졌는데, 여성이 단순히 혼전 성교의 비율만 높아지는 것이 아니라 과거보다 오르가슴도 더 자주 경험하게 되었고, 교육수준이 높을수록 혼전 성교를 더 많이 했으며, 성교 파트너도 더 많았다. 여성의 혼전 성행위 비율이 증가하는 예를 살펴보면, 1953년도의 킨제이 보고서에서는 17세 미혼 여성은 10% 및 24세 미혼 여성은 1/3정도가 그리고 1970년대의 조사에서는 13~15세 여자 아이의 1/3, 17세 미혼 여성은 50%, 및 미혼 여대생의 3/4 정도가 성교를 경험한 것으로 드러났다. 또 1980년대 말의 조사에서는 미국 남성의 대다수가 16~17세 사이에 그리고 여자는 17~18세 사이에 성교를 경험한 것으로 드러났으며, 18~21세 사이의 청소년 60%가 1명 이상의 파트너와 성교를 경험했듯이 혼전 성행위는 갈수록 보편화되고 있다.

혼전성교에 대한 문화적 관점의 차이를 보자. 대다수 아프리카 지역에서의 결혼연령은 남성은 20대 초중반이지만 여성은 10대 후반에 해당되며, 그럼에도 불구하고 많은 사람들이 첫 성교를 결혼하기 최소 3~4년 전에 경험한다. 그리고 그와 같은 경험을 대체로 허용해주는 편이다. 예를 들면, 아프리카 우간다 북동지역의 쏘(So)족은 혼전 임신을 하더라도 사회적인 비난의 대상이 되지 않았다. 오히려 혼전에 아이를 낳은 여성일수록 신부로서 가치가 더 높아 아버지가 시아버지가 될 사람과 협상을 할 때 훨씬 유리했다. 그녀의 가치가 높을수록 아버지는 신랑이 될 가족에게 더 많은 소나 염소 등을 요구할 수 있었기 때문이다. 혼전의 성행위나 결혼이 경제적 가치와 연결되어 있기 때문에 쏘족의 미혼여성들은 성교를 하는 도중에도 "아이를 낳기 위해서 성교를 하는 거야! 소를 얻어내려면 아이를 낳아야 해!" 하면서 고통을 참았다고 전해진다.

혼전임신에 대한 태도는 달랐지만, 폴리네시아 군도의 망가이아(Mangaia)족이나 트로브리안드 섬의 부족들도 사춘기에 이르면 누구나 성교를 경험할 수 있었다(Ford & Beach, 1951). 오히려 망가이아족 소녀들은 혼전 성교에서도 성적 만족을 기대하며, 소년들은 나이든 여성들과 관계를 하면서 여자를 만족시키는 기술을 배웠다. 그렇기 때문에 그들은 남녀 모두 혼전에 수많은 성적 파트너를 상대했다. 쏘족이나 폴리네시아 군도 등의 미개사회에 보이는 혼전성교 기준을 다른 문화권에 그대로 적용시킬 수는 없지만, 혼전성교를 금하는 대부분의 문화권에서도 그 태도가 여러 가지 요인에 따라서 다르다.

우선 우리 문화권의 입장을 보자. 삼국유사 제1권(기이 제1)에 신라 29대왕 태종 김춘추는 젊은 시절 김유신의 여동생 문희를 임신시킨 후에 결혼했다는 기록이 나온다. 단편적인 예이지만, 그 기록을 토대로 당시에는 혼전성교가 심하게 제한되지 않았으리라고 추측할 수 있다. 또 1427년도의 세종실록에 "남자는 16세부터 30세, 여자는 14세부터 20세 사이에 본인이나 혼인 주선자가 1년 이상의 상

(喪)이 없으면 성혼을 해야 한다. 만일 사연이 있어서 그 나이를 넘게 되면 관에 신고해야 한다. 또 그 사연이 아닐 경우 혼인을 주선해야 할 사람은 처벌하리라."는 내용이 적혀 있다. 사춘기를 지나 정조를 잃는, 즉 혼전성교를 하는 이유가 바로 혼기를 놓쳤기 때문이라고 여기고 혼인 연령을 설정한 예가 된다.

우리의 전통적인 가족제도와 유사했던 중국에서는 1950년 혼인에 관한 법이 바뀌기 전까지 젊은 남성들은 술이나 도박, 성교와 같은 성인들의 생활을 결혼 전부터 배웠다. 그들의 첫 성교 파트너는 전형적으로 하녀나 창부들이었는데, 부유층 남성은 자신의 하녀와 별다른 정서적 관계가 형성되지 않은 상태에서도 성행위를 할 수 있었다. 오히려 그들 사이에 어떤 낭만적 관계가 이루어졌다고 판단될 때에는 남성의 부모들은 가족체제의 안정에 위협을 느껴 그 해결책으로 곧바로 아들을 장가보내 버렸다. 그 이유는 일반적으로 사랑과 결혼을 서로 다른 영역이라고 간주했기 때문이었다. 우리나라 남성들도 이와 마찬가지로 혼전에 성적으로 경험했던 것이 예사였다.

여아들이 남아들보다 1~2년 정도 더 빨리 사춘기를 경험하기 시작하지만, 남성위주의 문화를 형성했던 대다수 문화권에서는 남아들이 여아들보다 십대에서 성교를 더 먼저 경험하는 경향이 있다. 청소년의 성행동의 개시 시기는 특히 자기 또래들의 규준을 어떻게 지각하는가에 따라서 그리고 부모와의 관계로부터 크게 영향을 받는다. 부모와 절친한 관계를 유지하면서 부모로부터 지지를 받는 청소년들의 성행동 개시 시기는 비교적 늦은 편이지만, 부모와의 의사소통이 잘되지 않는다고 지각하는 청소년들은 성행동 개시 시기도 다른 또래들에 비해 매우 이른 편이었다. 또 부모와의 상호작용에서 의사결정이나 도덕적 판단 등의 사회생활에 필요한 인지능력도 달라진다. 그렇지만 대부분의 십대들은 성교 시도에 대한 계획을 세우고 다니지 않기 때문에 그들의 첫 성교를 경험시기에 대한 예측은 쉽지 않다.

혼전성교의 관점은 개인의 교육 수준에 따라서도 다르다. 킨제이 등이 연구했던 1940~50년대의 자료를 보면, 교육 수준의 저하에 따라 성행동 양상이 약간 다르다. 예를 들면, 교육수준이 낮은 남성들일수록 성적 파트너의 수도 많았고, 성교개시의 연령도 낮은 편이었던 반면, 교육수준이 높았던 여성들은 낮은 여성들에 비해 결혼연령이 높았던 탓인지 성교개시의 연령도 높았지만, 자위행위나 구강섹스 등의 빈도가 훨씬 높은 편이었다. 전반적으로 교육수준이 높은 사람들이 성에 대한 태도가 더 개방적이었으며, 이러한 경향은 최소한 1970년대까지 지속되었다. 또 1990년대의 조사에서도 교육수준이 높을수록 자위행위나 구강섹스를 더 많이 즐기고 있었는데, 이러한 경향은 남녀 모두에게서 보편적이었다. 그러나 부모의 사회적 신분에 따라서 대학생들의 성에 관한 태도나 반응을 살폈을 때에는 별로 차이가 없었다. 곧 예전에 비하여 사회구조가 전문화되면서 계층사이의 격차가 줄어들었고, 여성의 사회활동도 증가했고, 대중매체에서 전달되는 성에 관한 정보가 늘어났고, 피임법이 더 정교하게 발달하는 등 전반적으로 성에 관한 허용도가 높아진 것이다.

청소년들의 성행동 연구들에 의하면, 성에 대한 태도가 매우 빠르게 변하고 있음을 알 수 있다. 대부분의 문화권에서 최소한 20세기 후반의 청소년들은 전통적인 사고 등에 구애받지 않고 사회성을 발달시키고 있었다. 예를 들면, 사회주의 체제를 고수하던 중국에서조차도 여성은 자녀생산을 위해서만 성교를 해야 하며, 쾌락을 위한 성행위를 위험으로 간주했던 전통사회의 고정관념이 1980년대 중반 이후 도시의 젊은 여성들을 중심으로 서서히 깨지고 있었다. 1989년 중국 남부의 한 도시에 거주하는 기혼여성을 상대로 조사했던 어느 산부인과 의사는 처녀성을 유지한 상태에서 결혼하는 여성이 절반을 넘지 못한다는 혼전성교의 실태를 보고했으며, 또 남성들은 여성 파트너들이 자신의 성적 수행에 불만을 가지고 있다고 보고했다.

서독에서는 1960년대 후반 사회적으로 성 개방풍조가 나타났는데, 이로 인해 청소년들도 그동안의 금기를 깨고 성행동에 보다 적극적이었다. 그리하여 1970년 16~17세 청소년들을 상대로 조사할 때 남성의 37%와 여성의 36%가 성교 경험이 있다고 반응할 정도가 되었다. 이러한 상황에서 많은 사람들은 시간이 지날수록 청소년들이 성교 경험 비율이 높아져 거의 모든 청소년들이 성교를 하게 될 것으로 생각했다. 그러나 1990년도의 조사에서 이러한 기대는 증명되지 못했는데, 20년 전과 비교하여 그 빈도는 거의 변하지 않았다. 오히려 남자 청소년들은 예전보다 성적 충동이 더 낮게 평가되었으며, 또 사랑과 성교의 연관성이 더 높게 나타났다. 여자 청소년의 경우 20년 전보다 남성에게 먼저 데이트를 신청하는 비율이 높아졌으며, 또 남성과의 관계를 여자가 좌우하는 비율이 더 높아졌을 뿐이었다. 이러한 현상은 미국 문화권에서도 유사하게 나타났는데, 십대 후반의 청소년들을 상대로 성교 경험 비율을 측정한 결과 남성의 경우 1979년 66%에서 1988년 76%로 증가했지만, 1995년 다시 68%로 낮아진 것으로 드러났다.

혼전성교를 허용하는 태도는 파트너하고 형성된 관계의 질이나 단계에도 달려 있다. 대부분의 남녀는 교제기간이 길었거나 약혼한 관계에서는 혼전성교를 허용하는 정도가 높았지만, 교제의 초기나 우연히 만난 상대와의 성행위는 그렇지 않는 편이었다. 문화권을 비교한 자료에 의하면, 미국의 대학생들은 러시아 및 일본의 대학생들보다 혼전성교를 수용하는 태도가 더 높은 편이었다. 특히 약혼을 했거나 교제기간이 길었던 남녀관계에서는 문화간의 차이가 심했다. 즉 러시아나 일본의 대학생들은 남녀관계의 정도에 상관없이 허용도의 편차가 심하지 않았다. 미국이나 러시아의 남자 대학생들은 여학생들보다 더 허용하는 태도를 보였지만, 일본은 그 차이가 그리 심하지 않았다.

미혼 대학생들을 상대로 우연한 기회에 이루어지는 성행위와 성적 흥분의 관계를 살펴본 연구에 의하면, 우연히 만난 상대와의 성경험 빈도가 높은 학생들일수록 자신이 친구들과 좀 다르다고 지각하며, 종교에도 관심이 없고, 음주나 약물복용 빈도가 더 높고, 그와 같은 만남으로 인한 성행위에 대한 죄의식도 더 낮고, 또 그러한 성관계에 대한 만족도가 더 높았다. 특히 남학생들 가운데 우연한 상대와의 성교빈도가 높을수록 사교성이 강하고, 책임감이 낮고, 전통에 덜 얽매이고 있었다. 우연한 상대와의 성경험이 없고 오직 서로를 잘 아는 상대와의 성교만을 경험한 학생들은 우연한 상대와의 성관계가 공허감, 죄의식, 후회를 불러일으킬 것이라고 답했다. 우연한 상대와의 성교빈도에 따른 성적 흥분의 차이는 없었지만, 남학생이 여학생보다 그 빈도가 더 높고 더 쉽게 흥분되는 편이었다.

서구의 문화권들 중에서 노르웨이는 다른 나라들보다 성욕표출을 더 수용하는 편이다. 1990년대의 노르웨이 청소년들은 대부분 18세 이전에 성교를 경험했을 정도였다. 혹자는 노르웨이가 서구의 다른 나라들보다 기독교가 더 늦게 전래되어 보수적인 영향을 덜 받았기 때문에 성을 더 관대하게 여기고 있다고 해석하지만, 그 주장은 기독교가 더 늦게 전래된 동양 문화권이 서양보다 더 보수적이라는 사실을 설명하지 못한다. 예를 들면, 캐나다 대학생들을 아시아계와 비아시아계로 나누어 성행동의 차이를 조사할 때 아시아계 학생들이 비아시아계의 학생들보다 대부분의 성행동 측면에서 남녀 모두 보수적으로 나타났다. 즉, 키스, 애무, 성교, 자위행위 등을 경험한 비율이나 빈도가 더 낮았으며 첫 성교를 경험한 연령도 더 높았고, 또 성교 상대자의 수도 더 적었다.

서구의 문화권보다 좀 늦게 변하기 시작했지만, 20세기 후반 이후 우리 문화권에서도 젊은이들의 혼전순결에 대한 관념이 빠른 속도로 달라지고 있다. 그들은 과거의 젊은이들보다 혼전 성행위를 더 허용하고 있는 태도를 지니고 있으며, 낙태를 더 쉽게 선택할 수 있고, 피임기구도 더 쉽게 구할 수 있기 때문에 별다른 책임감이나 죄의식 없이 성행위를 시도하기도 한다. 그러나 앞에서 언급한 서독이나 미국의 1970년대 청소년들의 성경험 비율이 1990년대와 다를 바가 없었다는 연구결과는 태도 변화가 한 방향으로만 전개되지 않을 것임을 시사한다. 여러 가지 연구결과들을 종합해보면, 혼전성교는 나중에 결혼생활에 다소나마 영향을 미칠 가능성이 존재하는데, 이들을 다음과 같이 열거할 수 있다. 첫째, 혼전성행위를 했다는 자체가 결혼관계를 깨버리기도 한다. 요즈음은 드문 일이지만, 과거에는, 특히 남성 중심의 사회 문화적 풍토에서는 아내가 다른 남성과 혼전에 성행위를 경험했다는 사실 때문에 결혼관계에서 남편으로부터 구박을 받으면서 결혼관계가 종식되어 버리기도 한다. 둘째, 결혼 상대자를 선택할 때 남녀 모두 상대방이 다른 사람과 이미 성관계를 가진 경험의 유무에 따라서 선택의 가능성이 달라진다. 이 경우도 앞의 내용과 유사하게 특히 남성이 여성을 선택할 때 더 결정적으로 작용했다. 셋째, 혼전에 성관계를 경험한 사람들이 결혼하고 나서 배우자 이외의 다른 사람과 성행위를 할 가능성이 더 높은 편이다. 이는 남녀 모두에게 해당되는데, 킨제이보고서를 비롯한 수많은 조사에서 그와 같은 관련성이 드러나고 있다.

■ 참고문헌

- 윤가현 (2006). 성 문화와 심리(제2판). 서울: 학지사.
- Allgeier, E., & Allgeier, A. (1991). Sexual interactions (3rd ed.). Lexington, Massachusetts: D. C. Heath.
- Carver, K., Joyner, K. & Udry, R. (2003). National Estimates of Adolescent Romantic Relationships. In P. Florsheim (Ed.), Adolescent romantic relations and sexual behavior: Theory, research, and practical implications (pp. 23-56) Mahwah, NJ: Lawrence Erlbaum.
- Elliot, G.R., & Feldman, S.S. (1990). At the threshold: The developing adolescent. Cambridge, Massachusetts: Harvard University Press.
- Featherstone, M., & Hepworth, M. (1985). The male menopause: Lifestyles and sexuality. Maturitas, 7 (3), 235-246.
- Feiring, C. (2002). Learning the Ways of Romance. In J. J. Arnett (Ed.), Readings on Adolescence and Emerging Adulthood (pp. 173-182). Upper Saddle River, NJ: Prentice Hall.
- Hill, K., & Hurtado, A. (1991). The evolution of premature reproductive senescence and menopause in human females: An evolution of the "grandmother hypothesis." Human Nature, 2, 313-350.

- Hodson, D. S., & Skeen, P. (1994). Sexuality and aging: The hammerlock of myths. Journal of Applied Gerontology, 13, 219-235.
- Janus, S., & Janus, C. (1993). A reader's guide to The Janus Report. Journal of Sex Research, 30, 336-338.
- Kimmel, D. C. (1990). Adulthood and aging. New York: John Wiley & Sons.
- Masters, W. H., & Johnson, V. E. (1966). Human sexual response. Boston: Little, Brown.
- Wellings, K., Collumbien, M., Slaymaker, E., Singh, S., Hodges, Z., Patel, D., & Bajos, N. (2006, October). Sexual behavior in context: A global perspective. The Lancet (Sexual and Reproductive Health, pp. 24-36).
- Westheimer, R. (1994). Dr. Ruth's encyclopedia of sex. New York: Continuum.
- Wermer, A. (1939). The male climacteric. Journal of the American Medical Association, 119, 1441-1443.

Chapter 8 결혼과 성인의 성

채규만

1. 결혼과 성생활

결혼생활의 만족과 성생활의 만족은 서로 상호 연관성이 높다. 결혼생활의 만족이 높으면 성생활의 만족도 높고, 성생활의 만족이 높으면 결혼 생활의 만족도 올라간다. 이혼한 부부들은 약 70%가 성적인 면에서 불만족한 생활을 했다고 고백했다. 이렇듯 성생활의 만족은 결혼 생활에서 아주 중요하다.

대부분 결혼 초기에는 신혼부부들이 일주에 2~3번 성관계를 갖는다. 일주에 3회 이상의 성관계를 갖는 부부들 중 90% 이상이 자신의 결혼 생활에 아주 만족한다고 밝혔다. 그러나 한 달에 2~3회 정도로 성관계가 적은 부부들은 결혼 생활에 불만족스럽다고 보고했다. 신혼부부들을 상대로 성생활과 부부 만족도에 관한 연구를 보면, 우리가 기대하는 대로 결혼 초기에는 부부 성생활이 왕성하고 즐겁지만, 시간이 지나면서 부부 사이에 서로 행하는 의례적인 행사처럼 변해 간다는 것이다. 즉 결혼 초기에 서로 상대방에 가졌던 성적인 환상이나 성적인 신선함에서 오는 성적인 만족도가 시간이 지나면서 떨어지는 것이다. 결혼 전에 특히 남성들은 결혼하면 매일 매일 부부가 성관계를 가질 수 있을 것처럼 기대하지만, 막상 결혼을 시작하면 부부 사이에 갈등도 생기고 여러 가지 문제가 발생하기에 성관계 횟수가 많이 줄어든다(그림 1).

1) 부부 성생활의 특징

(1) 여성의 성적인 만족도가 남성에 비해서 낮은 경향

부부들을 상대로 성적인 만족도를 연구한 결과에 의하면 대체로 여성들은 남성에 비해서 성적인 만족도가 낮다고 보고한다. 그 이유는 성관계 시에 여성이 남성보다 오르가슴을 경험하는 횟수가 적

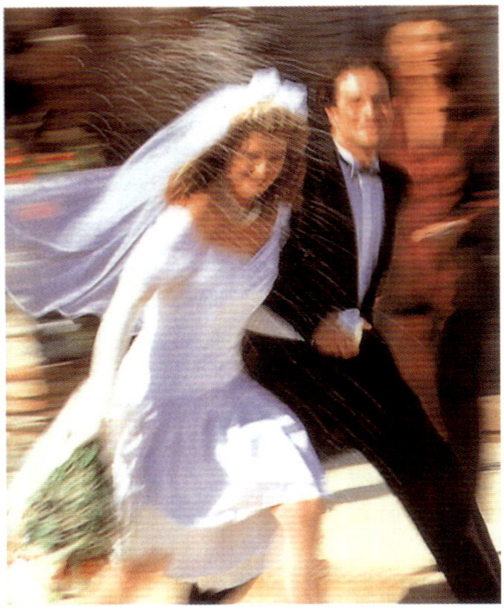

그림 1 신혼부부는 꿈을 가지고 출발하는데…

고 여성들은 가사의 다른 일, 자녀 양육, 요리 등의 여러 일에 신경을 쓰다 보니 성생활을 위해서 투자할 에너지가 적다. 여성은 신체적으로 피곤하면 성적인 욕구가 줄어드는데, 남성은 피곤해도 스트레스를 풀기 위해서 성관계를 요구하는 경향이 있다. 또한 여성은 성적인 만족도 중요하지만, 부부의 관계에 더 신경을 쓰기에 때로는 성적으로 불만족스러워도 남편과의 부부 관계가 원만하면 참고 견딜 수 있다. 이에 반해서 남성은 자신의 아내와 성적인 관계가 불만스러우면 다른 여자에 눈을 돌리거나 바람을 피울 가능성이 많다.

(2) 부부들의 성적인 욕구 저하 현상

필자가 상담하면서 부부들의 성생활 횟수에 관해서 질문을 하면 놀랍게도 부부 관계를 월례 행사로 또는 심한 경우에는 연중행사로 갖는 부부들이 있었다. 물론 이러한 자료는 결혼에 문제가 있는 부부들이기에 일반화하기는 어렵지만, 정상적인 부부들을 대상으로 한 연구들도 우리가 기대했던 만큼 부부들이 성관계를 활발하게 하지 않았다. 부부들이 원하는 기대만 만큼 성관계를 갖지 못하는 이유는 성적 욕구 저하 때문이다. 부부의 성적 욕구저하 요인은 개인의 우울증, 불안증 등 여러 요인들이 있고, 부부 사이에 받은 상처 등의 관계적인 요인들이 있다. 부부들의 성적인 욕구 저하가 심할 경우에는 비정상적인 것이기 때문에 부부 성치료를 받아야 한다.

(3) 상대방에 대한 실망감 증가로 성만족 감소

결혼을 시작하는 신혼부부들은 주위 사람들의 축복을 받으면서 이제 어렵게 성사한 결혼에 성공했으니 장미 빛이 가득한 길을 간다고 상상하면서 출발하는데, 막상 결혼이라는 뚜껑을 열어 보면 상대방에 대한 기대의 실망과 아쉬움과, 상처와 심지어는 분노감을 느끼면서 성생활도 급격히 저하 되는 경우를 많이 본다. 결혼한 부부들은 가정에서의 성역할, 시집과 처가, 경제 문제, 자녀 양육 문제 등으로 인한 갈등에 직면하면서 성생활도 부정적으로 영향을 받게 된다. 특히 여성들은 남편과 감정이 상하면 성생활을 거부하는 경향이 강하다. 남편은 여성을 정서적인 면에서 잘 보호하고 관심을 보여주어야 만족한 성생활을 할 수 있다는 것을 명심해야 한다.

(4) 직장 스트레스의 부정적 영향

남성들의 성적인 욕구를 저하시키는 가장 큰 요인은 직장에서의 힘든 일을 집까지 가지고 와서 해야 하는 2중의 격무이다. 또한 직장에서 해고되지 않을까하는 염려와 동료들과 경쟁해야 승진한다는 강박감, 직장에서 따돌림 당하지 않기 위해 원하지 않는 술자리에 끼거나 대접하면서 밤낮으로 뛰어

다니다 보면 직장에서 승진이나 월급은 어느 정도 보장이 되겠지만, 아내와 자녀들과 보내는 시간이 적고, 집에 오면 피곤하고 주말에는 밀린 잠을 보충하면서 시간을 보낸다. 이렇게 되면 자연히 성생활은 뒷전으로 밀려 날 수밖에 없다. 부부가 일에 지치고 스트레스를 받으면 부부들이 서로 대화를 통해서 직장과 가정 일을 조정해서 일과 삶의 균형을 이룰 수 있도록 해야 한다.

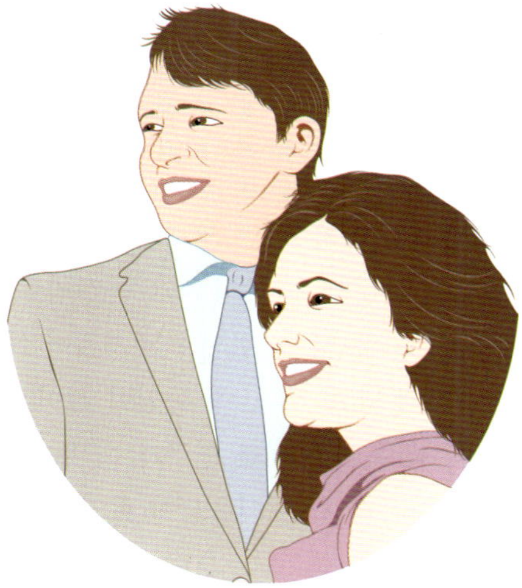

그림 2 부부들 성적인 만족은 결혼 만족과 밀접한 관계가 있다.

2) 부부들의 성적인 만족을 위한 대책

(1) 부부들이 성생활에 과감한 투자를 해야 한다.

부부 만족도 지표를 간단히 나타낼 수 있는 것은 부부들의 만족한 성생활이다. 부부가 만족한 성생활을 하려면 부부 사이에 원만한 관계를 유지해야 하고, 서로 상대방의 욕구와 관심을 충족시켜 주려고 노력해야 하고, 정서적인 유대나 친밀감이 있어야 한다. 이렇게 해서 부부들이 노력한 결실로 부부는 만족한 성생활을 누릴 수 있다. 부부가 결혼했으니 자연스럽게 성생활이 만족하데 될 것이라는 기대는 현실과는 거리가 멀다. 부부가 서로를 위해서 투자한 만큼 서로가 서로를 즐길 수 있는 만족한 성생활의 열매를 딸 수 있는 것이다(그림 2).

(2) 성 생활의 중요성에 대해서 인식해야 한다.

부부들이 식사를 하루만 하지 않으면 못 살지만 성관계는 없어도 산다는 생각을 하면서 부부 생활을 등한 시 하는 경우가 많다. 그러나 성적인 욕구는 인간의 본능이고 성적인 욕구의 충족이 삶의 질을 향사시킬 수 있는 중요한 분야라는 인식을 부부들이 공동으로 가져야 한다. 인간은 자신의 성적인 욕구를 가장 안전하고 즐겁게 충족할 수 있는 제도가 결혼이라는 것을 깨닫고 부부 관계를 소중하게 여기고, 서로가 서로의 성적인 욕구 본능을 충족시켜 줄 수 있도록 시간과 에너지를 투자하면서 노력해야 한다.

(3) 성기능 장애를 인지하고 장애가 있으면 빨리 치료를 받아야 한다.

아직도 우리나라 부부들은 부부의 성생활에서 불만스럽거나 문제가 있을 경우에 서로가 대화를 해서 문제를 해결하거나 전문가의 도움을 받으려고 하지 않는다. 우리가 사용하는 컴퓨터에 문제가 있으면 그 분야의 전문가 도움을 받는 데는 주저하지 않는데, 부부들은 부부 사이에 문제가 있으면 도움 받는 것을 수치스럽게 생각하려는 경향이 있다. 이 책의 다른 부분에서 부부의 성기능 장애에 대해서 다루었지만 부부 사이에 성기능 장애 문제가 있으면 즉시 전문가의 도움을 받아야 한다.

2. 독신과 성생활

1) 독신으로 사는 이유

우리나라의 독신자들이 급증하고 있다. 미국의 경우는 1970년대에 1천9십만의 독신자들이 이 2002년도에는 2천8백 8십만의 독신자들이 살고 있는 것으로 추정되고 있다. 왜 독신이 늘어가고 있는 것일까? 이 분야에 대한 연구가 더 필요하겠지만, 아마도 다음과 같은 이유들이 있지 않을까 추정 한다:

- 결혼을 늦추려는 사회의 전반적인 분위기와 그에 따른 경향
- 사회 진출을 위한 전문 교육 증가로 교육기간 연장되면서 결혼할 수 있는 기회를 놓지거나 미룬 경우
- 결혼이라는 제도적인 굴레를 벗어나서 자신의 삶을 살려는 사람들의 증가
- 이혼율의 증가로 결혼에 대한 실망감 증대
- 여성들이 결혼과 가정보다는 직업을 선호하는 경향
- 여성들의 남편에 대한 경제적인 의존도 감소
- 여성은 결혼하면 손해 본다는 생각과 현실
- 결혼보다는 동거 형태의 증가
- 부모의 결혼이 불행한 경우에 자신은 부모의 불행한 결혼을 반복하지 않으려는 시도로 결혼에 대한 부정적인 태도 유지
- 결혼을 안해도 다양한 경로를 통해서 자신의 성적인 욕구를 만족시킴.

결혼을 했다가 이혼한 후에 혼자서 살기로 결정한 여성들의 증가도 독신자들을 증가시키는 요인이 되고 있다. 또한 주위에서 이혼녀든 과부이든 혼자 살면 부정적인 이미지가 있었는데 이제는 점차 그러한 사회적인 낙인이 상대적으로 줄어든 것도 독신의 삶을 증가시키는 요인들이 되고 있다.

특히 우리나라의 남녀가 독신으로 사는 경우는 결혼할 상대자를 못 구하거나 결혼의 적령기를 놓쳐서 그렇게 되는 혼자 사는 경우도 많다.

2) 독신 삶의 장단점

독신자들의 주장을 보면 독신의 장점이 자유롭고 독립적인 삶을 만끽하는 것을 제일 손꼽는다. 누구에게 간섭받지 않고 자신의 삶을 자신이 원하는 데로 시간과 경제적인 자원을 사용할 수 있다. 그러나 독신 삶의 문제점은 외롭다는 것이다. 특히 젊은 때는 친구들과 어울리기도 하고 활동적이기에 사회적인 활동에 많이 참여하지만, 나이가 들고 아프거나 힘들 때 가까이서 도와주고 위로 해 줄 사람들이 없어서 고통을 당한다.

3) 독신자들의 성생활

독신자들의 성생활 양식은 금욕생활, 혼자서 자위행위, 한 파트너와 장기적인 성관계 유지, 다양한 파트너와 성적인 관계 유지, 파트너와 정서적인 친밀감 유지 등 아주 다양하다. 결혼해서 사는 부부들과 독신으로 사는 사람들의 성관계 관한 연구에 의하면 결혼해서 사는 부부들이 독신 보다는 더 많은 성생활을 하며 성적으로도 만족한 생활을 한다고 한다. 특히 수녀나 신부들은 종교적인 이유로 자신의 의지와는 관계없이 독신의 삶을 살고 성생활도 금욕을 해야 하는 경우가 있다. 독신으로 살면서 자

신의 성적인 본능을 통제하는 능력이나 조절이 잘 안 되는 경우는 신부라 할지라도 미성년자들 상대로 한 성적인 추행이나 성 폭력 문제를 일으킨다. 독신을 선택하는 경우에 성적인 건강을 유지하는 방법을 고려해서 선택하는 것이 현명하다.

(1) 배우자 사망과 독신 생활

대다수 선진 문화권에서 20세기 중반 이후 영아 사망율의 저하, 위생조건의 개선, 공중보건의 향상, 영양상태의 호전 등의 문명의 혜택으로 평균수명이 획기적으로 연장되었다. 예를 들면, 한국인들의 평균수명은 1960년대에 들어 겨우 50세 정도에 불과했지만, 2000년대 초반에는 75세를 넘었다. 그러나 여성의 평균수명이 남성보다 약간 더 높고 또 여성이 남성보다 연령이 더 낮은 상태에서 결혼하기 때문에 노년기에는 여성이 남성보다 사별에 의해 홀로 될 확률이 더 높다. 또 이혼을 하더라도 남성의 재혼이 여성보다 더 쉽게 하므로 생의 후반기에는 여성들이 남성들보다 배우자가 없이 살아갈 가능성이 더 높다. 산업화된 사회에서 60대 노인들의 남녀비율은 거의 2:3이며, 70~80대의 남녀 비율은 1:2 수준이다. 일반적으로 65세 이상 노인들 중 남성의 75%는 아내와 결혼생활을 하고 있지만, 여성들의 72%는 홀로 살고 있다.

(2) 배우자 사망과 독신자들의 성생활

배우자가 없이 생활을 하는 노인들은 젊은이들처럼 이성교제가 현실적으로 빈번하지 않기 때문에 성적 욕구를 제대로 충족하지 못하고 살아간다. 특히 사회의 관습이나 제도 등이 남성보다 여성의 성행동을 제한해왔기 때문에 성적 파트너가 없는 여성일수록 생의 중반기 이후 성적 상호작용의 유지가 어렵다. 또한 홀로 된 여성 노인들은 비슷한 나이 또래의 남성 노인들이 많지 않기 때문에 성욕 표출을 위한 상대를 쉽게 만나기 어렵다. 그들은 레즈비언 관계나 기혼남성과의 관계를 통하여 또는 젊은 남성을 상대하여 성욕을 표출할 수 있지만, 그러한 방식으로 성욕을 표출하는 비율은 높지 않았다. 독일에서 50~91세의 여성 노인 91명을 면접한 결과, 레즈비언 관계를 유지하는 여성은 3명에 불과했다. 또 홀로 살면서 기혼남성과 관계를 가진 여성 노인들의 비율은 21%였으며, 역시 젊은 남성과 관계를 경험한 여성은 17%였다. 또 이러한 반응도 주로 이혼이나 별거로 인해 홀로 된 여성에게서 나타났을 뿐 사별하여 홀로 된 여성들은 성욕을 거의 표출하지 못하고 있었다.

인간은 자신의 성욕을 다양한 방법으로 해소시킬 수 있지만, 가장 직접적인 방법은 성교와 같은 성행위이다. 그렇지 못할 경우 성적 긴장이나 욕구, 또는 욕구불만을 혼자서 자위행위로 해소시키거나, 또는 사회활동의 참여나 취미생활, TV 프로그램 시청, 여행 등으로 해소시킬 수도 있다. 배우자가 없더라도 자녀들과 동거하는 경우 가사를 돌보거나 손자들과 지내면서 성욕을 승화하면서 해소하는 것도 가능하다. 그러나 파트너가 없는 노인들이 이성교제를 보다 친밀하게 하기를 원하거나 성욕을 직접적으로 표출시키고 싶다면 동거나 결혼 등을 시도할 도 있다.

그렇지만 생의 후반기에 재혼은 여러 가지 이유로 어렵다. 우리나라는 서구 문화권에 비하여 노혼이 그리 흔하지 않은 편인데, 남성중심문화였던 탓으로 특히 여성은 홀로 되더라도 혼자서 살아가야 미덕으로 여겨 재혼이 어려웠다. 노혼이 어려운 또 다른 이유는 자녀들이 노인이 재혼하거나 다른 사람과 가깝게 지내는 것에 대해 실망하기 때문이다. 일단 노혼이 이루어지더라도 성적인 활동을 적절하게 시도하는 것이 쉽지 않다. 특히 배우자와 사별한 후 새로운 파트너와 성관계를 가진다는 것은 고인이 된 배우자에게 죄의식을 불러일으키므로 심리적으로 성생활에 적응하기 어렵다. 생리적으로도 성생활에 적응하는 것이 쉽지 않은데, 이 경우는 여성보다 남성이 더 어렵다. 예를 들면, 장기간 투병생활을 한 부인과 사별한 남성은 오랫동안 부인과 성관계를 가질 수 없었기 때문에 새로운 부인을 맞이해도 발기부전을 경험할 가능성이 높다. 보통 남성들은 이혼이나 사별 후 1년이 지나지 않아서 재혼하더라도 발기가 되지 않을 수 있는데, 이를 disuse atrophy 현상이라고 부른다. 여성도 폐경 이후 활발한 성생활을 지속하지 못했을 경우 질의 탄력성이나 윤활작용의 기능이 쉽게 약해진다.

3. 동거

미국의 인구 조사국에서 정의한 동거란 이성 관계에 있는 사람들이 결혼한 상태가 아닌 관계에서 같은 공간에서 동거하는 상태를 말한다. 물론 게이나 레스비안에도 동거의 개념을 확장할 수 있지만, 대체로 동거는 남녀가 법적인 결혼을 하지 않은 상태에서 같이 생활을 하는 것을 의미한다.

1) 동거의 현황

우리나라에도 대학가를 중심으로 동거 형태가 많이 증가하고 있는 추세이지만 어느 정도가 동거를 하는 지 통계치가 나와 있지 않다. 미국의 경우는 동거 형태의 삶이 급격히 증가하고 있는 추세이다. 예를 들면, 1980년에 1백 6십만 커플이 동거하고, 1990년대는 3백 2십만, 최근에는 5백 5십만이 동거하면서 결혼하지 않은 커플 형태로 살아간다고 한다. 미국이나 한국이나 동거는 대학가를 중심으로 많이 일어나는 데, 동거하면 주거비를 절약하고 성적인 스트레스를 같이 해소할 수 있고 서로 마음이 맞지 않으면 손쉽게 헤어질 수 있어서 젊은 층들이 선호한다.

2) 동거의 장점

동거하는 사람들에게 왜 동거를 하는가하고 물어보면 결혼이라는 올가미가 없이 자유스럽게 만나서 서로에게 부담 없이 같이 삶을 즐기고 싶어서라고 대답한다. 상대방에게 지나친 기대를 할 필요가 없고 상대방에게 경제적, 심리적인 압박감을 느낄 필요도 없다. 또한 동거하다가 서로 맞지 않아서 헤어지면, 이혼이라는 오명도 쓸 필요 없다. 결혼 전 동거를 찬성하는 사람들은 결혼할 상대를 좀 더 잘 알기 위해서는 같이 살아 봐야 성격을 잘 파악할 수 있고, 또한 성적으로 서로 만족할 수 있는가를 파악할 수 있다고 주장한다. 자신의 배우자에게서 결점을 결혼 후에 발견했다면 헤어지기가 쉽지 않지만, 동거중에는 쉽게 헤어질 수 있는 장점이 있다.

3) 동거의 단점

동거의 단점은 동거를 하면 혼전에 성적인 관계

갖는 것을 암묵적으로 허용하기에 혼전 성관계에서 오는 여러 가지 부작용이 있을 수 있다. 즉, 피임에 실패할 경우에 원치 않는 아이를 낳거나, 또는 낙태로 이어 질 수 있다. 또한 동거를 하면서 소위 동거하는 동안에 상대방에게 충실하고 외도를 안 하는 것을 서로 기대하지만, 실제로 동거하는 커플들을 보면 외도를 많이 한다. 이런 이유는 동거는 아무래도 결혼 보다는 상대방에 대한 헌신하는 정도가 약해서 그렇다고 추정한다.

동거의 다른 단점은 아직도 성적으로 남성 위주의 보수적인 성향이 강한 우리나라의 경우는 여자가 동거했다고 하면 결혼에 결격 사유가 될 수도 있어서 여성에게는 아직 불리하게 작용한다. 그리고 동거는 아무래도 서로 간에 대한 책임감이 적기에 생활비 지출, 가사의 분담 등 여러 가지 면에서 역할이 분명하지 않을 수 있고, 갈등이 있을 때 쉽게 헤어질 수 있는 단점들이 있다.

4) 동거가 끼치는 사회적 영향

동거하는 커플은 약 2년 안에 50% 정도가 동거를 그만 두고, 5년 정도까지 동거하거나 같이 결혼하는 커플은 약 10%에 달한다고 한다. 동거 기간이 길면 길수록 커플 관계가 더 불안정하고 불행하다고 보고했다.

동거의 긍정적인 점은 서로가 동거하면서 서로의 욕구를 확인하고 서로의 성격을 잘 파악할 수 있는 좋은 계기가 되는 점이지만, 문제는 갈등이 있을 경우에 결혼 관계 보다는 쉽게 관계를 종료할 수 있기에 이런 행동이 습관화되면 커플 사이게 장기적인 관계를 갖는데 어려움을 줄 수 있다. 실제로 동거한 부부들을 상대로 한 연구 결과들은 동거한 경험이 있는 부부들은 결혼 중에 어려움을 경험하고 일반 부부보다 더 이혼할 위험 있다고 경고 한다. 결혼 전 동거를 경험 부부들은 50% 이상이 이혼을 경험했는데, 이 경우 예외는 여성이 다른 남자와 성관계를 경험하지 않고 동거남과 결혼한 경우에는 이혼 위험이 적었다.

5) 동거하면 왜 이혼의 위험이 높은 것인가?

동거에 관한 연구들에 의하면 동거 자체가 이혼의 원인이 되기보다는 동거하는 사람들의 성격적 특성이 이혼에 영향을 줄 것이라고 주장한다. 즉 동거하는 사람들은 독립적인 삶을 선호하고, 결혼하는 사람들보다 더 자유방임적이고 비전통적인 성향이 강한 사람들이다. 이들은 대체로 종교가 없고 성적인 윤리적인 면에서 더 개방적인 사람들이다. 그러니까 동거를 원하는 사람 자체가 출발부터 결혼이나 한 인간에게 일생을 헌신하겠다는 가치관이 적은 사람들이기에 결국은 이혼을 더 많이 하게 된다는 것이다.

동거에 대한 여러 가지 측면을 고려할 때 동거 자체가 결혼의 만족도나 이혼을 증가 시킨다고 결론내리기 보다는 동거를 하는 사람들이 어떤 성격의 소유자이고 어떤 삶을 살아가고 싶은 가에 대한 개인의 가치관이 결혼의 만족도나 이혼과 상관이 있지 않을까 생각한다. 동거가 유행하니까 나도 해보자는 식보다는, 안전한 결혼을 위해서는 결혼의 만족도에 영향을 주는 부부 사이의 대화 방법이나, 갈등해결 기술 습득에 더 관심을 가져야 한다. 그리고 우리나라의 문화적인 상황에서는 동거는 여성에게 불리하게 작용할 가능성이 많는 것을 명심해야 할 것이다.

4. 부부 성교환(swinging)

부부가 서로의 동의하에 상대방의 부부와 성관계를 맺는 것을 부부 성교환(swinging)이라고 부른다. 이전에는 아내교환(swapping)이라고 불렀는데, 이 의미는 남편이 아내의 주인이면서 주인이 자신의 소유를 교환한다는 남성 위주의 의미가 있기에 부부들이 서로 동의하에 성을 교환하는 취지에 어긋나기에 지금은 미국에서는 사용하지 않는다. 그러나 우리나라는 아직도 swapping이라는 말을 공공연하게 사용하고 있다.

미국에서 1970년대와 1980년에는 약 5%의 부부들이 부부 성교환에 참여한 경험이 있다고 한다. 부부의 성교환에 참여하는 사람들의 특징은 대체로 부유한 교외 지역에 살면서 성적으로 개방적인 태도를 가지고, 지식층이면서 상류에 속하는 부부들이다. 이들은 서로가 모여서 성을 오락 삼아 즐기는 태도로 집단 섹스에 참여하고, 상대방의 배우자와 허가 난 바람을 핀다는 생각을 하지 않는다. 이들은 오랜 부부 생활을 해오면서 관습적인 성생활을 깨고, 새롭게 즐겨 보려는 돌파구를 찾는다고 한다. 그러나 문제는 성이란 오락처럼 즐길 수 있는 성격이 아니기에 부부 교환에 참여하고 난 후유증도 적지 않다. 특히 우리나라 부부들도 부부 교환 동아리를 조직해서 부부 집단 섹스를 즐기는 것이 사회문제화 되고 있는 실정인데, 우리나라는 전통적인 성에 대한 보수성과 이중적인 성의식이 아직도 남아 있기에 여성들이 피해를 많이 볼 수 있고, 파트너를 바꾸어서 성적인 무료함을 돌파하려는 생각은 건강한 부부 성생활에 장기적인 관점에서 도움이 되지 않는다. 왜냐 하면 남의 아내나 남편과 성관계를 가지면 자연스럽게 성적인 기교나 성행동을 자연스럽게 비교하게 되고, 남의 배우자와 성관계를 할 때는 새로움, 호기심 등을 충족시킬 수 있지만, 자신의 배우자와 성관계를 다시 시작하면 이전 보다 더 지루하고 악화될 수 있어 결국은 부부 관계에 부정적인 영향을 줄 수 있다(그림 3).

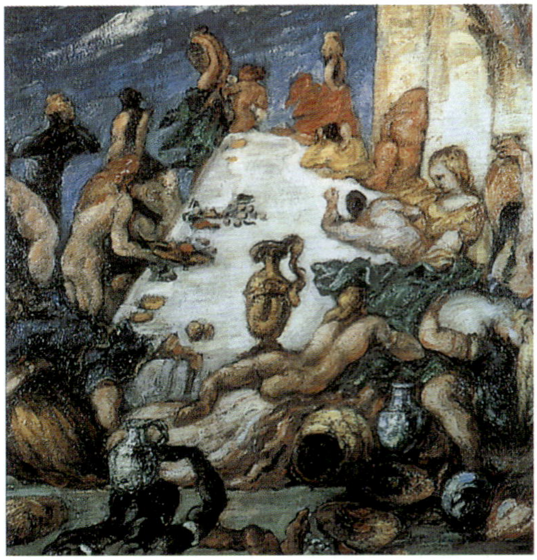

그림 3 1860년대 Cézanne의 그림. 만찬후에 집단 성행위하는 모습을 그렸다.

5. 개방 결혼 (open marriage)

개방 결혼에 대한 정의는 부부가 자신의 배우자 외의 다른 사람과 성적, 정서적인 친밀감을 가져도 좋다고 서로 동의하고 부부 외의 다른 여러 사람들과 공공연한 외도 관계를 유지하는 것을 말한다. 부부 성교환은 배우자 아닌 다른 사람과 성관계를 즐기는데 초점을 두지만, 개방 결혼은 자신의 배우자 외의 다른 사람들과 성생활도 즐기고, 동시에 정서적인 친밀감을 형성하는 것을 서로가 동의하는 것이다. 물론 이런 현상은 이론적으로는 가능할 수 있겠지만, 현실적으로는 인간이란 상대방을 사랑하면 그 사람을 정서적으로도 소유하고 특별한 관계를 맺고 싶어 하는 것이 인간의 본능이기에 개방 결혼은 실제로 성립되기가 어렵다. 특히 사회적으로도 도덕적, 윤리적인 문제로 이런 개방 결혼을 허용하지 않고 있다.

6. 외도

결혼상담자를 상대로 해서 조사한 바에 의하면 부부의 외도는 상담하기가 3번째로 어렵고, 부부가 직면하는 문제 중에서 2번째로 위험한 문제라고 한다. 부부 상담의 약 30%는 외도로 인한 부부의 위기 상황 때문에 부부 상담을 받고자 한다. 약 30%는 부부가 상담을 받는 도중에 외도의 문제를 실토한다고 한다. 그러니까 부부 상담의 중요한 부분 중의 하나는 외도 문제인 것을 알 수 있다(그림 4).

미국에서 부부를 상대로 한 엄격한 조사에 의하면 부부들 중에서 남성의 25%, 여성의 15%가 외도를 경험했다고 한다. 다른 연구에 의하면 여성의 25% 남성의 50%가 외도를 경험했다는 보고서도 있다. 최근에는 여성들의 외도가 증가하는 추세인데 이는 결혼 전에 혼전 성교 경험이 증가하고, 직장에서 일하는 과정 등을 통해서 남성과 더 만날 수 있

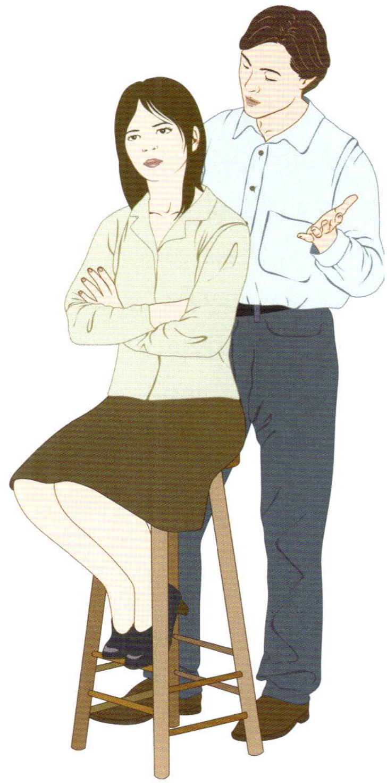

그림 4 부부외도는 부부사이의 정서적인 단절과 대화 결여가 주 원인이 된다.

는 기회가 많기에 외도가 더 쉽게 이루어진다고 볼 수 있다. 우리나라도 이제는 외도가 부부 생활에 심각한 정도로 위협을 주고 있다.

대체적으로 여성들이 직업 전선으로 뛰어 들면서 부부들의 외도는 급격히 증가하는 양상을 보이고 있다. 우리나라도 직업여성들이 늘어나면서 직장에서 동료들 간의 외도가 늘어나고 있는 추세이고, 또한 인터넷의 체팅이나, 이동 통신의 무선전화로 남녀가 서로 쉽게 접촉할 기회를 갖다 보니 외도 늘어나게 되어 있는 것이 현실이다.

외도에 대한 정의는 사용자 마다 다르겠지만, "외도란 결혼관계에서 배우자 외의 다른 사람과 비

밀리에 성적, 정서적, 로멘틱한 관계를 유지하는 것을 말한다."

외도의 형태를 분류하기란 쉽지는 않다. 외도는 갈등을 회피하려는 수단으로 볼 수도 있고, 또한 상대 배우자에 대한 분노의 표현으로 볼 수도 있다. 그러나 외도는 ① 키스, 성적인 접촉 등을 포함해서 성적인 만족이 목적을 추구하는 외도, ② 신체적인 접촉은 최소화 하면서 정서적인 만족을 추구하는 형태와, ③ 정서적인 만족과 성적인 만족을 같이 추구하는 형태로 분류해 볼 수 있다.

외도란 남녀 사이의 우정과 비교할 때 정서적으로 친밀감을 느끼면서, 비밀리에 관계가 진행되고 있고, 성적인 관계가 개입된다는 면에서 다르다. 요즘은 인터넷 외도가 또한 성행하고 있는데, 인터넷 외도란 서로 두 사람 사이에 자신의 배우자 보다 정서적인 친밀감을 느끼고, 모든 대화 내용은 비밀로 유지하고, 성적인 대화도 서슴지 않고, 심한 경우에는 성적으로 자극하는 대화를 인터넷을 통해서 자주 하다가, 실제로 성관계로 이어지기도 한다.

외도는 대체로 남성이 여성에 비해서 더 많이 한다. 외도하는 사람들은 왜 외도를 하는 것일가? 결혼 생활의 불만 때문일까? 아니면 모험을 즐기려는 것일까? 외도에 관한 연구들에 의하면 대체로 외도를 하는 여성들은 결혼 생활의 불만 때문에 외도를 한다고 한다. 그러나 일반들을 생대로 조사한 바에 의하면, 56%의 외도 남성과 34%의 외도 여성들은 자신의 결혼 생활이 행복하다고 보고했다. 그러니까 결혼 생활의 불만이 외도로 꼭 이어지지는 않는다.

1) 외도와 성차

여성의 외도는 대체로 결혼 생활의 불만과 상관이 많다. 남편으로부터 애정결핍을 느끼고, 정서적인 친밀감을 못 느낄 때 다른 남성이나, 옛날 애인들에게 관심을 가지면서 외도를 시작하기도 한다. 여성들이 외도를 하는 경우에는 상대방을 사랑하고 정서적으로 친밀감을 느끼기 때문이었다고 강조하고 성적인 불만이나 성적인 목적은 최소한으로 영향을 주었다고 주장한다. 그러나 남성의 외도는 개인의 성에 대한 가치관이나 태도에 영향을 받는다. 남성은 대체로 외도를 호기심이나 잠시 지나가는 바람이라고 생각한다. 그러기에 남성들은 외도를 하고 나서 심각한 죄책감을 가지지 않는 경향이 있다.

2) 외도와 이혼

한 배우자가 외도한 사실이 발각되거나, 스스로 고백했을 경우에 상대편의 배우자는 심각한 상처를 받는다. 대체로 외도가 밝혀지면, 이혼으로 끝난다. 그러나 남편에게 지나치게 의존적인 여성은 남편의 외도를 부정하거나 묵인하면서 그냥 살기도 한다. 외도하는 당사자가 아주 교묘하게 배우자를 속일 경우에는 외도가 상대방의 배우자에게 밝혀지지 않고 결혼을 지속하기도 한다. 아내가 외도한 것을 알면 남편은 성적인 관계를 맺은 것에 대해서 몹시 흥분하고 화내고, 시기심을 가지는 반면에, 아내는 남편이 자신 외의 다른 여성에게 마음을 주고 정을 주었다고 강한 질투심을 느끼고 분노한다.

3) 외도의 동기와 종류

남성들의 외도는 전화세가 갑자기 많이 나오거나, 핸드폰, 인터넷 메일 등을 통해서 발각되는 경우가 많다. 남성들은 외도를 하면서도 상대방 여성에게 정서적인 친밀감 등이 별로 관여하지 않았다고 변명하는 경우가 많다. 한 조사에 의하면 약 44%의 남성들은 외도를 하고도 별로 심각한 감정적으로 정을 준 상태가 아니었다고 보고했다. 여성들은 남성에 비해서 외도의 대상을 사랑하기에 성관계도 가졌다고 보고한다.

(1) 남성들의 외도 원인

① 하룻밤 풋사랑

남성들이 다른 지역에 출장을 간다든가, 또는 사업 등으로 접대를 받으면서 성매매 여성과 하룻밤 지내는 경우이다. 소위 말해서 1회성 바람을 피우고 그 상대방과 관계를 더 이상 갖지 않는 경우이다. 전통적으로 이런 식의 남편 바람은 사회적으로 허용되기도 했고, 남자가 오직 못났으면 바람 한번도 못 피울까 하면서 남성들 사이에서는 자랑거리로 간주되기도 했다. 그러나 이제는 이런 풍속이 바뀌어서 특히 젊은 부부 사이에서는 일회성 바람이라도 참아 주지 않기에 가정파탄으로 이어질 수 있다.

② 정서적 외도

다른 여성과 성관계까지는 갖지 않았지만, 다른 여성에게서 아내보다 더 정서적인 친밀감과 사랑을 느끼는 외도이다. 상대방과 계속해서 전화로 연락하고, 이메일 등으로 연락을 취하고 서로 아내 몰래 서로 만나서 즐긴다. 이 경우에 남편은 성관계를 갖지 않았기에 아내 외의 다른 여자와 정신적인 사랑은 허용될 수 있는 것이라고 자신의 행동을 정당화할 수도 있다. 그러나 만일에 입장을 바꾸어 놓고서, 아내가 남편 외의 다른 남자에게 사랑을 느끼고 정서적인 외도를 한다면 남편은 아내에게 화를 내고 용납할 수 없을 것이다. 정서적인 외도는 남성에게는 성적인 외도로 발전하는 진입로와 같은 역할을 한다.

③ 성관계 중심의 외도

필자가 상담한 남성들 중에는 외도를 하면서 성관계를 중심으로 외도를 한 여성과 장기적으로 했다고 고백했다. 직장일로 받은 스트레스를 풀기 위해서 여성과 가볍게 사귀다 보니까 서로 만나서 식사하고 섹스를 서로 즐겼다고 했다. 자신과의 아내와도 정상적인 성생활과 부부 생활을 했고, 아내도 자신의 남편이 오랜 동안 외도를 했다는 사실을 몰랐는데, 핸드폰 전화가 단서가 되어서 추궁 끝에 남편의 자백을 받아 냈다. 남성은 의도 대상과 정서적으로 많은 친밀감을 느끼지 않으면서도 여성과 성관계 중심의 외도를 하고, 남성은 자신의 가정을 지키면서 다른 여성과의 성관계를 즐기는 외도를 선호하기도 한다. 그러나 여성의 입장에서는 자신 외의 다른 여성과 성관계를 오랜 기간에 성관계를 맺었다는 사실에 아주 강함 분노감과 배신감을 느낀다. 남성의 입장에서 스트레스를 푸는 성적인 목적으로 외도를 했다고 해도 그 책임은 면하기 어렵다. 그리고 외도 대상인 여성은 남성이 자신을 성적인 대상으로만 여기고 만난 사실에 대해서 아주 심한 분노감을 느낄 수 있다. 여성은 단지 성적인 목적만 가지고 외도를 하지 않고, 적어도 그 대상에게서 사랑을 받고 자신이 소중한 존재라는 것을 확인하고 싶어 하는 본능이 있다.

④ 미인계에 의한 외도

남성이 대체로 술에 취한 상태나, 등산로 등의 우

연한 상황에서 여성의 유혹으로 성관계를 맺고 돈을 지불하는 것으로 시작해서 나중에는 소위 말하는 꽃뱀에게 물린 결과가 되어서 여성에게 협박을 당하면서 외도 관계를 유지하는 경우이다. 남성이 여성의 성적인 유혹에 취약하지만, 이런 남성에게도 자신이 유혹하는 여성에게 넘어간 점은 책임을 져야 한다. 그리고 이 경우에는 아내와 같이 공동대응을 해야만 가정을 지킬 수 있다. 아내 몰래 돈거래를 하고 상대방에게 이용당하면 경제적인 면에서 막대한 손실을 볼 수 있다.

⑤ 정서와 성관계가 동반된 외도

남편이 아내 외의 다른 여자에게서 사랑을 느끼고 성적인 관계를 맺은 상태이다. 남성이 새로운 여자와 사랑과 정서적인 친밀감을 느끼는 외도를 할 경우에는 남편은 아내에게서 마음이 떠나는 중에 있거나, 떠났다고 보는 것이 정확하다. 이 경우에는 남편의 외도가 표면화 될 수 있고, 남편은 아내에게 "당신과는 정이 없어 살 수 없다." 선언하면서 이혼을 요구한다. 아내의 입장에서는 너무나 어처구니없이 당하는 관계라서 분하고 배신감을 느껴서 남편의 외도 대상자에게 찾아가서 "내 남편을 빼앗아 가려는 나쁜 X야!" 하면서 욕을 하고 협박을 하기도 하고, 때로는 법적으로 간통죄로 고소를 하기도 한다. 그러나 이미 남편의 마음이 떠난 상태이기에 아내에게 돌아오기는 힘들다. 자녀를 위해서 서로가 적절한 보상을 해주고 헤어지는 편이 낫다.

⑥ 성 중독적인 외도

이 경우는 남편이 여러 여자들을 대상으로 성관계를 중심으로 하는 외도를 말한다. 이런 사람들을 '바람쟁이', '여성을 무척 밝히는 남자' 등으로 부르는데, 이런 사람들은 성적인 중독자라고 분류한다. 즉 성매매 여성을 포함해서 술집에서 우연히 만난 여성들과 기회만 있으면 성관계를 하는 사람들이다. 필자가 상담한 미국인 남성은 약 120명 정도의 여성과 성관계를 가졌다고 고백한 사람도 있었다. 이런 남성들은 남들이 보기에는 여성을 잘 다루는 사람이라고 볼 수도 있겠지만, 이런 남성들은 어린 시절에 어머니로부터 따뜻한 사랑을 받지 못하고 정서적으로 아주 메마른 환경에서 자란 경우가 많다. 이런 남성은 자신의 아내를 포함해서 어느 여성과도 정서적으로 깊고 안정된 관계를 맺지 못하는 성격장애가 있는 사람들이다. 이런 사람들을 단순히 바람기 많은 남성으로 간주하지 말고 심리 상담을 통해서 자신의 문제를 치료를 받도록 해야 한다. 대체로 이런 남편들과 사는 여성들은 남편의 반복되는 외도를 처음에는 저지하고 화를 내면서 살다가 나중에는 포기하고서 자녀나 경제적인 이유때문에 결혼 생활을 유지하는 경우가 많다. 아내는 남편에게 치료를 받던지 이혼을 당하던지 선택하라는 강한 메시지를 줄 필요가 있다.

⑦ 이중생활의 외도

아내 외의 다른 여성과 아내 몰래 살림을 차릴 수도 있고, 실제로 자녀를 낳고 이중 생활하는 외도이다. 이러한 외도는 흔히 소설이나 TV의 연속극의 주제가 되기도 한다. 남편은 오랜 동안 이중 플레이를 하면서 아내를 감쪽같이 속인다. 대체로 이러한 이중생활을 하는 남성은 돈이 많은 사장이거나, 경제적으로 부유한 남성들이다. 그리고 외도 상대 여성은 젊고 미모가 뛰어한 여성들이다. 여성의 입장에서는 남자가 원하는 것을 잘 사주거나, 경제적 풍요함을 누릴 수 있기에 자신의 처지를 참고 살다가,

남성에게 아내와 이혼하고 이중생활을 청산하고 살라고 압박을 하고, 그러한 과정에서 남성과 외도 대상자 사이에 감정싸움이 벌어지고 남성은 그 여성과의 관계를 청산하려고 하면 여성은 이 사실을 언론이나 세상에 공개해서 스캔들로서 세상에 알려지는 경우가 많다. 본 부인은 남편의 사회적인 지위와 자신의 체면 때문에 남편의 외도를 참아 주고 살다가 남편이 돌아오기를 바라지만, 애정 없는 결혼 생활을 유지하기가 어려워 남편에게서 거액의 위자료를 받고 이혼해주고 새로운 삶을 추구하는 경우가 많다.

(2) 여성의 외도 원인

① 정서적인 외도

여성들은 대체로 남편에게서 애정을 못 느끼거나 정서적으로 외로움을 못 느끼기에 다른 남성에게 관심을 갖는 경우가 많다. 자신이 믿고 친한 남성에게 자신의 결혼과 남편에 관한 어려움을 털어놓고, 남성이 이 여성을 정서적으로 지지하고 위로해 주면 남성과 자연히 가까워지면서 그 남성에게 정으로 빠져 드는 관계가 된다. 물론 이러한 애정의 관계가 계속되면 자연스럽게 성적인 외도로 발전하는 경우가 많다. 정서적인 외도를 하는 부인들의 남편 특징을 살려보면, 대체로 일을 열심히 하고 가정의 경제적인 면에서는 충실할 수 있지만, 아내의 감정을 알아주거나, 아내에게 애정을 표현하는 등의 친밀감을 유지하는 데는 무감각하다. 즉 남편은 경제적인 역할을 하면 남편의 기능을 다 했다고 생각한다. 그러나 아내의 입장에서는 남편이 자신과 가족을 사랑한다면, 가족과 시간을 같이 보내주고 커피 한 잔을 놓고 삶의 여유를 가지고 이야기도 하고 부부 사이에 로맨틱한 관계를 유지해 주는 것을 원한다. 아내가 남편과의 애정 결핍을 느끼면 외도가 탈출구가 아니고 서로가 대화를 통해서 해결해야 하고, 이것이 어려우면 부부 상담을 받는 것이 현명하다.

② 성적인 외도

여성도 남성과 같이 성적인 목적의 외도를 한다. 소위 말하는 '묻지마 관광' 등의 남성 파트너로 서로 같이 하루 성적인 만남을 즐긴다. 자신의 신분을 최소한 노출시키면서 성행위를 즐길 수 있는 상황을 만들어서 성을 즐기는 여성들이다. 대체로 이런 여성은 중년의 여성들이 많고, 남편이 직장이나 일에 충실하다 보니까 성적으로 불만을 느끼거나, 또는 남편이 성 기능 장애 문제를 가지고 있어서 성적으로 불만을 느끼는 여성들이다. 이런 여성들은 가정은 지키면서 남성 편력을 하면서 성을 즐기는 여성들이다. 그러나 이런 여성을 노리는 제비족들이 있는데 이들에게 걸리면, 성관계를 남편에게 알리겠다는 협박에 못 이겨 아주 많은 거액을 잃고 난 후에 남편에게 들통이 나서 가정 파탄이 이르는 경우가 많다. 여성들이 중년 이후에 남성 호르몬의 분비가 상대적으로 높아져서 성적으로 적극적으로 변화하는 것이 추세인데 남편과의 관계 개선을 통해서 또는 성적인 에너지를 사회적으로 용납하는 방법 등으로 표현해야 한다.

③ 정서와 성적인 외도

여성들이 외도하는 남성과 정서적으로 연결되면서 성적인 외도를 하면 아주 심각한 상태라고 보아야 한다. 즉 이런 여성들은 자신의 결혼 생활에 애정적인 면에서 아주 외로움을 느끼거나 남편과 불만족한 결혼을 해서 살다가 새로운 남성을 만나서

제 2의 삶을 꿈꾸는 관계로 발전한다. 대체로 남성도 이런 여성과 동조하면서 새로운 사랑을 하면서 서로가 가정을 떠나서 이혼하고 새로운 가정을 만들어 가기도 한다. 대체로 여성들이 정서적으로 사랑하고 성관계가 동시에 이루어지면 남편과 이혼으로 끝나는 경우가 허다하다. 남편이 아내의 외도를 알면 초기에는 노발대발 하겠지만, 이미 남편에 대해서 몸과 마음이 떠난 아내를 돌이켜서 결혼 생활을 하기란 쉽지 않다. 필자가 부부 상담을 한 경험에 의하면, 남편이 외도한 아내를 사랑해서 남편에게 돌아오기만 하면 모든 것을 용서하고 같이 살자고 아내에게 애걸해도 자신을 사랑해 줄 수 있는 새로운 남성과의 관계가 철저히 청산되지 않는 상황에서 결혼 생활을 유지하기가 어려웠고 결국 이혼으로 끝났다.

④ 성매매 형태의 외도

요즘에는 인터넷을 통해서 아내들이 남성과 만나서 성관계를 맺고 돈을 받는 주부들이 늘고 있다고 한다. 즉 외도도 하고 돈도 벌어서 자녀들의 학원비나 경제적으로 도움을 받겠다는 기발한 발상이다. 대체로 이런 아내들의 남편들은 사업에 실패하거나, 경제적으로 무능하다. 그러나 이러한 성 매매 행위는 윤리적인 면에서 문제가 있고, 나중에 이런 사실이 남편에게 발각되면 결혼 생활에 파탄을 불러 온다. 아내의 입장에서 가정의 경제를 돌보려면 정당한 방법으로 돈을 벌어야 한다. 그리고 남편을 격려해서 경제적인 역할을 하도록 해야 한다. 대체로 이런 주부들을 노리는 제비족들이 있는가 하면, 외도 남성과 눈이 맞아서 남편과 이혼을 하는 경우도 있다.

4) 외도와 성 중독

외도를 하는 사람 중에는 성에 중독된 사람들이 있다. 이런 사람들은 외도가 발각이 되어 배우자에게 댓가를 지불하고, 다시는 외도를 안 하겠다고 약속을 하지만 또 외도에 관여한다. 외도와 성중독과의 연관성이 있다는 연구도 있다. 대체로 외도에 중독된 사람들은 남성들이 많은데, 이들은 자신의 삶의 무료함을 달래고, 고독에서 벗어나기 위해서 외도에서 못 벗어나는 사람들이다. 이들은 사창가나 술집을 전전하면서 자신의 정서적인 만족을 추구하기도 한다.

5) 외도에 대한 대책

서로 믿었던 배우자가 외도한 사실이 발각되면 피해 배우자는 아주 심한 충격과 배신감, 삶에 대한 회의감 등의 심각한 정신적인 쇼크를 경험한다. 배우자의 외도가 밝혀지면 대체로 다음과 같은 형태의 해결 방법이 있다(그림 5).

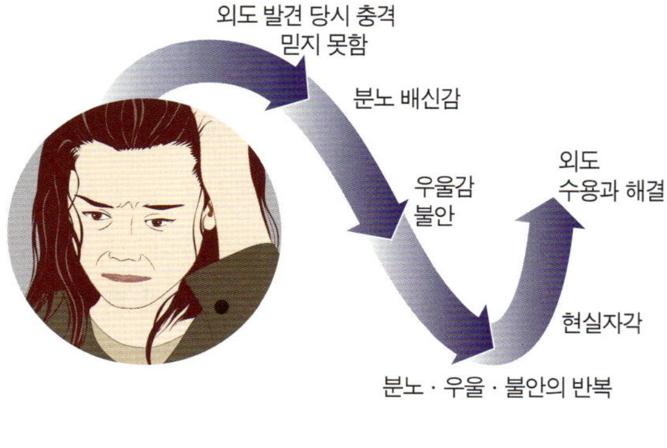

그림 5 외도 피해자 외상경험 싸이클

(1) 현 결혼 생활의 유지

한 쪽의 배우자가 외도한 것이 발각이 되었지만 부부가 같이 동거하면서 외도의 문제를 해결하려고 시도하는 경우이다. 대체로 남성이 외도를 하면 여성이 한 번 참아 주면서 이런 방식의 해결책을 많이 추구한다. 그러나 여성이 외도하면 남성은 동거하면서 문제를 해결할 수 있는 기회를 주지 않는다. 가정 폭력이 발생할 수도 있고 아내는 이 경우에는 부부상담을 필수적으로 받아야 한다. 남편을 피해서 다른 곳에 별거 할 수 있다.

(2) 별거하면서 부부 화합의 시도

부부가 서로 별거하지만 서로가 시간을 갖고 부부 문제를 해결하려고 시도하는 방법이다. 이 방법의 장점은 일단을 부부가 서로 떨어져 있으면서 서로에 대한 감정이 진정된 후에 부부의 외도 문제를 자녀나 사회적인 관계를 고려해서 어떻게 처리하는가에 관해서 이성적인 판단을 내릴 수 있다. 대체로 부부 상담을 통해서 서로의 문제를 해결하고 화합해서 부부 관계를 새롭게 형성하려고 하는 부부들에게 이 방법을 권장한다.

(3) 별거

외도의 문제로 인해서 부부들이 별거를 하고, 부부의 관계를 정리하려고 하는 경우이다. 물론 별거하다 보면 자신들의 생각이 바뀔 수도 있겠지만 외도한 배우자가 상대방과 정서적인 친밀감형성과 성관계가 동시에 이루어진 경우에는 서로 별거하면서 이혼 수순을 밟아 가는 경우가 많다.

(4) 미확정 상태 유지

외도나 기타 갈등으로 인해서 부부 관계를 청산하려고 하는 태도에 있어서 두 부부, 또는 한쪽 부부의 의사가 불분명한 경우를 말한다. 필자의 경험에 의하면 대체로 외도 후에는 많은 부부들이 이 부류에 속하는 경우가 많다. 즉, 앞으로 부부 관계를 청산하려니, 자녀들의 장래, 본가나 친부모들의 관계를 고려해서 이혼을 망설이는 경우가 많다. 이 경우에는 외부의 도움을 받거나 부부 상담을 받아서 가장 최선의 방법을 선택해야 한다.

(5) 이혼으로 해결

상대방의 외도 사실을 알고 서로가 이혼을 결정하기로 합의하는 경우이다. 이 경우에는 서로가 원만하게 해결을 해서 자녀들에게 부부 이혼이 미치는 영향을 최소화해야 한다.

외도 피해 당사자의 경우에는 심한 분노감, 배신감, 우울감, 슬픔 등의 여러 감정에 사로잡히면서 위기를 경험한다. 외도를 하다가 적발된 배우자는 초기에는 외도를 부인하는 경향이 있는데 나중에는 자신의 외도 사실을 최소화하거나 어느 정도만 인정을 하면서 상대방 대한 미안한 마음을 가지고 있다. 그리고 외도한 사람은 상대방에게 사과를 하려고 시도하지만, 피해 배우자는 그러한 사과를 초기에 받아드리고 수요하기 보다는 자신이 느끼는 배신감 때문에 상대방의 감정을 받아드리지 못한다. 외도 부부들은 초기에 아주 많은 노력이 필요하다.

외도에 대한 가장 최선의 대책은 부부가 서로 행복한 결혼생활을 즐기면서 살아가기에 외도할 기회를 갖지 않게 하는 것이다. 부부 상담을 하거나 주위의 부부들을 보면 정서적인 면에서 이혼 상태가 되어 외도에 취약한 부부들이 많다. 행복한 결혼생활을 위해서 에너지를 투자해야 한다.

7. 이혼

미국인 중에 결혼한 부부는 둘 중의 한 커플이 이혼으로 끝나는 실정이다. 미국에서는 이혼이 1980년에서 1990년까지 계속적인 증가세를 보였는데, 이제는 현 상태를 유지 내지는 감소 추세로 돌아서고 있다. 이에 비해 우리나라의 이혼은 계속 증가세를 보여서 2002년도에는 이혼율이 47%까지 증가해서 미국의 이혼율과 별로 차이가 없는 현상을 보이고 있다.

이혼율 증가는 전 세계적인 현상인데, 이혼율 증가의 원인에는 이혼녀에 대한 사회적인 낙인이나 부정적인 태도가 완화되었고, 여성의 사회 진출로 인해서 여성의 경제적인 독립과 자립성 향상, 이혼 절차의 간소화, 결혼 생활에서 가족의 전통 유지보다는 결혼 생활의 만족에 역점을 두는 면으로 가치관의 변화, 결혼을 숙명적으로 받아드리는 백년가약이라고 생각하지 보다는 서로가 합의적 계약이어서 한쪽에서 원치 않으면 가족을 해체해서 새롭게 시잘 할 수 있다는 분위기 확산 등을 이혼의 원인으로 볼 수 있다. 특히 부부의 성적인 생활에서 만족을 못 누릴 경우에는 일생 동안 불만족한 성생활을 유지하기 보다는 새로운 파트너와 만족한 성생활을 추구하려는 성에 대한 태도 변화도 이혼을 부추기는 사회적인 변화이다.

또한 이혼에 대한 여러 연구들은 십대에 결혼하거나 너무 일찍 결혼해서 심리적인 성숙이 덜 이루어지고 경제적으로도 어려움이 있을 때 이혼을 요구하는 경향이 많고, 부부의 학력이 낮을수록 이혼하는 부부들이 많다. 그러나 여성의 경우에는 박사학위나 고학력의 소지자 일수록 이혼하는 경향이 높다.

아직도 우리나라에서는 배우자의 외도, 배우자의 신체적 정신적인 학대, 부부 사이의 성격 차이, 고부 갈등의 악화, 남편의 무능과 술 문제 등이 여성이 이혼을 요구하는 많은 원인이 되고 있다.

이혼한 부부들은 이혼이 자녀들에게 미치는 부정적인 영향 때문에 죄책감을 느낀다. 남성은 이혼 후에 정서적 성적인 외로움, 여성의 경우 정서적 경제적으로 어려워지는 현상 때문에 재혼을 한다. 그러나 재혼하는 부부들 중에는 상대방의 자녀 양육 문제, 서로의 적응문제 등의 어려움 때문에 오히려 재혼한 가정의 이혼율이 약 75%에 도달하면서 더 어려움을 경험한다.

부부 사이에 갈등이 있고 문제가 있을 경우에 사람을 바꾸어서 문제를 해결하려고 시도하는 것은 부부문제의 근본적인 원인을 상대방에게만 전가하려는 태도이다. 자신의 문제를 돌아보아보고 성찰해서 자신의 문제를 해결하면서 상대방과의 부부관계를 개선하려고 노력해야 한다.

8. 노년기의 성이해와 성생활과 기법

성인들의 성행동은 다양한 범위는 걸쳐서 나타나며, 대부분 사망하기 직전까지 삶의 일부로 성적 활동을 지속시키고 있다. 물론 나이가 들어갈수록 젊은 시절과 비교하여 생리학적인 측면에서 성교 행위를 할 수 있는 능력이 약간 감소하기는 하지만, 친교나 정서적 차원의 욕구는 그대로 유지되거나 오히려 증가한다. 또한 건강한 노인들은 성적으로 표현하는 능력이나 성욕이 상실되거나 감소된 것은 아니다. 단순히 성교의 빈도를 토대로 생의 후반기를 이해하려고 했던 과거에는 노인을 성적인 존재가 아니라고 생각했지만, 다행스럽게도 그와 같은 편견이 최근에는 상당히 빠르게 사라지고 있는 추세이다. 그럼에도 불구하고 누구나 연령이 증가하면서 생리적 변화를 경험하게 되고, 또 자신의 파트너와 더 이상 함께 살지 못하는 경우를 경험하기도 한다. 본 장에서는 여성의 생리학적 변화를 이해하는 측면에서 폐경의 기능, 성인 남성의 성, 독신생활과 성, 그리고 노년기 성의 이해방향 등의 내용을 차례로 서술하고자 한다.

1) 폐경과 성기능

사춘기에 접어들면서부터 본격적으로 여성들의 몸속에서 분비되는 성호르몬은 그 수준이 20대에 정점에 달하여 그후부터 40대 이전까지 거의 불변한 상태라고 할 수 있다. 그렇지만 40대에 들어서면 호르몬 분비량은 10대 후반과 비슷한 수준으로 유지되다가 40대 후반에서 50대 중반 사이에 성호르몬 분비가 거의 중단되어 사춘기 이전과 같은 상태가 된다. 성호르몬 생성 수준이 갑자기 감소되어 월경이 더 이상 나타나지 않는 현상을 폐경(menopause)이라 하는데, 이 용어는 1875년 문헌에 처음 등장했다. 그러나 월경과 배란현상이 동시에 중단되는 것이 아니므로 월경이 나타나지 않는 순간부터 1~2년이 지날 때까지 폐경이라 부르지 않기도 한다. 또 중년기여성들은 보통 4~8년 정도 불규칙한 생리주기를 경험하고서 월경이 중단되는데, 이는 현대여성들이 거의 인생의 1/3 이상을 폐경의 상태로 살아간다는 의미이다.

폐경기에 접어든 여성들은 신체적으로 여러 가지 변화를 경험한다. 에스트로겐 생성 감소로 인한 변화는 생식기에서부터 나타나는데, 질 벽이 얇아지고, 질이 위축되며, 또 질 부위가 윤활작용 감소로 더 건조해진다. 또 피로나 불면증, 야간의 발한이나 주야간의 홍조 현상도 주요한 증상에 속한다. 아울러 그들은 심리적인 변화도 다양하게 경험하는데, 초조, 결단력 저하, 기억이나 주의집중능력 감소를 비롯하여 노화에 대한 두려움, 자식을 더 이상 낳을 수 없다는 사실에 대한 존재의미 상실, 성생활을 제대로 할 수 없다는 두려움 등이다. 심리적인 변화는 특히 자녀의 출산과 양육에 심혈을 기울였던 여성들이 그렇지 않았던 여성들보다 더 심하다. 그러나 생식기에서의 생리적 변화로 성기능이 제대로 발휘되지 못하지만 폐경 이후에도 규칙적인 성생활을 하게 되면 생리적 변화가 더 느리게 나타나거나 성적 쾌감을 얻는 능력도 유지된다.

폐경은 노화과정의 일부로 나타나지만, 또 난소절제술의 결과로도 나타난다. 한 연구에서 아직 폐경을 경험하기 이전의 연령집단, 폐경을 경험한 연령집단, 그리고 폐경기 이전에 난소절제술을 받은 집단을 상대로 질의 윤활작용, 성욕, 및 성적 만족의 정도를 비교하였다. 연구대상자들의 나이를 통제시키지 않은 상태의 분석에서는 질의 윤활작용이나 성욕에서 세 집단간 차이가 있었으나, 나이를 통제시킨 상태의 분석에서는 그 차이가 사라졌다. 세 집단 모두 연령이 증가할수록 성욕이나 성적 만족, 질의 윤활작용 등이 낮아졌다. 질의 윤활작용과 성욕의 정도는 폐경이나 자궁절제술의 경험에 따라 감소했지만, 성욕과 성적 만족은 특히 연령에 따라 민감한 차이를 보였다. 그렇다면 자궁절제술을 받은 여성들의 성욕 저하를 보이는 현상은 생리적 변화 그 자체보다 심리적 변화에 더 크게 좌우된다고 할 수 있다. 또 수술 후 그들의 성행동은 수술 전의 성행동 정도에 의해 좌우된다. 혹자는 월경현상이 여성의 생식기관에 감염되는 병원체에 저항하는 기능을 지니므로 월경이 더 이상 나타나지 않는 폐경기 이후에는 그 적응력이 떨어지게 된다고 주장한다. 대부분의 병원체는 정자세포의 몸에 붙어 자궁까지 전달될 가능성이 높기 때문에 월경이 중단된 이후에도 콘돔 사용으로 질병 감염 등을 예방할 필요가 있다.

폐경은 인간 여성에게만 나타나는 현상인데, 일부 학자들은 그 이유를 진화론적으로 설명한다. 여성은 임신을 할 때마다 생물학적으로 위험한 상황에 직면한다. 남성도 음식을 구하고 가족의 안전을 보전해야 하는 위험에 직면하지만 여성의 출산과 관련된 위험하고는 비교가 되지 않는다. 그렇다고 여성이 그 위험에 저항할 수 없는 것은 아니지만 연령 증가로 위험성이 더 높아진다. 진화론적으로 폐경은 연로한 여성에게 출산과 같은 생물학적 위험을 면제시킨 대가로 인간 공동체에 다른 역할을 부여했다. 원시사회에서는 평균수명이 짧아 폐경을 맞이하기 전 거의 모든 여성이 죽었다. 그러나 당시 한 여성이 50세를 넘었다면 그녀의 인생관은 다른 사람들과 달랐을 것이다. 즉 진화론적 관점에서 폐경의 이유는 공동체의 지도자나 교육자로서 공헌과 관계가 깊다. 이를 할머니 가설(grandmother hypothesis)이라고 하는데, 후세들에게 전해준 기술이나 교육 등은 폐경기까지 생존한 지적인 여성들의 몫이 컸을 것이다.

폐경을 전후한 시기에 성욕 저하를 경험한다는 연구보고서들이 많지만, 이는 순전히 심리적 문제일 가능성이 크다. 여성의 에스트로겐은 난소 또 테스토스테론은 부신에서 생성되는데, 성욕은 주로 테스토스테론의 영향을 받는다. 폐경 후 난소는 에스트로겐 생성을 중단하지만, 대부분의 여성은 성적 관심을 유지할 만큼의 테스토스테론을 생성하고 있다. 과거에는 폐경 이후에는 더 이상 여성으로서의 가치가 없다고 느끼는 여성들이 많았다.

진화론적으로 폐경이 중요한 의미를 지니고 있었지만, 현대 여성들에게도 폐경은 역시 중요한 의미를 지닌다. 생물학적으로 폐경기 이전에는 여성은 성욕이 있을 때마다 임신 가능성을 고려해야 하는 부담이 있지만, 폐경 이후에는 성욕이 있어도 임신을 걱정할 필요가 없다. 이런 의미에서 폐경은 여성에게 짐을 덜어주고 자유스러움을 만끽하면서 성적으로 더 왕성해지기도 한다. 그렇다면 폐경은 고통 없는 여성다움의 시작이라고 할 수 있다.

2) 성인 남성의 성

Wermer는 50세를 지난 남성들이 테스토스테론 수준의 갑작스러운 감소로 인하여 기억력 장애, 주의집중력 부족, 피로, 신경질, 스트레스에 대한 저항력 감소 등을 경험한다면서 이와 같은 특성을 남성들의 갱년기 증상(climacterium virile)이라고 명명하였다. 그 이후 남성갱년기의 실체에 대해서 지난 수 십 년 동안 논쟁해오고 있으나 남성갱년기에 기인한다는 증후군의 어떤 것도 젊은 시절과 비교하여 50~60대 남성에게 의미 있게 나타나는 특성이라고 증명되지는 않았다.

남성들이 50세를 넘어서면 혈청 테스토스테론 수준이 보통 이하로 낮아져 발기가 어려워질 수 있는데, 혹자는 이 시기에 여성의 폐경처럼 홍조, 발한, 피로, 우유부단, 우울증 등도 나타나서 남성 폐경(male menopause)이라고 부른다. 그러나 장년기 남성들이 신체적인 변화와 함께 생리적 차원의 성기능에서 변화를 경험하더라도 여성의 폐경처럼 변화가 두드러진 것은 아니다. 즉 폐경이라는 용어는 월경의 중단을 의미한 반면, 갱년기는 생식능력의 상실을 의미한다. 그렇다면 여성은 폐경과 갱년기를 모두 경험하는 반면, 남자에게는 후자만을 경험하거나 또는 전자와 후자 모두 경험하지 않을 수도 있다. 여성은 폐경으로 호르몬 생성이 갑자기 감소하지만, 남성은 그런 경험을 하지 않는다. 남성들에게서 보이는 증상은 폐경기를 맞은 여성의 감정, 성격, 기분 변화를 남성이 그대로 받아들이면서 나타나는 경우가 대부분이다. 곧 상당수의 남성들이 중년기 그 시점에 심리적이고 사회적인 어려움을 경험한다고 할 수 있다.

생리적인 측면에서 남성들의 성기능이 최적의 상태인 연령을 살펴보면, 정자세포의 생산량이나 발기능력, 최대 발기상태에 이르는 시간은 20세를 전후하여 가장 왕성하며 성호르몬 분비량은 30세를 전후하여 극치에 달한다. 즉, 남성들은 20대 후반을 넘어서면 성호르몬 생산량이 조금씩 줄어들기 시작하므로 50세 이후 성적 활동의 감소를 보고한다. 예를 들면, 발기에 필요한 시간이 더 길어지며, 사정의 양도 감소하며, 새벽의 발기현상도 예전보다 약해짐을 경험한다. 그래서 나이가 증가할수록 성기를 계속 자극하더라도 곧바로 발기가 되지 않으며, 또 완전히 발기되었더라도 그 강직성이나 팽창 정도가 전보다 더 약하다. 개인차가 있지만 그러한 변화 때문에 성기의 자극이 충분해야 성교도 가능해진다.

어떤 남성은 40대에 접어들기 전부터 자신이 성기능에 설정한 기준에 도달하지 못함을 경험한다. 그들도 역시 사정할 때까지 시간이 오래 걸리거나 사정에 도달하지 않기도 한다. 이처럼 지속기간이 점점 길어지는 원인으로 성행위나 성적 자극에 익숙해지면서 수반되는 심리적 여유, 남근의 감수성 둔화, 성욕저하 등을 생각할 수 있다. 이러한 지속시간 증가는 남성의 생리적 만족감과 관련되지는 않지만, 일반적으로 여성의 만족감을 증대시킬 가능성이 높아지므로 남성들의 심리적 만족감도 커진다. 많은 남성들이 중년기에 들어서면서 성적으로 실패하는 것을 두려워하지만, 어느 나이에서든지 자신에 대해서 불신을 하면 성적으로 실패한다. 그러므로 나이가 들수록 파트너와의 개방된, 솔직한 의사소통이 성공적인 성생활을 유지하는데 중요하다.

인생의 후반기에서 성기능을 상실한다고 여기는 두려움은 여성보다도 남성이 더 심하다. 대부분의 남성들은 30대부터 성기능의 노화를 걱정하기 시작한다. 이러한 걱정은 40~50대에서 가속화되어 60대에는 그 정점에 달한다. 수많은 남성들은 젊어서부터 성교를 빨리 할 수 있도록 발기가 곧바로 되는 것을 남성다움(virility)의 상징으로 이해한다. 그러한 남성들은 나이가 들어가면서 예전보다 발기가 제대로 되지 않으면 남성다움이 상실되었다고 해석하지만, 사실상 노인들의 발기부전은 대부분 동맥경화 상태에 기인한다. 이러한 상태에서는 심장질환, 고혈압, 뇌졸중을 일으키는 결과와 마찬가지로 남근에 공급되는 혈액이 충분하지 못하다. 테스토스테론 결핍으로 발기부전을 보이는 남성은 3%에 불과하다.

3) 노년기 성 이해 방향

우리나라에서 전통적으로 60세가 되면 환갑잔치를 베풀어 주고 노인 대접을 해 주었다. 그리고 노인들은 이제 섹스를 초월한 사람으로 간주하고 60대 이후에 성관계에 대해서 관심을 가지만 '주책 많은 늙은이' 처럼 취급했다. 그러나 이제는 나이 면에서는 60세를 노인으로 간주하지는 않지만, 아직도 성적인 면에서는 이제 성생활이 끝난 사람들이라고 여기는 분위기는 변하지 않은 것 같다. "노인들은 성에 관심이 없을 것이다." 라는 기대는 다른 나라에서도 마찬 가지다.

많은 사람들이 인생의 후반기에 접어들면 남녀 모두 성생활을 거의 하지 않을 뿐만 아니라 성이 그들의 삶에서 별로 의미가 없을 것이라고 믿고 있다. 즉 서구사회에서는 1960년대 이전 그리고 우리 문화권에서는 1990년대 이전까지만 해도 소위 노인을 성적인 존재가 아니다(asexual being)라고 규정했었다. 물론 근래에도 특히 젊은이들은 자기 부모들이 성생활을 하지 않을 것이라고 기대하거나, 대부분의 노인들이 성행위를 할 수 있는 능력을 상실했다고 생각하거나, 성적 관심이 높은 노인들을 젊어서부터 호색가이었을 것이라고 여기거나, 노인이 성행위를 할 경우 쉽게 건강을 해칠 것으로 생각하거나, 또 노인의 성에 대한 연구나 토의 자체를 우습게 여기는 등 노년기 성에 대한 편견이 완전히 사라진 것이 아니다. 그와 같은 문화적 편견 때문에 노인들은 성적 관심이나 감정을 지니고 있는 것 자체를 죄의식으로 느끼고 있으며, 그런 죄의식을 느끼지 않기 위해서 성욕을 억제하면서 살아가야 한다.

그와 같은 노년기 성에 대한 편견은 왜 생겨났으며, 사라지지 않고 있는가? 크게 두 가지로 압축해 보자면 성욕을 발산하는 능력 또는 성행동의 목적을 단순히 성교의 빈도나 종족보존의 개념에 집착해서 보기 때문이다. 나이가 들어갈수록 성교의 빈도가 줄어들고, 종족보존을 하는데 있어서 노인의 역할은 별로 필요가 없다고 여기는 차원에서 성을 젊음하고만 연결시킨 결과라고 할 수 있다. 오늘날 우리 사회에서 젊음을 강조하는 문화의 단면들은 성형수술, 화장품산업, 의류산업, 광고 등 각종 생활과 관련된 장에서 확인되고 있다. 특히 의류나 화장품 등의 광고사업에서는 소비자들에게 성적 매력을 노골적으로 표현하여 젊음과 성적 매력을 동등한 것으로 과장시킨다. 이처럼 젊음은 아름답고 또 늙음은 단지 존경의 대상이라는 단순한 사고방식이 우리 모두에게 노화와 함께 사랑의 능력도 사라질 것이라는 두려움을 느끼게 만드는 하나의 이유가 된다.

성욕은 인간의 기본욕구의 하나로 노년기에도 전혀 상실되지 않는다. 나이가 들수록 성행위의 빈도 등 성적 활동은 감소하지만, 성적 관심이나 욕구 등은 거의 일정하게 남아 있다. 그와 같은 관심이나 욕구는 60대이든, 80대이든, 이미 100세가 넘었든 나이와 무관하므로 누구나 노인이 되면 성과 거리가 먼 생활을 한다는 생각은 옳지 않다. 오히려 노년기 특유의 성생활이 시작된다고 표현해야 하는데, 활동의 측면에서는 개인차가 심하다. 즉 성적 활동이 70~80대 이상까지 가능한 사람이 있는가 하면, 40~50대까지도 유지시키지 못하는 사람도 있다. 예를 들면, 1960년대 마스터스와 존슨의 연구에 참여했던 60세 이상의 대상자들의 경우 생리적 반응에서 여성들은 나이가 증가해도 큰 변화가 없었던 반면, 남성들은 쇠퇴가 심했다. 또 그 연구에 참여한 80세 이상의 노인 202명 중 여성 40%와 남성 72%가 자위행위를 경험하고 있다고 반응하였다. 놀랍게도 여성이 규칙적으로 계속 성관계를 유지한다면, 80대에 이르러서도 성적 쾌감을 얻을 수 있다.

인간은 어느 나이에서든지 성적인 활동에서 기쁨을 얻으려면 건강을 유지해야 한다. 건강이 좋지 않다고 성생활을 전혀 할 수 없는 것은 아니지만 건강하지 못하면 성적인 활동에 많은 제약이 생긴다. 남녀노소 모두 건강하거나 아프거나 불구자일지타도 성적 환상을 즐기는 것이 정상이다. 어떤 노인들은 성적 환상을 부인하고 있지만, 태어나서 사망의 순간에 이르기까지 성적 환상, 사고, 꿈, 욕망 등은 사라지지 않는다. 개인의 일생에 걸친 성경험은 건강과 같은 생리적 요인 이외에 심리 · 사회적 요인에 크게 좌우된다. 우선 성교행위의 수행능력은 생리적 노화과정 이외에 과거의 성행동 빈도와도 관련이 크다. 중년기까지 성교 빈도를 커다란 변화 없이 지속시켰던 노인들은 그렇지 않은 노인들에 비해 생의 후반기에도 더 왕성한 성생활을 한다. 또 은퇴를 자신의 정체성에 대한 위협으로 지각하지 않은 사람들은 그렇지 않은 사람들에 비하여 직장생활의 시기보다 더 자유시간이 많아졌다고 지각하면서 여가를 즐기려 하므로 성적 상호작용의 자발성이 더 커진다.

노년기의 성을 정상적이고 자연스럽다고 이해하는 것은 개인이 자신의 성을 편안하게 받아들이고 이해하는데 중요하다. 다행스럽게도 대다수 노인들은 성교를 성행위의 유일한 형태라고는 여기지 않으므로 발기나 윤활작용, 오르가슴 등을 그리 중요하게 생각하지 않는다. 반드시 성기 삽입 형태의 성만 존재하는 게 아니라 손을 잡거나, 키스를 하거나, 자위행위를 하거나, 구강성교를 하는 등 친교를 표현하는 방법은 다양하다. 한 개인의 존재가 얼마나 중요한가를 인식한다면 평생 동안 표현되는 성의 범위를 과소평가해서는 안 된다. 오히려 상대방과 성교 대신 애무하면서 온정을 나누는 것에 더 큰 만족을 느낄 수도 있다. 이러한 다양성을 이해하고 받아들이는 것은 성적 표현을 풍부하게 해준다. 성적 건강은 노인 개인의 전체적인 건강유지에 도움이 된다(그림 6).

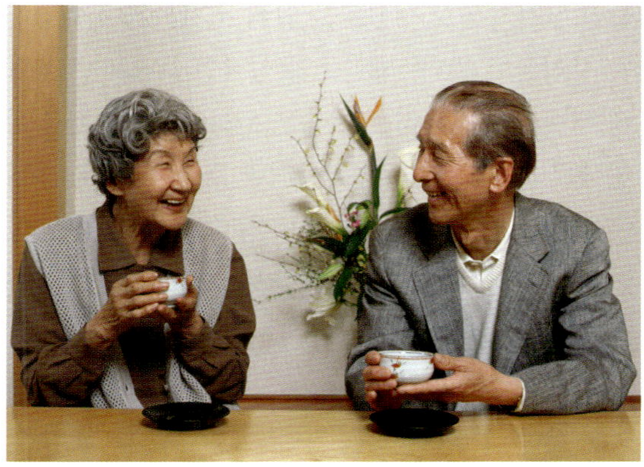

그림 6 노인들의 성생활은 다양한 형태부부 친밀감을 즐길 수 있다. 노인들도 다양한 형태의 성행동을 통하여 친밀감을 즐길 수 있다.

4) 노인들의 성에 관한 부정적인 태도

(1) 노인들의 성은 부정적

우리나라의 사회에서 노인들이 성을 즐기거나 관심을 가지면, "저 노인은 섹을 밝히는 노인이야!" 하면서 부정적인 시각으로 바라본다. 특히 성은 젊은 이들이나 관심이 있는 것이지 노인들은 성에 대해서 초월해야 성숙한 상태에 도달한 다고 생각하는 경향이 많다. 이러한 사회적인 분위기 때문에 노인들인 당사자들도 성생활을 일찍 포기하거나 체념하는 사람들이 많다. 노인들의 성적인 욕구와 성생활에 대해서 부정하려는 태도는 우리나라에만 한정된 현상이 아니고 외국에도 이러한 경향이 있다. 그러나 노인들은 한층 더 성숙한 깊은 인간관계를 포함한 전인적인 성생활을 할 수 있는 단계에 있다는 것을 알아야 할 것이다.

(2) 성에 대한 이중적인 경향

우리나라 노인들 사이에서는 남성이 성욕구가 강하면 핀잔을 받지만 성적인 기능을 제대로 발휘하지 못하면, "빛 좋은 개살구"라는 식으로 실속이 없는 남성에 대해서 압박감을 준다. 대체로 남성은 노인이 되어도 성기능이 정상이어야 자존심을 가질 수 있다. 또한 남성 노인은 이성에게도 여전히 매력을 유지하고 관심을 갖고 싶어 하는 경향이 있다. 그러나 여성은 성적인 기능에는 별로 관심이 없고, 여성으로서 이성 남성의 관심을 받지 못하면 상처를 받을 수 있다. 즉, 남성은 노인이 되어도 성적인 기능과 이성에게 매력을 가질 수 있는 가가 자신의 자존심을 세우는 중요한 요인이 되는데 반해, 여성 노인은 남성에게 아직도 자신이 관심의 대상이 될 수 있는 가가 긍정적인 자존심에 영향을 준 다는 것이다. 겉으로 보기에는 여성은 나이가 들면 남성을 싫어하고 멀리할 것 같지만 속내 마음은 아직도 이성에게서 관심을 받고 싶은 마음은 변함이 없다.

(3) 여성의 주름은 기피대상이고 남성의 주름은 권위의 표현

여성은 나이가 늘면서 주름이 늘고 피부가 탄력을 잃게 되면 부정적인 인상을 받는다. 그러기에 나이가 들어도 주름살을 없애기 위해서 여성들은 돈을 들여 수술을 받기도 한다. 그러나 남성은 노화과정의 상징인 주름이나 흰머리를 오히려 경험과 경륜의 대항으로 긍정적으로 보아 주려는 경향이 강하다. 남성의 백발노인은 권위가 있어 보이지만, 여성의 백발노인은 초라하게 보인다. 나이가 늘어도 여성의 신체적인 변화는 대체로 부정적으로 바라보지만, 남성의 신체적 변화는 연륜으로 바라보려는 성차별 적인 경향이 있다. 나이가 든 노인은 여성이건 남성이건 존경하는 태도를 보이는 것이 중요하다.

(4) 남성의 연하 여인과 결혼은 축복이지만, 여성의 연하 남성과 결혼은 주책으로 간주

우리사회는 60세의 남성이 30세의 여성과 결혼을 해서 새 살림을 꾸민다면 그 노인에 대해서 부러운 시선으로 바라보지만 반대의 경우로 60세의 여성이 30세의 연하 남성과 결혼한다면 비난의 대상이 되어버린다. 즉, 남성과 여성에 대해서 여전히 이중적인 잣대로 바라보는 경향이 있다. 그러나 이러한 추세는 점차 사라져서 우리나라에서도 연하의 남성과 데이트와 결혼하는 건수도 점차 늘고 있는 추세이다. 외국에서는 40세 이상의 여성 중에는 약 34%가 연하의 남성과 데이트를 한다고 보고했다. 여성이 연하의 남성과 교제하는 것을 점차 자연스럽게 받아드려지고 있는 풍조이다. 실제로 성기능적인 면에서 보면 남성은 나이가 들면서 성기능이 저하되고, 여성은 성에 대해서 적극적으로 변하기에 성적인 면에서 본다면 여성이 남성보다 나이가 많아야 어느 정도 성적인 면에서 조화를 이룰 수 있다.

5) 노인들의 성생활과 기법

노인들이 성생활을 원하고 성생활 때문에 문제를 제기하면 부정적으로 바라보는 경향이 있는데 실제로는 노인들의 성생활에 관한 연구가 많지 않기에 노인들의 침실에서 어떤 현상이 일어나는지는 잘 알 수 없다. 필자가 상담한 경험에 의하면 우리나라의 70대 부부들 중에도 아내는 성생활을 원하는데 남편이 자주 성관계를 가져 주지 않아서 불만인 경우를 경험했다. 또한 노부부의 경우에 아내와 부부 싸움을 하는 남편은 자위를 통해서 자신의 성적인 욕구를 해결하기도 했다. 우리나라 노인들은 성에 대한 보수적인 태도가 강하기에 노인들을 상대로 성생활에 대한 실태조사를 하기란 아주 어렵다. 외국에서 조사한 노인들의 성생활에 관한 연구를 보면 노인이 되어도 성생활을 자신들의 생활에 아주 중요한 부분이고 젊었을 때 보다 다양한 방법으로 성생활을 즐기는 것으로 조사되었다. 성생활을 노화 과정의 자연스러운 부분으로 받아드리면서 자신의 들의 삶에서 중요한 부분이라고 생각한다고 보고했다.

(1) 노인들의 성생활 빈도

노인들의 성생활 빈도는 아무래도 젊은 시절에 비해서 줄어드는 것이 사실이다(표 1). 대체로 나이가 늘면 성호르몬의 분비가 줄어들고, 신체적인 건강이 악화되기에 점차 성교 횟수가 감소한다. 그러나 노인의 연령에 따라서 다르겠지만 한 달에 1회 이상 성교를 하거나 자위행위를 즐긴다.

표 1. 노인들의 성관계 정도

	남성(%)	여성 (%)
60대에 성관계하는 사람들	71%	51%
70대에 성관계하는 사람들	57%	30%
80대에 성관계하는 사람들	25%	20%

미국에서는 50대에도 성병이나 에이즈 환자가 증가하는 추세를 보고, 50대에도 왕성한 성생활을 한다고 추정하기도 한다. 우리나라는 노인 남성들이 정력에 아주 많은 관심을 가지고 정력이 좋다고 하면 많은 돈을 투자하고 있고, 노인들의 성추행이 들고 있는 추세인 것을 보면 우리나라 노인들의 성적인 욕구가 아직도 건재하다고 추정해 볼 수 있겠다. 실제로 우리나라에서 환갑잔치를 거의 하지 않는 풍조를 보면 자신들이 노인이라고 불리는 것을 꺼리는 것으로 보여 진다. 또한 이에 걸 맞는 성생활에 대한 기대를 가지고 있을 것이라고 추정해 본다.

(2) 노인들의 질적인 성생활 향상을 위한 방법

인간 성생활의 만족도를 성적인 횟수나 빈도만 가지고 말하지 않는다. 성생활의 다양성, 성생활을 즐기는 정도, 성생활을 통한 서로 간의 친밀감 공유 등 아주 많은 부분들이 있다. 노인들의 성생활을 질적으로 유지하기 위해서는 다음과 같은 요인들이 중요하다.

① 정기적인 성생활이 필요하다.

젊은 사람들이건 나이든 노인이건 간에 정기적으로 성생활을 하는 사람들은 장기적으로 성생활을 즐길 수 있다. 정기적으로 성생활을 하면 우리 신체가 그에 따라서 적응할 수 있기에 성기능이 유지될 수 있다. 자신의 성기능을 실험하기 위해서 바람을 피우거나 젊을 여성과 과도한 성생활을 하기보다는 자신의 배우자와 정기적인 성생활을 하는 것이 성적인 장수를 누리는 비결이다. 노인이기에 성생활을 포기한다든가, 성에 대해서 부정적인 생각을 가져서는 안 된다. 인간은 죽을 때까지 어떤 형태로든지 성을 즐길 수 있도록 창조되었다.

② 다양한 성생활이 필요하다.

노인들을 상대로 조사한 바에 의하면, 나이가 든 노인들의 62%가 자위행위를 자신의 성생활의 일부로 수용하는 태도를 보였다. 자위 행위역시 나이가 들수록 여성보다는 남성이 더 감소하는 경향이 있다. 여성은 혼자되었거나 남자가 가능하지 않을 때 자위를 통해서 안전하게 성적인 욕구를 충족할 수 있다. 일반적으로 노인들은 자위행위를 부끄럽게 생각하거나 심지어는 죄악시하는 경향이 있는데 자위행위는 남에게 피해를 주지 않으면서 자신의 성적인 욕구를 충족할 수 있는 건전한 방법이다. 자위행위에 대해서 부정적인 시각을 수정해야 한다.

③ 신체 건강 유지가 중요하다.

노인들이 만족한 성생활을 유지하려면 신체 건강 유지가 필요하다. 보약이나, 약물보다는 걷기, 조깅, 수영, 골프 등 노인들의 신체에 맞는 운동을 통해서 건강을 유지하는 것이 아주 중요하다. 부부 사이에 성생활을 오랫동안 즐기는 것은 결혼의 만족도 뿐만이 아니고, 개인적인 삶의 만족도를 나타내는 중요한 척도가 된다는 것을 알아야 한다(그림 7).

④ 빈도보다는 질적인 성생활을 강조할 것

인간의 성은 본래 단순히 오르가슴을 달성하는 것이 목적이 아니고 성을 통해서 서로가 서로의 몸과 마음을 개방해서 이 세상에서 가장 친밀감을 느끼고 유지하는데 있다. 부부들이 결혼 초기에는 오르가슴을 더 강조하기에 친밀감이나 성행동의 과정에 소홀히 하는 경우가 많다. 그러나 나이가 들면 이제는 질적인 면에서 성행동을 개선하고 강화해야 한다. 어떤 노년 부부들은 질적인 중심의 성생활을 하다 보니 자신들의 성생활이 더 향상되었다고 보고하는 부부들도 있다.

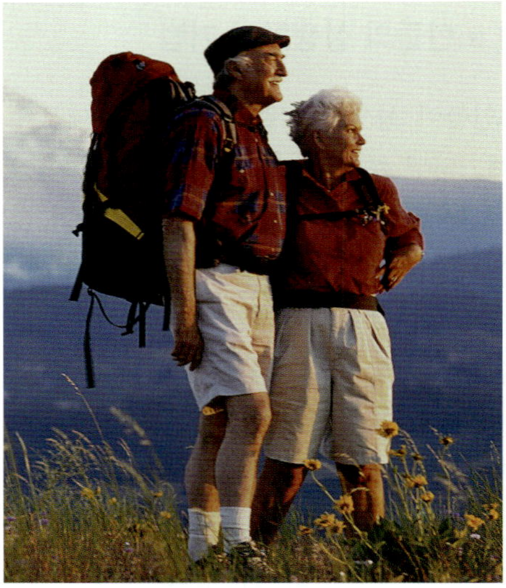

그림 7 노인들의 신체 건강 유지는 성생활과 부부관계에 매우 중요하다.

⑤ 성기관의 접촉보다 서로 신체적인 접촉을 증가할 것

노년에 질적인 성생활을 향상 시킨 부부들은 서로 키스하기, 껴안기, 상대방의 신체를 맛사지 해주기, 신체를 부드럽게 만져주기 등의 신체적인 접촉을 많이 한다. 이런 시간을 부부가 갖기 위해서 부부들은 충분한 시간을 가지고 외부의 방해를 최소화할 수 있는 분위기가 필요하다.

⑥ 성생활 분위기를 개선할 것

젊은 시절에는 아이들에게 발각될까봐 부부들이 속전속결로 성관계를 하는 경우가 많다. 그러나 노년에는 부부 둘이서 마음대로 여유를 가지고 즐길 수 있는 공간과 시간이 있기 때문에 이제는 분위기를 바꾸어서 성관계를 하는 것도 재미가 될 수 있다. 즉 촛불을 켜놓기, 좋아하는 음악듣기, 포도주 마시기, 아로마 향기 피우기 등 여러 방법으로 성생활 분위기를 바꾸어서 여유 있는 성생활을 즐길 수 있다. 부부가 서로 창조적인 아이디어를 동원해서 멋있는 성생활을 할 수 있다.

⑦ 다양한 성교 방법에 개방적일 것

대체로 우리나라 부부들은 남성 상위체위를 가장 많이 하는 편이다. 그러나 노년에 들면 이제 체위로 좀 여성 위주로 바꿀 수 있고, 성기에 의한 성교 보다는 다양한 자극을 주고받을 수 있다. 예를 들면 서로가 서로를 자위해주기, 혀로 상대방의 성기 자극하기, 성기구 사용하기, 젤리 사용하기, 전기 진동기 등을 사용하면 멋있는 성관계를 즐길 수 있다. 특히 남성의 발기가 어려운 경우에 성기 삽입에 의한 성교보다는 이전에서 소개한 방법을 사용하면 얼마든지 오르가슴을 달성할 수 있다.

⑧ 성적인 환상 사용하기

성적인 환상을 사용하면 노년기에도 부부들이 멋있는 성행활을 할 수 있다. 예를 들면, 서로가 젊은 시절에 부부들이 성관계 하면서 멋있었던 장면은 목록을 만들어서 서로 교환하고, 여러 장면 중에서 서로가 자극이 되는 장면을 선택할 수 있다. 처음 성교를 했던 장면을 연상하면서 성관계를 갖기로 했다면, 그 장면을 더듬어 가면서 서로가 처음 만났다고 연상하면서 그 장면을 반복하면서 성감에 몰입하면 아주 자극이 될 수 있어 멋있는 성생활을 할 수 있다. 또는 그림을 보면서 숲속에서, 또는 차 안에서, 공원에서 등등 상상을 통해서 서로가 자극이 되는 장면에서 성관계를 갖는 것을 상상하면서 멋있는 성을 즐길 수 있다.

⑨ 상대방이 원하는 성적인 포즈를 선물로 주기

노년기에 성적인 친밀감을 즐길 수 있는 또 다른 방법은 상대방을 위한 특별 기획이다. 즉 서로가 상대방에게 원하는 성적인 포즈나 장면을 알려준 후에 서로 원하는 장면을 연출해 주는 것이다. 만일에 남편은 아내가 스트립쇼를 해주기 원한다면 아내는 남편을 위해서 음악도 틀어 놓고, 아내의 끼를 동원해서 남편을 위한 스트립쇼를 멋있게 할 수 있다. 남편과 같이 샤워하기, 남편이 아내를 성적으로 유혹하기 등 여러 가지 방법들이 있을 수 있다.

노년기에 접어들면 이제 성생활과 결별해야한다는 생각을 버려야 한다. 우리의 신체는 어떤 생각을 가지고 운전하는 가에 따라서 반응하게 되어 있다. 즐거운 마음과 건강한 신체와 창조적이고 개방적인 성적인 태도를 가진다면 얼마든지 멋있는 노년기의 성생활을 유지할 수 있다.

6) 홀로 된 노인들의 성생활

남녀 평균 수명을 보면 남성이 대체로 여성보다 수명이 짧기에 여성이 노년에 홀로될 확률이 많다. 남성이 노년에 홀로되면 대체로 자신보다 나이가 적은 젊은 여성과 새로운 살림을 차리거나 데이트를 하는 경향이 있다. 그러나 홀로된 여성은 대체로 동년배나 데이트를 할 수 있는 남성이 적기에 연하의 남성과 데이트를 해야 하겠지만, 여성 노인이 젊을 남성과 교제하는 것은 부정적인 시각이 많아서 혼자 지내는 여성들이 많다. 또한 여성들은 남성과의 관계에서 만족하지 못한 경우에 남성과 교제하는 것에 대한 부정적인 시각이 있어 남성과의 교제를 적극적으로 회피하기도 한다.

80~102세의 건강한 노인들 200명을 상대로 성적인 욕구에 대한 조사를 한 결과 약 88%의 남성과 72%의 여성이 과거나 현재의 성생활에 대한 환상을 하고 있는 것으로 나타났다. 즉 홀로된 노인이라고 해서 성생활에 대해서 전적으로 단절하고 사는 것이 아니라는 것이다. 사실 인간으로서 성적인 욕구는 자연스런 현상이기에 홀로된 노인들이 성적인 욕구를 느낀다고 전혀 부끄러워 할 필요가 없다. 그러나 홀로된 노인들은 성적인 욕구를 느낄 경우에 적절한 파트너가 없으면 자위를 통해서 성적인 욕구를 해소할 수 있다. 대체로 노인들은 나이가 들수록 자위행위에 대해서 더 수용적인 태도를 보인다고 한다.

7) 노년기의 성역할 변화

남녀는 30대가 되면 각각 남성과 여성의 호르몬의 분비가 줄어들어 상대적으로 남성과 여성에 남녀 성호르몬 분비의 차이가 점점 줄어들기 시작한다. 노년기에 들어서면 이러한 경향이 더 두드러지기에 이러한 호르몬의 변화는 남녀의 성역할에도 변화를 준다. 즉 남성호르몬의 분비가 줄어들어 상대적으로 여성 호르몬 분비가 많은 남성은 여성처럼, 성격이 좀 더 온순해 지고, 감정을 언어로 표현하고 부부 관계에서도 성적인 오르가슴 보다는 친밀감을 추구하는 면으로 변화를 가져온다. 여성도 노인이 되면 남성 호르몬이 상대적으로 많이 분비되기에 성격이 더 적극적으로 변하고 성적인 욕구도 강하게 표현하고 좀 더 개방적인 된다. 특히 여성들은 노년기에 자신의 의견을 더 적극적으로 주장하기에 남성의 입장에서 보면 젊은 시절의 아내 모습을 연상하면서 거센 여성이 되었다고 한탄할 수 있다. 그러나 이런 현상은 노년기의 특징이기에 남성들이 수용해야 한다. 특히 젊을 시절에 남편에게 억눌려 살았던 아내들은 노년기에 심한 경우에 남편을 구박하기까지 하면서 자신의 한을 풀어내기도 한다. 남편들이 노년기에 아내에게 존경을 받으려면 젊은 시절에 아내를 존중하고 아껴야 주어야 한다. 노부부들은 노년기에 이러한 자신의 신체적, 심리적 변화를 예상하고 상대방의 관점을 더 잘 이해할 수 있는 면에서 융통성 있게 행동하면 부부가 더 친밀해지고 더 만족한 성생활도 즐길 수 있다.

■ 참고문헌

- 田中敏明 (1987). 性と愛の心理, 東京: 福村出版.
- Ackerman, M., & Carey, M. (1995). Psychology' s role in the assessment of erectile dysfunction: Historical precedents, current knowledge, and methods. J of Consulting & Clinical P. 63, 862-876.
- Allgeier, E., & Allgeier, A. (1991). Sexual interactions (3rd ed.). Lexington, Massachusetts: D. C. Heath.
- Blumstein, P., & Schwartz, P. (1990). Intimate relationships and the creation of sexuality. In D. P. McWhirter, S. A., Sanders, & J. M. Reinisch (Eds.), Homosexuality/heterosexuality: Concepts of sexual orientation (pp. 307-320). New York: Oxford University.

- Brecher, E. (1984). Love, Sex, and Aging. Boston: Little, Brown
- Brown, S. (2003). Relationship quality dynamics of cohabiting unions. Journal of Family Issues, 24, 583-601.
- Bullough, V., & Bullough, B. (1995). Sexual attitudes: Myths and realities. Amherst, New York: Prometheus Books.
- Buss. D. (1994). Evolutionary Psychology: The New Science of the Mind. Boston: Allyn and Bacon.
- Comfort, A. (1980). Sexuality in later life. In J. Birren & R. Sloane (Eds.), Handbook of mental health and aging (pp. 885-892). Englewood Cliffs, NJ: Prentice-Hall.Crooks, 2005.
- Cross, R. (1993). What doctors and others need to know: Six facts on human sexuality and aging. SIECUS Report, 21 (5), 7-9.
- Duckworth, J., & Levitt, E. (1985). Personality analysis of swinger's club. Lifestyle: Journal of Changing Patterns. 8, 35-45.
- Dunn, M., & Culter, N. (2000). Sexual issues in older adults. AIDS patient care and STDs, 14, 67-69.
- Featherstone, M., & Hepworth, M. (1985). The male menopause: Lifestyles and sexuality. Maturitas, 7 (3), 235-246.
- Ford, B. (1980). Patterns of sex: The mating urge and our sexual future. New York: St. Martin' s Press.
- Glass, S. P. & Wright, T. L. (1992). Justification of extramarital relationships: the association between attitudes, behaviors, and gender. Journal of Sex Research, 29, 361-387.
- Gordon, S., & Snyder, C. W. (1989). Personal issuess in human sexuality: A guidebook for better sexual health (2nd ed.), Boston: Allyn & Bacon.
- Gordon, S., & Snyder, C. (1986). Personal issues in human sexuality. Boston, Massachusetts: Allyn & Bacon.
- Hill, K., & Hurtado, A. (1991). The evolution of premature reproductive senescence and menopause in human females: An evolution of the "grandmother hypothesis." Human Nature, 2, 313-350.
- Hodson, D. S., & Skeen, P. (1994). Sexuality and aging: The hammerlock of myths. Journal of Applied Gerontology, 13, 219-235.
- Hussain, A. (2002), June 26). It's official, Men really are afraid of commitment. Reuters.
- Johnson, D., & Scelfo, J. (2003). Sex, Love, and Nursing Home. Newsweek, December, 15, 54-55.
- Kellett, J. (2000). Older adult sexuality. In L. Szuchman & F. Muscarella (Eds.), Psychological Perspectives in Human Sexuality: New York: Wiley
- Kimmel, D. C. (1990). Adulthood and aging. New York: John Wiley & Sons.
- Lacey, J., Brinton, L., Lubin, J. et. al. (2005). Endometrial carcinoma risks among menopausal estrogen plus progestin and unopposed estrogen users in a cohort of postmenopausal women. Cancer Epidemiology Biomarkers & Prevention, 14, 1724-1731.
- Lander, E. (1997) Sex after 60: The catch phrase - the reality. Senior Highlights, 14 (9), 28.
- Laumann, E., Gagnon, J., Michael, R., & Michales, S. (1994). The Social Organization of Sexuality: Sexual Practices in The States. Chicago: University of Chicago Press.
- Marquis, C. (2003). March 16. Living Sin. New York times, p, WK2.
- Masters, W. H., & Johnson, V. E. (1966). Human sexual response. Boston: Little, Brown.
- Masters, W., & Johnson, V. (1970). Human sexual inadequacy. Boston: Little, Brown.
- Mathias-Riegel, B. (1999). Intimacy 101: A refresher course in the language of love. Modern Maturity, September-October, 46.
- Mulligan. T., & Palguta, R., Jr. (1991). Sexual interest, activity, and satisfaction among a\mele nursing home residents. Archives of Sexual Behavior, 20, 199-204.
- Profet, M. (1993). Menstruation as a defense against pathogens transported by sperm. The Quarterly Review of Biology, 68, 335-386.
- Puretz, S., & Haas, A. (1993). Sexual desire and responsiveness following hysterectomy and menopause. J of Women & Aging, 5 (2), 3-15.
- Spanier, G. B., Margolis, R. L. (1983). Marital separation and extramarital sexual behavior. Journal of Sex Research, 19, 23-48.

- Sydow, K. (1995). Unconventional sexual relationships: Data about German women aged 50 to 91 years. ASB, 24, 271-290.
- Stimon, A., Wase, J., & Stimon, J. (1981). Sexuality and self-esteem among the aged. Research in aging, 3, 228-239.
- Sydow, K. (1996). Female sexuality and historical time: A comparison of sexual biographies of German women born between 1895 and 1936. ASB, 25, 473-493. (U.S. Bureau of the Census, 2003).
- Teachman, J. (2003). Premarital sex, prmarital cohabitation, and the risk of subsequent marital dissolution among woman. journal of Marriage and the Family, 65, 444-455.
- Treas, C., & Giesen, D. (2000). Sexual Infidelity among married and cohabitating Americans. Journal of Marriage and the Family, 62, 48-60.
- Wermer, A. (1939). The male climacteric. Journal of the American Medical Association, 119, 1441-1443.
- Whisman, M. A., Dixon, A. E., & Johnson, B. (1997). Therapist's perspectives of couple problems and treatment issues in couple therapy. Journal of Family Psychology, 11, 361-366.
- Wineberg, H. (1994). Marital reconciliation in the Unites States: which couples are successful? Journal of Marriage and the Family, 56, 80-88.

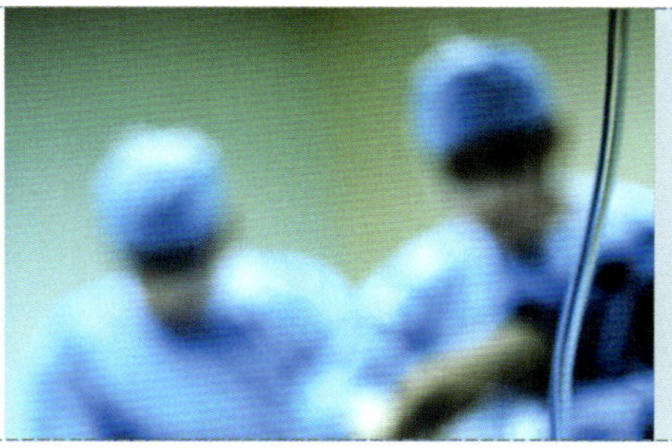

Part V

월경과 임신

Chapter 9 월경과 임신

이규섭(부산의대 산부인과) · 김원회

1. 월경

월경을 요즈음은 보통 멘스라고 하지만 이는 영어(menstruation)를 줄여 쓴 일본식 명칭이며, 순수한 우리말은 '몸' 이다. 또 월경 때 나오는 피는 '몸엣것' 이라고 한다. 간혹 '달거리' 라고 하기도 하지만 주기적으로 앓는 병의 뜻도 있으므로 '몸' 이라 하는 것이 더 낫다고 본다.

여성은 이차성징이 완성되면서부터 폐경이 될 때까지의 약 35년 동안 매월 임신을 준비하는 특유의 생식생리 과정을 반복하면서 임신이 안 될 때마다 새로운 준비 과정을 위한 자궁내막의 탈락을 동반하는 출혈 즉 월경을 하게 되는데, 이는 시상하부-뇌하수체-난소축(hypothalamic-pituitary-ovarian axis)의 복잡한 상호 관계에 의한다.

1) 시상하부-뇌하수체-난소 축

시상하부에서 성선자극호르몬 유리호르몬(gonadotropin releasing hormone, GnRH)이 시상하부 문맥을 통해 뇌하수체전엽의 모세혈관망 속으로 이동하면 난포자극호르몬(follicle stimulating hormone, FSH)과 황체화호르몬(luteinizing hormone, LH) 같은 호르몬의 분비를 자극하게 된다(그림 1). 뇌하수체전엽에서 분비되는 여러 가지 호르몬들은 주로 인체의 중요한 기능들을 조절하고 있는데 이 중 여성의 성 생리와 직접 관계되는 호르몬의 기능은 아래와 같다.

(1) 난포자극호르몬

난소에 있는 난자를 난포(ovarian follicle)로 성장하도록 자극하게 된다. 이와 같은 성숙과정을 통하여 성숙난포는 배란을 하게 되고 이어 황체가 되며, 약 28일을 주기로 이를 반복하게 된다.

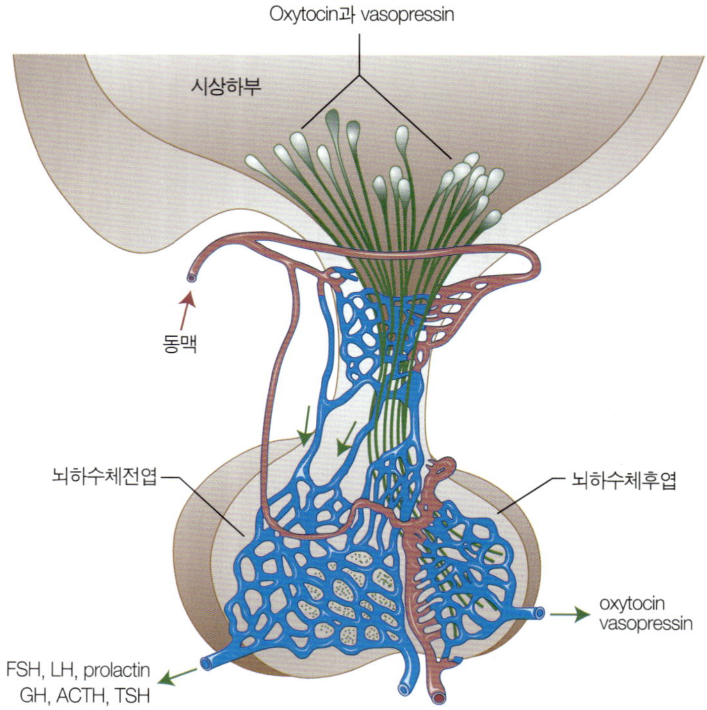

그림 1 뇌의 시상하부 문맥을 통해 GnRH가 뇌하수체전엽의 모세혈관망 속으로 이동하여 FSH, LH 등을 혈중으로 분비하게 한다.

이 때 성장하는 난포에서는 대표적인 여성호르몬인 에스트로겐을 분비하여 자궁내막을 증식시킴으로서 임신을 준비하게 된다.

(2) 황체화 호르몬

황체화 호르몬은 성숙된 난포로부터 난자를 유리시키는 배란(ovulation)을 담당할 뿐 아니라 배란 후 난포를 황체(corpus luteum)로 변화시키는 호르몬이다. 이렇게 형성된 황체에서는 에스트로겐은 물론 프로게스테론이라는 황체호르몬을 분비하게 되는데 이에 따라 자궁내막은 분비기에 들어가 만일 임신이 될 경우 착상 초기의 수정란의 영양을 담당하게 된다.

2) 배란

(1) 배란주기

배란이란 난소에서 매달 성숙된 몇 개의 난자들(그림 2, 3) 중 가장 큰 것이 난소로부터 골반 강으로 터져 나오는 현상을 말한다. 이렇게 나온 난자는 바로 난관 안으로 빨려 들어가는 것이 보통이다. 배란이 되는 시기는 다음 월경 예정일 첫 날로부터 역으로 계산해서 14일 전후가 된다(그림 4).

(2) 배란증상

① 자궁경부 점액의 변화

배란이 가까워짐에 따라 에스트로겐의 양이 많

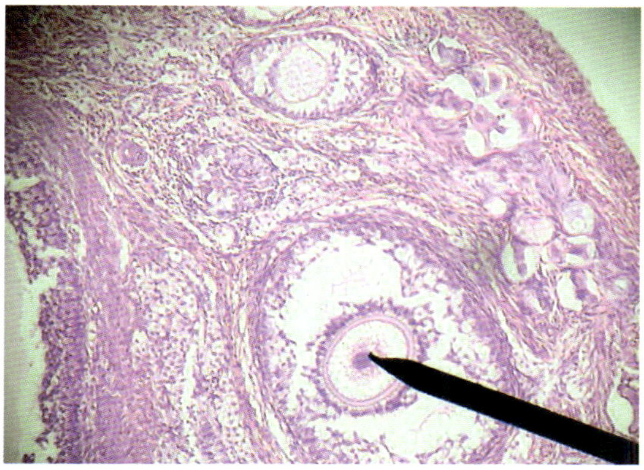

그림 2 난소 안에 있는 성숙과정의 난자의 현미경 소견

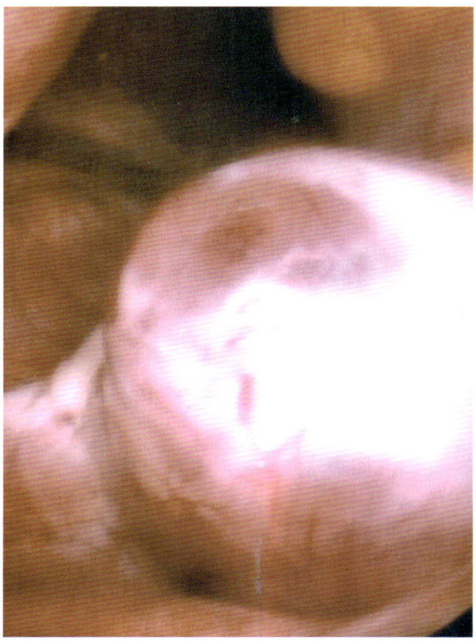

그림 3 배란 직전의 성숙난포

이 증가하고 이에 따라 투명하고 미끈하며 탄력성이 있는 점액이 다량 나오게 되는데 이때가 임신 확률이 가장 높을 때이다.

② 체온의 상승

배란 후에는 체온이 약간 올라가게 되는데, 이는 프로게스테론의 체온상승작용에 의한다.

③ 하복부 통증

배란이 되면 약한 통증이나 쑤시는 것 같은 아픔을 느끼는 여성도 있는데, 이는 배란으로 인한 복강 내의 출혈 등이 원인이나 보통 이런 증상은 몇 시간 이내에 서서히 사라진다.

④ 출혈

배란 때 일시적인 에스트로겐의 감소로 월경 때보다는 양이 적은 약간의 출혈을 보이기도 한다.

(3) 월경주기와 자궁내막

① 증식기

월경기 이후 약 10~11일간의 기간이다. 난포자극호르몬에 의한 난포의 발육이 시작되면 난포의 주위에 난포막이 형성되며 여기서 분비되는 에스트로겐이 자궁내막 조직을 증식시켜 내막의 두께는 점점 두꺼워져서 약 4~5mm까지 두터워지며 내막선(샘)들도 증식하게 된다.

② 분비기

증식기에 두꺼워진 자궁내막은 황체에서 분비되는 프로게스테론에 의하여 글리코겐 등의 분비를 시작하게 되는데 주로 내막선에 많이 일어난다.

이와 같은 상태는 약 2주간 계속되는데 그 사이에 수정란이 자궁에 도달하여 착상이 일어나는 임신이 되지 않으면 황체에서의 프로게스테론 분비의 감소로 내막은 더 이상 유지되기 어렵게 된다(그림 5).

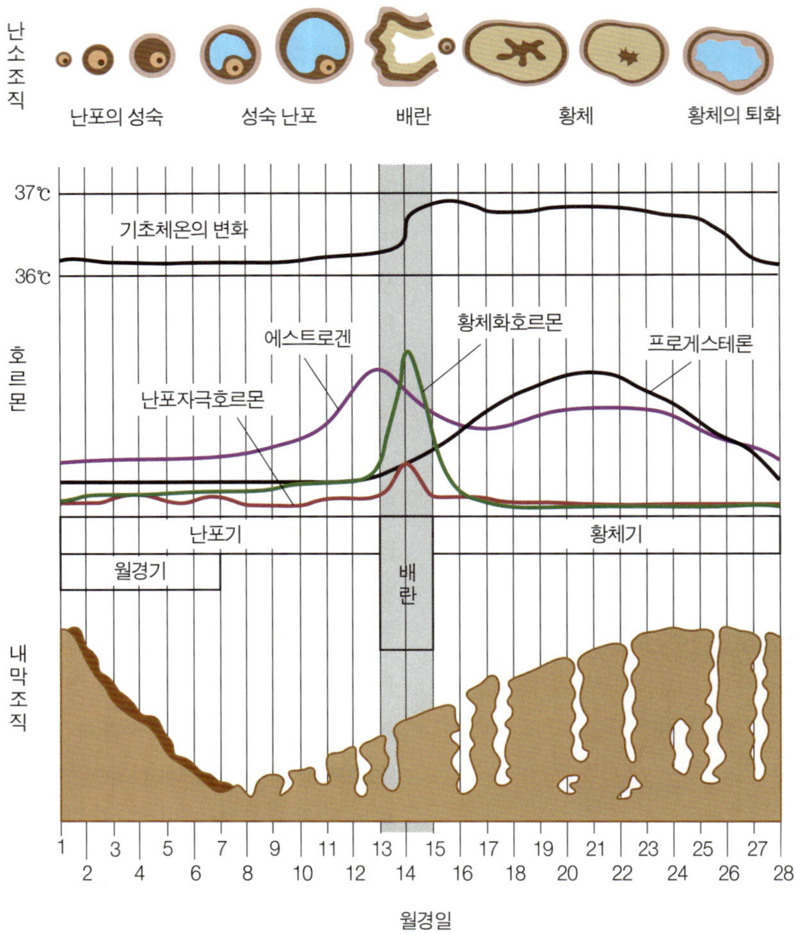

그림 4 월경 주기에 따른 뇌하수체 호르몬, 난소 호르몬, 자궁내막 및 기초체온의 변화

③ **월경기**

황체가 퇴화되고 황체호르몬이 분비되지 않으면 자궁내막은 기저층이라 일컫는 약간의 아랫부분만을 남기고 떨어지게 되며 혈액과 함께 유출되는데 이를 월경이라 한다(그림 6).

2. 수정(fertilization)

수정이란 정자와 난자가 만나서 서로 합쳐지는 현상이다(그림 7). 성교 시 여러 부생식선의 분비물 속에 들어 있는 수억 개의 정자가 여성의 질 내로 사정된 후 정자의 꼬리에 의한 편모운동과 자궁과 난관의 근육수축 운동을 통해서 자궁을 거쳐 난관

을 향해 전진운동을 한다(그림 8). 정상적인 상태에서 정자가 여성의 질 입구에서 난관에 이르는 약

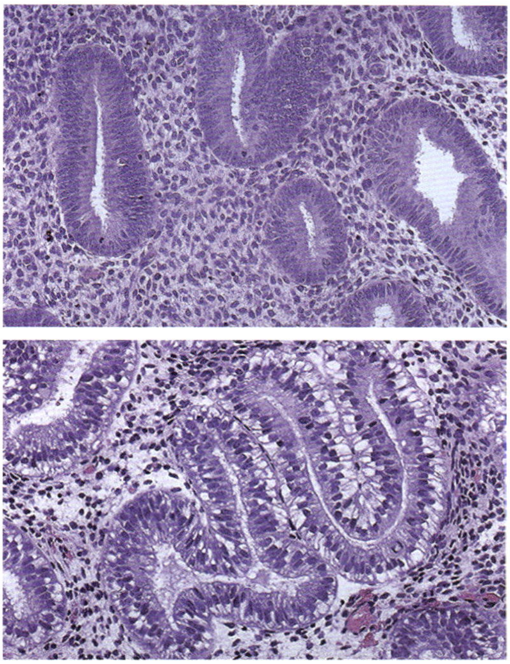

그림 5 자궁내막의 증식기(위)와 분비기(아래)의 조직 소견

15cm의 거리를 운동해가는 데는 약 45분 정도가 소요된다. 한 번의 사정에서 배출된 수억 개의 정자는 긴 운동을 거치는 동안 수백 개만이 살아남게 되며 이중에 한 개만이 수정할 수 있다. 일반적으로는 난자의 수명이 보통 24시간 정도이므로 수태가 이루어지려면 난자의 배란 직 후 수정이 일어나야 한다고 할 수 있다.

또한 수정되는 장소까지 도달한 정자의 수가 충분해야 임신이 된다. 만약 정액 1ml 당 정자의 수가 1억 미만이면 여성이 임신을 하는데 충분치 못한 상태이다. 일반적으로 남성의 1회 사정 시 정액은 약 3ml정도 배출되며 정액 1ml당 약 100×10^6개의 정자가 존재한다. 즉, 남성의 가임능력은 사정 시 운동성이 활발한 정자를 충분히 생산해내는 데에 달려 있다.

수정은 난관의 중간 지점보다 난소 쪽으로 더 가까운 즉, 끝에서부터 약 1/3지점에서 일어난다. 정자와 난자가 합쳐지고 나면 접합자라고 불리 우는 수정란이 되어 자궁을 향하여 내려오게 된다(그림 9).

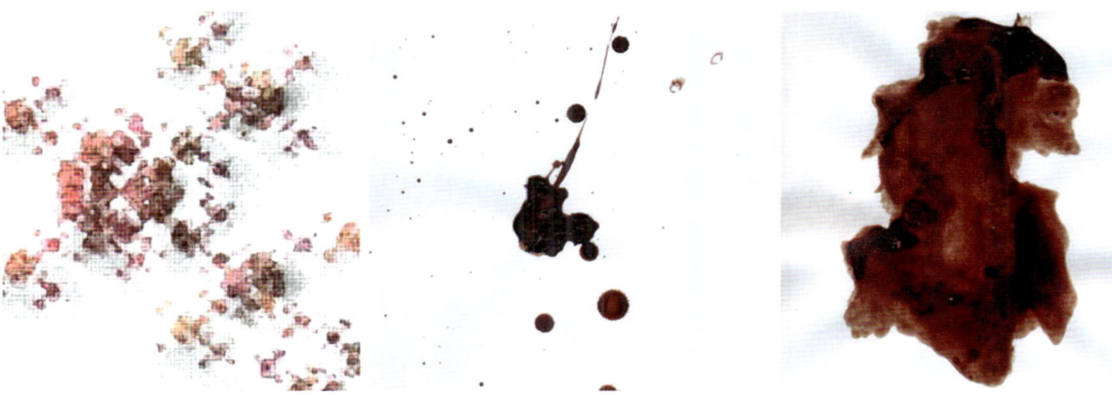

(A) (B) (C)

그림 6 월경혈로 예술작품을 만드는 사람도 있다. 외쪽부터 (A) 캔버스에 앉아 만든 작품, (B) 그대로 떨어트려 그린 그림, (C) 붓을 이용한 그림

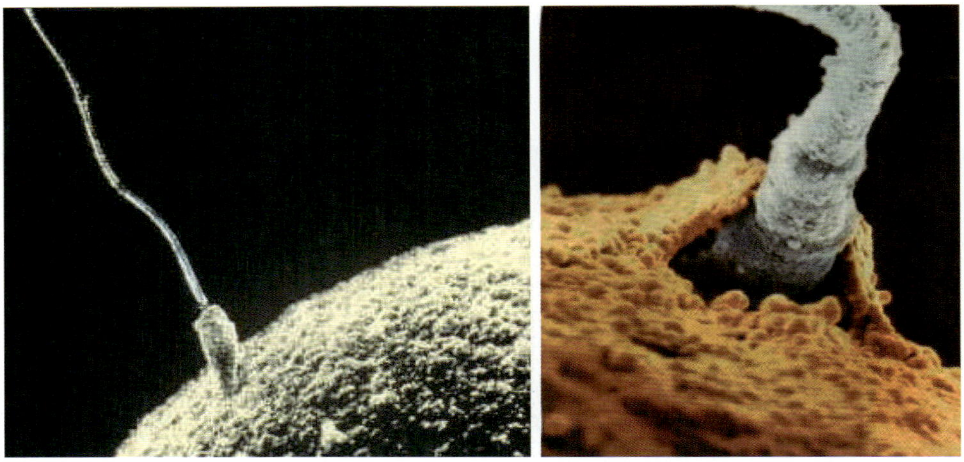

그림 7 정자가 난자를 뚫고 들어가는 모습

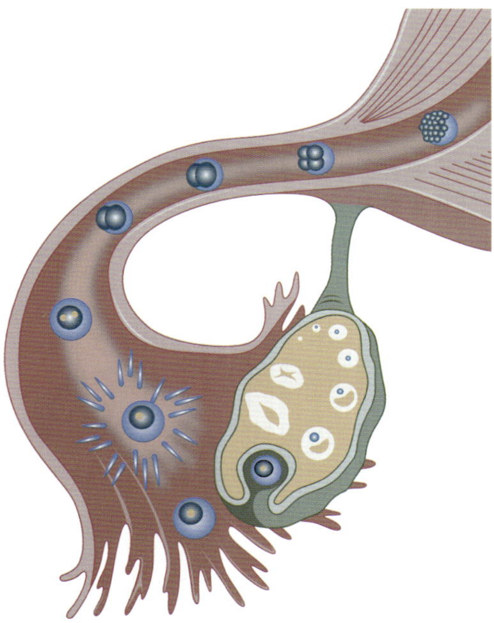

그림 8 난소에서 배출된 난자가 난관의 팽대부에서 정자와 수정된 후 세포분열을 계속하면서 자궁 쪽으로 이동하는 그림

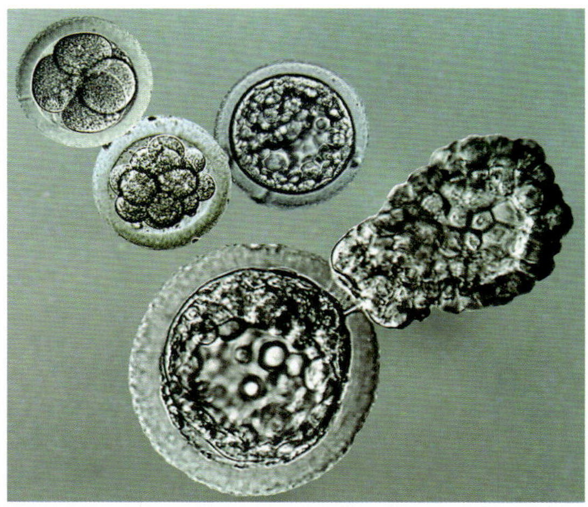

그림 9 수정란이 계속 세포분열을 하다가 백색대(zona pellucida)를 뚫고 나간다.

3. 착상(implantation)

착상은 수정란이 자궁강에 도달하여 수많은 세포로 이루어진 배반포(blastocyst)의 형태일 때 일

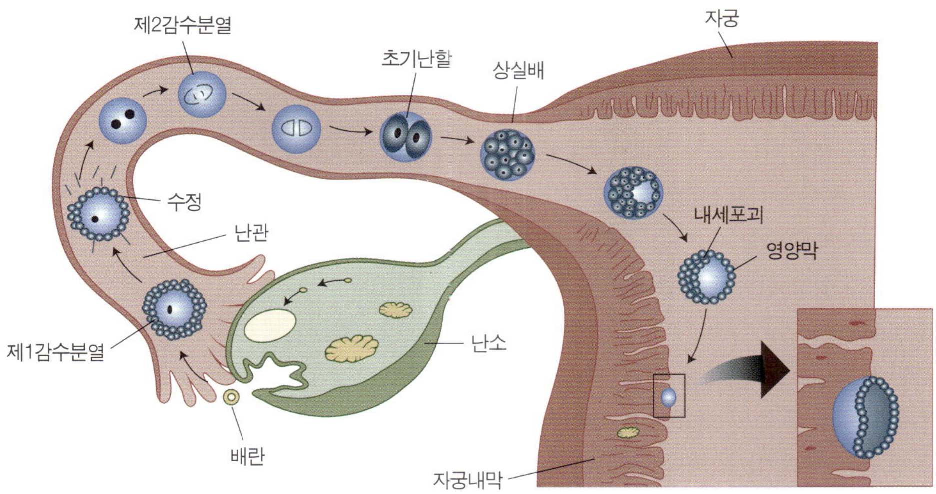

그림 10 수정란은 분열을 계속하여 상실기를 거쳐 배반포 때 자궁내막으로 들어가는 착상을 하게 된다.

어난다(그림 10). 이때쯤이면 자궁벽은 호르몬의 분비에 의하여 배반포를 받아들일 준비를 해놓은 상태이므로 자궁벽 내에 파묻히는 착상이 일어나는데 여성의 월경 주기 상 약 20일째에 일어난다. 그리고 이 배반포의 일부와 모체의 자궁 내 조직 일부가 합쳐져서 태반(placenta)을 형성하게 된다. 태반은 태아를 위해 모체로부터 받은 영양분의 노폐물을 모체의 혈관계로 전달해주는 역할을 한다.

착상 후 태반조직에서 분비되는 융모성선자극호르몬(chorionic gonadotropin)은 황체를 쇠퇴되지 않도록 유지시킬 뿐 아니라 더 커진 임신황체로 왕성한 기능을 갖게 되어 다량의 에스트로겐과 프로게스테론을 분비하도록 유도한다. 이와 같이 일단 임신이 되어서 호르몬 시스템에 새로운 균형이 이루어짐으로써 임신 중에는 배란, 월경 등은 일어나지 않게 된다.

4. 임신(pregnancy)

1) 재태 연령의 결정

사람의 임신 기간은 개인에 따라 약간의 차이가 있기는 해도 대개 마지막 월경 주기의 첫날부터 시작하여 280일에 해당되는 기간 즉 약 40주가 된다.

임신의 징후에는 몇 가지가 있다. 첫째 무월경이다. 그러나 월경이 한번 없었다고 하여 임신이 되었다고 믿을 수만은 없으며, 구토 등 다른 증세가 뒤따라야한다. 또한 유방이 팽팽하게 커지고 많은 경우의 여성이 쉽게 피로함을 느끼고 잠자는 시간이 길어진다. 월경을 두 번 건너뛰었을 경우는 임신되었을 가능성이 매우 높아지며, 이후 차차 하복부가 볼록해지면서 자궁에 변화가 나타난다. 그러나 보다 명백한 변화는 임신 4개월째에 나타나며 빠른 경우 이 시기에 태아의 움직임인 태동이나 심장의 박동을 느끼게 된다.

대부분의 경우 월경이 한 번 건너뛰고 나면 임신 검사를 받아보게 되는데 이 검사는 수정이 되고난 후 약 7~9일째부터 분비되는 융모성선자극호르몬의 유무를 소변을 통해 알아보는 방법으로 약국이나 산부인과 병의원에서 구할 수 있는 시약에 소량의 소변을 떨어뜨려 쉽고 신속하게 판정할 수 있다.

처음 3개월(first trimester)은 마지막 월경 주기의 첫날부터 12주간 동안으로 신체상 뚜렷한 변화는 없으나 개인에 따라 입덧 즉 구토증을 느끼고 자궁이 커지면서 방광에 가해지는 압박이 증가하여 빈뇨 증세가 나타난다. 두 번째의 3개월간(second trimester : 임신 13~26주)에는 대체로 구토와 피로감이 사라지고 임신의 징후가 확실해지면서 산모의 몸에 여러 가지 변화가 나타난다. 우선 하복부가 불러오면서 피부가 갈라지기도 하고 호르몬의 영향으로 유방이 커지면서 경우에 따라서는 초유가 분비되기도 한다(그림 11). 약 16주 이후부터 태동도 느끼기 시작하므로 이 두 번째의 3개월간은 흥분과 기대에 찬 기간으로 여겨지기도 한다. 세 번째의 3개월(third trimester : 임신 27~40주)은 신체적으로 다시 불편함을 느끼는 기간으로 산모는 몸이 무거워지며 때로는 불면증이나 소화불량을 겪기도 한다(그림 12). 임신 후반기에 나타나는 위험 증세로 부종이 있는데, 이는 신체부위 특히 손발에 수분이 많이 남아 있는 현상으로 적절한 운동이나 염분과 당류가 많은 음식물을 피함으로써 조절되기도 하지만 자간전증과 같은 이상임신일 수도 있으므로 반드시 진찰을 받아야 한다.

정상임신이라도 산전진찰은 반드시 받아야 하며, 6개월까지는 매월 한번씩, 그 다음은 2주에 한 번씩 받아야 하는데 특히 마지막 한 달은 매주 가야 한다.

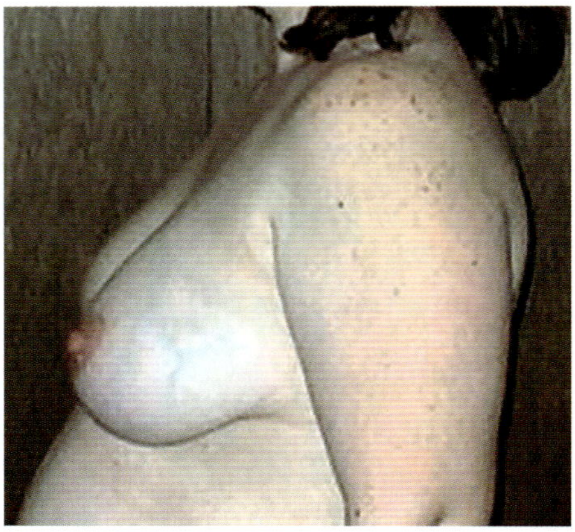

그림 11 임신 중의 유방의 변화. 유방이 커지고 단단해지며 표면이 트기도 하고, 정맥이 드러나 보인다. 유두가 민감해져서 접촉이나 자극에도 아픔을 느끼게 되며 또한 멜라닌 색소가 증가해 유두나 그 주의가 거무스름해 진다.

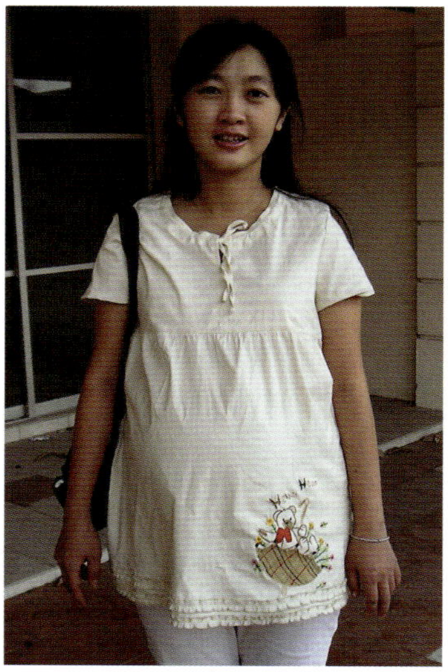

그림 12 만삭 임신여성

2) 형태학적 성장 (morphological growth)

출생 전의 태아의 발생과정은 일반적으로 3단계인 난세포기, 배아기, 그리고 태아기로 나누어진다.

(1) 난세포기

수정 후 첫 2주까지를 난세포기라 하는데 수정란이 난관을 따라 자궁에 도착하여 착상이 일어나는 동안 세포의 분열과 분화가 계속 진행되면서 장차 배아를 보호할 양막과 융모막이 형성된다. 수정란이 자궁벽에 완전히 착상하면서 난세포기는 끝난다.

(2) 배아기

난세포기 다음의 6주 동안은 뇌, 심장, 콩팥, 간, 소화기간, 탯줄 등 여러 기관들이 형성되는 배아기에 해당된다(그림 13). 한 달 정도 자란 배아는 약 0.5cm의 크기이며, 이 시기의 다른 동물의 배아와 같은 모양을 갖추므로 동물 간에 큰 차이를 보이지 않는다. 양막도 점차 발달되어 양수로 차서 외부 충격으로부터 배아를 보호해주고 일정한 온도를 유지해주게 된다. 태반도 발달하면서 탯줄이 생겨 배아와 모체 간에서 영양분과 노폐물을 주고받게 되므로 이 시기에 모체가 흡수한 술과 니코틴, 약물 등이 배아에게 직접 영향을 주어 신체적, 지능적으로 비정상적인 아이를 출산할 수도 있게 된다. 배아기가 끝날 무렵이면 팔, 다리 , 손가락, 발가락 등 모든 기관이 형성되어 완전한 사람의 형상을 갖추게 되는데 이때 배아의 크기는 약 2.5cm이고 남녀의 외형상의 성구별은 아직 어렵다.

(3) 태아기

수정 후 9주째부터 출생 때 까지를 태아기라 한다(그림 14, 15). 이때는 외부 생식기도 더욱 분화되어 성구별이 가능해지고 그 후 태아는 모체 내에서 활발히 움직여 태동을 전해준다. 약 5개월째부터는 신생아와 같이 자궁 내에서 잠도 잔다. 만일 이때 조산을 하게 되면 태어난 미숙아는 아직 불완전한 호흡기관을 갖고 있기 때문에 생존이 거의 불가능하다. 그러나 7개월이 지나면 조산이 되어도 인큐베이터 내에서 생존할 수가 있다. 이때에 태아의 크기는 약 35cm이고 몸무게는 1~1.2kg정도에 이르며 신경계, 혈관계 등이 모두 발달되어 거의 신생아의 모습에 가까우나 아직은 외부의 감염에 대한 저항력이 아주 약하다. 태아기의 마지막 두 달 반 동안에는 태아의 발생과 성장이 급속히 진행되

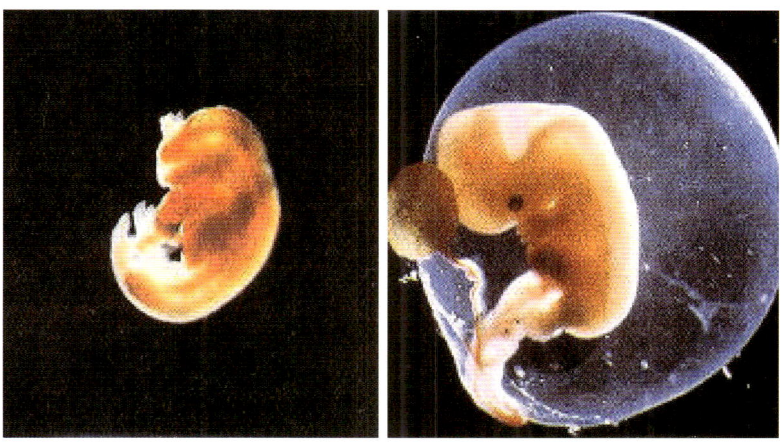

그림 13 임신 5주 및 7주의 배아

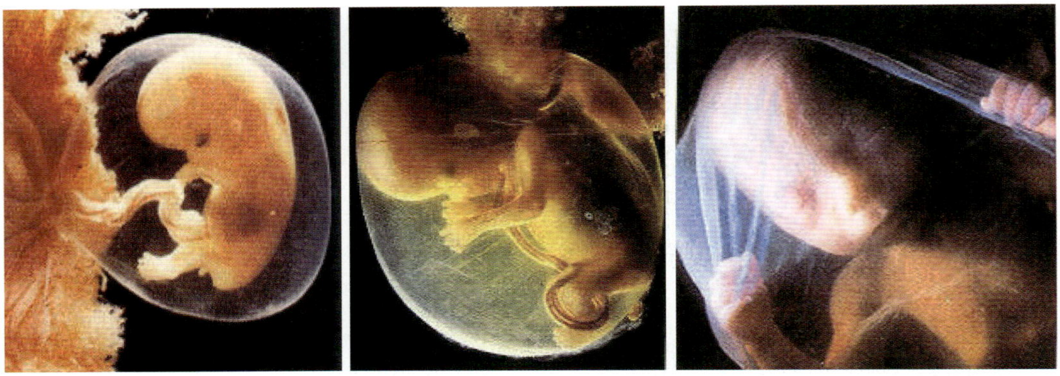

그림 14 임신, 9주, 3개월, 4개월의 태아

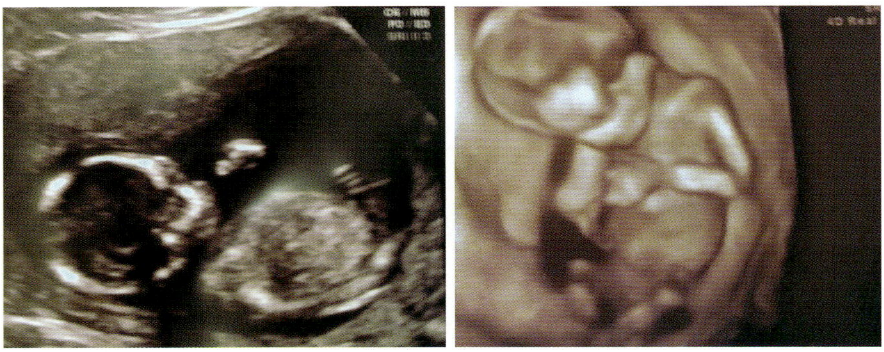

그림 15 임신 16주의 초음파 소견(우측은 3차원 영상임)

어 체중이 2배 이상으로 늘어나 출산 시는 태아의 체중이 2.8~3.7kg에 이르며 신장은 약 50cm 정도가 된다.

5. 진통과 출산 (labor and delivery)

분만이 가까워 오면 보통 '이슬'이라는 피가 약간 섞인 분비물이 질을 통해 나오며 이로부터 대개 1일 이내에 진통이 규칙적으로 오기 시작하는데 처음에는 20~30분 정도의 간격으로 10~20초 정도의 아픔이 오다가 차츰 그 간격이 짧아지면서 심한 아픔을 느끼는 진통이 10분정도마다 규칙적으로 오게 되는데 이때가 분만의 시작이라고 볼 수 있다. 보통 분만은 진통이 계속되면서 자궁구가 서서히 열리고 태아는 자궁구를 거쳐 질 밖으로 나오게 되는 것이다(그림 16).

이 때 일어나는 분만의 기본 운동은 진입, 하강, 굴곡, 내회전, 신전, 외회전 그리고 만출인데 이들

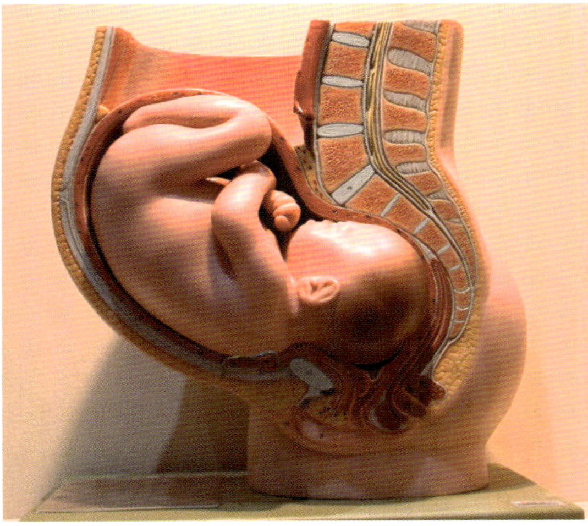

그림 16 만삭아의 모형도

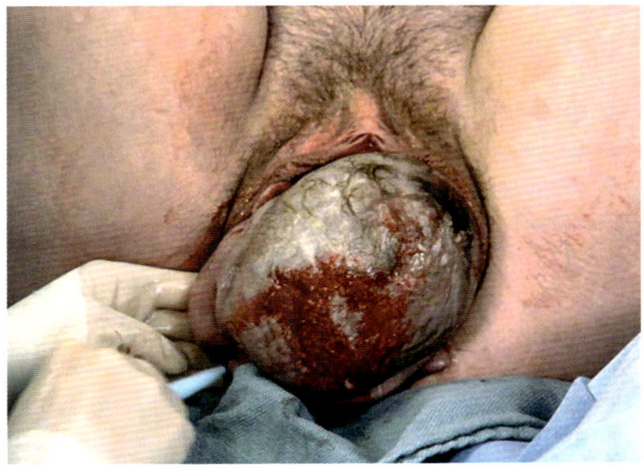

그림 17 질식 분만 장면으로 의사가 코 속에 들어 있는 분비물을 흡입하고 있다.

이 순서대로 각각 독립적으로 일어나는 것이 아니고, 실제로는 일련의 기본 운동이 동시에 복합적으로 일어난다. 태아 머리의 모든 직경이 골반의 모든 직경을 통과할 수 는 없기 때문에 이러한 과정을 통해 가능한 가장 작은 직경을 통해 산도를 통과하게 되는 것이다.

■ 분만의 단계별 과정

분만의 과정은 3단계로 나뉜다. 때로는 임부가 가진통을 느끼기도 한다.

처음에는 자궁수축이 그리 심하지 않은 불규칙적인 진통이지만 점차 수축이 심한 규칙적인 진통으로 바뀌어 마침내 주기적인 진통의 패턴이 나타나게 된다. 분만 시에는 자궁경부가 확장되어 태아가 산도를 따라 나오게 된다.

1) 분만 1기(first stage of labor)

제일 첫 단계가 분만 1기로 자궁경부의 확장을 유도하는 최초의 수축으로부터 자궁 경부가 완전 열릴 때 즉, 약 10cm가 될 때까지 계속된다. 분만 1기는 총 분만 기간 중 제일 긴 시기로 초산일 경우 평균 12시간, 경산인 경우 8시간 정도 된다. 분만이 계속 진행되고 있다는 징후로 자궁 수축이 5~10분 간격으로 규칙적으로 일어나며 대개 이 때 양막이 파열되면서 양수가 흘러나온다.

2) 분만 2기(second stage of labor)

자궁경부가 완전히 개대된 순간부터 모체로부터 태아가 완전히 빠져나온 시기를 말한다. 이 기간 동안에 태아의 머리가 산도를 통해 빠져나오기 시작하는데 머리와 어깨가 한꺼번에 빠져나오는 순간 질은 매우 확대된다(그림 17).

3) 분만 3기(third stage of labor)

태반기라고도 하며 2기 말부터 태반, 양막, 탯줄 등이 배출되는 즉, 후산을 의미한다. 이 분만 3기를

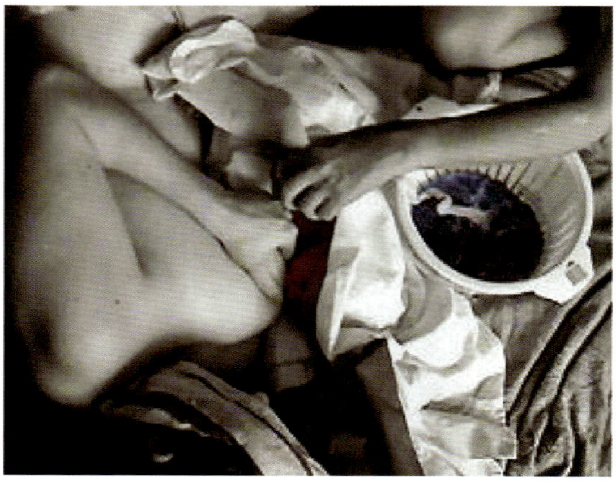
그림 18 분만 직후 아기에게 젖을 빨려보는 산모. 오른 쪽에 태반이 보인다.

끝으로 출산이 완전히 끝나게 된다(그림 18).

6. 임신과 관련된 주의사항들

1) 운동(exercise)

임부가 심각한 피로를 느끼지 않을 정도의 적당한 신체운동은 혈액순환을 좋게 하고 식욕을 돋우며 변비를 방지하고 편안한 수면을 가져오는 효과가 있다. 일반적으로 심한 운동을 하여도 태아의 심박동에는 큰 영향이 없다는 보고들이 있지만 과격한 운동이나 과로는 유산이나 조산 또는 부종의 원인이 될 수 있으므로 주의하는 것이 좋다.

특히 ① 임신성 고혈압, ② 다태임신, ③ 태아의 발육지연이 의심되는 경우, ④ 산모가 심장질환이 있는 경우에는 운동을 제한하는 것이 바람직하다.

2) 여행

건강한 여성일 경우 여행은 임신에 유해한 영향을 주지 않지만 장거리 여행은 되도록 하지 않는 것이 좋다. 특히 유산이 되기 쉬운 임신 2~3개월 및 9~10개월에는 금하는 것이 좋으며 꼭 여행이 필요할 때는 버스보다 기차를 택하고 진동이 심한 차에 의한 여행은 가급적 삼가는 것이 좋다. 적당한 압력이 가해지는 항공기 여행은 특별한 위험성이 없으나 장거리 비행을 하게 될 때는 적어도 매 2시간 마다 걸어 다녀야한다. 앉아 있는 경우 안전벨트의 착용은 태아손상의 위험성이 증가하지 않는다.

3) 목욕

목욕은 피로회복이나 위생 등을 고려하여 매일이나 하루 건너해도 무방하다. 또한 임신 중에는 질분비물이 증가해서 외음부가 불결하기 쉬우므로 목욕과 별도로 매일 저녁 1번씩 따뜻한 물로 아래를 씻는 것이 좋다. 그러나 임산부가 자신의 질 내를 씻는 것은 좋지 않으며, 욕조에서 미끄러질 가능성 있으므로 욕조목욕은 삼가 해야 한다.

4) 카페인 및 약물복용

최근의 연구에서 기형을 유발하거나 임신에 미치는 부정적인 영향이 없다고 하지만 일정량 이상의 커피는 수면에 지장을 주고 소변의 횟수를 많게 하므로 주의가 요망된다. 하루에 5잔 이상의 커피를 마시면 자연유산 빈도가 증가된다는 보고도 있다.

임신 중 약물을 복용할 경우, 약물에서 얻을 수 있는 장점과 태아에게 미칠 수 있는 위험과의 경중을 잘 따져서 결정하는 것이 좋다.

6) 질 분비물

임신 중 질 분비물의 증가는 에스트로겐 증가에 따른 자궁경부선의 점액 형성증가에 따른 정상적인 소견이나 병적인 경우도 있으므로 과다할 때는 부인과 진찰을 받는 것이 바람직하다.

(1) 트리코모나스 질염(trichomonas vaginitis)

과거에는 산전 진찰의 임신부의 10%에서 관찰되었으나 현재는 많이 감소된 질환이다. 증상이 있는 감염은 노란색 거품이 있는 분비물과 가려움증이 동반되는데 임신 중의 치료는 메트로니다졸 질정이다(그림 19).

(2) 백색 캔디다증(candida vaginitis)

만삭의 임신부의 약 25%에서 관찰되며, 때로는 아주 극심한 가려움증과 응괴성의 질분비물이 있을 수 있다. 치료로는 항진균 질정제제가 사용되지만 재발이 흔하고, 임신 말기에 보통 소실된다(그림 20).

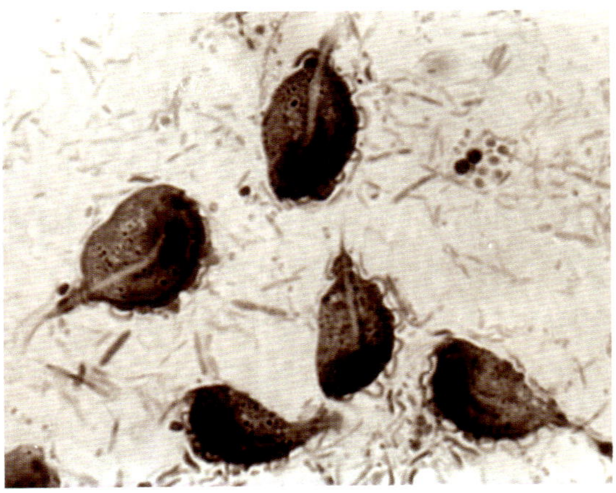

그림 19 트리코모나스 원충들

7) 임신 중의 성교

임신 중의 성교는 과연 안전한가?

한 마디로 정상임신인 경우 임신 전반을 통하여 성교가 가능하다고 말할 수 있다. 그러나 정상임신이라는 의미가 뚜렷한 범위를 갖고 있는 것이 아니기 때문에 유산이나 조산의 염려가 없는 임신이라고 말하기도 하지만 이 또한 애매한 경우가 많으므로 임부 각자가 자신의 상태를 잘 고려해야 한다. 그러나 대부분은 안전하다고 해도 무방하다. 안전하다고 해서 꼭 하라는 것은 아니다. 임부들이 성적 욕구의 수준이 각각 다르며 특히 임신의 시기에 따라 다르기 때문에 각자의 선택에 맡기는 것이 좋다. 여성들이 몸이 커지면서 성행동을 불편하게 느끼는 경우도 많은데 이 경우 억지로 하라고 권할 필요는 없다.

또 꼭 질내에 음경을 삽입하는 형태의 성교를 해야 하는지도 생각할 일이다. 성행동은 성교 이외의

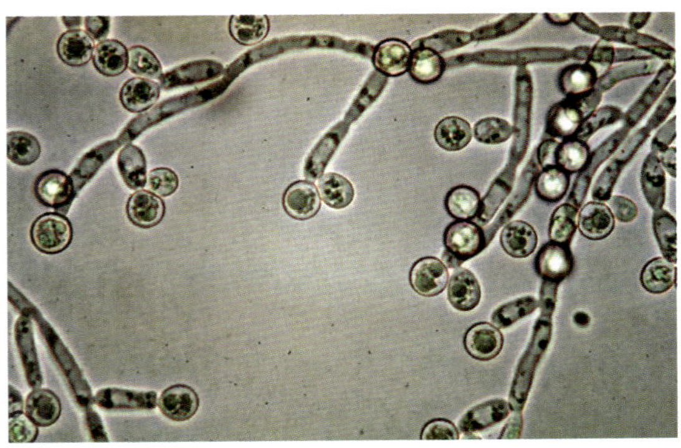

그림 20 칸디다 알비칸스의 현미경 소견. 포자와 균사가 같이 보인다.

방식도 많으므로 소위 '비성교성 섹스(non-coital sex, sexual outercourse)'를 주로 하는 것도 좋다. 키스, 애무, 성적 마사지, 상호간의 자위 등 서로간의 성감을 증가시키고 성적 쾌락을 얻게 하는 방식이면 무엇이든지 할 수 있다. 특히 구강성교 즉, 오럴은 비교적 안전하다고 할 수 있으므로 부부 사이로 성병이 없는 한 임신 중에 권할만한 방식이다. 단 이때 질 안에 공기가 들어가면 매우 위험할 수 있으므로 주의 하여야 한다(그림 21).

대부분의 남편들은 임신한 부인을 보며 더 매력을 느끼지만 성욕은 전에 비하여 떨어지게 되는데, 이는 아내의 건강에 대한 걱정, 아이에게 영향을 미칠 것에 대한 걱정, 아버지가 되는데 대한 부담 등이 원인이므로 염려할 필요는 없다. 따라서 늘 서로 자신의 요구와 불편함 등을 얘기하는 것이 좋다. 항상 유머감각과 얼굴의 미소를 잃지 않도록 하는 것도 중요하며, 상호간에 즐거움과 편안함을 갖도록 노력하는 것도 중요하다. 육체적으로나 정신적으로 어떤 불편이 있으면 항상 변화를 구하여 이를 시정하도록 한다. 감염 등에 매우 조심하여 위생에 철저하여야 함은 물론이다.

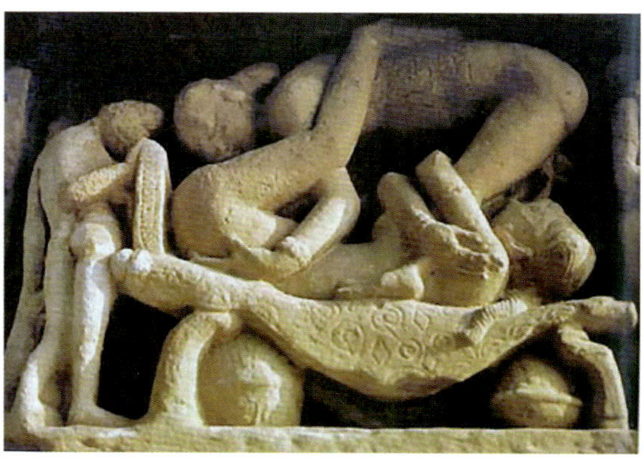

그림 21 구강성교는 고대 동양에도 있었다. 인도 카주라호의 천년된 락스만 사원의 조각

(1) 임신 중의 성행동의 이점

- 부부 사이의 육체적 및 정신심리적 결속(bonding)을 강화시키므로 앞으로 부모로서 새 출발하는데 매우 도움이 된다. 둘 사이가 가까울수록 부모 역할이 쉬워진다는 보고도 있다.
- 출산을 위한 골반의 근육운동의 준비에 도움이 된다. 즉 골반근육의 긴장도를 유지하고 강화시킴으로서 출산에 도움이 될 뿐 아니라 산후 이들 근육의 회복에도 도움이 된다.
- 임신이라는 전혀 새로운 경험 중에 새로운 감각적 경험을 하여 갖게 되는 즐거움을 포함한 성적 쾌락이 있으며 불안이나 우울 등의 부정적 감정에 도움을 줄 수 있다.

(2) 성의 방식과 체위 등에 대한 조언

언어적 또는 비언어적 방법으로 자신의 의사와 요구를 늘 표시하여야 하며 상대의 요구 또한 그때 그때 알고 있는 것이 성에 있어서 매우 중요하다.

친밀감을 채워주기 위한 키스, 애무, 껴안기 같은 것은 자주할수록 좋고 성행동을 위한 자세들 특히 둘 사이에 맞는 성교 자세들을 계발하되 임신 주수에 따라 달라지므로 늘 창조적인 마음가짐이 필요하다(그림 22).

많은 여성들이 성에 대한 욕구와 동기를 잃게 되는데 이는 단순히 육체의 변화 뿐 아니라 출산에 대한 걱정이나 엄마가 되는데 대한 흥분 같은 것들 때문인 경우가 대부분이므로 남편은 늘 이에 대한 정신 심리적 배려를 잊지 말아야 한다.

성행동 때마다 여자가 오르가슴을 느끼는 것은 아니며 꼭 그래야 하는 것도 아니지만 유산의 병력이나 염려가 있을 때는 이를 피하는 것이 좋다. 이는 오르가슴 때 자궁의 수축이 동반되기 때문이며

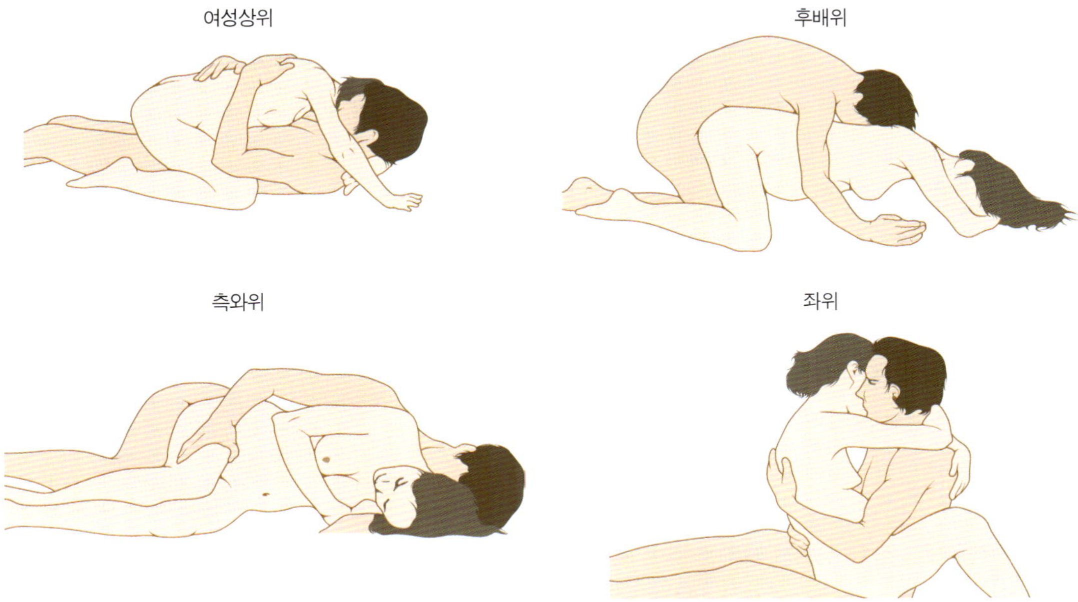

그림 22 임신 후기에 적합한 성교 체위들

이 때 통증을 느끼는 여자도 있다. 또 정액 내에 들어 있는 프로스타글란딘이라는 물질 때문에 자궁이 수축되기도 하므로 오르가슴 여부와 무관하게 콘돔을 쓰는 경우도 있다.

(3) 임신주수와의 관계

① 처음 3개월

임신 전과 육체적 느낌이 다를 수는 있지만 여자가 건강하고 임신과 관련된 아무 합병증이 없다면 꼭 성을 기피할 이유는 없다. 많은 여자들이 임신 초기에 자신들의 몸매가 덜 매력적일 것으로 생각하지만 증가된 여성호르몬의 영향으로 유방이 커지고, 피부가 부드러워지는 등 오히려 더 여성적으로 변하기 때문에 이는 잘못된 생각이다.

임신초기의 성에 대한 가치의 변화는 개인차가 매우 심하다. 입덧, 피곤감 등 때문에 성욕이 떨어지기도 하지만 오히려 그 반대인 경우도 많다. 또 여자들은 자신의 심리적, 육체적 변화에도 각각 다르게 반응하기도 하는데 예를 들면 유방이 커지고 너무 아파서 손도 못 대게 하기도 하지만 감각이 더 예민해져서 만지면 성적 욕구가 더 쉽게 일어나는 여성도 있다. 방광염이 잘 와서 성교를 기피하기도 하지만 외음부의 감각이 더 예민해지면서 성을 더 만족스럽게 느끼기도 한다.

② 4~6개월

임신초기의 오조 등의 증상이 없어지면서 성욕이 증가하기도 한다. 이 시기에는 질의 충혈 및 분비액의 증가가 일어나기는 하지만 배가 불러지면서 성교 자체가 거북해지기도 한다.

성교시에는 체위를 잘 바꾸는 것이 중요하다. 성교회수가 늘어나며 약 80%에서 성적 욕구와 반응의 증가가 있었다는 보고도 있다.

③ 마지막 3개월

이때는 자궁도 매우 커지고 배도 많이 부르므로 골반내로의 삽입을 불편하게 느끼는 여성이 많다. 특히 아이가 아래로 내려오면 더 그렇다. 성교회수는 현저히 감소하지만 이때도 성을 즐기는 여성들이 많다. 특별한 문제가 없는 한 성교를 해도 물론 무방하지만 서로 간의 대화로 상대가 무엇을 원하는지 알아 두어 행하는 것이 좋다.

④ 성교 금기

다음의 경우에는 삽입 성교는 피하는 것이 좋다.

- 과거에 반복적으로 자연유산이 되었거나 조산의 병력이 있는 경우
- 성교 시마다 출혈이 있는 경우
- 양막이 터져 양수가 나온 경우(이 때는 질을 통해 맑은 물 같은 것이 나옴)
- 전치태반(그림 23)
- 쌍둥이 등 다태임신
- 성교 중 또는 성교 후에 아픈 경우
- 성교 때나 혹을 보통 때라도 자궁 수축이 잦은 경우
- 임부가 허리가 많이 아픈 경우
- 부부 중 누구라도 성적 감염이 되어 있는 경우

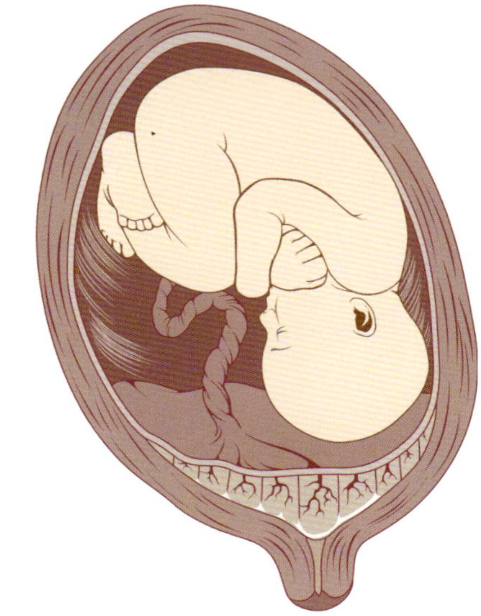

그림 23 전치태반. 태반이 너무 자궁 아래쪽에 치우쳐 붙어 있어 임신 말기에 출혈을 일으키는 질환으로 태아에게 위험할 수도 있다.

(4) 분만 후 성교

회음절개부위나 열상이 다 낫고 손가락으로 눌러 보아서 압통이 없으면 성교를 다시 시작해도 된다. 보통 3~6주의 기간이 필요하다. 계속 아프거나 의심이 있으면 의사에게 보이는 것이 좋다.

산욕기에 아기에게 젖을 먹일 때 성적 욕구를 느끼거나 오르가슴을 느끼기도 하게 되는데 당황하거나 죄의식을 느낄 필요가 없다. 이는 매우 정상이며 대부분의 여자들에게 일어나는 반응이다. 여성으로서 매우 평온해지며, 행복감을 느끼는 것 또한 정상인데 이들은 모두 호르몬의 변화에 기인하는 것이므로 있는 그대로 받아들이는 것이 좋다. 산욕기에 성적으로 흥분하거나 오르가슴을 느낄 때 젖이 나오는 경우도 있는데 이 또한 옥시토신(oxytocin)이라는 호르몬의 분비에 의한 것으로 정상이다.

산욕기, 특히 수유 중의 산모는 에스트로겐의 심한 감소와 프로락틴(prolactin)의 증가로 성욕감퇴, 질부위축, 분비물 감소 등이 있어 성행위에 많은 제한을 받을 수 있다. 필요하면 윤활제를 사용하되 수용성 제품이 좋다.

오랫동안 젖을 먹이는 것은 성학적 측면에서는

좋지 않다. 성기의 위축은 물론 피곤도 및 피부나 유방의 감각 등 되돌아 와야 할 것이 많기 때문이다.

7. 유산(abortion)

유산이란 태아의 생존이 가능한 발육시기 이전에 임신이 종결됨을 말한다. 최종월경일 기준으로 임신주수연령 20주 이전 또는 태아체중이 500g이하인 경우를 유산이라고 한다(그림 24).

1) 자연유산(spontaneous abortion)

자연유산의 발생빈도는 총 임신의 10% 정도로 보고되고 있으며, 이중 80%이상이 임신 12주 이전에 발생한다. 자연유산의 적어도 반수이상에서 염색체이상이 그 원인이다. 자연유산은 분만횟수와 부모의 연령에 비례하여 증가하여 20세 미만여성에서 12%, 40세 이상 여성에서 26%였다는 보고도

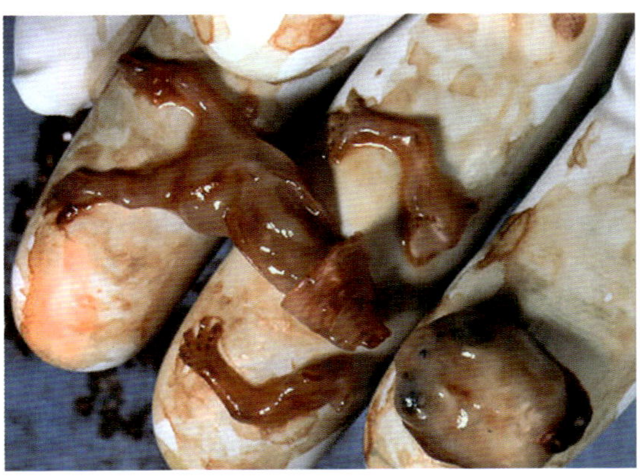

그림 24 임신8주에 인공유산으로 희생된 태아

있다. 자연유산의 종류는 아래와 같다.

- 절박유산(threatened abortion) : 임신전반기에 혈성 분비물 또는 질 출혈이 있으면 절박유산이라 한다. 이 때 경미한 경련성 동통이 마치 월경통처럼 있거나 하부요통이 동반될 수 있다. 이와 같은 증상은 임신초기에 4~5명중 1명에서 나타나는데 그 반수에서 실제로 유산이 된다.
- 불가피유산(inevitable abortion) : 자궁경관이 열리고 태막이 파열된 경우 유산은 거의 불가피하다.
- 불완전유산(incomplete abortion) : 임신 10주 전의 유산은 태아의 태반이 모두 같이 배출되는 경우가 많으나 그 후는 각각 배출되거나 태반이 자궁 내에 남기도 한다. 이와 같이 불완전유산상태가 되면 출혈이 계속되며 감염의 위험이 있으므로 소파술을 받아야 한다.

2) 인공유산(induced abortion) 및 치료적 유산(therapeutic abortion)

모체의 건강보호를 위하여 태아가 생존 가능한 임신기간에 도달하기 이전에 임신중절 함을 뜻한다.

■ 법적배경

한국의 형법 제 27장 제 269조와 270조에 각각 낙태한 부녀자와 의사 등에 대한 규제로서 2년 이하의 징역을 과하고 있다. 그러나 1973년 1월 공포된 모자보건법(1978년 개정) 제 14조에는 인공임신중절의 허용한계가 설정됨에 따라 다음에 해당하는 경우에는 합법적 유산으로 간주하게 되었다.

■ 적응(허용한계)

- 본인 또는 배우자가 대통령령이 정하는 우생학적 또는 유전학적 정신장애 또는 신체질환이 있는 경우
- 본인 또는 배우자가 대통령령이 정하는 전염성 질환이 있는 경우
- 강간 또는 준 강간으로 임신된 경우
- 법률상 혼인할 수 없는 혈족 또는 인척간에 임신된 경우
- 임신의 지속이 보건 의학적 이유로 모체의 건강을 심히 해하고 있거나 해할 우려가 있는 경우

이상과 같은 5개항목이 모자보건법에 제시되어 있으나 의학적 관례상 적응증은

- 모자보건법 제14조 5항과 유사한 것으로서 임신지속이 모체의 생명 또는 건강의 심한 장애를 받을 경우
- 모자보건법 제 14조의 3, 4항과 같은 강간 또는 친족 간에서 유래된 임신
- 태아의 기형과 정신박약이 예견될 경우로서 모자보건법 제 14조의 1항과 유사한 경우 등 이라고 볼 수 있다.

모자보건법시행령(대통령령 제12048호, 1986. 12.31)의 제15조 1항에 중절수술은 '임신한 날로부터 28주 이내에 있는 자에 한하여 할 수 있다' 로 규정되어 있다. 이 같은 임신기간에 관한 허용한계는 중기임신말까지 포함되므로 유산법이 제정된 여타 국가중 가장 연장된 예에 속한다.

■ **참고문헌**

- 대한산부인과학회. 산과학, 칼빈서적, 1997
- Brown AJ, Murata P. Coitus During Early Pregnancy Not Linked to Recurrent Preterm Birth. Obstet Gynecol, 2006;107:793-797
- Carpenter MW, Sady SP, Sady MA, Haydon B, Coustan DR, andThompson PD. Effect of maternal weight gain during pregnancy on exercise performance. J of Applied Physiol, 1990;68:1173-1176
- Cunningham FG, Kenneth L, Leveno SL, Bloom JC, Hauth LC, Gilstrap KD. Williams Obstetrics, 22nd Edition, McGraw-Hill, 2005
- Henshaw SK, Susheela S, Haas T. The Incidence of Abortion Worldwide. International Family Planning Perspectives, 1999;25(Supplement):30?8
- Ljunger E, Cnattingius S, Lundin C, Annerén G. Chromosomal anomalies in first-trimester miscarriages. Acta Obstetricia et Gynecologica Scandinavica 2005;84(11):1103-1107
- Moore KL. The Developing Human: 3rd Edition. WB Saunders Co., Philadelphia, 1982
- Prechtl H. "Prenatal and Early Postnatal Development of Human Motor Behavior" in Handbook of brain and behaviour in human development, Kalverboer and Gramsbergen eds., Kluwer Academic Publishers pp415-418, 2001
- Robert W, Jarski D, Trippett L. The risks and benefits of exercise during pregnancy. J Family Pract. 1990;Feb
- Sheiner E, Hallak M, Twizer I, Mazor M, Katz M, Shoham-Vardi I. Lack of prenatal care in two different societies living in the same region and sharing the same medical facilities. J Obstet Gynaecol. 2001;21(5):453-8
- Tolor A, DiGrazia PV. Sexual attitudes and behavior patterns during and following pregnancy. Archives of Sexual Behavior, 1976;5:539-551
- Wagner NN, Butler JC, Sanders JP. Prematurity and orgasmic coitus during pregnancy: data on a small sample. Fertil Steril. 1976;27(8):911-5
- WHO Health Organization. Medical Methods for termination of pregnancy. WHO Technical Report Series 871, 1997

- Wilcox AJ, Baird DD, Weinberg CR. Time of implantation of the conceptus and loss of pregnancy. N Engl J Med. 1999;340(23):1796-9
- Wing YF, Louis YC, Pong MY. Sexual behavior and activity in Chinese pregnant women. Acta Obstet Gynecol Scand, 2005;84(10):934?938
- Zlotnick C, Johnson SL, Miller IW, Pearlstein T, Howard M. Postpartum depression in women receiving public assistance: pilot study of an interpersonal-therapy-oriented group intervention, Am J Psychiatry. 2001;158(4):638-40

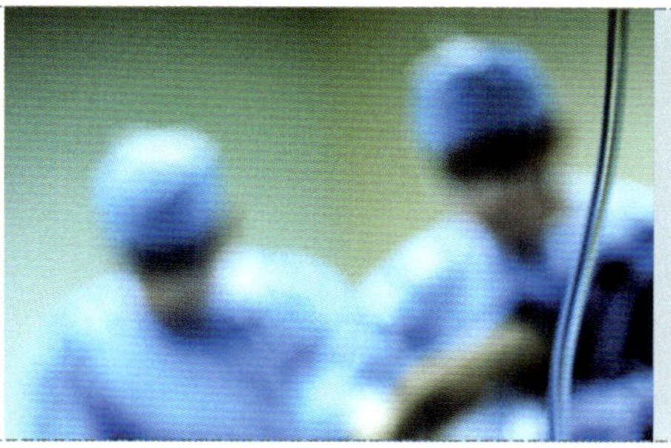

Part VI

피임과 불임

Chapter 10 피임

이임순(순천향의대 산부인과) · 김세철 · 김원회

기원전 3천년 경 대상들이 낙타의 자궁에 차돌을 넣음으로서 이들의 피임을 시도했다는 기록이 있다. 인간의 피임의 역사 또한 매우 오래 전으로 거슬러 올라간다(그림 1). 현재까지의 가장 오래된 기록은 기원전 1850년경 이집트의 파피루스에서 발견된 것이며(그림 2), 구약성경 창세기에도 피임에 관한 이야기가 있다. 그 후에도 인간은 좀더 간편하고 부작용이 없으며 확실한 피임효과를 얻을 수 있는 계속 새로운 약제를 얻기 위하여 노력하며 현재에 이르고 있다.

그러나 이들 여러 가지 피임법 중에서 100퍼센트 완벽하다고 할 수 있는 피임방법은 아직 없다고 할 수도 있으므로 각자 자신에게 알맞은 방법을 선택하여 피임을 하도록 하고 있다. 현재 사용되고 있는 여러 가지 피임법들과 그 실패율은 다음과 같다.

편의상 여성과 남성의 피임으로 나누어 설명한다.

1. 여성의 피임법

1) 호르몬 피임제

(1) 복합 경구피임약

① 복합 경구피임약의 종류

구미에서도 '먹는 피임약이 나오기 전에는 진정한 의미의 남녀평등이나 여권의 신장은 기대하기 어려웠다(그림 3)' 는 것이 20세기 미국의 가족계획사업을 이끌었던 마가렛 생어(그림 4)의 주장이다. 그 후에 필(pill)이라고도 불리는 경구피임약의 등장은 인류의 역사에 한 혁명을 불러왔다고 할 수 있는 커다란 사건이었다.

우리가 먹는 피임약이라고 흔히 말하는 복합 경구피임약은 여성 호르몬제제인 합성 에스트로겐과 황체호르몬제제인 합성 프로게스테론을 함유하고 있다. 최근의 시판되는 제제들은 최초 1960년대에 사용하던 고용량의 경구피임약에 비하면 에스트로겐

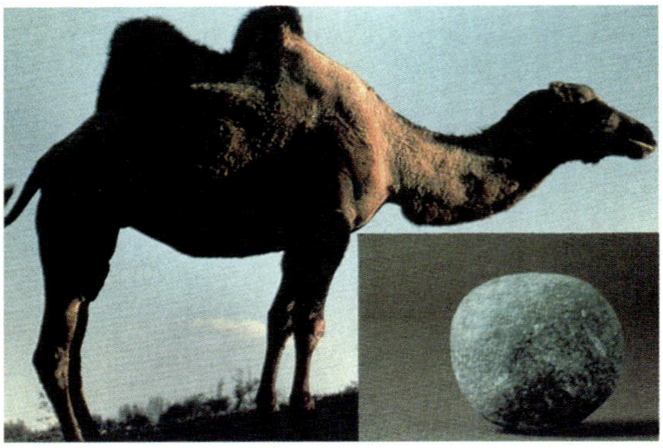

그림 1 고대 아랍 상인들이 낙타의 자궁에 조약돌을 넣은 것이 최초의 자궁내피임장치였다.

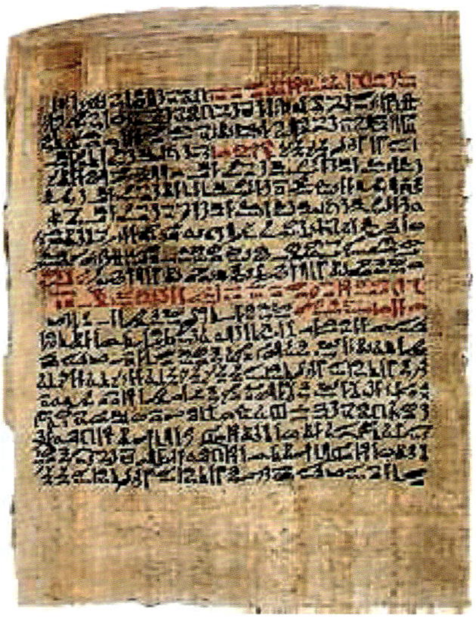

그림 2 인간의 피임에 대한 가장 오래된 기록은 기원전 1850년경의 이집트의 파피루스에 있다.

함량이 약 1/5, 프로게스테론 함량이 약 1/10로 감소된 저용량 경구피임약이므로 과거에 문제가 되었던 부작용들이 거의 해결되었다고 볼 수 있다(그림 5).

② 복합 경구피임약의 작용 기전

• 복합 경구피임약의 가장 중요한 작용은 배란이

표 1. 각 피임법에 따른 첫 1년간의 피임 실패율 (%)

피임방법	최저실패율	일반실패율
피임안함	85	85
호르몬 피임제		
복합경구피임제	0.3	8
프로게스틴단일경구피임제	0.3	8
피임패치	0.3	8
질링	0.3	8
주사용피임제	0.3	3
피하이식제	0.05	0.05
자궁내장치		
구리자궁내장치	0.6	0.8
레보놀게스트렐 분비 자궁내시스템	0.1	0.1
남성용 콘돔	2	15
여성용 콘돔	5	21
피임격막	6	16
자궁경부 캡	26	32
피임 스펀지	20	32
살정제	18	29
질외사정	4	27
월경주기조절법	9	25
불임수술		
난관불임수술	0.5	0.5
정관불임수술	0.1	0.15

일어나는 것을 방지하는 것이다. 시상하부와 뇌하수체에 작용하여 성선자극호르몬의 분비를 억제하므로 써 배란을 방지한다. 에스트로겐의 지속적인 투여로 인한 시상하부의 성선자극호르몬 분비호르몬(GnRH)의 분비 저하는 뇌하수체의 성선자극호르몬(난포자극호르몬, 황체화호르몬)의 분비를 저하시키고, 그 결과 난소에서 난포 형성을 억제한다. 또한 합성 프로게스테론이 배란에 필요한 월경 중기 황체화호르몬의 증가를 억제하여 배란이 일어나지 않는다.

• 자궁내막의 위축을 초래하여 포배(blastocyst)

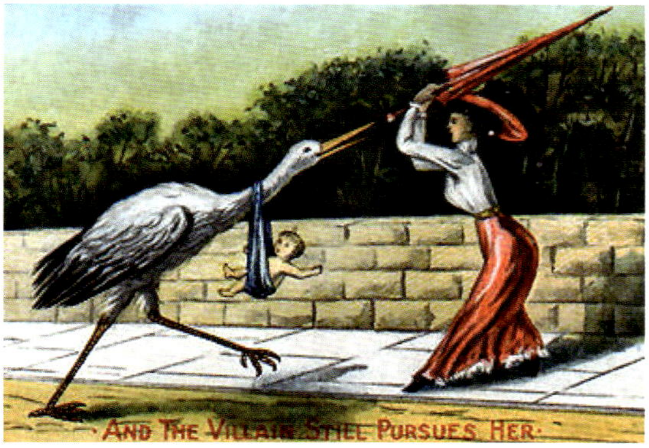

그림 3 임신 때문에 꼼짝을 못하던 여성들을 풍자한 19세기의 삽화

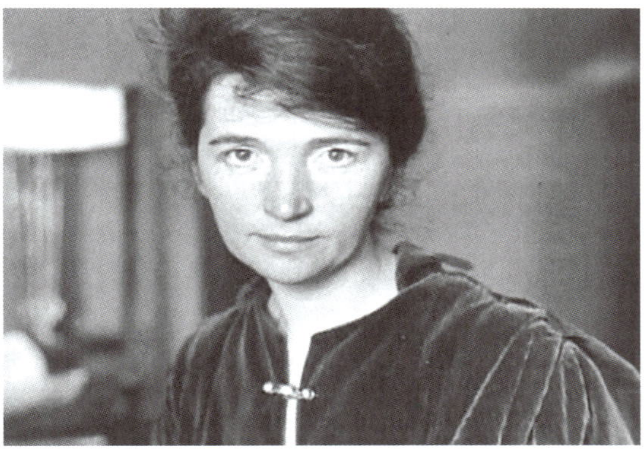

그림 4 마가렛 생어(1879-1966)

의 착상이 적합하지 않은 상태로 변화시킨다.

- 난관의 운동성을 저하시킨다.
- 자궁경관점액을 끈끈하게 만들어 정자의 통과를 어렵게 한다.

③ 투여방법

복합 경구피임약은 21일간 복용하고 7일간 쉬는데 중단 7일 동안에 소퇴성 출혈이 일어난다. 처음 복용 시에는 월경 시작 첫 날 또는 둘째 날부터 시작하여 매일 1정씩 순서대로 21정을 다 복용하면

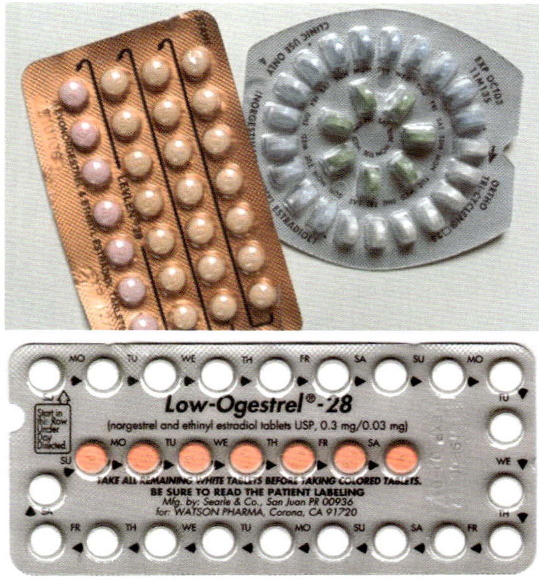

그림 5 경구용 피임약들

마지막 약을 복용한 2-4일 후에 저절로 생리가 시작된다. 7일간 휴약한 후에는 생리가 끝났거나 계속 중이거나에 관계없이 8일째부터 다시 복용을 시작한다. 복용시간은 어느 때라도 좋으나 가능하면 매일 같은 시간에 복용하는 것이 좋다.

간혹 첫 피임약 복용의 시작을 월경 4일 이후에 시작한 경우에는 특히 생리주기가 짧은 사람인 경우에는 배란이 일어날 수 있으므로 7번째까지의 약을 다 먹을 때까지는 콘돔 등의 다른 피임법을 같이 사용하는 것이 안전하다.

복합 경구피임약을 다른 상표로 바꾸고 싶을 때 중 여성호르몬의 함량이 동일하거나 낮은 약에서 높은 약으로 바꿀 때는 보통대로 1주간 휴식한 후 8일째부터 새로운 약을 시작하면 된다. 그러나 여성호르몬 함량이 높은 약에서 낮은 약으로 바꿀 때는 먼저 피임약을 다 먹고 7일간 쉬지를 않고 연달아서 호르몬 함량이 적은 새 피임약을 계속 먹어야 한

다. 간혹 호르몬 함량이 적은 새 피임약을 먹기 시작한 첫 7일 중에 생리같이 출혈이 있을 수도 있고, 새 약을 21정 다 먹은 후 생리가 있을 수도 있다. 세 가지 다른 종류가 든 삼상성 피임약(그림 6)도 마찬가지이다.

유산 후에 복용하고자 할 때에는 유산 직후부터 시작하고, 산후에 수유를 하지 않는 경우에는 출산 후 2-3주에 시작한다.

간혹 성교 시에만 며칠 간 피임약을 먹으면 피임효과가 있는 것으로 잘못 알고 있는 경우가 있으므로 생리 시작 일부터 매일 잊지 말고 약 설명서대로 잘 먹어야 배란을 억제하여 피임효과가 있는 것이다.

■ 피임약 복용을 잊었을 때에는 다음과 같이 한다.

a. 일정한 복용시간에서 12시간이 지나지 않았을 때; 걱정하지 말고, 복용을 잊은 정제를 바로 복용하고 다음날부터 정한 시간에 복용을 계속하면 피임효과는 지속된다.

b. 일정한 복용시간보다 12시간이 더 지났을 때; 복용을 잊은 정제를 즉시 복용하고 그 다음 정제도 예정대로 복용한다. 즉 같은 날 2정을 복용하게 될 수도 있다.

c. 한 알 이상을 잊어버리고 안 먹었을 때; 안 먹었던 약 중 마지막 한 알 즉 하루전날 약 한 알과 제날짜의 약 한 알을 같이 즉 두 알을 동시에 복용하고 계속 매일 다음 순서대로 복용한다.

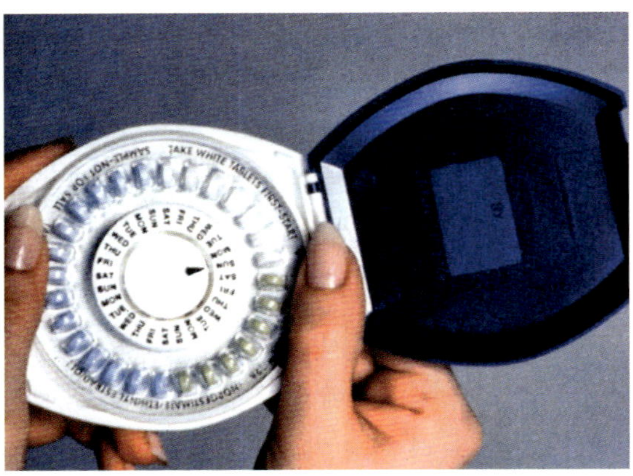

그림 6 삼상성(triphasic) 피임약

단, b와 c의 경우에는 피임효과가 떨어지게 되므로 7일간은 성교를 피하든지 콘돔 등을 사용하는 것이 좋다.

④ 경구피임약의 이점

경구피임약을 복용하면 피임효과 외에도 여러 가지 이점이 있다.

- 골반 염증성 질환의 예방; 경구피임약을 복용하면 비복용자에 비하여 골반 염증성 질환에 노출될 위험이 반으로 감소된다.
- 자궁외임신의 예방; 경구피임약 복용시 위험성이 1/10로 감소한다.
- 자궁내막암의 예방; 2년간 복용시 40%, 4년 이상 복용시 60%이상 감소한다.
- 난소암, 기능성 난소낭종의 예방; 난소암은 3-4년간 복용시 50%, 10년 이상 복용시 80%가 감소한다.
- 양성유방질환의 예방
- 자궁내막증의 예방
- 월경과다에 의한 빈혈, 월경통, 생리불순, 월경전 증후군의 예방

④ 경구피임약의 금기증

최근에 사용되고 있는 저용량 경구피임약은 건강한 여성에서는 안전하게 사용할 수가 있으나, 다음과 같은 절대적 금기증에 해당되는 경우에는 사

용을 피하고, 상대적 금기증에 해당하는 경우에는 의사의 조언을 받아 사용하여야 한다.

■ 절대적 금기증

- 혈관염, 혈전색증, 뇌혈관질환, 관상동맥질환, 또는 그 기왕력이 있는 경우
- 간기능의 심각한 저하가 있는 경우
- 유방암이 있거나 의심되는 경우
- 진단되지 않은 질출혈
- 임신 중이거나 임신이 의심되는 경우
- 35세 이상의 흡연자

■ 상대적 금기증

- 편두통
- 고혈압
- 자궁근종
- 임신성 당뇨병
- 당뇨병
- 수술이 예정되어 있는 경우
- 간질
- 임신 중 발생한 폐쇄성 황달
- 겸상 적혈구병
- 담낭질환

(2) 미니필(minipill)

미니필이란 소량의 합성프로게스테론 단일 성분만 함유된 피임제로 아직 한국에는 도입되지 않고 있으므로 간단히 소개만 한다.

미니필의 작용기전은 소량의 황체호르몬에 의해서 성선자극호르몬이 충분히 억제되지 않으므로 약 60%에서만 배란이 억제되고, 나머지는 자궁 경관 점액이 정자가 통과가 힘든 상태로 변하며, 자궁내막이 위축되어 수정란이 착상하는데 부적합하게 되어 피임효과를 나타나게 한다. 복용방법은 월경 시작 첫날부터 휴약 기간이 없이 매일 복용한다. 출산 후 21일째부터, 수유시에도 출산 후 21-42일 후부터 복용을 시작한다. 피임실패율은 복합 경구피임약에 비해서 높은 편이나 복합 경구피임약 중 특히 에스트로겐에 의한 부작용이나 금기증이 있는 경우, 35세 이상의 흡연여성, 고혈압, 편두통, 당뇨병 및 수유 중에도 사용할 수 있다는 장점이 있다.

(3) 주사용 피임제

생리 시작 5일 이내에 황체호르몬의 일종인 데포프로베라 150mg을 3개월마다 근육 주사하는 방법으로, 주된 작용은 배란을 방지하는 것이다. 주사용 피임제의 장점은 한 번 주사하면 장기간 피임할 수 있어 매일 약을 복용하기 힘든 여성에서도 사용 할 수 있으며, 심근 경색, 고혈압, 혈전증 발생과 무관하며 당뇨병에도 거의 영향 없어 에스트로겐 사용이 금기인 여성에서도 사용이 가능하다는 점이다. 수유 시에도 사용할 수 있으며 자궁내막증이나 간질을 호전시킨다. 그러나 월경의 중단이나 부정기 출혈이 올 수 있으며, 낮은 혈중 에스트로겐농도로 인하여 사용 중 골밀도의 감소를 초래할 수 있다.

주사용 피임제 중에는 복합 경구피임약과 마찬가지로 여성호르몬과 황체호르몬의 복합제도 있어 한 달에 한번씩 주사로 복합 경구피임약과 같은 작용과 효과를 얻고자하는 제제(Lunelle®)도 있으나 한국에는 도입되지 않고 있다(그림 7).

(4) 피하이식 호르몬 피임제(노플란트, 임플라논)

① 노플란트(Norplant)

노플란트는 길이 34mm, 외경 2.4mm인 6개의 실

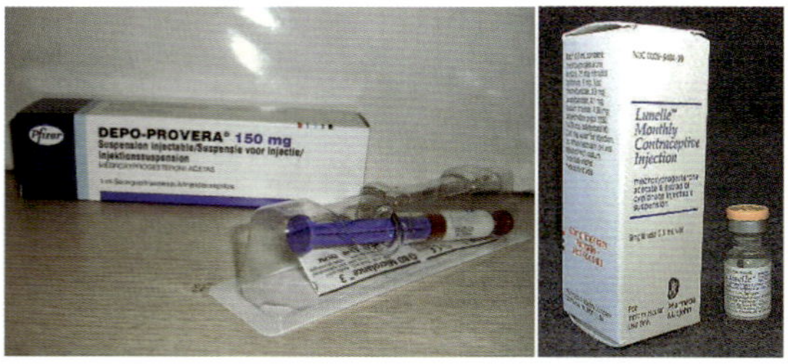

그림 7 주사용 피임제인 데포 프로베라와 Lunelle®

라스틱 관속에 각각 6mg의 황체호르몬인 레보놀게스트렐(levonorgestrel)이 들어있다. 이 6개의 관을 팔의 안쪽에 심어 놓으면 1년간은 레보놀게스트렐이 매일 40-50㎍ 방출되고, 그 후 5년까지는 매일 30-35㎍이 방출되므로 피임효과를 나타내게 된다(그림 8).

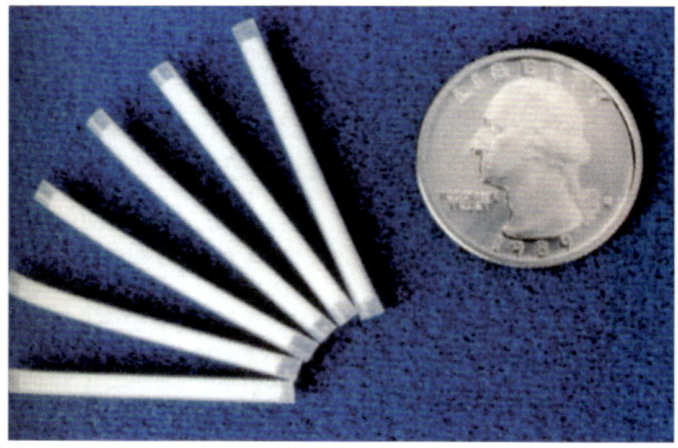

그림 8 노플란트®

② 임플라논(Implanon)

임플라논은 황체호르몬제가 함유된 가느다란 관 하나로 되어있는데 에토노제스트렐 68mg을 함유하고 있다(그림 9). 생리주기 1-5일 사이에 가는 관을 팔의 안쪽에 한번 심으면 황체호르몬이 배란을 억제하여 3년간 피임효과를 나타내게 되며, 관을 제거하면 대부분 3주 후에 배란이 다시 돌아온다.

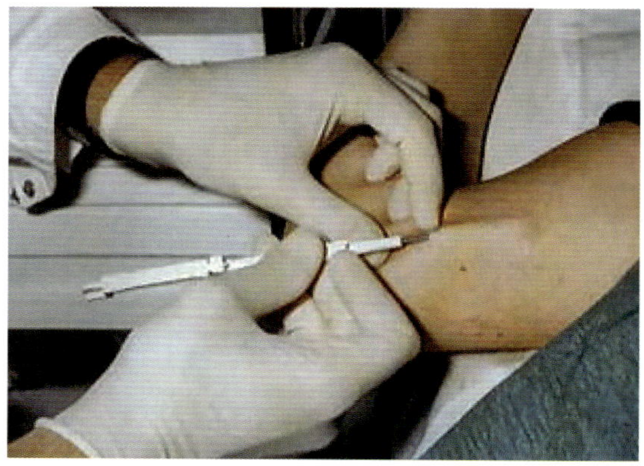

그림 9 임플라논®

(5) 질 링

합성 에스트로겐과 프로게스테론을 함유한 피임용 질 링이 있는데 이것을 질속에 넣고 있으면 복합경구피임약과 마찬가지의 작용으로 피임효과를 얻는다. 3주간은 질내에 삽입한 상태로 있고 월경이 있는 1주간은 제거하면 된다. 이 방법은 매일 먹어야 하는 피임약의 번거로움은 덜어주나 이물질을 질내에 삽입하는 거부감이 있을 수 있다(그림 10).

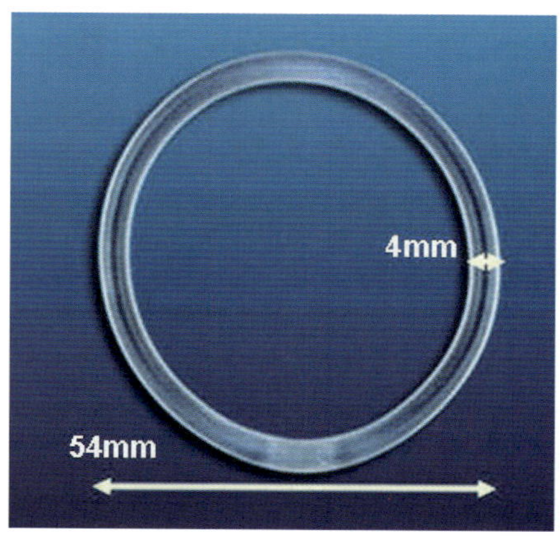

그림 10 질 링

2) 자궁내피임장치(IUD, IUCD)

피임의 목적으로 여자의 자궁 속에 이물질을 처음 넣은 것은 1920년대 독일 의사인 그라펜베르그(Grafenberg)가 처음이며, 후에 오타(Ota)에 의하여 현재의 자궁내 피임장치와 같은 모양을 갖추게 되었다.

우리나라에서는 일반적으로 루프라고 많이 불리고 있는 이 자궁내장치가 임신을 방지하는 정확한 기전은 확실치 않지만 아마도 나팔관이나 자궁근육의 균형이 깨트려져서 난자나 정자가 나팔관 내부에서 정상적인 속도로 이동하지 못하거나 이 장치가 자궁 내의 미세한 염증을 일으켜 수정난의 착상을 방해하는 것이 아닌가 추측되고 있다. 이 장치는 자궁내에서 이탈되지 않는 피임효과가 매우 좋고(실패율; 0.5-5%), 전신대사효과를 유발하지 않으며, 한 번 삽입으로 장기간 사용할 수 있다는 점이다. 그러나 간혹 여성 자신도 모르게 빠져 나오기도 하고 불규칙적인 하혈이나 하복부 통증 등의 부작용이 있을 수도 있다.

자궁내장치는 다시 약물적 작용이 있는 것과 불활성인 것으로 나눌 수 있는데 우리나라에서 초기에 많이 사용하였던 루프(Lippe's loop) (그림 11) 등은 불활성 장치로 단순히 물리적 작용에 의한 피임효과만 있었으나, 현재는 구리를 함유한 Nova T, Multiload, Copper T 380S (그림 12, 14)등과 황체호르몬을 함유하고 있는 레보놀게스트렐 분비 자궁내시스템(levonorgestrel-releasing intrauterine system, 미레나®) (그림 13)등이 있다.

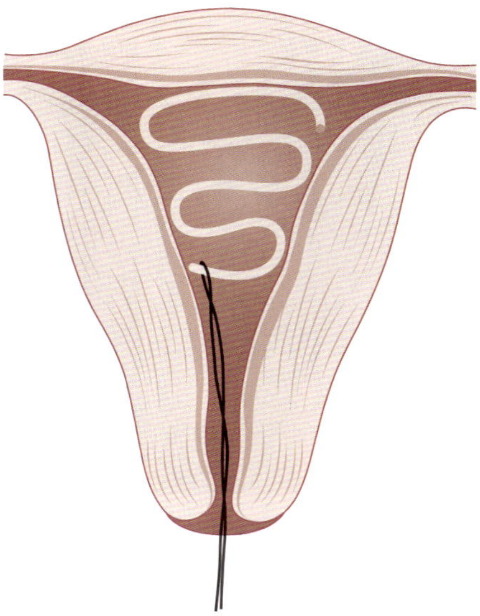

그림 11 국내에서 최초로 사용된 루프(Lippe's loop)

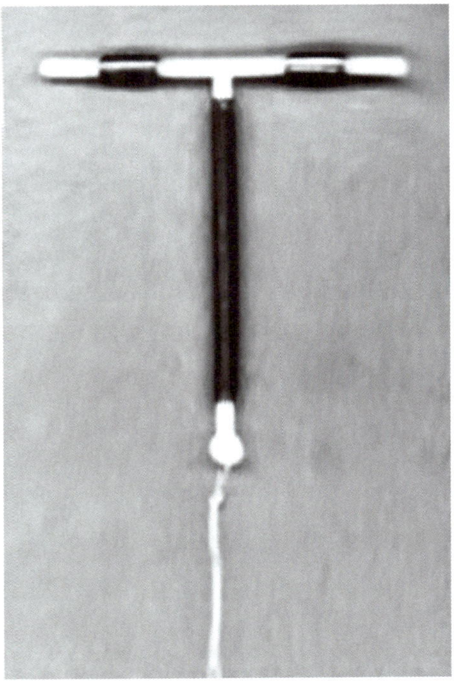

그림 12 Copper T 380S

(1) 구리자궁내장치(Copper IUD) (그림 14)

자궁내장치의 주요 작용기전은 수정란의 착상을

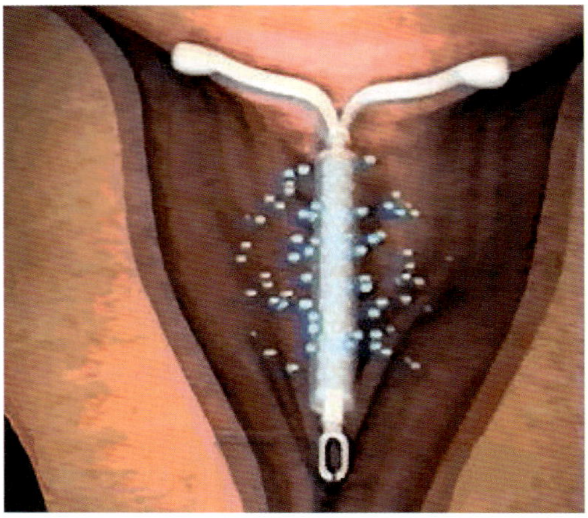

그림 13 미레나®. 황체호르몬이 나오는 모양을 그렸다.

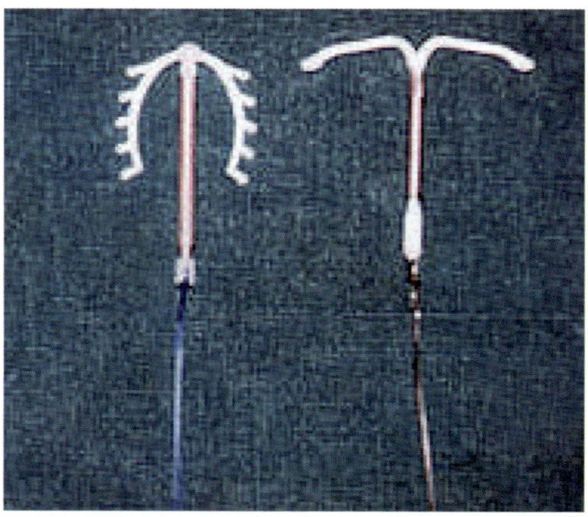

그림 14 구리가 함유된 자궁내 피임장치(좌. 멀티로드, 우. 노바T)

방지하는 것이다. 화학적으로 불활성 자궁내장치는 이물질 작용에 의한 국소적인 자궁내막염을 일으켜 수정란의 착상을 방해하고, 자궁수축을 일으켜 자궁자체를 불안정한 상태로 유지함으로서 피임효과를 나타내나 화학적으로 활성화된 구리는 이런 작용 이외에 전신적인 작용으로 배포의 발육장애와 자궁내막 세포의 세포융해를 일으킨다.

자궁내장치의 삽입 시기는 ① 정상 월경이 끝날 무렵이 가장 좋아 자궁경관이 부드럽고 약간 개대되어 삽입이 쉬우며(임신이 아닌 것이 확인되면 어느 때고 가능함), ② 분만 후에는 분만 6-8주후가 좋으며, ③ 임신 초기 유산 수술시에는 염증이 없으면 수술과 동시에 삽입할 수 있다.

자궁내장치의 부작용은 ① 월경량 증가와 이에 따른 빈혈, ② 골반염증의 증가, 그리고 매우 드물지만 ③ 자궁천공 등이 있다.

자궁내장치의 금기증에는 ① 무증상의 임균 감염증, ② 최근에 골반염증을 앓은 경우, ③ 자주 재발하는 골반염증, ④ 심한 월경통, ⑤ 자궁경관 협착증, ⑥ 자궁강 형태 이상, ⑦ 월경과다증 및 빈혈, ⑧ 혈액 응고장애, ⑨ 과거 자궁외임신력 등이 있다.

자궁내장치를 삽입한 여성이 월경을 안 할 때는 임신여부를 확인하여야 하며 만일 임신이 확인되면 자궁내장치를 즉시 제거하여 유산, 패혈증, 조산을 방지하여야 한다.

그러나 자궁내장치는 성병과 골반염을 악화시킬 수 있으므로 청소년의 피임법으로 장기간 사용하는 것은 바람직하지 않다.

(2) 레보놀게스트렐분비 자궁내시스템 (미레나®)

보통 자궁내장치에 감겨있는 구리대신에 황체호르몬을 함유하고 있는 실리콘 막을 감싸므로 경구피임약의 장점과 자궁내장치의 장점을 합쳐놓은 피임방법이다. 미레나를 자궁내에 넣어두면 약 5년간의 피임효과가 있다. 황체호르몬인 levonorgestrel이 매일 20㎍씩 자궁강내에 유리되어 자궁내에만 주로 작용하므로 전신적인 부작용이 없이 실패율 0.1%의 우수한 피임효과를 나타낸다고 한다. 또한 구리 자궁내장치의 단점은 간혹 생리량과 생리기간을 증가시키는데 비하여, 미레나는 황체호르몬이 자궁내막을 얇게 하여 생리량을 현저히 감소시키므로 빈혈을 예방할 수 있다. 그러므로 월경과다증이나 생리통 치료에 수술대신에 사용하기도 한다.

3) 여성의 차단피임법

(1) 페미돔

페미돔(femidom)은 '여성의 콘돔'이란 의미다. 남성용 콘돔보다 훨씬 크고 양 끝에 둥근 플라스틱 링이 달린 모양을 하고 있다. 비교적 큰 편이지만 이는 여성의 질 사이즈에 맞춘 것으로 여성의 질 내부를 감싸주도록 고안, 보호막의 역할을 하면서 임신과 성병 등을 예방할 수 있도록 한 것이다(그림 15).

에이즈 등 성병 예방에도 효과적이며 윤활제가 발라져 있고 체온으로 따뜻해지므로 부드럽고 편안해서 높은 성감을 느낄 수 있다고 한다. 페미돔은 바깥쪽 링과 안쪽 링, 몸체의 세 부분으로 나뉜다.

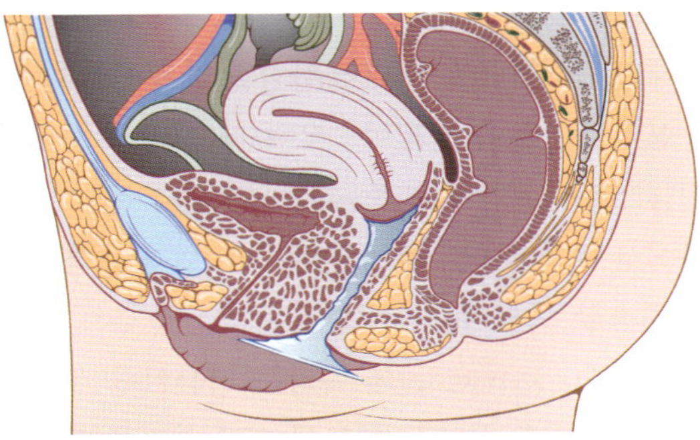

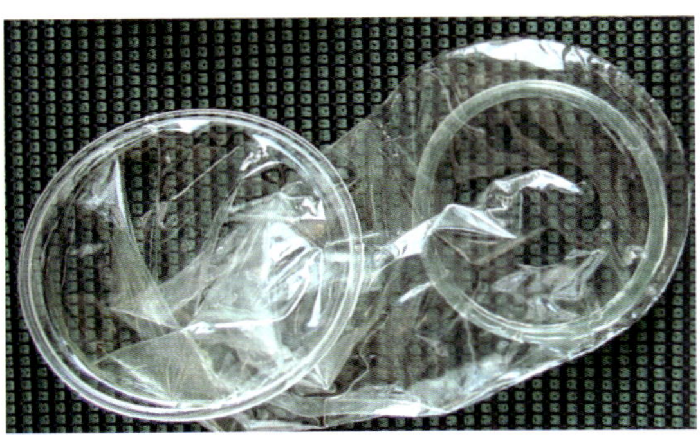

그림 15 페미돔

사용법은 우선 편안한 자세로 누워 막힌 쪽의 링 가운데를 눌러 삽입이 용이하도록 한다.

다른 한 손으로 질 입구의 접힌 피부를 벌리고 누른 상태의 내환을 탐폰처럼 질 내로 삽입한다. 페미돔 안으로 검지를 넣고 안쪽 링을 질 내부로 깊숙이 밀어 넣어준다. 이때 검지를 몸 안쪽으로 구부리면 치골을 느낄 수 있다. 안 쪽의 링이 치골을 지나서 놓이면 바르게 된 것이다. 페미돔의 밖의 둘린 링과 몸체의 일부가 질 외부에 남는 건 정상이다(그림 16).

페미돔의 재질은 폴리우레탄으로 피부와 유사한 재질로서 기존 고무처럼 알레르기가 없고, 재질이 강한 반면 부드럽고, 정자와 성병 바이러스, 박테리아 등에 완벽한 보호막 역할을 한다고 한다.

남성용 콘돔은 성기가 발기됐을 때 사용이 가능한 데 비해 페미돔은 성교 전에 삽입이 가능하여 성행의를 잠시나마 중단할 필요가 없다. 콘돔은 사정 후 발기상태가 줄면서 빠지거나 정액이 흘러 임신을 초래할 가능성이 있는데 반해 페미돔은 그럴 가능성이 없어 성감을 지속시켜준다는 것이다.

여성용 콘돔의 장점은 무엇보다 여성 스스로 성병과 임신으로부터 자신을 보호할 수 있다는 것이다. 요도, 질구, 외음부, 남근 등 성병을 일으키는 균이 침투하는 경로를 남성용 콘돔보다 폭넓게 보호해 줄 수 있다.

(2) 살정제

살정제는 질내 사정된 정자의 운동성을 없애거나 정자를 죽임으로써 피임효과를 기대하는 방법

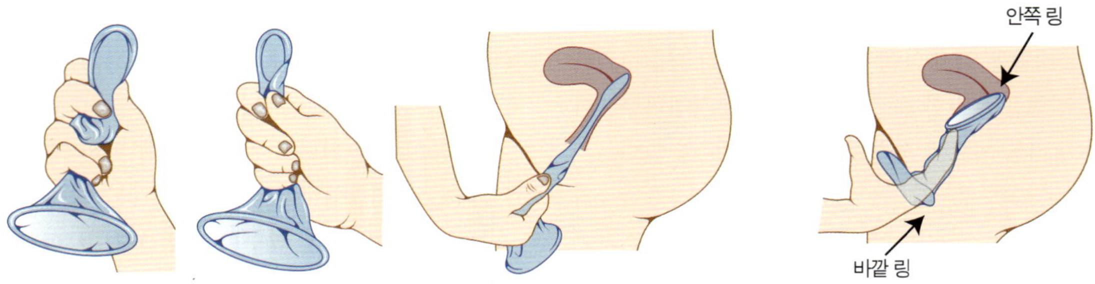

그림 16 페미돔 사용법. 안쪽 링 부분을 좁게 쥐고 질내로 삽입한 후 페미돔 내부에 손가락을 넣어 질 안쪽으로 깊게 밀어 넣는다. 페미돔의 바깥 링과 몸체의 일부가 질 외부에 남으면 된다. 제거 시에는 정액을 흘리지 않도록 주의하면서 바깥 링을 비틀어 살짝 당긴다.

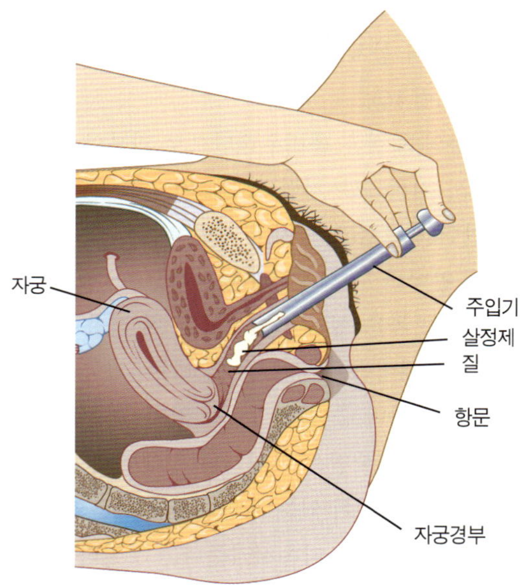

그림 17 용기를 이용한 살정제 삽입

으로 좌약, 크림, 스펀지, 거품 등의 형태로 되어 있으나 우리나라에는 정제 형태의 좌약만이 있다.

좌약은 성교하기 약 10분전 질 상부 자궁경관이 맞닿는 부위에 깊숙이 삽입하는데(그림 17), 살정 효과는 1시간 정도 지속되므로 재차 성교시에는 다시 삽입해야 하며, 성교 후 최소한 6시간 이내에는 질 세척을 피해야 한다. 이 좌약은 질내의 분비물에 의하여 서서히 거품을 내어 자궁경관 입구를 작은 거품의 벽으로 막는 동시에 여기 섞인 약품의 작용으로 정자가 죽게 되거나 장자의 운동을 마비시켜 수정을 방지하게 된다. 약을 넣을 때에는 누워서 첫째, 둘째 손가락으로 알약을 잡고 가능한 깊숙이 밀어 넣는다. 약효는 보통 30분 정도이기 때문에 성관계가 길어질 경우에 다시 한알을 더 넣어야 한다.

실패율이 높은 방법이므로 45세 이상의 수태력이 감소된 여성, 수유 중, 희발월경이나 무월경 환자에서 질외사정법 등의 다른 피임법과 병행하여서 사용할 수 있다.

살정제(spermicide)에 속하는 거품이나 젤리는 정자를 죽이는 능력이 있는데 성교 직전에 질내에 주입한다. 그러나 피임 실패율이 약 20% 정도이고 청결해 보이지 않아 많이 사용되고 있지는 않다.

가장 오래 되었고 효과적이지 못한 방법이 질세척(viginal douche)인데 성교후 곧바로 상당량의 물을 질내에 주입하여 세척해 내는 방법이다. 그러나 실제적으로 큰 효과를 기대할 수 없는데 왜냐하면 정자는 운동성이 있어 질의 안쪽으로 계속 헤엄쳐 들어가기 때문이다.

(3) 피임용 질격막, 자궁경부 캡

질격막(다이아프램)은 이것은 여성이 사용하는 피임기구로 유연성이 강한 금속테에 얇은 고무막을 둘러 돔 모양의 구조로 자궁경부의 입구를 막아 정자가 들어가는 것을 방지한다. 사용하는 격막은 개인에 따라 의사가 그 크기를 선정해 주어야 하며 성관계를 갖기 수 시간 전에 삽입하고 성교 후 최소한 6시간 후에 빼내야 한다. 한번 사용하고 난 후에도 세척을 하면 여러 번의 사용이 가능하다(그림 18).

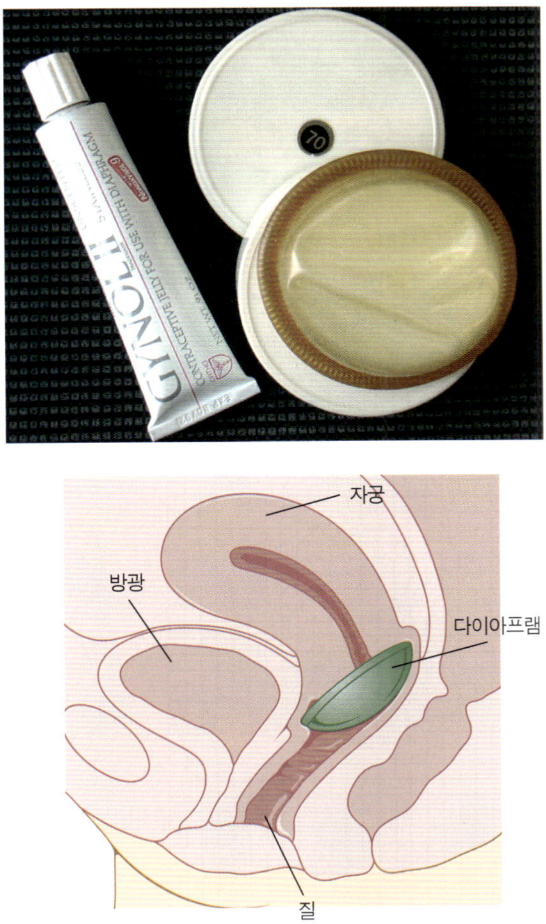

그림 18 윤활제와 다이프램 및 올바른 착용법

올바르게 사용하면 여성의 피임방법 중 경구 피임약 다음으로 확실하게 피임을 보장한다.

성교 후 6시간 이후에 제거해야 하며 24시간 이상 질내에 두면 질 점막의 궤양을 유발할 수 있으므로 주의하여야 한다.

자궁경부 캡은 컵모양의 고무 또는 실리콘제제를 자궁경부에 모자를 씌우듯이 장착하여 피임을 유도하는 방법이다(그림 19). 성교 후 6시간 이후에 제거해야 하며 최대 72시간까지 질내에 둘 수 있는 이점이 있으나 그 이상 두면 궤양, 염증, 불쾌한 냄새를 유발할 수 있으므로 주의하여야 한다.

4) 자연주기법

(1) 날짜피임법

수정능력이 난자는 배란 후 24시간, 정자는 성교 후 48시간을 넘지 않으며, 배란이 다음 월경예정일로부터 12-16일(평균 14일) 전에 일어난다는 가정을 전제로 하므로 월경주기에 따라 금욕기간이 달

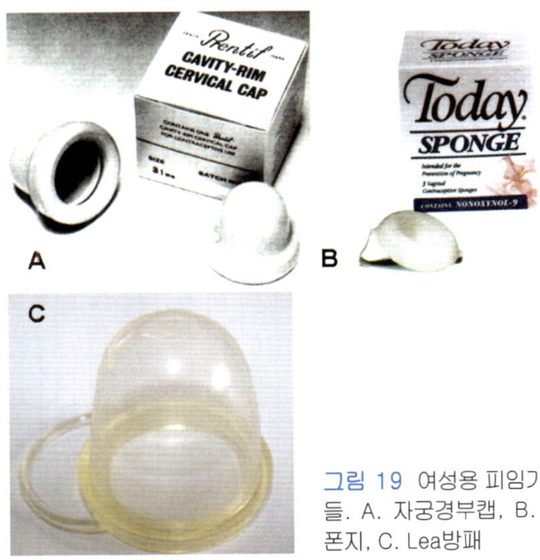

그림 19 여성용 피임기구들. A. 자궁경부캡, B. 스폰지, C. Lea방패

라진다. 지난 6개월간의 월경주기 중 가장 짧은 주기에서 18일을 뺀 날짜로부터 가장 긴 주기에서 11일을 뺀 날짜까지가 수태위험이 높은 기간이다. 예를 들어 월경주기가 28-30일인 여성은 월경주기 10일부터 19일 까지가 위험기간이다.

임신 위험기간의 계산법 :
임신 위험기간의 시작일 = 가장 짧은 월경주기 - 18일
임신 위험기간의 끝날 = 가장 긴 월경주기 - 11일

여성은 언제나 배란이 불규칙할 수 있으므로 날짜 피임법은 피임실패률이 높다.

(2) 기초체온법

기초체온법은 배란 1-2일 후 황체호르몬의 증가에 따라 기초체온(BBT)이 섭씨 0.4-0.5도 정도 상승하는 생리적 현상을 이용하는 방법이다. 보통의 체온계로는 판별하기가 좀 어려울 수 있으므로 약국에서 특수한 체온계를 구하여 이용하는 것이 좋다. 매일 기초체온을 기록하여 월경 첫째 날부터 체온이 상승하고 3일째까지는 성교를 피한다(그림 20). 기초체온이란 정상상태에서 하루 중 가장 안정된 때의 체온을 아침 눈을 뜬 직후에 체온계를 혀 밑에 입을 다물고 누운 채로 잼으로써 얻을 수 있다. 즉 연속 체온이 상승한 3일째 밤부터 다음 월경일 전 까지가 안심하고 성교할 수 있는 시기라고 할 수 있는데 제일 큰 결점은 금욕기간이 길고 배란 전의 안전한 기간을 미리 예측하기가 어렵다는 것이다.

(3) 점액관찰법

배란주기에 따라 자궁 경부에서 분비되는 점액의 점도를 관찰하여 배란일을 알아보는 방법으로 1974년 빌링스(John Billings)에 의하여 알려졌다.

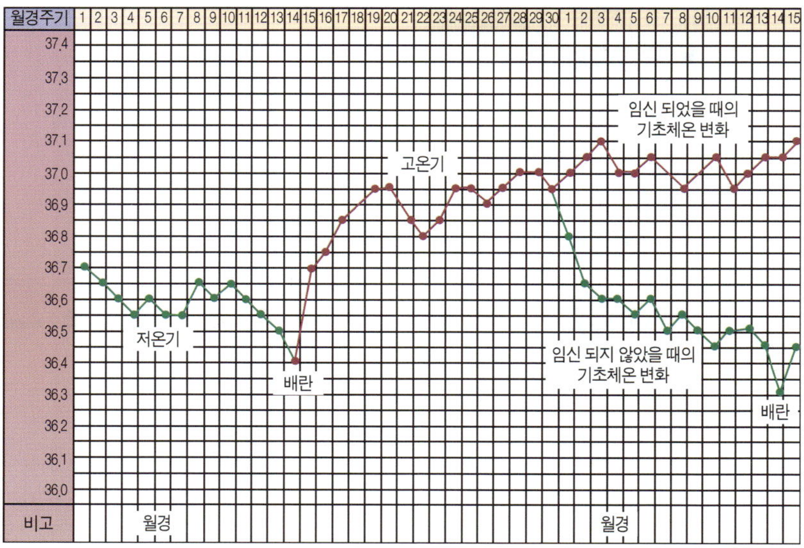

그림 20 기초체온표

생리 후 자궁경관 점액은 거의 없어 질이 건조하다가 난포가 서서히 성장하여 여성호르몬이 분비되면서 점액이 증가되어 배란이 되기 전 여성호르몬이 가장 많이 분비되는 시기에는 점액이 맑고 양이 많아지고 길게 떨어지는 것을 느낄 수 있다. 초기의 점액은 흰색을 띤 끈끈한 물질이나 점차 색깔이 엷어지다가 배란 24시간 전에는 달걀 흰자와 같이 거의 투명하고 미끈거리는 점액으로 변한다. 그리고 배란 후에는 점액이 다시 탁한색으로 되돌아가거나 혹은 점액이 더 이상 분비되지 않는다. 그래서 점액이 관찰되기 시작하는 첫날부터 점액이 가장 많이 증가된 후 마지막 4일까지는 성교를 피하는 방법이다(그림 21).

(4) 증상-체온법

이 방법은 날짜 피임법, 기초체온법, 점액관찰법을 합한 방법으로 보다 정확하게 월경주기 중 임신 가능 시기를 계산할 수 있다. 날짜 피임법과 점액관찰법에 따라 금욕을 시작하고, 점액관찰법과 기초체온법에 의해 마지막 금욕 날짜를 결정하는 방법이다.

5) 성교 후 응급피임법

성교 후 응급피임법은 계획되지 않은 성교, 콘돔이 찢어졌다든지 피임방법이 불확실할 때, 강간 등 불시의 성교 후에 임신을 방지하기 위한 방법이다.

성교 후 응급피임법으로는 ① 응급피임약(emergency contraceptive pills, ECPs), ② 구리자

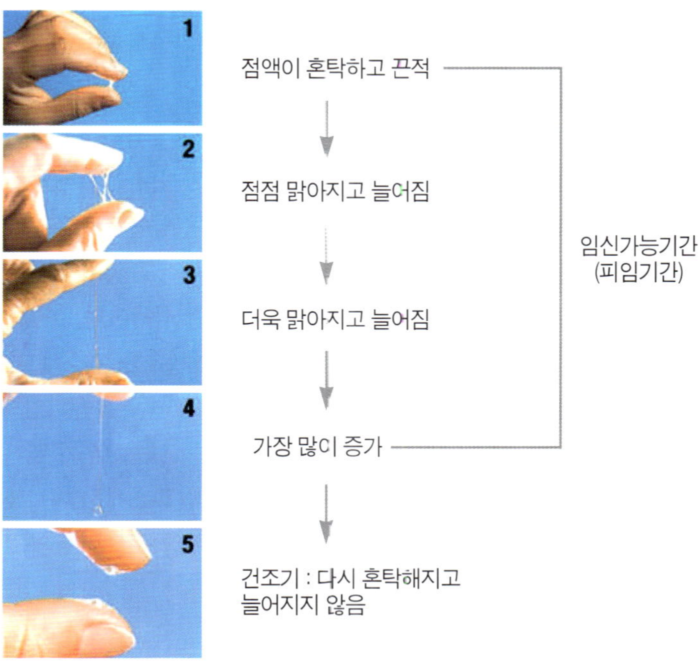

그림 21 Billing 씨 법

궁내장치(Copper IUD), ③ 다나졸(danazol), ④ RU486(mifepristone) 등의 방법이 알려져 있으나, 주로 응급피임약과 구리자궁내장치가 사용되고 있다.

성교 후 응급피임법은 기본적인 피임교육이 충분히 되어져 일반적인 피임방법이 잘 보급되고 있는 상태에서 일시적으로 말 그대로 '응급' 상황에서만 사용하는 것이다.

(1) 응급피임약(emergency contraceptive pills)

① 응급피임약의 종류

응급피임약은 여성호르몬과 황체호르몬의 복합제제와 황체호르몬 단일제제가 있다. 응급피임약은 보통 성교 후 72시간 내에 1회 복용하고 그 후 12시간 후에 다시 1회 복용하게 하는 데, 최근에는 한번만 복용하도록 만든 제품으로 나와있다. 대체로 임신을 약 75% 수준에서 예방할 수 있다. 따라서 응급피임약을 먹었어도 25%에서는 임신이 그대로 지속이 될 수 있으므로 생리 예정일에서 1~2주 지나도 생리가 없을 경우에는 임신을 꼭 확인하여야 한다. 또한 응급피임약은 자궁외임신과 성병을 예방하지 못하며, 다량의 호르몬을 일시적으로 먹게 되므로 많은 부작용이 있을 수 있다는 것을 염두에 두어야 한다.

■ 복합 응급피임약

여성호르몬과 황체호르몬의 복합제제를 사용하는 'Yuzpe 응급피임법'은 과거의 부작용이 많던 고용량 에스트로겐을 사용하던 방법 대신에 1974년 캐나다의 Yuzpe 교수에 의해 기술된 방법으로 응급피임법으로 가장 많이 사용되어 왔다.

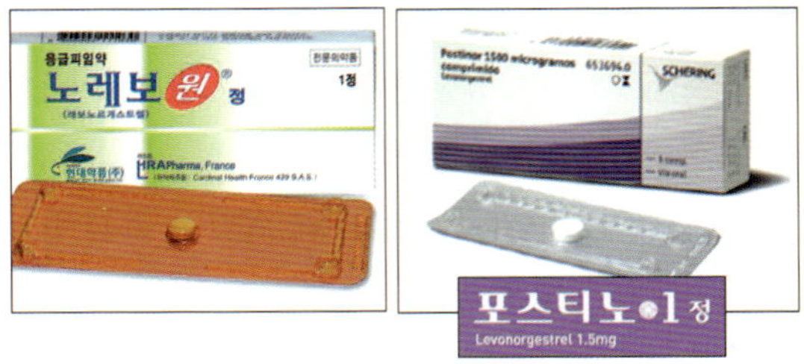

그림 22 응급피임약

■ 황체호르몬 단일 응급피임약

황체호르몬 단일제제로 만들어진 응급피임약으로 국내에서는 현재 노레보(그림 22), 퍼스트렐, 쎄스콘, 원앤원 정 등이 시판되고 있는데 levonorgestrel 0.75mg 두 알로 되어 있다. 최근에는 levonorgestrel 1.5mg 한 알짜리로 되어있는 노레보 원, 포스티노 원이 사용되고 있다.

② 응급피임약의 복용 방법

응급피임약은 성교 후 빨리 복용할수록 효과가 있는데, 복용 방법은 황체호르몬 단일 응급피임약인 노레보 원이나 포스티노 원을 72시간 내에 복용하도록 한다. 약을 복용 후에는 추가로 응급피임약을 더 복용하여도 임신 예방에는 도움이 되지 않고 오심, 구토만 심해진다. 응급피임약 복용 후에 부작용으로 메스꺼움을 호소하므로 30분전에 진토제를 미리 먹기도 한다. 응급피임약을 복용한 후 메스껍거나 구토를 하는 경우가 많은데, 복용 후 2시간 내에 구토를 할 경우에는 다시 한번 더 약을 복용시키거나, 구리자궁내장치 등의 다른 방법을 사용해야 한다.

③ 응급피임약의 작용기전

응급피임약을 복용하면 단기간에 강력한 다량의

호르몬의 노출에 의해, a. 배란을 지연 또는 억제하고, b. 정자나 난자의 난관 통과를 방해하여 수정을 억제하고, c. 자궁내막을 변형시키므로 써 착상을 억제하므로 임신을 예방할 수 있다.

배란 후 난자는 난관의 팽대부에서 정자와 만나 수정되고 난관을 따라 이동하여 약 72시간 후에 자궁에 도달하게 되며, 자궁 내에 도달하여서도 자궁내막에 착상되기까지는 약 72시간이 소요된다. 즉 배란 후 착상까지는 약 6일간이 소요된다. 응급피임약은 수정란이 자궁 내막에 착상되는 시점을 기준으로 하여 착상 이전의 시기에 사용하여야만 임신을 예방할 수 있고, 이미 착상된 이후, 즉 임신이 성립된 이후에는 그 효과가 없는 것으로 알려져 있다. 다시 말하면 이미 임신이 된 상태를 유산시키는 것이 아니다.

④ 응급피임약 복용시 주의할 점

응급피임약은 다량의 호르몬을 일시에 사용하므로 주의해야 할 점이 많다. 예를 들어 황체호르몬 단일 응급피임약인 노레보 원 한 알에는 황체호르몬단일 사전피임약(미니필) 40-50알에 해당하는 황체호르몬이 함유되어 있기 때문이다.

응급피임약에 따른 부작용은 월경주기 장애가 일어나는 이 외 어지러움, 두통, 메스꺼움, 구토, 복부통증, 유방통 등의 부작용이 있다. 황체호르몬 단일 응급피임약은 Yuzpe 응급피임약 보다는 메스꺼움, 구토가 적음에도 불구하고 43%에서 월경주기 장애, 32%에서 메스꺼움 등을 호소하였다.

유방암, 생식기암, 뇌졸중, 다리와 폐의 혈전이 있을 때, 고혈압, 심장 질환, 당뇨병, 간 질환, 신장 질환, 심한 편두통이 있을 때에는 투여하지 않도록 한다.

응급피임약 복용 후 장딴지나 넓적다리의 심한 통증, 심한 복부의 통증, 흉통, 기침, 호흡곤란, 심한 두통, 어지러움, 쇄약, 마비, 시력 불선명, 시력 소실, 언어 곤란, 황달 등이 생기면 즉시 진찰을 받아야 한다.

(2) 구리자궁내장치(Copper IUD)

응급피임법으로 구리자궁내장치를 사용할 수 있는데, 구리자궁내장치는 응급피임약에 비하여 훨씬 효과적으로 임신을 예방할 수 있어서 99% 이상의 피임 효과를 나타낸다고도 한다. 구리자궁내장치는 일시적인 응급 피임 효과 이외에 지속적인 피임 효과를 얻을 수 있다.

구리자궁내장치의 적응증은 a. 성교 후 72시간이 경과하였으나 5일은 되지 않았을 때, b.응급피임 후에도 계속 피임을 오랫동안 원할 때, c. 응급피임약 사용의 절대적 금기증이 있을 때, d. 응급피임약을 2회 복용하는 동안 어느 한 번이라도 2시간 이내에 토하였고 임신 가능성이 높을 때이다.

구리자궁내장치는 산부인과에서 자궁 내에 넣어야 하는데, 임신의 경험이 없는 여성이나 자궁의 기형, 자궁경부가 유착이 된 경우 등과 같이 삽입이 힘든 경우가 있다. 응급피임법은 성병 등을 예방할 수 없는 방법임은 물론이다. 구리자궁내장치 삽입 후에는 통증, 출혈, 감염이 생길 수 있으며 이때는 반드시 진찰을 받도록 해야 한다. 구리자궁내장치는 계속 피임을 원하지 않는 경우에는 다음 월경이 정상적으로 나오면 제거해 주고 계속 피임을 원할 경우에는 그대로 두면 된다.

(3) 유의점

성교 후 응급피임법을 사용하기 전에 다음과 같

은 사항들을 유의하여야 한다.

- 월경력과 성교 관계를 잘 평가하여 적당한 응급피임법을 선택한다.
- 종교적이나 개인적인 사정으로 유산이 용납되지 않는 경우에도 수정란이 자궁내에 착상되기 이전에 착상을 방지하므로 착상된 후 즉 임신이 된 후의 '유산'은 아니다.
- 피임의 실패로 인한 임신의 가능성 및 부작용에 대하여 알아야한다. 임신이 지속될 경우 수정란이 착상되기 이전까지는 호르몬 등의 영향을 받지 않으므로 태아에 대한 기형 발생 가능성은 거의 없는 것으로 알려져 있다. 그러나 태아의 상태를 계속 관찰하여야 한다. 난관염 등에 의해 난관의 손상이 의심될 경우나 자궁외임신의 기왕력이 있는 경우에는 성교후 응급피임법이 자궁외임신을 예방할 수는 없으므로 그 가능성을 염두에 두어야 한다.
- 성교 후 응급피임법을 사용하기 전에 감염이나 임신 등을 확인하고, 사용 후에 월경이 지연되는지 통증이 있는지 등을 관찰한다.
- 응급피임약을 복용하면 메스꺼움, 구토를 호소할 수 있다. 이때는 진토제를 같이 먹으면 도움이 된다. 응급피임약 복용 후 2시간 내에 구토를 한 경우에는 다시 한번 더 약을 복용하거나, 구리자궁내장치 등의 다른 피임방법을 사용한다. 응급피임약을 더 많이 먹는다고 임신이 더 예방되는 것은 아니다.

6) 여성 불임시술 (그림 23)

영구피임법이라고도 불리는 시술로 다음의 몇 가지로 나눌 수 있다.

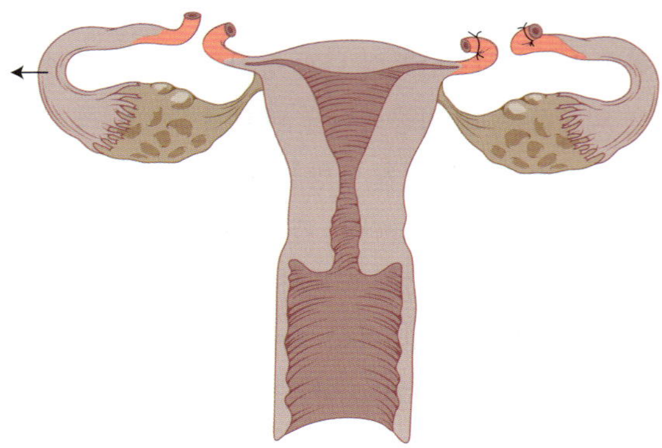

그림 23 난관결찰술

(1) 복강경을 이용한 난관 불임시술

복강경을 이용한 난관 불임시술은 1970년대에 개발되었으며, 개복수술에 비하여 간편하고 안전하며 훨씬 덜 침습적이므로 우리나라 가족계획사업에 주요한 몫을 담당하였던 방법 중의 하나이다. 난관을 전기 소작하여 결찰하는 방법과 실라스틱링(Yoon's ring)을 이용한 결찰방법이 있다.

(2) 제왕절개술 및 소개복술을 이용한 난관 불임시술

제왕절개술시에 난관결찰을 하는 방법으로 더 이상 아이를 원하지 않는 수술환자에서 요즘에도 흔히 사용되고 있다.

또한 정상분만 24시간 이후 72시간 이내 즉 자궁저부가 배꼽 부위에 위치할 때 배꼽 하방을 1-2cm 정도 절개하여 난관결찰을 하거나, 비임신시 치골 바로 위를 1-2cm 절개하여 난관을 결찰하는 방법들도 있는데 최근에는 드물게 사용되는 추세에 있다.

(3) 난관 불임시술의 합병증

난관 불임시술의 합병증은 마취와 관련된 합병

증, 주요 장기의 소작, 폐색전증, 수술의 실패로 인한 임신, 자궁외임신 등이 있다. 그러나 난관 불임시술과 직접 관련된 사망률은 10만 명당 4명으로 비교적 안전한 방법이라고 하겠다.

난관결찰 후 기전은 불분명하나 골반강 내의 불편감, 난소낭종 생성, 월경량 과다증 등의 증상을 총칭하여 난관결찰증후군이라고 하였으나 이의 유무에 대해 논란이 많다.

2. 남성의 피임법

1) 질외사정

사정전에 성교를 중단하고 질의 밖에 사정을 하는 방법이다. 가장 오래된 피임법으로 전 세계적으로 10% 정도가 이 방법을 이용하고 있으나 실패율이 26-30%로 높고 성행위의 즐거움을 감소시키며 남성이 사정을 조절할 수 있어야 하며 여성의 협조가 필요하다. 질외에 사정을 하였다 하더라도 사정전 요로 분비물에 정자가 포함되어 있었거나 외음부에 사정된 정액이 질내로 흘러들어 갈 수 있기 때문에 실패할 수도 있다.

2) 콘돔

콘돔(그림 24)은 이미 16세기부터 사용되었으며(그림 25), 정자가 여성의 몸속으로 들어가지 못하

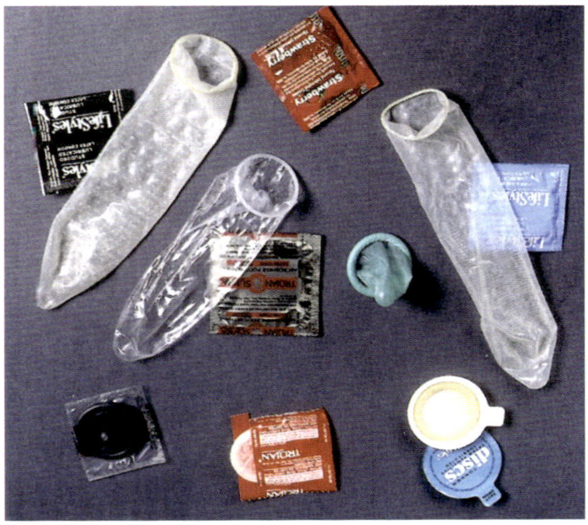

그림 24 현재 사용되는 콘돔들

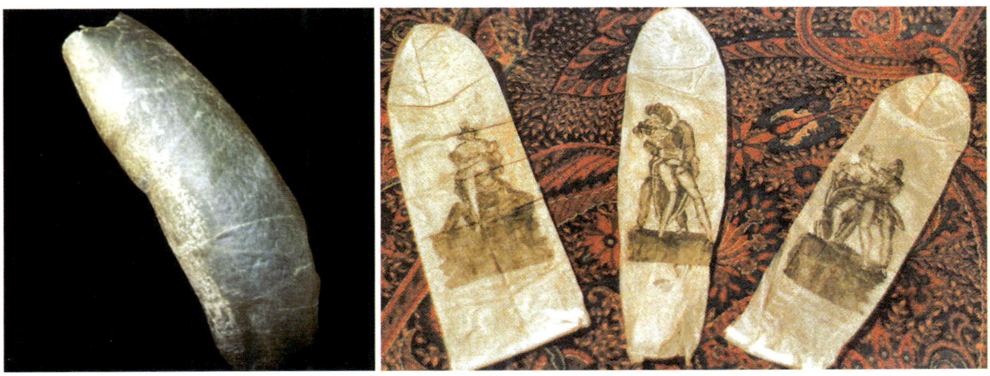

그림 25 18세기와 19세기의 콘돔으로 여러 번 반복 사용하였음

게 하는 가장 널리 이용되고 있는 일시적 피임방법으로 70-95%의 비교적 높은 피임 성공률을 보이나 제품 불량, 질내 이탈 및 잘못된 사용법 등으로 실패율이 5-30%로 비교적 높고, 번거롭게 느낄 수 있으며 착용감이 좋지 않다고 느끼는 경우가 있는 등의 단점이 있다.

콘돔은 정확하게 사용하면 피임효과가 높은 피임법이다. 발기가 시작되면 음경을 질 속에 삽입하기 전 착용해야 하며, 콘돔을 음경에 씌울 때는 콘돔 끝을 비틀어 공기를 빼낸 후 씌워야 하고, 사정 후 음경을 빼낼 때에는 콘돔이 질 속에 남아있지 않도록 손으로 잡고 빼야 한다(그림 26). 그러나 부부 중 어느 한 쪽 또는 모두가 살과 살 사이에 장벽이 있어 성관계시 친밀감에 방해를 받는다고 생각하거나 감각이 무뎌져서 쾌감에 방해가 된다고 생각하여 콘돔을 착용하지 않고 성관계를 갖다가 사정 직전에 콘돔을 착용하는 경우가 있다. 물론 사정전에 콘돔을 착용하였다면 피임이 가능하나 몇 시간이 경과하기도 전에 다시 성관계를 가질 경우 똑 같은 방법을 이용하면 피임에 실패할 수 있다. 사정 후 소변을 보고 요도를 씻어내었더라도 이전 성관계에서 사정되었던 정액이 완전히 제거될 수는 없

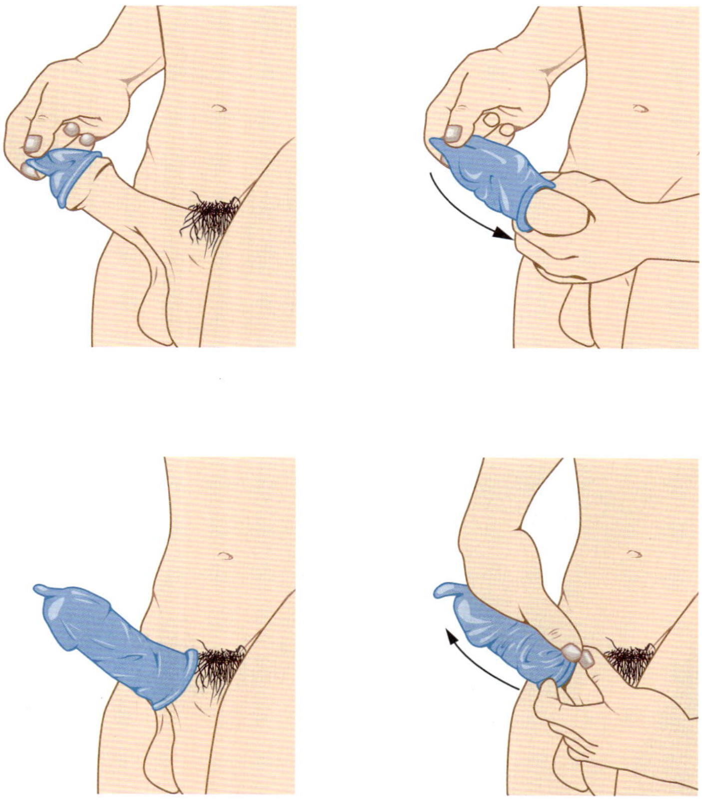

그림 26 콘돔의 사용법. 남성의 성기가 발기된 후 콘돔을 씌워야 하며 정액받이(앞쪽 끝부분)를 손가락으로 눌러서 밀착시켜 공기를 뺀 후 말려있는 것을 펴면 된다. 성교가 끝나면 발기가 가라앉기 전에 콘돔이 벗겨지지 않도록 테두리를 잡은 채 벗긴다.

다. 완전 발기가 일어나면 사정시 정자가 지나가는 길을 깨끗하게 청소를 해놓기 위해 요도주위 샘으로부터 분비물이 나오는데 이때 이전 사정에서 남은 정자가 섞여 나온다. 그러므로 이전 성관계에서처럼 콘돔을 착용하지 않은 채 성관계를 갖다가 사정 직전에 콘돔을 착용하면 요도주위 샘의 분비물에 섞여 있던 정자가 이미 질 속으로 들어간 뒤이므로 임신이 될 수도 있다.

그 외 콘돔은 성교에 의해 전파되는 성병 즉 임균, 매독, 트리코모나스, 클라미디아, 후천성 면역결핍증(AIDS) 등의 예방에도 도움이 된다. 또한 자궁경부암의 원인으로 알려진 인유두종바이러스(HPV)의 감염 예방에도 효과가 있으며, 항정자항체에 비롯한 불임증 치료에도 이용될 수 있다.

최근에는 진동하는 콘돔 등(그림 27) 성감을 높이기 위한 특수 용품들도 보급되고 있다.

3) 정관절단술 (그림 28)

남성영구피임법의 가장 대표적인 방법으로 음낭을 절개하여 정자의 통로인 양측 정관을 절단하고 양측 끝단을 결찰하는 방법으로 여성 불임시술보다 매우 간단하며, 경제적이고, 합병증이 적으며, 복원이 여성의 난관복원보다 매우 용이하다. 정관수술 후에도 정자의 생산을 계속되지만 정관이 차단되어 체외로 배출되지 못한다. 정관수술의 단점은 정관

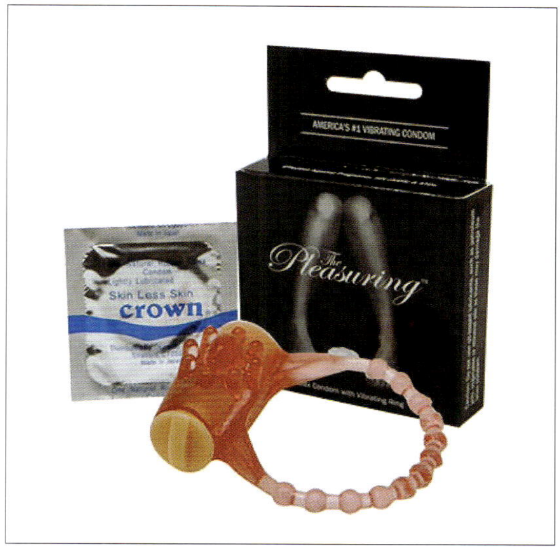

그림 27 진동하는 콘돔(vibrating condom)도 있다.

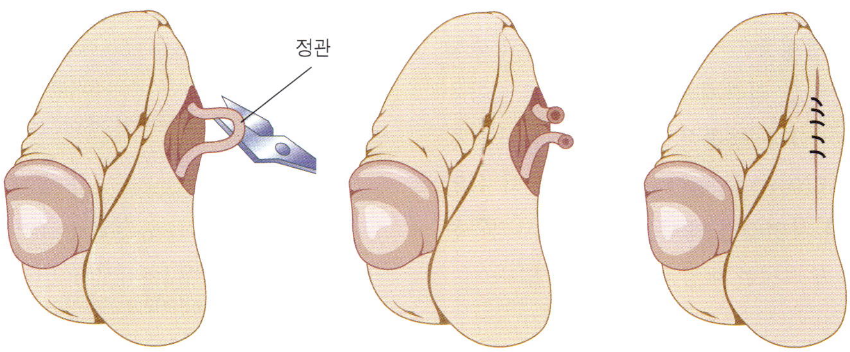

그림 28 정관결찰술

수술 후에도 수술 전에 이미 생산되어 정관의 말단 팽대부에 저장되어 있던 정자가 배출되어 임신될 수 있으므로 수술 후에도 12~20회의 성생활에서는 피임을 하여야 하며, 연속적으로 2회 정맥 검사하여 정자가 발견되지 않음을 확인하여야 한다. 정관의 말단팽대부에 저장되어 있던 정자는 1회 사정으로 1/3씩 배출되므로 12~20회 사정하면 무정자 수준이 된다.

정관절단술은 성기에 대한 수술이므로 오해를 유발할 수 있다. 그러므로 시술 전 의사는 남성생식의 해부생리 및 정관수술의 의학적 당위성, 거세수술이 아니므로 성능력의 감퇴가 전혀 없다는 점, 복원수술의 간편함과 높은 성공률, 시술의 간편함과 안전성, 시술 후 있을 수도 있는 합병증, 시술직후의 주의사항 등에 관하여 설명하게 된다.

정관수술의 금기증으로는 음낭부 및 외음부의 국소적 염증, 전신혈액질환, 서혜부 탈장과 정류고환이 있거나 수술을 받은 경우, 음낭수종, 정계정맥류가 있는 경우로 이 때는 다른 피임방법을 모색하는 것이 좋다. 또 시술 전 면담에서 충분한 설명이 있었는데도 불구하고 정관수술 후 성기능의 약화에 대해 계속해서 걱정이 되는 경우에는 정관수술을 피하는 것이 좋다.

정관수술의 합병증은 5-10% 정도 발생하고 출혈과 감염, 고환통증, 정관재개통 수술부위에 정자육아종 형성 등이 있다. 정관이 저절로 재개통되는 경우는 1%에서 일어난다. 정관수술 후 임신의 원인으로는 정관의 자연스런 재개통, 정관의 부정확한 결찰, 수술 후 부적당한 피임, 이중정관이 있다.

■ 참고문헌

- 대한비뇨기과학회. 비뇨기과학 4판, 일조각. 2007년
- 이임순. 피임상담 가이드. 대한가족보건복지협회 한국성문화연구소. 삼진문화사. 2000
- 정해원. 피임법의 미래. 대한의사협회지 1997; 40: 1498-1504.
- Bleker AM, Thomas AJ Jr, Fuchs EF, Konnak JW, Sharlip ID. Results of 1,469
- Chang MC. Development of the oral contraceptives. Am J Obstet Gynecol 1978;132 (2):217-9
- Colliton, WF. Birth Control Pill: Abortifacient and contraceptive. American Association of Pro Life Obstetricians and Gynecologists. Retrieved on August 30, 2006.
- Hatcher RA. Contraceptive Technology, 18th rev. ed., New York: Ardent Media, pp. 391-460, 2004
- Kippley J, Kippley S. The Art of Natural Family Planning, 4th addition, Cincinnati, OH: The Couple to Couple League, p.146. 1996
- microsurgical vasectomy reversal by the Vasovasostomy Study Group. J Urol 1991; 145:505-11.
- Morrow DJ. Maker of Norplant Offers a Settlement in Suit Over Effects. The New York Times: August 27, 1999.
- Pacilli L, Graffino W, Poggio A, Arrotta S. A case of allergy to a copper-medicated IUD. Etiopathogenetic and clinical aspects. Minerva Ginecol 1981;33 (12):1159?63
- Petta C, Ferriani R, Abrao M, Hassan D, Rosa E Silva J, Podgaec S, Bahamondes L. Randomized clinical trial of a levonorgestrel-releasing intrauterine system and a depot GnRH analogue for the treatment of chronic pelvic pain in women with endometriosis. Hum Reprod 2005;20(7):1993-8
- Pincus G. The hormonal control of ovulation and early development. Postgrad Med 1958;24(6):654-60
- Raymond E, Taylor D, Trussell J, Steiner M. Minimum effectiveness of the levonorgestrel regimen of emergency contraception. Contraception 2004;69(1):79-81
- Secor R. The cervical cap. NAACOGS Clin Issu Perinat Women's Health Nurs 1992;3:236-45
- Stanford J, Mikolajczyk R. Mechanisms of action of intrauterine devices: update and estimation of postfertilization effects. Am J Obstet Gynecol 2002;187:1699-708.

- Valappil T, Kelaghan J, Macaluso M, Artz L, Austin H, Fleenor M, Robey L, Hook E. Female condom and male condom failure among women at high risk of sexually transmitted diseases. Sex Transm Dis 2005;32:35-43
- WHO Task Force on Postovulatory Methods of Fertility Regulation. Randomised controlled trial of levonorgestrel versus the Yuzpe regimen of combined oral contraceptives for emergency contraception. Lancet 1998;352:428-433
- World Health Organization. Long-term reversible contraception. Twelve years of experience with the TCu380A and TCu220C. Contraception 1997;56:341-52

Chapter 11 불임

김세철 · 김원회

1. 남성 불임

1) 정액과 정자의 생성기전

정자와 정액의 생산을 위해서는 테스토스테론이란 남성호르몬이 절대적으로 필요하며, 테스토스테론은 사춘기가 될 때까지는 생산되지 않으므로 사춘기 이전에는 정자와 정액은 생산되지 않는다. 사춘기가 되면 뇌의 시상하부로부터 성선자극호르몬 분비호르몬(GnRH)이 생산 분비되어 뇌하수체로 하여금 성선자극호르몬인 황체화호르몬(lutenizing hormone, LH)과 난포자극호르몬(follicle stimulating hormone, FSH)을 분비하도록 자극한다. 분비된 LH와 FSH는 각각 고환의 간질세포인 라이디히 세포(Leydig cell)와 지주세포(Sertoli cell)에 작용하여 세포대사활동을 자극한다. LH의 자극으로 라이디히 세포는 남성호르몬인 테스토스테론(testosterone)을 생산하도록 한다. 테스토스테론은 시간에 따라 분비가 달라져 이른 아침에 최고치를, 오후부터 감소하여 저녁에는 최저치를 보인다. 테스토스테론은 말초조직에서 디하이드로테스토스테론(dihydrotestosterone, DHT)과 여성호르몬인 에스트라디올(estradiol)로 전환되어 남성생식기의 분화, 성숙, 2차 성징의 발현 및 GnRH의 분비조절 등에 관여한다. 또한 FSH는 지주세포로부터 inhibin을 분비하도록 하고, 이 inhibin은 성호르몬과 함께 시상하부와 뇌하수체에 되먹임 기전(feedback system)으로 작용하여 FSH 분비를 조절한다(그림 1). FSH와 테스토스테론은 고환의 정세관 내에 있던 정조세포(정원세포)가 정모세포, 정자세포, 정자로 분열, 생산되도록 한다. 고환에서 정자가 생성되는 데는 74일이 소요된다.

정액은 정낭, 전립선, 부고환, 요도주위선의 분비액으로 구성되며 테스토스테론의 자극에 의해 이들 장기로부터 생산된다. 사정액은 유백색의 약간 노란색을 띠며 밤꽃 냄새와 비슷한 비린내가 나는

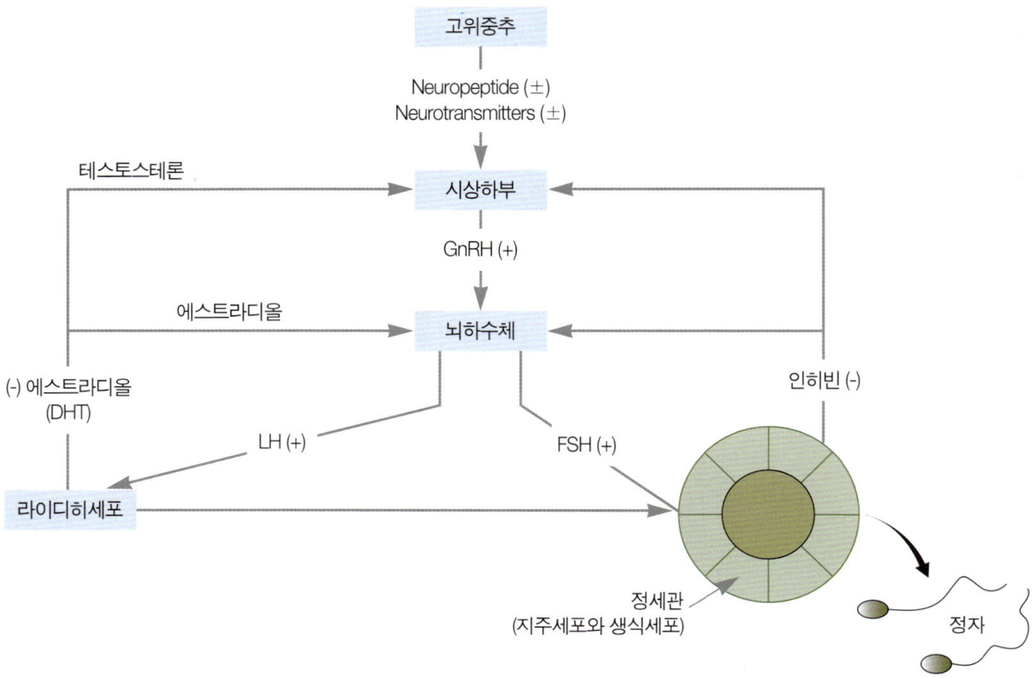

그림 1 시상하부-뇌하수체-고환 축

끈적끈적한 액체로 1회 사정량은 2~5cc이다. 앞서 밝힌 바와 같이 정액이 만들어지는 곳은 대부분이 정낭과 전립선이며 실제로 수태에 결정적 역할을 하는 고환에서 생산되는 정자의 양은 0.02cc에 불과하다. 정관수술을 한 다음 정액의 양에는 하등 차이가 없는 것도 이러한 이유에서이다.

정액을 받아보면 5분 이내에 반고체성의 젤리모양으로 마치 코를 풀어 놓은 것처럼 응고되는데 이는 정액성분 중 정낭에서 분비되는 단백질 응고효소에 의한 것이다. 다시 20~30분 기다리면 응고되었던 정액이 물처럼 용해되어버리는데 이는 정액성분 중 전립선에서 분비되는 단백분해 효소의 작용에 기인한 것이다. 정액이 왜 응고되었다가 용해되는지는 아직 밝혀지지 않았으나, 질 내 사정된 정액이 질 밖으로 쉽게 흘러나오지 않도록 처음에는 덩어리로 응고된 상태로 있다가 일정시간이 경과한 후 용해되어 정자가 자궁내로 진입할 수 있도록 한 것이다. 만약 용해가 잘 되지 않으면 정자의 운동성이 저하되어 불임의 원인이 될 수 있다. 정액은 침과 마찬가지로 개인마다 독특한 특성을 갖고 있으므로 정액성분을 분석하여 성범죄자를 밝히는데 이용되고 있다.

고환에서 생산된 정자는 부고환과 정관을 약 20여일에 걸쳐서 통과하며 정관 말단 팽대부에 저장되었다가 사정 때 체외로 배출된다. 정자가 사정 시 요도를 통해 몸 밖으로 빠져 나오는 데는 0.8초 밖에 걸리지 않는다.

정자는 0.05mm의 크기로 올챙이 모양을 하며 타

원형의 머리 부분과 전체길이의 90%를 차지하는 긴 꼬리 부분으로 구성되어 있다. 정자의 전진속도는 평균 1분당 3mm로서 사정된 정자는 자궁까지의 8cm를 27분에 걸려 도달하고 또 여기서 나팔관까지의 10cm를 42분 만에 주파한다. 따라서 정자가 난자와 만나는 나팔관까지의 거리인 18cm를 주파하는 데는 70분이 걸리며 이 길이는 자기 몸길이의 3,000배나 된다.

1회 사정으로 방출되는 정자수는 무려 2~3억 마리이지만 질 속에 사정된 정자의 75~90%는 죽고, 나머지만이 자궁경관에 도달한다. 그러나 난자와 결합하는 것은 겨우 한 마리이므로 난자를 향한 생존경쟁은 가혹하기 그지없다.

정자는 사정 후 질 내에서는 40분~4시간, 자궁 내에서는 7~14일간, 나팔관에서는 3일간 살 수 있다. 그러나 정자가 여성 생식기 내에서 임신능력을 가질 수 있는 시간은 3일간으로 보고 있다. 때문에 피임을 위해 수태가능 시간을 산출할 때 반드시 이 점을 명심하고 가산하여야 한다.

2) 남성 불임증

불임증이란 부부가 1년 동안 피임을 하지 않고 성관계를 가진 후 임신이 되지 않을 때로 정의한다. 불임증은 부부의 약 15%에서 발생하며, 불임원인의 40%는 남성에게 있고, 40%는 여성에게 있으며, 나머지 20%는 남녀 모두에게 있다.

(1) 원인

정자생산은 시상하부-뇌하수체-고환의 지배에 의해 고환의 정세관에서 이루어지며, 고환에서 생성된 정자는 부고환을 통과하면서 완전 성숙되어 수태능력을 획득하게 된다. 그러므로 남성불임증의 원인에는 ① 정자생성에 악형향을 끼칠 수 있는 시상하부나 뇌하수체의 질환 또는 기타 전신질환(갑상선기능 항진증 및 저하증, 신부전, 간경화증) 등에 의한 고환 이전(以前)의 원인 ② 고환 자체의 원인 ③ 고환에서 정자의 생산은 문제가 없으나 생산된 정자가 사정되어 배출되기까지의 과정에 문제가 있는 고환 이후(以後)의 문제로 대별할 수 있다.

고환 자체의 원인으로는 염색체이상, 고환발달장애, 고환염, 고환손상, 정류고환, 정계정맥류, 고환독성물 복용, 방사선조사 등이 있지만 40%는 원인을 밝힐 수 없다. 염색체이상의 대표적 질환은 성염색체 수가 XXY로 정상의 XY보다 하나 더 많은 클라인펠터 증후군(Klinefelter syndrome) 이며, 신생아 1,000명당 1명 꼴로 발생하는 드물지 않은 질환이다. 클라인펠터 증후군 환자는 고환크기가 10ml 이하로 작으며 무정자증이나 성기의 크기는 대체로 정상이고 정상 발기도 가능한 경우가 많으므로 환자 자신도 모르고 결혼하게 된다. 정계정맥류는 남성불임증의 가장 흔한 원인이며, 사춘기 소년에서부터 30세 남성의 100명 중 15~20명에서 발견될 정도로 흔하고, 생식능력이 저하된 남자의 약 1/3이 정계정맥류를 가지고 있을 정도로 흔한 질환이다. 정계정맥류는 고환에서 심장을 향해 올라 가야 할 정맥의 혈액이 거꾸로 역류하여 고환주위의 실핏줄 뭉치인 정맥총으로 내려와 혈관이 늘어나고 정체가 일어나 생기게 된다. 정체된 혈액은 따뜻하므로 고환에 열손상을 가해 정자생성에 악영향을 미치게 된다.

고환 이후의 원인으로는 생산된 정자의 통로인 부고환관, 정관 또는 사정관의 폐쇄, 역사정, 정자운동성 장애, 발기부전, 요도하열, 부적절한 성교 시기 및 횟수 등이 있다. 부고환관 폐쇄의 가장 흔한 원인은 임균 또는 비임균성 요도염, 세균성 전립선염의 원인균이 역행성으로 정관을 거쳐 부고환관을 침범하여 발생하는 양측성 부고환염이며, 폐결핵균이 혈액을 통해 또는 신장 결핵균이 소변을 통해 방광, 요도, 전립선, 정관을 거쳐 역핵성으로 부고환을 침범하면 결핵성 부고환염을 일으키고 양측에 발생하면 역시 폐쇄성 무정자증으로 불임의 원인이 된다. 정관폐쇄의 원인으로는 선천적으로 정관형성이 이루어지지 않은 경우도 드물게 있지만 부고환염과 마찬가지로 세균감염에 의한 경우가 가장 많으며, 어릴 적 음낭수종이나 탈장 등으로 서혜부 수술 때 받은 정관 손상으로 발생하는 경우도 있다. 사정관폐쇄의 가장 흔한 원인은 전립선 내 발생한 낭종의 압박에 의한 것이다. 사정 시 대부분의 정액이 요도 밖으로 사출되지 않고 열려 있는 방광출구를 통해 방광 내로 사정되는 역사정의 원인은 당뇨병, 혈압강하제 복용, 고환암 등으로 후복막강 림파선 절제술, 방광경부 · 전립선 수술 등이 원인이 된다.

■ 성병과 남성 불임증

성병은 초기에 외성기에만 국한되어 있을 때 치료하면 문제가 없으나 치료를 소홀히 하거나 태만하면 무서운 합병증을 일으킬 수 있으며, 그중에서도 성병은 남녀를 막론하고 후유증으로 불임증을 일으키므로 특히 주의해야 한다. 성병에 의한 불임증의 발생률이 항생제의 개발에도 불구하고 증가하고 있는 것은 조기에 병원을 찾지 않거나 제멋대로 항생제를 복용한데서 비롯되는 불완전한 치료가 주된 원인이다. 최근에는 첫 성관계 경험 연령은 점차 낮아지고 있는데 상대적으로 결혼 연령이 높아져 결혼 전에 성병에 걸릴 위험성이 높아졌다. 미국에서는 매년 6만 명의 여성이 성병에 의한 골반염으로 불임증에 걸린다고 한다. 남성의 임균성 요도염(임질)은 초기에는 요도 끝부분에만 국한해 있지만 방치하면 임균이 거슬러 올라가 전립선과 정관을 거쳐 부고환에 침범하여 부고환염을 일으키며, 이 때문에 정자의 통로인 부고환관이나 정관이 양측 모두 막힐 경우 불임증을 일으키게 된다. 이는 비단 임질 뿐만 아니라 비임균성 요도염 때도 같은 원리에 의해 불임증의 원인이 된다. 심한 경우에는 부고환의 염증이 바로 인접한 고환에까지 미쳐 정자 생산에도 영향할 수 있다.

전립선염에는 세균성과 비세균성이 있는데 비세균성 전립선염이 불임증의 원인이 되는 경우는 극히 드물다. 그러나 세균성 전립선염이 있으면 세균이 정관을 통해 부고환으로 파급되 부고환염을 일으키고 염증의 후유증으로 부고환관의 폐쇄로 정자의 통로가 막혀 불임증의 원인이 될 수 있지만 세균에 의해 정자의 운동성이 떨어져 불임증을 야기할 수도 있다. 남성이 임질이나 비임균성 요도염 등의 성병이나 전립선염의 합병증으로 불임증에 걸릴 수는 있지만 기형아를 출산할 위험은 없다.

여성의 경우도 상당수가 성병에 대한 잘못된 지식으로 적절한 치료를 받지 못해 심각한 후유증이 생기는 경우가 흔히 있다. 여성의 성병은 불임증의 원인도 되지만 태아에게 전염되어 유산하거나 기형아가 태어나는 원인이 되므로 훨씬 심각하다고 하겠다. 여성의 성병도 초기에는 질염이나 자궁경부염으로 시작되지만 방치하거나 불완전한 치료를 하면 염증이 거슬러 올라가 자궁내막염이나 나팔관염을 일으킨다. 성병 환자의 대다수는 아무 증상도 느끼지 못하고 있으며, 특히 골반염에 걸려 있는 여성은 증상을 못 느끼는데 이 병은 증상이 없어도 불임증을 일으킬 수 있다. 불임증과 관계있는 여성의 성병은 주로 세균성으로 임균, 클라미디아, 유레아 플라스마 등이 주요 원인균이다. 그 외에 곰팡이의 일종인 칸디다, 기생충의 일종인 질 트리코모나스의 감염에 의한 급성 질염이 불임과 관계 있는지에 대해서는 아직 명확하게 밝혀지지 않았지만 자궁 경부염이 동반되면 정자의 운동성을 저하시켜 일시적인 불임의 원인이 될 수 있다. 만성 자궁경부염은 자궁 경부의 점액 분비를 감소시켜 정자 운동성을 저하시킬 뿐만 아니라 살균력까지 떨어뜨려 불임증의 중요한 원인이 된다. 음부단순포진은 임신된 여성에게 자연 유산이나 신생아의 기형 또는 사망의 원인이 될 수도 있다. 곤지름은 분만때 신생아에 감염되면 사망까지 초래하고, 매독의 경우도 태아 사망이나 기형아의 원인이 된다. 만성 자궁내막염은 유산을 일으킬 수 있다. 여성의 성병에 의한 불임증 중 가장 확실한 원인은 나팔관염으로서, 남성의 부고환염처럼 질염 또는 자궁경부염을 일으킨 세균이 거꾸로 올라가 자궁 내를 통해 나팔관염을 일으키면 결국 나팔관이 막혀 불임증이 발생한다. 이와 같은 상행성 감염은 생리 중에 흔히 일어난다. 나팔관이 막힐 위험은 임균성 나팔관염보다 비임균성 나팔관염 때 더 높다. 나팔관의 폐쇄는 나팔관염의 증상이 뚜렷하지 않아 환자 자신도 모르는 사이에 일어나며, 피임을 위해 자궁내 장치를 넣을 때 나팔관염의 발생률이 높아진다.

(2) 진단

불임은 타 질환과는 달리 개개인이 아닌 부부를 한 단위로 취급하여 판단해야 한다. 남성불임의 진단에서 가장 중요한 것은 병력청취, 신체검사, 정액검사이다. 병력청취는 불임부부 모두에 대해 불임의 원인이 될 수 있는 병력, 가족력, 직업, 습관성 기호품(술, 담배 등), 투여약물, 성기능 등을, 부인에게는 산부인과적 병력청취는 물론 생리와 배란에 대해 물어보아야 한다. 신체검사상 고환의 크기가 중요한 단서가 되며 고환의 용적이 좌우측 모두 13ml 이하이면 정자생성에 문제가 있음을 의미한다. 임상병리검사로 정액검사가 필수적이며 정액량, 정자의 수, 운동성, 형태를 검사한다. 정액검사에서 정상 소견은 표 1과 같으며, 불임환자는 흔히 여러 지표의 이상소견을 보인다(표 2). 정액검사상 비정상적이면 내분비검사로 혈청 테스토스테론과 뇌하수체호르몬 치를 측정한다. 기타 필요에 따라 염색체검사, 고환조직검사, 방사선학적 검사를 시행한다.

표 1. 정액검사에서 정상소견

정액량	1.5~5.5ml
정자 수	20×10^6/m 이상
정자 운동성	50% 이상
정자 형태	정상 형태 30% 이상

표 2. 200명 불임환자의 정액검사에서 이상 소견 발생빈도

이상소견	%
• 무정자증	8
• 한 개의 이상 소견	37
– 운동성	26
– 정액량	2
– 정자 형태	1
– 정자 수 감소	8
• 여러 개의 이상 소견	55

(3) 치료

남성불임증의 치료는 불임원인에 따라 약물에 의한 내과적 요법, 외과적 요법, 체외수정을 포함한 인공수정이 있다. 정계정맥류나 정류고환, 사정관 낭종에 의한 사정관 폐쇄, 부고환관 폐쇄, 정관수술에 의한 정관폐쇄 등은 외과적으로 치료 가능하지만 염색체 이상 및 무고환증을 제외한 거의 모든 원인이 약물치료의 대상이 될 수 있다.

저성선자극호르몬성 성선기능저하증, 고프로락틴혈증, 선천성 부신과형성증, 성선기능저하증 등과 같은 시상하부-뇌하수체-고환 축의 분비 및 조절기능 이상, 갑상선기능항진증 및 갑상성기능저하증, 정로(정자의 통로)의 감염에 의한 농정액증, 항정자항체에 의한 면역성 불임, 역사정 등의 명백한 내과적 병인에 의한 남성불임은 전체 불임의 원인 중 그리 많지 않지만 원인에 따른 특이적 약물요법으로 비교적 높은 치료 성공률을 기대할 수 있다. 약물요법 시 치료기간은 고환에서 정자 형성에 소요되는 74일과 부고환에서의 성숙 및 정자수송에 소요되는 10~14일을 합하여 최소 3개월 이상이 필요하다. 그러나 약물치료나 외과적 치료 후 자연 임신이 되지 않을 정도로 정액검사 소견이 불량하면 자궁 내 수정 또는 체외수정을 시도한다.

2. 여성불임

불임의 원인이 여성 측에 있는 경우를 여성 불임이라고 한다. 일반적으로 나이가 증가할수록 여성의 임신율은 점점 낮아지므로 나이가 중요한 인자 중의 하나이다. 그 외 여러 가지 인자들이 있는데 그 원인을 아래와 같이 분류할 수 있다.

과거에는 불임의 원인을 여자 쪽에서 찾는 경우가 대부분이었으나 실제로 남성불임과 그 빈도가 비슷하여 아내 쪽이 원인인 경우가 약 절반 정도라고 생각되고 있다. 다만 여성의 경우는 배란, 수정, 착상, 임신의 지속에 이르기까지 남성에 비하여 복잡한 과정을 고려해야 한다.

1) 여성 불임증의 원인

크게 성기이상, 배란인자, 난관인자, 경관점액인자, 염색체이상, 성기의 질병, 전신질환 등으로 나눌 수 있으며, 때에 따라서는 두 가지 이상의 원인이 중복되거나 남성불임과 중복될 수도 있다.

(1) 성기 이상

① 외성기 이상

처녀막 폐쇄, 질중격, 중복질, 질결손, 반음양, 폐쇄성 종양 등의 물리적 원인과 질경련 등 심인성 원인에 의한 것으로 추정되는 것 등이 여기에 속한다. 정상적인 성교를 어렵게 하는 요인들 중 정신심리적인 것들이 의외로 많은 것도 늘 염두에 두어야 한다.

남성에 대한 공포심 또는 혐오증이 있거나 성행동을 더럽고 수치스러운 것이라고 생각하는 여성은 남녀관계에서나 결혼생활에 심각한 영향을 가져올 수 있으므로 반드시 성치료를 받아야 하겠지만 이 경우 직간접적으로 불임의 원인이 되기도 한다는 사실을 알아야 한다.

② 내성기의 이상

가장 흔한 것은 자궁내막증이다. 불임증 환자의 약 3분의 1에서 자궁내막증이 발견되고 있으므로 매우 중요한 불임의 원인이라고 할 수 있다. 자궁내막증이 불임의 원인이 되는 이유는 주로 성교통에 의한 성교 횟수의 감소, 정자 이동의 장애, 난포의 파열 장애, 난관 주위의 유착 등이다.

난소의 질환이 불임의 원인이 되기도 한다. 즉, 난소낭종, 양성종양은 물론 난소암 등과 같은 악성종양 등이 난관의 운동성에 영향을 미쳐 불임을 초래하기도 한다.

그 외 자궁경관 열상, 자궁근종, 자궁의 위치이상, 용종이나 유착, 자궁내막의 병변, 자궁경관 협착 등과 중복자궁, 단각자궁, 중격자궁, 쌍각자궁, 궁상자궁과 흔적자궁 같은 자궁의 선천성 기형도 불임의 원인 중에 포함된다.

(2) 배란장애

배란은 난소 안의 난자가 성숙되어 난관 쪽으로 배출되는 현상이다. 이런 배란이 일어나지 않으면 물론 임신은 되지 않는다. 배란을 포함하는 여성의 생리현상은 뇌 안의 시상하부, 뇌하수체 그리고 난소가 하나의 경로로 연결된 내분비 기능에 의해 조절된다. 따라서 이러한 내분비기관 어디에라도 이상이 있다면 정상적인 생리현상은 일어나지 않는다. 이런 여성도 몇 달에 한 번씩 불규칙적이나마 월경과 비슷한 출혈이 있기는 하지만 이는 무배란성 월경이라 하여 배란과 관계없는 출혈일 뿐이다. 이 경우 몸에 여성호르몬이 과다하게 되며 평소에도 늘 자궁경관에서 점액이 나와 끈적끈적한 냉으로 느끼게 된다. 비만한 여성, 스트레스를 많이 받는 여성들에게 잘 일어나는 소견이다.

(3) 난관 이상

난관은 정자의 이동통로로서 배란된 난자를 받아 수정이 일어나며, 또한 수정된 난자를 자궁 속으로 보내는 중요한 역할을 하는 기관이다. 난관은 매우 정교한 섬모운동과 연동운동에 의해 난자와 정자를 이동시키게 되는데 이 내벽이 염증 등으로 막히던지 좁아지면 정자의 통과는 물론 수정란이 자궁으로 이동하는데 방해를 받게 된다. 보통 불임 여성의 30%가 난관장애에 의한 것이며 자궁내막증과 함께 현재 여성 불임의 가장 중요한 원인중의 하나이다. 특히 임균이나 클라미디어 같은 성전파성질환을 앓고 난 후의 내부 점막의 유착으로 인한 불임이 난관인자의 대부분을 차지한다. 그러나 유산 후나 산욕기 감염에 의한 것도 있다. 현재 우리나라에서의 빈도는 많이 줄었지만 아직도 결핵에 의한 불임도 늘 생각하여야 한다. 골반결핵 특히 난관결핵은 관내의 점막보다도 주변의 유착으로 인한 장애에 의한 것으로 본다. 그 외 불임의 원인이 난관에 있는 경우로 난관의 선천성 결손, 불임수술 후의 난관복원 수술 등이 있다.

(4) 경관 점액 이상

경관 점액은 자궁경관의 분비선에서 분비된다. 경관 점액은 외부로부터의 감염을 막기 위하여 자궁경부를 막는 문지기 역할을 한다고 할 수 있는데 배란 시기가 가까워질수록 점점 묽어지고 양이 많아져서 자궁 경부에 도달하는 정자들이 자유롭게 통과할 수 있도록 도와준다. 따라서 이 점액에 이상이 있을 때는 정자의 통과가 어려워져서 불임이 될 수 있다. 염증이나 정자에 대한 항체 등이 있는지 검사할 필요가 있다.

경관 점액의 분비는 난포 호르몬 즉, 에스트로겐

의 영향 하에서 증가하지만 배란 후 황체에서 나오는 프로게스테론에 의하여 양이 감소하며 진하게 된다. 따라서 배란 후에는 이런 질 분비물이 거의 나오지 않게 된다.

(5) 염색체이상

불임은 성염색체의 숫자가 비정상적인 경우에도 일어나는데 X염색체의 결여로 여성에게서 나타나는 터너 증후군이 그 좋은 예라 할 수 있다.

(6) 전신질환

비만 또한 불임의 중요한 원인중 하나이다. 난소기능 저하나 갑상선 이상 등은 비만한 여성에서 많이 볼 수 있으므로 임신, 출산을 위해서라도 자신의 체중을 가능한 한 표준 체중에 가깝게 되도록 노력하는 것이 중요하다.

불임이 되는 전신질환들 중 당뇨병이 있다. 과거 인슐린이 나오기 전에는 당뇨병이 불임의 중요한 원인 중의 하나였다. 그 외 많은 만성 소모성 질환들이 불임의 원인이 될 수 있다.

2) 진단

여성 불임환자가 병원에 왔을 때 하는 검사는 다양하지만 주로 의심되는 원인에 따라 초보적 단계부터 시행하는 것이 원칙이며, 현재 산부인과에서 시행하는 내용이나 검사들을 열거하면 대체로 다음과 같다.

(1) 문진과 신체 검사

문진에서 말하기 어려운 내용이라도 솔직히 얘기하는 것은 매우 중요하다. 정확한 판단에 도움이 될 뿐 아니라 불필요한 검사를 줄일 수 있다. 의사의 판단으로 남편의 정액검사, 아내의 난관검사 등을 먼저 조사할 수도 있으므로 불임의 원인을 빨리 찾아낼 수 있다.

초진 때 문진에는 초경연령, 월경의 상태(주기, 기간, 양 및 월경통 여부), 최종 월경 개시일, 수술을 포함한 과거의 병력, 결혼 연령, 임신, 출산, 인공임신중절의 여부와 그 예후, 피임을 한 경험이 있는 경우는 그 이유 및 기간, 과거의 불임진찰 여부 등이 포함된다.

전신 건강진단에서는 키, 몸무게, 혈액검사, 소변검사, 흉부 X-선 촬영, 그리고 유방의 상태 및 과거 임신유무 등을 조사하고 내진과 초음파 검사에서는 성기나 골반의 상태, 자궁 근종이나 난소종양, 자궁내막증 같은 부인과 질환의 유무 등을 조사한다.

(2) 질 분비물 검사

칸디다균이나 트리코모나스균 등은 쉽게 외래에서 간단한 현미경 검사로 발견될 수 있다. 보통 자궁암세포검사도 한다.

(3) 기초체온 검사

월경주기 동안의 기초체온을 그래프에 계속 기입하게 하여 그 변화로 배란여부와 시기를 판단할 수 있다.

(4) 자궁경관 점액 검사

경관 점액의 점도, 균이나 백혈구 등으로 감염 여부를 알 수 있다.

(5) 질벽 도말 검사

질벽의 세포를 도말하여 염색한 후 현미경으로

살펴보면 몸의 호르몬 상태를 어느 정도 알 수 있다.

(6) 자궁내막 검사

자궁에 가는 기구를 삽입하여 자궁내막조직을 채취하여 그 조직검사로서 배란의 유무, 호르몬의 상태, 자궁내막의 주기적 변화나 질병까지 알 수 있다.

(7) 난관 통기성 검사

난관의 소통 여부를 검사하는 것이다. 탄산가스를 사용하는 통기법과 식염수 혹은 다른 약물을 사용하는 통수법 등이 있다. 난관 폐쇄 여부를 확인하여 난관인자의 불임여부를 진단하기 위해서 시행한다.

(8) 자궁 난관 조영술

자궁, 난관에 조영제를 주입하여 X-선 촬영을 하는 검사이다. 이를 통하여 자궁의 기형이나 종양, 난관의 이상 등을 알 수 있다.

(9) 복강경 검사

개복하지 않고 복벽을 통해서 복강경으로 난소, 난관의 상태를 알아보는 검사이다.

(10) 결핵균 배양검사

성기 결핵의 유무를 알아보기 위해 월경혈 또는 자궁, 질의 분비물에서 결핵균을 배양하는 방법이다.

(11) 성교 후 검사

Sims-Huhner 검사라고도 하며 성교 후 자궁 경관과 질 내에 어느 정도의 정자가 생존해 있는가를 조사하는 검사이다.

3) 치료

불임치료에는 기본적으로 두 가지 방법이 있다. 즉, 불임의 원인을 제거함으로서 몸을 가능한 한 정상적인 상태로 돌려 자연임신을 가능하게 하는 것이고, 다른 하나는 인공수정이나 시험관아기 시술 등의 보조적인 방법을 통해 임신을 직접적으로 유도하는 것이다.

따라서 불임의 원인이 파악되면 이에 따라 치료 방법을 결정하는 것이 원칙이다. 그러나 근래 체외수정 등 보조생식요법의 성공률이 매우 높아짐에 따라 그 원칙도 좀 변하는 경향이다. 예를 들어 난관이 폐쇄되어 불임인 경우라도 난관 복원술의 성공률이 체외수정의 성공률보다 낮다면 굳이 원인 제거만이 바른 치료가 아닐 수도 있다는 것이다. 물론 여기에는 시간과 비용 그리고 시술의 침습성 정도 등 고려해야할 요소들이 많이 있다.

(1) 배란장애의 치료

배란이 잘 안되어 임신을 못하는 경우는 우선 약물에 의한 배란유도를 시도하는 것이 순서이다. 근래에는 효과는 좋고 부작용이 적은 약제가 여러 가지 나와 있다. 클로미펜, HMG, 고나도트로핀 등 많은 약제들이 있으며, 부신피질호르몬, 갑상선호르몬 제제 등도 경우에 따라서는 배란 유도에 도움이 된다.

간혹 유즙분비 호르몬 억제제를 사용하기도 하며, 경우에 따라서는 수술적 치료법을 선택하기도 한다.

(2) 난관이상의 치료

난관이 폐쇄되거나 유착되어 불임인 경우는 미

세 현미경 수술을 이용한 난관 성형수술을 할 수 있다. 시술 방법은 부위와 손상 정도에 따라 각각 다르다.

비수술적 방법으로 난관통기 또는 통수요법을 시도하기도 한다. 가벼운 유착에 의한 경우는 이와 같은 치료를 반복함으로서 효과를 보기도 하지만 몇 번 시도하다가 효과가 없으면 물론 수술 또는 체외수정 등 다른 치료 방법으로 바꿔야 한다.

(3) 내외성기의 질환

① 자궁내막증

가장 흔한 자궁내막증은 크게 내과적인 약물 치료와 외과적인 수술 치료 및 이를 겸한 복합 치료로 나눌 수 있다.

(i) 약물 치료

약물 치료로는 주로 호르몬제를 사용하여 뇌하수체 호르몬의 분비를 억제하여 배란을 방지하고 월경이 나오지 않게 하는데 그 목적이 있으며 다나졸, 성선자극분비호르몬제, 황체호르몬제 등이 대표적인 약물이다.

(ii) 수술적 치료

개복 수술하여 병변을 직접 제거해 주는 것은 주로 자궁내막증의 크기가 클 때에 시행하며 대부분의 경우에는 복강경을 이용해서 레이저 등으로 병변을 태워버린다든가 제거하는 방식을 취한다. 수술적 치료 후 병변이 만족스럽게 제거되지 않은 경우에는 병변을 축소시키기 위해서 약물 치료를 사용하기도 한다. 그러나 자궁내막증에 의한 불임증 역시 보조생식요법의 발달로 이를 통한 임신시도의 당위성도 간과할 수 없다.

② 자궁근종, 기형자궁 등 자궁의 이상은 다른 불임의 원인이 없을 때 수술적으로 치료할 수 있다.

③ 난소의 질환이 불임의 원인일 때도 수술적으로 치료하는 것이 원칙이다. 개복 또는 복강경을 이용할 수 있다.

■ 참고문헌

1. 남성불임

- 박남철, 박영수, 황국형, 정문기, 윤종병. 남성불임 최근 10년간의 임상통계학적 분석. 대한 비뇨기과학회지 1996; 37: 939-46
- 대한남성과학회. 남성과학, 1판. 군자출판사, 2003년.
- 대한비뇨기과학회. 비뇨기과학, 4판. 일조각, 2007년.
- 대한비뇨기과학회, 대한남성과학회. 남성성기능장애 남성불임증 진료지침서. 한학문화 1997 년
- Jones HW, et al. Current Concepts: The Infertile Couple. New Eng J Med 1993; 329: 1710-1715.
- Lipshultz LI. Beyond the routine semen analysis. Fertil Steril 1982; 38: 153-155.
- Swerdloff RS, Wang C. Physiology of male reproduction: Hypothalamic-pituitary function. In: Walsh PC, Retik AB, Vaughan ED, Wein AJ, Campbell's Urology. 7th ed. W.B. Saunders Co. Philadelphia, 1998.
- Turek PJ. Male infertility. In: Tanagho EA, McAninch JW. Smith's General Urology. 16th ed. The McGraw-Hill Co. Columbus, 2004.

2. 여성불임

- Domar AD, Zuttermeister PC, Friedman R. The psychological impact of infertility: a comparison with patients with other medical conditions. J Psychosom Obstet Gynaecol. 1993;14 Suppl:45-52.
- Schmidt et al. The Social Epidemiology of Coping with Infertility. Human Reproduction. 2005;20:1044-1052.
- Sobrero J, MacLeod J. The immediate postcoital test. Fertility and Sterility, Birmingham, Alabama, 1962;13:184.

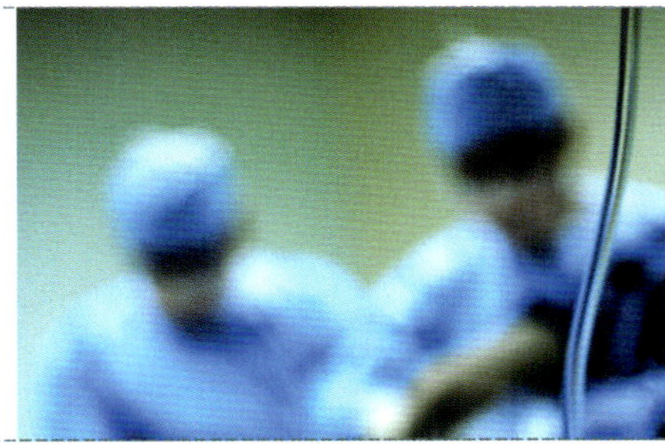

Part VII

성과 사회문제

Chapter 12 성욕의 매매

윤가현

1. 성매매의 기원: 신전 성매매

성매매는 세상에서 가장 역사가 긴 직종이라고 하지만 어느 정도 오래되었는지 아무도 모른다. 아마 인류가 유목생활을 했던 시절부터 존재해왔으며, 단지 시대의 흐름과 함께 그 형태가 다양하게 변해왔을 것이라고 생각된다. 성매매에서 몸을 파는 여성을 칭하는 영문단어 'prostitute'는 노출한다는 의미의 라틴어 단어 'prostituere'에서 유래했는데 (본고에서는 prostitute를 '성매매 종사자'로 표기하며, 주로 몸을 파는 쪽을 의미함. 또 prostitution은 그와 같은 행위를 의미함), 이 단어의 의미로부터 성매매는 자유로운 성행위를 제한하기 시작한 사회 문화권에서 발달했을 것이라고 추측된다. 예를 들면, 인류에게 결혼제도가 발달하면서 거의 모든 사회에서 성매매가 필요악으로 발달했을 것이다.

근대적 의미의 성매매와 다르지만 원시종교의 의식에서 성매매의 기원을 추측해볼 수 있다. 생명의 탄생 신비를 제대로 이해하지 못했던 원시인들에게는 여성의 잉태가 신비한 현상이었기 때문에 아이를 낳은 여성은 신적인 존재와 같았다. 그러나 잉태의 신비가 밝혀지기 시작한 문명시대에는 남성이 주도권을 잡기 시작하였다. 즉 대부분의 사회제도가 남성 위주로 고안되면서 여성은 더 이상 대지모신(大地母神)처럼 추앙되지 못했다. 신의 역할을 대신하는 제사장이나 성직자 등 강자들은 모든 잉태가 신성한 현상이므로 신에 의해 이뤄져야 한다고 판단 · 결정하였다. 여성이 그들에게 몸을 바쳐야 한다는 가장 보편적인 목적은 신을 달래서 풍작과 다산, 건강을 기원하는 것이었다. 평민들은 강자들의 결정을 믿고 따라야 했기에 여성들은 신전을 찾아가 성직자와 신성한 성행위를 가져야 했다. 그렇지만 사회를 주도해 나가는 계층이었던 성직자들의 수는 제한되어 있었다.

곧 성직자들이 모든 여성을 잉태시키는 일은 불

가능하였다. 또 성직자는 권위를 유지하고 신전을 운영하는 등 통치에 필요한 경비를 마련해야 했다. 이에 신전을 참배하러 온 낯선 남성 나그네도 돈만 지불하면 성직자의 고유 권한을 하룻밤 정도 누릴 수 있도록 하였다. 기원전 18세기경 완성된 세계 최초의 성문법인 바빌로니아의 함무라비 법전(Code of Hammurabi)을 보면, 모든 여성들이 일생에 한 번은 미리타(비너스)신전에서 성직자나 참배자에게 몸을 바친다는 기록이 있다. 여성은 신전에 참배하러온 낯선 남성이 무릎에 은전(銀錢)을 던져서 동침을 하고 싶은 의사를 밝히면 밖으로 나가 그와 함께 자야 한다. 몸을 바치기 위해 신전에 온 여성들은 남성을 선택할 권한이 전혀 없었고, 가장 먼저 자기에게 은전을 던진 남성과 의무적으로 자야 했고, 또 그 은전은 자동적으로 신전 수입이 되었다. 그 후 그녀는 신전에 대한 봉사의무가 없어지고 자유의 몸이 되었다. 그러나 시간이 흐를수록 신전 수입이 늘어나야 했으며, 또 신전에 나가자마자 쉽게 은전을 받았던 여성도 있었던 반면, 그렇지 못해 상당히 오랫동안 신전에 머물러야 했던 여성도 많았다.

이러한 연유로 모든 여성에 대한 신전 봉사의무가 사라지면서 남성으로부터 쉽게 은전을 받을 수 있는 여성을 신전에서 고용하게 되었다. 곧 신전에서 전문적으로 낯선 나그네를 상대로 성행위를 하기 위해 근무하는 성매매 종사자(shrine prostitute)가 탄생했는데, 그녀는 신전에서 봉사하는 자신의 업무를 전혀 수치스럽게 여기지 않았다. 소위 신전에서의 성매매 관습은 바빌로니아를 비롯하여 이집트, 그리스, 로마, 페르시아, 페니키아, 키프로스, 시리아, 인도, 일본 등 고대사회의 여러 문화권에 존재했다고 전해진다. 즉, 기원전 5세기 헤로도투스(Herodotus, BC 484~425)의 기록에 의하면, 고대 이집트 파라오들은 스스로 딸들을 신전 성매매 종사자로 고용해 모범을 보였다. 또 신도(神道)를 신봉했던 일본에서도 여성 성직자는 남성 성직자들과 신성한 성행위를 했고, 그녀의 자녀들은 신에 의해 태어났다고 간주했다. 인도의 힌두교 사원에서도 그러한 제도가 있었는데, 바쉬(Vashee)라고 부른 성매매 종사자가 사원에서 춤을 추고 같은 계급의 참배객들에게 몸을 팔았다. 소아시아의 옛 수도 에버소에도 다이아나 신전이 있었는데, 여기에도 여행자나 신자에게 몸을 파는 부인들이 있어 그들을 에버소의 여인들이라고 불렀다. 시리아에서는 처녀는 물론 부인들도 모두 성매매를 통해 여신에 대한 신앙심을 증명해야 한다고 법으로 규정되어 있었다.

문명이 발달하면서 종교적 봉사 차원에서 이루어진 신전의 성매매 형태가 점점 사라지기 시작했다. 곧이어 생활수단의 일부로 돈을 받고 전문적으로 몸을 파는 직업이 등장하게 되었는데, 종교와의 관련성을 완전히 상실하고 순전히 상업적으로 전락한 성매매의 발달은 시대적으로는 그리스시대부터일 것으로 추론된다. 이러한 성매매 사업은 남성들의 육체적 욕구 등을 만족시키는 것이었으며, 또한 범세계적인 사회현상으로 드러났다. 그러나 신전에서의 성매매 종사자 등장은 지배자들의 권위에 의해 성매매가 발달했음을 엿볼 수 있다. 이를 역으로 증명할 수 있는 문화권이 바로 근래의 하와이 문화권이었다. 하와이 원주민들은 신분상의 계급차이가 심한 상대를 제외하고는 누구하고든지 성관계를 가질 수 있었다. 동성이나 노소간의 관계, 낯선 자와의 관계, 일부일처나 일처다부 등 성행위를 즐기는 게 그들의 전통이었다. 그들은 상호만족을 위한 접촉이 어느 상황에서든 가능했으므로 성매매가 존재하지 않았다. 고대로부터 현재에 이르기까지 차별화된 성역할과 같은 계급차이가 심한 사회 문화권에서는 성욕의 충족에서도 차이가 생기며, 이에 대한 반동으로 성매매가 사라지지 않고 있다.

2. 공창제도의 정착

고대 그리스의 솔론(Solon, BC 638~558)은 기원전 6세기 초 아테네에 인류역사상 나라에서 허가하는 소위 공창제도(licenced prostitution)를 최초로 탄생시켰다. 당시 아테네 남성들은 히티어리즘(hetaerism; 축첩 또는 여성을 남성의 자산으로 여기는 사회제도를 의미)이라고 부르는 제도를 마련했을 때 "찬양 받을지어다, 솔론이여! 당신은 도시의 안녕과 풍기를 위해 공창제도를 설치했도다. 그대의 현명한 정책이 아니었다면 시내를 메운 건장한 젊은이들은 틀림없이 양가의 규수를 유혹해 못된 짓을 저질렀을 테니까요." 하며 솔론을 열렬히 칭송했는데, 나라에서는 성매매 업소를 방문하는 가격을 고시함과 동시에 신전의 운영을 위해 성매매 사업자에게 세금도 부과했다. 소위 아레오파거스(Areopagus) 궁전에 기거하는 히티어리즘 구성원들은 계급에 따라서 남성들에게 몸을 파는 여성이나 첩 노릇을 했는데, 그들은 원래 자유민이었지만 가난 때문에 몸을 팔아 돈을 벌거나 아예 남자의 첩이 되었다. 당시 아테네 남성들은 아름답고 유식했던 성매매 종사자들에게 매료되었는데, 그 이유들 중 하나는 부인들이 집에서 하지 못한 여러 가지 능숙한 일을 그 종사자들로부터 경험할 수 있었기 때문이었다. 남성들은 법적인 부인에게는 가사만을 하도록 한정시키고, 성매매 종사자나 첩으로부터 성적 기쁨을 자유롭게 만끽했다.

남성의 성욕 배출구를 모두 막아버리면 성폭력과 같은 심각한 사회문제가 커진다면서 성매매 제도가 필요악이라고 규정하는 것은 바로 남성의 이기심을 의미한다. 성매매가 남성의 이기심 때문에 발달했다는 증거를 다른 맥락에서도 찾아볼 수 있다. 중앙아시아 지역에 보급되었던 불교의 한 종파인 라마교에서는 중세 무렵 승려에게 초야권(初夜權)이 주어져 있었다. 즉, 캄보디아나 몽고, 필리핀, 인도 등 일부 지역의 관청에서는 호적을 뒤져 혼기에 찬 여성의 명단을 발표하였다. 명단에 적힌 여성의 부모들은 성직자에게 딸의 처녀막을 파열시켜 주도록 부탁하면서 사례금을 바쳤다. 승려는 일년에 한 여성의 처녀막만을 파열시킬 수 있었으나 승려들의 수는 제한되어 있었다. 불행히도 가난한 여성들은 결혼을 하려면 몇 년을 기다리기도 했지만, 다행스럽게도 이러한 형태는 앞에서 소개한 것과는 달리 성매매로 발달하지는 않았다. 왜냐하면, 신혼 생활에 방해가 되는 처녀막을 제거시켜 주는 조건으로 돈을 바치는 행위를 일회로 제한시켰고, 여성이 돈을 지불하더라도 강자인 남성의 몸을 지배한다고 여기지 못했기 때문이다. 그렇지만 처녀성을 먼저 신에게 바쳐야 한다는 원초적 사고는 성매매를 발전시킨 것과 마찬가지로 바로 강자인 남성의 이기심이 교묘하게 숨겨진 결과가 아닐 수 없다.

그리스 시대에도 요즈음처럼 교통이 번잡한 곳에서 성매매가 번성했다. 예를 들면, 코린트(Corinth) 등 남부의 항구도시에는 장사꾼이나 뱃 사람을 유혹하려는 성매매 종사자들이 많았던 곳으로 유명하다. 이처럼 부둣가에서 성매매에 종사했던 여성들은 신전에서 일하던 여성들과 달리 전혀 신성하게 취급되지 않았다. 그리스처럼 공창제도를 실시하였던 로마에서는 기혼남성이 성매매 종사자로 등록되지 않은 여성과 성관계를 가지면 처벌되었는데, 그 결과 성매매 종사자로 등록한 여성들의 숫자가 급격하게 늘어나 심지어는 귀족출신의 여성들도 등록할 정도였다고 한다. 또 로마에서는 성매매 사업이 목욕탕에서 성행하였는데, 발굴된 폼페이시의 목욕탕들은 아주 작고 좁았던 것이 특징이다.

로마시대에는 성매매 사업을 관리하는 기구가 설치되어 있었으며, 그 기구는 남성 여행자들의 편익을 위해 주요한 통로마다 성매매 업소들을 배치시켜 두었다. 또 거리의 성매매 종사자들은 서커스나 연극을 관람하거나 검투사들의 경기장을 찾은 남성들에게 서비스를 제공했다. 예를 들면, 남성들은 검투사들의 경기가 시작되기 전 준비행위로 성매매 종사자들이 선보이는 다양한 성행위 쇼를 구경했다. 경기 후 성교에 관심 있는 관객들은 성매매 종사자들과 'cellae fornicae' 라고 알려진 특정한 공공건물 아래로 내려갔는데, 간통을 의미하는 포니피케이션(fornication)이라는 영문 단어는 배우자가 아닌 파트너와의 동의한 상태의 성행위를 했다는 데서 유래했다.

그리스와 로마 문명의 영향으로 고대 및 중세 유럽에서도 성매매가 성행했으며, 기독교의 영향으로 이를 제재하려는 움직임도 여러 차례 있었다. 예를 들면, 고대 독일의 튜튼(Teuton)족은 성매매를 근절시키려고 시도했으나 결과는 그 반대였다. 특히 오토(Otto) 황제 시대(962-973)에는 성매매가 사회문제로 부각될 정도로 성행하였다. 중세 유럽 지역에서는 엄격한 일부일처제의 유지를 위해 축첩제도를 없애려고 노력했으나 실패했으며, 그 후 십자군운동으로 인해 성매매가 더욱 번성하기도 했다. 심지어는 아비뇽(Avignon)에서는 고대의 신전에서처럼 교회 내에 성매매 업소가 설치되어 있었으며, 이곳의 여성들은 기독교도들에게 몸을 파는 역할을 하였다. 교황 율리우스 2세(Pope Julius II, 1443~1513, 재위 1503~1513)도 16세기 초 교회재정을 위하여 로마에 성매매 업소를 설치하였다. 유럽에서는 이와 같은 교회의 성매매 업소 이외에도 고대 로마 시대와 비슷한 목욕탕에서의 성매매 행위가 유행하였다.

한편 12~13세기 유럽 지역의 여러 도시에서 공창제도를 정착시키기 위하여 일반 유곽을 규제하려는 시도가 있었다. 이 시대부터는 면허를 받은 주인들만이 성매매 업소를 운영할 수 있었으며, 그들에게는 세금도 매우 많이 부과되었다. 그 예로 비엔나에는 성매매 업소가 두 곳이 있었는데, 성매매 행위가 그곳에서만 가능하도록 한정시켰다. 또한 여러 지방에서는 성매매 종사자들이 외출을 할 때에는 일반인들과 다르게 어떤 표시를 하도록 하였다. 예를 들면, 1347년 8월 아비뇽에서는 성매매 종사자가 밖에 나가면 왼쪽 어깨에 붉은 띠를 두르도록 했다. 역시 그 당시의 여왕은 매주 토요일 감독관이나 의사에게 모든 성매매 종사자를 검사하여 질병에 감염된 여성들을 격리시키도록 했다. 그러한 규정에 의하여 1506년에는 라이프치히의 성매매 종사자들이 청색의 장식이 있는 노란 외투를 입었으며, 비엔나의 성매매 종사자들은 노란 손수건을 어깨에 걸치고 다녔다.

한편 동양의 삼국은 어떠했는가? 우선 일본은 6

~7세기에 유교와 불교가 유입되면서 성을 고상하게 여기던 태도가 달라지고, 여성의 가치를 떨어뜨려 남성을 유혹해 나락으로 빠뜨리는 죄인으로 취급하기 시작했다. 그렇지만 신도(神道)를 신봉하던 일본인들이 유교와 불교의 영향으로 성을 억압했다기보다는 이를 제한시키려고 노력했을 뿐이다. 그리하여 당국은 성매매 업소를 엄격하게 제한된 영역 내에서만 허용했다. 이러한 지역들 중에서 가장 대표적인 곳은 1626년 건립되어 거의 3세기 동안 번성했던 에도(江戶, 옛 동경)의 요시와라(吉原) 유곽이다.

사실 요시와라 지역은 도쿠가와 이에야스(德川家康, 1542~1616)가 에도에 막부를 설치하고 정권을 잡은 뒤 녹을 잃고 떠돌아다니는 무사들과 경제력이 있어도 정치적 실권이 없는 상인들의 불평을 제어하기 위해 개간했던 곳이다. 당시의 성매매 종사자를 미인의 의미로 게이세이(傾城) 또 최고급 종사자를 다유(大夫, 太夫)라고 불렀다. 다유들은 자신들의 존재를 외부에 알리기 위해 2년에 한번씩 거리를 행진하였으며, 요시와라 유곽을 찾는 일본 남성들도 자신들의 행위를 전혀 수치스럽게 여기지 않았다.

또 일본에는 1650년경 터키식 목욕탕도 등장하여 남녀가 함께 목욕을 하고 동일한 목욕도구를 사용하였다. 목욕탕 내에서는 허리에 간단한 옷을 걸치지만 서로 나체를 접촉할 기회가 많았다. 탕의 중앙에 얇은 판을 설치해 남녀 탕으로 구분했지만 판의 밑 부분은 양쪽의 구분이 분명하지 않았다. 온탕의 여성들은 남자손님들의 시중을 들고, 음식을 가져다주고, 노래와 춤을 선사했으며, 역시 돈을 받고 성행위도 가졌다. 이처럼 대중목욕탕에서 일했던 에도시대의 성매매 종사자를 유나(湯女)라고 불렀는데, 이러한 제도는 요시와라 유곽의 경제 안정을 침해했기 때문에 1657년 금지되었다.

근대에 들어와 일본은 요시와라 유곽에 국한된 성대매를 폐지하려고 노력하였다. 그들은 1872년 새장에 갇힌 생활을 하던 성매매 종사자들이 자유롭게 생활할 수 있도록 해주었는데, 그 후 19세기 말 성매매 종사자들은 돗자리를 왼쪽 어깨에 메고 달빛 거리를 거닐면서 성매매를 하였다. 그들은 남성들의 요청이 있을 경우 어디에서나 그 돗자리를 깔고 누울 수 있도록 외출할 때 항상 돗자리를 메고 다녔다. 역시 근래의 목욕탕에서는 여성들이 주로 상류층 손님의 시중을 든다. 요시와라 유곽은 여성들의 압력으로 1958년 완전히 문을 닫을 때까지 존재했는데, 대신 지금은 그 자리에 성매매가 가능한 목욕탕이 들어서 있다.

고대로부터 최근 청조 말까지 중국에서는 성매매가 금지되지 않아서 다양한 계급의 기녀들이 존재하였다. 춤이나 노래에 뛰어난 기녀가 있었는가 하면 글이나 글씨가 뛰어난 기녀, 또 단순히 몸만 파는 기녀도 있었다. 재주가 뛰어난 고급 기녀들은 마음에 들지 않는 손님을 거절할 수 있을 정도의 능력도 있었다. 성매매 업소의 예로 광동 지방에는 화선(花船)이라는 배가 있었는데, 화선에서 일하는 여성들은 업소주인의 노예가 되어 어려서부터 체계적인 훈련을 받았다. 주인은 가난한 집에서 태어난 여자들을 훔치거나 부모들로부터 사왔는데, 그들은 6세경부터 나이가 많은 선배 기녀나 손님들의 심부름을 하는 것부터 시작하여 10~11세에 노래, 춤, 그림, 글씨 등을 배우면서 돈을 목적으로 이용되었다. 또한 화류계에 일단 발을 내디딘 여성들은 돈 많은 손님의 첩이 되려는 야망 때문에 무엇이든지 열심히 배우려고 노력하였다.

이능화(李能和: 1869-1945)에 의하면, 우리나라에서도 이미 신라 시대에 성매매 종사자가 존재하였다. 신라의 원화 및 화랑제도는 원래 사회교육제도였지만 동시에 성매매의 기능도 가졌는데, 원화는 기생을, 화랑은 미동(美童)을 지칭한다고 설명할 수 있다. 고려와 조선 시대에는 축첩 및 기생제도가 유행하였으며, 사대부들은 물론 많은 국왕들도 각기 사랑하는 기생들이 있을 정도였다. 원래 기생이란 어떤 특별한 기능을 가진 여성을 뜻하며, 조선시대에는 의약이나 침술 또는 가무의 기예를 익혀서 나라에서 필요할 때에 봉사하는 여성을 말하였다. 기생들은 신분상으로는 천민에 해당되었지만, 남녀의 상면이 금지된 유교 사회에서 남성들의 접근이 허용된 유일한 계급이었다.

3. 성매매 종사자의 다양성

이능화는 1927년 '조선해어화사(朝鮮解語花史)'라는 책을 발표했는데, 해어화란 "화(유녀)라는 말을 풀이한다."는 뜻이다. 그는 유녀의 총칭을 창부라 하고, 그 책의 마지막 장에 갈보(喝甫)종류 총람이라는 주제로 저급한 갈보의 종류를 다음과 같이 들고 있다.

첫째, 각 관청에 소속되어 있으면서 연회가 있을 때에는 사회교제상 관청에 필수적으로 불려가는 기생이 있었다. 기생들은 가무를 익혀 남성들의 흥을 돋우는 일을 하는데, 소속 관청에 따라서 그들의 지위가 높아지기도 했지만 연령이 30세에 달하면 기계에서 물러나야만 했다. 이와 같은 우리나라의 관기는 일본의 고대나 중세 초기의 유녀와 아주 유사하다.

둘째, 남몰래 은밀하게 몸을 파는 은근짜(殷勤子, 隱君子)라는 여성이 있었다. 대부분의 은근짜는 기생출신으로 기생보다 수준이 더 낮았던 성매매 종사자라고 할 수 있다.

셋째, 노래와 춤으로 손님을 접대하는 다반모리(拾仰謀利)라는 여성들이 있었다. 그들은 손님을 접대할 때 잡가를 부를 수는 있었지만, 기생들처럼 가무를 할 수 없도록 규제받았다.

넷째, 화낭유녀(花娘遊女)라는 창부들은 사찰과 관련이 있는 유녀들이었다.

다섯째, 여사당패라는 형태는 꼭두각시놀이를 하는 창녀들이다. 여사당 자찬가에 자기들 스스로 성매매 행위를 하고 있음을 나타내고 있다.

마지막 형태로 남자들의 술시중을 드는 작부(酌婦)가 있었다. 요즈음 작부를 보통 술집 아가씨라고 부르는데, 이들도 성매매 종사자의 이미지를 지닌다.

근대의 윤락가에도 역시 다양한 형태의 성매매 종사자들이 있다. 일반인들은 성매매 종사자를 단지 밤거리에 나와 거래를 하는 사람(sex trade workers)이라고 생각하지만, 성매매에 종사하는 부류들을 다음과 같이 나눌 수 있다.

첫째, 비교적 잘 갖추어진 아파트에 거주하면서 손님과 전화약속을 토대로 만나서 성매매를 하는 콜걸(call girl)이라는 여성들이다. 이들은 일정한 소식통에 의해서, 노출이 위험성이 적은 소수의 손님만을 상대한다. 이들은 주로 성관계를 목적으로 하지만, 때로는 성기능장애를 지닌 손님들의 치료 전문가 역할도 한다. 콜걸은 성매매 종사자들 중에서 가장 비싸고, 생활수준이나 교육수준이 높은 편이다.

둘째, 일정한 지역에 독립적으로 집단을 이루어 거주하면서 성매매에 종사하는 자들(house prostitutes)이다. 과거 동양의 유곽이나 화선 등에 소속되었던 성매매 종사자들이 이에 속한다. 우리나라의 유곽은 일제식민지 유산이었으며, 서구문화가 영입된 이후에는 텍사스촌이나 기지촌이라 불렀다. 이와 같은 형태에서 생활하는 성매매 종사자들은 다른 부류들과도 밀접한 접촉을 하며, 콜걸보다 훨씬 값싸게 거래된다.

셋째, 밤거리를 거니는 성매매 종사자들(street-walkers)로 대부분 여성이다. 이들은 콜걸처럼 독립적 생활을 하지만 손님과 사회적 접촉 능력이 부족해서 간혹 낮에도 거리에 나서고 있다. 보통 생활 수단으로 거리에 나서기 때문에 교육 수준이나 사회 경제적 지위가 낮다. 성매매가 불법인 나라에서는 이들이 체포된 성매매 종사자들의 대부분을 차지한다. 다른 부류와 달리 이들은 임신이나 낙태, 출산, 엄마 역할 등으로 인한 스트레스를 받는 비율이 매우 높은 편이다.

넷째, 안마시술소에서 시중을 드는 여성들(massage parlor attendants)이다. 합법적으로 치료적 안마를 제공하면서 손님들의 요구에 따라 성매매를 한다. 이러한 형태의 매매는 중세 및 근대의 일본에서 유행했던 목욕탕이나 근래 우리나라에서도 문제가 되고 있는 퇴폐 이발업소 등과 유사하다.

다섯째, 술집에서 일하는 성매매 종사자들이다. 단순히 작부 역할을 하면서 몸을 파는 여성들만이 이에 해당되는 것이 아니라, 더 많은 매상수익을 올리기 위해 옷을 벗고 춤을 추는 여성들도 여기에 속한다.

여섯째, 여성을 대상으로 몸을 파는 남성 성매매 종사자(male prostitutes)이다. 최근 우리나라에서도 문제가 되었던 호스트바에서의 남성 접대부들도 이러한 성격을 띠고 있는데, 이들은 주로 여성들의 성욕을 충족시켜주는 역할을 한다. '방관의 여왕(watch queen)' 이라는 관음광들은 남성 성매매 종사자로 하여금 방안을 거닐게 하거나 남성 종사자들끼리 성행위를 하도록 요구하면서 이를 관찰한다. 그들은 이러한 행위를 관찰하면서 자위행위를 하며 성적으로 만족을 느끼는데, 그들은 이 같은 만족을 얻기 위해 돈을 지불한다. 남성 성매매 종사자 분야는 잘 알려져 있지 않아서 사회과학자들에게 연구의 맹점이 되고 있다.

일곱째, 동성애 성매매 종사자(homosexual prostitutes)를 들 수 있다. 남성은 남자 동성애자, 여성은 여자 동성애자를 상대로 하여 돈을 번다. 여성들의 동성애 성매매는 비교적 비밀스럽게 진행되므로 잘 알려지지 않고 있다. 일반적으로 여성들이 성매매 업소를 찾는 행위는 남성들이 성교를 위하여 돈을 지불하는 것처럼 사회화 · 보편화되지는 않았다. 동성애자인 남성들이 나이가 많고 매력적이지 못하다면 상대를 구하기 힘들 것이다. 나이가 많고 매력적이지 못해서 성행위 파트너를 구하기가 힘든 게이 남성들은 동성을 상대로 성매매에 나선 남성 종사자들을 찾는다. 여성들처럼 전화로 접촉하여 돈을 버는 동성애 남성을 콜보이(call boy)라고 부르는데, 이들도 콜걸처럼 사회 경제적인 지위가 비교적 높은 편이다.

여성 성매매 종사자들은 남성들을 만족시키면서 돈을 벌지만, 동성애 성매매에 종사하는 남성들은 자신들도 성적인 만족을 얻으면서 돈을 번다. 그래서 이성애적 틀에서는 몸을 파는 여성을 천하게 여기지만, 동성애 세계에서는 성교를 위해 돈을 지불하는 게이 남성을 천하게 여긴다. 일반적으로 성매매에 종사하는 남성들 중 여성을 상대하는 자를 지골로(gigolo), 또 동성인 남자를 상대하는 자를 허슬러(hustler)라고 구별하여 부른다.

성매매 업계의 위계질서에서는 이성의 복장을 하고서 성매매에 나서는 자들의 신분이 최하위에 속한다. 그들은 가장 바람직하지 못한 장소에서 영업을 하며, 소득도 가장 낮고, 이성처럼 변장하지 않는 다른 성매매 종사자들뿐만 아니라 성매매를 단속하는 경찰이나 일반인들로부터 조롱과 멸시를 가장 심하게 당한다. 그들의 대부분은 동성애자이지만, 일부는 양성애자이거나 성전환자들이다. 또 그들은 고객들이 쉽게 찾아오는 장소를 찾아 일반 여성 성매매 종사자들이 서성거리는 인접지역에서 일을 한다. 그들은 자신의 남성 신분을 고객에게 드러나지 않기 하기 위해 주로 구강섹스를 서비스하는데, 어떤 고객은 꼭 그들을 찾기도 한다. 이성 복장을 한 사람들 중에서도 자신의 외모를 완전히 여성으로 바꾸고 다니는 드래그퀸들은 적합한 일자리를 찾지 못하여 성매매의 길로 접어든 경우가 적지 않다.

성매매가 다양한 형태로 발달하는 이유는 크게 두 가지로 정리된다. 하나는 몸을 팔거나 사는 사람의 신분이나 지위가 다르기 때문이며, 다른 하나는 심한 규제를 피하면서 성매매의 형태가 바뀌기 때문이다. 후자의 경우는 수요와 공급에 관한 경제학의 기본 원리와 관련된다. 즉, 몸을 파는 사람이 나타나도 사는 사람이 없다면 성매매가 성행하지 않게 될 것이고, 또 사는 사람이 사라지지 않으면 파는 사람도 나타나게 마련이다. 전통사회에서 성매매를 불법으로 규정하면서 근절시키려고 했을 때 거의 대부분 몸을 파는 여성 위주의 퇴치 정책을 펴왔다. 결국 공급이 부족할 정도로 남성들의 수요는 증가했으며, 또 그러한 이유로 남성을 위한 다양한 형태의 성매매가 발달하기도 했다.

규제를 피하기 위한 방편으로 겉으로는 성매매 종사자가 아닌 것 같아도 몸을 파는 여성도 많고, 또 그런 여성과 함께 살아가는 남성도 많아졌다. 그러한 부류의 여성들은 사귀는 기간을 비롯하여 데이트, 키스, 동침 등의 허용 여부를 남성과 계약하며 성매매를 하고 있는 것이다. 통신기술이 발달한 요즈음에는 전화나 컴퓨터를 이용한 섹스 판매(예 다이얼어포른 : dial-a-porn), 전화이벤트 사업이나 PC 통신망을 이용하는 성매매, 회사원의 지방 출장을 동반하는 도우미 형식의 성매매, 원조교제 형태의 성매매, 성인 남성을 상대로 한 청소년 여성의 키스알바 등 모두가 규제에 대한 반발로 발달한 성매매의 변형체들이다.

4. 성매매의 욕구

현대인들은 생활주변으로부터 성욕을 야기하는 다양한 대상들을 접하고 살아간다. 스포츠신문이나 주간지 등 잡지에서는 성에 관한 기사나 그림, 사진들이 적잖은 부분을 차지하고 있으며, 거리에 나서면 시야에는 포르노를 무색하게 하는 영화광고 또는 술집이나 여관의 현란한 간판들이 난무하고 있다. 역시 집에서 시청하는 TV 프로그램이나 광고에도 성적인 내용들로 가득 차 있다. 특히 화장품이나 의류를 비롯한 여러 상품들의 광고에서도 선정적인 내용을 최대한 이용하고 있으며, 심지어는 성행위를 위해서 사용되는 기구들의 판매도 늘어나고 있다.

선정적 영화나 잡지, 광고와 같은 성의 상품화가 인간의 건전한 생활에 부정적 영향을 크게 미치고 있음을 누구도 부인할 수 없다. 이처럼 성이 상품화된 대표적인 예가 바로 성매매이다. 그렇지만 이러한 성매매행위를 이해하기 위해서는 사회적 위치가 서로 다른 두 개인들의 관점을 살펴보아야 한다. 그 하나는 성매매에 종사하면서 서비스를 제공하는 자로 주로 여성의 입장이고, 다른 하나는 그들을 방문하는 고객으로 주로 남성의 입장이다.

성매매 종사자로 접어드는 길은 다양하다. 가정경제의 곤궁, 경제공황, 실직, 부당한 대우 등으로 인해 성매매의 생활을 선택해버리는 경우도 있으며, 또래집단의 영향, 즉 이미 일하고 있는 친구를 통해 성매매의 길로 접어드는 경우도 있고, 역시 성매매 사업자들의 유혹이나 강제적인 유인, 약물습관 때문에 돈을 마련하려고 빠져드는 경우도 한다. 그러나 자본주의 체제에서는 성매매에 종사하면서 몸을 파는 여성에 관한 연구들은 거의 항상 가족관계의 문제점을 중요한 요인으로 부각시키고 있다. 가정이 파괴되었거나, 부모와의 관계가 원만하지 못했거나, 아동기 시절 성적으로 학대를 받았거나 보호받지 못해서 등의 이유로 가출한 여성들이 성매매에 빠져든다는 분석이 대부분이다.

즉, 그들이 성매매의 길로 접어든 주된 이유가 가정 및 경제적 요인에 기인한다는 설명이다. 한 연구에 의하면, 성매매를 통해 몸을 파는 여성들의 80% 이상이 불행한 아동기의 생활로부터 도피한 사람들이거나, 근친상간이나 강간 또는 성적 학대의 희생자들이었다. 근래에도 성매매행위에 관련된 대부분의 거래는 성매매 종사자들이 먹고, 자고, 일하는 장소에서 이루어지고 있으며, 그들이 살아가는 주거지에는 보통 조그마한 빨간 불빛이 사용되고 있으므로 그들이 모여 사는 지역을 '홍등가(紅燈街, red light district)'라고 부른다.

실질적으로 어떤 사람들은 특정한 기술이 없는 여성에게 다른 직업보다 돈을 쉽게 벌 수 있는 직업이 성매매라고 생각한다. 그래서 가정이나 직장을 버리고 성매매의 길을 걷는 여성들은 요즈음도 다른 여성들이나 남성들에게서도 경멸이나 조롱을 당해왔다. 이들이 일단 성매매에 빠져들면 여러 가지 어려움과 위험이 뒤따르는데, 대부분의 성매매 종사자들은 자신들이 번 돈을 대부분 다시 빼앗기며, 폭행이나 협박 등 갖은 고초 속에서 살아간다. 이렇게 성매매 종사자들의 주위에서 맴돌며 그들을 협박하고 조종하는 자를 뚜쟁이(포주, pimp)라고 부른다. 대다수 성매매 종사자들은 범죄와도 관련되어 있거나 범죄에 연루된 사람들과 접촉을 하므로 사회적 차별을 받고 있다.

어떤 문화권에서는 남편이 돈벌이를 목적으로 강제로 부인에게 성매매를 하도록 시키기도 했다. 예를 들어 수마트라의 람풍(Lampong)지역 남성들은 여러 여성과 결혼한 후 부인들에게 성매매를 시켜 돈을 벌었으며, 아프리카 적도지방에서의 남편들도 부인을 돈을 벌 수 있는 도구나 수단, 물건 정도로 간주하였다. 어떤 문화권에서는 여성이 아주 어려서부터 성매매에 종사한 후 돈을 충분히 벌었다고 판단할 때 이를 중단하고 일상생활로 되돌아간다. 헤로도투스의 기록에 의하면 소아시아의 리디아(Lydia, 현 터키 주요부)에서는 여성들이 결혼자금을 마련하기 위하여 성매매 종사자가 되기도 하였다. 그들은 혼수를 마련하여 시집을 갈 수 있을 때까지 몸을 팔았던 것이다. 근래까지도 북 아프리카 알제리아의 일부 부족들이나 울라드나일(Ulad-Nail)족도 리디아인과 유사한 생활을 해왔는데, 가정이 부유한 여성일지라도 남편에게 가져갈 결혼지참금을 마련하기 위하여 그들은 성매매에 의존한다.

자본주의 관점의 해석과는 달리 대만에서 실시된 한 연구에 의하면, 가족과의 관계가 와해되지 않는 다른 요인으로 성매매에 종사하는 여성들의 입장을 설명한다. 남존여비의 영향으로 대만은 가정경제에 어려움이 있을 때 남성보다 여성이 희생을 당하는 경향이 더 높다. 학생이라면 학업을 포기한 후 곧바로 돈벌이를 하면서 가정경제에 보탬이 되어야 한다. 심지어 부모들은 가정의 경제 위기를 타파하기 위한 적절한 수단으로 딸이 몸을 파는 것을 용납하기도 하며, 여성들은 할 수 있다면 가족을 보살피는 의무 차원에서 그와 같은 일을 선택하기도 한다. 실제로 성매매에 종사하는 16~49세의 여성들을 상대로 면접을 했던 한 연구에 따르면, 90%가 성매매에 종사하기 전부터 조사 당일까지 부모와의 관계가 나쁘지 않았던 것으로 드러났다. 그들이 성매매에 연루된 주요한 요인을 보면, 부모의 빚을 탕감하기 위한 수단이 34%, 자신이나 남편의 빚을 탕감하기 위한 수단이 29%, 자신들의 경제적 지위를 높이거나 개인적 만족을 위한 경우가 17%를 차지했던 반면, 부모나 가족의 학대에 이기지 못하고 가출한 후 생계유지를 위하여 성매매에 종사한 경우는 9%에 불과했다.

성매매의 역사는 바로 성매매에 종사하는 여성을 도덕적으로 비난하고 억압하는 역사이자, 욕망의 사회적 조직, 남성성, 자본주의 교환관계, 또 사랑의 역사이기도 하다. 유산계층은 성매매에 연루된 여성을 부도덕하고, 위험하고, 위협적인 존재로 용납하지 않으면서도 성매매 자체만을 용납하기도 한다. 그러한 이유로 여성권익운동가들은 남성들의 성욕을 생물학적이라기보다 사회적 문제로 보기 때문에 비난받아야 할 대상도 몸을 파는 여성들이 아니라 그들을 방문하는 남성들이나 성매매 사업을 운영하는 자들이라고 말한다. 곧 성매매는 남성을 위한 상업적 거래행위에 불과하며, 가부장제를 영속시키는 성적 및 사회적 불평등을 존속시키는 행위에 해당되는 것이다.

성매매 업소를 방문하는 고객은 거의 대부분 남성들이다. 킨제이 등이 조사했던 시절에도 남성들의 69%가 성매매 종사자와의 성경험을 보고했으며, 전체 남성들의 15%는 성매매 업소를 규칙적으로 방문하고 있었으며, 또 성매매 업소를 방문하는 빈도는 혼자 살거나 연령이 높은 남성일수록 더 높았다. 수십 년 전에는 대부분의 고객들은 젊은 하류계층의 미혼남성들이었으며, 그들은 주로 성매매 업소에서 처음으로 성교 경험을 했던 자들이었다. 오늘날에는 보다 많은 사람들이 자기의 연인과 성관계를 갖는 경향이 있으므로 고객의 범위는 젊은 층에 한정되지 않고 늙고 부유한 층에까지 확대되고 있다. 그렇다면 중년층의 어떤 기혼자들이 왜 돈을 지불하면서까지 성관계를 원하는가?

그들의 동기는 단순히 성욕 때문은 아니다. 어떤 남성들은 그들의 남성다움을 튼튼히 하기 위해서, 가정에서 얻을 수 없는 것을 얻을 수 있다고 생각해서, 또는 사랑이 결핍된 냉담한 결혼생활로부터 도피처를 찾기 위해서 성매매 업소를 방문한다. 그러나 대부분의 남성들은 얄팍한 호기심이나 정서적이고 낭만적인 관계에 얽매이지 않은 상태에서의 안전한 성관계를 원하기 때문에 성매매 업소를 방문한다. 역시 자신의 성욕을 표출시킬 상대가 없거나 자신의 주변에서 성행위로 성욕을 억제할 수 없다고 생각하는 사람들도 홍등가를 찾는다. 어떤 사람은 자신이 너무 매력이 없어서 성교 상대자가 없다고 생각하기 때문에 성매매 업소를 찾으며, 발기부전과 같은 성기능장애가 있거나 성격상의 이유로 다른 여성과는 성관계를 가질 수 없기 때문에 그곳을 찾기도 한다.

예전에는 자신들의 욕구를 충족시키기 위해 성매매 업소를 찾는 남성들이 사회적으로 용납되었다. 심지어는 남성의 성욕은 부정되어서는 안 되는 강한 충동이라는 생각에서 이러한 행위를 장려하기도 했었다. 반면에 여성에게는 그런 충동이 없다고 가정해버렸다. 즉, 몸을 파는 여성을 방문하는 남성은 젊음을 만끽하는 것이지만, 손님을 접대하는 여성은 더러운 사람으로 여기는 것이다. 그래서 성매매 업소를 찾는 남성들은 그런 곳을 한 번도 방문해보지 않았던 사람들과는 다른 관심을 표명한다. 그러한 남성들의 위선적 태도 때문에 여성들의 가치는 저하되지만, 성매매 업소를 찾았던 남성들은 부도덕하다는 비난을 받지 않는다.

중세 유럽에서는 전쟁 때마다 성매매 종사자들을 동행시켰다. 예를 들면, 프리드리히 2세(Friedrich II, 재위기간 1740~1986)는 통치하의 이탈리아 백성들 중에서 세금을 내지 않는 빈민의 딸들을 군사들의 위안대로 만들었다. 우리나라의 경우 조선시대에 기녀제도를 설치했던 목적들 중 하나가 역시 변방에서 근무하는 장정들을 위로하는 역할 때문이었다. 또한 제2차 세계대전 동안 일본군의 성적 만족을 충족시켜주는 군대위안부가 존재했는데, 불행하게도 당시 정신대 요원 80%이상이 조선의 젊은 여성들이었다.

일부 문화권에서는 근래에도 성매매를 부분적으로 허용하고 있지만, 이는 남녀 모두를 위한 것이 아니라 대부분 남성을 위한 성매매만을 허용하고 있다. 그렇다면 여성이 성매매 업소를 방문하는 고객이라면 이를 어떻게 보고 있는가를 잠깐 살펴보자. 우리 문화권에서 1980년대 후반 이래로 가끔 남성을 접대부로 고용하는 유흥업소가 소개되면 세상이 망할 것처럼 개탄하면서 홍분한다. 그 예로 1980년대 후반 서울 강남의 일부 지역에서 남자를 접대부로 고용하는 유흥업소가 소개되었을 때 매스컴에서는 일제히 심각한 사회 문제라고 거론한 적이 있었다. 신문마다 앞을 다투어 유한마담의 문제를 부각시켰는데, 그 뉴스를 접한 대부분의 한국인들은 세상이 곧 망할 것처럼 개탄하면서 홍분하기도 했다. 아직도 우리 사회는 여성이 성욕을 충족시키기 위해 남성을 찾는 상황을 심히 못마땅하게 여기는 반면, 남성들이 찾아가는 수천, 수만 배에 달하는 유흥업소의 문제는 별로 언급하지 않는 편이다. 일부 남성들은 남자는 그렇다고 하더라도 여자만이라도 가정을 지켜 주어야 하지 않겠는가 하고 당당하게 말하면서 여성의 월권행위에 대하여 참기 힘들다고 분개하였다.

이러한 논리는 남성의 성욕은 성매매 업소를 찾아가서라도 분출시켜야 하며, 그렇지 못할 경우에는 성적인 욕구 불만이 생겨 죄 없는 양가집 규수들이 강간당할지도 모른다는 생각에서 출발한다. 역시 그 논리에 따르면, 남성이 성매매 종사자를 찾는 행위는 가정의 파괴와 무관하지만, 유부녀가 남성 성매매 종사자를 찾는 행위는 가정의 파괴와 직결된다고 이해한다. 사실 남성 성매매 종사자를 찾는 유부녀는 다른 차원에서 가정이 파괴되기도 하는데, 예를 들면, 유부녀와 접촉했던 남성은 흔히 그녀에게 정을 통한 사실을 알리겠다는 협박을 지속적으로 해가며 금품을 뜯어낸다. 유부녀가 외간 남자와 정을 통했다는 약점을 가장 잘 아는 남성으로부터 이용당하는 셈이다. 그렇지만 몸을 팔았던 여성이 남자 손님을 상대로 그렇게 협박하는 예는 매우 드물다.

5. 성매매와 경제

남성들이 몸을 파는 경우가 없지는 않지만, 기존의 남성중심사회에서는 몸을 파는 역할을 담당해 왔던 자들의 절대 다수가 여성이다. 그렇다면 여성들이 성매매 행위를 통하여 벌어들인 재화는 개인이나 가정, 그리고 국가에 어떠한 역기능이 나타날 수 있는지를 보자. 신문이나 잡지, PC통신망 등의 광고내용을 읽어보면 곧바로 성매매임을 알아차릴 수 있음에도 불구하고 여학생, 주부, 여직원 등이 관심을 보이고 있는데, 그 이유는 본인이나 가정을 위하여 큰돈을 마련할 수 있다는 기대 때문이다. 눈 딱 감고 손님들의 시중을 한 달에 1~2회 정도만 들어주면 부모님의 잔소리를 들어가며 용돈을 탈 필요가 없다는 여중생도 바로 그런 기대에서 생겨난다.

중 · 고등학생보다 부모로부터 간섭을 덜 받는 여대생이라면 이러한 직종에 보다 쉽게 접근할 수 있다. 그들은 특정한 기술도 없이 많은 돈을 쉽게 버는데 굳이 어렵게 일할 필요가 없다고 믿는다. 열심히 일하는 사람들이 우둔하게 보인다는 뜻인데, 그들에게는 오히려 열심히 일하고 정직하게 세금을 내는 사람들이 그렇게 보인다. 그러므로 나중에 다른 여성들도 특정한 기술 없이 쉽게 돈을 벌 수 있는 그 길을 택할 가능성이 높아진다. 부녀자들이 가정경제를 해결하기 위한 수단으로 몸을 파는 행위는 옛 이야기가 아니었지만, 과거로부터 최근까지 가정경제를 해결하는 수단으로 여성은 희생자가 되었던 것이다.

성매매 사업의 허용이나 묵인은 국가경제의 성장, 특히 개발도상국가의 경제성장과 관련성이 크다. 이는 고대 신전에서 여성들이 낯선 남성 여행자들을 상대로 성매매를 하면서 신전의 수입을 올렸던 것처럼, 근대 사회의 성매매도 외국 손님들을 상대로 한 외화벌이의 역할을 해왔다. 성매매 사업으로 획득된 재화는 경제 수준이 낮은 가정이나 국가에서 어느 정도의 가치를 발휘하지만, 이로 인해 인간의 가치나 권리가 유린되는 대가를 치르게 된다. 우리나라도 근대화 과정에서 미군을 상대하였던 성매매 종사자 1인이 당시 수십에서 수백 명분의 국민소득을 올리기도 했는데, 20세기말에는 구소련이나 동유럽에서 자유화 물결이 일면서 그와 같은 양상을 보이기도 했다. 근대화 과정에서 성매매는 또 다른 면에서 국익에 도움이 되었는데, 즉 외국의 구매 고객을 끌어들이는데 있어 성매매가 이용되었던 것이다.

예를 들면, 한국에서 생산한 제품에 대한 신뢰도가 낮았던 시절, 외국의 바이어들은 훌륭한 제품을 보고도 별다른 구매 의사를 보이지 않았다. 이 때 외국에서 찾아온 바이어들에게 감각적인 쾌락을 제공해 주면서 융숭하게 대접하면 대부분 그들의 태도가 달라졌다. 기억에 남을 만한 호의적인 대우를 받았던 바이어는 다음 기회에도 다른 나라보다도 한국을 다시 찾는다. 여성의 몸을 만끽하고자 다시 찾아와 물건을 주문할수록 국가 경제력이 신장되었던 것이다. 요즈음 우리나라는 과거에 비해 많이 달라졌지만, 1970년대까지만 하더라도 외국에서는 성매매로 유명한 동아시아 국가 중 하나로 꼽혔다. 성매매를 잘 이용했던 까닭에 경제 수준이 다소나마 신장되었다고 하면 자존심이 상할지도 모른다. 아직도 근대화 과정에 있는 제3세계 국가들은 강대국을 상대로 성매매 행위를 지속하고 있다. 그러나 구매자가 더 이상 쾌락을 얻지 못하게 되면 그곳을 방문할 필요가 없게 된다.

결국 약자는 경제 불황의 쓴맛을 본다. 곧 성매매의 존속은 국민의 기본 의무 중 최소한 납세와 근로 의무에 대한 불평등을 심화시키고, 남녀를 차별했던 구습을 고착시킨다. 또 약소국을 강대국의 경제 종속국으로 전락시킨다. 이런 경우 국가의 체면도 문제이지만, 인간으로서 최소한의 권리와 가치를 상실하는 여성의 문제가 보다 더 심각하다. 한국은 물론이고 대다수 문화권에서 이 문제를 보는 남성들과 여성들의 입장은 매우 다르다. 여성들은 대부분 "왜 남성이 돈으로 여성의 몸을 사려고 하는가?"에 더 관심을 갖는 반면, 남성들은 "왜 여자가 몸을 팔려고 하는가?"에 관심을 가진다. 결국 성매매 근절을 위한 정책은 최근까지 대부분 후자의 관점에 의해 이루어졌다.

6. 미성년자 성매매

중국의 도교에서는 남성들의 장수 비법으로 소녀와의 동침을 권하였다. 동침하면서 성교를 하더라도 사정을 하면 기를 얻을 수 없지만, 사정을 하지 않으면 젊은이의 기를 얻게 되어 장수한다는 논리였다. 반대로 젊은 남성이 나이든 여성과 성교를 하면 자신의 정기를 모두 빼앗긴다는 논리도 전개했는데, 남성위주의 문화로 변한 상태의 논리에 해당된다. 서구의 기독교 문화권에서도 소녀와 동침하면 건강을 되찾는다고 믿는 습속이 있었다. 구약성서 열왕기 상(1 Kings) 1장 1~4절에 다윗(David)왕 이야기가 바로 그 증거이다. 다윗은 사울(Saul)의 뒤를 이은 이스라엘 2대 왕이며, BC 10세기경 솔로몬의 선왕이었다. 다윗이 늙고 기운이 쇠하자, 신하들은 정기를 보강하는 방안으로 동녀를 찾아 나섰다. 그들은 슈넴이라는 동네에 살고 있던 이제 막 사춘기에 접어든 아비삭이라는 동녀를 데려와 왕에게 동침을 권유하였다. 이렇게 동녀와 동침하면서 정기를 되찾으려는 습속을 슈네미티즘(Shunammitism)이라고 부르는데, 이는 슈넴의 여자라는 뜻에서 유래하였다. 그러나 슈네미티즘은 동녀와 자더라도 성교를 하지 않고, 나체로 살갗만 대고 자야 정기를 찾는다고 했다.

이러한 습속은 서구의 남성들에게 나이 어린 여자와 성행위를 하면 쇠퇴한 정기를 보충할 수 있다고 와전되었다. 어떤 남성들은 성인이 된 미혼여성에게서는 성적 만족을 얻지 못하므로 좀더 나이 어린 여성을 요구하기도 하는데, 중세 유럽에서는 슈네미티즘 영향으로 그런 남성이 많았다. 여기에서 소아를 포함한 미성년자를 이용할 경우 미성년자 성매매라고 부른다. 과거 동양의 유곽에서는 미성년자들을 성매매 종사자로 고용하는 일이 예사였는데, 이는 미성년자에 대한 보호법령이 거의 없었기 때문이었다. 18세기경 프랑스에서는 미성년자를 성매매에 종사시키지 못하도록 제지하는 법률이 엄격했으나 대부분의 유럽 나라들에서는 14~15세 소녀들이 성매매 종사자로 고용되고 있었고,

이와 같은 상황은 19세기 후반에도 지속되었다.

이슬람교의 예언자 무하메드도 자기보다 15세 연상이었던 부인이 사망하자, 우울증에 시달렸다. 주변에서는 그에게 그의 슬픔을 잊기 위하여 재혼을 권유했는데, 결국 '아예샤' 라는 9세의 소녀와 결혼하였다. 대부분의 이슬람교 권위자들은 무하메드가 그 소녀와 결혼했어도 성적으로 성숙하기 전까지는 성교행위를 하지 않았고, 그 대신 슈네미티즘과 같은 생활을 하면서 위안을 얻고 활기를 되찾았다고 믿는다.

당시 미성년자 성매매가 존재했다는 사실은 1865년 휘겔(Friedrich Huegel)이 성매매 종사자들의 등록규정 및 성매매 사업허가에 관한 제안을 했다는 데에서 나타난다. 휘겔은 빈곤이나 실업 등으로 교육수준이 낮은 하층계급의 여성들이 일반적으로 일을 싫어하고, 쾌락만을 추구하며, 사치와 허세를 위한 욕망으로 가득 차 있고, 알코올 중독이나 부도덕성에 물들었다고 지적했다. 아울러 그는 16세 이하를 성매매 사업에서 제외시켜야 한다고 주장하였지만, "문명이 진보되어도 성매매는 형태가 바뀔 뿐 사라지지 않는다."라고 말했다.

오스트리아에서 성매매 종사자들의 등록을 위한 최저연령을 14세로 규정했던 이유는 그 나이에 월경이 시작되는 것을 참작했기 때문이었다. 그러나 20세기 초 비엔나에서는 성매매종사자등록법이 강화되었다. 즉, 1911년 6월 1일자로 그 등록의 최저연령을 18세로 높였다. 이러한 미성년자 성매매 종사자등록현상은 스코틀랜드 에딘버그(Edinburgh)에서도 동일하게 나타났다. 우리나라에서도 소위 영계를 찾는 남성들의 사고방식이 위에서 언급한 것들과 일맥상통하는데, 1998년부터 특히 미성년자에게 금전거래를 하면서 성행위를 한 남성들은 미성년자 의제(擬制) 강간죄를 적용해 처벌될 수 있다.

7. 성매매의 규제

성매매를 세상에서 가장 오래된 직종이라고 언급하는 자체는 그 당위성을 주장하려는 의도와 같다. 성매매에 대한 이중기준의 도덕성은 서구문화에 깊이 뿌리박혀 있으며, 성경적으로도 이를 뒷받침한다. 창세기에 언급된 타마르(Tamar)를 비롯하여 성매매 종사자였던 여성(Mary Magdalene)이 예수 부활을 믿는 등 예수 생애에 중요한 인물로 등장했다. 나중에 성인으로 등극한 성매매 종사자들도 여러 명이다.

성매매에 관한 유태 및 기독교적 입장을 보자. 구약성서의 창세기(38장 24절)나 레위기(19장 29절, 21장 9절과 14절)에 의하면, 고대 유태인들은 성매매를 엄격히 금지했다. 신명기(23장 17절)에도 이스라엘의 딸이나 아들이 성소에서 몸을 파는 사람이 되어서는 안 된다고 규정하고 있다. 그렇지만 이스라엘 남성들은 이웃 종족의 성매매 종사자들과 간통했으며, 나중에는 유태인들의 성매매 행위를 억압할 수 없게 되었다. 결국 그들도 사원에서 성매매 사업을 통해 재화를 획득했다. 또 잠언(Proverbs, 7장 12절, 29장 3절)의 "지혜를 사랑한 자는 아버지에게 기쁨을 가져다주지만, 성매매 업소를 드나들면 재산을 탕진한다."는 기록에서 성매매를 경계했던 점을 엿볼 수 있다.

성매매 문제에 대하여 공식적으로 논한 최초의

기독교 신학자는 오거스틴(Augustine, 354~430)이다. 그는 서기 386년 "몸을 파는 여성들이 아무리 비열하고 부도덕해도 필요하다. 그녀들을 인간사에서 없애버리면 남성의 욕정이 채워지지 않아 강간과 같은 사악한 일들이 발생할 것이다."고 논했다. 로마의 유스티니아누스(Justinian: 재위기간 527~565)황제 시절 시민법에도 그런 입장이 반영되었다. 아퀴나스(1225~74)도 나중에 성매매 종사자를 바다의 오물로 비유하면서도 "성매매가 죄에 해당되지만 사회에 유익하다."고 평했다.

마호메트시대의 아랍인들은 몸을 파는 행위를 큰 수치로 여겼는데, 그들은 이를 태형으로 다스리면서 경전에서 금지하고 있다. 만일 딸이 성매매의 길로 빠지면 아버지는 딸을 암매장시킬 수 있었지만, 노예들의 성매매 행위만은 묵인했다. 아직도 대부분의 회교 문화권이나 사회주의 국가들에서는 성매매 행위가 그들의 기본이념에 저촉되므로 아주 엄하게 다스리고 있다.

몸을 파는 여성들에 대한 태도는 시대나 지역에 따라서 항상 달라지는데, 동일한 지역이나 시대에서도 차이가 있다. 성매매를 퇴치하려는 지속적인 노력을 한 대표적인 인물로 프랑스의 루이 9세(Louis IX, 1215~1270)를 들 수 있다. 그는 1254년 성매매 종사자들의 의복이나 소지품들까지 모두 빼앗고 추방시키도록 명령했으며, 1256년 그 포고령을 다시 내렸다. 또 십자군운동을 전개하기 전 1269년에는 유곽을 파괴시키라고 명령했다. 그러나 그러면 그럴수록 사태가 악화되었는데, 예를 들면, 몸을 팔았던 여성들이 일반인들과 섞여 살게 되었고, 그들의 영향이 더 커지게 되었다. 루이 9세의 성매매 퇴치운동은 실패했으나, 프랑스의 다른 통치자들도 그의 정책과 비슷하게 전개시켰는데, 그럴 때마다 더욱 악화되었다. 14세기 영국 등 여러 유럽 국가들에서는 오명의 상징으로 성매매 종사자들에게 특별한 옷을 입도록 했다. 이러한 관습은 고대 로마시대에도 있었는데, 로마에서 성매매 종사자들은 특수한 의복에 머리도 금발이나 빨간 색으로 염색하고 다녀야 했지만 관대한 취급을 받았다. 역시 특별한 옷을 입힌 14세기 성매매 종사자들은 어느 면에서는 전혀 오명의 상징이 아니었다.

중세 유럽에서는 성매매를 법적으로 인정해 유곽이 발달했지만, 이를 규제하려는 노력도 있었다. 1560년에는 프랑스의 찰스 9세(Charles IX, 재위기간 1560~1574)도 성매매 업소를 폐지하라는 칙령을 내렸는데, 의심하지도 않았던 지역에서 새로운 업소가 생성되듯이 폐지 전보다 성매매 종사자 수가 증가하였다. 각 도시마다 성직자나 결혼한 남성들이 유곽에 출입하지 못하도록 엄격히 금했으며, 유태인들에게는 어느 상황에서나 출입할 수 없도록 금했다. 프랑스에서는 13세기초반 유곽의 폐지를 최초로 선포했으나 1254년에 이를 다시 도입하고 1560년에 다시 폐지하였다. 16세기 종교개혁의 선봉에 섰던 사람들은 성매매가 사라져야 한다고 주장했고, 16세기중반 유럽의 여러 도시에서는 유곽의 문을 닫고 성매매 종사자들을 추방하려고 했다. 그러나 그러한 노력도 쉽게 이루어지지 않았다. 예를 들면, 교황은 1566년 7월 23일 칙령을 내려 모든 성매매 종사자들이 로마를 떠나도록 명령했지만, 그 명령을 곧 취소하게 되었다. 그 이유는 성매매에 종사하고 있는 자들과 그 가족들의 수가 수만 명에 달했기 때문이었다.

중세에는 유럽의 여러 도시에 성매매가 확산되었다. 예를 들면, 파리의 증기목욕탕은 몸을 파는 여성들과 남성고객들이 만나는 가장 유명한 장소였다. 이 목욕탕은 국가로부터 허가를 받아 세금을 냈으며, 부활절 1주일 전부터 부활절까지는 영업을 하지 않았다. 성매매를 법적으로 관용했던 태도는 16세기에 들어와 두 요인에 의해 바뀌었다. 하나는 종교개혁으로 기독교에서 성매매를 도덕성 위반으로 여겼던 점이고, 다른 하나는 유럽지역에 확산된 매독 때문이었다. 즉 16세기 독일을 비롯한 유럽지역에서 점진적으로 유곽들이 사라진 이유는 목욕탕과 유곽에 매독이 유행했기 때문이다. 근자의 에이즈 공포처럼 중세 유럽인들은 매독의 위험 때문에 성매매 업소 출입을 삼가기 시작했다. 중국도 역시 16세기에 매독이 유행하는 바람에 의사들은 성매매 업소를 찾는 남성들에게 경고했다.

18세기중반 오스트리아에서도 테레사(Maria Theresa, 1717~1780)는 성매매를 퇴치시키려는 강력한 조치를 취했다. 벌금, 구금, 태형 등으로 성매매와 간음을 억압하고자 했다. 간음의 원인이라고 생각되는 것들도 심하게 다루었는데, 짧은 옷을 입지 못하게 했으며, 당구장이나 카페에서도 여자를 종업원으로 고용하지 못하게 했으며, 만일 발견되면 경찰에 의해 수갑을 채워 연행해갔다. 소위 1751년 정조위원회가 구성되어 이러한 조치를 강력하게 실행했는데, 나중 요셉 2세(Joseph II, 재위기간 1765~1790) 황제 때 조용히 폐지되었다. 조치를 심하게 취할수록 더욱 악화되는 결과를 초래했기 때문에 심한 조치는 일반적으로 효과가 없다고 여겨진다.

빅토리아왕조시대의 영국에서는 순결과 고상함을 부르짖었음에도 불구하고 성매매가 성행하였다. 성매매 종사자는 사회적으로 천대받는 계층이었지만, 내면적으로는 그렇지 않았다. 성매매 종사자는 19세기 영국 남편들의 열정을 만족시켜주는 배출구 역할을 했기 때문이었다. 당시 영국의 성매매 종사자들은 광산이나 정미산업이 발달한 도시의 빈민지역 여성들로 몸을 파는 일이 생존을 위한 주요한 희망이었다.

도덕을 중요시하던 조선시대의 유교사회에서도 기녀제도의 폐지에 대한 논의가 초창기부터 활발하게 전개되었다. 예를 들면, 1410년(태종 10년)에 전국에 기녀제도를 폐지하라는 왕명이 있었지만 하륜(河崙: 1347~1416)의 반대로 시행되지 못했다. 세종 집권 시에도 역시 이를 폐지하자는 논의가 있었지만 실효를 거두지 못했다. 이처럼 여러 차례의 논의에도 불구하고 기녀제도가 폐지되지 못했던 것은 결국 관리들 스스로의 처신에 직접 관련되어 있었기 때문이다. 오히려 연산군 시대에는 채홍사(採紅使)나 채청사(採靑使)라는 관리를 두어 전국에서 기녀들을 서울로 뽑아 올려 원각사 승려들을 축출시키는 대신 기녀들이 그곳에 거주하도록 했다. 매년 기녀의 수가 늘어나 궁궐에서 거주하는 기녀만도 거의 300명이나 되었다. 이러한 연산군 시대의 기녀제도는 1506년 중종반정으로 해체되었지만, 기녀제도가 완전히 사라지지는 않았다. 수많은 지식인들이 기녀제도의 폐지를 외쳤지만, 조선시대 기녀제도는 한말까지 존속했다.

성매매를 근절시키려는 끊임없는 노력에도 불구하고 이는 사라지지 않았다. 그 이유는 인간의 성생활을 단지 규제할 수는 있어도 억압할 수는 없었기 때문이며, 또 몸을 팔려고 하는 사람과 이를 사려고 하는 사람들이 동시에 존재하기 때문이다. 대부분의 몸을 파는 사람들은 여성이다. 성매매 행위에 대한 근절의 노력은 일반적으로 몸을 파는 사람들만 법적으로 억압하려고 하는데, 돈을 주고 몸을 사는 행위도 불법이다. 그러나 불법으로 체포된 사람들은 대부분 몸을 파는 사람들뿐이다.

고급호텔과 같은 유흥업소에는 외국손님들을 상대하는 성매매 종사자들이 있다. 그러나 일반적으로 어느 나라에서나 그들은 경찰의 단속에서 면제되고 있다. 어떤 사람들은 이러한 성매매 사업의 성행은 이중기준을 고취시키는 경향이 있다고 비난한다. 다시 말하면, 몸을 파는 여성들만을 희생시킨다는 것은 그들의 인간성을 빼앗는 일이라는 것이다. 그래서 사회는 그들의 복지를 책임져야 하며, 성매매 행위가 문제가 된다면 사회구성원에 대한 보호와 교육이 제대로 되지 못했음을 의미한다.

인간의 욕망은 법으로도 금지하기가 어렵다. 기독교국가임에도 불구하고 유럽의 여러 나라에서는 남성을 위한 성매매가 부분적으로 허용되고 있다. 예를 들면, 독일의 함부르크나 네덜란드의 암스테르담 등 유럽의 주요도시에서는 아예 성매매를 허가해 이를 정부에서 규제하고 있다. 특히 암스테르담에서는 다양한 성적 서비스를 제공하는 도시로 악명이 높지만, 정작 네덜란드 정부나 일반인들은 그곳에서의 성적 다양성이나 생활양식을 묵인하고 있다. 그러나 그러한 성매매는 대도시 홍등가에만 국한된 것이 아니며 사회의 하층계급에만 제한시킬 수 있는 일도 아니다. 앞에서도 지적했지만, 일부일처제도는 성매매와 간통과 관련된다고 사회주의자들은 비웃었다. 예를 들어 베벨(August Bebel, 1840~1913)은 '사회주의하의 여성(woman under socialism)' 이라는 책에서 성매매가 사적 소유권제도하의 혼인제도에 대한 필요악으로 발생되었다고 주장했다.

근래에 와서는 성매매를 법적으로 허용하여 성매매 종사자들이 합법적으로 활동하면서 임금협상이나 단체교섭을 위해 노동조합을 결성한 문화권(예, 터키)도 있다. 또 영국이나 프랑스를 포함한 많은 유럽 국가들은 성매매를 범죄로 여기지 않는다. 그러나 공공연한 호객행위는 상대방을 귀찮게 할 수 있으므로 금지한다. 몇몇 유럽 국가들에서는 성매매로 벌어들인 소득이나 성매매를 목적으로 장소를 임대해주는 것도 불법으로 간주한다. 차별이 심한 사회구조에서는 성매매가 인정여부에 상관없이 사회 문제로 존속하고 있다. 우리 문화권에서는 2004년 9월 23일부터 성매매 방지 및 피해자보호를 비롯하여 성 매매 알선행위 등을 금지하는 성매매 특별법이 시행되고 있다.

8. 포르노의 어원

흔히 포르노라고 부르는 단어(pornography)는 그리스어로 몸을 파는 여성이나 전쟁 도중 적지에서 포로로 생포하여 남성들의 성적 노리개가 되었던 여성을 뜻하는 단어인 'porne' 과 그림이나 묘사를 뜻하는 단어인 'graphos' 의 합성어이다. 그렇다면 포르노는 원래 성을 주제나 부재로 다루었던 예술의 일종으로 해석해볼 수도 있겠지만, 묘사의 대상을 그런 여성에 한정시켰기 때문에 포르노는 주로 남성 중심의 사회 문화권에서 남성들의 성적 욕구를 충족시키기 위해 발달시켰던 예술 또는 도구로 여겨진다.

고대 사회의 남성들은 전쟁에서 포로가 된 여성을 성적 노리개로 여기었고, 그 포로 여성들을 묘사한 것 자체가 전쟁에 출정하기 전부터 현역병을 비롯한 젊은이들의 사기를 북돋울 수 있었다. 요즘의 연령층으로 말하면, 입대하기 전의 대학생 또래로부터 제대 후의 예비군들까지가 해당될 것이다. 나중에는 그 의미가 확장되어 여성의 묘사만이 아니라 성욕을 자극시킬 의도로 표현된 글이나 그림, 사진, 영화까지 모두 포르노라고 부르게 되었다. 포르노의 기능도 사기의 진작에서부터 혈기 왕성한 젊은이들의 욕구불만의 해소 및 감각적 쾌락의 추구까지 다양해졌다.

9. 포르노의 예술성

흔히 인생은 짧지만 예술은 길다고 표현한다. 예술이 존재하지 않았더라면 어떠했을까? 아마 고대인들의 발자취를 더듬어 보는 데에 한계가 있었을 것이다. 그런데 여러 문화권에서 출토된 예술 작품들의 내용을 보면, 성에 관련된 작품들이 예상외로 수두룩하다. 왜 인류의 조상들은 동굴벽화를 비롯하여 도자기로 만든 술병이나 그릇, 나무 조각이나 천 등에 성행위나 성기, 여인의 나체상 등을 묘사하면서 살아 왔을까? 참으로 궁금하지 않을 수 없다.

출토된 작품들을 분석해 보면, 석기시대까지의 작품은 여인에 관한 내용들이 많았는데, 이는 그 당시가 여성문화권이었음을 엿보게 해준다. 그 이후로는 여성에 관련된 작품들보다 남성의 성기나 성행위에 관련된 작품들이 더 많이 출토되었다. 그런데 성교의 형태를 묘사하는 작품들은 다양했었지만, 단순히 키스나 포옹과 같이 사랑을 표현하는 작품은 매우 드문 편이었다. 또 남성의 생식기는 묘사되고 있었지만, 여인의 생식기를 묘사한 작품도 매우 드물었다. 역시 남성에 관련된 작품이더라도 생식기를 나타내지 않고 단순히 몸통만을 묘사한 작품은 거의 없었다. 그렇다면 고대 예술에서 성의 표현은 거의 항상 주술적이고 종교적인 특성을 지녔다고 볼 수 있다.

탄생의 신비를 알지 못했던 조상들이 성교행위를 통하여 번식된다는 사실을 알아차리면서 흥분을 감추지 못했을 것이라고 짐작된다. 또 남성의 생식기가 종족번식과 관계가 깊다는 사실을 알아차리고 신체 중에서 가장 위대한 부위로 여겨졌던 모양이다. 인류의 조상들은 이러한 지식을 기록으로 남기고 싶었는가도 모른다. 그래서 술병과 같은 도자기에도 남근을 묘사하고 있는데, 이 술병에 든 술을 마시는 행위는 현대적인 의미로는 남근을 빠는 행위를 상징한다. 그렇지만 고대인들은 그런 의미에서 도자기를 제작했던 것이 아니다. 오히려 술이 인간사에 활력을 주는 중요한 요소인 것처럼 남근도 인간의 영속성에 매우 중요한 상징물임을 나타내고 싶었기 때문이었다. 남근의 묘사는 남근이 숭배의 대상임을 표현한 것에 불과하다. 곧 고대인들이 성을 표현하는 행위는 현대적인 의미에서 예술 작품의 창조 차원이 아니라 탄생의 비밀에 관계되는 신성함이나 다산, 풍요를 비롯하여 인간에게 가장 중요하다고 지각한 생활상을 반영한 행동이었다.

포르노가 예술이라면 이를 감상하는 자에게 삶이나 존재의 가치, 미와 매력 등을 제공해줄 수 있어야 한다. 예를 들어 기원전 3000년경의 메소포타미아 벽화를 비롯하여 페루, 인도, 중국 및 일본 등에서 발견된 벽화들에 여러 가지 자세의 성교, 구강섹스, 항문성교 등 다양한 성행위 장면이 묘사되어 있는데, 이와 같은 그림을 통해서 고대인들의 사고나 생활방식 등을 유추할 수 있다면 포르노는 예술로서 가치가 충분하다. 또 페루 지역에서 발견된 도자기 술병의 일부에는 남성의 성기가 거대하게 묘사되어 있거나 해부학적으로 매우 상세하게 묘사되어 있는데, 그 작품들로부터 성을 이해했던 그 당시의 관점을 찾아낸다면 역시 예술의 가치가 담겨져 있다고 볼 수 있다.

시간이 지나면서 다른 종족들과의 교류가 확대되고 인간의 사고 능력이 신장되기 시작했다. 이때부터 성을 표현하는 양상은 바뀌었다. 단순히 신성하고 비밀스러웠던 차원이 아니라 쾌락을 추구하는 차원에서 성이 묘사되기 시작했다. 초창기에는 포르노가 벽화와 같은 그림으로 표현되었는데, 시간이 지나면서 도자기 예술로 발달했다. 문자가 발명되면서부터는 인간의 생활상 전달에 문자가 한몫을 담당하였는데, 성적으로 타락한 인간의 생활상도 소재가 되기 시작했다. 나중에는 인쇄술의 발달로 문학작품이 책과 잡지 등의 형태로 대중화되고, 사진이나 영상 매체의 발달로 사진이나 영화, 비디오 등으로 대중에게 확산되었고, 또 최근에는 컴퓨터나 통신 기술의 발달로 전화, 팩스, 사이버 포르노 등도 발달하였다. 일방적으로 받아만 보던 형태에서 정보를 주고받는 것이 가능해짐에 따라 이른바 사이버 성행위까지 시도되고 있다.

성을 타락된 모습으로, 다시 말하면, 사회적으로 억압하고 있는 성욕을 불러일으킬 목적으로 표현한 동기는 무엇일까? 고정된 틀을 깨려는 거부감이나 기존의 따분한 생활상에서 탈출하려는 시도에 기인했는지도 모른다. 그러한 동기에 의한 표현이야말로 근대적인 맥락에서 소위 예술과 문학이라는 의미를 부여받을 수 있을 것이다. 그러므로 시대에 따라서 예술에서 표현되는 양상이 달라지며, 동시에 이를 바라보는 눈도 달라진다. 그 예로 중세 유럽에서는 특히 회화가 발달했다. 또 인물화 중에서도 풍만한 가슴이나 둔부, 가느다란 허리, 긴 머리카락 등을 지닌 여인의 누드화가 유행하였다. 예술가들은 누드야말로 세상에서 가장 아름답고, 인간적이고, 자연스러운 모습이라고 평한다. 자연물 중에서 인체보다도 더 아름다운 것이 없다고 생각하기에 르네상스 시대 이래로 예술가들은 누드를 소재로 작품을 빈번히 추구하고 있다.

물론 미켈란젤로(Michelangelo, 1475～1564)와 같은 조각가는 여성보다도 남성의 누드를 표현한 것이 신성함이 담긴 진정한 예술이라고 말하기도 했지만, 남성보다도 여성이 누드화의 대상이 되고 있다. 이는 예술가들이 여성의 몸매에서 둔부 곡선미의 표현이 가장 어렵다고 말하는 것과 관계가 있다. 반면 아무리 누드화라고 하더라도 여성의 생식기나 음모를 대담하게 묘사한 경우는 매우 드물다. 대부분의 예술가들은 음모나 성기의 과장적인 표현은 예술의 차원에서 벗어났다고 보고 있는 것 같다. 문명인들이 성기를 표현하는 행위는 고대인들이 인간의 생활상을 후세에게 전하려는 의도와는 다르다.

세월이 흘러 더 이상 단순한 세상이 아니게 되자, 포르노가 지닌 순수한 예술성도 퇴색하였다. 원래의 예술적 가치를 인정받지 못하고 성을 쾌락적으로 표현하다 보니 사회적인 지탄의 대상이 되었다. 이러한 경우 포르노는 음란물이나 외설물(obscenity)이라는 오명을 얻게 되는데, 그 예로 문예부흥기의 종말, 일부 종교 개혁자들은 가려진 신체 부위가 표현된 작품은 이유를 불문하고 성욕을 불러일으킨다는 점에서 모두 외설이라고 평가되었다. 그러나 도자기든 그림이든 예술성을 내포한 작품이라면 사실상 성행위가 적나라하게 묘사되었을

지라도 이를 음미하는 사람에게 음란한 마음을 심하게 유발시키지는 않는다. 반면에 최근에 발달한 사진, 잡지, 영화, 사이버 포르노 등은 그 본래의 예술적 의미나 가치를 전혀 수반하지 못하고 단순히 성욕만을 자극하는 것이 대부분이기 때문에 사회적인 문제로 부각되고 있는 것이다.

우리 문화권은 아직도 누드 조각품이나 누드화의 전시가 아직 정서에 맞지 않다고 생각하는 분위기이다. 근래, 1996년 말부터 1997년 초까지 서울의 한 미술관에서 한국 누드화의 변천사를 볼 수 있는 기회가 마련되었으나 사회주의 국가인 중국에서도 이미 그보다 몇 년 전에 누드화 전시회가 개최되기도 했다. 즉 중국에서는 1988년 12월 하순부터 1989년 2월까지 북경과 상해에서 중국 최초의 유화 누드전이 열어 남성 누드화 3점을 포함하여 122점의 누드작품을 전시했다. 당시 관람자는 1일 평균 1만 명 이상으로 모두 41만 명이나 되었으며, 상해에서 관람한 사람들 중 일부에게 감상했던 누드화 전시를 어떻게 생각하는가를 묻는 설문지를 나누어주었다. 그들 중에서 1,610명이 응답지를 우송해 왔는데, 응답자들의 80%는 자기들이 감상한 누드화는 외설이 아니라고 답했다. 누드화를 포르노라고 답한 비율은 단지 6%에 해당되었다.

또 중국에서는 1995년 5월 중순 8명의 남성과 2명의 여성이 함께 알몸으로 포개어 누운 모습을 소위 행위예술(performance art)이라는 이름으로 연출했다. 제목이 '알몸, 알몸'이라고 알려진 그 작품의 사진이 국내의 일간지 신문에 소개되자마자, 닷새 만에 우리나라에서도 이를 그대로 모방했다. 벌거벗은 남녀들을 벌판 위에다 포개놓은 행위예술을 시도한 후 주제를 좀 거창하게 '세계, 나, 존재'라고 붙였다. 중국의 작품과 매우 유사한 모습이었지만 제목이 매우 고상했다. 예술적인 의미를 부여하기 위한 제목이겠지만, 뭔가를 두려워하는 속사정이 드러난 제목이었다. 중국의 '알몸, 알몸'과 유사한 제목을 선정했었다면 노골적인 성 묘사라는 비난을 받으면서 문제가 제기되었을지도 모른다. 또 중국에서의 소식이 전해지지 않았다면, 우리 문화권에서는 아직 그러한 행위예술에 관한 꿈을 꾸지도 못했을 것이다. 만약 한국이 중국보다 먼저 시도하여 일반인들에게 알려졌다면, 외설 작품으로 그리고 변태성욕의 작품 연출자로 매도되었을 법하다.

10. 외설 시비의 상대성

문학이나 예술 작품이 어떠한 기준을 근거로 외설로 판단되는지를 살펴보자. 현재 매우 애매한 규정으로 해석되고 있지만 기준이 없는 것은 아니다. 예를 들면, 미국은 1957년 대법원에서 외설이 헌법상의 표현의 자유를 보장해주지 못한다고 결정했는데, 외설에 대한 최초 판정인 로스(Roth) 판례에는 세 가지 기준이 명시되어 있다. 그 세 가지란 ① 평범한 사람들이 작품의 주된 주제들로부터 성에 대한 음란함을 느끼는 것, ② 작품이 성에 대한 동시대의 사회규범을 명백하게 위반하는 것, 및 ③ 그 작품에서 문학이나 예술, 정치, 또는 과학 등 사회적 가치를 찾아볼 수 없는 것이다.

이들은 우리나라나 일본의 대법원 판례에도 음란이나 외설의 기준이 그와 유사하게 3가지로 구성되어 있는데, 이들은 ① 함부로 성욕을 홍분 또는 자극시키는 효과가 있는 것, ② 보통사람의 정상적인 성적 수치심을 해치는 것, 및 ③ 선량한 성적 도덕관념에 위배되는 것이다. 그러나 여기에서도 무엇이 음란인가, 그 평가방법은 무엇인가, 예술과 음란이 혼합되었을 때 어떻게 처리할 것인가의 해답을 찾을 수 없다. 즉 이러한 기준들이 문제를 분명하게 규정하기보다도 오히려 여러 가지 불확실성을 유발시키고 있다.

또 1970년대 들어와 일부 여성운동가들은 인권의 측면에서 포르노(pornography)를 에로티카(erotica)와 구분하기도 했다. 그들은 성적인 장면을 토대로 여성이 비하되거나 굴욕적으로 묘사된 경우를 포르노, 즉 외설 그리고 그렇지 않는 상황의 묘사는 에로티카, 즉 예술이라고 구분했다. 또 비인간적인 요소가 내포된 작품을 예술에서 제외한다는 설명도 있는데, 그 비인간적 요소란 폭력을 정당화시키고, 생명을 경시하고, 여성을 종속시키고, 유색인을 비하하고, 아동이나 노약자를 학대하는 등 차별적인 내용을 뜻한다. 그렇지만 이러한 구분이나 정의도 개인마다 판단하는 기준이 다양하기 때문에 문제를 분명하게 해결해주지 못한다.

역시 포르노의 외설시비 판단기준 또는 도덕성이나 윤리관은 시대와 사회, 문화권, 상황에 따라서 변하기 마련이다. 그러므로 외설이나 음란이라는 개념은 상대적인 차원에서 바라보아야 할 문제이다. 곧 윤리관에 의하여 예술작품을 해석하는 일은 지극히 상대적이다. 다시 말하면, 음란성의 판단기준은 음란한 표현 자체보다도 그것을 둘러싼 외부환경의 조건에 따라서 설정되고 있다. 그 예로 미드나잇 카우보이(Midnight Cowboy : 1965년도에 발표된 소설을 1969년도에 제작된 영화로 감독은 John Schlesinger, 주연은 Dustin Hoffman이 맡았음)라는 영화를 들 수 있는데, 이 영화가 막 개봉되었을 당시 남성동성애자들의 생활을 묘사했다는 이유로 외설(X-rated) 등급으로 판정 받았다. 그렇지만 1970년 아카데미상(Best Picture, Best Director, Best Adapted Screenplay 부문)을 받게 되자 예술성이 뛰어난 영화로 다시 평가되기도 했었다.

어떤 작품이 예술이나 문학인가, 아니면 외설이나 음란에 해당된 것인가의 기준은 작가가 누구인가에 따라서도 달라진다. 여인의 누드화라고 하더라도 삼류화가의 작품일 때 외설이 될 가능성이 크지만, 작가가 피카소라면 의미를 다르게 부여해 고상한 작품으로 해석될 가능성이 크다. 사실 상업성이 가미된 포르노 작품이 출현하면서 진정한 예술이나 문학의 기준 설정에서 혼선이 빚어졌다. 그 기준이 작가나 제작자의 의도에 따라서 판단해야 한다는 주장도 어느 정도 설득력이 있지만, 관객이나 독자가 작가의 의도를 간파하지 못할 가능성도 있다. 또 말로는 예술이나 문학성을 주창하는 작가일지라도 다른 의도를 숨기고 있는지도 모른다. 분명 작품에 담긴 메시지가 희박한 대신에 감각자극만을 전달한다면 예술로 평가되기는 어렵다. 그 경우는 오락상품으로밖에 볼 수 없지만, 유감스럽게도 상업적 이윤을 목적으로 할 때에는 예술성보다도 오락성이 더 큰 효과를 발휘한다.

또 작가는 진정으로 훌륭한 작품을 출품했더라도 독자나 감상자가 그 의미를 제대로 이해하지 못하여 외설이나 음란과 같은 효과가 나타나는 경우도 없지 않다. 예를 들면, 사회의 부패상을 고발한 작품이 외설로 해석될 수 있고, 성욕을 불러일으키기 위하여 만든 작품이 남녀간의 애절한 사랑이나 낭만을 노래한 작품으로 평가될 수도 있다. 역시 인쇄물은 매체의 특성 때문에 작가의 의도에 상관없이 독자가 감각적 도취가 짙게 표현된 부분만을 골라서 읽어버릴 수 있다. 인체 해부에 관한 서적에서도 생식기와 관련된 사진을 위주로 책장을 넘기는 행위가 그 예이다. 청소년들이 옆 친구에게 소개할 때도 야한 부분, 즉 작품의 일부 내용만을 토대로 전달해버린다. 그렇기 때문에 작품내용의 전체적인 맥락은 외설이 아니더라도 일부 독자에게는 부정적인 영향을 줄 수 있다.

또 대중매체 등에서 외설이라고 떠들면 떠들수록 그 작품은 전혀 관심이 없던 사람들에게까지 보고 싶은 충동을 불러일으킨다. 우리 문화권에서는 1990년대 전반기 일부 소설가들의 작품이 외설 논쟁에 휘말려 법적인 심판을 받았다. 이와 반대로 사전심의 제도가 폐지되자마자 당시의 연극단체 일부는 포르노성 연극을 공연하다가 거센 반발을 사기도 했다. 작가들은 표현의 자유에 대한 억압이나 문화 말살이라고 주장했지만, 이를 규탄하던 사람들은 외설이라고 맞서왔다. 서적을 출판하는 회사들은 오히려 그런 식으로 사회적 분위기가 시끄러워지기를 은근히 바라기도 한다. 판매 금지의 조치를 당하더라도 나중에 외설의 논쟁은 흐지부지되므로 검찰에 소환되는 고비만 넘기면 돈방석에 앉게 된다는 속셈이다.

이제 외설을 평가하는 문화적인 차이의 예를 들어보자. 종교적으로 보수적이고 성을 억제하던 감리교도의 가정에서 자랐던 헤프너(Hugh Hefner, 1926~현재)는 1950년대 섹스산업으로 부자가 된 인물이다. 그가 1963년 발간한 플레이보이(Playboy)는 한달에 520만부까지 팔리기도 했었던 미국 사회에서 이미 성인용 대중잡지에 불과하지만, 우리 문화권에서는 음란물에 해당된다. 일반적으로 유교의 영향을 받은 나라에서는 윤리적으로 성행동의 표현을 억압하였는데, 예를 들면, 대만에서는 적어도 20세기 후반까지만 해도 벽보에서 여성의 나체사진을 볼 수 없었다. 우리나라는 음란물에 대하여 규제하는 법조항이 있지만, 그 내용이 매우 미흡한 실정이다.

중국에서는 포르노를 서구의 문화적 폭력으로 규정하면서 제한하는데, 1982년 퇴치운동이 전개되면서부터 약 10년 동안 21명이 포르노의 보급, 판매 등의 이유로 사형을 당했다. 그럼에도 불구하고 수많은 중국인들은 실제로 포르노를 감상한 경험이 있으며, 또 이를 희망하고 있다. 법으로 금지하지만, 역시 성 보조기구나 약품도 판매되고 있다. 일본은 근래에 서구사회보다도 성에 대한 개방이 더 자유로운 모습을 보인다. 그래서 심야시간의 민간방송 TV 프로그램은 성인의 성기나 음모를 노출시키지 않는다는 조건하에서 알몸 상태의 배우의 출연이나 성행위 및 성과 관계된 내용을 묘사할 수 있도록 허용하고 있다. 그러한 이유로 해외여행이 자유화되기 이전 1970년대 우리나라 상류층 남성들은 일본과 가까운 해운대 등으로 휴가를 떠나는 것을 대단한 특권인 양 즐기었다. 그 이유 중 하나는 고급 호텔에서 포르노에 가까운 일본의 TV방송을 시청할 수 있었기 때문이었다.

이처럼 포르노의 존재가치는 사회마다 다르다. 단 분명한 사실은 순수한 예술성이 결여되어 있거나 인간의 존엄한 가치를 왜곡시켜 이를 상품화하는 것을 목적으로 하는 포르노는 거의 모든 사회에서 규제를 받고 있다는 점이다. 유감스럽게도 혹자는 포르노가 외설의 상태까지 발달하게 된 동기는 성을 억압하였던 전통적인 사고방식에 대한 반발 때문이라고 주장한다. 그렇다면 규제가 심할수록 더욱 더 외설적으로 표현된 포르노가 발달할 가능성도 있다. 이제부터 본문에서의 포르노라는 용어는 특정한 언급이 없는 한 사회에서 외설로 규정하고 있는 포르노를 의미한다.

11. 포르노 문학

유사 이래로 사랑에 관한 문학은 성적으로 허용된 문화권이든지 억압했던 문화권이든지 상관없이 어느 곳에나 끊임없이 존재해왔다. 특히 고대 이집트에서 표현된 문학작품들은 낭만적인 것으로 유명했으며, 그리스의 작품들은 외설로 유명했다. 현재까지 전해지는 초창기 작품들로는 로마시인 오비디우스(Publius Ovidius : 43BC~17AD)의 '사랑의 예술(Art of love)', 힌두 문화권의 '카마수트라(Kama Sutra, 원래는 Vatsyayana Kamasutram으로 알려졌음)' 등이 유명하다. 카마수트라에서 카마는 힌두 문화권의 사랑의 신을 뜻하며, 수트라는 길잡이라는 뜻이다. 곧 카마수트라에는 성교의 감각적 쾌락을 증진시키는 체위나 기술 등이 언급되었는데, 19세기 후반 영어로 번역·소개되기도 했다. 또 청나라가 들어서기 전 중국에서는 도교의 영향으로 성행위에 관한 여러 가지 교본(예, 소녀경)이나 문학작품(예, 명나라의 금병매) 등이 유행하였다.

중세의 작품으로는 1172년경에 발표된 인도의 아낭가랑가(Ananga Ranga), 15세기 이탈리아 극작가 아레띠노(Pietro Aretino: 1492~1556)의 르네상스 소네트(sonnet, 14행시) 등이 대표적이다. 카마수트라와 비교되는 아낭가랑가는 부부의 이혼을 예방하려는 목적으로 남녀의 성기와 성감대, 달의 주기에 따른 열정적 색정의 주기, 성교의 체위 등을 백과사전처럼 묘사한 작품으로 그 내용의 일부는 카마수트라에서 인용되었다. 또 아랍 문화권의 작품들 중에서 16세기 향기로운 정원(The perfumed garden of the Shaykh Nefzawi)이라는 작품이 포르노로 널리 알려졌는데, 19세기 말 영국의 버튼 경(Sir Richard Burton, 1821~1890)이 영어로 번역하였다.

서구사회에서는 중세 무렵 성적 쾌락의 추구를 억압했기에 색정적인 표현은 지하로 성직자의 문란한 생활을 풍자하는 것에 불과했으며, 아울러 18세기까지는 포르노 문학이 일부 귀족이나 상류층의 전유물이 되어왔다. 당시 성의 이상향을 추구했던 대표적 문인으로 가학성 변태성욕(sadism)의 어원이 된 프랑스의 세이드(Marquis de Sade, 1740~1814)나 호색가의 뜻으로 변한 이태리의 카사노바(Giacome Casanova, 1725~1798) 등이다. 그러나 18세기 후반 서구사회에서는 여러 가지 이유로 포르노의 문제점에 대한 관심이 높아지기 시작했다. 그 이유들은 문맹에서 벗어나면서 도덕성을 지키려고 했고, 중산층의 세력이 신장되면서 상류층의 포르노 독점 문화를 비판하게 되었고, 성에 대한 태도가 보수적으로 바뀌었고, 사생활이 중요해지면서 가옥구조도 성인과 자녀들의 방이 구분되어 부모의 성생활이 자녀들에게 노출되지 않았고, 또 특히 중산층에서 여성과 가족에 대한 개념이 변화했기 때문이다.

그렇지만 19세기에 들어서면서부터 인쇄술의 발전과 산업화로 인하여 포르노가 중산층에도 보급되면서 사회적인 문제로 부각되기 시작하였다. 19세기말부터는 사진술이 발달로 누드 사진도 유행하기 시작했는데, 프랑스를 비롯한 일부 유럽지역에서는 20세기 초 성매매 종사자들의 누드 사진이 인쇄된 우편엽서가 꽤 유행했다. 18세기에서 20세기 초까지 유럽에서 발간된 포르노 소설로는 성매매 종사자와 하층 계급 여성들의 성생활을 자서전적으로 기술했던 것들이 유행했다. 특히 19세기는 빅토리아 왕조시대의 영향으로 성교의 체위도 남성 상위의 자세만 가르쳐왔는데, 포르노 문학은 그러한 고정관념을 깨뜨리는 혁신적 역할을 하였다. 예를 들면, 네덜란드 부인과의사 밴디벨드(Theodoor Hendrik van de Velde : 1873~1937)가 1929년 발표했던 저서 '이상결혼(Ideal marriage : Its physiology and technique)' 에는 10가지 체위의 성행위 기법이나 구강성교 등이 소개되었다. 결과적으로 당시에는 비도적적이고 음란한 내용으로 판명되었기 때문에 그 저서는 가톨릭교회의 금서(Index Librorum Prohibitorum)로 지정되기도 했다. 20세기초반에도 그러한 분위기가 크지 바뀌지 않았는데, 영국의 로렌스(David H. Lawrence : 1985~1930)의 한 작품(Lady Chatterley's Lover)이 1928년 이태리의 플로렌스(Florence)에서 발표될 당시 논란 끝에 내용의 일부가 삭제된 상태로 인쇄되었으며, 작가가 사망한 지 30년이 지난 1960년까지 외설로 고발되어 있어서 영국에서는 그 때까지 인쇄가 허용되지 못했다.

유교의 영향으로 성을 억압하던 조선시대의 유명한 학자나 정치가들 중에서 문집을 남기지 않았던 사람이 별로 없었는데, 문집마다 음담패설이 가득 차있다. 옆에 누가 있다면 민망할 정도의 내용도 유명인의 작품이었기에 외설이 아니라 해학 문학 정도로 취급한다. 그 예들을 보면, 서거정(1420~88, 좌찬성)의 태평한화골계전(太平閑話滑稽傳), 강희맹(1424~83, 이조 및 형조판서)의 촌담(村談)해이, 송세림(1479~?, 알성문과 장원)의 어면순(禦眠楯), 유몽인(1559~1623, 이조참판)의 어우야담(於于野談), 장한종(1768~?, 잡직 화가)의 어수신화(禦睡新話), 성여학의 속어면순(續禦眠楯), 홍만종(연대미상)의 명엽지해(蓂葉誌諧), 부묵자(가명)의 파수록(破睡錄), 김려(조선말기 학자)의 담정총서 등이 있다. 그밖에도 익명의 저서인 성수패설(醒睡稗說), 교수잡사(攪睡雜史), 기문(奇聞) 등도 있다. 여색을 탐하면 양생에 어긋나므로 입놀림으로 실컷 음담패설을 나누면서 기분으로나마 쾌감을 얻으려고 시도했던 것 같다. 일본에서도 17세기경부터 화류계 생활을 중점적으로 표현한 '우키요조우시(浮世草子)' 라는 소설들이 활기차게 등장했다.

12. 포르노 그림

우리나라에서는 예로부터 음탕한 광경을 그린 그림을 춘의도, 춘화도 또는 상사화라고 불러왔지만, 성을 억압했던 유교문화의 영향으로 인하여 다른 나라에 비하여 그러한 예술이 성행하지는 못했다. 반면 이웃나라인 일본에서 17~18세기에 발달했던 춘화는 세계적으로 명성이 높은 편이다. 일반적으로 일본의 춘화는 중국에서 의학서와 함께 전해진 언식도(偃息圖)의 영향을 받았다. 8세기 초 일본으로 전해진 언식도는 의학 참고서였는데, 이는 아마도 성교체위를 해설하는 그림이었을 것이다. 도교의 원리를 따른 중국의술에서의 방중술은 불로장수의 의술로서 진지하게 연구되었기 때문에 성교체위에 관한 해설용 그림이 필요했던 것이다.

그러나 그것이 이윽고 본래의 목적을 벗어나 춘화로 발전하게 되었는데, 춘화는 언어로 표현하기에는 어색할 정도로 남녀의 성행위를 아주 적나라하게 묘사한 인물화이다.

일본에서의 춘화 발달은 17세기 초 도요또미 히데요시의 아들을 죽이고 막부를 설치하여 등극한 도쿠가와 이에야스(德川家康)와 관련이 깊다. 도쿠가와는 경제력이나 군대가 있어도 실권을 잡지 못하고 떠돌아다니는 무사(사무라이)들의 불평불만을 무마시키기 위하여 성매매 업소를 개간했는데, 이 무렵부터 업소의 안팎에서는 성행위를 적나라하게 묘사한 춘화(春畵)가 거래되기 시작했다. 처음에는 일류 화가들이 손수 그렸던 '우키요에(浮世繪)' 라는 춘화가 거래되었지만, 그 가격이 너무 비싸 부유하고 힘센 귀족계급들이 춘화를 독차지하였다. 여러 편의 춘화를 한 묶음으로 제작, 판매하기도 했는데, 이는 설명의 글이 곁들여 있는 두루마리 형식을 갖추어 있었으며 한 장면씩 차례로 감상할 수 있도록 고안된 것이었다. 이러한 형태의 물건을 '에마키모노' 라고 한다.

그러나 그동안 공공연하게 묵인되던 춘화가 1722년 법으로 금지되자, 곧바로 선정적 정도가 대우 높아서 '아부나에(위험한 그림의 뜻)' 라고 불렀던 춘화로 발달하였다. 즉, 화가들은 위험을 무릅쓰고 춘화를 그렸는데, 이때부터 나체에 가까운 여인들의 모습을 묘사하기 시작했다. 아부나에는 에도시대의 풍속화였다는 점에서 본질적으로 서민들의 생활과 관계가 깊으며, 당시의 판화기술의 발달은 아부나에를 서민들에게 유행시킨 계기가 되었다. 즉, 판화기술이 발달하기 전에는 소수 귀족이나 무사들에게도 친필의 춘화에 대한 수요가 부족했기 때문에 서민의 요구에 응하는 것은 불가능했다.

일본의 춘화는 신혼부부의 교과서로 이용되었다. 이러한 관습이 언제부터 시작되었는지 알 수 없지만 아마도 춘화가 발달하던 시기일 것으로 추측된다. 명치시대까지는 포목점에 혼례의복을 주문하면 신부가 될 여성의 모친이 요구하지 않았는데도 가게주인은 옷장의 서랍에 춘화를 넣어주었던 풍습이 있었다. 춘화들이 그려진 두루마리는 각 화면을 통하여 성생활을 교육시키는 원시적 자료였다. 그것들은 귀족계급의 남성들이 약혼녀의 어머니에게 전해주는 선물이기도 했는데, 그 어머니는 이를 시집갈 딸의 성교육 자료로 이용했었다. 사정이 여의치 못한 경우에는 어머니는 자신이 결혼할 때 소지했던 것을 딸에게 전해주기도 했다. 일찍이 신혼부부는 이 춘화를 통하여 성생활의 지식이나 예절을 다른 사람으로부터 듣지 않아도 일목요연하게 배울 수 있었다.

일본 춘화의 최대 특색은 소재의 형태를 의식적으로 변형시켰다는 점이다. 일본의 춘화에 표현된 성기의 크기는 서구의 춘화에서보다 그리고 실제의 크기보다 예외 없이 더 크게 과장되어 있다. 에도시대 초기의 춘화 및 원래 중국에서 수입된 춘화에는 성기를 과장시켜 묘사한 것이 매우 드물었는데, 일본인들은 초기의 언식도에 묘사된 성기나 체위에 권태를 느꼈던 모양이다. 결국 그들은 그러한 입장에서 탈피하여 독자적인 작법을 발달시켰는데, 해부학적 정확성을 무시하고 남녀의 교합만을 효과적으로 묘사하기 위해 노력했다. 부자연스럽거나 현실적으로 불가능한 자세로 교합하는 남녀의 모습을 묘사했던 이유는 보는 사람으로 하여금 시각적 관심을 세부로 유혹하기 위한 의도였기 때문이었다. 일본 춘화의 또 다른 특색은 나체 형태가 거의 없다는 점이다. 그리스를 비롯한 중세의 유럽

예술은 나체의 표현에 무척 관심이 많았지만, 일본의 춘화는 성교를 묘사하지만 주인공들은 최소한 실오라기일지라도 옷을 걸치고 있다.

혹자들은 한국의 민화에는 일본의 춘화와 같은 유형의 흔적이 전혀 없다고 주장하지만, 일반인에게 공개되지 않았을 뿐이지 전혀 존재하지 않았다는 주장은 너무 성급한 듯하다. 예를 들면, 풍속화가인 혜원 신윤복 (1758~?)은 자신의 예술세계에서 남녀의 애정표현을 노골적으로 묘사한 대표 작가였다. 그는 원래 대를 이은 화가였으며, 그림을 그리는 전문직 벼슬의 국가 공무원이었다. 그러나 그가 표현하는 그림들이 상스럽다고 해도 그의 공무원 신분은 박탈당했다. 그럼에도 불구하고 그는 목적의식을 지니고 그림을 그렸는데, 바로 양반문화의 안팎에 존재하는 모순을 고발하기 위함이었다. 그의 풍속도는 기방 풍속에 두세 쌍의 행락과 남녀의 밀회가 중심이며, 승려가 끼거나 색정을 돋우는 여속 장면, 무속, 주막 등이 포함되어 있다. 계절로는 봄과 가을이 많고 야밤의 풍경이 많은 점은 유흥과 남녀의 정열을 불태우기 좋은 때를 선택했기 때문이었다. 신윤복의 여속도 '단오풍정' 은 우리 회화 역사에서 첫 누드 화가의 일면을 보여준다. 신윤복의 작품은 조선 시대 사대부적 윤리관에서 볼 때 비도덕적이고 외설적이지만, 당시의 개방된 성 문화를 예시한 것으로 여성이 에로틱 문화의 대상으로 등장해 있다. 19세기 풍속화 가운데 성희를 묘사한 춘화들의 일부는 화풍으로 보아 신윤복의 작품으로 추정된다. 그 춘화들은 기방들을 출입하는 청 · 장년층, 주인과 여종, 처녀와 총각, 승려와 아낙, 노인 부부, 한 남자와 두 여인의 혼교 등에 이르기까지 다양하다.

유감스럽게도 신윤복이나 김홍도 등의 작품들의 일부는 박물관에는 보관되어 있지만, 일반에게는 아직도 공개의 대상이 아니다. 현대인의 정서에 비추어 보아도 예술이 아닌 외설로 이해될 가능성이 높기 때문이다. 현대의 윤리관에 의하여 과거의 생활상을 살피는데 제한이 된다는 말이다. 역시 근대 작품의 감상도 그 시기의 윤리관의 영향을 받는다. 서양화의 기법이 전해지던 개화기 당시 일본에서 유학하던 조선의 서양화가 김관호(1890~1959)는 해가 저무는 대동강변에서 목욕하는 여인들을 유화로 그려냈다. 그가 그린 유화 '해질녘' 은 1916년 제10회 일본 문부성 전람회에서 특선을 받았다. 그렇지만 당시의 윤리관 때문에 국내에 도착한 작품은 물론 그 작품을 찍은 사진까지도 국내 신문에 게재되지 못했다. 당시 매일신보에서는 벌거벗은 모습인지라 사진으로도 게재불가라는 기사를 냈다. 또 1920년대 동경에서 서양화 및 조각품들의 전시회가 개최되었을 때도 마찬가지였다. 여러 작품들 중에서 키스하는 장면을 묘사한 조각 작품이 당시 일본인들의 정서에 맞지 않는다고 판단되었다. 결국 전시장에서 그 작품은 가려놓고 관객의 접근을 막아 버렸다.

13. 포르노영화와 비디오

영화나 비디오가 순수한 예술성을 잃고 성욕을 불러일으키는 내용 위주로 묘사되었을 경우 포르노라고 부른다. 그러나 포르노 영화나 비디오의 목적이 이에 노출된 개인들을 성적으로 자극시키는 것이라고 규정하더라도 그 종류는 여러 가지로 구분될 수 있다. 우선 포르노 영화나 비디오는 개인을 자극시키는 노출 정도에 따라서 구분할 수 있는데, 보통 성행위 장면에서의 성기의 세부적 묘사 여부에 따라서 크게 이분한다. 하나는 성행위를 성기의 크기나 모양 그리고 움직임, 사정, 성기의 삽입 등까지 세부적으로 묘사한 경우를 '경성 포르노 영화(hardcore pornograph, 소위 XXX급)', 그리고 단순히 성행위 장면만을 묘사하는 경우를 '연성 포르노 영화(softcore pornography, 소위 X급)' 라고 부른다.

또한 포르노 영화나 비디오는 제작목적에 따라 상업용(commercial) 포르노와 교육용(educational) 포르노로도 구분할 수 있다. 전자는 영리이윤을 목적으로 성을 상품화시킨 포르노인데, 한 편의 작품을 제작하는 데 소요되는 시간은 경이롭게도 3일 정도에 불과하다. 반면에 후자는 그 목적이 영리이윤이 아니고 개인들에게 성에 대한 지식이나 정보를 제공하는 기능을 지니는데, 남녀의 신체나 성행위에 대한 묘사가 과학적이고 중립적이다. 그러나 문화권에 따라서 교육용 포르노도 상업용으로 해석될 가능성이 있다.

최근에는 포르노에 노출된 개인들이 어느 정도 행동의 변화가 나타났는가를 연구하게 되면서 포르노 영화나 비디오의 내용이나 성격에 따라서 구분한다. 예를 들면, 폭력성이나 인간의 존엄성을 근거로 폭력성(violent)과 비폭력(nonviolent) 포르노로 구분하며, 또 비인간성(degraded 또는 dehumanizing) 포르노도 한 종류로 구분된다. 고통이나 폭력, 위협 등이 포함되었다면 폭력성 포르노가 되고, 물리적 폭력이 수반되지 않았더라도 언어적 학대나 동물적 묘사 등 인간을 비하시키는 내용이 포함되었다면 비인간성 포르노가 된다. 또 여성을 인간의 특성이 결여되었거나 또는 성적으로 도발적인 존재로 묘사한 포르노 그리고 간혹 남성의 성기에 대한 숭배의식을 조장하거나 여성의 가치가 남성에 달려 있다는 내용이 포함된 것도 비인간성 포르노에 해당된다.

또 포르노에 성인이 아닌 어린이를 주인공으로 출연시킨 경우를 아동 포르노(child pornography)라고 부르는데, 1970년대 중반까지 서구사회에서 성행하였다. 대부분 8~10세 사이의 남녀 아동들을 이용하여 포르노를 제작하거나 심지어는 3세 아이와 성인 간의 성행위도 잡지 등에 싣는 경우도 있었다. 이는 비인간성 포르노의 전형으로 아동학대라는 범죄에 해당되기 때문에 대부분의 문화권에서 철저하게 단속하고 있다. 경찰들은 이를 키디 또는 치킨 포른(kiddie or chicken porn)이라고 불렀는데, 1970년대 후반까지는 서구사회에서도 단속이 심하지 않은 편이었다. 그밖에 성행동을 기괴한 방법으로 묘사한 경우를 '광적인(frenzy) 포르노' 그리고 포르노에 등장한 배우나 동물이 살해되거나 자살하는 장면을 묘사한 경우를 스너프 영화(snuff film)라고 부르며, 또 비디오 기자재가 보급되기 이전 남성들만의 모임이 있는 곳에서 10~15분 정도 길이의 8mm 영사기용 포르노 영화의 인기가 높았는데, 보통 이를 '남성용 영화(stag movie)' 라고 불렀다.

우리나라에서는 1980년대에 들어오면서 서구에서 제작된 포르노 비디오가 유행하기 시작했다. 당시에는 포르노 방영이 불법이었음에도 불구하고 일류 호텔을 제외한 숙박업소에서 손님의 의향하고는 상관없이 방영되기도 하였고, 젊은이들이 문화 비디오라고 부를 정도로 확산되었다. 1990년대를 접어들면서 비디오 기기와 같은 전자 제품들이 가정에까지 널리 보급되기 시작하면서 포르노 비디오는 더욱 확산되었는데, 불법이었던 포르노 보급을 적극적으로 규제하지 못했던 이유는 위정자들의 의도였는가도 모른다. 다시 말하면, 당시 정부의 실권자가 정통성을 유지했더라면 젊은이들의 욕구 불만을 전혀 두려워할 필요가 없었을 것이다. 알게 모르게 고삐를 풀지 않을 수 없었던 시기였던 탓에 한국 영화 제작진들의 일부도 덩달아 섹스 산업화에 합류하기 시작했는데, 당시 상업적 이윤을 목표로 당시에 제작된 대표적 한국 영화들은 변강쇠, 애마부인, 매춘, 뽕 시리즈 등이었다.

포르노 비디오가 유행할 무렵 청소년기를 보낸 자들을 대상으로 한 조사에 의하면, 대다수가 청소년 시절 자신이나 친구의 집에서 포르노를 처음 접하게 되었다고 응답했다. 그들은 대부분 부모들이 비디오방에서 빌려온 포르노를 집에서 찾아내어 보게 되었다고 하는데, 1990년대 말부터는 부모가 빌려다 놓은 비디오를 몰래 본 비율보다도 자신이 직접 빌려보았거나 비디오방에서 보았다는 비율이 더 높게 나오고 있다. 청소년기에 포르노 영화나 비디오를 감상했다고 보고한 상당수는 나이가 더 들어서도 수치심이나 죄의식, 충격 등이 사라지지 않는다고 말했는데, 그 내용들은 보는 순간부터 들키면 어떨까 하는 심정으로부터 보고 난 후에도 부모로부터 의심받지 않기 위해서 노력해야 하는 등 불안과 죄의식에 사로잡히게 된 점, 비디오 내용이 충격으로 다가와 잊어버리고 싶어도 머리 속에 자꾸만 떠오르는 점, 또 비디오를 본 후 포르노의 주인공들처럼 동물적이고 더러운 관계를 통해서 자신도 태어났다고 믿어 자신을 낳아준 부모가 원망스럽고 저주스럽다고 표현한 점 등이었다. 당시 포르노가 급속하게 유행할 수 있었던 이유들 중 하나는 성을 억압하던 전통적인 사고방식에 대한 반발이며, 포르노의 유행은 한국사회의 성 개방화에 매우 큰 영향을 미치었다.

14. 포르노사이트와 사이버섹스

지난 19세기이후 산업화시대로 탈바꿈하면서 기계가 인간의 노동력을 대신해주었다. 또 20세기 후반 정보화시대로 변모하면서 인간생활은 더욱 편리해졌다. 그렇지만 편리함을 추구하는 영역이 감각적인 욕구충족에까지 확대되면서 정보화 사회의 부작용들도 속속 드러나고 있다. 바로 컴퓨터를 이용한 포르노까지 보급되면서 문명의 혜택으로 인한 고충을 통감하고 있는 상황이다. 특히 변별능력이 아직 성숙하지 못한 청소년들에게 가치관을 흐리게 만드는 문제가 바로 그것이다. 더 이상 성인들이 손을 대기가 어려울 정도로 포르노 문화에 젖어들어 버리지 않았는가 싶을 정도로 이미 포르노사이트가 확산되었다. 초창기에는 포르노사이트에 노출되는 청소년의 문제만을 심각하게 여겼지만, 이제는 사이버섹스에 탐닉하기 시작한 성인들이 많아졌다. 결국 미래사회의 인간상이 여간 불안하게 느껴지는 상태에 이르렀다. 우선 채팅에서 익명의 상대와 성적인 메시지를 주고받으면서 쾌감을 얻는 자들이 근래 부쩍 늘었다. 채팅은 자신의 약점이나 신분을 노출시키지 않을 수 있기 때문에 평소보다도 훨씬 대담한 자세로 상대방에게 접근할 수 있다.

음란한 대화의 과정에서 곧바로 채팅상대를 만나자고 유혹하여 실제로 성교를 하는 사람들도 늘고 있다. 한마디로 그들에게 채팅은 성적 쾌감이나 성교행위의 추구이자 성적 파트너를 만나기 위한 수단이다. 역시 포르노사이트를 방문하여 흥분되면 자위행위로 성욕을 해소하는 자들도 늘고 있는데, 그들에게는 데이트 상대에게 성관계를 애걸하면서 받는 스트레스도 없다. 신용카드로 비용만 지불하면 내가 원하는 상대를 고를 수 있고, 원하는 대로 상대방이 감각적인 자극을 전달해주기 때문이다. 채팅이나 포르노사이트에서 성적 만족을 추구하는 자들은 대부분 처음에는 수치심이나 죄의식을 가지고 우연히 접근하였다.

그러나 주변인들의 눈초리를 의식할 필요가 없는 장점을 살려서 보다 적극적으로 성적 자극을 추구할 때에는 이미 죄의식이나 수치심과 거리가 멀어지게 된다. 여성들도 임신이나 질병의 걱정이 없기 때문에 능동적으로 자기의 생각을 표현하기 위해 사이트에 접속하기도 한다. 일단 사이버섹스를 통해서 조그마한 호기심이 충족되거나 쾌락을 얻으면 나중에는 현실에서 충족이 불가능한 성적 환상을 맛보기 위하여 탐닉하게 된다. 심지어는 결혼 후에도 배우자와의 관계보다 채팅이나 포르노사이트 방문을 더 선호하기도 한다.

과거의 공상과학영화의 내용이 근래에 현실로 드러났다. 그렇다면 최첨단 특수 장비를 몸에 걸치면 눈, 귀, 코, 성기 등 온몸을 자극하여 성적 쾌락을 맛본다는 최근의 공상과학영화의 내용도 언젠가는 현실로 다가올 가능성이 있다. 그러나 물질문명의 발달이 인간의 본질을 바꿔버린다고 할 수는 없다. 언뜻 여성의 입장에서 보면 남성을 종속시킬 수 있어서 사이버섹스의 추구가 남녀평등처럼 보일 수 있다. 그렇지만 사이버섹스의 출현을 당연한 사회적 현상으로 이해하는 사람들은 여성들이 아니라 대부분 남성들이다. 곧 가상공간에서의 본능충족 추구는 인간의 가치를 스스로 부정하는 자들의 도피행위가 아닐 수 없다. 이처럼 탐닉하는 자들이 있기에 일부는 자신이 포르노사이트를 만들어놓고 상업적인 행위를 한다. 소위 회원제를 도입하여 회원들에게는 자신의 누드로부터 실제 자위행위나 성행위의 장면 등을 보여주며 이득을 챙긴다.

15. 서구사회의 포르노 규제

성매매나 포르노는 수요가 줄지 않기 때문에 존재한다. 포르노 제작자들은 다른 어떠한 직종보다도 고소득을 올릴 수 있다고 믿으면서 또 사회적 요구에 따른 서비스를 제공한다는 핑계를 대면서 그와 같은 사업을 하고 있다. 그러나 포르노의 노출로 인해서 발생하는 이득보다도 손실이 더 크다면, 포르노에 대한 노출을 규제할 필요가 있다. 이러한 규제는 두 가지 차원에서 이루어지는데, 하나는 개인에게 그러한 포르노에 노출되지 않도록 하는 방법이고, 다른 하나는 그러한 포르노를 제작하거나 유포하지 못하게 하는 방법이다. 그러나 감상자가 감동을 받았다거나 많은 것을 배웠다거나 삶의 의미를 찾았다고 하는 포르노일지라도 감상자의 일부는 포르노 노출에서 불쾌감이나 혐오감을 얻을 수 있다. 또 어떤 작품을 감상하기 이전에는 개인들이 그 작품의 유해성을 찾아내기는 쉽지 않다. 그러므로 개인으로 하여금 포르노에 노출되지 않도록 요구하는 것은 올바른 방안이 아니다. 오히려 작품에 노출되기 전 무슨 내용인가를 선별해 줄 수 있다면, 일부러 그 작품을 찾아가서 불쾌감이나 혐오감을 얻으려고 하지 않을 것이다.

또 작품의 제작이나 유포를 금지하는 방법도 일관성을 찾기 어렵다. 시간이 지나면서 기준이 달라질 수 있으며, 법규를 어기면서 이윤을 추구하려는 사람들은 어느 사회에서나 존재하기 때문이다. 그 예로 아일랜드의 조이스(James Joyce : 1882~1941)의 율리시즈(Ulysses)가 어떻게 평가되었는가를 살펴보자. 율리시즈는 한 남성(Leopold Bloom)과 그의 아내(Molly), 그리고 그 남성의 친구이면서 작가인 선생님(Stephen Daedalus) 사이의 이야기이다. 프랑스에서 1918년 최초의 연재소설로 발표된 율리시즈는 성적으로 묘사된 내용 때문에 작품이 미국으로 들어오는 과정에서 세관원들에 의하여 압수당했다. 당시 미국사회는 콤스탁(Anthony Comstock : 1844~1915)의 영향으로 외설물에 관한 우편배달이 금지되었기 때문이다. 그럼에도 불구하고 이윤을 추구하려는 한 출판사(Random House)가 1930년대 초반 조이스와 계약을 맺으면서 법원에서 외설을 검증하는 사태로 발전하였다. 그러나 뉴욕의 지방법원 판사 울시(Leonard Woolsey)는 1933년 출판금지는 불법이라고 판결하였다. 독자를 성적으로 흥분시키기 위하여 외설적 부분을 의도적으로 삽입했던 것이 아니라 인간의 의식을 반영한 새로운 문학 장르라고 판단한 판결이었다.

대다수 문화권에서 포르노가 사람들에게 유해하다고 믿고 이를 규제하고 있다. 그런 규제에 앞서 왜 사람들이 포르노에 노출되는지를 생각해볼 필요가 있다. 가장 쉽게 얻을 수 있는 답변은 초보자에게는 호기심이고, 경험자에게는 성욕을 자극하는 수단으로 이용한다는 것이다. 이러한 답변에 따르면 포르노에 노출된 자들이 모두 자발적인 것 같지만, 실제 상황은 다르다. 본인의 의도와 달리 포르노 또는 성적인 자극에 노출될 수 있는 경우가 허다하다. 그렇기 때문에 포르노가 인간에게 어떤 영향을 미치는가를 살펴보고서 만약 문제가 있다면 거기에 맞는 대책을 강구해야 한다. 일반적으로 포르노 노출효과를 설명하는 이론은 세 가지로 나누어진다.

첫째는 사람들이 포르노에서 보았던 행동을 그대로 모방한다는 사회학습 차원의 모방(modelling)이론이고, 둘째는 포르노에 대한 노출은 억압된 성욕을 발산시켜주므로 반사회적이고 폭력적인 성행동의 가능성을 완화시킨다는 정화(catharsis)이론이다. 정화이론에 따르면, 개인이 지니고 있던 성에 대한 욕구불만이 대리적으로 표출되기 때문에 갈등의 감정이 어느 정도 정화될 수 있다. 셋째는 무효과이론(null theory)으로 포르노가 유해하지도 않으며, 또 아무런 영향을 미치지 않는다는 주장이다.

상기의 세 가지 중에서 범죄와 관련된 이론은 모방이론과 정화이론이다. 만약 정화이론이 옳다면 포르노 노출이 성범죄를 예방해주는 지름길이라고 할 수 있는 반면, 모방이론이 옳다면 포르노 노출을 억제시켜야 할 것이다. 흔히 성범죄로 구속된 자들의 대부분이 그들의 범죄동기를 성인용 비디오나 인쇄물의 내용으로부터 자극을 받았다고 증언한다. 범죄를 저지른 책임을 사회로 전가하려는 의도가 있지만, 음란물에 대한 노출에서 어느 정도 동기를 부여받았다고 한다면 모방이론이 정화이론보다 더 설득력이 더 높다고 할 수 있다. 아울러 모방이론을 토대로 진단한다면 요즈음처럼 포르노가 난

무한 시대에서는 심각한 사회 문제를 포르노가 초래한다고 말할 수 있다. 대부분의 포르노는 폭력성, 변태성, 반사회적 유형의 성행위를 묘사하고 있기 때문에 긍정적으로든지 부정적으로든지 영향을 미칠 가능성이 높다. 비폭력적 내용을 담고 있더라도 성차별을 비롯한 인간차별의 내용이 가미되었다면 사고방식에 영향을 주는 것이다. 세 번째 이론처럼 효과가 없을 정도가 되려면 감상자가 비인간적인 내용을 비판할 수 있는 능력이 뛰어나야 하는데, 그런 사람은 그렇게 많지 않은 편이다.

서구사회에서는 1960년대 폭력성이나 비인간성 등을 기저로 한 성에 관련된 포르노가 판을 치고 있었다. 미국에서도 문제가 심각해지자 존슨 대통령은 그러한 포르노의 심각성을 경감시키기 위해 '폭력의 원인 및 예방에 대한 자문위원회(Commission on the Causes and Prevention of Violence)' 와 '외설물과 포르노에 대한 자문위원회(Commission cn Obscenity and Pornography)' 를 구성하였다. 그 위원회의 위원들을 임명하고 퇴임했던 존슨 대통령은 포르노의 사회문제를 쉽게 해결할 수 있으리라고 생각했다. 그러나 두 위원회에서는 서로 모순된 결과를 보고하고 말았다.

폭력에 관한 전자의 자문위원회에서는 폭력적인 TV 프로그램에 노출된 사람은 그렇지 않는 사람들보다 더 폭력적으로 행동하게 된다고 결론지었다. 사람들이 포르노에서 본 행동을 그대로 모방한다는 사회학습 또는 모방이론을 지지한 셈이다. 포르노에 관한 후자의 자문위원회는 포르노에 대한 노출이 청소년이나 성인의 비행 및 범죄에 중요한 영향을 미치지 않는다고 결론지었다. 오히려 포르노에 장기간 노출되면 성욕이나 성적 홍분이 감소되므로 성폭력을 범할 경향이 있는 사람들을 정화시킬 수 있다는 정화이론에 근거한 결론이었다. 어느 정도 실제상황을 반영한 결과였는지 의문이 들기도 하지만, 그러한 결과를 보고받은 닉슨 대통령을 비롯한 많은 사람들은 실망하지 않을 수 없었다.

그 당시 200만 달러 정도의 예산을 들여 2년간의 연구 끝에 나온 결론을 토대로 위원회는 성인들에게 적용된 외설에 관한 법률의 폐지를 건의했다. 물론 위원회의 소수(3명)는 반대의견을 표명했으며, 의회 상원에서도 법률의 폐지를 60대 6으로 부결시키기도 했다. 그렇지만 대통령 자문위원회의 결정은 적용될 수밖에 없었는데, 그 결정에 적극적으로 편승한 사람들은 바로 포르노 제작자들이었다. 또 법률이 폐지되면서 일반인들의 인식도 부모의 보호 아래 어린이들을 포르노 영화에 노출시켜도 무방하다는 식으로 변해버렸다. 실제로 그러한 결론이 그대로 적용된 문화권은 바로 덴마크이다. 덴마크에서는 1960년대에 포르노를 법으로 허용한 결과 그 이용도가 급속하게 증가되었다. 그와 같은 결과와 함께 사회학적 연구에서는 포르노 영화의 이용도 증가와 성범죄의 숫자가 반비례하였음이 밝혀졌다.

물론 포르노의 허용이 덴마크에서의 성범죄를 감소시켰다고 결론지을 수는 없지만 성범죄가 줄어든 것은 사실이다. 그러나 미국사회는 덴마크의 경우처럼 변하지 않았는데, 그 이유는 사회마다 생활기준이 다르기 때문이었다. 1980년대에 접어서면서 미국사회는 포르노 제작자들의 파렴치한 태도와 행위로 인해 포르노 규제 법률이 제정되어야 한다는 목소리가 높아지기 시작했다. 그 이유들 중의 하나는 어린이를 포르노에 출연시켜 성적으로 착취한다는 사실이 세상에 알려졌기 때문이었고, 또 다른 주요한 이유는 일부 여성운동가들의 포르노에 반대하는 소리를 크게 외쳤기 때문이었다. 즉,

그들은 포르노 내용이 여성의 신체적 학대와 성적 억압을 토대로 여성의 가치 저하를 정당화시킨다고 규정했던 것이다. 이처럼 포르노는 반대여론에 부딪쳐 포르노를 정의하는 문제로부터 사회적이고 정치적인 논쟁대상으로 다시 부상하였다.

레이건 대통령은 1985년 12명의 위원으로 포르노위원회(Commission on Pornography)를 구성하였다. 검찰총장이던 미즈(Edwin Meese : 재임기간 1985. 2.~1988. 7.)가 위원장이었기 때문에 미즈위원회(Meese Commission)라고 불리던 그 위원회는 1년 동안 50만 달러의 예산을 사용하면서 포르노가 유해하다는 결론을 내렸다. 물론 연구가 진행되기 전부터 포르노가 유해하다는 결론이 나와야 한다는 요구가 강하게 반영되었다. 연구내용은 포르노에 대한 빈번한 노출이 아동학대, 근친상간, 강간 등 반사회적인 문제는 관계가 높으며, 여성에 대한 폭력도 증가시킨다는 것이었다. 그러한 이유로 미즈위원회에서는 포르노의 거래, 방영 등에 보다 엄격한 제재를 가해야 한다고 건의했으며(예, Playboy 및 Penthouse 등의 잡지도 함부로 서점의 서가에 진열하는 것도 금지하도록 건의함), 시민운동을 통하여 포르노 상거래활동을 비난하도록 촉구하였다.

미즈위원회에서는 포르노를 조사할 때 전화 섹스 사업체의 해체를 요구하며, 그들의 사업을 불법으로 규정해야 한다고 주장했다. 곧 1988년 전화 섹스 서비스를 금지하는 법률을 만들었다. 그러나 1989년 대법원에서는 이 법률을 파기시켰다. 오히려 에이즈와 같은 질병이 확산되면서 안전하게 성욕의 분출구를 찾는 방법 중의 하나로 인식되었다. 한 조사에 의하면, 전화 섹스 이용자는 일탈된 자들이 아니었다. 그들 일부는 일탈된 성행동에 관한 환상을 즐기고 있었지만, 그들 대부분은 그렇지 않는 정상적인 중산층이었다.

미즈위원회의 활동을 좀 더 구체적으로 살펴보면, 그 위원회는 포르노의 가장 심각한 위험성을 포르노에 노출된 개인이 도덕적으로 타락하는 것으로 보고 포르노를 네 분야로 나누어 유해성을 평가하려고 시도하였다. 당시 포르노를 전문적으로 연구하던 도너스타인(Donnerstein) 및 맬러무스(Malamuth) 등의 심리학자들이 포르노를 폭력성에 의거하여 구분했던 것을 응용하여, 그 위원회에서는 폭력성과 인간의 존엄성을 기본으로 하여 포르노를 구분하였다. 그 결과 위원회는 도너스타인 등의 연구결과를 토대로, 성적으로 폭력적인 포르노에 대한 노출은 여성에 대한 지각이나 태도에 있어서 부정적인 변화를 가져온다고 결론지었다. 그러나 혹자들은 도너스타인 등의 연구결과가 실험실에서 얻어진 것이기 때문에 그 결과를 법적으로 적용시키려는 결정은 신중한 검토가 따라야 한다고 주장하였다.

미즈위원회의 결론에 부응하여 학술적인 연구결과들도 1980년대 후반 이후 폭력성 포르노가 유해하다는 방향으로 전개되고 있다. 예를 들면, 한 연구에서는 폭력적 요소가 가미된 포르노에 장기간 노출될 경우 남녀 모두 폭력적인 포르노에 대한 관용이 증가하고, 성적 평등에 대한 개념을 반대하게 되며, 신문지상에 소개된 강간범의 처벌에 대하여 보다 관대한 태도를 보였다고 결론지었다. 또 장기간의 노출은 자기 파트너에 대한 신체 외모 및 성적 수행에 대한 불만을 제기하게 되었고, 결혼의 가치까지도 의심하게 만들었으며, 역시 남성들은 여성들에 대한 경직된 태도가 증가하였다. 물론 비폭력적 요소를 지닌 포르노에 대한 장기적 노출의 효과는 이러한 결론과 다를 수 있지만, 폭력성 포르노에 대한 평가는 매우 부정적이다.

현대 사회에서 포르노가 큰 문제로 부각된 근본 이유는 날이 갈수록 내용에서 폭력성이 증가한다는 사실 때문이다. 고통이나 고문 등을 주고받으면서 변태적으로 성적 쾌락을 느끼는 것, 아동이 포르노 제작에 이용되는 것, 그리고 강간을 비롯한 여러 가지 성범죄의 내용이 다루어진 것 등이 문제의 초점이다. 폭력성 포르노 등이 유해하다면 미성년자들을 포함시키거나 여성을 학대하는 성적인 장면을 포르노로 제작해 판매하는 행위를 규제할 필요가 있다. 수많은 사람들이나 단체들은 이러한 문제의 해결을 위하여 정부 차원에서 이를 금지하는 법률을 제정해야 한다고 주장한다. 특히 여성운동가들은 포르노가 여성의 권리를 침해한 것이라고 여기고 이에 대한 끊임없는 반대의 투쟁을 벌이고 있다. 역시 아동 포르노에 대한 반대운동도 활발하게 전개되고 있다.

아동 포르노는 성인들이 출연하는 포르노와는 달리 어린이들로부터 동의도 받지 않고 그들을 착취·학대하는 범죄행위이다. 대부분의 문화권에는 아동 포르노 제작을 규제하고 있다. 또 출연자가 성인일지라도 개인들의 동의 없이 강압적으로 어떤 행동을 하도록 하는 것도 범죄이다. 그러나 성인들의 성행위 묘사가 폭력적이더라도 공공 영역을 침범하지 않으면 시민권 위반이 아니라고 보는 사람들도 있다. 그렇지만 그것을 원하지 않는 사람들에게 노출되는 것은 명백한 법규위반이다.

우리나라에서는 형법 제243조에는 음란한 문서, 도화, 기타 물건을 반포, 판매, 또는 임대하거나 공공연히 전시하거나 상영한 자, 그리고 제244조에는 제조, 소지, 수입, 또는 수출한 자를 처벌한다고 되어 있다. 근래에 제정된 청소년 보호법(1997. 3. 7. 제정; 동년 7. 1. 시행)에서는 청소년을 대상으로 '청소년유해매체물'을 판매, 대여, 배포하거나 시청, 관람, 이용에 제공하는 행위를 3년 이하의 징역 또는 2천만 원 이하의 벌금에 처하도록 하고 있다. 여기서 '청소년유해매체물'이라 함은 첫째, 청소년에게 성적 욕구를 자극하는 선정적인 것이거나 음란한 것, 둘째, 청소년에게 포악성이나 범죄의 충동을 일으킬 수 있는 것, 셋째, 성폭력을 포함한 각종 형태의 폭력 행사와, 약물 남용을 자극 또는 미화하는 것, 넷째, 청소년의 건전한 인격과 시민의식의 형성을 저해하는 반사회적·비윤리적인 것, 다섯째, 기타 청소년의 정신적, 신체적 건강에 명백히 해를 끼칠 수 있는 것을 의미한다. 즉, 청소년유해매체물은 음란성과 폭력성이 있는 매체물(음반, 비디오물, 신문, 잡지, 전자출판물, 음성정보, 영상정보, 광고선전물 등을 포함)을 의미한다. 그러나 이러한 제재를 반대하는 사람들은 설사 그것이 포르노라고 하더라도 헌법에 보장된 표현의 자유에 속하는 만큼 이를 원천적으로 제한할 수 없다는 입장을 고수하기도 한다.

그러나 성을 연구하는 과학자들은 포르노에 대한 논쟁을 좀더 넓은 시각에서 바라볼 필요가 있다고 주장한다. 포르노가 왜 문제가 되고 있는지, 그러한 자극을 원하는 남성들이 왜, 어떻게 생겨났는지 등의 근본적인 문제에 대한 해답을 찾아주어야 한다. 만약 그러한 사람들을 위하여 교육용 포르노 영화를 제작한다면, 그것이 그들의 성의 가치를 증진시킬 수 있는지도 고려해야 할 하나의 문제이다. 이는 포르노 영화가 성 문제를 지닌 사람들에게 하나의 치료방법으로도 사용되기 때문이다.

대부분의 사람들이 포르노가 교육적이라고 생각하지는 않지만 포르노의 금지를 반대하는 데에는 최소한 세 가지 이유가 있다. 하나는 어떤 것을 금지하면 사람들의 호기심이 더 커진다는 소위 금단의 열매(forbidden fruit) 효과이다. 또 다른 이유는 성인들이 작품 감상의 권리를 지닌다는 점이다. 역시 교육이나 치료를 담당하는 사람들은 포르노 영화에 대해서 긍정적인 입장을 취하기도 하는데, 그 이유는 포르노 영화가 성적인 문제를 가지고 있는 사람들에게는 하나의 치료법으로 이용될 수 있기 때문이다. 그러나 무엇보다도 분명한 것은 만일 포르노를 금지한다면 포르노의 제작과 유포는 하나의 범죄가 되며, 이러한 거래나 유통이 훨씬 비싸게 이루어질 것이라는 점이다. 또한 정부 차원에서 규제와 제한이 심할수록 조직적 범죄행위와 단속의 가능성이 높아지게 된다.

외설이나 음란의 개념은 시대와 문화의 배경에 따라서 그 내용이 달라지는 상대적인 차원의 문제이지만, 연구도 해보지 않고 막연하게 무조건 한 방향으로 결론짓는 것은 해결책을 전혀 찾지 않는 것보다 못하다. 그렇다면 포르노 문제를 제대로 하기 위해서는 어떤 대상이 포르노를 원하고 있는가, 왜 포르노를 접하고 싶어 하는가, 본인 의지와 무관하게 노출되었을 때는 어떻게 해야 하는가, 법적인 금지의 한계나 기준이 명확하게 설정되어 있는지 등을 학문적인 상황과 실제적인 상황에서 보다 더 적극적으로 검토해야 한다.

16. 포르노 노출의 영향

킨제이가 성을 연구하던 시대 이래로 남성이 여성보다 성적 자극이나 포르노에 대한 노출이 더 빈번했지만, 20세기중반 이후에는 여성들도 남성들처럼 포르노에 빈번히 노출되고 있다. 포르노와 같은 성적 자극에 노출된 경험을 측정할 때 보통 남성들은 자신의 경험을 거의 정확하면서도 약간 과장해서 반응하는 경향(over-estimation)이 있는 반면, 여성들은 거의 정확하면서도 사회적으로 바람직한 차원에서 약간 과소해서 반응하는 경향(under-estimation)이 있다. 실제와 조사에서의 여성들의 반응차이는 아마도 사회 문화적 학습효과에 기인한 것이다. 대부분의 경우 이러한 노출은 자발적이며, 통계적으로는 고등교육을 받은 사람일수록 포르노에 대한 노출이 더 높은 편이다.

포르노에 대한 노출경험에서 남녀의 차이가 나타났지만, 포르노에 대한 태도에서도 마찬가지이다. 예를 들면, 체코에서는 포르노의 생산이나 보급을 범죄로 규정했으나 1989년 공산정권이 붕괴된 이후 자유시장 경제체계로 변하면서 포르노의 생산과 보급이 폭발적으로 증가하였다. 또 1993년 1월 체코와 슬로바키아로 분리되었음에도 불구하고, 양국 국민은 정신건강에 관하여 유사성을 보이고 있다. 여러 연구자들이 지적했듯이 포르노에 대한 태도에서 남성들이 여성들보다 더 우호적이었다. 물론 강간이나 남성의 우월성, 폭력성을 수반한 포르노에서만 그와 같은 남녀간의 차이가 존재하였다. 또 종교성에 따라서도 태도가 변했는데, 종교성이 강한 사람일수록 포르노에 대한 태도가 부정적이었다.

또 포르노에 대한 태도는 문화권에 따라서도 차이를 보인다. 미국, 체코, 슬로바키아의 정신건강전문가(성 연구가, 심리학자, 상담치료가, 정신의학자)들을 대상으로 교육용, 연성, 경성, 폭력성, 그리고 일탈된 성행위에 관한 포르노에 대한 태도를 비교하였다. 그들은 모두 교육용 포르노에 가장 호의적인 태도를 보였으며, 다음으로는 연성, 경성의 포르노 순서였다. 폭력성과 일탈성의 포르노에 대해서 부정적인 태도를 나타냈는데, 특히 폭력성 포르노에 대한 태도는 매우 부정적이었다. 또 종교성이 강한 전문가일수록 다섯 가지 포르노에 대해 모두 부정적인 태도를 보였다. 종교성의 영향을 통제한 후 분석했을 때 전문가들 중에서도 성 연구가들은 다른 전문가들보다도 다섯 가지 형태의 포르노에 더 긍정적인 태도를 보였고, 체코와 슬로바키아의 전문가들이 미국 전문가들보다 더 긍정적이었다. 다행히 전문가들 사이에는 남녀 차이를 보이지 않았다.

일반적으로 시각자극에 대한 노출에서 남성이 여성보다 더 쉽게 흥분을 일으킨다고 알려졌다. 포르노의 경우 남녀 모두가 시각자극의 대상이 이성일 때 성적으로 더 쉽게 흥분한다. 예를 들면, 남성은 남성이 자위행위를 하고 있는 포르노 장면에 대해서는 별로 흥분하지 않지만 여성은 이에 쉽게 흥분했던 반면, 여성의 자위행위 장면에 대해서는 남성이 쉽게 흥분하였다. 또한 포르노의 내용에서 색정적 강도가 높을수록 여기에 대한 생리적 반응강도가 높게 나타났다. 예를 들어 여성을 대상으로 했던 연구에서 평범한 내용의 성 이야기에 노출되었을 때보다 경성 포르노에 노출되었을 때에 혈액반응의 강도가 높았다.

포르노 영화가 청중에게 미칠 수 있는 부정적인 영향들 중의 하나는 감각효과 때문이다. 청각적 음향효과는 물론이거니와 흔히 역할을 수행하고 있는 배우들은 시각적으로도 일반인들에게 큰 영향을 끼친다. 여성배우의 관능적 행위나 신체특성 그리고 남성배우의 초인적인 성행위 수행능력 등은 남성들에게는 성기 크기에 대한 열등감 또는 성적 수행능력에 대한 불안감을 조장시킬 수 있고, 여성들에게는 성행위를 단순히 쾌락을 위한 수단으로 받아들이면서 마초(Macho)성 남성만을 기대하게 만들 수 있다. 마초라는 단어는 스페인어로 원래 인생이나 빈곤 그리고 고통의 문제를 해결할 수 있는 아주 강한 남성(Machismo)을 의미한다. 그러나 영어에서는 여성을 성적 만족의 대상으로 여기는 남성이면서 매우 강인하고 무감각하며 또한 지배적인 남성을 뜻한다.

포르노 시청자들이 고민에 빠지는 것은 생리학적으로 타고난 신체 기관에 대해서는 어쩔 수 없다고 하더라도 자신들과 비교가 되지 않을 정도로 놀라운 배우들의 정력이다. 이를 감상한 일부 여성들도 이왕이면 그렇게 훈련이 잘되거나 능력 있는 남성을 은근히 기대하게 된다. 열등감을 조장시키는 포르노들은 내용 자체에는 인간적인 요소가 결여되어 있다. 그런 작품들은 단순히 금전을 목적으로만 제작된다. 제작과정은 너무도 간단하여 여러 명의 배우도 여러 군데로 옮길 필요도 없다. 불과 며칠이면 한 두 편의 작품을 완성시키기에 충분하다. 오직 시청자에게 감각적인 흥분을 불러일으키기 위하여 몇 사람이 실행하는 성행위 장면만을 찍으면 된다. 우선 시각적 효과를 위하여 보통 사람보다 성기가 더 큰 남성과 가슴이나 둔부가 더 풍만한 여성을 출연 배우로 선택한다.

서구에서 제작된 비디오일 경우 주로 흑인이나 백인 남성들이 등장한다. 그들의 성기의 크기나 여성의 몸 위에 사정하는 정액의 양도 시각적 효과를 가져다준다. 시각효과의 다른 면은 시야가 화면으로 제한된 상태에서는 시야가 제한되지 않은 실제의 상태보다 훨씬 더 크게 보인다. 다시 말하면, 보통의 크기라고 생각하는 사람들도 자신의 신체 일부가 화면에 등장할 때 더 크게 보인다는 말이다. 시청자들의 두뇌를 흥분시키는데 큰 몫을 하는 청각 효과를 위하여 신음소리나 괴상한 소리 등을 삽입한다.

여기에서 한 가지 알아야 할 사항은 일반인에게는 잘 알려지지 않은, '플러퍼(fluffer)' 라는 특수 배역의 역할이다. 물론 남성 동성애를 주제로 한 포르노 촬영에서는 그 역할을 남성이 하기도 하지만, 플러퍼는 포르노 영화제작에 고용되어 하찮은 일을 하는 사람으로 대부분 여성이다. 그녀는 포르노 영화에서 출연하는 남성배우 성기의 발기상태를 유지시키는 일만을 전문적으로 한다. 그녀는 장면이 바뀔 때마다 남성배우의 성기를 자극시키는 일만 하며 촬영의 대상이 되는 배우로서의 자격은 없다. 또 이미 배우들의 성행위가 끝났더라도 다른 시간에 동일한 상황에서 연출된 성행위 장면을 다시 찍어 필름과 필름을 연결시키면 누구나 30분에서 1시간에 걸쳐서 쉬지 않고 성행위를 지속하는 전문가처럼 둔갑하게 된다. 1970~80년대의 포르노 영화에서는 플러퍼가 거의 필수적이었지만, 근래에는 남성배우의 발기상태를 약물로 유지시킬 수 있기 때문에 플러퍼의 역할이 전보다 약화되어 있는 상태이다. 그러한 사실들을 잘 알지 못하거나 또는 성에 대한 건전한 태도나 지식을 갖추지 못한 상태로 포르노 영화에 노출되면, 성행위의 기술과 인생의 가치를 혼동하는 것을 비롯하여 전반적인 성의 개념이 형성되는 데 부정적일 수 있다.

초창기 포르노 영화에서 주로 다루었던 폭력의 형태는 강간이나 채찍질 등이었다. 그러나 나중에는 몸을 묶거나 서로 때리고 학대하는 변태적인 형태들이 포함되기 시작하였다. 특히 일본에서 제작된 포르노 영화의 대부분은 폭력의 잔인성으로 유명하였다. 폭력성 포르노 영화의 공통점을 살펴보면, 폭력이나 학대가 성적 만족의 수단이 되고 있으며, 또 폭력이나 학대의 희생자는 거의 모두 여성이다. 또한 영화의 내용에서 여성의 성기나 유방, 엉덩이 부분 등을 세밀하게 묘사하는 장면이 매우 빈번하다.

결과적으로 여성이란 하나의 육신에 불과한 성적 대상이며, 음란하고 위험한 존재라는 개념을 일반인에게 인식시키고 있다. 사실상 포르노 영화 제작자들은 성공을 보장받기 위해서는 젊은 여성을 강간하거나 또는 잔인하게 취급하는 작품을 만들어야 된다고 생각한다. 역시 많은 남성들이 사춘기 이전의 어린 여성을 주인공으로 등장시킨 포르노에 관심을 갖기 때문에, 아동을 이용한 포르노가 제작되고 있다.

앞에서도 언급했지만, 사람들은 포르노 영화의 폭력이나 학대의 장면에 대한 노출이 개인에게 미치는 효과를 우려한다. 그들은 흔히 그러한 장면에 대한 빈번한 노출이 개인의 태도 변화를 촉진시켜 실제의 행동에 영향을 줄 수 있다고 생각한다. 여성운동가들은 이러한 이유 때문에 남성이 지배하는 사회가 영속되고 있다고 비판한다. 즉, 러셀(Russell)은 1980년대 수많은 남성이 강간을 범할 경향을 지니고 있으며 폭력성 포르노 영화는 폭력적인 충동의 발산을 조장한다고 주장하였다. 그래서 미국의 위스콘신 대학교의 도너스타인(Edward Donnerstein)이나 UCLA의 맬러무스(Neil Malamuth) 등의 심리학자들은 과연 폭력성 포르노 영화가 그와 같은 영향을 미치는가를 파헤치기 시작하였다.

그들은 남학생들만을 대상으로 했던 연구에서 그러한 포르노에 대한 노출이 여성에 대한 남성의 공격성을 당연시하는 경향을 증가시키고 강간에 대한 문제를 사소하게 여긴다고 결론지었다. 또한 폭력적인 포르노에 자주 노출되었던 남성들은 강간에 대한 지각에서도 변화가 생겨, 희생자들보다는 강간범들에게 더 많은 동정을 하게 되었다. 예를 들면, 여성이 강간을 제대로 막지 못한 책임이 있다거나 강간범을 너무 심하게 처벌해서는 안 된다는 것 등이었다. 이와 같은 결론에 의해 여성운동가들은 폭력성 포르노 영화가 여성에 대한 적개심을 지녔던 남성들에게 여성을 상대로 사려 깊지 못한 행동을 부추길 수 있다고 우려하고 있다. 그러나 연구자들은 폭력 영화를 본 사람들이 실제로 그와 같은 폭력을 휘두를 것이라는 가설을 증명하지 못했다. 즉 연구자들은 기본적으로 폭력성이 개인의 태도와 관련이 있다는 상관관계만을 밝혔을 뿐, 이러한 태도가 실제 행동으로 전가된다고 주장하지 않았다. 다시 말하면, 포르노에 대한 노출이 개인의 태도 변화에 관계된다고 하더라도 노출과 태도 변화 간의 인과관계를 설명하지는 못한다.

사회과학의 방법론에서는 상관관계로부터 인과관계를 함부로 추론하는 것을 금하고 있다. 그래서 도너스타인 등은 폭력성 포르노 영화의 효과를 고립시키기 위하여 폭력성과 성에 관한 측면을 정교하게 분리시켰다. 결국 비 폭력성 포르노에 노출되는 것은 개인의 태도에 영향을 미치지 않았음이 밝혀졌다. 마찬가지로 포르노에 노출된 모든 남성이 여성을 착취하려는 태도를 취한다는 연구결과도 아직 없다. 이와 같은 이유에서 연구자들은 사회심리학적인 연구결과를 검토 없이 법적으로 어떤 결정을 내리는 데 적용하는 것을 우려하였다. 혹자는 포르노를 여성에 대한 남성들의 가혹한 태도나 행동의 원인이라기보다는 하나의 증상이라고 본다. 또한 포르노에 대한 개인의 고착을 보통 신경증의 증상이라고도 여긴다. 전형적으로 포르노 영화에 정기적으로 노출되는 사람은 성교육을 제대로 받지 못했으며 자신의 성적인 충동에 죄책감을 느끼는 사람이다.

여성은 어떠한가? 여대생들에게 네 가지 상황의 테이프를 들려주고 생리적 반응과 주관성의 흥분성을 측정하였다. 첫째, 한 여성이 술집에 가서 도발적인 행동을 하며, 어느 남성에게 접근하자 그 남자가 남자 화장실로 끌고 가서 강간을 하지만 여성도 이를 즐겼다는 내용의 편지를 읽어주는 것이고, 둘째, 실제로 여성이 반항하지만 강간을 당하는 소리를 들려주는데, 그녀가 끝까지 저항하는 테이프이다. 셋째는 남녀가 서로 동의하여 성관계를 하는 상황을 들려주는 테이프이고, 넷째는 남녀가 성과 무관한 이야기를 하는 내용을 들려주는 테이프이다. 여성들의 생리적 및 주관적인 흥분의 정도는 첫째와 셋째 조건에서 가장 높게 나타났다. 실제로 강간당하는 여성의 이야기를 듣는 것은 가상적인 강간의 상태 및 상호 동의하의 성교 상태의 이야기보다 성적 흥분을 제대로 일으키지 못하고 있다.

남녀 대학생들에게 비폭력적이지만 두 종류의 비인간성 포르노 영화를 보여주었다. 하나는 여성이 남성의 성기를 숭배하고 남성만이 성욕에 가득 찬 내용이고, 다른 하나는 여성도 남성처럼 성욕에 가득 차 있는 내용의 포르노였다. 앞의 포르노를 감상한 여성들은 적개심, 불안, 우울증, 혼동 등과 같은 부정적인 느낌을 심하게 보고했다. 나중의 포르노를 감상한 여성들은 다소 성적으로 흥분되었다고 표현했다. 그러나 남학생들은 앞의 포르노 감상에서는 성적 쾌락을 표현했지만, 나중의 포르노에서는 여성이 적극적으로 나서는 점에 불쾌감을 표시하였다.

심리학 연구결과들은 포르노를 많이 감상한 사람들은 작품의 내용에 동조하는 경향이 어느 정도 나타난다고 시사한다. 실제로 성관계를 자주 경험하고 성적 환상을 빈번히 하는 사람이 그렇지 않은 사람보다도 연애소설을 더 많이 읽었다는 연구결과가 그 적절한 예가 된다. 그렇지만 단순히 제목만 보고서 또는 끝까지 작품을 감상하기 전에는 작품 속에 담긴 숨은 의미를 제대로 간파하기가 어렵다. 이 때문에 작품 감상의 권리를 제한하는 일보다 작품 제작을 제한하는 일이 더 현명하다. 이를 위하여 작품에 대한 시비가 생길 때마다 단순히 작가의 수준만을 거론하는 것보다 감상가도 적극적으로 책임지는 자세가 필요하다. 바로 비판의 자세다.

작품을 비판하기 위해서는 작품의 내용에서 인간의 존재 가치와 관계되는 다양한 측면을 고려해야 한다. 감상을 통하여 얻는 것보다 잃어버린 것이 더 많다면, 문학이나 예술로서 가치가 없다. 여기에서 얻는 것이란 인간적인 요소를 뜻하는 반면, 잃어버린 것이란 비인간적인 요소를 뜻한다. 비인간적인 요소란 성적 수치심을 불러일으키는 내용이 포함되는 것뿐만 아니라 폭력의 정당화, 생명의 경시, 여성의 종속화, 인종차별, 아동이나 노약자 학대 등의 내용을 의미한다. 이 경우에는 예술이나 문학의 탈을 쓴 상업주의에 입각했으므로 작품의 감상을 제한할 필요가 있다.

아동이나 청소년들은 감정이나 인지능력이 아직 성숙된 상태가 아니므로 포르노 등에 노출되면서 성에 관한 왜곡된 지식을 액면 그대로 받아들일 가능성이 높다. 그렇기 때문에 성인들은 아동이나 청소년들에게 나타나날 수 있는 작품 감상에 대한 부정적 효과를 우려하며, 또 흔히 대부분의 문화권에서는 청소년이나 성적으로 민감한 자들에게 미치는 영향을 고려하여 외설의 기준을 마련된다. 그러나 단순히 시대착오적인 법적인 제재를 가하려는 것보다도 외설 작품에 노출되지 않기를 원하는 자들이나 연소한 청소년들을 위한 합리적인 대안이 필요하다. 예를 들면, 영화와 같은 작품에도 등급을 매기는 방법이 상당히 설득력을 가지지만, 등급기준 마련은 매우 상대적이다.

그러므로 포르노에 노출되더라도 비판의 능력을 심어줄 경우 그렇게 큰 걱정을 하지 않아도 된다. 반면 외설 작품을 감상한 뒤 비인간적인 요소를 우선적으로 비판하지 못한다면, 성인이라도 이러한 작품에 노출된 청소년을 비난할 자격도 없고, 더 이상 외설 작품을 감상할 능력이 없다. 작품의 비인간적인 요소를 토대로 비판하는 사람이 많아질수록 상업적 목적으로 등장하는 작가들이 꿈을 버리게 된다. 역시 야한 장면만을 문제 삼아 막연하게 전통윤리나 도덕의 파괴 등을 운운하면서 반대하는 것도 별로 바람직하지 않다.

■ 참고문헌

- 윤가현 (2001). 문화 속의 성. 서울: 학민사.
- 윤가현 (2006). 성 문화와 심리 (제2판). 서울: 학지사.
- 이능화 (1927/1981). 朝鮮解語花史. 서울: 민속원.
- 이태호 (1996). 풍속화 (둘). 서울: 대원사.
- 林美一 (1988). 浮世繪の極み: 春畫. 東京: 新潮社.
- Allgeier, E., & Allgeier, A. (1991). Sexual interactions (3rd ed.). Lexington, Massachusetts: D. C. Heath.
- Byer, C., & Shainberg, L. (1994). Dimensions of human sexuality(4th ed.). Madison, Wisconsin: Brown & Benchmark.

- Donnerstein, E., & Berkowitz, L. (1981). Victim reactions in aggressive erotic films as a factor in violence against women. Journal of Personality & Social Psychology, 41, 710-724.
- Gordon, S., & Snyder, C. (1986). Personal issues in human sexuality. Boston, Massachusetts: Allyn & Bacon.
- McAnulty, R., & Burnette, M. (2004). Exploring human sexuality. Boston: Pearson.
- Malamuth, N., & Donnerstein, E. (1982). The effects of aggressive-pornographic mass media stimuli. In L. Berkowitz (Ed.), Advances in experimental social psychology (Vol. 15, pp. 103-136). New York: Academic Press.
- Russell, D. (1984). Sexual exploitation: Rape, child sexual abuse, and workplace harassment. Beverly Hills, California: Sage Publications.
- Youn, G. (2006). Subjective sexual arousal in response to erotica: Effects of gender, guided fantasy, erotic stimulus, and duration of exposure. Archives of Sexual Behavior, 35, 87-97.

Chapter 13 성폭력과 성희롱

윤가현

1. 성폭력의 의미 및 형태

성폭력(sexual violence, sexual aggression, sexual assault 등으로 표기)이란 성적인 행위를 토대로 타인에게 신체 및 심리적 압박을 주는 폭력이나 강제력을 의미하는데, 그 내용은 매우 다양하다. 우리나라에서는 강간(rape)이나 강간미수(attempted rape), 강제추행, 권위나 지위를 이용하여 아동, 청소년 또는 장애인 등을 대상으로 한 성적학대(sexual abuse)나 추행, 근친관계에서 발생한 성폭력(피해자가 주로 아동이나 청소년인 경우), 사람들이 밀집된 공간에서 상대방의 신체부위에 밀착하여 추행하거나 공공장소가 아닌 곳에서 자신의 성기를 노출하여 위협을 가하는 행위 등의 여러 가지 형태의 성폭력 중 일부를 이미 형법 제32장(정조에 관한 죄)에서 다루어왔으며, 근자에는 성폭력특별법(성폭력 범죄의 처벌 및 피해자 보상에 관한 법률, 1993. 12. 제정)으로 보완하고 있다.

다양한 형태의 성폭력 중에서 강간이 가져다주는 심리적 및 신체적 피해가 가장 심각하기 때문에 본장에서의 성폭력은 강간을 중심으로 서술하지만, 근친에 의한 성폭력이나 최근 논란거리로 부각되고 있는 성희롱의 서술도 비중을 두고 있다. 강간의 서술에 앞서 강간과 비슷한 맥락에서 사용되고 있는 용어들 중 추행과 강간미수를 간단히 언급해 보자. 추행이란 상황에 따라서 강간을 의미하기도 하지만 후술하게 될 강간의 관습법적 요건에 충족되지 않은 강제성이 내포된 행동을 의미한다. 아울러 강제성이 수반되지 않은 상태에서라도 아동을 상대로 성기를 만지거나 만지도록 하는 것, 성기를 보여주거나 보는 것, 음란물을 보여주는 것 등도 추행에 포함된다. 또 공격자가 강간을 시도했던 여러 상황에서 실제로 성교가 성립되지 못했던 경우도 많다. 여성이 성공적으로 저항했다든지, 공격자가 성기의 발기상태를 유지시키지 못했거나, 또는 공격자가 상황에 따라 성교를 시도하기 전에 도망을 가버릴 수도 있다. 이러한 경우들도 희생자에게 정신적 상처를 주므로 심리학적으로는 강간에 포함시키지만, 법적으로는 성교가 성립되지 않아서 강간미수에 해당된다.

이제 강간발생의 배경부터 이해해보자. 인간은 진화과정에서 직립보행이 가능해지자 여성의 골반 위치도 이동해 성교자세도 여성의 둔부에서 시도하는 성교(rear intercourse)로부터 얼굴을 마주보는 상태에서 시도하는 성교(face-to-face intercourse)로 바뀔 수 있었다. 둔부에서 성교를 시도하는 동물들은 보통 암컷의 의지에 반한 교미가 이루어지기 어렵지만, 사람들은 서로 얼굴을 마주보는 상태의 성교를 시도하므로 여성의 의사와는 상관없이 성교가 가능하다. 또 후자와 같은 성교가 가능한 생리적 구조와 기능을 살펴보면, 성적으로 흥분되지 않은 여성과의 강제 성교는 가능해도 성적으로 준비가 되지 않은 남성과의 강제 성교는 거의 불가능하다. 이러한 맥락에서 강간은 인간에게만 나타나는 유일한 현상일지도 모른다고 추론되기도 한다.

강간에 대한 가장 일반적인 고정관념은 인적이 드문 곳에서 낯선 사람이 갑자기 나타나 강제로 성행위를 하는 것이다. 그러나 이는 강간 발생의 한 상황에 불과할 뿐 실제로는 다양한 형태의 강간이 발생하고 있다. 우리 문화권에서는 강간이라는 용어를 너무 자극적으로 받아들이고 있어 이를 완곡하게 '청소년 성범죄' 또는 '가정파괴범' 등으로 표현하고 있다. 강간은 개인적, 사회적, 정치적, 임상적 관련성이 다양하여 매우 복잡한 사건인데, 그 다양성은 관습법적 정의와도 관련된다. 강간의 용어는 흔히 원하지 않은 성행위에 대한 속명(generic term)으로 사용되지만, 강간의 관습법(common law)적 정의에는 성교행위가 발생해야 하고, 가해자는 남성 그리고 피해자는 부인이 아닌 여성이라는 요소가 내포되어 있었다("Carnal knowledge by a man of a woman, not his wife, forcibly and against her will.").

이러한 정의처럼 성교행위를 남성의 성기가 여성의 질 속에 삽입된 것으로만 제한하다보니 강간의 성립여부에 따른 다양성이 파생되는 것이다. 최근에는 질이나 항문 등에 강제적으로 성기를 삽입하거나 강압적으로 구강섹스를 시도하는 행위까지 강간으로 해석하거나 또는 상대방의 의지에 반하는 강제성을 강조하는 차원에서 아예 강간이라는 용어보다도 성폭력이라는 용어를 더 폭넓게 사용하기도 하고, 아울러 피해자나 가해자의 성별을 구분하지 않기도 한다. 폭력의 사용이나 폭력의 위협, 또는 피해자가 신체적으로나 정신적으로 동의를 할 수 없을 경우에 시도된 강간은 개인의 가치나 일상생활 조절능력을 파괴시키는 행위이므로 그 범위를 더 폭넓게 해석하는 변화가 필요하다.

강간은 우선 피해자와 가해자와의 면식관계에서 이분된다. 우선 강간이 발생할 시점까지 피해자와 가해자가 전혀 면식관계가 없는 낯선자 강간(stranger rape)이 있는데, 이 경우 공격자는 자기 신분을 은폐시키기 위해 복면을 쓰거나 희생자의 얼굴을 수건 등으로 가리기도 하고, 물리적 폭력이 수반되기도 한다. 또 다른 형태는 피해자와 가해자가 사회생활을 하는 도중에 최소한의 면식관계가 형성되어 있는 친근자 강간(acquaintance rape, date rape, friend rape, contact rape 등으로 부르지만 nonstranger rape로 통칭함)이다. 쉽게 표현하면, 친근자 강간이란 친구, 친지, 연인 등이 희생자의 의지에 반하여 가하는 성행위라고 정의되며, 이러한 정의에서 근친상간은 예외로 한다. 또 피해자와 가해자가 부부사이일 수도 있는데, 이는 다음 절에 소개되어 있다.

법적으로 성교발생 및 동의 없는 강제성이 내포되어야 강간이라고 정의하지만, 강간은 고발하기는 쉬워도 입증이 매우 어려운 범죄에 해당된다. 강간에 대한 형사재판에서는 법적으로 강간을 성립시키기 어려운 진술들이 나오는데, 특히 친근자 강간이었을 경우 정확하게 무슨 일이 발생했으며, 왜 처음에는 동의했다가 마음이 변했는가, 또는 왜 남성은 여성이 성교에 동의했다고 해석하게 되었는지 등의 엇갈린 의견들이 오고간다. 생리학적으로도 강간은 역시 논쟁거리가 되는데, 어떤 극단적인 사람들은 반항하는 여성과의 성교가 불가능하다고 주장하면서 흔히 "움직이는 칼집에 칼을 꽂을 수 없다"는 논리를 전개한다.

성인이 법적으로 미성년자와 성관계를 가질 경우 미성년자 강간(statutory rape)이라고 하는데, 일반적으로 미성년자 여성이 성인과 성교에 동의했더라도 그녀가 법적으로 자신의 행위에 대한 개념을 정확히 파악할 정도의 지식이 없다고 판단되므로 성인의 행위는 강간에 해당되는 것이다. 즉 그녀는 자기의 성행위에 대한 책임이 없다고 가정하므로, 강제성이 전혀 수반되지 않았을지라도 신고하면 강간으로 처벌된다. 그러나 미성년자의 기준은 문화권마다 약간씩 다르다. 우리나라에서는 13세 미만을 형법상 미성년자라고 규정하는데, 형법 305조에는 13세 미만의 미성년자에게 추행을 한 자는 강간, 강제추행, 강간 등 상해 · 치상의 예에 따라 처벌하도록 규정하고 있다. 또 17세기 미국 매사추세츠에서는 10세 미만의 여자와 성교를 하면 사형에 처했으며, 10세 이상이더라도 그녀가 동의하지 않았을 경우 성교 사실을 2인 이상이 증언해줄 경우 사형에 처했다.

또 가해자가 2인 이상이면 윤간(group rape, gang rape, pack rape, gang bang 등으로 표기)이라 하지만, 전체 강간의 거의 10~20%에 해당됨에도 불구하고 이 분야에 대한 연구는 그렇게 많지는 않다. 일반적으로 윤간의 가해자들은 피해자를 구타하고, 모욕을 주고, 성적 굴욕을 가하면서 자기들의 부적절감을 은폐시키려고 한다. 윤간 행위에는 이를 계획한 주동자가 있으나, 공모자들도 모두 주동자와 함께 죄의식이라는 운명에 얽매여 있다. 일반적으로 윤간의 주동자는 피해자에 대한 범죄를 최초로 저지른다. 공모자들은 자기 동료 앞에서 자신의 존재를 확인하면서 집단행동 충동을 영속시키고 있다. 주동자는 자기들의 행위에 대한 불안을 느끼기 때문에 다른 공모자들보다도 더 격렬한 반응을 보이는데, 극단적으로는 살인도 저지른다. 윤간을 범하는 청소년들은 대부분 자신의 남성다움을 동료들에게 보이고 싶은 욕망이 매우 크다.

2. 성폭력의 규정

대다수 문화권에서는 기존의 관습법에 의해 강간과 같은 성폭력을 성교행위의 발생 및 동의가 없는 강제적인 행위라는 최소한 두 가지 요건에 따라서 규정했었다. 그렇지만 전통사회에 비하여 성욕을 훨씬 자유스럽게 발산시키고 있는 지난 20세기 후반부터 대다수 문화권에서 성행위의 적법성이나 적절성에 대한 문제가 자주 제기되는데, 바로 강간과 같은 성폭력의 관습법적인 정의에 대한 반작용이라고 할 수 있다. 다시 말하면, 강간을 비롯한 대부분의 성폭력은 어떠한 상황에서 발생했는가에 따라서 해석이 달라질 수 있으므로 성폭력으로 규정하는 근거는 기존의 정의를 포함한 다음의 세 가지로 요약하는 것이 요구된다.

첫째, 개인의 의지와는 상관없이 발생한 성행위는 강제성 여부나 수준에 관계없이 모두 성폭력에 해당되어야 한다. 과거에는 강간을 당했다고 호소하는 여성이 가해자의 강제성에 적극적으로 반항했다는 흔적(예, 의복이나 신체에 드러난 손상)을 보여주어야 강간으로 인정받았으며, 반항의 적극성이 보이지 않으면 성행위에 동의했던 것으로 해석해버렸다. 그렇지만 거세게 반항할 경우 가해자의 일부는 더 강압적으로 대응하기 때문에, 즉 피해자 입장에서는 반항으로 인한 불이익이 더 커질 것이 두려워서 적극적으로 반항하기가 쉽지 않다. 그렇다면 반항 여부의 흔적이 성폭력을 규정하는 절대적인 근거가 되어서는 안 된다.

둘째, 상대방과 성행위를 사전에 동의했더라도 정상적인 판단을 하기 어려운 상태(예, 심신이 극도로 쇠약해있거나 약물에 취해 있는 상태)에서 이루어진 동의는 성폭력에 해당되어야 한다. 예를 들면, 술에 취한 상태에서 자신도 모르게 성관계를 가진 후 나중에 이를 후회하게 된다면, 그 성관계는 정상적인 판단을 하지 못한 상황에서 이루어진 것이므로 성폭력에 해당되어야 한다.

셋째, 성행위의 상대가 법적으로 미성년자일 때 성인의 행동은 이유 여하를 막론하고 성폭력에 해당되어야 한다. 현재 우리나라의 경우 청소년보호법에 의할 때 중 · 고등학교에 다니는 10대 청소년이 술도 마시지 않은 상태에서 성인과 성관계에 동의를 하고서 성행위를 했다면, 성인의 행위는 성폭력에 해당된다. 그 이유는 미성년자가 자신의 행동에 대한 책임을 충분히 질 수 있을 정도로 아직 사회적인 관계를 현명하게 판단하지 못한 상태라고 여겨지기 때문인데, 다시 말하면, 미성년자는 상당한 시간이 흐른 후(예, 30대)에 그 행위를 반추하면서 후회할 수 있기 때문이다. 또 상대가 아동일 경우 실제 성행위가 아닌 성추행이어도 성장과정에서 왜곡된 성의식이나 발달장애 등의 후유증이 매우 심하게 나타날 수 있으므로 강력한 규정이 필요하다.

3. 친근자 강간

친근자 강간(nonstranger rape)은 피해자와 가해자가 서로 알고 있는 사이라는 점에서 낯선자 강간과 구분된다. 흔히 양쪽 당사자가 자의적으로 만나서 발생한 일이기 때문에 친근자 강간을 강간으로 여기지 않기도 한다. 특히 데이트 관계에서 성행위가 발생하였거나, 또는 물리적 폭력을 사용하지 않고 단지 언어적 압력을 가했다면 그 성행위에 연루된 당사자들은 물론 대부분의 사람들이 이를 강간으로 해석하려고 하지 않는다. 피해자는 신고해도 잘 믿어주지 않을 것 같아서 그 행위를 경험한 후에 죄의식이나 자기비난에 사로잡히는 등 심리적으로 매우 심한 상처를 입는다. 실제로 친근자 강간은 낯선자 강간에 비하여 신고비율이 매우 낮은데, 그 이유들은 피해자가 강간이라고 생각하는데 혼동이 생기거나, 정서적으로 그 사실발생을 거부 또는 억압하거나, 심인성 기억상실이 나타나거나, 신체적 반응을 정확하게 해석하기 힘들거나, 사생활이 없어질까 봐 두렵거나, 당황하거나 굴욕적이거나, 수치스럽게나, 또는 문화나 인종, 언어적 요인 등 다양하다.

친근자 강간은 양성평등을 주장하는 여성운동가들의 노력으로 1980년대에 세인들의 관심을 끌기 시작했듯이 낯선자 강간에 비해 최근에야 강간으로 이해되기 시작했다. 대다수 문화권에서 어느 정도 친근자 강간이 발생하고 있는가를 정확히 파악하지 못하고 있지만, 우리나라에서는 이 문제에 대한 현실적인 감각이 매우 부족한 실정이다. 어쨌든 아는 사람하고의 원하지 않는 성교행위는 처음에는 물리적 폭력이 아니라 여성을 속이기 위한 설득에 의해 개시되는 경우가 허다하다. 이러한 형태의 강간은 낯선자 강간과는 달리 특히 주말에 많이 발생하며, 주로 자정을 전후에서 가장 많이 발생한다. 보고서마다 다르지만, 이러한 친근자 강간은 신고가 된 전체의 강간 중 거의 항상 과반수를 차지하고 있다.

친근자 강간의 발생과정에서 남성들은 여성들의 신뢰를 얻기 위해 거짓말을 이용한다. 역시 희생자로부터 확신을 얻기 위해 다른 여성이 공모자 역할도 한다. 또 친근자 강간이더라도 언어적 협박 이외에 물리적 강제성이나 폭력이 수반된다. 그래서 피해자들은 가해자가 이중성격의 소유자처럼 느껴지는데, 그럼에도 불구하고 많은 사람들이 이러한 상황을 강간으로 해석하지 않는다. 특히 그러한 일이 그들의 거주환경 내에서 발생했다면, 이를 강간으로 해석하기는 더욱 어렵다. 그래서 피해자들은 친근자와 형성되었던 기존의 신뢰관계에 대한 배반이나 수치감, 죄책감 등으로 이에 대한 논의를 회피한다. 그들이 받은 심리적 상처의 흔적은 쉽게 사라지지 않으므로 전문적 도움을 필요로 하는 경우가 많다.

친근자 강간은 대학생들에게 심각한 문제가 부각되고 있다. 미국 켄트(Kent) 대학교의 조사에서는 거의 반 이상의 여학생들이 남학생들로부터 성관계를 위한 언어 또는 물리적 위협이나 폭력을 경험한 적이 있었다고 밝혔다. 또한 27%의 남학생들은 자신들이 성교를 원하거나 여성들이 저항할 때 정서적이고 물리적인 강제력을 어느 정도 사용했다고 인정했는데, 그러한 관계에서 적어도 8명 중 1명의 여성이 강간당했다고 언급했다. 왜 그러한 사건이 젊은 층에서 자주 발생하고 있는가를 알아보기 위해 대학생들을 대상으로 친근자 강간에 대한 태도를 측정해보았다. 그 결과 강간에 대한 지각이나 일반적인 믿음, 그리고 데이트 중 발생하는 상황 해석 등에서 남녀 차이가 크게 드러났는데, 남녀간에 구분된 전통적 성역할의 집착이 강간발생의 가능성을 높이고 있었다. 즉 남녀 모두가 전통적 성역할을 지지하고 있었는데, 특히 남성들은 대인관계에서 폭력이나 위압을 사용하는 것을 여성들보다 더 합법적이라고 생각했다. 예를 들면, 남성은 강하고, 여성을 지배하는 사람인 반면, 여성은 약하고, 수동적이고, 복종적인 사람이라는 믿음이 강간발생을 묵인한 셈이다.

그와 같이 구분된 남녀의 전통적 성역할은 데이트관계에서 발생할 수 있는 상황을 잘못 해석하게 한다. 데이트신청은 전통적으로 남성이 여성에게 하는 것이며, 데이트 도중에 필요한 경비는 거의 모두 남성이 지불한다. 그러므로 남학생들은 만일 여성이 데이트를 신청해오면 그녀가 성관계를 원하고 있다고 해석한다. 이러한 상황에서 강제 성교가 발생해도 남학생들은 여성이 먼저 데이트를 신청했기 때문에 이를 정당화시키려고 한다. 또한 데이트경비를 남녀가 서로 부담하지 않고 남성이 일방적으로 부담하게 되면, 어떤 남성들은 그 대가로 성관계 시도를 당연하게 생각한다. 만약 여성이 성교에 응하지 않는다면, 그 남성은 묵인된 거래에 대한 약속위반으로 여기고 당연히 강제 성교를 시도할 가치가 있다고 믿는다.

또한 친근자 강간의 발생은 가해자나 피해자 모두 음주와 관련성이 매우 높다. 데이트를 하다가 성폭력으로 발전한 경우 최소한 남성들의 26%가 성폭력이 이루어질 시점 술에 만취된 상태였으며, 다른 29%는 술이 약간 취한 상태라고 보고한다. 그렇다면 55%의 가해자들의 사례가 음주와 관련된다. 또 성폭력의 피해자였던 여대생들의 21%도 술에 만취된 상태 또 다른 32%는 술이 약간 취한 상태였다고 보고했는데, 즉 전체 피해자 여대생 53%가 음주와 관련되었다. 흔히 남성들은 술을 마신 후에는 정상적인 판단을 제대로 하지 못하여 더 강하고, 더 성적이고, 더 남자답다고 느끼고 싶어 한다. 남자가 성행위를 요구할 때 여자가 거절하는 전형적인 전통 모델을 더욱 부추키어 술을 마신 남성은 여성이 진정으로 원하지 않음에도 불구하고 강압적으로 성행위를 시도해버린다. 그리고 난 후 남녀 모두 이를 강간으로 여기지 못하기도 하는데, 이는 음주가 남성에게 성폭력으로 잘못 이끌어줄 가능성을 높여준다는 의미이다. 또 일부 남성은 여성이 마시는 음료에 술이나 약물을 타서 취하게 하여 거절하지도 못하게 하고, 강간을 기억하지 못하게 하는데, 약물로 수면제나 마리화나, 코카인 등을 사용하는 경우도 없지 않다. 그러나 음주 자체가 강간의 원인이 아니라 강간을 촉매해주는 역할을 한다. 여성의 음주는 성폭력이 발생할 수 있는 상황을 무시해버리게 하거나 잘못 판단하게 하는 반면, 남성의 음주는 여성의 호의적인 행동을 자신을 유혹하는 행동으로 해석하도록 해버린다. 그러므로 데이트 중에 음주가 수반될 경우 강간 발생의 가능성이 높아진다고 할 수 있다.

4. 배우자 강간

1) 용어의 이해

여성을 남성의 자산이나 동산으로 여겼던 고대의 남성 문화권에서의 남편은 아내를 마음대로 할 수 있었다. 곧 역사적으로 여러 문화권에서 기혼남성은 원할 때에는 언제나 부인에게 성교를 요구할 수 있는 권리가 있었고, 부인은 그 요구에 응하는 의무가 있었다. 서구를 비롯한 대다수 문화권의 관습법에 따르면, 부부는 당연히 성관계를 하는 사이이므로 아내의 의지에 반하는 상태에서 이루어지는 남편의 성행위도 강간이라고 할 수 없었다. 그 증거로 영국의 헤일(Matthew Hale; 1609~1676)경이 발표한 한 저서(Historia Placitorum Coronae : 영국 법의 기초가 됨)에 “아내를 강간했다는 남편은 유죄가 될 수 없다. 그 이유는 결혼이라는 계약 자체가 부부간의 성관계에 동의한 것이고, 이를 아내가 취소할 수 없기 때문이다.”라는 대목을 들 수 있다.

근래의 법에도 결혼이라는 단어에는 “부인은 성교에 항상 동의한다.”는 의미가 내포되어 있는데,

이러한 조건에서는 남편이 부인에게 폭력을 가하면서 성교를 해도 당연히 강간이 아니다. 즉, 전통사회의 결혼제도의 관점이 변하지 않는 한 성행위를 결혼계약의 일부로 보아야 하기 때문에 부인이 남편으로부터 강간을 당했다고 법적으로 고소할 수 없다. 부인은 어느 상황에서나 자신의 지배자인 남편의 욕망이나 욕구에 거역하지 않고 따라야 하는데, 이는 부계사회의 가치체계가 가져다준 결혼구조의 불평등한 부산물임에 틀림없다.

그렇지만 성행위를 원하지 않는 아내의 옷을 찢고 목을 누르면서 남편이 강제로 성교를 시도한다면, 그녀는 과연 이를 남편이기 때문에 묵묵히 참고 따라야만 하는가? 또한 아내는 남편이 원할 때는 언제나 성행위에 응해야만 하는가? 이러한 물음에 대해 일부 여성들은 남편에게 거부할 권리가 전혀 없다고 보지만, 다른 여성들은 남편의 폭력과 지배적 태도에 저항해 싸우기도 한다. 후자의 예로 미국 오래건(Oregon)주 법정에 한 여성(Greta Rideout)이 남편(John Rideout)으로부터 강간당했다고 고소해 1978년 인정을 받아 화제가 되었는데, 이 사례는 1980년 영화화되어 소개되었다. 이를 계기로 서구 문화권에서는 배우자 강간(spousal rape)이라는 용어가 등장했는데, 거의 대부분 현재 또는 과거의 남편이 강제적으로 시도한 성행위를 범죄로 인정했다는 의미가 포함되어 있다. 이와 같은 상황을 결혼 강간(marital rape)이나 아내 강간(wife rape)과 같은 용어로도 표현한다.

2) 문화적 이해의 차이

1977년까지만 하더라도 모든 문화권에서 부부 강간을 범죄행위로 인정하지 않았지만, 1978년 미국 오래건 지역을 비롯하여 다른 문화권에서도 하나씩 변화가 생기기 시작하여 대부분의 서구 문화권에서는 이를 범죄로 여기고 있다. 그렇지만 부부 강간의 정의나 범위, 범죄의 인식 등은 지역에 따라서 다른데, 예를 들면, 커플이 함께 동일한 공간에 살고 있는 경우 배우자 강간으로 기소할 수 없는 지역도 있다. 미국의 경우는 1993년 7월 5일을 기점으로 50개 모두에서 배우자 강간을 범죄로 인정하게 되었지만, 1996년 3월까지 워싱턴 DC 및 17개 주에서는 남편을 강간으로 기소하는데 예외가 없었던 반면 33개 주에서는 예외조항이 적용되고 있었다. 캘리포니아 지역의 예를 들면, 부인이 정신질환이나 발달장애 등으로 동의를 할 수 있는 상태가 아니었을 경우, 부인이 술이나 약물 등에 취하여 저항을 제대로 할 수 없는 상태일 경우, 부인이 강제적인 성행위가 발생할 당시 이를 알아차리지 못한 상태였을 경우 아내 강간은 범죄가 되지 않는다.

서구의 여러 문화권에서 1990년대에 들어와 부부 강간을 법적으로 인정하고 있듯이, 우리 문화권에서도 매 맞는 여성이나 부부 강간에 대한 법적인 인식이 달라지기 시작했다. 우리나라는 1998년 7월 1일부터 '가정폭력 범죄의 처벌에 관한 특례법' 이 시행되고 있어 부부의 폭력문제를 제3자가 수사기관에 신고할 수 있으며 또 가정폭력(domestic violence)을 행사한 사람에게는 피해자에게 접근을 금지시키는 등의 처벌을 받는다. 남편이 법률상의 아내에게 성관계를 강요하는 행위는 강간이 아니라는 1970년도의 대법원 판례가 있은 후 2004년 8월에는 최초로 아내에 대한 강제성추행으로 유죄 관결을 받은 남성이 있었지만, 부부강간으로 유죄가 된 것은 아니었다.

3) 배우자 강간의 빈도

다양한 형태의 성폭력 중에서 부부 강간은 신고 비율이 가장 낮다. 신고를 하지 못하는 기본적인 요인은 관습법을 따르는 사회 문화적 전통 때문이라고 할 수 있으며, 그 부수적인 이유들로는 파트너를 사랑해서, 결혼관계에 대한 책무, 자녀를 낳아 함께 키우고 있어서, 종교적 신념, 의무에 대한 사고 등이다. 부부 강간은 일반적으로 아내를 폭행하는 남성들에게서 자주 나타나는 현상이다. 1985년도의 자료에 의하면, 미국인 부부 16%가 매년 폭력 상황을 경험했으며, 부인들의 4%정도는 남편으로부터 심한 구타(wife battering)를 당하는 매 맞는 여성(battered women)이었는데, 남편에 의해서 강제적인 성행위를 경험한 여성들의 비율이 10~14%정도라고 할 수 있다. 또한 러셀은 자신이 조사한 표본의 8%가 남편으로부터 강제적인 성관계를 당했다고 하였다.

남편으로부터 강간을 당한 여성은 그와 같은 강간을 반복적으로 여러 차례 당하기 십상이다. 그들은 성기 삽입의 강간뿐만 아니라 항문성교나 오럴섹스의 강간을 경험한다. 연구자들은 배우자 강간을 세 형태로 범주화시키는데, 남편이 부인을 강제적으로 성행위를 시도할 수 있을 만큼의 힘을 사용하는 경우, 남편이 부인을 강간함과 동시에 구타를 하는 경우로 구타행위가 성행위를 하기 이전이나 이후 또는 성행위 도중에 발생하는 경우, 그리고 남편이 도착적인 성행위나 고문행위를 시도하는 경우로 보통 포르노가 수반되기도 한다.

4) 배우자 강간의 동기

왜 남성은 자기 부인을 강간하는가? 남편을 강간범으로 보는 입장의 연구는 많지 않기 때문에 답이 어렵다. 일반적으로 부인이 성관계가 응해주지 않았기 때문이라고 믿지만, 그렇지 않다. 남편으로부터 강간을 당한 대다수 부인들은 남편과의 성행위에 동의했다고 보고한다. 남편들은 아내가 성교에 응해주지 않아서가 아니라 아내나 가족에 대한 우월성을 얻거나 확인하기 위해서 또는 분노를 표현하기 위해서 강간을 한다는 것이다. 즉 부부 강간이 발생하는 동기들로는 낯선 사람에 의한 강간에서와 마찬가지로 분노, 지배욕, 그리고 때로는 성적인 강박증이다. 보통 부인을 강간한 남성들은 다른 남성들보다 음주에 관한 문제를 많이 지니고 있다. 또 여성이 강제적인 성행위를 즐길 것이다, 여성이 예라고 답하고 싶은 상황에서도 아니라고 말한다, 성행위에 응하는 것은 부인의 의무이다 등의 여성과 성에 관한 고정관념들이 포르노를 비롯한 대중 성문화의 주류를 이루고 있는데, 이러한 메시지들은 여성이 원하지 않는다는 항의를 무시해버리게 만들며, 아울러 여성도 자신이 잘못된 신호를 보냈구나, 그래서 자신이 원하지 않는 성행위에 대한 책임이 있구나 하는 믿음을 갖게 만들고 있다.

5) 배우자 강간의 영향

배우자 강간이 다른 형태의 성폭력보다 덜 심각하다는 잘못된 믿음이 있는데, 배우자 강간에 따르는 신체적 및 정서적 결과도 다른 형태의 성폭력과 유사하다. 먼저 신체적인 영향으로 생식기나 항문부위의 상처, 찰상, 좌상, 근육 파열, 피로, 구토 등이 생기며, 또 구타 및 강간을 당한 여성들은 빈번하게 골절, 멍든 눈, 피가 나는 코, 칼로 베인 상처 등을 경험한다. 아울러 부인과적 영향으로 질 확장이나 유산, 사산, 방광 감염, 성교로 인한 질병 감염, 불임 등이 생길 수 있다. 배우자 강간의 피해자들은 신체 손상도 심각하게 겪을 수 있지만, 심리적 손상은 더 심각한 편이다. 단기적인 영향으로 불안이나 충격, 우울, 자살 사고를 비롯하여 외상 후 스트레스장애 등이 나타나는데, 폭행을 당한 여성들은 남편을 비롯한 남성에 대한 두려움이 매우 큰 편이다. 장기적으로는 수면장애나 섭식장애, 우울, 친교관계에서의 문제, 부적 자기상, 성기능장애 등을 경험하며, 아울러 여성으로서의 자존심이나 이성애적 행동에 대한 태도에서 부정적 영향을 받으며, 배신감과 환멸감 때문에 정상적인 친교관계 형성도 힘들어진다. 배우자 강간을 당한 아내들은 단순히 남편에게 폭행을 당한 부인들보다도 더 심한 상처를 받는다.

그럼에도 불구하고 왜 여성은 자신을 강간한 배우자와 함께 살고 있는가? 많은 여성들은 남편과의 성행위를, 그 성행위가 자신의 의지에 반한 것일지라도, 부인으로서 의무의 일부로 여기고 있다. 남편의 강제적인 성행위로부터 아내를 보호할 수 있는 법안이 마련되어 있더라도 요즈음 상당수의 남성들은 부인을 상대로 한 강제적 성행위가 범죄임을 알아차리지 못하고 있다. 많은 여성들은 재정적인 불안정 때문에 그런 상황에서도 남편과의 관계를 청산하지 못한다. 만약 자녀가 있다면, 자녀를 자신이 양육해야 하는지 또는 남편에게 양육을 맡길 것인가를 결정하는 문제가 추가되어 관계의 청산이 더욱 어려워진다. 부인이 남편과의 관계가 청산될 경우 남편이 자신이나 자녀에게 가할 위험성이 두려워 관계를 청산하지 못한다. 어떤 여성은 자신이 남편에 대한 사랑과 충성심 때문에 고통이나 피해 등을 이겨내고 살아간다.

5. 강간해석의 문화적 차이

여성을 차별하면서 발생한 강간의 역사는 장구하다. 기원전 3000년경 바빌로니아문명시대에서는 기혼여성을 남편의 소유물로 여겼는데, 만일 당시의 여성이 강간의 피해자일 경우 강간범과 함께 그녀를 묶어 강물에 던져버릴 수 있도록 했었다. 그녀의 남편은 물에 내던져진 그녀를 구출한 의사가 있다면 물 속에서 건져낼 수도 있었지만, 그렇지 않으면 그녀가 간통에 대한 처벌로 익사하든지 도망쳐 나와 살든지 전혀 상관하지 않았다.

기원전 10세기경 번성했던 유태문화권에서도 여성을 남성의 재산으로 여겼기 때문에 강간은 다른 남성의 재산을 주인의 허락 없이 절도한 행위로 해석했다. 여성이 미혼일 경우 강간을 범한 남성은 그녀의 아버지에게 그 대가로 돈을 지불하거나 그녀와 결혼을 하면 문제가 해결되었다. 또 아버지가 딸의 성행위에 대한 대가로 돈을 받을 수도 있었으나 딸이 자기 마음대로 자신이 선택한 남성과 성관계를 하고서 돈을 받아 챙기면 중대한 범죄에 해당되었다. 부친의 허락 없이 그런 행위를 한 평민의 딸은 돌에 맞아 죽게 되어 있었으며, 성직자의 딸일 경우 화형을 시킬 수 있었다. 그러나 12세 이전의 딸이 부친의 허락 없이 그런 행위를 했을 때는 12세가 될 때까지 처벌을 연기했다. 역시 기혼여성도 강간당하면 강간범과 함께 돌로 쳐 죽였다. 특히 그녀가 도시 성곽 내에서 강간을 당한 경우 처벌대상이 되었는데, 그 이유는 단순히 소리를 질러 강간을 막을 수 있다고 믿었기 때문이다(구약성서 신명기 22장 28~30절 참조).

일부 문화권에서는 대부분의 근대 문화권에서

규정하고 있는 강간의 개념을 그대로 적용시키지 않는다. 예를 들면, 뉴기니아 아라페쉬(Arapesh)족은 이를 정확하게 이해하지 못한다. 그 이유는 기질이나 특성, 기능 등에서 남녀간 차이가 없으며, 결과적으로 그들의 사회는 성역할이 뚜렷이 구분되지 않았기 때문이다. 즉 그들은 공격성이나 협동성에서 남녀차가 없으므로 일방적인 공격에 의한 강간 개념은 존재하지 않는다. 아프리카 사하라 지방 튀레그(Tuareg)족도 그와 비슷한 면을 보이는데, 남성은 여성으로부터 성적으로 거부당해도 전혀 이에 대한 반감을 갖지 않는다. 아프리카 콩고공화국의 이투리(Ituri) 지방 피그미족도 마찬가지로 남성이 여성의 옷을 찢고 나서도 그녀의 허락이 없으면 절대로 강제 성교를 시도하지 않는다. 그 반면 동아프리카 케냐 고지대의 키큐유(Kikuyu)족은 소년이 아동기로부터 벗어난 성인으로 인정받기 위해 강간을 범해야 하는 의식이 근래까지 있었다. 그들은 성년의식의 일부로 모든 소년들이 강간을 범하여 남성다움을 증명하기 이전까지 키큐유족 여성과 결혼하지 못했다. 결국 성년의식을 치르는 소년들은 떼를 지어 산간지방으로 강간의 대상을 찾아 헤매었다. 이들에게 최적의 공격대상은 적대국으로 인정하고 있는 이웃 부족의 여성들이었다. 실질적으로 이처럼 의식으로 행해지는 강간에서 소년들은 여성 신체를 제대로 공략하지는 못하지만 그러한 절차를 밟아야만 성인이 된다고 생각하였다.

케냐 고원지방의 구시(Gusii)족의 강간 발생률이 보통의 선진국에서보다 훨씬 높다. 그 이유는 결혼을 심한 폭력이나 고통 등이 수반되는 남녀간의 투쟁이라고 생각하기 때문이다. 그 투쟁을 이기지 못한 남성들은 그들의 적으로 생각되는 이웃부족으로부터 신부를 구해야 하는 부담 때문에 자기 종족의 여성을 강제로 취하려고 노력한다. 이러한 이유에서 구시족 소년들은 혼전성교가 금지되었지만, 여성을 유혹하여 강제 성교를 시도한다. 또한 구시족은 남성이 여성의 저항을 물리치고 여성에게 고통을 주는 성교를 남녀의 정상적 성행위라 여긴다. 그래서 결혼초야부터 신부가 성교 후 걸음을 제대로 걸을 수 없어야 신랑은 친구들로부터 체면을 유지했는데, 성교에서 여성이 고통스러워 울음을 터뜨린다면 그는 친구들에게 의기양양한 자세를 취할 수 있다. 이러한 전통적 성역할 때문에 구시족의 여자들은 일반적으로 남편일지라도 항상 성교를 거부하면서 남성들의 성적 능력에 대하여 끊임없이 비난하고 희롱하는데, 이러한 행위들이 남성들의 강간을 자극하는 원인이 된다.

6. 성역할과 성폭력의 관계

강간은 생식기가 수반되기 때문에 성범죄로만 여겨질 수 있다. 즉 성욕을 적절하게 발산시키지 못한 남성들이 사회적으로 받아들일 수 없는 상태로 이를 배출시켜버린 행위정도로 생각할 수 있다. 그러나 이 분야를 전문적으로 연구하는 사람들의 대다수가 강간이 단순히 열정이나 성욕 때문에 범한 범죄가 아니라는 점을 강조하고 있다. 즉, 그들은 강간범들이 비강간범들과 비교할 때 성욕에서의 차이가 별로 없었으나 폭력을 행사하려는 경향만이 더 강했다고 보고한다. 그렇다면 강간을 통제할 수 없는 성욕이 충동적으로 표현된 결과라는 설명은 더 이상 통용되지 않는다. 오히려 성적인 측면보다도 공격성이라는 측면에서 강간 발생을 이해해야 한다.

역사적으로 보아도 여성의 수가 부족했거나 성매매를 제재했던 시대에 강간이 더 많이 발생했다는 보고는 없다. 그래서 여성권익운동가들은 강간을 하나의 성범죄로 분류하는 것을 반대하는 대신, 이를 오히려 힘이나 지배, 굴욕, 착취, 또는 가학적인 폭력행위로 규정해야 한다고 주장한다. 다시 말하면, 강간이란 여성을 기본적으로 지배하고 통제하는 범죄, 또 힘을 무기로 여성을 공격하는 범죄로 보아야 한다는 것이다. 예를 들면, 옛 연인이나 전처를 만난 남성이 아직도 그녀를 지배하려는 속성 때문에 때로는 그녀와 강제로 성관계를 가지려고 시도한다. 그러나 강간을 단순히 여성을 지배하려는 폭력행위로만 규정하게 되면, 강간자의 발기현상과 성욕을 무시해버리는 꼴이 되기도 한다. 단순히 여성에게 폭력을 행사하는 남성은 데이트의 마지막 순간에 성교를 거부한 여성을 강간한 남성하고는 다르다.

남성의 공격성과 여성의 수동성이라는 전통적인 성역할을 수용하는 것은 강간을 문제시하지 않는 태도와 관련이 깊은데, 특히 남성의 경우 전통적인 성역할에 집착하는 것은 강간을 범한 가능성이 높은 것과 상관이 있다. 여성도 역시 전통적인 성역할에 집착할 경우 강간을 당할 가능성이 크다고 할 수 있다. 예를 들면, 성에 관심이 없는 여성이라도 설득과 유혹을 하면 성적으로 관심을 가지게 된다는 전통적 믿음이 강간 발생을 부추긴다. 이러한 전통성의 효과는 낯선자 강간보다도 친근자 강간에서 더 잘 나타난다. 데이트강간에서 희생자가 된 여성은 데이트강간의 상황이 모호할수록 스스로를 비난하는 경향이 더 크며, 그 강간을 신고하지 않았을 경우 자기비난은 더욱 심하다.

전통성에 입각해 설명하자면, 강간은 정상적으로 사회에서 인정하는 성역할의 표현일 수도 있다. 우리의 전통사회에서는 남성의 지배와 여성의 복종관계를 가르쳐왔다. 어떠한 상황에서든지 남성들이 성적으로 힘을 행사하는 것을 남성다움의 당연함으로 여겼으며, 남성들은 자기들의 요구에 대한 여성들의 거절을 그들이 수줍어서 꺼리는 행동의 표현으로 생각했다. 그래서 전통적으로 남성들의 성적 요구에 대해 여성이 거절하더라도 남성들은 이를 긍정적인 답으로 간주해왔으며, 심지어 "나를 유혹해라"는 식으로 받아들였다. 이러한 상황의 연속이라면, 소년들을 미래의 잠정적인 강간범 또 소녀를 잠정적인 강간 피해자로 교육시키는 꼴이다.

지배자들의 문화권에서 남녀의 성적 상호작용은 파블로프식 조건형성에 관계된다. 남성이 여성의 몸에 의해 성적 흥분을 일으켰다면 여성의 몸은 무조건적인(unconditioned) 자극인 셈이고, 지배와 잔인성, 폭력이 섹스에 연관된다면 이들은 모두 조건화된(conditioned) 자극들이다. 그래서 나중에는 섹시한 여성이나 성욕을 자극시킬 만한 이미지가 없더라도 지배, 잔인성, 및 폭력성 자체들은 정서적이거나 생리적 반응을 동일하게 유발시킬 수 있다. 즉 남성들은 그와 같은 유발을 폭력으로 잘못 연관시키기 시작한다. 물론 남성들 모두에게 이러한 식으로 조건형성이 이루어지지는 않지만, 특히 이미 폭력 성향을 지닌 자들은 성적 쾌감과 폭력, 잔인성과의 반복된 연합에서 자신의 성향을 극복하기 어렵다.

전통적인 사회화과정은 여성들에게 남녀간 의사교환에 장벽이 된다. 전통적 성역할의 각도에서 여성을 보는 사람들은 강간을 성욕이 넘친 남성의 동기를 불러일으킨 여성의 잘못으로 해석한다. 그들은 역시 강간을 당한 여성은 귀중한 가치를 잃었다고 믿는 경향도 강하다. 데이트나 성행위 등 남녀의 성적 친교를 위한 노력은 남성이 주도해야 하고 여성은 이에 따르기만 하면 된다는 믿음은 동서 문화권 모두 공통적이다. 그러므로 젊은이들의 태도나 행동 형성에 영향을 주는 부모를 비롯한 사람들은 그들에게 남녀의 전통적 역할에 따른 갈등이 생기지 않도록 의사소통을 적절히 하도록 가르칠 책임이 있다. 나중에 파트너가 될 가능성이 있는 사람들과 성적 감정을 솔직하게 토의할 수 있도록 가르치면서 폭력은 어떠한 상황에든지 정당하지 않음을 강조해야 한다.

7. 전쟁과 강간

동서고금을 막론하고 여성은 성폭력의 피해를 당해왔는데, 특히 전쟁이나 분쟁 상황에서는 더욱 심하여 강간발생이 비일비재했다. 회교도로부터 예루살렘을 해방시키기 위해 전 유럽에 걸쳐서 신성한 행진을 했던 12~13세기 십자군전사들도 종군도중 강간을 수없이 범했으며, 제2차 세계대전 당시 이태리에서 프랑스군과 싸웠던 모로코 용병들은 적지에서 강간과 약탈에 대한 허가를 받는 조건으로 참여했을 정도였다. 또 독일의 나치부대는 유대인 여성들에 대한 강간을 일삼았으며, 소련을 침공할 때도 수많은 여성들을 강간하자 그에 대한 보복으로 소련군도 베를린을 침공할 때 독일 여성들을 강간했다. 보다 최근에는 1970년대 방글라데시가 독립하기 위한 전쟁을 할 때 파키스탄 군대가 강간을 저질렀고, 사이프러스를 침공한 터키군대의 강간행위도 유명했고, 또 보스니아, 크로아티아, 세르비아 분쟁에서도 예외가 아니었다.

우리나라 상황도 마찬가지이다. 삼국유사 제2권 김부대왕(金付大王 : 신라 56대왕) 편에 서기 927년 후백제 견훤이 신라를 침공해 당시 신라 55대 경애왕을 강제로 자결시키고 왕비를 욕보였으며, 부하들에게 왕의 첩들을 욕보이게 했다는 대목이 나온다. 임진왜란과 병자호란 중 조선의 수많은 여인들이 침입자들로부터 강간의 희생자가 되었으며, 1960~1970년대의 베트남전쟁에서는 수많은 베트남 여인들이 미군이나 한국군에 의해 강간을 당하였다. 역시 1950년대 한국전쟁 당시에도 미군들의 강간행위는 예외가 아니었다.

그렇다면 전쟁과 강간에는 어떠한 관계가 있는가? 전쟁에서의 강간은 우발적이거나 사적으로 발생하지 않는다. 전쟁 시에는 강간이 전략적 기능을 하는데, 특정한 군사목적을 성취하기 위한 통합적인 수단이 된다. 또 교전의 압력 그 자체가 남성들에게는 순수한 성적 의미로서 하나의 자극제가 되어 강간이 발생하고 있다. 전쟁 시 공격에서 나타난 흥분은 성행위에서의 쾌감처럼 남성적이다. 또한 전쟁 중 발생하는 강간행위는 집단으로 행해지는데, 전쟁 중의 강간범들은 정신장애나 범죄 기록이 거의 없는 자들이다. 또 전쟁 중에는 흔히 강간범들이 처벌되지도 않는다. 오히려 전쟁터에서의 윤간행위는 적군을 도덕적으로 짓밟는 기능, 고조된 공격성이나 공포감을 완화시키는 기능, 남성들의 유대를 강화시키는 기능, 또 지배욕을 증가시키는 기능을 한다. 브라운밀러는 명령을 하달하고 명령에 복종하는 계율 속의 남성들의 군대사회가 전쟁에서 실제로 강간을 기대하게 만든다고 주장했다. 그녀는 남성중심의 사회 분위기가 남성들의 도착상태의 우월감을 고취시키고 또한 강간을 용납할 수 있는 분위기를 조장시킨다고 비난했다. 즉, 전쟁은 여성들에 대한 경멸이나 모욕을 표현하는 심리적 배경을 완벽하게 마련해주고 있다.

8. 강간에 대한 잘못된 믿음

강간에 대한 잘못된 믿음(rape myths)은 여성에 대한 남성들의 성폭력을 정당화시키거나 부정하는 믿음이나 태도를 말한다. 이러한 믿음은 강간이 발생하는 상황이나 환경, 강간에 관련된 개인들의 특성에 관한 것들인데, 대부분 가부장제 전통사회에서의 성역할 기대 및 남성이 힘을 행사했던 경험들이 누적 · 전달해온 것들이다. 예를 들면, 남자대학생들은 여성에 대한 적개심 때문에 강간을 범하게 될 수밖에 없다고 믿고 있었으며, 여자 대학생들은 여자가 어쩔 수 없이 강간 피해자가 될 가능성이 높은 존재라고 이해하고 있었다. 그러한 믿음들의 예들과 그 보완적인 설명을 다음과 같이 나열해본다.

- 남성이 성적으로 일단 흥분하게 되면, 성행위 이외에 어떻게 할 수 있는 방법이 없다. → 남성이 성적으로 흥분하더라도 반드시 성행위로 흥분을 가라앉히는 것은 아니며, 흥분이 되더라도 가라앉힐 수 있는 능력이 있다.
- 강간은 성적 만족을 얻고자 하는 욕구 및 통제할 수 없을 정도의 강한 성욕 때문에 발생하는 것이다. → 강간은 물리적 폭력 및 우월성에 의한 행위이며, 성적 만족 때문에 발생하는 것이 아니다.
- 여성이 정말 강간당하기를 원하지 않았다면, 가해자와 적극적으로 싸웠을 것이다. → 강간범이 무기를 가지고 있지 않더라도 피해자는 놀라움과 충격, 공포, 상해의 위협 등 때문에 가해자로부터 압도당해버린다.
- 성적 매력은 강간범이 피해자를 선택하는 주요한 근원이며, 여성이 외모 등으로 성폭력을 유발시킨다. → 강간범은 가장 접근하기 쉽고, 취약한 피해자를 고르는 것이지 성적 매력이나 외모에 의해 선택하지 않기 때문에 유아에서 노인에 이르기까지 전 연령층이 피해자가 될 수 있다.
- 섹시하게 옷을 입고 다니는 여성들이 강간을 당할 가능성이 더 높다. → 강간 발생은 옷을 어떻게 입고 다니는 것과 관련이 없으며, 강간은 성적 매력이나 욕망보다도 지배와 조정, 힘, 또는 기회에 의해서 발생하는 것이다.
- 대부분의 강간은 정신병자나 낯선 사람들이 범한다. → 대부분의 강간은 자신이 잘 알거나 믿고 있는 사람에 의해서 범해지며, 강간범들도 보통 사람들로 여기지는 자들이다.
- 남성은 강간을 당할 수 없다. → 많은 사람들은 남성이 신체적인 강점 때문에 강간을 당할 수 없다고 믿지만, 성폭력을 당하는 남성들도 의외로 많아서 12세 이상의 남성들 중에서 15% 이상이 성적 학대나 강간, 강간미수 등 다양한 형태의 성폭력을 당한 경험이 있다.
- 모든 남성은 강간범이다. → 대부분의 강간은 남성에 의해서 범해지는 것은 사실이지만, 대

다수 남성들은 강간범이 아니라 오히려 여성이나 아동에 대한 폭력을 종식시키는 중요한 역할을 하고 있다.

- 여성들은 흔히 강간을 당했다고 거짓말하거나 거짓 신고를 한다. → 통계수치에 의하면, 그와 같은 거짓말을 한 비율은 2% 미만으로 다른 형태의 범죄에서와 비슷한 비율이다. 오히려 강간을 당하고도 신고한 비율은 10% 정도이며, 자신이 아는 사람이었을 경우 신고하기가 매우 어렵다.
- 성폭력은 단지 여성하고 관련된 이야깃거리이며, 남성은 걱정할 필요가 없다. → 통계수치에 의하면, 남성들이 성폭력의 피해자로 신고가 된 경우는 전체의 10%에 해당되며 또 그 경우의 가해자는 거의 대부분 남성이다. 아울러 남성들은 강간 피해자인 여성의 배우자, 오빠, 남동생, 아들, 친구일 수 있다.
- 피해자가 저항하지 않았다면 강간이라고 할 수 없다. → 대부분의 친근자 강간의 피해자는 어떠한 신체적 상해도 입지 않으며, 경우에 따라서 저항하는 게 안전의 위협이 된다.
- 강간 피해자의 대다수는 성적으로 문란했던 여성들이다. → 강간은 피해자의 성생활과 전혀 관계가 없다.
- 강간은 여성이 남성을 자극해서 발생한다. → 대부분의 강간은 계획적으로 범해지며, 그 책임은 오직 강간범에게만 있다. 강간범을 강간을 시도할 때 매우 중요한 결정적인 요인은 바로 기회이다.
- 강간 상황을 대응하는 올바른 방안이 있다. → 강간은 생명을 위협하는 행위이며, 강간범마다 특성이 다르기 때문에 강간의 상황에서 피해자의 입장에서 최선의 대책은 본능적으로 따르면서 강간범의 단서를 관찰하는 것이다. 강간의 상황에서 목숨을 부지하는 것 자체도 피해자로서 올바른 일을 한 결과일 수 있다.
- 피해자는 강간을 당하고서 이를 잊고 사는 것이 더 낫다. → 이러한 충고는 피해자가 아니라 제삼자의 입장에서 나온 것이다. 피해자는 강간의 경험을 가까운 사람이나 전문가와 얘기할 기회를 가져야 한다. 그런 기회를 갖지 않고 잊고 사는 일은 매우 어렵다.
- 강간 피해자의 회복은 가족으로부터의 지지가 필수적이다. → 가족이나 친구들은 피해자에게 정서적인 지지를 제공할 수 있지만, 그것이 강간 피해자의 회복을 촉진시키지는 않는다. 그 이유는 피해자가 믿고 있는 사람들이 비협조적이거나 부정적인 방식으로 피해자를 대했을 경우 피해자의 회복은 더욱 어려워지기 때문이다.
- 강간으로부터의 상처나 후유증은 일시적으로만 나타난다. → 강간은 평생을 힘들게 하는 경험일 가능성도 크다. 피해자들의 거의 30% 정도는 여생 동안 힘들어한다.
- 강간범들은 모두 못사는 사람들이며, 범죄형 인간이다. → 강간을 범한 자들의 인구통계학적 특성을 볼 때 직업이나 소득, 인종, 연령 등이 매우 다양하다.
- 외양으로 강간범을 알아볼 수 있다. → 강간범을 외모로 알아볼 수 있는 방법은 없다. 외형상 정상이고, 우호적이고, 전혀 위협적이지도 않고, 결혼해서 자녀를 둔 젊은 사람일 수도 있기 때문이다. 그러나 강간범들의 성격적인 특성에 따라서 범주화시키는 것은 가능하다.

- 여성은 강간을 당하는 환상을 즐긴다. → 성폭력에 관한 환상을 할 수는 있지만, 그 환상이 위협적일 때 환상을 중단하는 것이지 즐기는 게 아니다.
- 강간은 원하지 않는 성행위일지라도 폭력 범죄는 아니다. → 강간은 원하지 않는 성행위에다가 폭력 범죄이다. 많은 강간범들은 무기를 소지하고 있으며, 피해자의 생명까지도 위협한다.
- 강간은 저녁 시간에 집밖에서만 발생한다. → 강간을 어느 곳에서나 어느 시간대에서나 발생해오고 있는데, 많은 강간이 낮 시간에 피해자의 거주지에서도 발생한다.
- 성폭력은 충동적이고 무의식적인 행위이다. → 대부분의 강간은 강간범에 의해 신중하게 계획된 것이며, 강간범은 동일한 상황이 전개되면 다시 강간을 범할 가능성이 크다.
- 강간은 열정의 범죄이다. → 강간은 성을 무기로 상대방을 다치게 하고 굴욕을 주는 폭력의 범죄이지 열정의 범죄가 아니다.
- 대부분의 강간범들은 강간을 오직 한 차례 범한다. → 대부분의 강간범들은 잡힐 때까지 반복해서 강간을 시도한다.
- 가해자나 피해자 중 최소 한 사람이 술에 취한 상태에서 강간이 발생했다면, 가해자는 강간으로 처벌받을 수 없다. → 술이나 약물에 취한 상태에서 발생한 강간이더라도 강간이라는 범죄로부터 벗어날 수 없다.
- 여성이 술에 취했다는 것은 어떠한 종류이든지 성행위를 원한다는 것을 의미한다. → 여성이 술을 마신다는 것은 성행위에 동의를 한다는 뜻이 아니다. 단지 술이나 약물은 여성에게 동의 여부 등을 판단할 수 없게 만들어버릴 뿐이다.
- 아동이 낯선 사람을 잘 피하면 성폭력을 당할 위험이 없다. → 아동을 상대로 하는 성폭력은 잘 알고 있는 사람에 의해서 발생하는 것이 더 일반적이다.

9. 성폭력의 대상 및 빈도

남녀노소 누구나 강간과 같은 성폭력의 피해자가 되고 있지만, 그 피해자의 대부분은 젊은 여성들이다. 또 연령별로는 피해자 대대수가 강간범과 비슷한 나이 또래이지만 연로한 여성들이 피해자가 되는 경우도 무시할 수 없다. 남성 강간범들을 상대로 했던 한 연구에 의하면, 일부는 자기보다 나이가 2배 이상인 여성을 강간했으며, 강간의 피해자 중 80대 할머니도 있었다. 즉 나이에 상관없이 누구나 희생자가 될 수 있는 것이다.

남성이 성폭력의 피해자가 되는 경우를 보면, 대다수의 가해자는 여성이 아니라 남성들이다. 실제로 여성이 남성을 강간하는 경우도 있지만 극히 드문 편이다. 남성들이 동성을 상대로 한 성폭력도 피해자가 친구나 연인, 동료, 또는 낯선 사람일 수 있다. 동성 사이에 발생한 성폭력에 대한 지원서비스가 많지 않은데다가 빈도를 밝힌 조사도 매우 부족하다. 동성애강간(homosexual rape)의 발생이 어느 정도인지 정확히 파악하기는 어렵지만, 그 비율은 전체 강간피해자 중 최소 10%에 해당된다고 추정된다. 남성들의 동성애강간은 교도소나 군대와 같은 특수한 환경에서 많이 발생한다. 일반적으로 교도소에서는 여러 명의 수감자들이 1명의 약자를 상대로 강간하기도 한다. 이러한 강간형태의 일반적 특성을 보면, 가해자는 피해자보다 나이가 더 많고, 체격이 크며, 재소자들인 경우 더 중한 형벌을 받은 사람들이다. 강간을 당한 남성도 여성 피해자처럼 분노를 느낀다.

남성피해자들의 특성은 잘 알려지지 않았지만, 남성피해자 115명을 상대로 한 면담결과에 의하면, 그중 100명(87%)은 적어도 1명 이상의 남성으로부터 강간을 당했는데 대부분 강제적인 항문성교이었고, 7명(6%)은 남녀 1명씩으로부터 당했으며, 여성에 의해 강간을 당한 사례는 8명(7%)이었다. 그들이 강간당했던 시기의 평균연령은 16.4세였는데, 전체의 60%가 16세 이전이었고, 전체 피해자 중 경찰에 신고한 자는 15%에 불과했고, 77%는 나중에도 아무런 도움을 찾지 않았으며, 또 가족이나 친척들로부터 희생된 자는 30%정도였다. 특히 나이가 들어서 강간 희생자가 된 경우, 그중 15%는 자신의 성적 정체성에 대한 혼동이 생겨 성행동을 전혀 표출하지 않았다.

근래까지 남성에게 가해진 강간은 법적으로 인정받지 못했다. 단 희생자들이 어린 남자였을 경우 아동학대로 취급된다. 영국은 1994년 남녀를 구분하지 않고 항문이든 질이든 성교를 당하는 것을 강간으로 정의하였다. 미국의 경우도 신고가 된 전체 강간의 5~10%가 남성 피해자라고 하면서 동성애 강간을 법적으로 인정하고 있는데, 남성이 남성을 상대로 한 강간의 주요한 동기도 지배와 보복, 변태 성욕 등이었다. 우리나라에서는 형법 제297조에 단지 부녀자를 강간하는 경우를 처벌한다고 했을 뿐, 남자에 대해서 발생할 수 있는 강간의 경우는 아직 규정하지 못하고 있다. 한편 여성이 여성을 상대로 강간하는 경우도 있는데, 보통 주먹이나 손가락, 물건 등으로 상대방을 공격하며, 상대방의 질에 무언가를 삽입하는 행위는 발생하기도 하며, 발생하지 않기도 한다. 그 경우 피해자는 임신의 걱정을 하지 않지만, 질이나 항문, 자궁 경부에 감염 등의 위험이 있다.

성폭력은 다른 범죄들과 비교할 때 신고 비율이 매우 낮은 편이다. 1980년대 초반 샌프란시스코에 거주하는 930여 명의 여성을 무작위로 추출해 면접했던 Russell에 의하면, 표본의 24%가 강간을 당한 경험이 있었다고 했으며 또 상당수가 폭력이나 위협과 같은 강제성이나 약물에 의한 무의식상태에서 강간을 당했다고 폭로했다. 더욱 놀라운 사실은 강간을 당했다고 말한 여성들의 9.5%만이 이를 경찰에 신고했다는 점이다. 연구자마다 다른 수치를 보고하지만, 일반적으로 성폭력 범죄들 중 경찰에 신고가 된 사례는 전체의 20% 이하라고 알려져 있다. 물론 신고가 된 강간의 사례 중 2% 정도는 거짓 신고로 밝혀졌지만, 신고 비율은 전반적으로 매우 낮은 편이다. 여대생들이 경험한 강간의 95%는 경찰에 신고하지 않는 등 친근자 강간이었을 경우 신고하는 비율이 더욱 낮아 2% 정도에 불과할 정도이다. 피해자들이 신고를 기피하는 이유들은 자신의 사생활을 노출시키고 싶지 않은 심정에서, 강간범의 복수를 두려워해서, 신고하는 절차를 잘 몰라서, 신고해도 강간범이 식별되어 체포될 확률이 낮다고 생각하여, 수치심에서, 또는 법정에서 강간피해자로서 비난받는 것이 두려워서, 자신의 주장을 믿어주지 않을 것에 대한 두려움에서, 술이나 약물에 취해서 범죄가 발생했는지에 대한 불확실성 때문에, 너무 당황해서 등 다양했다.

아래의 소개된 통계치는 미국 대학생들이나 일반인들을 상대로 얻어진 것인데, 다른 연구들의 표준에 가까운 수치들로 성폭력의 발생빈도를 추정할 수 있는 자료에 해당된다.

- 미국 FBI 기록에 의하면, 15초마다 1명의 여성이 남편이나 남자친구로부터 구타를 당한다.
- 가정폭력의 피해자들에서 여성이 차지하는 비율은 95~98%이다.
- 미국의학협회에 의하면, 매년 2백만~4백만 명의 여성들이 학대를 받고 있으며, 또 25%의 여성들이 현재 또는 과거 파트너, 데이트상대로부터 성폭력을 당할 정도다.
- 4명의 여성들 중에서 1명은 일생의 어느 시점에서 성폭력의 피해를 당할 정도다.
- 16세에서 24세 사이의 여성은 다른 연령층보다 강간 경험 위험성이 4배나 된다.
- 성폭력의 83%는 피해자가 25세 이전에 발생한다.
- 성폭력 피해자의 66%는 전혀 외상을 입지 않은 상태이다.
- 성폭력 피해자의 78%는 자신이 알고 있는 사람이 가해자이며, 강간을 당한 여자 대학생들의 84%는 가해자를 알고 있다.
- 성폭력 피해자의 50% 및 가해자의 70% 이상이 성폭력이 발생하기 전 약물이나 술에 취한 상태였으며, 데이트 강간에 연루된 대학생들의 경우 남성 75%와 여성 55%가 술에 취했거나 약물을 복용한 상태였다.
- 강간의 57%는 데이트 도중에 발생하였다.
- 여자 대학생 8명 중에서 1명은 학창시절 강간의 피해자일 정도다.
- 여자 대학생 4명 중에서 1명은 강간미수의 피해자일 정도다.
- 강간을 범한 남학생들의 16%는 집단강간을 1회 이상 범한 사실이 있다.
- 남자 대학생 12명 중에서 1명은 강간을 범했다.
- 남자 대학생들의 33%는 붙잡힐 가능성이 없다면 강간을 범하겠다고 답한다.
- 강간범들의 대다수는 18세에서 34세 사이의 남성이다.

10. 강간에 대한 환상

사람들은 누구나 성적 환상을 즐긴다. 가상적인 연인이나 낯선 사람, 또는 유명한 사람하고의 성행위를 하는 환상 등 그 내용은 매우 다양하여 세속적이거나 변태적일 수도 있다. 그 내용 중에 강간하고 관련된 성적 환상(rape fantasy)도 포함되는데, 남녀 모두 자신이 강간범으로 또는 강간의 피해자로 등장하여 원하지 않는 유혹으로부터 강제적으로 성행위를 시도하거나 당하는 것까지의 환상을 경험할 수 있다. 대학생을 상대로 한 조사에 의하면, 남성들의 상당수가 강간을 범하는 환상을 경험한 반면, 여성들의 절반 이상이 강간을 당하는 환상을 경험하는 것으로 드러났다.

역시 환상을 경험했다던 여성들의 절반 이상이 그러한 환상을 통해 성적 쾌감을 얻었다고 말했는데, 그 환상들은 강간에 당하는 것일지라도 낭만을 전제로 했던 것이 대부분이다. 앞에서 여성들의 환상은 주로 강간을 당하는 것이라고 했는데, 그런 환상은 특히 성적으로 억압이 심했던 환경에서 자라난 여성들에게서 더 자주 나타났다. 물론 남자도 여자로부터 강제로 성행위를 당하는 환상을 경험하지만, 강제로 성행위를 시도하는 환상의 비율이 더 높은 편이었다. 또 성행위 도중에도 여성은 남성보다 강제 성교를 당하는 환상을 더 자주 보고한다. 그러나 여성이 왜 강간을 당하는 입장에서의 환상을 더 자주 경험하는가를 생각해보면, 여성의 성욕이나 성행동을 억압하는 문화적 환경과 관련이 깊다. 성이 사회적으로 금기된 상황에서는 심리적으로 강간의 환상에 의존하는 사람들이 생기게 되며, 그런 환경에서 자란 여성은 성적 환상을 경험할 때 죄의식이 수반되는 게 보통이며, 또 그 경우 여자는 단순한 성적 환상보다도 강간을 당하는 환상에서 죄의식을 더 낮게 지각한다.

많은 사람들이 강간의 환상에 의해 성적 흥분을 경험하게 된 사람들은 그렇지 않은 사람들보다 실제로 강간을 범할 가능성이 더 높고, 강간 피해자로서의 환상을 즐기는 사람들도 피해자가 되기를 원할 것으로 생각하지만, 그렇지 않다. 여성들은 강간에 대한 환상을 하더라도 실제 장면에서는 강간을 원하지 않는다. 또 그러한 환상이 존재한다고 해서 실제 강간을 너그럽게 여기고, 실제 강간의 가해자나 피해자가 되기를 원하는 것도 아니다. 설령 남성으로부터 강간을 당하는 환상에서 즐거움을 얻을지라도 실제의 강간과는 다르다. 환상에서는 여성 스스로가 그 상황을 통제할 수 있지만, 실제의 강간은 그렇지 못하다. 여성의 환상에서 나타나는 강간의 장면은 자신의 매력에 빠져든 남성이 등장하고, 또 그 남성도 대부분 자신에게 매력적인 상대이다.

여성권익운동가들은 그러한 환상이 여성에게 존재하더라도 강간발생에 기본조건이 되지 못하며, 강간발생에 어떠한 기능도 하지 않으며, 또 실제 강간의 경험과 전혀 관계가 없다고 반박했다. 그들은 오히려 여성의 성적 환상은 남성이 우월하다는 사회적인 지배욕 때문에 조건화된 산물이라고 비난했다. 즉, 남성들은 공격자이며 여성들은 수용적인 역할을 하는 사람이라는 사회화현상이 여성이 강간의 피해자가 되는 환상을 하도록 만든 것이다. 실제로 대중매체에서도 남성의 주도성과 여성의 복종을 강조한 분위기, 즉 전통적인 성역할 고정관념이 존재하기 때문에 여성들이 남성들보다 강간의 피해자가 되는 환상 경험의 비율이 더 높다. 성범죄를 저지른 남성들도 강간에 관한 환상을 했다고 보고하지만, 그러한 범죄에 관한 환상은 범죄를 저지르지 않는 사람들도 흔하게 경험하고 있다. 그러므로 그러한 환상 자체가 범죄를 이어지는 결정적 요인이라고 말하기 어렵다.

실제상황의 강간은 폭력 범죄이므로 환상의 주제로 강간을 선택되는 것 자체가 어떤 사람들에게는 스트레스가 된다. 그럼에도 불구하고 일부에게는 강간에 대한 환상은 사회에서 성과 관련해서 가장 부정적으로 여기는 방법이지만 성욕을 간접적으로 발산하는 수단이 된다. 환상을 경험하는 사람에게는 환상이 죄의식 없이 안전한 상태로 강한 성적 경험을 할 수 있도록 하는 심리적인 장치가 된다. 사회적으로 용납되는 예들 중에서 가장 흔한 강간의 환상은 여성이 입고 있는 꽉 낀 옷을 찢는 것인데, 많은 사람들이 불법적이거나 비도덕적인 행위를 직접 행하지 않고 자신이 성적 통제를 하거나 전혀 통제하지 못하는 강간의 상황을 머리 속으로 즐기는 것이다. 그들이 그와 같은 환상을 즐기는 이유는 성적으로 복종적이거나 지배적인 개인의 욕구 배출구 역할을 하기 때문이다. 또 강간에 대한 환상은 치료방법으로 추천할 만한 것은 아니더라도 이해할 수 있는데, 과거에 성적 학대나 강간으로 자신의 통제력을 상실한 자에게 과거의 상처를 치유해주는 방법이 되기도 한다.

11. 강간 피해자에 대한 태도

강간은 다른 범죄들에 비하여 신고나 기소 비율이 더 낮은 범죄에 속하며, 또 재판과정에서 증인이 거의 없기 때문에 기소되었던 강간범들도 대부분 무죄로 석방된다. 쉽게 고소했어도 이를 증명하기가 무척 어렵고, 피해자 진술을 그대로 받아주지도 않는다. 재판과정의 문제는 과연 피해자가 전혀 원하지 않는 상황에서 발생한 강간으로 볼 수 있는가에 대한 의심이다. 피해자가 신체적으로 완강하게 저항한 증거가 부족하거나, 가난하거나, 성매매 종사자였거나, 야한 복장을 하고 다녔을 경우 강간범이 무죄로 석방되는 가능성이 매우 높았다. 상당수의 여성들은 가해자가 자신들을 해치지나 않을까 하는 걱정 때문에 또 반항이나 저항을 하면 보다 심한 폭력이 수반되어 죽거나 심하게 다치는 것보다 강간을 당하는 편이 더 낫다고 판단해 강간범의 요구를 순순히 따라버린다.

강간의 피해자는 강간이 발생한 순간의 피해자일 뿐만 아니라 발생 이후에도 끊임없이 불이익을 당한다. 그들이 왜 그와 같은 수모를 받는가를 몇 가지 측면에서 살펴보자. 어떤 여성이 폭행이나 강도를 당했어도 강간을 당하지 않았다면, 사람들은 그녀가 이를 원했다고 생각하지 않는다. 그러나 그녀가 강간을 당했다면, 남편이나 친구들 및 수사관들로부터도 도덕적 순수성을 의심받는다. 특히 공격자가 낯선 사람이 아니라면 그 의심은 더욱 커진다. 일반적으로 강간에 대한 지각은 상황이나 강간 발생 이후의 행위 등에 따라 다르다. 최소한 대학생들의 집단에서 남자들은 여자들보다 강간을 더 부정확하게 지각하는데, 남자들은 피해자가 사건 후 곧바로 분명하게 반응했는가를 토대로 강간 상황을 지각하는 경향이 있다.

그렇다면 관찰자들은 왜 강간 피해자들에게 적대적이고 경직된 태도를 보이는가? 그 이유를 두 가지 이론으로 설명해볼 수 있는데, 이들은 행위자-관찰자 모델 및 공평한 세상이론(just-world hypothesis)이다. 전자에 의하면, 행위자들은 자신의 행위에 대한 원인을 외적인 것으로 돌리는 경향이 있는 반면, 관찰자들은 그 원인을 행위자의 개인적 성향으로 돌리려고 한다. 이 모델에 따르면, 강간 피해자는 행위자가 아니고 공격의 목표대상이라는 점에서 그 위치가 아주 독특하다. 즉, 관찰자들은 흔히 어떤 행위결과의 책임감을 해석하면서 사건발생의 맥락을 전혀 고려하지 않고 행위자의 개인적 특성에만 돌리려 하므로 강간 피해자에게 강간발생의 책임을 내적으로 전가시키려고 한다.

또 후자의 공평한 세상이론에 의하면, 모든 행위의 발생은 항상 공정하다고 믿는다. 사람들은 어떤 개인에게 무슨 일이 발생했다면, 그 당사자에게는 당연한 것이라고 믿는 경향이 있다. 불행한 일이 발생했다고 해도 그 희생자는 대가를 치르고 있다고 생각한다. 그래서 관찰자들은 강간 발생을 희생자에게 당연한 대가로 여긴다. 다시 말하면, 이 세상에서 발생한 모든 사건은 공평한 것이므로, 강간발생의 책임은 당연히 그 희생자에게 있다고 믿는다. 강간의 피해자를 부정적으로 이해하는 태도는 강간에 대한 잘못된 믿음을 받아들이는 것과도 관련이 깊은데, 공편한 세상이라는 믿음이 강한 사람들이 그렇지 않는 사람들에 비해서 강간에 대한 잘못된 믿음도 더 쉽게 받아들이며 또 피해자를 더 부정적으로 바라본다.

강간 피해자를 비난하는 현상은 피해자가 가해자에게 성적 동기를 유발시켰다는 잘못된 가정에서도 비롯된다. 이러한 가정은 1971년 646건의 강간사례를 검토한 미국펜실베이니아 대학교 범죄학교수 아미르(Menachem Amir)가 제기했는데, 그 사례들 중 거의 20%가 '희생자 촉진성 강간(victim-precipitated rape)' 이었다. 희생자 촉진성 강간이란 공격자가 피해자의 어떤 행동이나 언어에서 성교를 원하는 것으로 잘못 해석하여 발생한 강간이다. 실질적으로 피해자가 성교를 원한다는 말이나 행동을 하지 않았지만, 공격자는 희생자의 언어나 태도 등을 성교 의사나 관심 표현으로 해석해버리는 것이다. 간혹 피해자가 처음에는 성교에 동의했지만 곧 마음이 변해 성교를 거절하는 경우도 있는데, 이 상황에서 발생한 강간도 희생자 촉진성 강간에 속한다. 즉, 가해자는 피해자가 자신을 설득시킬 만큼 충분히 저항하지 않아서 성교의 승낙으로 해석했기 때문이다. 그러나 희생자 촉진이라는 개념은 1980년대 여성권익운동가들에 의해서 격렬한 공박을 받았는데, 그 이유는 강간에 대한 잘못된 믿음에서 비롯된 개념이기 때문이었다.

또 피해자의 사회적 명성이나 지위에 따라서도 사람들은 강간발생의 원인을 다르게 해석한다. 예를 들어, 공평한 세상이론에 따라 사회적 존경도가 낮은 피해자보다도 높은 피해자가 강간발생에 대한 비난을 더 심하게 받는다. 그렇지만 피해자가 수녀와 술집여성이라면 그 반대로 해석된다. 신체적 외모 역시 희생자들에게 강간발생의 책임을 달리 지각하는 한 요인이 되고 있다. 일반인들은 외모가 매력적이지 못한 여성들이 매력적인 여성들보다 강간을 유발시키기가 더 어렵다고 믿어 강간발생의 책임이 크다고 느낀다. 그래서 만일 매력적이지 못한 여성이 강간의 피해자였다면 다른 어떤 도발적 행위를 했을 것이라고 믿는다. 그러나 다른 연구에서는 피해자의 과거 경험을 고려한다면 피해자들의 매력이 그렇게 절대적인 요인이 아니라고 밝혔다.

피해자들에 대한 태도에서도 남녀간 차이가 분명하다. 일반적으로 피해자들은 강간이 발생한 이후에 남성들보다 여성들과 이야기하는 것을 더 편하게 느낀다. 여성들은 강간이 발생한 상황을 고려하지 않고서도 피해자가 심리적 도움이 필요할 것이라고 지각하고 우선 피해자에게 동정 반응을 보인다. 그렇지만 남성들은 강간 경험을 여성들보다 이해하지 못하는 편이므로 피해자에게 그리 민감하지 않다. 또 남성들은 강간범 입장에서 상황의 본질을 이해하려고 하기 때문에 강간범보다도 피해자를 더 비난한다. 그래서 남성들은 친구로부터 강간당한 여성을 부정적으로 바라보며, 낯선자 강간일 경우 집에서 당한 여성보다 혼자 밤길을 거닐었던 피해자를 더 부정적으로 바라본다.

이러한 이유로 경찰이나 법조계에서도 피해자를 호의적으로 대하지 않는데, 공격자에게 저항한 흔적이 없을 때 피해자는 더욱 불리해진다. 그래서 경찰들은 피해자보다는 오히려 가해자에게 더 관대하고 동정하게 된다. 법정에서 강간 피해자들이 과거의 성행동에 관한 반대심문을 냉혹하게 당하는 것도 하나의 통과의례가 되었다. 피고의 변호사는 그녀가 성매매 종사자이다, 또는 피고인이 아닌 다른 남성들과도 성관계가 복잡하다는 식의 논술을 전개하여 피해자 주장이 사실과 다른 것처럼 만들어버린다. 그리고 나면 판사나 배심원들은 그 진술들을 근거로 해서 판단하게 된다.

또 행위자-관찰자 모델에 의하면, 배심원들은 피해자를 동정하지 않으므로 또는 피해자의 부정적 특성을 강조하게 되므로 피해자에 대해 불리한 태도를 취한다. 그래서 경찰이나 판사, 변호사, 배심원, 의사 등이 강간 피해자를 직접적으로 다루는 사회에서는 피해자인 여성들을 대하는 방식이 개선될 필요가 있다. 예를 들면, 피해자가 여성이기 때문에 그녀를 상대하는 사람들도 여성이어야 한다는 방침은 합리적이다. 또 피해자의 과거 성경험을 전혀 거론하지 않는 문제도 참고해야 한다. 또한 피해자들이 저항의 흔적을 증거로 제시할 필요도 없어야 한다. 왜냐하면, 피해자의 저항이 강할수록 공격자에게 더 심한 폭력을 유발시키기 때문이다.

강간피해자들은 강간 발생의 순간에 입은 신체적 상처 이외에도 나중에 심리적 상처까지 심하게 받는다. 소위 강간의 상처(rape trauma)들은 공포, 당혹, 굴욕, 불안, 수치 등 매우 다양한데, 이러한 상처는 강간미수일 경우에도 나타난다. 이에 대한 후유증으로 그들은 대인관계의 적응이 어려워지고, 과거와 같은 성적 만족의 경험도 쉽지 않다. 그렇지만 강간 피해자들은 강간이 발생하기 이전에는 성행위 빈도나 만족감에서 다른 사람들과 전혀 차이가 없었다. 사실상 피해자들은 강간을 당하는 동안으로부터 이미 상당한 시간이 지날 때까지 불안이 사라지지 않기 때문에 정상적인 성경험을 유지하기가 어렵다.

또한 피해자가 미성년자였거나 친근자 강간의 피해자일 경우 성인들보다 상처에 대한 후유증이 더 심한 편이며, 연로한 피해자들은 신체적으로 보다 심각한 상처를 입는다. 불안이나 우울증상을 보임에도 불구하고 일부 강간피해자들은 타인에게 자신이 강간피해자임을 완강히 부정하는데, 이를 강간에 대한 침묵반응(silent rape reaction)이라고 한다. 간혹 피해자가 오히려 가해자에게 연민의 정을 느끼는 반응도 보이는데, 이를 스톡홀름 증후군(Stockholm syndrome)이라고 한다. 이 용어는 1973년 8월 스톡홀름에서 발생한 은행 강도사건에서 한 여성 인질이 강도범 중 한 사람에게 정서적으로 매혹되어 약혼자와 파혼하고 교도소에 갇힌 그 강도범을 성실하게 기다렸던 임상사례에서 유래했는데, 이는 보통 강간범과 피해자, 괴롭히는 자와 괴롭힘을 당하는 자, 테러범과 인질 사이 등에 발달하는 정서적 인연이나 심리적 의존성을 뜻한다.

12. 강간범의 동기

강간범들의 심리적 특질을 설명하는 이론은 크게 정신병리학적 이론(psychopathology model)과 사회통제이론(social control model)으로 이분한다. 전통적 모델인 정신병리학적 이론에 의하면, 강간은 가해자의 정서적 부적응현상 때문에 발생한다. 예를 들면, 구속되지는 않았지만 스스로 강간을 범했던 경험이 있다고 보고한 남성들과 여성에게 전혀 성폭력을 행사한 적이 없는 남성들 간에 성격이나 태도에서 여러 가지 차이를 보였다. 18~47세 사이의 남성을 대상으로 했던 한 연구에 따르면, 여성에 대한 적개심, 대인관계에서 나타난 폭력의 용납, 우월성 등은 성폭력을 행사했던 경험이 있었던 남성들과 관련이 높게 나타났다.

또 다른 예로 강간을 범한 경험이 있는 남성과 없는 남성 10명씩을 상대로 성적 자극에 대한 반응의 차이를 비교했다. 강간범들은 성인 여성을 강간한 혐의로 구속된 후 정신과 치료를 받았으며, 성범죄자 치료프로그램 참여도중 실험에 참가했는데, 그들은 자신의 범죄를 인정하고 현재도 자위행위 시 강간에 대한 환상에 빠진다는 집단이었다. 종속변인은 자극이 제시될 때 성기의 발기 정도를 측정하는 것이었다. 남녀가 서로 동의한 상태에서의 성행위 내용을 청각적으로 제시했을 때 강간범 집단보다도 비 강간범 집단에서 성기의 팽창이 더 강하게 나타났다. 남성이 신체적 폭력을 행사하면서 여성과 성행위를 하는 내용에서는 강간범 집단에서 성기의 팽창반응이 더 높게 나타났지만, 집단간의 차이는 의미가 없었다. 그러나 여성에게 욕을 퍼붓거나 얼굴 등에 소변을 보면서 여성을 강간한다는 내용에서는 강간범 집단이 다른 집단보다 성기 팽창에서 훨씬 높은 반응을 보였다.

여성을 강간한 남성들은 그렇지 않는 남성들과 다른 경향을 보이는데, 그들 대부분은 부모 사랑이 결여되었거나, 형제간 질투가 심했거나, 여성에 대한 공포를 느끼는 등 주로 아동기 때 환경이 좋지 못했던 사람들이었다. 그들은 정신적으로 제대로 성숙하지 못했으며, 남성다움이 사회적 기대에 미치지 못했다. 그래서 분노를 느낄 때 그들은 약자를 성적으로 공격하면서 자신의 남성다움을 증명하려고 한다. 즉 여성에 대한 반응이 적대적이거나 공격적인 남성들은 여성을 통제 · 지배하면서 만족을 얻으려고 한다. 그들은 여성과의 관계에서 거부당하는 것을 두려워하는데, 적대적 남성성(hostile masculinity)의 소유자에게는 성적 매력을 지닌 여성이 위협적 존재이다. 그들은 그러한 여성에게 거부당하는 불안을 감소시키기 위하여 협박과 같은 수단을 이용한다. 여성에 대한 적대적 감정은 그녀를 굴복시키려는 욕망과 관련되며, 그녀의 성적 결정력을 무력화시키기 위해 위협을 사용한다.

특히 난잡한 성생활(sexual promiscuity, impersonal sex, sociosexuality)을 즐기는 자들은 친밀감이나 장래약속 등에 상관없이 성관계를 게임이나 놀이처럼 여긴다. 그들은 성교 파트너 수가 많으며, 지속적으로 다른 파트너를 추구한다. 이러한 성향 때문에 그들은 성인기에 강간을 범할 가능성이 높을 뿐만 아니라 여성과의 관계에서 갈등을 경험할 가능성도 높으며, 배우자에게 비교적 충실하지도 못해 폭력을 자주 행사한다.

일반적으로 강간의 설명에서 정신병리학적 이론이 지지를 받았다. 그러나 유죄판결을 받은 강간범들에게는 정신병리학적 이론이 통용될 수 있지만, 그렇지 않은 경우에는 그 이론이 잘 맞지 않는다. 그 대신 사회통제이론이 강간 발생을 보다 적합하게 설명하고 있다. 이 이론에서는 여성에 대한 어떤 차별적 태도를 지니고 있다는 사실이 강간과 같은 공격성을 촉발시킨다고 주장한다. 즉, 남녀의 구분된 역할을 사회적 차별로 여기는 믿음 때문에 강간 발생이 정당화되고 있다는 설명이다. 성적으로 아주 공격적인 남성들은 강간에 대한 잘못된 믿음을 지니고 있으며, 강간예방을 단순히 여성의 책임으로 여기며, 그리고 여성에 대한 전통적 태도를 고수하고 있었다. 그들은 또한 성적 공격행위를 비정상으로 보지 않으며, 정신병리학적 증상도 지니지 않는다. 그러므로 정상 남성들에게서 발생하는 강간 설명은 정신병리학적 이론보다 사회통제이론이 더 적합하다.

미국 텍사스의 한 교도소에 수감된 33명의 강간범을 면접한 바에 의하면, 그들 중 28명이 우발적으로 저지른 사건이었다고 말했다. 그들을 면담한 결과 연구자들은 남녀간의 성역할기대 등이 적대적인 공격성과 같은 강간의 형태로 표출되었음을 알 수 있었다. 수감된 강간범들은 모든 여성을 잠정적인 강간 피해자 또 모든 남성을 잠정적 강간범으로 지각하고 있었다. 그러나 다른 상습범들의 연구에서는 그들의 성적 공격성은 단순히 상황에 의해서라기보다는 심리학적으로 결정된 만성의 행동이라고 밝히고 있다. 그러므로 여성권익운동가들은 보통의 남성들도 강간을 범할 가능성이 존재한다고 주장하는데, 실제로 남자 대학생들의 33%가 잡히지 않는다면 강간을 범하겠는가의 질문에 그렇다고 답했다.

강간의 원인을 종합적으로 분석할 때 네 가지 동기로 나누어진다. 처음 세 가지는 상태(state)적이며, 마지막 동기는 특성(trait)적이다. 첫째, 생리적 동기이다. 여러 가지 자극에 노출되어 생리적으로 성적 흥분을 일으키는 식으로 조건화되었기 때문에 성폭력을 저지른다. 예를 들면, 폭력이 수반된 대중매체를 보고 나서 폭력을 저지르는 행위가 이러한 동기에 속한다. 둘째, 인지적 동기이다. 가해자들은 성폭력 자체가 희생자에게 만족을 가져다주거나 자비를 베푸는 것으로 잘못 믿고 있다. 셋째, 정감적인(affective) 요인이다. 여성에 대한 분노, 적개심 등이 원인이 된다. 넷째, 발달의 동기이다. 개인이 발달하는 과정에서의 문제점이 성폭력 동기를 유발했다. 부모가 이혼했거나 부모 역할을 제대로 못했거나, 가족의 범죄 이력이 있거나, 신체적 또는 성적 학대를 했거나 등이다. 이상의 네 요인들 중 최소 하나에 의해서도 강간을 범하게 된다.

13. 강간범의 유형

일부 연구자들은 강간을 비롯한 각종 성폭력 범죄를 저지르고 수감된 자들의 기본 동기에 따라 강간범을 네 유형으로 구분했다. 강간범들이 네 유형 중 특정한 형태에 속하기도 하지만, 상당수는 두 가지 이상에 중복되는 특징을 보인다. 이들은 ① 분노형, ② 권력형, ③ 가학성 및 ④ 기회주의 강간범들인데, 그 특징은 다음과 같다.

1) 분노형 강간범(anger rapist)

이들은 기본적으로 여성에 대한 분노 때문에 강간을 범한다. 그들의 폭력성은 다른 남성들에게도 나타나며, 언제 폭력을 시도할지 예측도 불가능하다. 이들의 격한 분노는 언어적으로부터 살인에 이르기까지 다양하게 표현된다. 다른 유형에 비해 강간은 매우 짧은 시간에 그쳐버리지만, 피해자가 저항하지 않아도 폭력의 형태가 더 거칠어지며 또 저항하면 더 심하게 공격한다. 피해자의 입장에서는 신체적인 상해를 심하게 입으면서 강간을 당하는 꼴이 된다. 그들은 여성을 강간하거나 모욕을 주어 가치를 저하시키고자 하는데, 여성을 더럽고 불성실하고 믿을 수 없는 존재로 여긴다. 이 유형의 강간범은 자신의 일상에서 중요하게 생각되는 어떤 여성에 대한 분노를 느끼지만, 그 분노를 낯선 자인 여성에게로 치환시킨다. 그녀가 자신을 모욕했다면 그 복수를 아무 여성에게나 해버리는데, 여자친구나 부인과 싸우고 나서 다른 여성에게 분풀이를 하는 것이다. 그와 같은 공격성이 성적 만족을 가져다주는지 아니면 가학적인 환상에 사로잡히는지에 대한 증거는 불충분하다.

그들의 폭력성은 무계획적이고, 아무 상황에서나 발생한다. 자신의 생활에서 받은 스트레스 때문에 분노가 생겨 발생하는데, 말투가 매우 거칠고 상스럽다. 강간을 시도할 때에는 필요 이상의 폭력을 사용하여 피해자를 호되게 구타한다. 무계획적인 시도이기 때문에 무기를 소기하지 않지만 주변에 있는 무기를 이용하며, 무기를 사용하는 목적은 단순히 위협이 아니라 실제 상해를 가하기 위해서이다. 강간행위는 매우 짧은 시간에 끝나는데, 밤낮을 가리지 않고 아무 때나 그런 일을 저지른다. 자신과 비슷한 나이 또래 더 많은 여성이 주로 피해자로 선택되는데, 그녀를 선택한 이유는 가치를 떨어뜨리기 위함이다. 거짓말로 용무가 있는 것처럼 말하며 피해자의 집에 침입해 그녀의 집에서 강간을 시도하는 게 그 예이다. 주로 피해자는 굴복하지 않으려고 반항하기 때문에 가해자를 더욱 분노하게 만든다. 심한 폭력 때문에 대부분 피해자의 의복도 찢어지며, 또 신체적으로 상처를 많이 입기 때문에 피해자들은 다른 사람들로부터 비난도 별로 받지 않으며 오히려 위안과 같은 지지를 받는다. 그러나 분노가 심하다보니 강간을 할 때 사정이 매우 늦어지는 문제를 경험한다.

그들은 평소에도 억누르고 있는 분노감정 때문에 자주 술을 마시며, 성격이 폭발적이어서 폭력으로 체포된 전력 등 범죄기록이 있는데, 난폭운전, 구타나 폭행, 치안방해 등이 그 예이다. 결혼을 했을 수 있는데, 그 경우 부인과 다툰 경력에다가 가정폭력으로 경찰이 출동하거나 응급실을 방문한 적이 있다. 그들의 공격성은 청소년기부터 과도한 남성성으로 표현되는데, 과속운전이나 과격한 운동을 즐기며, 충동적으로 행동하고, 공격성을 풀 수 있는 트럭운전사와 같은 남성적인 직업을 선택하기도 한다. 지인들로부터의 그의 성격이나 생활양식에 대한 평가는 매우 부정적이다. 그들은 교육수준이 상당히 낮은 편이고, 사교성이 없는 것은 아니지만 혼자 있기를 좋아하고, 포르노 감상이나 성적 환상을 별로 하지 않으며, 또 다른 사람들과는 피상적인 관계만을 유지한다.

2) 권력형 강간범(power rapist)

권력형 강간범들은 성적 동기가 높아 여성을 강간한다. 그들은 단지 목적을 달성하기 위해 폭력이나 위협을 이용하지만, 강간에 필요한 만큼의 폭력만 사용한다. 그들의 폭력사용은 피해자에게 물리적 상처를 입히기 위해서라기보다도 성적으로 그녀를 복종시키기 위한 것이다. 곧 다른 유형의 강간범보다도 강간을 할 때나 평상시에도 덜 폭력적이라고 할 수 있다. 그들은 피해자가 저항할 때만 분노를 표출하지만, 피해자가 격렬하게 저항하거나 소리를 지르면 도망가기도 한다. 그들은 사춘기초기부터 정상적 이성애 경향이 발달하지 않고, 그 대신 노출증이나 관음증 등과 같은 특이한 성적 표현을 많이 했던 경험이 있다. 어떤 사람들은 그들이 동성애 경향을 강하게 억압시키기 때문에 그런 성격의 소유자가 된다고 말한다. 그들은 자신의 비정상적 행동과 동성애 욕망에 대한 죄의식 때문에 갈수록 고독하고, 수줍어하고, 여성에 대한 부적절감을 느낀다. 피해자들은 대체로 신체적으로 상처를 받은 흔적이 없으므로 다른 형태의 강간 피해자들보다 비난을 더 많이 받는다. 권력형 강간범은 ① 권력을 확신하는 강간범 및 ② 권력을 주제넘게 내세우는 강간범으로 구분 · 설명할 수 있다.

① **권력을 확신하는 강간범** (power reassurance rapist) : 이들은 강간에 대한 환상을 통해 강간을 지속적으로 계획하면서 살아가는데, 그들의 환상은 피해자가 자신을 원하는 내용이다. 그렇기 때문에 강간을 하는 도중에 피해자에게 "네가 이걸 원하지!" 하는 말도 한다. 강간 후 나중에 서로 동의한 상태의 성행위를 하기 위해 피해자에게 자신의 연락처를 주기도 하며, 그의 말투는 명령이나 질문, 피해자의 반응을 묻는 등 지시적이고 꼬치꼬치 캐어묻는 방식이다. 그들은 피해자의 저항을 제압할 정도로 필요한 만큼의 위협이나 강제성을 이용하므로 피해자는 신체적으로 상해를 거의 입지 않는다. 상해가 있었다면 의도적인 것이 아니라 부주의해서 생긴 것들이다. 무기는 실제 사용하기 위해서보다도 위협용으로 소지하는데, 무기 사용은 본인 의도에서 벗어난 것이다. 그래서 신사 강간범(gentleman rapist)이라고도 부른다. 피해자와 오랫동안 상호작용을 할 사회적 기술이나 확신이 없어서 짧은 시간을 보내지만, 피해자가 고분고분하면 강간을 한 후 베갯머리에서 자신의 인생 얘기 등을 하면서 상당한 시간을 보낸다.

이러한 강간범을 상대한 피해자는 자신이 적극적으로 싸우지 못했던 것에 대해서 죄의식을 느끼며, 피해자를 잘 대해주면서 성적으로 만족시키려고 노력한다. 강간범은 편하게 느껴지기 때문에 자신의 거주지와 가까운 장소에서 범죄를 저지른다. 목표 대상의 피해자는 세심한 관찰을 통해서 미리 선정되는데, 만일 강간에 성공하지 못할 경우를 대비해 여러 목표 대상들을 정해놓고 하나씩 접근한다. 강간범은 피해자에게 스스로 옷을 벗도록 시키며, 자신의 옷도 피해자에게 벗기도록 요구한다. 이렇게 하면서 서로 동의한 관계의 환상을 실현화시키려고 한다. 그는 강간에서 불안하여 발기가 제대로 되지 않을 수도 있고, 수행불안 때문에 조루현상을 보이기도 한다. 가해자는 피해자로부터 기념이 되는 물건을 가져가서 나중에 환상을 되살릴 때 그 물건을 이용하며, 일기 등으로 강간의 기록을 남겨둔다. 간혹 환상을 되살려 다시 관계를 갖기 위해 그 피해자를 만나려고 하는데, 용서를 비는 방법을 이용하기도 한다. 이러한 범죄가 반복되면서 공격성이 더 심해지게 되는데, 전과기록을 보면 절도나 강도, 무단침입, 다른 성범죄 등이 주를 이룬다.

이와 같은 유형의 강간범은 자존감이 낮고, 직업도 변변치 못하고, 또 성공하지 못한 사람일 가능성도 높다. 그를 아는 사람들은 그를 조용하고, 수동적이고, 점잖다고 평하지만, 체격 등이 운동과 거리가 멀고, 고독하게 보인다. 그들은 여가시간에 책을 훑어보거나 TV를 시청하거나, 인터넷검색을 즐기며, 여러 온라인 대화방에 가입해있으며, 사회적 접촉이 별로 없으며, 밤에 활동하기를 더 좋아하며, 또 자신의 외모에 자신이 없는 편이다. 또 사귀는 사람이 없으며, 데이트를 할 경우 아주 젊은 여자하고만 하며, 혼자 살거나 부모하고만 산다.

② **권력을 주제넘게 내세우는 강간범** (power assertive rapist) : 그들은 여성을 힘이나 남성성으로 제압하기 위해 분노를 표현하며, 자신을 마초와 같은 남성으로 여긴다. 그들의 강간은 매우 충동적이고, 자동적이고, 무계획적으로 시도되는데, 흔히 피해자를 술집이나 클럽, 파티 등에서 만난다. 상당수의 친근자 강간이 이 범주와 관계되는데, 이들의 언어는 욕설

이나 외설로 가득하다. 그들은 피해자를 해칠 정도는 아니지만 목적 달성을 위해 폭력도 적절하게 사용하며, 무기사용에 대한 특별한 계획이 없어 주로 주먹을 사용한다. 강간행위는 비교적 짧은 시간에 끝나며, 가해자는 자신의 직장이나 거주지에서 떨어진 곳에서 범행을 시도한다. 피해자는 가해자와 나이가 비슷하거나 더 많은 경향이 있는데, 강간범은 하룻밤에도 남성성을 보여줄 시도로 2회 이상의 강제적 성교를 시도하기도 한다. 그들의 정서상태는 분노와 우울 증상이 주요한데, 적개심이나 분노에 기인하여 강간을 할 때 사정이 매우 늦게 나타나기도 한다. 그들의 범죄기록으로는 난폭운전, 구타나 폭행, 치안방해 등이 많다.

그들은 마초 이미지를 살리고 생활하는데, 자신에게 가장 중요한 것은 다른 사람들이 진짜 남자라고 이해해주는 것이다. 자기중심적인 성향이 강해서 직장에서까지도 타인의 조종을 싫어한다. 마초 이미지의 옷을 입고, 마초 이미지의 자동차를 몰고, 마초 이미지의 직업(예, 경찰, 중장비기사, 건설노동자 등)을 가지며, 술도 많이 마시는 대신 음료 같은 것은 마시지 않고, 비가 내려도 우산을 쓰지 않는다. 그들은 강간 대상자를 술집이나 클럽 등에서 물색하며, 운동선수처럼 체격이 좋으며, 규칙적으로 운동도 하고, 외모에 자신감을 가지고 살아간다. 또 결혼을 했을 경우 이기적인 행동 때문에 여자와 갈등을 지닌 경험을 한다.

3) 가학성 강간범(sadistic rapist)

이러한 유형의 강간범은 분노와 권력이 성적으로 변형되어 가학적인 공격행위 그 자체에서 흥분을 일으키는 정신병리학적 형태에 해당된다. 그들은 피해자에게 의도적으로 고통을 가하며, 그녀가 무기력하거나 괴로워하는 모습 등에서 쾌락과 만족감을 얻는다. 즉 그들의 동기는 상대방의 정신적이고 신체적인 고통을 통해 성적 만족을 얻는 것인데, 성적 흥분을 얻기 위해 폭력이 증가하게 된다. 피해자의 신체 부위 중에서 성적인 부위인 질이나 유방, 엉덩이 등은 상해나 학대의 초점이 되고 있는데, 피해자에게 관장을 시키는 등 기괴한 행위를 하면서 항문 성행위 등도 시도한다. 그들은 반항하는 피해자로부터 만족감을 얻기 때문에 희생자를 때리고, 목 조르고, 입을 막는 등의 거칠고 가학적인 행위를 시도하며, 극단적으로는 손발을 자르거나 살해한 후 성교를 시도하기도 하는데, 다행스럽게도 살인을 저지를 정도의 가학성 강간은 드물다.

그들은 기회를 보다가 갑자기 피해자를 공격하고 납치한 후 강간을 시도한다. 특정한 피해자를 선정하기도 하지만, 그렇지 않은 경우도 많으며, 피해자의 연령은 별로 가리지 않는다. 그들에게는 성적 충동과 공격적 충동의 구분은 부적당할 정도로 연결되어 있다. 범행은 사전에 계획되는데, 마음속으로 여러 차례 시행 연습을 한 후 피해자를 선택한다. 피해자는 의복도 찢겨지는 것은 물론 신체부위에 상해를 입는데, 극단적으로 절단이나 살해를 당한다. 그들의 말투는 매우 명령적이고 위협적이다. 그들에게는 공격성 자체가 성욕을 불러일으키며, 무기로는 칼이 가장 많이 사용된다. 무기는 피해자를 자기 마음대로 조종하기 위해 사용되며, 고통을 가할 때에는 다른 도구가 사용되기도 한다. 그들은 공격성으로 강한 흥분의 상태를 맛보지만 불안도 커서 사정이 지연되는 문제를 보인다. 범죄기록은 많지 않지만, 폭력이나 기괴한 성행동의 기록은 있다.

그들은 일반적으로 지능지수가 보통이상이며, 교육수준도 낮지 않으며, 정신질환의 병력이 없지만, 강박적이다. 또 그들은 가학성 변태성욕에 관한 잡지 등을 구독하며, 옥외활동을 즐기며, 군대에서도 활동적이었으며, 약물을 남용하지 않는 선에서 적당히 사용한다. 결혼하여 부인이 피해자로서 자신의 수중에 있다면 그의 입장에서 행복한 결혼생활이겠지만, 미혼으로 여자친구가 있다면 아직 자신의 통제 하에 있지는 않다.

4) 기회주의적(opportunistic rapists) 강간범

기회주의적 강간범들은 처음부터 강간을 목적으로 범죄를 저지른 것이 아니라 기회가 생겨 강간을 범했던 자들이다. 예를 들면, 강도짓을 하는 동안 강간할 수 있는 기회가 생기면 범해버리는 경우이다. 이들은 물리적으로 상해를 입히기를 원하지 않은 유형으로 권력형 강간범에 포함될 수도 있다.

14. 성범죄 성향의 발달

성범죄의 성향이 어떻게 발달하는가를 살펴보자. 만약 강간 등 성폭력을 연쇄적으로 범하는 자들이 유전적으로 물려받은 성향 때문에 그와 같은 일을 저질렀다면 처벌이 최선의 해결책인지를 생각해보자. 범인은 자신의 행위에 대해서 후회하지만 생물학적 성향 때문에 그런 범죄를 저지른 것이라면 그 행위에 대한 책임이 없다고 항변할 것이다. 이를 다른 각도에서 보자. 만약 생물학적 성향이 너무 강해서 도저히 그를 문제가 생기지 않도록 복귀시킬 수 없거나 자유롭게 생활하도록 방치해둔다면, 그는 다시 성범죄를 저지를 것이다. 그렇다면 사회는 그가 잠재적인 피해자와 영원히 접촉할 수 없도록 해야 할 것이다. 만약 범죄가 유전으로 변화가 불가능한 성향에 의해서 결정된다면, 처벌은 도덕적으로도 정당하지 않을 뿐만 아니라 범죄를 근절시킬 수 있는 가치도 사라지게 된다. 그러나 다행스러운 것인지는 몰라도 성범죄의 성향을 순전히 유전적으로 물려받은 것이라는 완벽한 증거는 없다.

한때 전통적인 심리치료 전문가들의 입장에서는 강간범을 성적으로 정신병질의 성향을 지닌 자로 보기도 했는데, 이러한 관점에서는 강간범 개개인의 치료가 가능하다는 입장을 고수한다. 이와 같은 관점 때문에 미국에서는 1935~1965년 사이에 무려 35개 주에서 그 내용과 범위가 약간씩 다르지만, 'sexual psychopath law'을 법제화했다. 물론 이러한 관점이 자녀를 상대로 한 성범죄를 저지른 자들에게는 아직도 유효한데, 근친상간을 범한 부모는 충동통제의 능력이 결여되는 등 정신병리학적인 문제를 안고 있는 자로 여겨지기 때문이다.

반면 1970년대에 들어오면서부터는 정신병리학적 관점보다도 여성주의(feminism) 시각에서 강간을 바라보기 시작했다. 여성주의 시각의 기본 요지는 강간이 단순한 성이 아닌 권력, 폭력, 증오, 통제, 지배 등이 개입된 범죄라는 주장이다. 그와 같은 관점에 따르면, 성폭력의 기저는 전통적인 남성중심사회에서 구별하였던 성역할에 대한 집착이나 고정관념 등이기 때문에 강간범으로 구속이나 기소되지 않았던 많은 사람들도 강간을 범할 성향을 가지고 있다고 본다. 실제로 강간범을 상대로 한 조사에서도 전통적인 성역할 구분에 집착하고, 여성에 대한 태도가 매우 보수적임이 증명되었으며, 또한 일반 남성을 상대로 한 경우도 상당수가 그와 같은 사고방식을 가지고 있었다. 이러한 입장에서 일반인들도 전통사회의 성역할 구분에 집착할 경우 강간을 저지를 가능성이 있다고 해석되므로 강간의 예방은 사고방식의 전환과 직결된다고 할 수 있다.

사회 문화적인 영향 때문에 강간을 저지른다는 상황을 다시 보자면, 강압적인 성행위를 시도한 젊은 남성들은 자신들에게 성경험을 강조하는 또래 집단의 영향을 많이 받고 있었다. 그들은 자신의 위치를 또래들과 나란히 하거나 더 높이기 위해서 성행위 경험을 자랑하는데, 그들은 여성에게 성행위를 하자고 설득할 때 초기 단계에서는 강압적인 방법보다도 사랑을 고백하는 형식을 취하거나 아예 상대방을 술에 취하게 해버리는 식으로 접근한다. 폭력이나 강압적인 방법의 사용은 다른 방법들이 여성의 설득에 실패할 때 최후의 방안으로 등장한다. 또 남녀의 교제과정에서 의사소통의 문제가 발생함을 암시해주는 상황도 사회 문화적 영향이라고 해석할 수 있는데, 희생자 촉진성 강간이 바로 그 예에 속한다.

강간에 대한 생물학적 요인이 정확하게 밝혀지지 않았다고 해서 사회 문화적 요인에 의한 강간의 설명만을 모두 찬동하는 것은 아니다. 1970년대 여성주의 관점이 나오기 전에는 강간을 성적 동기와 연결시키는 설명이 주류이었으나 여성주의 관점 이후에도 강간이 성적 동기와 연결된다는 주장이 남아 있다. 그러므로 일부 연구자들은 강간이 대다수 남성들에게 관련될 수 있다는 여성주의의 주장을 반박한다. 이와 같은 관점의 차이는 강간범의 교도소 내 정착, 치료프로그램, 강간의 예방이나 근절 정책 수립 등에 중요한 기능을 지니고 있다.

15. 성범죄의 상습성

상습성(recidivism)이란 가해자가 일반인들에게 어느 정도 위험을 가져다줄 수 있는가, 또는 가해자에 대한 교정 노력이 어느 정도 성공할 수 있는가를 판가름하는데 매우 중요한 요인이다. 성범죄로 체포된 자들의 일부는 상습성을 보이고 있는데 그들의 특성을 연구한 여러 연구결과들을 종합적으로 분석한 바에 의하면, 성범죄로 수감생활을 마친 후 5년 이내에 다시 성범죄를 저지르는 비율은 10~15% 정도에 해당된다. 실제로 상습성 범죄는 강간과 같은 흉악범에서보다도 노출증이나 관음증 등 경범죄에 연루된 자들에게서 더 흔하게 보인다. 그렇지만 실제로 강간이나 아동학대로 잡힌 자들의 상습성은 그동안 노출되지 않았을 뿐, 대다수 흉악범들은 처음 잡혔더라도 상습적인 범행을 했을 가능성이 매우 높다. 즉 성범죄를 저지르고 나서 체포된 자들의 대다수는 이전에도 성범죄를 저질렀지만 잡히지 않았던 것으로 나타났다. 아울러 성범죄를 저지른 자들은 성에 무관한 범죄를 상습적으로 저지르는 경향도 있다. 그렇지만 가해자에 대한 치료의 진행에서 나타난 임상적인 평가내용(예, 치료 거부, 피해자가 받은 고충을 전혀 이해하지 않으려고 하는 태도, 치료에 대한 낮은 동기 등) 등은 가해자의 상습성과 별로 관련이 없었다.

청소년이든 성인이든 성범죄의 상습성을 예측해

주는 가장 주요한 두 가지 요인은 ① 일탈된 성행동(sexual deviance : 강간이나 아동 성추행 등 법으로 금지되었거나 autoerotic asphyxia나 fetishism과 같이 매우 유별난 행위에 대한 강한 매력을 지님) 및 ② 반사회적 성향(antisocial orientation : 불안정한 생활양식, 충동성 성격특성, 물질오남용, 실직 등)이었다. 또 성 범죄자들의 특성으로 가정환경이 좋지 않고 심리적 문제가 내재화되어 있는데, 이러한 요인들은 성범죄의 상습성과 별로 관계가 높지 않았다. 역시 그들의 상습적인 행각은 상황에 의해서가 아니라 대부분 심리적으로 결정된, 즉 우발적이 아니라 계획적인 것들이었다. 이와 같은 연구결과는 상습적인 성범죄를 경감시키기 위해서는 젊은 가해자들에 대한 관심을 더 많이 가져야 효과적임을 암시해준다. 성범죄를 저지른 자들 중 나이가 어린 범죄자를 상대로 한 평가는 기소 여부나 소송 계획, 판결, 주거시설로 복귀시키는 시기, 지역사회의 치료 프로그램에서의 수용 여부, 그 프로그램 참여 의무의 면제시기 등 여러 가지 결정에 영향을 주는데, 범죄 예방 차원에서는 상습성이라는 요소가 갖는 중요성이 무엇보다 강조되어야 한다.

성범죄 예방을 위해서 성범죄자의 성격특성을 이해할 필요가 있다. 우선 나이가 어린 범죄자 중에서 상습적으로 성범죄를 저지른 자들은 성범죄가 아닌 다른 유형의 범죄를 상습적으로 저지른 자들과 비교할 때 우울증상이 더 낮고, 성행동 경험도 더 쉽게 인정하고, 자기 자신에 대한 방어가 훨씬 낮은 것으로 나타났다. 또 각종 성범죄로 인하여 집행유예나 보호관찰의 상태이거나 정신감정을 의뢰받은 남성 범죄자를 상대로 한 성적 관심사항에 대한 분류 검사 결과, 관음증이나 노출증, 마찰 도착증(frotteurism) 등은 서로 관련이 높았으나 이들은 강간과의 관련성을 보이지 않았으며, 또 가학성이나 피학성 변태성욕(sadism or masochism)은 서로 관련이 높았으나 이들도 강간과 관련이 없었다. 역시 남녀 어린이를 성적으로 학대하는 것들은 서로 관련이 높았으나 이들도 강간과 관련이 없었다.

최근 성범죄를 저지른 남성들의 개인적인 특성으로 가장 두드러진 성격 요인은 자기애(narcissism)이다. 강간이나 살인, 강도 등의 범죄를 저지른 남성들은 자기 또래의 남성들에 비하여 자기애 성향이 훨씬 더 높은 것으로 드러났는데, 자기애 성향이 높은 것을 다음과 같이 강간에 응용해볼 수 있다. 자기애 성향이 높은 남성이 여성에게 접근하여 거부당한다. 그는 그 거부를 그녀에게 지속적으로 접근하라는 식으로 여긴다. 지속적인 접근을 하는 과정에서 잘 통하지 않으면 강압적인 방법을 이용하여 여성을 상대하게 된다. 곧 자기애는 강제로 성행위를 추구하는 경향을 부추기고, 타인(강간 피해자 포함)에 대한 감정 이입이 부족하며, 스스로를 위대한 사람으로 칭하며, 자신의 성욕이 거절되었을 때 반항하는 경향이 강하고, 그 반항이 성욕을 촉진시키며, 자신의 욕구를 거부하거나 좌절시켰던 사람에 대해서 공격적인 의지가 생기고, 그 반응으로 강압적 성행위가 나타난다는 것이다.

자기애 성향이 높은 사람은 갈등이나 문제를 겪을 때 자신보다도 타인을 비난하는 경향이 더 강하기 때문에 자기애를 성폭력의 위험 요인으로 보고 있다. 실제로 자기애 성향이 높은 자들은 강간에 관련된 영화를 감상할 때 그렇지 않은 사람들보다 더 즐기는 편이었다. 그리고 강간범들은 자기애 성향이 강함을 암시하는 여러 가지 양상을 보여주는데, 예를 들면, 그들의 상당수는 자만심이 매우 강한 편이며, 스스로를 다재다능한 성취자로 여기고 있으며, 자신들의 놀랄만한 솜씨를 자랑하기도 한다. 자기애 성향이 높은 자들은 스스로를 긍정적으로 평가하고, 타인들이 자신을 긍정적으로 평가하기를 바라는데, 강간범들도 역시 그런 양상을 보인다.

자기애 성향이 높은 사람들과 유사한 특성으로 타인과의 경쟁에서 수단 방법을 가리지 않고 지지 않으려는 성향이 강한 남성(hyper-competitive men)은 강간 피해자를 경쟁자로 보면서 적대적인 태도를 지니고 대한다. 그들은 피해자를 자신과의 경쟁관계에서 패자로 인식하기 때문에 강간 발생을 피해자의 책임으로 돌려버린다. 그래서 그들은 강간을 피해자가 촉진시켰다고 비난하면서 강간의 심각성을 경감시켜버린다.

16. 성폭력의 해결 및 예방

강간이 하나의 사회문제라면, 다른 어떤 문제보다 예방이 가장 효과적이다. 혹자들은 강간범의 동기를 불러일으키는 요인이 생물학적 이상성에 있다고 가정했다. 즉, 성욕이나 성행동을 좌우한다는 남성호르몬인 안드로겐 수준이 너무 높아 범죄를 유발시킨다고 여겨, 유럽의 몇 나라들에서는 강간의 근절책으로 강간범에게 고환에서 그 호르몬이 생성되지 못하도록 거세수술을 실시했다. 이처럼 강간을 저지른 남성들을 합법적으로 거세시켰던 관습은 이미 고대에도 존재했으나, 그런 일이 20세기 후반에 이르기까지 존속되었다. 예를 들면, 1930~1950년대까지의 덴마크에서도 300여 명의 죄수들이 거세수술을 선택했으며, 미국 캘리포니아의 샌디에이고(San Diego)에서는 1950~70년대까지 거의 400여 명의 성범죄자가 장기복역을 하는 대신 거세수술을 받았다.

그러나 여러 연구에서 강간이나 아동학대를 범한 사람들의 남성호르몬 수준이 정상인과 크게 다르지 않았음이 밝혀졌다. 또한 고환을 거세시켜도 많은 사람들이 성교가 가능했으며, 거세수술을 받은 남성 성범죄자의 일부는 거세 후에도 상습적으로 성범죄를 저지르기도 했다. 그래서 아예 성욕을 통제한다는 중추신경계를 직접 손상시키는 처치가 등장하여 실제로 독일에서는 1960년대에 70명의 남성 성범죄자의 뇌수술을 단행하기도 했지만, 그것도 수술 효과가 뛰어나다는 결론을 내리지 못했다. 곧 이러한 방법들은 강간의 재발방지에 대한 근본적인 예방책이 되지 못한다.

수술을 하는 대신에 고전적 조건형성기법을 응용하는 방법도 있는데, 이는 혐오를 불러일으키는 자극(주로 구토를 유발시키는 약물이나 전기충격)과 성적 흥분을 연합시키는 방법이다. 이와 같은 혐오치료법(aversive therapy)은 윤리적인 문제가 제기되기 때문에 보편적인 방안으로 채택되기가 어려웠으며, 혐오자극을 직접 제공하는 대신에 머릿속으로 상상하게 하면서 시도하는 인지혐오치료법도 그 효과가 뛰어나지 못했다. 또 수술 대신에 호르몬을 투여시켜 남성 성범죄자의 성욕이나 성 기능을 저하시키려는 시도도 있었다. 그 기본 원리는 에스트로겐을 반복적으로 투입하여 테스토스테론의 활동을 방해하는 것인데, 이와 같은 방법은 20세기 후반에도 서구지역에서는 사용되었으나 그 효과가 뛰어나지는 않았다.

서구지역에서 성범죄를 저지른 자들에게 상기와 같은 방법을 시도할 수 있었던 배경은 바로 법제화에 있었다. 앞서 언급한 바처럼 미국은 공공안전에 위협이 되는 도착적인 성적 충동을 스스로 통제할 능력이 결여된 성범죄자 일부에게 의료적으로 치료하도록 하는 법안(sexual psychopath law)이 20세기 중반까지 유행했으며, 근자에는 미국의 여러 지역에서 미건 법(Megan's Law)에 의해 성범죄를 저지른 사람의 신원을 공개하고 있다. 미건 법에 의하면, 성범죄자는 자신이 살고 있는 지역에 매년 등록하여 지역주민들에게 자신의 범죄 사실을 알려야 하며, 또 이사를 하면 그곳에 가서도 신고를 해야 한다. 우리 문화권에서도 청소년보호위원회에서 청소년을 상대로 하는 성범죄 예방을 위해서 이와 같은 방안을 응용하고 있다. 또 미국의 경우 최근에는 삼진법(three-strikes law, 1993년에 미국의 일부 주에서 채택하기 시작하여 다른 주에서도 채택, 투옥시키는 의무기간을 연장시킴)이나 최소형량을 의무적으로 선고하는 법안(mandatory minimum sentence law) 등을 도입하여 성범죄에 적용시키고 있다.

검사 도구를 통하여 강간을 범할 가능성이 높은 남성들을 선발해 강간중재프로그램에 참여시키는 것도 효과적이다. 실제로 교육을 받기 전후의 검사 점수를 비교했는데, 중재교육의 효과가 나타났다. 대학생이 아닌 청소년들에게도 그런 효과가 있을지는 모르지만, 최소한 1시간 정도의 교육을 받았던 남자 대학생들도 전혀 받지 않는 집단들보다도 더 효과적으로 나타났다. 남성뿐만이 아니라 전통적인 성역할을 믿는 여성들도 데이트 강간 등을 지지하는 경향이 강하다. 그러므로 전통적 성역할 태도를 고수한 여성을 상대로 한 강간예방프로그램 참여도 매우 중요하다. 남녀 대학생들을 상대로 전통적인 성역할태도를 측정한 후 그중 일부에게 심리교육 중재프로그램에 참여하도록 했는데, 그 중재프로그램에 참여했던 학생들은 그렇지 않았던 학생들에 비해 강간에 대한 지지나 믿음을 덜 지지하고 있었다.

그러나 법안이 제아무리 잘 만들어져 있더라도 또 처벌을 제아무리 강하게 하더라도 성범죄가 사라지지 못할 수 있다. 오히려 너무 처벌을 심했을 때 그 역효과도 나타날 가능성도 적지 않다. 극단적인 예를 들면, 강간범을 살인범과 같은 수준으로 처벌하면 강간이 줄어들 것 같아도 범인은 강간 후 본인을 보호할 목적으로 피해자를 살해할 가능성도 커진다. 곧 가해자를 너무 심하게 처벌해도 범죄가 사라지는 것은 아니다. 또 검사를 실시하기 전에는 누가 강간을 범할 가능성이 높은지를 알 수 없다. 그러므로 성폭력 예방을 위해서는 남성들을 페미니스트 관점에서 사회화시키는 것이 중요하다. 이 경우 강간발생을 예방하는 효과적인 방법이란 대중매체를 이용하여 일반인들의 인지적 변화를 유도하는 것을 고려해야 한다. 상품의 광고처럼 강간에 대한 개념을 일반인들에게 재인식시키는 홍보가 필요한데, 그러한 홍보의 근본목적은 강간의 문제를 대중들에게 인식시키고, 강간에 대한 잘못된 믿음이나 생각들을 개조시키는 장기적 강간 예방책이다.

무엇을 홍보할 것인가에 대해서는 범죄 발생의 사회 문화적 요인을 충분히 고려해야 하는데, 예를 들면, 사회화 과정에서 과도한 경쟁력을 위한 사고나 태도가 형성되지 않도록 해주는 것도 필요하다. 또 남성중심의 사고방식을 양성 평등의 사고방식으로 전화하는 내용이 주를 이루어야 하는데, 실제로 성폭력 범죄의 상당수가 남녀간의 의사소통의 어려움과 관련이 높은 편이다. 즉 대학생들을 상대로 한 조사에 따르면, 데이트 과정에서 남녀가 어려움을 인식하는 문제점이 다르게 나타나는데, 남학생은 여학생을 상대하면서 경험하는 가장 어려운 문제로 의사소통을 꼽는 반면, 여학생은 원하지 않은(너무 성급한) 성적 접근을 꼽고 있다. 이와 같은 사고방식의 차이가 바로 성폭력의 기저가 되는 것이다.

17. 근친상간의 발달배경

가족 중에서 배우자가 아닌 다른 구성원으로부터도 성적 매력을 느낄 수 있지만, 그러한 매력 때문에 성행동을 시도하는 사람은 많지 않다. 근친상간(incest)이란 배우자가 아닌 근친 사이에 발생한 성행동이라고 정의되는데, 여기에는 근친상간의 상대가 누구인가 또 어떤 성행동이 발생했는가의 두 가지 요소가 포함된다. 부부가 아닌 근친끼리의 관계는 부모와 자녀, 형제와 자매, 성인과 아동, 및 성인과 성인 간의 예들이 있지만, 근친의 범위는 문화권마다 약간씩 다르다. 또 부모와 자녀, 형제와 자매의 관계더라도 계부와 의붓딸이나 이복남매의 관계처럼 생물학적 혈연관계가 아닌 법적으로 계약된 근친을 포함시키는 문제가 제기된다.

인류의 진화과정을 생각해보면, 부족간의 교류가 전혀 없었던 원시사회에서는 족내혼(동족결혼, endogamy or inbreeding)이 불가피했다. 혈족 내에서의 혼인이 계속되면 동일한 혈통의 유전요소만 계속 이어지는데, 이로 인해 새로운 환경에 적응하는 능력이 그다지 크지 못했으며, 결국 끊임없이 변하는 환경에 도전하는 능력에 한계를 느끼게 되었다. 이웃 부족들과 교류가 시작되면서 족외혼(exogamy)이 가능하게 되었고, 결과적으로 족내혼에서 얻을 수 없었던 유전적 요소를 획득하게 되었다. 곧 족내혼보다도 족외혼을 통해 태어난 후손들이 주위환경 변화를 극복하고 적응할 수 있었다. 이게 바로 근친혼을 금기시한 생물학적 설명이다. 근년에 발표된 한 연구결과에서 근친간의 종족번식은 치명적이고, 열성유전자를 전해줄 확률이 높음을 간접적으로 증명하고 있다.

반면 인류학자들은 근친상간 금기의 중요한 기능을 다른 차원에서 설명한다. 그들은 족내혼보다도 배우자를 가족 외에서 고르는 족외혼이 사회적 유대를 더 폭넓게 해주었다고 설명한다. 이와 같은 생물학이나 인류학적 설명과는 달리 정신분석학에서는 근친상간 금기를 성욕 표출과 관련시킨다. 프로이드의 "토템과 금기(Totem and Taboo)"에 의하면, 고대의 젊은 남성들(또는 아들들)이 그 집단의 모든 여성을 혼자서 소유하고 있는 족장(또는 아버지)을 집단으로 살해한 후 죄의식이 생겼으며(primeval Oedipal scene이라고 부름), 여기에서 무리들의 분열이나 살인 후의 경쟁, 또 그런 행위의 재발 방지를 위해 근친상간에 대한 금기가 발달했다고 설명한다. 또 프로이드는 이러한 금기 발달로 인해 문화가 창조되었다고 주장했다.

어느 사회에서나 금기는 사람들의 행동을 규제시켜 사회체제가 균형을 이루도록 한다. 미드(Mead)에 따르면, 금기란 생각할 수 없는 행동에 대한 금지를 강하게 느끼는 것으로 문화를 이해하는 핵심이다. 그렇다면 금기의 발달은 바로 문화의 형성과 관계됨을 의미한다. 그러나 근친상간을 금기시하지 않는 예외가 있는데, 내용이 모두 신화적이다. 고대 문화권에서 대부분의 신화들은 모자간 근친상간에 관련된다. 또 그리스신화의 제우스와 헤라, 이집트신화의 오시리스(Osiris)와 이시스(Isis), 그리고 일본 신화의 아마테라스와 스사농은 남매간으로 부부가 되었다. 이처럼 인류 시조를 근친상간으로 설명하는 신화들에서는 그러한 근친상간 발생에 사악한 마음이 없었음을 정당화하려는 다른 기교들이 발생했다. 예를 들면, 일본 신화에서 근친상간에 의해 태어난 자녀들의 시체에서 벼와 같은 작물들이 생겨났다.

모든 신화가 근친상간을 미화시키지는 않았다. 그리스 3대 비극작가에 속했던 소포클레스(Sophocles, BC 495~406?)는 모자간의 근친상간을 소재로 한 오이디푸스(Oedipus)신화를 소개했다. 그 작품을 통해 우리는 근친상간 충동이 억압되었을지라도 무의식적으로 존재하며, 아울러 인간의 근친상간이 오이디푸스신화처럼 비극을 자초하므로 금기되어야 함을 엿볼 수 있다. 프로이드는 남아가 부친을 증오하면서 무의식적으로 모친에 대해 품고 있는 성적 애착을 그 신화에 착안해 오이디푸스 콤플렉스(complex)이라고 명명했는데, 그는 아동들의 최초의 성적 대상이 모친이기 때문에 그러한 경향이 남근기에 나타난다고 주장하였다. 이와 반대로 여아가 무의식적으로 부친에게 품는 성적 애착을 호머(Homer)의 서사시 일리아드(Iliad)를 근거로 엘렉트라(Electra) 콤플렉스라고 했다. 트로이전쟁에서 그리스군 총사령관 아가멤논(Agamemnon)이 아내에 의해 살해되었는데, 아가멤논의 딸 엘렉트라가 아버지의 원수를 갚기 위해 어머니를 죽인 내용에서 유래된 용어이다.

정신분석학에서는 모든 사람이 근친상간의 욕망을 지니고 있다고 본다. 즉 인간에게는 모체 내에서 안전하게 비호를 받았던 출생 전 상태로 돌아가고 싶은 욕망이 있다는 것이다. 이러한 욕망에 의해 어린이가 지닌 부모와의 친교관계(특히 모자관계)는 나중에 억압되는 근친상간 소원으로 발달한다고 프로이드는 생각했다. 그러나 나중의 정신분석학자들은 이러한 오이디푸스 콤플렉스가 사회 문화적 상황에 따라 다르다고 주장했다. 예를 들면, 부친의 권위가 강하지 않는 사회에서는 오이디푸스 콤플렉스가 나타나지 않는다는 주장이다. 또 이러한 본능은 정상인에게는 어디까지나 잠재적인 것에 불과하며, 실제 행동으로 표현되는 경우는 매우 드물다는 주장도 있다.

18. 근친에 의한 성폭력

근친상간은 여기에 연루된 자들의 나이에 따라 성인간의, 성인과 아동간의, 그리고 아동간의 근친상간으로 나누어진다. 우선 성인들의 근친상간은 배우자가 아닌 성인들의 성관계를 이르는데, 대부분 혈연에 의한 근친끼리의 관계라기보다도 법적으로 근친이 된 성인들의 관계일 가능성이 높아서 이를 근친상간보다도 불륜으로 이해할 가능성이 높다. 또 근친상간은 비슷한 나이 또래의 아동들(예, 남매나 사촌)끼리 많이 발생한다. 최소한 1회 이상의 성적 쾌감을 경험한 모든 성관계를 근친상간으로 규정한다면 아마도 남매간의 근친상간이 가장 흔할 것이다. 특히 저소득층 자녀들은 같은 방을 사용하고 있는 상황에서 남매간 근친상간이 자주 발생하지만, 이들은 거의 보고되지 않는다. 또한 이러한 행위가 어린이들의 성적 놀이에 불과했다면 심리적으로도 무해하다. 즉, 그들 사이에는 폭력이나 강압수단이 거의 수반되지 않으므로 심리적 상처를 남기지 않는다.

성인과 아동간의 발생한 근친상간은 아동의 입장에서 성폭력에 해당되며, 가장 대표적인 예는 부모와 자녀, 즉 모자 및 부녀간의 근친상간이다. 특히 모자간 근친상간은 가장 보편적이고 강한 금기에 해당된다. 근친상간의 금기가 아무리 강해도 부모와 자식 간의 성관계를 방지하기에는 금기 그 자체가 불충분하다고 느낀 문화도 있다. 확대가족이나 핵가족이 유행하는 사회에서는 남아들이 결혼할 때까지 집에 머물도록 허락되지만, 모자만이 가정을 이루는 사회(특히 모자가 함께 살고 아버지는 다른 곳에서 먹고 자는 사회)에서는 남아들은 항상 사춘기가 되면 어머니 곁을 떠나도록 되어 있다. 아들이 성적으로 성숙하기 전에 오랫동안 이루어진 모자간의 친교관계를 물리적으로 해체시키는 제도이다.

모자간 근친상간의 발생은 흔히 부친이 없거나 결혼생활의 갈등이나 알코올 중독, 또는 정신질환 등과 관계된다. 모자간 근친상간 중 성행위는 실제 발생하지 않고 단지 어머니가 아들에게 남성파트너처럼 정서적 역할을 부여하는 경우도 있는데, 이를 정서적(emotional) 근친상간이라고 부른다. 그러나 모자간 근친상간의 희생자인 아들은 성교발생 여부에 상관없이 모두 나중에 다른 여성과의 성숙된 관계 발달에 장애를 지닌다. 곧 강한 금기 때문인지 모자간 근친상간의 발생빈도는 매우 낮지만 일단 발생하면 당사자들은 다른 형태의 근친상간보다도 더 심각한 정신병리학적 증상을 보인다.

성인과 아동간의 근친상간 중 가장 빈번한 형태는 부녀간의 근친상간이다. 한 보고서에 의하면, 전체 근친상간 중 75%가 부녀간에 발생한 사례들이었다. 이들 중에서도 1980년대 초반 샌프란시스코 거주 여성 930명을 무작위로 추출하여 성적학대 사실을 조사한 바에 의하면, 152명이 18세 이전에 가족의 일원으로부터 성적 학대를 받은 사실이 있다고 말했으며, 그중 44명은 가해자가 아버지였다고 말했다. 또 생물학적 아버지보다 계부에 의해 더 많은 학대를 받았는데, 생물학적 아버지에게서 자란 여성은 40명 중 1명꼴이지만, 계부 밑에서 자란 여성은 6명 중 1명꼴로 학대받은 것으로 나타났다. 다른 연구도 계부와 딸의 근친상간 비율이 생물학적 부녀간 근친상간 비율보다 약 5배 정도 더 높다고 보고했다. 다시 말하면, 재혼으로 이루어진 가정에서는 근친상간 발생빈도가 더 높은데, 그 이유는 이러한 가정에서는 금기에 대한 감시가 덜 엄격하고, 딸이 보호를 제대로 받지 못하기 때문이다.

대부분의 희생자들은 성적으로 학대받은 사실을 하나의 비밀로 간직한 채 성인으로 자라난다. 러셀의 조사대상자 930명 중 근친에 의한 성적 학대사실을 경찰에 고발한 사람은 단지 4명에 불과했는데, 대다수가 가족 모두에게 가져다줄 수치심이나 죄의식 때문에 근친상간을 신고하지 않았다. 근친상간을 정확하게 정의하기도 어렵지만, 이처럼 어느 정도로 빈번히 발생하는가를 말하기도 어렵다. 단지 고발되지 않는 사례들이 훨씬 더 많다고 추측할 뿐이다. 그러나 근친상간 발생은 사회 경제적 지위가 낮은 가정에서 보다 더 빈번하게 보고되고 있다. 이러한 이유는 그들이 사회사업가, 보건전문가, 경찰들과 같은 사람들에게 더 많이 보고되거나 노출되기 때문인지도 모른다. 실제로 가난한 가정이 아닌 경제적으로 안정된 가정에서는 근친상간 발생을 보다 쉽게 숨기는 경향이 있다. 보고된 근친상간 피해자는 80~90%정도가 여성이고, 가해자는 거의 대부분(97%) 남성이다. 특히 부모와 자녀간의 근친상간은 강간처럼 심리적 상처가 심하게 남게 된다. 매우 드물지만 부자간의 근친상간도 존재하는데, 아들에게 심한 상처를 준다. 그러한 상처 내용 중에서 가장 중요한 사항은 아동과 권위 있는 성인 간에 형성된 신뢰감의 파괴이다.

19. 근친 성폭력의 가해자

앞에서 가장 보편적 형태의 근친상간은 부녀간에 발생한다고 언급했다. 부녀간 근친상간에 대한 통속적 설명은 아버지가 어머니로부터 성적으로나 정서적으로 거부당했거나 상징적으로 버림받았기 때문이다. 무기력한 어머니는 딸에게는 어머니 역할을 그리고 남편에게는 성적 상대자 역할을 회피하는 경향이 있다. 그렇지만 어머니는 남편이 성적 욕구불만을 가정 외에서 해소시키려는 것을 금지하는 동시에, 자기 딸이 자신의 대리자 역할을 하도록 묵시적으로 허락한다. 그러나 이는 성적 기회가 결핍된 성인 남성이 어린이와 성관계를 추구할 수 있다는 설명이기 때문에 여러 사람들의 지지를 받지 못한다.

혹자는 남성이 어린 딸에게 접근하는 이유가 성 문제가 아니라 정서적 의무이행 때문이라고 주장한다. 이러한 남성들의 대부분은 가정 이외에서도 상당한 스트레스를 받으며 살아가기 때문에 어린이와 성관계를 추구하면서 사랑과 이해 등의 정서적 안정을 찾고자 한다. 또 다른 이론은 어머니 입장에서 근친상간을 설명한다. 즉 어머니는 의식적으로든 무의식적으로든 남편과 딸 간에 무슨 일이 진행되고 있는지를 항상 알고 있다는 것이다. 어머니는 이를 신고하지 않고 묵인하고 있지만, 역시 그러한 관계가 지속되고 있다는 사실을 받아들이지도 못하고 있다. 그러나 현실적으로는 어느 여성이든지 남편이 딸을 성적으로 학대하리라고는 기대하지 않는다. 어떤 부인들은 부녀간의 근친상간을 전혀 기대하고 있지 않기 때문에 그들의 관계가 좋다고 생각하여 오히려 기뻐한다.

근친상간이 발생한 가족구조를 살펴보면 대부분 큰딸이 가계를 꾸려가고 있으며 또 어린 동생들을 돌보는 책임을 지고 있다. 아버지가 딸에게 성적 의무이행을 요구한 것은 때때로 그녀에게 부인 역할까지 확대시킨 상황에서 비롯된다. 즉 모녀가 역할이 바뀌면서 그 둘은 상징적으로 유사한 존재가 된다. 흔히 어머니가 아프거나 없거나 또는 알코올 중독처럼 정신장애가 있을 때 그렇다. 실제로 어머니가 아플 경우 딸이 근친상간 피해자가 될 확률은 그렇지 않을 경우보다 두 배나 높다. 강하고 건강하고 유능한 어머니는 근친상간을 용납하지 않으며, 또 어머니가 딸과 좋은 관계를 유지할 때는 근친상간이 거의 발생하지 않는다. 그러나 만약 근친상간의 관계가 발생하면, 그러한 좋은 관계도 쉽게 깨진다. 보통 근친상간이 발생한 가정에서는 모녀의 관계가 냉담하고 쌀쌀해진다.

딸에게 근친 성폭력을 범하는 아버지들의 90%이상은 일종의 정신장애를 겪고 있다. 예를 들면, 그들의 20~50%정도는 알코올 중독자들이다. 그들은 아동기 당시 어머니와의 관계에서 정서결핍을 경험했으며, 그 결과 성인기에는 아내에게 어머니역할까지 기대한다. 이러한 기대가 미치지 못하면 결혼관계에서 긴장이 발생하는데, 아내와 정서적으로나 성적으로 소원해진다. 또 역시 부인들도 상당수가 문제를 갖고 있는데, 정신적 장애나 신체적 질병으로 딸에게 어머니 역할도 제대로 못한다. 아내로부터 거부당한 남편은 딸이 정서적으로 이해해줄 것이라고 확신한다. 성경험이 없는 딸들은 아버지에게 취약하게 보이며, 그들 중에서도 큰딸이 가장 취약하다. 아버지와 근친관계를 경험한 딸은 사실이 발각되면 아버지가 감옥에 가야 하므로 가족을 위해 비밀을 유지하게 되며, 또 아버지 요구를 거부하지 못했다는 사실에서 죄의식을 느낀다.

딸이나 여동생, 조카 등에게 성폭력을 범해 교도소에 수감된 165명의 남성을 15년간에 걸쳐 조사하였다. 그들은 전형적으로 부모와의 관계가 좋지 않았으며, 불행하고 불안정한 가정 출신이었다. 대부분 혼전성교가 빈번했으며, 과음하며, 직장도 여러 곳으로 옮겨 다녔다. 또 의존적이고 무력한 존재이지만 섹스에 사로잡혀 있었다. 그들의 84%가 배우자가 아닌 사람과 성교를 가졌으며, 상황적인 이유로 피해자를 성적으로 유혹했다. 그러나 그와 같은 피해자에 대한 근친상간은 일회성으로 끝나지 않고 반복되다가 다른 가족구성원에게 발각되었다. 역설적으로 그들은 여성의 성에 대하여 매우 보수적, 도덕적, 종교적인 태도를 취한다. 결과적으로 부인의 처녀성을 고집했으며, 여성을 착한 여자와 나쁜 여자로 이분하는 경향이 있었다.

근친 성폭력을 범한 아버지는 대부분 그러한 행위를 범하는 과정에서 죄의식이나 우울증을 경험하며, 사실이 폭로된 후에 후회한다. 그들은 자신의 잘못된 행위에 대한 죄책감으로 투사나 동일시와 같은 방어기제를 잘 형성시킨다. 예를 들면, 그는 화가 난 딸을 무마시키려고 노력하거나 부모로서의 의무감을 다하려고 노력한다. 이러한 근친관계는 원시종족들 사이에서만 드물게 나타났던 일이 아니다. 또한 생각할 수조차 없는 일도 아니며, 사회 경제적 지위의 고저에 상관없이 모든 계층에서 발생하고 있다. 다만 가족 이외의 사람들이 그런 관계의 발생 여부를 판단하기가 어려울 뿐이다.

20. 아동의 성적학대

성인이 사춘기 이전의 아동에 대해 성적 매력을 느끼거나 실제로 아동과 성적인 행위를 하는 것을 소아기호증(pedophilia, 기아증)이라고 부른다. 소아기호증은 Krafft-Ebing에 의해 'Psychopathia Sexualis' 라는 저서에서 최초로 장애의 일종으로 소개되었다. 대부분의 문화권에서 성인이 아동과의 성행위를 할 경우 범죄로 여기기 때문에 소아기호증을 아동학대(child molest or abuse)의 범주에 포함시킨다. 앞에서 소개한 성인과 아동간의 근친상간도 넓게는 아동학대 범주에 속한다. 성인과 미성년자 간의 관계에서도 청소년은 성적 성숙에서 아동과 다르다. 그렇지만 청소년은 성적으로 성숙했더라도 자신의 행동에 대한 책임감이 성인들에 비해 불충분하므로 미성년자이다. 이에 대다수 문화권에서 성인과 청소년간의 성행위도 범죄로 규정하면서 성관계를 가져도 좋은 최소한의 연령을 설정하고 있다. 유럽지역 국가들이 설정한 그 연령의 범주는 최소 12세(예, 스페인, 바티칸공화국)로부터 최고 17세까지(예, 아일랜드)이다.

일반적으로 아동이나 청소년과 성행위를 하는 성인들 중 남성들이 차지하는 비율은 9할 이상이다. 그렇지만 근친상간이 아닌 가정 밖에서 발생하는 아동학대 희생자는 여자들보다 남자들에게서 더 빈번하게 나타난다. 또 남아들이 여아들보다 더 어린 나이에 학대를 당하며, 신체적 폭력을 더 당한다. 여아들은 전형적으로 성인 남성에 의해 학대받으며, 남아들도 주로 성인 남성으로부터 학대를 당한다. 또 여아를 상대하는 자들과 비교할 때 남아를 상대로 성적 학대를 가한 남성들은, 남성 동성애자들과 마찬가지로, 형이 더 많고 남동생이 더 적은 편이었다. 그러나 피해자일 때 남녀는 학대 경험을 서로 다르게 해석하는 경향이 있다. 대부분의 여성들은 학대 경험을 부정적으로 평가하지만, 아동이나 청소년기에 성인과 성행위를 한 남성들은 매우 부정적인 반응으로부터 매우 긍정적인 반응까지 다양했으며, 심리적 결과도 정서적이고 행동적인 문제를 매우 심하게 나타내는 것으로부터 전혀 문제가 없는 것까지 다양했다. 곧 남성들 모두가 아동이나 청소년들의 성인과의 성행위에 대한 부정적이고 해롭다는 견해를 지지하지는 않는다. 예를 들면, 많은 남성들은 여성들보다 자신이 당한 신체적 학대를 덜 부정적으로 보려고 하며, 의미를 부여하려고 하지 않는다.

그럼에도 불구하고 나중에 나타난 심리적 손상은 남녀가 유사하다. 남성들은 자신이 아동이나 성인기 동안 당한 성적 학대에 관한 사실을 여성들보다 더 감추려 하는데, 노출 자체가 자신의 나약함이나 남성성의 저하를 인정하는 것으로 믿기 때문이다. 희생자 중 어린이들의 반응은 공공연하게 자위행위를 하거나, 공격적이거나, 요구가 지나치거나 사회적 상황에서 위축된 행동을 보인다. 오줌을 싸거나 아기처럼 말하는 등 퇴행성 행동도 보인다. 또 남아들은 악몽이나 수면지연, 공포감을 경험하며, 학생이 되었을 경우 또래집단들과의 관계나 학교 성적이 저하된다. 성인기에 와서도 여러 가지 '외상 후 스트레스 장애(PTSD)'를 보인다. 그러한 연유로 아동이 어떠한 유형의 학대를 받았던지 적절한 상담과 치료가 필요하다. 학대를 받은 아동을 위한 상담자는 ① 아동에게 자신의 감정을 표현할 분위기를 마련하며, ② 자신이 아동을 보호해줌을 확신시켜주어야 하며, ③ 아동이 가진 죄의식을 감소시킬 수 있도록 도와주며, 그리고 ④ 전문적인 도움을 제공해주어야 한다.

21. 아동의 학대경험과 성범죄

어린이를 상대로 성범죄를 저지른 성인들이 그렇지 않은 사람들과 실제로 아동들로부터 얻은 성적 흥분에서 차이가 있는지를 알기 위해 다른 유형의 범죄자 및 비 범죄자 집단과 비교했다. 아동이 피해자가 된 입장에서 상황을 설명하는 자극, 성인이 공격자가 된 입장에서 설명하는 자극, 그리고 서로 동의한 상태의 성인들의 성교 장면을 담은 자극을 보여주고 성기의 팽창반응을 측정했다. 그 결과 집단간 차이가 나타났다. 비 범죄자 집단은 서로 동의한 성인들의 성교 장면에서 성기의 팽창이 가장 두드러진 반면, 어린이가 기술하는 성행동이나 중립자극들에서는 별다른 변화가 없었다. 그러나 아동학대자들은 다른 두 집단에 비해 어린이가 강압적으로 당한 성행동을 묘사할 때 성기의 팽창이 가장 두드러졌다. 또 설문지 반응에서 일탈된 성적 기호를 지닌 남성일수록 희생자에 대한 동정심이 부족했으며, 아동과의 성행위를 지지하는 태도를 지니고 있었다.

소아기호증을 범하는, 즉 아동을 학대하는 자들은 강간이나 노출증, 관음증 등 다른 형태의 변태성욕의 성향을 지니는 경향이 크다. 다시 말하면, 아동들로부터만 성적 흥분을 얻는 아동학대자는 극히 소수에 불과하다. 아동학대를 하는 사람들은 다른 사람들과 어떤 점이 다른가를 설명하는 이론은 다양하다. 예를 들면, 사회교제의 기술이나 능력이 부족하기 때문에 아동을 성욕분출의 목표대상으로 선정한다는 설명, 범죄자가 아동들과의 성행동을 허용하는 태도나 가치관을 지니고 있다는 설명, 어린이들과 사랑에 빠지는 왜곡된 인지구조를 지니고 있다는 설명, 성적으로 상대할 수 있는 성인을 구하지 못해 어린이를 그 대리자로 선택한다는 설명 등이다.

아동학대자들이 왜 사교술이 부족하고, 또 왜곡된 인지구조를 갖고 있는지 등을 살피는 것이 문제해결에 필수적이다. 상당수의 심리치료전문가들은 성인기에 아동을 학대하는 자들이 대부분 어린 시절에 학대받았다는 이론에 집착한다. 성인이 아동을 학대하는 행위는 어렸을 때 받았던 심리적 상처에 대한 반작용이기 때문에, 그 성인을 학대받은 가해자(abused abuser)라는 용어로 표현하기도 한다. 여러 연구들에서 이러한 사실을 증명하고 있는데, 예를 들면, 미국 코네티컷 주 교정당국의 심리학자 그로스(A. Nicholas Groth)는 어린이를 학대했거나 강간했던 범법자들의 연구에서 그들의 81%가 어렸을 때에 어떤 종류의 성적 학대의 희생자들이었음을 밝혔다.

또 다른 연구에서도 아동기에서 학대받은 경험과 청년기 이후의 공격적 및 범죄행동 간의 관계를 밝혔다. 교도소에 복역 중인 남성 범죄자 중 강간범 16명과 성범죄의 기록이 전혀 없는 단순 폭력범 16명의 아동기 시절의 경험을 비교했다. 면접의 결과 성범죄를 저지른 자들이 폭력범들보다 아동기에서 심리적 학대를 더 많이 받았던 것으로 드러났다. 특히 부모로부터 언어적으로 거부당했거나 고립된 경험 등 학대의 내용이 훨씬 심하게 드러났다. 반사회적 행동과 관련된 다른 영역에서의 아동기 경험도 크게 차이는 없었지만 성범죄를 저지른 자들에게서 다소 높게 나타났다.

일부 아동학대자들은 아동기에 가정환경이 좋았던 자들이기는 하지만, 아동기에 가정환경이 불안정했을 경우 나중에 아동학대를 가할 가능성이 적지 않다. 남성들을 상대로 했던 한 횡단적(cross-sectional) 연구에서 아동기 당시 부모의 빈번한 다툼이나 자녀에 대한 학대를 경험한 자들은 청소년기에 비행을 저지를 가능성이 높고, 또래들보다 이른 나이에 성교를 경험하며, 성인초기에 성폭력 범죄를 저지를 가능성이 상당히 높은 것으로 드러났다. 종단적(longitudinal) 연구결과들 역시 아동기의 경험이 난잡한 성생활이나 성폭력의 가능성을 높여주며, 이로 인해 여성과의 관계에서 갈등을 경험하고 있음을 보여주었다. 일반적으로 아동기 당시 위험요인이 많을수록 성폭력 수준이 더 높았다. 그렇지만 성폭력은 개인들의 성교나 성적 환상의 빈도와는 무관했다.

특히 근친 성폭력을 시도한 남성들은 가정에서 절대복종을 강요하는 폭군으로 군림할 정도로 성격장애를 보이며, 또 그들의 90%이상이 사회적 고립, 불안정과 같은 정서장애를 보이고 있다. 이와 같은 남성들은 일반적으로 어려서 어머니와 별거 생활을 했거나 어머니를 일찍 상실했던 사람들일 가능성이 높다. 그들은 구순기 때의 욕구불만 때문에 결혼관계에서도 부인과 적대적이고 부정적인 관계를 이룬다. 근친상간을 범한 남성의 부인 역시 어렸을 때 자기의 어머니에게 병리적으로 애착하며, 어떤 일에 직면하게 되면 책임을 회피하는 경향이 있는데, 대부분 정서적으로나 경제적으로 아버지에게 의존성이 높았던 여성들이 나중에 근친상간 희생자의 어머니가 될 수도 있다.

이러한 이유로 성인과 아동 간의 근친상간은 그 아동의 장래에 지대한 영향을 미칠 수 있다. 강압적 방법의 수반 여부에 상관없이 무지한 어린이를 이용하였다는 점에서 이들의 앞날에 심각한 해를 끼치는 것이다. 아동학대의 형태 중에서 가장 부정적인 형태가 바로 근친상간이다. 보통 부녀간의 근친상간은 어린 아이가 4~11세 사이일 경우에 가장 빈번하게 일어나며, 그러한 관계가 거의 평균 2년 정도 지속된다. 이 정도로 어린 아동에게는 성행위가 부모의 사랑이나 훈련으로 잘못 받아들일 수 있는 나이이며, 오히려 그 시기에는 부모를 즐겁게 해주고 싶은 욕망이나 부모에 대한 신뢰감이 높다. 성적 학대를 범하는 부모는 뇌물이나 위협으로써 이러한 어린이의 순수한 충성심을 이용한다.

그러나 대부분의 근친상간은 물리적 힘이나 자극에 의해 발생한다. 예를 들면, 8세인 어린 딸이 아버지 무릎에 앉아 애교를 부리는 것을 아버지는 자신을 유혹하는 행위로 해석하는 경우도 있지만, 실제로 이 나이 또래의 어린이들은 대부분 자기에게 요구되고 있는 행위의 본질이 무엇인지를 잘 알지 못한다. 즉 어린이는 성인과의 관계가 정상인가 아닌가를 전혀 깨닫지 못한다. 이때 아버지가 물리적 힘을 거의 사용하지 않아도 딸이 순순히 응한다. 그 때문에 아동은 성장하면서 혼돈이 생기며, 근친상간에 대한 죄의식을 심하게 느낀다. 일반적으로 성인들이 무엇을 하라고 이야기할 때에 어린 아이는 많은 질문을 하지 않는다. 즉, 딸은 단순히 복종적이어서 유순한 어린이로서 자기 아버지의 성적 요구에 감히 반대하지 못한다. 그러므로 치료전문가들이나 법을 시행하는 사람들은 아버지의 추행과정을 딸이 거부할 수 없었다고 생각한다.

근친상간이 일단 발생하면, 아버지는 딸에게 나쁜 일이 전혀 발생하지 않았음을 확신시키기 위해 자주 노력한다. 어떤 사람은 직접적인 위협이나 미묘한 강제성을 이용하여 딸에게 침묵하도록 만든다. 어린 희생자는 자기도 가족의 한 일원이라고 믿으면서, 만약 그 사실이 밝혀지면 아버지는 감옥에 갈 것이라고 두려워한다. 어떤 아이들은 여러 가지 감정들 때문에 절망하고 묵묵히 따른다. 또한 자기가 도움을 원할지라도 아무도 그녀를 도와주지 않을 것이라고 믿는다. 그들이 10~11세경이 되고 나서야 잘못된 것이었음을 알아차리기 시작한다. 흔히 사춘기 이전에는 성교가 아닌 방법에 의해서 학대당하지만, 11~12세부터는 실제로 성교가 이루어지기 시작한다. 그러한 접촉은 보통 희생자가 14~15세가 될 때까지 지속되지만, 그러한 관계가 끝나는 이유는 나이가 들어갈수록 가족간의 성관계가 금지되어 있다는 사실을 피해자가 깨닫게 되기 때문이다. 이때부터 딸은 이 사실을 폭로해버리겠다고 아버지를 위협하거나 가출해버리는 경우가 많으므로 그러한 관계는 끝나게 된다. 그렇기 때문에 딸의 나이가 들어갈수록 근친상간을 범한 성인은 응낙을 얻기 위해 강압적 수단을 사용하는 빈도가 증가하게 되고, 또 어린이의 사회생활을 통제하면서 고립시킨다. 아버지는 딸을 소유하려는 질투심 때문에 딸의 정상적 교우관계 형성도 방해한다.

어떤 근친상간의 경우는 우연히 적발 · 폭로된다. 예를 들어 피해자의 임신이나 질병감염, 신체적인 상해, 또는 그런 장면이 목격되었을 경우 등이다. 또 우연이었든지 계획적이었든지 이러한 노출은 가족 모두에게 위기를 형성시키는 계기가 된다. 근친상간의 관계는 노출될 당시에 상황이 잘 처리되지 못하면 많은 것을 잃게 된다. 특히 이런 상황에서 어린이는 모든 사람의 관심이 자기에게 집중되어 있음을 알기 때문에 일의 해결에 선뜻 응하려고 하지 않는다. 근친상간의 피해자에 대한 근본적 치료목표는 그녀에게 발생된 사실에 대한 책임이 자신에게 없음을 확신시키는 일이다. 또 모녀관계를 재정립시키는 것도 중요하다.

부녀간의 근친상간은 여자아이에게는 무조건적으로 신뢰하고 의지하는 보호자격인 사람으로부터의 배반이라고 여겨지기 때문에 거의 항상 심각한 정서장애로 이어진다. 여자아이는 성장하는 과정에서 조숙한 편이지만, 여성적인 동일시, 청소년기의 자아발달, 성격발달 등에 문제가 생긴다. 이러한 과정은 가족간의 긴장을 유발시키는 것은 물론이요, 여자아이에게는 자존심의 손상, 죄의식의 유발, 고립된 사생활, 남성 불신, 친교관계의 어려움, 성적 조숙, 약물이나 알코올 중독, 난잡한 성행위, 우울증, 심지어는 자살 등의 문제를 일으킨다.

대부분의 근친상간 피해아동들은 성인이 되면 그러한 사실을 완전히 억압하면서 살기도 하지만 때때로 과거 장면이 회상되어 우울증이나 죄의식 등 고통이 수반된다. 특히 남성을 불신하여 남자하고의 관계를 정상적으로 유지하지 못하는 여성들이 많다. 그래서 동성애자가 되기도 하며 심지어는 자살을 시도하기도 한다. 또한 그러한 가정에서 도피하기 위해 가출하여 성매매에 빠져든 경우도 있고, 십대에 결혼을 해버리는 예도 허다하다. 그러한 근친상간의 경험은 다른 사람과의 관계에서 문제로 발전하는데, 예를 들면, 연인, 배우자, 또는 자녀들과의 관계에서 문제가 생겨 치료를 받을 때에 나타난다. 특히 남편과의 성생활에서 문제가 나타나는데, 이 경우 쾌감을 경험하기 힘든 사람들이 많다.

근친상간의 피해자는 수치심이나 굴욕감 때문에 누구에게든 이야기하기가 힘들며, 죄책감이나 무력감을 경험하면서 살아가는 것이 특징이다. 예를 들면, 근친상간을 당했던 여성들 중에서 그 경험이 즐거웠다고 대답하는 사람은 아무도 없다. 또 부자간 근친상간의 연구에서도 아들이 아버지에게 심한 적개심을 느낀다고 밝혀졌다. 어떤 아이들은 아버지를 죽이고 싶은 욕망을 지니기도 하고, 자기 자신을 스스로 학대하기 시작하여 약물복용이나 사고를 끊임없이 저지르기도 한다. 근친상간은 완전하게 치유하기 힘든 상처를 입히므로 가능하다면 사후 치료보다는 예방이 더 중요하다.

22. 성희롱의 정의

대다수 선진 문화권에서의 여성들은 20세기 중반 이래 매우 활발한 사회진출을 시도하게 되었다. 그러나 조직생활을 시도하던 여성들은 전통적인 성역할구분의 사고방식에서 벗어나지 못한 남성들과의 상호작용과정에서 여러 가지 문제를 경험하기 시작했다. 그 중 하나는 남성이 여성을 성적인 대상으로 여기면서 귀찮게 하고 힘들게 하는 문제였다. 서구에서는 이와 같은 문제를 'sexual harassment' 라고 하는데, 이 용어는 1974년 미국 코넬(Cornell)대학교 캠퍼스에서 논의되기 시작하면서 등장하였다.

우리 문화권에서는 이를 성희롱으로 번역하고 있는데, 1993년 10월 처음으로 성희롱 사건이 법정 소송으로 비화되면서 세인들의 관심거리로 등장했다. 물론 미국에서 처음 제기된 성희롱 문제도 1991년 토마스(Clarence Thomas)를 대법원 판사로 임명하기 위한 상원에서의 청문회가 개최되기 전에는 미국 대중들은 물론 다른 문화권에서도 큰 관심을 갖지 못했으나, 1990년대 후반에 와서는 대부분의 선진 문화권에서 성희롱을 법적으로 제도화시킬 정도로 중요한 인권 문제가 되고 있다.

성희롱은 상하의 지위관계가 뚜렷하게 구분된 조직사회에서 발생하는데, 대부분의 직장이나 학교 장면은 성희롱이 발생할 수 있는 조직이라고 할 수 있다. 그러므로 성희롱은 조직사회의 구성원이 상대방으로부터 "원하지 않는(unwelcome, unwanted)" 성적 요구를 받거나 또는 그러한 요구가 내포된 행위를 경험하는 것이라고 정의한다. 이러한 정의에는 지위가 높은 사람이 낮은 사람에게 성에 관련된 요구를 하고, 만약 그러한 요구에 응하지 않으면 어떠한 불이익이 초래될 수 있고, 또 가해자가 상대방을 귀찮게 할 '의도(intention)' 가 담겨있다. 그러므로 성희롱은 조직 장면의 인간관계에서 발생하는 불법적인 차별이나 학대에 해당되어 성폭력의 일종으로 여긴다.

성희롱의 내용은 가벼운 법률 위반이나 귀찮은 행위로부터 강제적인 성행위와 같은 심각한 학대까지 망라된다. 예를 들면, 성에 관련된 이야기, 농담, 눈짓 등의 가벼운 것으로부터 강간의 시도 및 강간 등까지 모두 성희롱에 해당된다. 또 학생은 직장인이 아니지만 학교에서의 사제지간도 상하의 지위관계에 해당되므로 학교 역시 성희롱이 발생하는 장면이며, 교수가 학점을 미끼로 대학생에게 성행위를 요구하는 것은 학교 장면에서의 전형적인 성희롱이다. 직장에서는 상사가 부하 직원의 어깨를 무례하게 만진다든지, 성에 관련된 이야기를 한다든지, 원하지 않은 데이트를 부하 직원에게 집요하게 요구한다든지 등 하위자가 성적으로 위협이나 협박으로 느낄 수 있는 모든 경우가 해당된다. 또 다른 예로 남자 상사들은 부하 직원들에게 함께 식사를 하자, 골프를 가르쳐주겠다는 등 여러 가지 제안을 하며 관심을 보이며, 보다 점잖은 수법으로는 그 여직원 가족의 생일까지 챙겨주거나 취미생활을 도와주는 등 호의를 베푸는 경우도 있다. 후자의 경우는 그러한 요구들이 외형적으로는 학대나 희롱처럼 보이지 않기도 한다. 직장상사의 그와 같은 배려는 여성에게 호감을 줄 수도 있지만, 부담이 되기도 한다. 대부분 처음에는 호감으로 받아들였다고 하더라도 나중에는 부담으로 바뀐다. 어떤 상사는 자신의 제의를 순순히 받아주지 않으면 사무처리를 교묘하게 트집 잡아 곤란하게 하므로 대부분의 여직원들은 어쩔 수 없이 요구를 받아들여 함께 식사도 하고 수영장에도 같이 간다. 왜냐하면, 본인이 원하지 않더라도 요구에 응하지 않으면 어떤 불이익이 초래될지 모르기 때문이다.

성희롱이 발생할 수 있는 상황은 다양하여 감독자, 고객, 동료, 교사, 교수, 학생, 친구, 낯선 사람 등 누구나 가해자가 될 수 있다. 또 피해자는 남성이거나 여성일 수 있으며, 가해자도 남성이거나 여성일 수 있으며, 가해자와 피해자가 동성일 수도 있다.

그러나 대부분의 성희롱은 남성이 가해자 역할을 하지만, 여성이 상급자로서 남성을 괴롭히는 예들도 없지 않다. 또 여성이 근로자인 경우에는 가해자들은 그녀의 상급자 및 그녀의 동료 남성들이다. 가해자는 자신의 행위가 상대방의 기분을 나쁘게 하거나 법률에 저촉됨을 전혀 모르고 있을 수도 있다. 피해자는 직접 학대를 받은 당사자가 아닐 수도 있는데, 간접적으로 타인에게 가해진 행위일지라도 어떤 행위가 불쾌하다고 여겨져 그 영향을 받은 사람이 될 수 있다. 피해자에게 부정적인 영향을 미치지만, 이는 그 행위가 불법이라는 의미와는 다르다.

23. 성희롱의 유형

성희롱의 유형 구분은 문화권에 따라서 약간씩 다를 수 있겠지만, 가장 일반적인 구분은 대가형과 환경형의 이분이다.

'대가형(quid pro quo) 성희롱' 이란 조직 장면에서 가해자가 희생자에게 성적 요구를 했을 때 희생자가 그 요구를 수용하는가에 따라서 그 대가가 달라짐을 의미하는 차원의 성희롱이다. 여기에서 그 요구의 최종 목적은 성행위이지만, 데이트 요구부터 시작된다. 그리고 그 요구에 응해줄 경우 긍정적인 대가가 나타난 반면, 응하지 않을 경우 부정적인 대가가 나타난다는 뜻을 내포하고 있다. 대가형 성희롱의 전형적인 모델은 학교나 직장에서 교수나 상사로부터 데이트나 성적 요구를 받고 이것이 졸업이나 출석, 성적, 또는 승진이나 해고, 임금 등에 관련된 것이다. 대부분의 대가형 성희롱에는 물리적인 폭력이 수반되지 않지만, 성적인 요구는 가해자와 피해자의 인간관계 맥락에서 피해자가 쉽게 피할 수 없는 상황이기 때문에 강제적이라고 해석된다. 예를 들면, 곧 경제적인 이유로 직장을 그만둘 수 없고, 다른 곳으로 옮기고 싶어도 현재의 직장상사로부터 다른 곳에서 요구하는 좋은 추천서를 받기 어려운 것이 바로 피할 수 없는 상황이다.

환경형 성희롱이란 '적대적 환경형(hostile environment) 성희롱' 의 준말이다. 이는 지난 수십 세기동안 형성 · 지속되어온 남성중심의 문화적 환경, 즉 성차별적 환경이 여성에게는 자신의 잠재능력을 발휘하는데 적대적으로 인식되어진다는 뜻이다. 환경형 성희롱의 대부분은 전통적인 남성주의 시각에 입각하여 해석할 때 전혀 문제가 아닌 것 같아 보이지만, 양성평등의 관점에서는 쉽게 성차별로 인식된다. 여성의 입장에서 남성이 남성우월주의 사고를 토대로 자신을 상대하게 될 때 자기의 잠재능력을 발휘하면서 적응하는 것이 매우 힘들어지므로 양성평등의 관점에서 성희롱에 해당된다. 예를 들면, 성차별주의 발언, 신체나 의복에 대한 평가, 여성의 성생활이나 사생활 등을 소문내는 것, 음담패설과 같은 저속한 언어, 원하지 않는 신체적 접촉 등이 환경형 성희롱의 사례가 된다.

그렇지만 상기와 같은 사례가 발생했을 때 그 사례가 매우 난폭하거나 엄청난 것이 아니라면 적대적 환경형 성희롱이라고 증명하기가 쉽지 않다. 만일 법정에서 시비를 가리게 되는 상황이었을 때에는 그 행위가 심각함과 동시에 빈번하게 발생했던 것에 초점을 맞추게 된다. 감독자나 지배인, 직장동료를 비롯하여 고객까지도 적대적 환경을 조성하는데 일조를 하고 있다. 또 대가형과 적대적 환경형 성희롱 사이의 경계가 항상 분명한 것도 아니며,

경우에 따라서는 두 형태의 성희롱이 동시에 발생하기도 한다. 우리 문화권에서는 이해를 쉽게 하기 위해서 편의상 성희롱을 육체적(신체적), 언어적, 및 시각적 형태의 3가지로 정리하고 있다. 육체적 형태의 성희롱은 상대의 의지를 무시하고 상대의 신체부위를 접촉하여 불편함을 초래하는 경우이며, 언어적 형태의 성희롱은 성적이거나 차별적인 언어 표현으로 상대방의 기분이나 감정을 상하게 하는 경우이며, 또 시각적 형태의 성희롱은 본인이 원하지 않는데도 무언가를 보여주어 불편함을 초래하거나 상대방이 불쾌감을 유발할 정도로 자신의 신체부위를 쳐다보는 경우를 이른다.

24. 성희롱의 배경 및 동기

성희롱의 전형은 성차별적인 사고방식과 관련이 높기 때문에 대부분 가해자가 남성, 피해자가 여성인 경우를 이른다. 그렇다면 남성이 여성보다 상대방을 더 불편하고 힘들게 하는 동기를 가지고 있는 것인가? 흔히 행동과학에서는 행동의 발달배경을 유전이나 환경, 또는 그 상호작용의 측면에서 해석하는데, 성희롱의 동기도 그와 같은 맥락으로 해석할 수 있다. 먼저 성희롱의 동기를 생물학적 차원에서 해석해보면, 남성들의 성적이거나 공격적인 동기가 선천적으로 여성들의 것보다 더 강한 상태로 태어났다고 설명한다. 남성들의 성욕이 여성들보다 더 강하므로 가해자가 될 가능성이 높지만, 성희롱은 남녀가 서로 끌리는 자연스러운 결과에 해당된다고 생물학적으로 해석된다. 성적으로 여성을 힘들게 하는 남성들은 미혼이고, 여성과 나이도 비슷하며, 사회적 지위도 비슷하기 때문에 성적으로 힘들게 하는 행위는 구애행위와 다를 바가 없다.

또 후천성이 약간 가미된 상태의 생물학적 이론에서는 강간을 어떤 환경의 단서에 의해 계기가 마련된 남성들의 성 특유의 적응행동이라고 설명했는데, 성희롱도 남성의 성욕을 충족시키기 위하여 여성에게 힘을 행사하는 공격행동이라고 설명한다. 강간의 경우 남성은 성교를 위하여 물리적 힘을 이용하는 반면, 성희롱의 경우 조직의 권위나 힘을 이용할 뿐이다. 조직의 모델은 조직의 위계질서가 부하직원에 대한 성희롱의 기회를 제공하는데, 대부분의 조직에서 남성들의 지위가 여성들보다 높은 편에 속한다. 조직에서 지위를 이용하여 성희롱할 때 남성들이 가해자가 되고 여성들이 피해자가 되는 경우가 대부분이다. 성희롱을 즐기는 남성들의 특성 중 하나는 자신들이 힘을 이용하는 행위가 잘못이라는 점을 잘 모르고 있으며, 가부장제의 전통 때문에 여성들의 반응을 잘못 해석하게 된다.

그러나 성희롱 동기에 대한 선천성 이론들은 성희롱 가해자들의 전반적인 특성을 설명하지 못한다. 예를 들면, 미혼남성이 비슷한 연령의 여성에게 가하는 성희롱을 부분적으로는 구애행위로 해석할 수 있지만, 기혼남성이 딸과 연령이 비슷한 여성에게 성적 요구를 하는 행위는 구애행위와는 전혀 상관이 없다. 이러한 이유로 많은 학자들은 성희롱 동기를 선천성보다도 후천성으로 설명하려고 노력한다. 여성권익운동가들은 특히 1970년대 이후 부각된 성희롱을 남성들이 사회에서 여성에 대한 힘의 우월성을 유지하기 위해 이용하고 있다고 본다. 그들에 의하면, 성희롱은 단순히 성욕에 기반을 둔 행위라기보다도 남녀의 힘의 불균형에 관련된 행위 및 여성을 지배하려는 수단이다. 즉, 사회 문화적 모델에 의하면, 조직사회에서 상급자가 부하 직원에게 힘을 행사하는 경향을 가부장제의 흔적으로 해석한다. 그 모델의 요지를 살펴보자.

전통적으로 구분된 성역할의 고정관념에 의하면, 남성은 밖에서 돈벌이를 하고 여성은 자녀의 양육이나 가사를 담당한다. 그 고정관념에 따라 우리 문화권에서는 아내와 남편을 내외(內外)라고 불러왔으며, 서구에서도 "Men at work, women at home!" 라고 표현했다. 그렇지만 20세기중반을 지나면서 산업화사회 후기 이후 여성의 사회진출이 활발해지고, 이에 따라 조직사회에서도 성역할구분에 대한 해석이 달라졌다. 예를 들면, 남성들은 과거에 조직사회에서 활동하던 동료나 부하직원인 여성들을 남성의 보조자, 무료함을 달래기 위한 농담 또는 욕구충족의 대상 정도로 여긴다. 혹자들은 남성들만 근무하는 직장생활이 매우 단조롭다고 느끼며 여성을 조직의 꽃으로 표현한다. 그러나 이러한 남성들의 인식은 그녀가 미혼이라면 자신의 소유가 될 수 있다는, 자신의 성적 상대가 될 수 있다는 얄팍한 기대심리가 깔려 있다. 만약 남성이 여성을 성관계의 대상으로 보지 않는다고 하더라도 여성에 대한 우월감이나 무시, 지배욕이 머릿속에 박혀 있는 한 성희롱의 욕구는 사라지지 않는다. 최근에는 남성과 능력에서 차이가 없다고 검증되어 여성도 조직사회에서 중요한 위치를 차지하고 있다. 그럼에도 불구하고 여성을 동등한 지위나 능력을 지닌 존재로 인식하지 못하게 되면 성희롱이 발생하게 된다. 즉 강간이나 어린이를 포함한 여성에 대한 대부분의 성적 위협행위는 여성을 상대적으로 열등한 존재로 여겼던 사회화과정에서 발생할 수 있다고 설명한다. 즉 이러한 착취행위를 통해 남성의 우월감이 더욱 조장될 뿐만 아니라 강자가 약자를 학대하는 분위기가 지속되는 것이다.

또 상기의 내용을 성역할 이행(spillover)이론으로도 설명하는데, 성역할 이행이란 성별과 관련된 역할들이 직무와 관련되지 않는 상황까지 이행된다는 뜻이다. 다시 말하면, 문화적으로 답습되어온 남녀의 고정관념이 조직에서도 남녀를 동일한 역할을 하는 것으로 차별 대우한다는 설명이다. 예를 들면, 남성들로만 구성된 조직사회에서의 남성들의 행동은 매우 거친 편이며 또 남성들은 직장 이외의 생활에서도 거친 편이다. 이처럼 거친 특성이 직장에도 그대로 반영되기 때문에 여성에게 성적인 요구를 하거나 신체적 접촉을 하거나, 또는 욕설을 하는 행위 등을 별로 심각하게 여기지 않게 된다. 그러한 상황에서 남성들은 여성들을 직무와 관련된 역할보다도 여성의 역할에 관련시켜 이해하려고 한다. 결과적으로 여성들이 주로 근무하는 조직보다도 남성위주로 구성된 조직사회에서의 성희롱이 더 빈번하다. 또 여성들이 주로 종사하는 직종이라고 하더라도 성별과 관련된 고정관념이 역시 성희롱을 조장한다. 예를 들면, 술집 종업원은 다른 직종에 비하여 성적인 요소를 강조하는 직종이므로 성적인 농담을 성희롱으로 해석하지 못하는 환경에서 일하고 있다.

25. 성희롱 피해자와 조직의 맥락

성희롱 발생이 감소하려면 남성중심의 사고방식

으로부터의 탈피가 필수적이다. 이를 위해서는 성희롱의 피해자가 가해자에게 어떻게 대응할 것인지, 성희롱이 발생할 경우 피해자나 조직에서는 어떠한 영향을 받는지, 또는 조직은 성희롱의 발생이나 예방에 대해서 어떤 입장을 취하는지 살펴보아야 한다. 성희롱 발생에서 가장 일반적인 형태인 남성 가해자와 여성 피해자의 입장에서 설명해본다.

우선 피해자로서 여성은 어떠한 반응을 보이는가? 가장 보편적으로 많은 여성들이 상급자인 남성으로부터 추파를 받으면 놀라고 기분 나쁜 감정을 가질 뿐 특별한 반응을 보이지 않는다. 그들은 단순히 그러한 신호를 무시하려고 노력하면서 남성이 그러지 않기만을 바라고 있는데, 그 이유는 이를 무시하지 않으면 근심이나 걱정이 사라지지 않기 때문이다. 그 상황에서 가해자로서 남성은 자신의 행위가 별다른 영향을 미치고 있다고 판단하면 그와 같은 희롱행위를 계속하거나 더 강하게 시도한다. 그러나 불행하게도 그러한 행동을 하는 남성은 여성의 침묵도 묵인으로 받아들이거나 또는 여성이 자신의 요구를 정중하게 거절하면 완력을 휘두르기도 한다. 일반적으로 그러한 경험을 한 여성은 보복의 두려움 이외에도 정서적으로나 신체적으로 영향을 받는데, 가장 보편적으로 느끼는 정서반응은 분노이며 또 어떤 경우에는 죄의식까지 느낀다.

여성이 분노나 죄의식을 느끼는 기본적인 이유는 남성에게 그만 괴롭히라고 요구하기가 힘들기 때문이다. 중단을 요구하지 못한 이유는 가해자가 신체적으로나 조직에서의 지위나 힘이 훨씬 더 높고 세며, 또 가해자의 의도가 불분명하기 때문이다. 그러한 이유로 여성은 초기에는 성희롱을 무시하는 편이거나, 상황을 성희롱으로 해석하지 않으려고 노력하거나, 또 성희롱으로 생각했더라도 다시 상황을 바꾸어 해석한다. 간혹 피해자들은 가해자를 가능하면 피해버리면서 생활하는데, 학교 장면에서 학생들을 희롱하는 교수들의 강의를 수강하지 않는 것도 그러한 방법이다.

자신에게 가해지고 있는 성희롱을 지각하는 피해자들의 반응을 4단계로 나누어 설명할 수 있다. 첫째, 혼동과 자기비난의 단계이다. 성희롱을 지각할 때마다 곧 사라지겠지 하고 상황판단을 제대로 못하며, 또 성희롱의 정도가 더 강해질 때 피해자는 자신이 이를 통제할 수도 도움을 받을 수도 없다고 자책한다. 둘째, 공포와 불안을 지각하는 단계이다. 성희롱이 지속될 경우 직장에서의 보복 등 장래에 대한 불안 등이 커지게 되는데, 직장 외에서도 전화소리에 놀라고, 귀가할 때도 혹시 자기를 따라오는가를 의심하고, 자기 집이 감시당하는가를 의심하며, 정신집중을 하기 어려워 일이 잘되지 않는 등 자존심도 심하게 상한다. 셋째, 우울증과 분노를 경험하는 단계이다. 자신이 성희롱의 피해를 당하고 있다고 고소할 수도 없는 상황으로 인식하면 불안이 분노로 바뀐다. 이렇게 바뀐 분노가 거세지면서 직장을 그만두어버리는 결과에 도달하기도 한다. 넷째, 환멸을 지각하는 단계이다. 만약 자신이 속해 있는 조직에서 성희롱을 바라보는 관점이 자신의 기대에 미치지 못하면 실망을 하며, 조직에 어떤 도움을 기대하는 것 자체가 비현실적이기 때문에 정의가 통하지 않는 사회라는 환멸을 경험하게 된다.

성희롱 피해자들의 반응은 매우 다양하다. 우선 심리적으로는 자신감이나 자존심의 저하, 조직생활에서의 의욕상실, 신뢰감 상실에 따른 대인관계 장애, 고립감, 배신감, 우울증, 불안, 초조, 위축, 무기력감, 주의집중곤란, 동기 상실, 수치심, 죄의식,

외상 후 스트레스 장애(PTSD), 자살 의도, 가해자에 대한 분노와 공격 충동, 강간이나 일반 범죄에 대한 두려움 등이다. 소화 장애, 신경쇠약, 두통, 수면장애, 피곤, 체중감소, 섭식장애, 충격, 피로감, 혈압상승 등과 같은 여러 가지 신체적 반응도 나타난다. 물론 여성이 성희롱을 단순히 참아버리거나, 부정하거나, 상황을 재해석하거나, 현실이 아니라고 해석하거나, 잊어버리려고 노력하거나, 별로 중요하지 않다고 생각하거나 등의 방법으로 내적인 대응을 하게 되면, 위와 같은 정서적인 반응을 초래한다. 그렇지만 여성이 좀더 적극적인 대응방법을 선택하여 학대행위가 나타날 상황을 미리 회피해버리거나, 상대방의 학대행위 의지를 미리 진정시키고 달래거나, 단호하게 배격하거나, 고발이나 신고를 하거나, 사회적 지지를 찾는다면 상기의 정서반응은 줄어들 수 있다.

유감스럽게도 여성이 성희롱에 대하여 단호하게 대응하면 심리적으로나 신체적으로는 심각한 결과가 초래되지 않지만, 조직사회에 적응하는 데 어려움이 커진다. 조직 내에서의 성희롱을 규제하는 정책이 존재하기 때문에 신고하는 절차를 밟았다고 하더라도 고소인을 조직에서의 문제아, 조직의 나쁜 소식을 퍼뜨리는 자, 소란을 피우는 자 등으로 매도해버리는 분위기가 심각하다. 성희롱이 발생할 경우 피해자에게서 심리적 및 신체적 영향만이 나타나는 것이 아니라 결석이나 결근, 업무수행능력의 저하, 소득의 감소, 사회적인 명성의 실추, 자신의 주변 환경이나 인물에 대한 신뢰감의 상실, 의미 있는 사람들과의 관계에서 스트레스 증가, 직장이나 학교를 옮기면서 다시 적응해야 하는 어려움 등 개인적인 손실이 매우 지대하다. 피해자 한 개인으로서 성희롱 발생은 직장이나 학교 등에서 자신의 역량을 발휘하는데 부정적인 영향을 미치며, 법적인 문제로 비화했을 때에는 재정적으로나 사회적으로 부정적인 영향을 미친다. 아울러 성희롱 발생은 조직에도 지대한 영향을 미치는데, 생산성 감소, 조직의 구성원들 사이의 갈등 증폭, 목표 달성의 가능성 감소, 직무 만족도 감소, 유능한 인재들이 성희롱 발생가능성이 큰 조직을 떠나버리는 문제, 성희롱 발생을 소홀히 다루면서 초래된 조직의 이미지 실추, 제품 판매의 감소, 법적인 소송비용 부담 등 매우 다양하다.

그러한 이유로 성희롱 발생을 잘 해결하는 것도 중요하지만, 그보다도 발생을 억제시키는 예방 정책이 최선이다. 이를 위해서 조직에서는 성희롱 예방을 적극적으로 논의하거나 부각시켜 홍보해야 한다. 예를 들면, 조직에서는 무엇이 성희롱인가를 알리고, 그 사례를 기술한 소책자를 발간 · 보급하고, 조직원들에게 공개토론의 기회를 제공하고, 성희롱이 증명될 때 적절한 조치를 강구해야 하고, 그 제재조치를 공공연하게 인식시켜야 한다. 여러 연구들에 의하면, 조직에서의 성희롱에 대한 포용성이 어느 정도인가, 정책적으로 조직에서 이에 대한 대응방안을 마련하고 있는가, 그러한 사항을 조직의 구성원들에게 얼마나 잘 인식시켰는가, 직무 자체가 전통적으로 남성들의 영역이라고 여겨졌는가, 조직구성원의 성비는 어떠한가에 따라서 성희롱 발생가능성이 달라진다. 역시 개인의 취약성의 내용으로 나이가 얼마나 어린가, 미혼인가, 학력이 낮은가, 유색인종인가, 조직에서의 위치가 낮은가, 학대에 대한 포용성이 높은 편인가에 따라서도 마찬가지이다.

연구자에 따라 성희롱의 비율은 직장여성의 절반 이상을 차지한 경우도 적지 않다. 미국의 학자들은 10명의 직장여성 중에서 1명이 성희롱으로 인해 직장을 옮기거나 그만두었다는 사실을 1980년대 초에 보고하였다. 이를 계기로 미국의 회사들은 대부분 성희롱을 추방하는 정책을 펴고 있다. 그러나 이러한 정책들은 모두 1980년대 후반에야 생겨났으며, 또 그 정책을 뒷받침해주는 절차의 문제는 남아 있다. 예를 들면, 피해자가 성희롱의 사실을 감독자에게 보고하여 도움을 받아야 하는데, 성희롱의 절반 이상을 바로 그 감독자로부터 받고 있다. 우리나라에서도 근래 고급 여성인력의 취업비율이 계속 증가하고 있다. 대부분의 조직에서는 아직 이 문제에 대한 대응책을 마련하지 못하고 있다. 성희롱이나 성폭력이 발생하면 어느 조직에서나 이를 전담할 수 있는 대책기구가 제도적으로 마련되어야 한다. 그러한 기구는 피해자의 입장에서 볼 때 보다 더 인격적인 차원에서 문제해결을 시도할 수 있을 뿐만 아니라 남성들에게도 경각심을 불러일으켜 성폭력이나 성희롱의 발생을 예방하는 이중의 효과가 있다.

26. 스토킹(stalking)

1) 용어의 정의

스토킹(stalking)의 정의는 문화권마다 다르지만, 예전의 배우자나 연인, 마음속으로 그리는 연인, 또는 유명인사 등의 목표 대상에게 안전상의 측면에서 공포감을 주는 행위가 지속되는 것을 의미한다. 그 대상자의 입장에서는 이러한 행위의 대부분이 몰래 행해지고 있으며, 다양한 방식으로 사생활을 침해하고 있어서 일종의 성희롱에 해당된다. 그 행위의 내용들은 편지나 다른 형태의 의사소통 수단에 의해서 원하지 않는 접촉을 하는 것, 개인의 행동을 장기간에 걸쳐서 가까이서 관찰하는 것, 부적절하게 가족이나 친구, 친지 등을 접촉하는 것, 인터넷이나 기타 전자수단을 이용하여 상대방을 두렵게 하는 사이버 스토킹(cyber-stalking) 등을 포함한다. 흔히 그와 같은 스토킹 행위를 하는 사람을 스토커(stalker)라고 부른다.

2) 스토커의 인구학적 특성

남녀 스토커들의 인구학적 특성에서는 별다른 차이가 없으며, 아울러 정신과적 특성이나 스토킹을 해왔던 기간, 스토킹과 연관된 폭력의 빈도, 스토커의 위험성 등에서도 성차가 없다. 그러나 범죄나 약물 남용의 기록은 여성보다 남성 스토커들에게서 더 높게 나타난다. 또 여성은 여성을 목표대상으로 스토킹을 하는 경우가 있지만, 남성이 남성을 상대로 한 스토킹은 별로 없다. 또 여성은 낯선 사람을 상대로 스토킹을 하는 경우가 드문 대신, 여성 스토커는 이미 알고 있었던 대상(특히 의사나 간호사, 치료가나 상담가 등 전문적인 역할을 하고 있는 대상)과 친교를 추구하는 경향이 크다. 여러 연구들이 보고한 통계수치에 의하면, 남성 스토커들의 비율이 여성의 4~5배 정도에 해당되며, 희생자는 여성이 남성의 3~4배에 해당된다. 이와 같은 스토커의 성별차이는 원시사회에서의 남성의 사냥 본능이 스토킹과 관계가 있을지도 모른다고 추론할 수 있는데, 즉 남성이 자신을 떠나버린 여성에 대하여 스토킹을 하는 경우가 여성이 자신을 학대하는 남성을 떠난 후에 남성으로부터 스토킹을 당하는 경우보다 더 흔하다.

3) 스토킹의 특성

스토킹은 피해자가 발생하고 있는지를 알아차리지 못할 정도로 경미한 것으로부터 곧바로 알아차릴 수 있는 것 그리고 가해자가 상대방에게 악의가 없는 것으로부터 살의가 포함된 것까지 다양하다. 스토킹은 단일한 행위로만 구성된 일반 범죄들과 달리 스토킹은 전화를 걸고, 이메일을 보내고, 선물을 보내는 등 일련의 행위들로 구성되어 있다. 대부분의 스토킹 사례들은 스토커가 자신의 의사를 전달하는 경미한 수준에서 시작되어 그 의사가 받아들여지지 않을 경우 점점 그 정도가 심각해지지만, 모든 스토킹이 극단적인 폭력이나 괴롭힘으로 곧바로 발달하는 것은 아니다.

스토커들은 피해자를 약자로 여기므로 스토커를 원하고 있다는 믿음을 지니거나 자신의 도움을 필요로 할 것이라는 망상을 지닌다. 그들은 피해자의 특성을 비방하여 고립시키면서 피해자를 조종하려고 하며, 피해자에게 모든 것을 훼방하겠다면서 자살을 하겠다는 위협을 가하기도 한다. 그들은 피해자를 놀래게 하기 위해 위협이나 폭력을 사용하기도 하며, 또 재산적인 피해(예, 피해자의 자동차에 손상을 입힘)를 입히거나 야만적인 행동을 시도한다. 그들은 위협을 가하는 수단으로 피해자에게 신체적인 상해를 입히기도 하지만, 신체적으로 심한 상해를 입히는 경우나 성적인 추행을 하는 경우는 흔하지 않다.

스토커들은 잔인하고 강박적일 수 있다. 그들은 낯선 사람을 상대로 스토킹을 시도할 때 당하는 사람이 어떤 기분일까 등을 잘 알고 있다. 스토커들은 상대가 스토킹을 당하는 과정에서 고개를 돌려 어깨너머로 쳐다보거나, 걸음이 빨라지거나, 전화번호를 바꾸는 등의 반응이 나타날 때 상대가 자신과의 관계가 연결되어 있음을 느낀다. 대부분의 스토커들은 젊거나 중년층이며, 지능도 보통 이상이다. 이들의 동기를 명쾌하게 설명해주는 심리학적 이론은 없다. 스토커마다 다르기 때문에 그들의 행동을 범주화시키거나 그들의 행동에 효과적으로 대응하는 전략을 마련하는 것이 쉽지 않다.

스토킹의 행동양상은 가정폭력의 경우와 여러 면에서 유사하다. 많은 행동들은 스토커가 상대를 통제하려는 시도가 저지될 때 나타난다. 이들은 관계가 와해되었을 경우 그리고 새로운 관계의 초기 단계에서 나타난다. 스토커는 상대를 통제하기 위하여 꽃이나 연애편지, 선물 등을 보낸다. 만일 상대가 협조하지 않거나 긍정적인 반응을 보이지 않으면, 협박하게 된다. 간혹 어떤 스토커는 사랑이 아니라 증오, 복수, 또는 항의 때문에 상대를 스토킹하면서 괴롭힌다. 미국에서는 스토킹을 금지하는 법률을 캘리포니아 주가 최초로 1990년 마련했는데, 주마다 내용이 약간씩 다르지만 1993년에는 50개 주 모두 금지법안을 마련하고 있으며 또 1996년에는 연방법으로 금지하고 있다.

4) 스토커의 유형

심리학자들은 스토커들의 정신건강 상태에 따라서 정신병적인(psychotic) 그리고 비정신병적인(non-psychotic) 것의 두 범주로 구분한다. 상당수의 스토커들은 망상장애나 정신분열증과 같은 정신병적 기질을 지니고 있지만, 대다수의 스토커들은 비정신병적인 형태로 우울증이나 적응 장애, 약물 중독, 반사회적 성격, 편집증 등 각종 성격 장애에 해당되는 경우들이다. 후자의 스토커들은 분노나 적개심, 질투심, 거부, 의존성, 강박증 등과 같은 심리적 요인에 의해서 피해자에게 집착하게 된다.

Mullen 등(1999)은 스토킹의 내용에 따라서 스토커를 6가지 형태로 구분하였는데, 이들은 다음과 같다.

첫째, 거부형 스토커들(rejected stalkers)이다. 이들은 이혼이나 별거, 이별 등과 같은 배우자나 연인과의 관계에서 거부된 경험을 했는데, 그 반작용으로 피해자에게 집착한다. 이들은 두 사람의 헤어진 관계를 뒤집거나 복원하고 싶은 의도에서 스토킹을 한다.

둘째, 분개형 스토커들(resentful stalkers)이다. 이들은 피해자에 대한 불만이나 원망 때문에 스토킹을 하는데, 주로 복수를 할 의도에서 피해자를 놀라게 하거나 힘들게 한다.

셋째, 친교추구형(intimacy seekers) 스토커들이다. 그들은 피해자와 친교나 사랑의 관계를 이루기 위해서 스토킹을 한다. 그들은 피해자를 영원한 동반자로 여기는 망상장애가 심하며, 보통 정신분열증과 같은 정신병적인 기질을 지니고 있는 자들이다.

넷째, 사랑도취형(eroto-manic) 스토커들이다. 그들은 피해자가 자신들과 사랑에 빠져 있다고 믿는다. 그들은 피해자의 언어나 행동 모두가 자신의 망상을 지지한다고 재해석하며, 상상의 연애관계가 언젠가 실현될 것으로 믿는다. 그들은 주로 유명인사를 목표 대상으로 삼아서 그와 같은 망상을 실현하고자 한다.

다섯째, 무능한 구원자형(incompetent suitor) 스토커들이다. 그들은 사회적인 기술이나 구애 기술이 뛰어나지 않음에도 불구하고 자신의 눈에 띄는 상대와 친교관계를 유지할 수 있는 권리나 자격이 있다고 믿는다.

여섯째, 강탈형 스토커들(predatory stalkers)이다. 그들은 피해자를 공격할, 주로 성적인 공격을 할 계획이나 준비를 하고서 정탐한다.

또 스토킹의 특성에 따른 스토커의 범주를 크게 두 범주로 구분하기도 하는데, 이들은 '애정강박형(love obsession)'과 '단순강박형(simple obsession)'이다.

먼저 애정강박형 스토커들은 자신과 개인적인 관계를 전혀 형성하지 않았던 사람에 대해서도 사랑의 감정을 강박적으로 발달시켰던 사람들이다. 목표대상의 입장에서 스토커는 그저 얼굴만 아는 사람이거나 한번도 만나거나 교신을 해보지 않았던 전혀 모르는 사람일 가능성이 높다. 이들은 전체 스토커들의 약 20~25%에 해당된다. 사회적 유명인사나 인기스타들에 대한 스토킹을 하는 사람들은 이 범주에 속하며, 또 이 범주에 속한 스토커들도 자기와 함께 직장생활을 하는 사람, 몇 차례라도 얼굴을 마주친 사람, 길거리에서 우연히 본 사람 등을 상대로 스토킹 행위를 한다.

애정강박형 범주에 속한 스토커들의 상당수는 정신분열증이나 편집증과 같은 정신질환을 앓고 있다. 어떠한 질환인가에 상관없이 거의 모두가 망상적인 사고형태 및 행동을 보이고 있다. 그들의 대다수가 일상적인 인간관계를 형성하지 못하기 때문에 자신과 전혀 안면이 없는 사람들에 대한 환상의 관계에 빠져 들어가게 된다. 그들은 상대가 실제로 자신하고 사랑의 관계에 있다는 내용의 이야기를 꾸며내어, 그러한 허구적인 구상이 실제 상황에서 발생하도록 노력을 기울인다. 그 노력의 결과가 바로 스토킹이다. 이들은 자신들의 환상에 집착하면서 상대가 자신의 환상 속에서의 역할을 해주기를 바란다. 그들은 상대가 자신을 사랑하도록 만들 수 있다고 믿는다. 그들은 상대와 긍정적인 관계가 형성되기를 간절히 바란다. 상대가 자신이 원하는 각본대로 따라주지 않을 때 그들은 자신이 원하는 바를 이루기 위하여 위협이나 협박 등을 사용하며, 그것들이 통하지 않으면 폭력에 의존하게 된다. 그들의 일부는 자신들이 원하는 바가 이루어지기 힘들다고 판단될 경우 상대를 부정적인 상황으로 몰아넣는 행동을 하는데, 그 극단적인 예가 살인이다.

다음으로 단순강박형 스토커들은 대부분 스토킹이 이루어지기 전에 목표 대상과 개인적인 또는 사랑의 관계에 있었던 경우에 해당된다. 이는 전체 스토커의 약 70~80%를 차지하며, 이 범주의 스토커들 모두 성격장애를 지니고 있다. 즉, 그들은 사회적인 관계를 제대로 형성하지 못하거나, 정서적으로 미성숙하거나, 무력감에 빠져있거나, 질투심이 심하거나, 망상증은 아니더라도 경계선상의 인물이거나, 자존감이 매우 낮거나, 또는 불안감이 심한 자들이다. 또 이러한 범주의 스토커들의 일부는 정신질환까지 앓고 있다. 그들의 자존감은 상대와의 관계에 밀접하게 연관되어 있기 때문에 상대를 위협하고 지배하려고 하면서 낮은 자존감을 고양시키려고 한다. 또 자신들의 자존감의 근원이 상대이기 때문에 그들에게 최대의 두려움은 상대를 잃는다는 것 자체이다. 그러한 사고방식 때문에 자존감 회복을 위해서 어떠한 일이든지 하게 되므로 그들은 상대에게 매우 위험한 존재가 된다. 만약 그런 성향을 가진 사람과 사귀다가 헤어지려고 할 경우 그는 절박할 정도로 관계를 다시 회복시키기 위해 계획을 세우게 된다. 만약 그를 거절하거나 협조하지 않으면 위협과 협박을 이용하면, 이어서 폭력적으로 변하게 된다. 그는 자신의 상대에 대해서 초연하지 못하고, 단지 한 가지 희망사항에 집착한다. 바로 완전한 관계의 회복인데, 이를 이루려고 하는 과정에서 폭력이 갈수록 심해져 살인이 발생하기도 한다.

스토킹의 행동양상은 가정폭력의 경우와 여러 면에서 유사하다. 많은 행동들은 스토커가 상대를 통제하려는 시도가 저지될 때 나타난다. 이들은 관계가 와해되었을 경우 그리고 새로운 관계의 초기 단계에서 나타난다. 스토커는 상대를 통제하기 위하여 꽃이나 연애편지, 선물 등을 보낸다. 만일 상대가 협조하지 않거나 긍정적인 반응을 보이지 않으면, 협박하게 된다. 간혹 어떤 스토커는 사랑이 아니라 증오, 복수, 또는 항의 때문에 상대를 스토킹하면서 괴롭힌다. 미국에서는 스토킹을 금지하는 법률을 캘리포니아 주가 최초로 1990년 마련했는데, 주마다 내용이 약간씩 다르지만 1993년에는 50개 주 모두 금지법안을 마련하고 있으며 또 1996년에는 연방법으로 금지하고 있다.

27. 성적 경계선 위반(sexual boundary violation)

의료인이나 법조인, 심리치료가, 상담이나 사회복지 관계자, 목회자 등의 전문직종에 종사하는 자들은 자신의 환자나 의뢰인, 고객, 신도 등을 상대할 때 개인적인 관계와 전문가로서의 관계를 구별해야 한다. 전문직종 종사자가 자신의 상대방(환자나 의뢰인, 고객, 신도 등을 의미함)하고 자신의 지위나 지식, 자신에 대한 신뢰감 등을 바탕으로 전문적인 도움을 주는 관계를 유지하고 있을 때에는 양자에게 안전함을 유지할 수 있는 경계선(boundaries)을 잘 지켜야 한다. 곧 경계선이란 전문가가 상대방하고의 대인관계에서의 만남을 특징짓는 개인적인 또는 전문가적인 역할이나 정체성을 묘사하는 것으로 양자의 관계를 안전하게 지켜주는 필수적 사항이다.

그러나 전문가가 자신이 도움을 주는 과정에서 그 경계선을 넘어서버리면 자신이나 상대방 모두의 안전을 해치게 된다. 이를 '경계선 위반(boundary violation)' 이라고 표현하는데, 예를 들면, 정신과치료나 심리치료를 받고 있는 자신의 환자와 꼭 껴안는 인사를 하거나, 식사를 함께 하거나, 개인적인 정보나 비밀 또는 감정 등을 과도하게 노출하거나, 치료에 대한 감사표시로 받는 경우는 있더라도 서로 선물을 주고받거나, 집에 전화를 걸거나, 성관계는 아니더라도 친구와 같은 사회적인 관계로 발전하거나, 또는 성관계가 이루어지는 것들은 경계선 위반으로 규정하는 행동들이다. 경계선 위반이 발생하면 심각성의 정도에 따라서 차이가 있지만, 전문가와 상대방 양자의 가족이나 결혼, 다른 고객이나 환자, 지역사회, 조직 등에 손해를 초래한다. 또 경계선 위반의 내용 중에서 가장 심각한 것은 전문가와 상대방의 관계가 낭만적 또는 성적으로 발전해버린 것인데, 이를 "성적 경계선 위반(sexual boundary violation)" 이라고 부르고 있으며 또 일종의 성희롱으로 간주하기도 한다.

특히 의료계에서도 의사와 환자 사이의 성행위는 경계선 위반의 가장 잘 알려진 그리고 가장 놀라운 예가 된다. 의료 또는 정신과적 치료를 원하는 환자들은 전문가에게 의존적이고, 취약하며, 이용당할 수 있으며, 불안한 상태에 있는 반면, 환자는 상대적으로 힘을 발휘할 수 없는 위치에 있기 때문에 약자의 상태에 있다. 이는 상황적으로 경계선 위반이 쉽게 발생할 수 있다는 뜻이다. 의료계의 경계선 위반은 초창기에는 정신과 문헌에만 언급되었지만, 일반의료 업무상황에서도 발생하고 있다. 의사와 환자 사이의 경계선은 믿음을 기본으로 하는 관계에 관한 것인데, 심리치료 장면에서 경계선 위반은 '전이 오용(transference abuse)' 의 개념으로 대체되기도 한다.

그 상황을 다음과 같이 정리해볼 수 있다. 심리치료는 강한 정서적 감정을 불러일으키는 도구라고 할 수 있는데, 보통 치료자와 환자 사이에 발생한 성행위의 피해자는 여성이며 또 가해자는 남성이다. 심리치료에서 환자는 유아기나 취약했던 상태로 퇴행하는 경향이 있으며, 이러한 퇴행에서 환자는 어릴 때 부모에게 취약했던 가정환경을 상기하게 한다. 이때 상징적인 딸로서의 환자는 상징적인 아버지로서의 남성 치료자가 자신을 이용하지 않을 것이라고 안심한다. 치료자와 환자, 즉 전문가적 관계와 사회적 관계 사이의 경계를 설정했지만, 환자는 퇴행적이고 취약한 상태 때문에 치료적인 것보다도 사회적이거나 성적인 행동을 보이게 된다. 어떤 환자는 과거 어린 시절 성적 학대의 경험 때문이 현재의 치료자와의 관계를 성적 또는 사회적 관계와 혼동하게 된다. 이 상황에서 전문가가 경계선을 넘어서버리면 성적 경계선 위반을 하게 되는 것이다.

그렇다면 어떻게 그와 같은 위반을 예방할 수 있는가? 어떤 사람이 상대방의 정서적, 신체적, 영적, 또는 성적인 제한을 알게 모르게 서로 엇갈릴 때 경계선 위반이 발생하게 되는데, 자신의 의도와 관계 없이 발생한 위반이거나, 모르고 위반했거나, 해할 마음이 없이 위반했거나, 위반은 안전성이나 유해성을 수반할 수 있다. 그러므로 전문가가 안전하고, 믿을만하고, 유용한 경계선을 설정하는 상태에서 상대방을 맞이하는 것이 가장 기본적인 예방책이다. 또 무엇이 발생할 수 있는가, 경계선 위반이 어떻게 발생하는가, 경계선 위반으로 인한 피해를 임상으로나 법적으로 당할 수 있는가 등에 대해서 미리 알아야 한다. 경계선 위반의 초기 단계에서 문제를 알아차리는 순간에 위험한 비탈길을 피하기 위해서 무엇을 해야 하는가 등을 알고 있어야 한다. 예를 들면, 치료를 담당하는 의사가 경계선을 위반했을 때 가장 단순한 해결책은 곧바로 치료자를 교체시키는 것이다. 특히 다른 형태의 경계선 위반보다도 성적 경계선 위반이 발생하지 않도록 한다.

▪ 참고문헌

- 윤가현 (1993). 남자들은 모두 미쳤어요: 한반도 내 성폭력 실상. 서울: 나라원.
- 윤가현 (2006a). 성 문화와 심리(제2판). 서울: 학지사.
- 윤가현 (2006b). 성, 그 억압과 진보의 역사. 서울: 살림출판사.
- Abbey A. (2002). Alcohol-related sexual assault: A common problem among college students. Journal of Studies on Alcohol Supplement, 14, 118-128.
- Baumeister, R. F., & Tice, D. M. (2000). The social dimension of sex. London: Allyn and Bacon.
- Bergen, R. K. (1996). Wife Rape: Understanding the response of survivors and service providers. Thousand Oaks, CA: Sage.
- Boland, M. L. (2002). Sexual Harassment: Your Guide to Legal Action. Naperville, Illinois: Sphinx Publishing.
- Bushman, B. J., Bonacci, A. M., van Dijk, M., & Baumeister, R. F. (2003). Narcissism, sexual refusal, and aggression: Testing a narcissistic reactance model of sexual coercion. Journal of Personality and Social Psychology, 84, 1027-1040.
- Frese, B., Moya, M., & Megius, J. (2004). Social perception of rape: How rape myth acceptance modulates the influence of situational factors. Journal of Interpersonal Violence, 19 (2), 143-161.
- Hanson, R. K., & Morton-Bourgon, K. E. (2005). The characteristics of persistent sexual offenders: A meta-analysis of recidivism studies. Journal of Consulting and Clinical Psychology, 73, 1154-1163.
- Hertz, D. G., & Lerer, B. (1982). The "rape family": Family reactions to the rape victim. International Journal of Family Psychiatry, 2 (3/4), 301-315.
- Holland, L. A., Zolondek, S. C., Abel, G. G., Jordan, A. D., & Becker, J. V. (2000). Psychometric analysis of the sexual interest cardsort questionnaire. Sexual Abuse: A Journal of Research and Treatment, 12 (2), 107-122.
- Kaczor, L. M., Ryckman, R. M., Thornton, B., & Kuebnel, R. H. (1991). Observer hypercompetitiveness and victim precipitation of rape. The Journal of Social Psychology, 131, 131-134.
- Koss, M. P. (1988). Hidden rape: Incidence, prevalence and descriptive characteristics of sexual aggression and victimization in a national sample of college students. In A. W. Burgers (Ed.), Sexual Assault (Vol II). New York: Garland Publishing Co.
- Koss, M. P., Gedycz, C., & Wisniewski, N. (1987). The scope of rape incidence and prevalence of sexual aggression and victimization in a national sample of higher education students. Journal of Consulting and Clinical psychology, 55, 162-170.
- McAnulty, R., & Burnette, M. (2004). Exploring human sexuality. Boston: Pearson.
- Marshall, W. L. (1990). Handbook of sexual assault: Issues, theories, and treatment of the offender. New York: basic Books.
- Mullen, P., Pathe, M., Purcell, R., & Stuart, G. (1999). Study of stalkers. American Journal of Psychiatry, 156, 1244-1249.

Palmer, C. T. (1988). Twelve reasons why rape is not sexually motivated: A skeptical examination. Journal of Sex Research, 25, 521-530.

Russell, D. (1990). Rape in marriage. Indianapolis, IN: Indiana University Press.

Sarker, S. P. (2004). Boundary violation and sexual exploitation in psychiatry and psychotherapy: A review. Advances in Psychiatric Treatment, 10, 312-320.

Smith, W. R., & Monastersky, C. (1986). Assessing juvenile sexual offenders' risk for reoffending. Criminal Justice & Behavior, 13, 115-140.

Thomas, D. Q., & Regan, E. R. (1994). Rape in war: Challenging the tradition of impunity. SAIS Review, 14, 82-99.

Williams, H. (1997). Boundary violations: Do some contended standards of care fail to encompass commonplace procedures of humanistic, behavioral and eclectic psychotherapies? Psychotherapy, 34 (3), 239-249.

Chapter 14 이상 성행동

채규만

1. 정상적인 성 행동과 이상 성행동의 구별

성적인 행동 중에서 비정상적이고, 변태적이고, 성도착인 행동을 이상 성행동으로 규정하는데, 이러한 현상을 paraphilia라고 한다. 이 용어의 뜻은 '통상적이고 일상적인 사랑을 벗어난 것(beyond usual or typical love)' 을 의미하며, 이러한 행위는 정서적이고 사랑의 관계를 나타내기 보다는 단순히 성적인 흥분이나 일괄적인 성적인 행위가 장애에 해당되는 행동을 의미하는 것이라고 볼 수 있다.

성행동 중 정상적인 성행동과 비정상적인 성행동을 구별하는 것은 쉬운 일이 아니다. 정상과 비정상은 우리가 살고 있는 문화와 시대의 가치관에 따라서 변화하고 또 동시대에 살고 있다고 하더라도 성에 대한 개인차이가 있고 취향이 다르기에 이상 성행동과 정상적인 성행동과의 구별은 쉬운 것은 아니다. 예를 들면 여성이 가슴을 내놓고 다니는 행동은 서구와 대부분의 동양 문화권 에서는 혐오스러운 행동이 되겠지만 아프리카나 인디안들의 사회에서는 자연스러운 행동으로 간주 된다. 성에 대한 보수적인 태도가 강한 사람들은 요즘의 신세대 여성들이 배꼽을 내놓고 다니는 행위를 보고 세상의 말세라고 볼 수도 있겠지만 젊은 층은 이러한 행동을 자신의 개성을 나타내는 표현으로 간주하기 때문이다. 정상과 이상은 흑백으로 구별되는 것이 아니고 다음과 같은 내용에서 연속의 선상에 있다고 보아야 한다.

1) 사회적으로 규범에 벗어난 정도

우리는 우리가 살고 있는 규범들에 벗어난 행동을 하면 이상한 행동으로 간주 한다. 규범에서 어느 정도나 심하게 벗어났느냐가 정상과 이상 행동을 구분해 준다. 예를 들면 우리나라에서는 전통적으로 할아버지나 할머니가 손자의 성기를 만지면서 "이 고추 잘 생겼구나." "고추 좀 따먹자." "이 고추 맛있다."라고 하면서 남아 선호 사상을 표현해 주었다. 그러나 미국으로 이민 간 한국 할아버지들이 자신의 집에 놀러온 미국의 아동의 바지를 내리고 "어디 고추 좀 보자."라고 했다가 성추행 죄로 고소되어서 필자가 피의자를 위해서 미국 법정의 증언을 해주기도 했고 교민 사회에서 이러한 행동은 하지 말 것을 홍보한 적이 있다. 우리는 사회적인 통속적 규범에서 벗어나면 이상 성행동이라고 한다.

2) 빈도와 지속적인 행동의 정도

어느 사람이 순간적인 실수로 또는 호기심에서 단 한번 여성의 신체를 만졌다고 해서 그 사람을 성도착자로 몰아 부치거나 진단을 내리지는 않는다. 이상 성행동을 지속적으로 한다든가 그 행동의 빈도가 많았을 경우에 우리들은 비정상적인 성 도착 행위라고 규정한다.

3) 심리적인 의존성

이상 성도착 행위를 보이는 사람들은 그러한 성행위에 대해서 심리적인 호기심을 가지고 있을 뿐 아니라, 이상적인 행위를 하면서 성적인 흥분을 느낀다. 자신이 한 행동이 나쁘다는 것을 알지만 그러한 행동을 반복적으로 한다. 심리적으로는 그러한 변태적인 행동에 의존적으로 되어 있다. 필자가 상담한 내담자 중에는 길거리에서 노출하다가 적발되어 상담을 받게 된 경우가 있었는데, 자신이 노출증의 문제가 있다는 것을 인식하고 또한 자신의 그러한 행동 때문에 여성들이 혐오스러워하고 피해를 입는다는 것을 알고서도 계속적으로 노출증을 보였다. 노출증이라는 변태성행동에 중독이 되었다고 보아야 한다.

4) 사회적인 기능면에 지장을 주는 정도

변태적인 성 행위를 판단하는 중요한 단서중의 하나는 그러한 행동으로 인해서 자신의 삶과 사회생활에서 받는 문제점이다. 예를 들어 자위행위를 지나치게 하면 그러한 행동을 하려고 친구를 멀리하고 집안에서도 고립되어 진다. 따라서 그러한 행동으로 인해서 본인의 사회생활에 위축을 받게 된다. 또한 본인은 성도착 행위가 본인의 사생활에 아무런 지장을 주지 않는다고 주장할지 모르지만 자신의 변태행동으로 인해서 타인이 피해를 보거나 심리적인 충격을 받는 다면 그러한 변태적인 행동을 보인 당사자에게 책임이 있고 문제가 있다고 진단을 받게 된다. 만일 이 경우에 자신의 행동이 남에게 나쁜 영향을 끼치고 있다는 의식을 못한다면 그런 사람은 심각한 문제를 가지고 있다고 보아야 한다.

5) 타인에게 강제성적인 성행동을 한 것인가의 정도

대체적으로 성행위를 남에게 강요하면 아무리 가까운 부부 사이라도 부정적인 감정이나 후유증을 야기 한다. 성적인 행동을 강요하고 협박하면 비정상적이라고 한다. 그러나 강요하지는 않지만 그러한 행위로 인해서 상대방에게 혐오감을 주는 행위는 덜 비정상적라고 할 수 있지만 이러한 행위 역시 사람들에 따라서 선택적으로 혐오감을 주게 되면 일탈적인 행위라고 할 수 있다. 예를 들면, 여성의 내복을 사서 모으는 행동은 상대방에게 알려지면 혐오감을 일으킬 수는 있지만 다른 사람들에게 해를 끼치지는 않는다. 비정상적인 성행위는 상대방에게 강제성을 띠는 행동인가를 평가해야 한다.

2. 노출증(exhibitionism)

1) 증상

노출증자들은 기대하거나 원하지 않는 낯선 사람들에게 반복적으로 자신의 성적인 기관을 노출하면서 성적인 흥분이나 만족을 누리고자 하는 사람들을 말한다. 노출증자의 대부분은 거의 남자이지만 극소수의 여성도 있다. 전형적인 노출증자들은 자신의 성기를 노출한 후에 상대방의 반응을 관찰하면서 자위하고 성적으로 즐기는 사람들이다. 많은 노출증자들은 이성의 관계에서는 무능력하며 통제할 수 없는 충동 때문에 노출증 적인 행동으로 이어 진다고 한다.

노출증의 증세는 보통 18세 전에 보이며, 가장 많이 보이는 나이는 20대이고 아주 흔치 않은 케이스만이 40대 이후에 이러한 노출증의 증세를 보인다고 한다. 대부분의 노출증 자들은 수줍어하고, 수동적이고, 성적으로 억제된 사람들이다. 많은 경우에는 가정 내의 갈등이나 권위자들과의 충돌이 노출증을 촉발시키는 원인이 된다고 한다. 어떤 연구에 의하면, 노출증을 보인 전형적인 사람은 결혼하고, 지능이 보통 이상이고, 만족한 직장 생활을 하고, 정서적인 문제가 없는 사람이라고 한다.

다른 노출증자들은 노출을 하면서 자위행위를 하거나 발기를 하지만 이러한 행위를 통해서 사정을 하지는 않는다. 이들의 주요 목표는 피해자들에게 충격을 주고 공포심을 불러일으키려는데 목적이 있다. 이러한 사람들은 자신이 남성임을 이러한 방법으로 과시하려는 경우도 있다. 필자가 치료한 노출증 환자의 경우도 노출을 함으로 인해서 피해자로부터 성적인 매력을 얻어 보고자 하는 경우이었다.

우리나라의 여학교 주변에는 이러한 노출증자들이 많이 있지만 경찰에 잘 붙잡히지 않고 있다. 그러나 외국의 경우는 경찰에 이러한 노출증자들이 많이 붙잡혀서 처벌을 받는다. 노출증자들은 앞 부분에서 지적했듯이 거리의 모퉁이나 여학교의 주변에서 반복적으로 노출을 시도한다. 대체적으로 노출증자들은 강간을 시도하지는 않는다고 한다. 대체로 노출증으로 자신의 행동을 제한하지만, 상태가 악화되면 이들은 이런 행동이 더 습관화되고 더 대담한 성적 비행행동으로 이어질 수 도 있다.

어떤 노출증자들은 피해자가 놀라지 않으면 실망한 나머지 여자의 뺨을 때린 경우도 있었고 그러한 여자들을 골목길로 몰고 가서 성기를 빨도록 한 사건도 있었다. 노출증 환자들이 어린이에게 노출하면 경찰에 아동 성폭행으로 경찰에 잡히기 쉽다. 그런데 어떤 노출증 환자들은 경찰에 잡힌다는 상황이 되어야 더 스릴을 느끼면서 성적으로 흥분하는 사람도 있다한다.

2) 원인

노출증자들은 자존심이 낮고 자신이 없고 불안

한 사람들이다. 그래서 자신이 이성에게 접근 했을 때 거절당할 가 두려워하는 사람들이다. 자신의 신체 일부 보여 줌으로서 거절당하는 느낌을 최소화 하려고 한다. 다른 노출증자들은 외롭고 고립된 인간관계를 유지 하는 사람들이기에 노출증으로 여성들의 주의와 관심을 끌기 위해서 노출하는 경우도 있다. 또는 여성에게 대한 적개심이 원인이 되어서 노출 행동으로 여성을 놀라게 해서 여성에 대한 자신의 분노나 적개심을 표출하는 동기에서 노출증을 보인다. 필자가 상담한 경우는 자신의 성기를 노출하면 여성이 자신에게 성적인 매력을 느낄 것이라는 환상을 가진 경우도 있었다. 노출증과 강간범과 밀접한 관련도 있는데, Gene Abel에 의하면 강간범의 49%는 이전에 노출한 경험을 가지고 있었다.

3) 대책

이러한 노출증자를 경범죄 처리만으로 해결해서는 안된다. 이들은 필히 심리 상담을 받아서 노출증의 원인이 되는 자신에 대한 불안감, 여성에 대한 적개심, 이성관계의 고립감등을 치료를 받아야 한다. 노출증환자 들은 자신의 성기를 노출하면 상대방이 즐거워할 것이라는 것은 잘못된 환상이라는 것을 고칠 필요가 있다. 노출증은 절대로 성의 관심의 표현이 아니라 도착증이라는 것을 알고 이에 대한 치료를 받도록 노력해야 하겠다.

여성으로서 노출증 환자를 골목길에서 마주치면 아주 당황하고 두렵기도 하고, 창피하다. 또 여성의 입장에서든 자신이 어떻게 보였기에 상대방이 성적으로 접근하는가 하면서 자신의 옷차림이나 자신의 그 당시 행동에 대해서 죄책감을 느끼기도 한다. 그러나 노출증 환자는 상대방이 여자라는 사실에 노출을 하지 특정한 여성에게 하는 것이 아니다. 자신을 탓하지 않은 태도가 중요하다. 만일 노출증환자가 자신에게 노출하면, 가장 무난한 방법은 관심을 보이지 않고 그냥 지나치는 것이다. 놀라거나 소리치면 노출증 환자는 좋아하면서 그러한 행동을 계속한다. 만일 노출증자에게 상대방의 자존심을 상하는 욕을 하면 오히려 공격을 당할 수도 있다.

3. 음란성 전화, 괴롭히는 전화

1) 증상

특히 여성에게 전화를 걸고서 성에 관한 이야기를 하든가 또는 전화하는 동안 자위행위를 하는 청소년이나 성인들이 있는데 이런 행위는 일종의 다른 형태의 노출증이다. 이러한 사람들은 대체로 남자가 많고 자신에 대해서 자신감이 없고 불안하고 부적절하다는 감정을 가지고 있는 사람들이다. 대체로 음란성 전화를 하는 사람들은 남성이고 여성은 드물다. 여성이 상대방을 괴롭히는 전화를 하는 경우에는 성적인 목적보다는 상처 받은 사람에게 괴롭힘을 주려고 특정한 대상을 골라서 하는 경우가 많다. 이런 남성은 무선적으로 전화번호를 선택해서 상대방과 통화하면서 자위를 하는 등 성적인 목적으로 전화를 한다.

본인의 경험에 의하면 어느 날 밤에 전화를 받았는데 전화를 받자마자 성에 관한 온갖 추잡스러운

이야기를 해댔습니다. 그래서 하도 기가 막혀서 전화를 끊으려는 순간 상대방이 소리치기를 "전화를 끊지마 내가 당신의 주소와 집도 알고 있어" 라고 소리를 치는 것이었습니다. 전화를 끊었지만 계속해서 전화를 걸면서 어떤 때는 자신이 자위행위를 하면서 그 소리를 내가 듣도록 강요하기도 했습니다. 경찰에게 알렸지만 경찰은 아직도 잡지 못하고 있습니다. 밤마다 미칠 것 같아요.

-상담기록 중에서-

Katz는 미국에서는 약 16%의 여성들이 음난성 전화를 지난 6개월에 받은 경험이 있는데, 카나다에서는 83.2%의 여성들이 일생 동안에 이러한 전화를 받은 경험이 있었다고 보고 했다. 이런 사람들은 전화번호부에서 무작위로 번호를 알아낸다. 그리고 나서 전화를 걸었을 때 상대방의 반응을 예의 주시 한다. 그리고 수화자가 놀라고 충격을 받는 사람을 골라서 계속 전화를 한다. 만일 수화자가 별 신통한 반응을 보이지 않고 무시하면 전화를 안 걸 확률이 높다.

2) 원인

음란성 전화는 위에서 밝혔듯이 자신에 대해서 자신감이 없거나, 불안하고, 이성에게서 거절당할까봐 두워서 자신을 노출 시키지 않고 전화라는 안전한 매체 뒤에 숨거나, 전화로 자신을 조금만 보여 주려는 행동이다. 이들은 대체로 여성에게 거절당한 경험 때문에 여성들에게 분노나 적개심이 있고 소위 말하는 비겁한 방식으로 자신의 부정적인 감정을 표현하는 사람들이다.

3) 대책

음란성 전화를 받았을 때 놀라는 반응을 보이지 말고 무시하는 반응을 보이는 것이 좋다. 놀라면 계속 전화를 한다는 것을 알아야 한다. 다른 방법은 자신이 마치 청각장애자처럼 행세하면서 오히려 상대방을 약을 올리는 방법이다. 예를 들면, "잘 안 들리는데요, 다시 한 번 말 하지?", "그래도 안 들려?" "너 소리가 그것뿐이 크게 낼 수 없어?" "너 밥 좀먹고 힘내라." 등으로 오히려 상대방에게 동문서답하면서 약을 올리는 방법이다.

그래도 상대가 계속해서 전화로 괴롭히면 전화를 공개하지 않는 번호로 바꾸는 방법도 하나이다. 전화국의 협조를 얻어 전화 추적을 통해서 상대방을 알아내서 벌을 주는 방법도 가능하다. 이러한 짓을 하는 사람도 심리적인 문제가 있음을 알고 심리 상담을 받도록 해야 한다.

4. 관음증(voyeurism)

1) 증상

관음증이란 상대방의 허락이 없이 또는 상대방이 모르는 상황에서 낯선 사람의 나체나 성행위들을 보면서 성적인 쾌락을 즐기는 강하고 반복적인 행동을 말한다. 관음증자는 대체로 남성이고 15세 이전에 병적인 관음증이 발생한다. 우리 사회에서는 포르노, 섹스영화, 음란물, 플레이보이 잡지 등을 통해서 낯선 사람들의 나체를 보는 것이 현실이기에, 관음증을 일방적으로 정의하기란 쉽지 않다.

예를 들면 남녀는 나체쇼를 하는 바에서 이성의 나체나 성적인 행위를 보고 성적으로 흥분하는데 이러한 성적인 반응은 정상적인 반응이다. 그러나 관음증자들의 특징은 상대방의 나체나 성행위를 보는 행위 자체가 상대방에게 들킬 수도 있고 처벌도 당할 수 있는 위험을 수반하는 상황이어야 하고, 그 위험한 상황에서 성적인 흥분을 느끼는 사람을 관음증자라고 한다. 그러니까, 누드를 허용하는 해변가에서 남의 신체를 보는 것을 관음증자라고 하지는 않는다. 왜냐 하면 이런 경우는 상대방은 자신의 신체를 노출해서 다른 사람들이 자신의 신체를 관찰 할 것이라는 예상을 하기 때문이다.

관음증자들이 선호하는 장면은 창문을 통해서 남의 집 여자가 옷 벗는 것, 부부가 성행위하는 것, 여자 화장실에 몰래 들어가서 여성의 옷 벗는 것, 목욕탕에서 여성의 목욕하는 장면, 탈의실에서 여성을 몰래카메라를 설치하기 등을 통해서 상대방 몰래 훔쳐보는 것들이다. 요즘은 몰카를 이용해서 여성의 은밀한 부분을 촬영하는 등 관음증이 아주 성행하고 있다(그림 1).

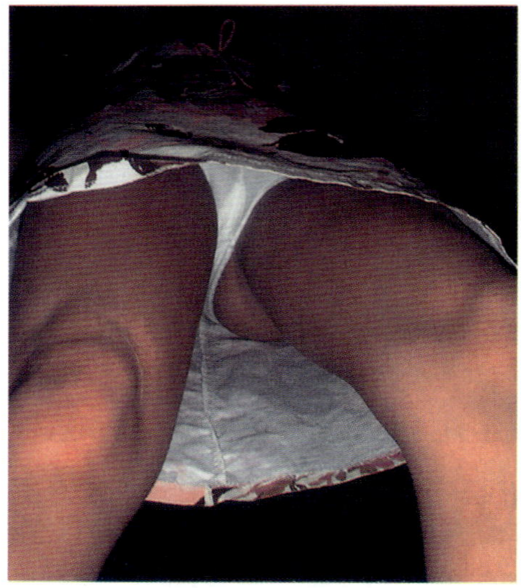

그림 1 몰카를 이용한 관음증

2) 원인

관음증자들은 왜 그렇게 남에게 혐오스런 행동을 하면서 자신은 성적으로 흥분을 느끼는 것 일가? 이러한 사람들을 대상으로 실시한 연구에 의하면, 노출증자들과 비슷한 성격을 가지고 있고, 이성을 사귈 수 있는 사회적인 기술이 덜 발달되어 있고, 자신에 대해서 부적절한 태도를 취하고, 열등감이 많은 사람들이었고, 대체로 관음증자들은 젊은 사람들이거나 20대 였다. 관음증자들은 상대방의 나체나 성행위를 멀리서 바라보면서 즐기는 식으로 남과 자신과의 인간관계에서 거리를 두는 사람들이다. 그러나 어떤 관음증자들은 자신의 성적인 충동을 참지 못해서 공격적으로 돌변하는 경우도 있다. 관음증자들의 다른 특징은 관음을 하는 동안에 자신이 상대방보다 더 강력하다는 느낌을 가지려고 하기도 한다. 관음자들은 대체로 청소년들이 가장 많이 한다.

3) 대책

우리나라의 경우는 관음증에 중독적인 사람보다는 청소년기에 호기심으로 관음증을 시도하는 경우가 많다. 그러나 일회성이 아니고 여러 번 반복해서 관음증을 시도하면 심리적인 치료와 상담을 받아야 한다. 특히 관음증 자들은 자신이 상대방에게 신체적인 해를 끼친 것도 아니고 단지 몰래 훔쳐 본 것이기에 상대방에게 해를 끼쳤다는 생각을 잘 못하는 경우도 있다. 그러나 관음이 피해자에게는 자신만이 간직하고 싶은 사생활의 침해라는 것을 관음증자들에게 분명히 알려주고 교육을 시켜야 한다. 그리고 현재 우리나라의 성폭력 방지법에 의하면, 남성이 여성의 가슴을 응시해서 여성에게 기분 나쁜 인상을 주면 이것도 성희롱에 해당한다는 것을 알아야 한다. 관음증 환자들은 자신의 성적인 욕구를 관음이 아닌 정상적인 이성관계를 통해서 충족할 수 있도록 상담을 통해서 배워야 한다.

5. 피학적인 성욕주의 (sexual masochism)

1) 증상

피학적인 성욕자란 자신이 고통이나 창피함을 당하면서 성적인 흥분을 느끼는 경우를 말한다. 이러한 이름은 고통당하는 기쁨에 관해서 자세히 기술한 오스트리아의 저자 Leopold Baron Von Sacher-Masoch에서 유래 했다. 그는 남성이 여성에게서 곤장으로 얻어 맞는 고통을 당할 때 성적인 만족을 얻었다는 전설적인 이야기를 썼다. 전형적인 피학적인 자들은 자신이 매질을 당하거나, 묶여서 고통을 당하고, 수갑을 채우는 등의 고통을 당하는 장면을 연상하면서 성적인 즐거움을 느낀다. 극단적인 경우는 성적인 피학 행동이 없이는 성적인 흥분을 할 수 없는 경우도 있다. 성적인 피학적 성욕자는 여성 보다는 남성이 약 20:1 정도로 많다고 한다(DSM, 2000). 이들이 또한 성적으로 흥분되는 행동은 붕대로 눈이나 입을 봉하고, 상대방의 발을 빠는 등의 모욕적인 행동을 하면서 성적으로 흥분한다. 그러나 피학적인 성욕자들이 일반적인 고통을 즐기는 사람으로 오해해서는 안 된다. 이들은 성적인 장면이나 상황이 아닌 경우에는 일반인과 마찬가지로 고통을 피하려고 한다.

피학적인 성욕자들을 분석하면 성적인 쾌감하고 신체적인 고통을 연결하면서 어떻게 성적인 만족을 느낄 수 있는가 하는 의문이 제기 된다. 그러나 킨세이의 연구에 의하면 약 4분의 1 정도의 일반 사람들은 상대방이 성기나 신체를 가볍게 물어줄 때 성적으로 더 흥분했다고 한다. 실제로 부부들이 성관계를 할 때 머리를 가볍게 잡아 다니기, 가슴이나 성기를 물기, 가렵게 긁기 등을 통해서 상대방에게 가학적인 행동을 주고받으면서 성적으로 더 흥분하기도 한다. 경미한 경우는 성적인 흥분을 느끼기 위해서 손발을 묶이는 것이다. 또는 신뢰할 수 있는 상대한대 한 두어 대 얻어맞기도 하고 강제로 성관계를 당하기도 한다. 심한 경우는 채찍으로 얻어맞는 방법, 절반정도로 목을 졸리는 방법, 신체에 상처를 내는 방법 등이 있다. 피학적인 성도착자는 적절한 성 대상자를 고르기가 쉽지 않다. 정상적인 남자가 여자에게 이러한 학대 행위를 보이려고 하지 않기 때문이다. 그러나 이러한 적절한 대상을 찾지 못했을 경우는 자신이 자신의 신체에 가해하는 행위를 하기도 한다.

2) 원인

Baumeister에 의하면 인간은 때로 자신의 인생에 대한 책임감이나 독립심에서 벗어나려는 경향이 있는데, 피학적인 성욕자들은 이런 상태에서 오는 스트레스를 자신의 신체적인 고통에 초점을 두면서 잠시 잊거나 벗어나려고 하는 심리가 피학적인 성욕 형태라고 주장한다.

3) 대책

성적인 흥분을 피학적인 상황에서 느끼는 것을 변태라고 매도할 수 는 없다. 피학의 정도가 경미하거나 상대방이 보더라고 받아 줄 수 있는 상식적인 상황이면 문제가 안 되지만 피학의 정도가 지나쳐서 생명에 위협을 주는 피학적인 행동은 변태라고 보아야 할 것이다. 이러한 사람들은 자학적인 경향이 있는 성격의 소유자이고 자존심이 낮은 문제를 가지고 있을 수도 있기에 상담을 통해서 자신의 문제점을 수정해야 할 것이다.

6. 가학적 성욕주의(sexual sadism)와 가학-피학적 성욕주의(sado-masochism)

1) 증상

가학적인 성욕자란 성적인 대상자에게 반복적인 고통을 일으키는 상처나 피해를 주면서 성적인 흥분을 느끼는 경우를 말한다. 이 이름은 상대에게 학대를 하면서 성적인 흥분을 느끼는 주제로 소설을 주로 많이 쓴 프랑스의 저자 Marquis de Sade의 이름에서 유래 했다. 성적인 가학주의자는 충동적으로 상대방에게 신체적 고통을 주는 장면을 연상하고 이러한 충동을 통제하는 데 어려움을 보인다. 어떤 경우에는 상대방에게 신체적인 해를 가하려는 충동의 내용이 너무나 고통스럽기 때문에 억제하려고 하지만 힘든 경우가 있다.

새디즘의 형태는 가볍게는 장난삼아서 동의하는 상대에게 약간의 공격적인 행동을 보이는 것으로부터 고문, 강간, 또는 쾌락 살인까지를 포함할 수 있다. 어떤 경우는 동의하지 않는 상대자에게 쾌감을 느끼도록 강요하기도 한다. 또한 동의하는 상대에게 고통을 가해놓고 상대가 고통을 느끼면 성적으로 흥분하는 경우도 있다(그림 2).

가학적-피학적 성욕주의(sadomasochism: S&M)는 서로 가학적 피학적인 행동을 인정하는 두 사람이 서로 상호작용하면서 성적인 행위를 즐기는 경우를 말한다. 즉 한 파트너는 상대방의 경미한 가학적인 성행동을 하면서 즐기지만, 다른 파트너는 피학 행동을 당하면서 성적으로 흥분한다. 일반인에게 얼마나 가학적-피학적인 성행위를 즐기는 지

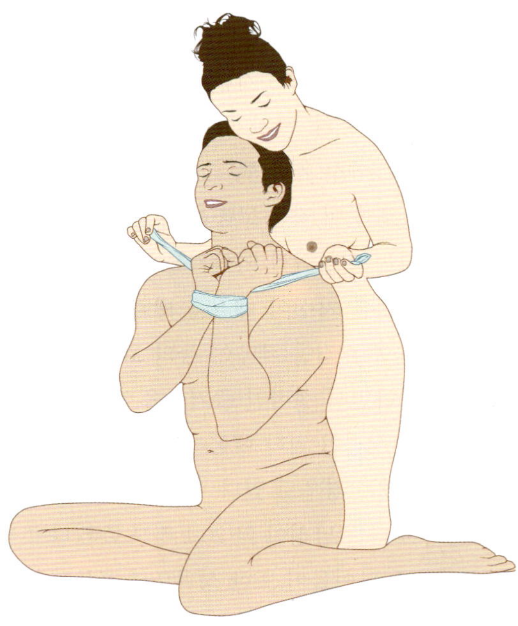

그림 2 경미한 가학적 피학적 행위

는 자세히 밝혀 있지는 않지만 약 5~10%의 정상적인 부부들도 가끔 어쩌다가 이러한 성행위에서 성적인 만족을 느꼈다고 한다. 요즘은 S&M 잡지 등을 통해서 파트너 사이에서 가학 피학적인 성행위를 하는 기법이나 방법을 구체적으로 소개하는 하위 집단도 생겨나고 있다. S&M을 선호하는 사람들은 일반적인 양성애자, 동성애자, 이성애자 등 다양하다.

2) 원인

이러한 가학-피학적인 성도착자들은 일반적으로 통용되는 규칙을 깨는 데서 오는 기쁨을 만끽하려고 한다. 이러한 면에서 본다면 정상적인 부부 사이에서도 약간의 부부는 적절한 범위에서 성의 규칙을 깨면서 안전한 분위기 가운데 가학-피학적인 성행위를 할 수 도 있다.

피학적인 성 행위를 즐기는 사람들 가운데는 회사의 중역, 정치인, 판사 또는 은행가 등의 남자들도 보이는데 이들은 성행동을 통해서 자신들의 사회적인 통제나 지배 심리에서 벗어나기 위한 탈출구로 이용하지 않을까 하는 추측도 있다. 반면에 가학적인 성행위자는 남을 가학함으로서 자신의 자존감을 고양시키려고 시도한다고 보는 견해도 있다.

성관련 도구거래를 전문으로 하는 사업자들은 오히려 이러한 집단을 위해서 수갑, 쇠사슬, 입 가리개등의 물품을 팔기도 한다. 어떤 경우에는 환상 속에서 가학적 또는 피학적인 성 행위를 상상해보기도 하지만 이러한 환상을 현실에 옮기는 사람들은 드물다.

가학적인 성행위를 하는 사람을 상대로 한 연구들에 의하면 가학적인 행위를 하면서 성적인 흥분을 일으키기 위해서 그러한 행동을 한다. 이는 어떤 동물들도 성관계를 갖기 전에 몸에 상처를 내는 행위를 하는데 이것은 성적인 흥분을 증가시키고, 혈압을 올려주고, 호흡을 증가시켜줌으로 인해서 수태를 돕는 행위와 비슷하다고 하는 주장도 있다.

낮에는 직장에서 높은 위치에 있는 사장이 밤에는 역할을 바꾸어서 상대에게 굴종하는데서 쾌감을 느끼려고 할 수도 있겠고, 수동적이고 힘이 약한 사람이 남을 통제하고 싶은 의도로 가학-피학적인 성행위에 종사한다고도 한다.

가학-피학적인 사람들을 상대로 한 임상 연구에 의해면, 이러한 사람들은 어렸을 시절에 자위행위를 하다가 처벌을 받은 경험으로 인해서 성과 고통과의 연관성이 있다는 보고도 있다.

3) 대책

성행위를 하면서 평소에 습관적인 성행위에서 벗어나서 약간의 변형을 추구하려고 상대의 신체에 상처나 피해를 주지 않는 범위에서 상징적으로 하는 가학-피학 행위는 임상적으로는 문제 삼지 않지만, 상대방의 신체에 상처를 줄뿐만 아니라, 상대방이 원하지도 않는데 강요하는 상황에서 이루어지는 행위는 비정상으로 보고 그것에 대한 조치를 해야 한다. 이것은 배우자에 의한 성학대, 또는 신체 학대로 이어 질 수 있다. 피해 여성은 더 이상의 신체 폭행을 당하지 않겠다는 강한 의지가 필요하다. 피해 여성은 가학적인 배우자에게 자신의 의지를 분명히 표현하고 입장을 분명히 해야 한다. 부부사이의 성행위가 아무리 좋고 새로운 방법이라고 해도 상대방에게 혐오감을 느끼게 하면 정상적인 성행동이 아니다. 부부들은 서로가 만족한 방법으로 성적만족을 누리도록 해야 한다. 필자의 상담경험에 의하면, 남편이 아내를 벗겨 놓은 상태에서 칼로 신체에 상처를 내면서 성적으로 흥분을 느끼면서 성행위를 한 경우도 있었다. 이 경우는 변태적인 성행위로서 치료를 받도록 해서 해결했다.

7. 주물 숭배 색욕 이상증 (fetishism)

1) 증상

주물 숭배 색욕 이상증은 무생물이나, 인간 신체의 일부분에 대해서 성적인 흥분을 느끼는 경우를 말한다. 일반적으로 남성은 여성의 팬티나 브라 등에서 성적인 흥분을 느낀다. 정상적인 사람도 여성의 미끈한 다리나 날씬한 허리, 엉덩이를 보면 성적으로 흥분하기에 정상과 이상을 구별하기란 쉽지는 않다. 그러나 주물 숭배자들은 이러한 물건들이 주위에 없으면 전혀 성적으로 흥분을 하지 못한다, 남성에게 이러한 증상이 많으며, 수집하는 물건 중 가장 흔한 대상은 여성의 팬티, 브레지어, 란제리, 팬티호스, 슬립, 스타킹. 신발, 장갑 등이 있다. 이들은 이러한 물건들을 도둑질해서 모의거나 또는 사서 모으기도 한다.

어떤 경우는 여성의 의류에 관한 그림을 통해서도 성적인 흥분을 느낄 수도 있지만 대부분은 실물이 필요하다. 이러한 사람들은 위에서 지적한 물건이 있어야 만이 성적인 오르가슴을 느낄 수 있다.

이 분야에서 정상과 이상의 차이를 구별하는 방법은 만일에 어떤 사람이 원하는 성적인 대상이 즉, 여자가 어떠한 형태의 옷이나 특정한 색깔의 팬티를 입도록 경우는 정상적인 기호라고 볼 수 있지만 만일에 대상인 사람이 없이 물건만 있으면 성적인 도착증이라고 한다(그림 3).

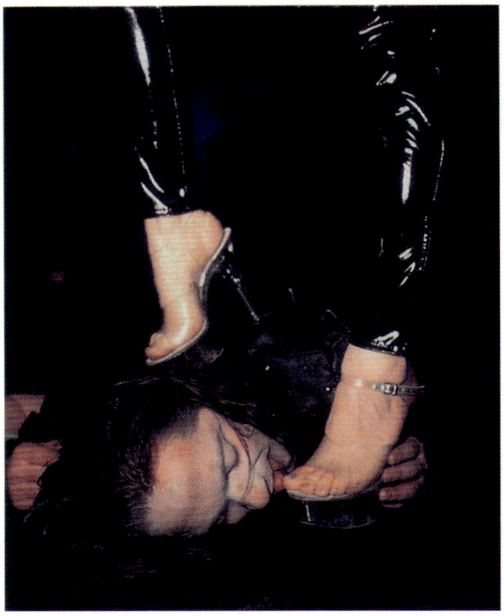

그림 3 여성의 발가락과 신발 핥으면서 성적으로 흥분하는 fetishism

2) 원인

주물에 관한 성적인 도착증자는 어린 시절에 성적인 흥분과 자신이 좋아했던 사람의 특정한 물건과 연상경험이 있었다고 추정한다. 이들은 처음에 여성의 속옷을 보거나 만지면서 자위행위를 하다보면 여성의 속옷만 봐도 성적으로 흥분할 수 있다. 실제로 실험실에서 남성에게 훼티스즘을 실험적으로 조작했는데, 실험실에서 포르노를 보여 주면서 여성의 부츠를 계속해서 보여 주었더니, 나중에는 여성의 부츠만 보아도 성적으로 홍분했다고 한다. 이러한 사람을 여성의 부츠 뿐 만아니라 여성의 다른 속옷으로 일반화시키면 훼티스즘의 습관이 형성되는 것이다.

이 분야에 관한 다른 설명은 어린 시절에 자신과 가까운 사람들의 속옷이나 팬티에서 정서적인 부드러움과 안정을 느끼는데, 특히 엄마나 큰 누나에게서 이러한 정을 느낀다고 한다. 이러한 과정이 진행되어서 물건에서 정을 느끼고 그러한 물건과 항상 가까이 하려고 하면, 그러한 물건들은 훼티스즘의 환자에게는 강력한 힘이 되고 이러한 환자들은 인간관계에서 보다는 물건에서 정서적인 만족과 성적인 만족을 추구한고 한다.

3) 대책

대체로 이런 사람들은 성적으로 공격적인 행동을 하지는 않는다. 그러나 주물 도착증자들은 냄새나는 여성의 팬티를 선호하기도 하기에 상습적으로 도둑질을 해서 사회적으로 물의를 일으켜 법에 걸려들기도 한다. 흔하지는 않지만, 어떤 사람은 여자들의 머리를 잘라서 간직하기도하고, 아주 극심한 경우, 살인해서 상대방의 신체 부분을 보관해 놓고 자위행위를 하기도 한다. 훼티시즘에 문제가 있는 사람들은 이성과의 인간관계가 잘 되지 않는 사람들이기에 결혼, 남녀교재의 등의 정상적인 생활을 하기가 어렵다. 따라서 이러한 사람들은 법적인 처벌만 가지고는 문제의 해결이 안되고 심리적인 치료를 받아서 자신의 문제를 해결하도록 해야 한다.

8. 이성복장 착용자 (transvestism)

1) 증상

남편이 처음에 내 속 옷을 입어보자고 해서 처음에 농담으로 알고 도와주었지요, 내 팬티와 브라를 남편이 착용하고서 좋은 기분을 느끼는 것을 보았어요. 그런데 그 후에 농담이 아니고 정말로 내 옷을 입기 시작하고, 내 속옷을 입지 않고는 성적으로 홍분을 할 수 없어서 성관계할 때마다 남편은 내 속옷입기를 원했어요... 지금 생각하면 정말 지겨워요...

- 상담 기록 중에서--

이성복장 착용자는 남성으로서 여성의 복장을 착용하면서 성적으로 홍분을 느끼는 것을 말한다. 이러한 남성들은 결혼을 했거나 신체적으로 건장하다. 그러나 그들은 가발이나 화장술로 여성행동을 함으로서 아주 교묘하게 여장을 해서 여성처럼 행새 하기에 어지간한 사람들도 속기 마련이다. 이성 복장 착용자는 성전환증자들과 구별을 해야 하는데 성 전환증자들은 여성의 복장을 통해서 성적으로 홍분을 하지는 않는다. 그러나 어떤 이성복장 착용자는 여성으로 성전환을 하는 사람도 있다.

이성복장 착용은 또한 남성이 여성의 복장을 함으로서 사람들을 즐겁게 하는 연기를 하거나 가끔 이성복장을 하는 동성애자들과 구별이 된다. 이들은 이성의 복장을 통해서 성적으로 홍분하거나 이성복장으로 자신의 긴장을 풀려고 하는 심리적인 의존성을 보이지는 않는다.

이성 복장착용은 어린아이의 시절부터 시작하거

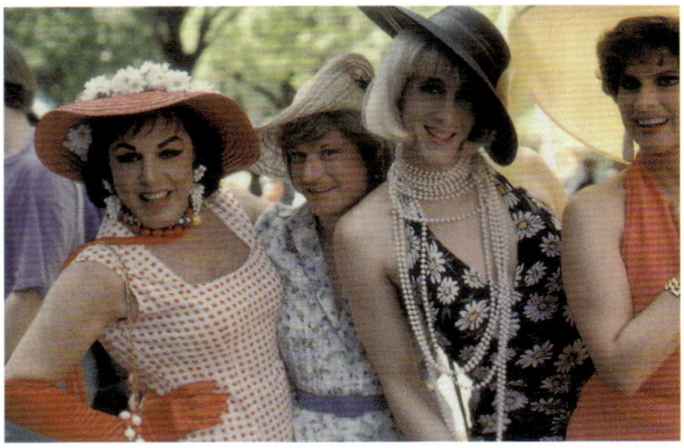

그림 4 이성복장 남성들

나 초기의 청소년기에 시작된다. 이들은 어린 시절에 남아가 여아의 복장을 했다고 해서 어른들에게 벌을 받은 경험을 가지고 있다고 한다. 어른이 되면 이성복장을 하는 사람들은 대부분 집안에서 이성복장을 하면서 비밀리에 즐긴다고 하며 대부분의 경우 부인도 이 사실을 알면서 오히려 도와주는 경우도 있다고 한다. 이성복장 착용자는 남성이 대부분이지만 여성이 남장을 하고 남자의 행세를 하는 경우도 있다. 남자들이 즐겨하는 이성 복장은 여성의 브라, 팬티, 란제리 치마 등이다.

어떤 경우는 감쪽같이 여장을 하고서 여자의 행세를 하면서 성적인 남성을 위한 마스터베이션 성기를 빨아 주기 등의 성행위를 하는 경우도 있다(그림 4).

2) 원인

다른 성적인 도착증자와 같이 의복 도착증자도 어린 시절에 이성복장을 착용한 것에 대해서 강화를 받았을 것이라고 추정한다. 또한 이런 사람들은 어린 시절에 남자가 여장을 한 경험이 있다고 보고하고 있다.

때로는 남성이 여성적이어서 여성이 되어보고 싶은 욕망을 표현한다고 하기도 한다. 이성복장착용은 인간의 양면을 나타내주는 것이라고도 한다. 낮에는 강한 남성의 이미지를 유지하면서도 가정에서는 자신의 부드러움과 여성적인 이미지를 표현해 보고 싶은 욕망을 나타낸 것이라고도 한다. 필자의 상담 경험에 의하면 부모가 이혼을 했는데 어머니하고 떨어져 사는 아들이 어머니의 사랑이 그리워서 새엄마의 팬티와 브라자를 몰래 착용하다가 들켜서 상담을 받으러 온 경우가 있었다.

3) 대책

문제의 심각성에 따라서 대책이 달라지겠지만 대체로 청소년이나 성인이 호기심에서 이성복장을 착용한 경우는 문제로 여기지는 않겠지만, 이성복장착용이 상습적이고 집안 사람이나 남에게 혐오감을 주는 경우에는 전문가에게 찾아가서 원인을 알아보고 대책을 논의해야 한다. 전문가에게 오기 전에 가정에서 할 수 있는 대책은 자신의 이성복장 착용으로 인해서 남에게 끼치는 혐오감을 가족 식구들이 같이 앉아서 이야기하고 자신의 감정을 표현하는 것이 좋다.

9. 성전환증 (transsexualism)

우리나라에서는 하리수가 성 전환을 한 후에 "여자보다 더 이쁜여자" 라고 상업 선전에 잉용하면서 사회적인 관심을 갖게 되었다. 그동안 성전환 수술한 사람들은 자신의 신분을 감추고 살아 왔지만, 점차 성전환을 한 사람에 대한 수용성이 증가하면서 이러한 사람들도 자신의 신분을 밝히려고 시도한다.

성 전환증이란 일반적으로 유전에 의해서 결정된 성을 후천적으로 변환시키는 경우를 말한다. 성 전환증의 용어는 1949년 Cauldwell이 처음 언급하였으나 1953년에 성전환의 공식적인 보고가 있다. 성전환하는 심리를 보면:

- 개인의 해부학적인 성에 대한 부적절감
- 자신의 성기를 제거하고 이성의 구성원으로 살고 싶은 욕망에서 비롯할 수 있다.

남성이 성전환하고 싶은 경우는 위의 요인 외에 모자간에 공생기간이 길어 너무 길거나 밀착되어 여성과 지신을 동일시한다는 것이다. 이 경우 아버지는 수동적이기 때문에 남성의 성 역할을 제대로 보여주지 못한다.

여성이 남성이 되고 싶어하는 경우를 보면 어릴 때부터 남성처럼 행동해왔고 여성의 아름다움을 표현하지 못한 사람들이 성전환에 관심이 있다. 여아가 출생할 당시 부모들이 남성의 선호를 바라서 무의식으로 자신이 남성이 부모의 욕망을 만족 시켜 주었으면 하는 욕망도 있다.

여성이 외모에서 느끼는 좌절감, 상처, 욕구 좌절, 사회적인 편견 때문에 성 전환을 받으려는 사람들도 있다. 또한 동성적인 욕구를 사회에서 질책할 것에 두려움을 느끼고 성 전환을 시도하는 사람들도 있다.

성전환 수술로 유명한 곳은 Johns Hopkins 의과대학에 부설된 '성 정체성 치료소(Gender Identity Clinic)' 이다. 여기서 약 2,500명이 성전환을 받았던 것으로 추산된다. 성전환을 요하는 사람들은 심리 상담을 통해서 성전환에 대한 자신의 가치관과 원인을 살펴보고 심중하게 결정해야 한다. 성전환자 개인이 당하는 심리적인 문제는 성전환을 했다고 해서 없어지는 것은 아니기 때문이다. 우리사회는 성전환자에 대해서 포용적인 자세가 절실히 필요하다.

10. 신체적 성추행 (frotteurism)

신체적 성추행이란 상대방의 동의없이 상대방에게 신체를 비비거나 만지는 것을 말한다. 신체적인 성추행은 주로 남성이 저지르는 현상이다(DSM, 2000). 성추행이 많이 발생하는 장소는 만원인 지하철, 버스, 또는 사람들이 많이 모여서 북적대는 곳이다. 성추행자들은 여성의 신체를 만지면서 상대방도 즐기고 자신을 좋아한다는 환상을 가지고 있다. 필자가 치료한 남성은 40 중반의 남성이었는데 지하철에서 여성의 신체를 수년 동안 만진 사례이었다(그림 5).

"제 경험에 의하면 분명히 여성들도 내가 신체를 만질 때 즐기는 여성과 싫어하는 여성들이 있지요. 즐기는 여성들은 가만히 있고, 심지어는 반응을 보이고, 싫은 여성은 감각적으로 알 수 있지요. 이런 여성들은 내가 엉덩이를 만졌을 때 싫어하는 몸짓을 하지요. 그러면 다른 여성에게 접근하

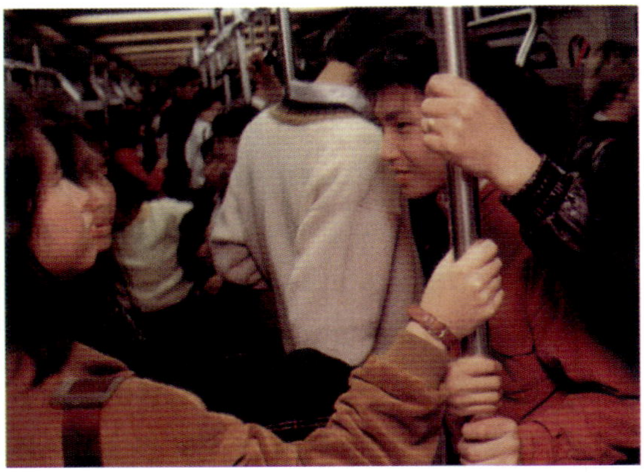

그림 5 지하철에서 성추행이 많이 일어난다.

지요. 저는 수년 넘게 여성을 만졌지만 아무런 문제가 없었어요. 여성도 분명히 신체 접촉을 좋아합니다."

-상담 파일 중에서-

성추행자들 중에는 결혼한 남성들도 많다. 그러나 이들은 자신의 아내와 원만하고 친밀한 관계를 유지하는데 힘들고 자신의 감정을 표현하는데 어려움을 보이는 사람들이다. 또한 이들은 자신이 사랑하는 여성들이 자신을 거절할 것에 대한 두려움이 강하다. 비교적 위험하지 않은 상황에서 성적인 접촉을 즐기면서 정서적인 만족을 추구하려고 시도하는 사람들이다.

11. 기아증(pedophilia)

1) 증상

선택의 여지가 있는 상황에서 성인을 배제하고 사춘기 이하의 아동과 성관계나 성적인 접촉을 즐기는 경우를 아동 선호를 의미하는 기아증이라고 부른다. 본래 pedophilia는 '아동 사랑'을 의미한다. 대부분의 기아증자들은 성인 남자이지만 어쩌다 여성도 있다. 대체로 이러한 기아증자들의 피해자들의 2/3는 아동 여성들이다. 기아증이나 아동 성희롱자들의 피해자들은 10.3% 만이 가해자가 낯모르는 사람들이고 대부분의 경우는 아는 사람 사이에서 일어났다. 15%의 경우는 아동의 친척으로서 근친의 성희롱을 보여주고 있다. 대부분의 기아증자들은 이성관계를 즐기는 결혼한 가장이다. 이러한 사람들은 알콜중독이나 결혼관계의 어려움을 겪고 있는 사람들이다.

기아증을 보이는 사람들이 경찰에 체포될 때 상투적으로 하는 이야기는 술 취했기 때문에 우발적으로 저질렀다고 자신의 행동을 변명하려고 든다. 기아증을 보이는 사람들은 대체로 세 종류의 그룹으로 분류가 된다: 50대 후반인 사람, 30대 중반인 사람, 청소년기에 있는 사람. 이러한 사람들 중에서 한번정도만 우발적로 아동을 성적으로 접촉한 사람은 기아증자라고 하지는 않는다. 이러한 사람들은 자신의 삶에서 성적인 좌절감, 외로움, 개인적인 갈등을 순간적으로 풀어내는 것일 수 있다.

2) 원인

기아증을 연구한 사람들에 의하면 다음과 같은 세 종류의 기아증자들이 있다고 한다.

- **미숙한 기아증자** : 이들은 자신의 또래 집단과의 정상적인 대인 관계기술이 발달 되지 못했기 때문에 자신의 성적인 욕구의 충족을 위해 미성년자에게 접근하는 자들이다. 미성년자들은

자신이 쉽게 통제할 수 있고 조정할 수 있기 때문에 접근 대상으로 삼는다. 이 경우 피해자들은 대체로 잘 아는 아동들이고 아동들의 신임관계를 악 이용하는 사람들이다.

- **퇴행적인 기아증자**(regressive pedophilia) : 개인의 문제가 없이 정상적인 부부나 이성의 관계를 가지고 있지만 어떠한 시기에 심한 개인적인 문제의 발단으로 인하여 성적인 면에서 부적절한 행동을 하고 심리적 스트레스 때문에 알콜중독자가 된 후에 충동적으로 아동에게 접근하여 성적인 만족을 추구하는 경우이다.
- **공격적인 기아증자**(aggresive pedophilia) : 이러한 사람들은 반사 회적인 성격 소유자로서 여성에 대해 강한 적대감을 느끼는 사람들이다. 이러한 사람들은 여성을 공격하거나 강간함으로서 성적인 만족을 느끼는 사람들이다.

어린아이들을 상대로한 성행위는 아동 성기를 희롱하는 것으로부터 시작해서 자신의 성기를 빨도록하는 행위, 또는 어린아이와 성교를 하는 행위 등 다양하다.

3) 대책

청소년들이 아동을 상대로 보이는 기아증은 성폭행으로 다루어야 한다. 아동을 상대로 한 어떠한 공격적이나 혐오적인 성행동은 호기심의 발로라는 차원에서 다루어져야 할 성질의 것이 아니다. 왜냐하면 그러한 단순한 행동이라도 아동은 성적인 피해를 입기 때문이다. 가해 청소년은 자신의 행동에 대한 법적인 처벌을 감수해야 하겠고, 피해 아동은 성

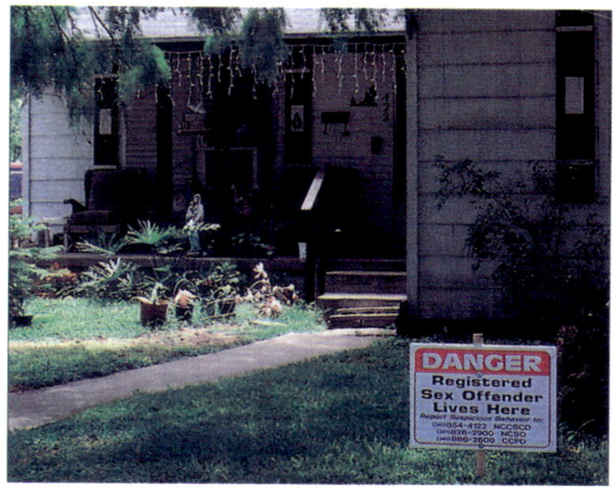

그림 6 미국에서는 성폭력 가해자를 주위 사람들에게 위험성을 알린다.

문제 치료의 전문가에게 가서 치료를 받아야 한다.

성인 기아증자들은 일종의 정신장애자이기에 이들은 적극적인 정신과 치료와 심리치료를 받아야 한다. 대부분의 기아증자들은 재발율이 높고 아동을 상대로 반복적인 성폭행을 저지르고 또한 살인까지로 할 수 있는 위험한 사람들이다. 이들에게는 성폭력 재발 위험도 평가를 실시해서 재발 위험도가 높은 사람들에게는 정신과적인 약물치료를 통해서 성적인 욕구를 저하시키도록 하거나, 이러한 사람들이 살고 있는 지역에 위험성을 알려서 경계를 하도록 하는 조치를 취해야 한다. 그리고 이들은 철저한 사후 관리를 해서 재발을 방지해야 한다(그림 6).

12. 동물수음(zoophlia)

1) 증상

동물과의 성적인 접촉을 갖는 경우를 수간

(bestiality)이라고 부른다. 특히 동물과 반복적인 성행위나 환상에 잠겨 있는 사람들이 동물 수간 자들의 특징이다. 인간이 동물과 성관계를 한다는 것은 이상하게 보이지만, 그리스 신화에 보면 제우스신은 리다(Leda)라는 여신과 성관계를 하기 위해서 백조로 변신했다. 또한 제우스는 인간과 성관계를 하기 위해서 황소 또는 뱀의 모습으로 변했다. 구약성경에 보면 인간이 동물과 성관계를 가지면 사형에 처하라고 경고 하고 있다. Kinsey의 보고에 의하면 자신들이 연구한 남성의 8%, 여성의 3.6%가 동물과의 성 접촉을 가졌다고 한다. 여성의 경우는 집안에서 키우는 애완용을 성 대상으로 삼고 남성의 경우는 양, 어린 젖소, 당나귀들을 성대상으로 한다. 남자들은 동물의 성 기관에 삽입을 시도 하지만 여성의 경우는 동물로 하여금 성기를 빨도록 하거나 동물의 성기를 마스터베이션을 해주기도 한다. 어떤 여성들은 개와 정기적으로 자신의 몸 위에서 남성과 성관계를 맺듯이 하는 경우도 있었다.

2) 원인

동물과 수음을 하는 사람들은 호기심에서 또는 새로운 것을 시도해보려는 목적으로 시작한 경우와 성적인 상대자를 구할 수 없을 때 동물을 상대로 시도한 경우가 있다. 그러나 동물과 수음을 하는 사람들은 정서적으로 고립되고, 이성이나 다른 사람들과의 친밀한 인간관계를 형성하는데 어려움을 보이는 사람들이다. 또한 동물은 자신이 마음대로 통제할 수 있기에 자신이 원하는 만큼의 성적인 욕구를 충족하려고 시도하는 사람들이다. 이러한 사람들은 평상 시에도 상대방을 성적으로 통제하는 환상을 가지고 있다.

3) 대책

애완동물을 정상적으로 기르고 사랑하면 인간의 정서를 안정시키는데 도움이 된다. 그러나 동물과 성적인 관계를 맺는 것은 동물 학대이고 비인간적인 처사이다. 이런 사람들은 대인관계에 문제가 있는 사람들이기에 심리치료나 상담을 받아서 자신의 문제를 해결하도록 해야 한다. 어떤 형태로든지 동물과 성적인 관계를 맺어서는 안 된다.

13. 색광(hypersexuality)

보통 사람보다 지나칠 정도로 성적인 욕구가 많아서 여러 사람들하고 성관계를 가져도 계속해서 성관계를 갖고 싶어 하는 사람들이다.

여자의 경우는 nymphomania라고 부르고 남자의 경우는 satryiasis 또는 Don Juanism이라고 부른다. 우리나라에서는 연산군이 이러한 색광이라고 불리 울 수있는데 연산군은 궁녀를 포함해서 기생들, 이복여동생(휘숙 공주), 백모(월산대군의 부인)까지도 능욕하였다고 역사학자들은 밝히고 있다.

색광을 정의 하기는 쉽지 않지만 색광들의 특징은 다음과 같다.

- 성적인 욕구가 너무 강해서 일상적인 삶의 영역에서도 지장을 받고 있다.
- 성적인 관계는 기계적이고 친밀성을 추구하지 않는다.

- 빈번한 오르가슴에도 불구하고 성적인 욕구와 행동이 중단되지 않는다.

남성에게는 여성의 성적인 욕구가 강할 때 위협이 된다. 그렇기에 이러한 여성을 비정상적임을 강조하기위해서 님포매니아라는 이름을 붙였다.

14. 기타 이상 성행동들

- 불구 도착증자(apotemnophilia)로서 이러한 사람들은 자신의 신체를 수술을 통해서 절단해 놓고서 성적인 매력을 느끼는 사람들이다. 이러한 사람들은 정형외과 의사들을 잘 설득해서 불필요한 절단을 하는데서 성적인 흥분을 느낀다고 한다.
- 대변 색욕 이상증(coprophilia)은 대변을 접촉하면서 성적인 흥분을 느끼는 사람들이다. 이러한 사람들은 자신이나 상대방에게 대변을 바르면서 성적인 흥분을 느낀다. 많은 아동들은 대변을 참았다가 변을 보면서 쾌감을 느끼는 경향이 있는데 coprophilia는 자신의 변을 보는 것과 쾌감을 연결하는 과정에서 변태적으로 발전된 형태라고 볼 수 있다.
- 소변 색욕 이상증(urophilia)는 자신이나 상대방에게 오줌을 누거나 바르면서 성적인 흥분을 느끼는 사람들이다. 어떤 성매매 여성들은 손님에게 소변을 누면서 성적으로 흥분할 수 있다. 이러한 증상을 가진 사람은 어린 시절에 소변을 누는 즐거움과 성적으로 흥분한 경험이 있으면 자연스럽게 성적으로 흥분하게 되어서 변태적인 성행동에 빠진다.
- 시체애증(necrophilia) 죽은 시체하고 성관계를 하는 데서 성적인 흥분을 느끼는 사람들이다. Necrophilic homicide는 죽은 사람과 성관계를 하기 위해서 살인까지 한다. Necrphilic facacy는 죽은 사람과의 성관계 맺는 환상을 하지만 실제로는 실행에 옮기지는 않는다. 죽은 사람과 성관계를 원하는 사람들의 심리는 상대방을 완전히 통제하고 완벽하게 통제하려는 심리라고 볼 수 있다. 이러한 생각을 갖는다는 자체가 변태적인 발상이다.
- 청각성 색욕 이상증(audiosetishism)은 성에 관한 신음 비슷한 청각을 듣고서 흥분하는 현상이다. 정상적인 남녀도 성행위 도중에 상대방이 성적으로 흥분하는 소리를 듣고 흥분하는 경향이 있다. 그러나 청각성 색욕 이상자들은 신음을 소리를 듣고 혼자서 자위를 하거나 흥분하는 경우이고 또한 몰래 남들의 성행위를 훔쳐보면서 신음소리를 듣고 흥분하는 사람들이다.
- 후각 및 촉각성 색욕이상증은 비단, 고무 등의 부드러운 제품, 땀내 나는 양말, 냄새나는 여성의 팬티 등, 향수 냄새 등을 맡고 성적으로 흥분하거나 자위하는 사람들이다. 동물의 페르몬의 현상과도 같다.
- Klismaphilia : 관장기를 사용할 때만 성적인 흥분을 느끼는 사람들이다. 이런 사람들은 어린 시절에 항문을 관장기로 자극했을 때 성적으로 흥분한 경험이 있었고 그 경험을 유지해 온 사람들로 추정된다.

■ 참고문헌

• 윤가현 (2006). 성 문화와 심리 (제2판). 서울: 학지사.
• Abel, G. (1981). The Evaluation and Treatment of Sexual Offenders and Their Victims. Paper presented at St. Vincent Hospital and Medical Center, Portland Oregon, October, 15.
• Bullough, V., & Bullough, E. (1993). Sexual Deviance in Society and History. New York: Wily.
• Cohen, M. L., Seghorn, t., & Calmas, W. (1969). Sociometric Study of the Sex Offender. Journal of Abnormal Psychology, 74, 249-255.
• Crooks, R., & Baur, K. (2005). Our Sexuality. Thomson Wadsworth.
• Dwyer, M. (1988). Exhibitionism/voyeurism. Journal of Social Work and Human Sexuality, 7, 101-112.
• Freund, K., & Blanchard, R. (1993). Erotic target location errors in male gender dysphoric, pedophile and fetishists. British Journal of Psychiatry, 162, 558-563.
• Kinsey, A. C. (1953). Sexual Behavior in the Human Female. Philadelphia: Sanders.
• Kolodny, R., Masters, W., & Johnson, V. (1979). Textbook of Sexual Medicine. Boston: Little, Brown.
• Leitenberg, & Slavin, (1983). Comparison of attitudes toward transsexuality and homesexuality. ASB, 2, 337-346.
• LeVay, S., & Valtente, S. (1999). Human Sexuality. Sinauer Associates, Inc. Publishers.
• Matek, O. (1988). Obscene phone callers. Journal of Social Work and Human Sexuality, 7, 113-130.
• Mohr, J. w., Turner, R. E., & Jerry, M. B., (1964).Pedophilia and Exhibitionism. Toronto: University of Toronto Press.
• Montemurro, B., Bloom, C., & Madell, K. (2003). Ladies ight out: A typology of women patrons of a male strip club. Deviant Behavior, 24(4), 333-352
• Price, M., Kfla., M., Commoms, M. L., Gutheil, T. G. & Simptson, W. (2002). Telephone scatologia: Comorbidity with other paraphilas and paraphilia-related disorders, International Journal of Law & Psychiatry, 25,(1), 37-49
• Rathus, S. A., Nevid, J. S., & Fichner-Rathus, L. (2005). Human Sexuality in the world of diversity Person.
• Roseman, J. R., & Rensnick, P. J. (1989). Sexual attraction to corpses: A psychiatric review of necorophilia. Bulletin of the American Academy of Psychiatry and the Law, 17, 153-163.
• Smukler, A. J., & Schiebel, D. (1975). Personality Characteristics of Exhibitionists. Disease of the Nervous system, 36, 600-603.
• Stroller, R. (1977). Sexual deviations. In F. Beach (Eds.), Human Sexuality in four Perspectives. Baltimore: John Hopkins University Press.
• Tollison, C., & Adams, H. (1979). Sexual Disorders: Treatment, Theory, Research. New York: Gardner.

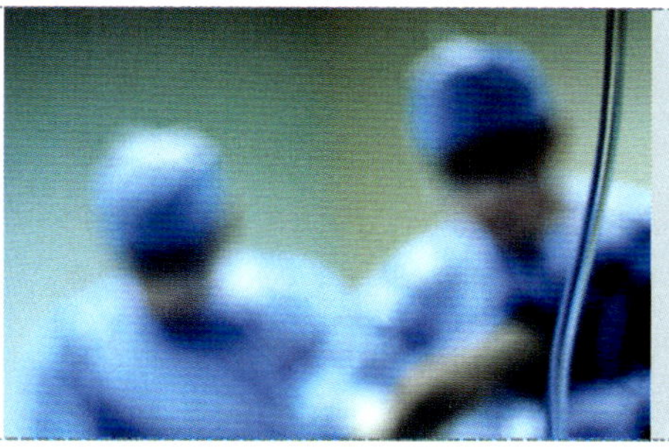

Part Ⅷ

성 정체성

Chapter 15 성적 정체성

윤가현

1. 동성애의 문화적 상대성

동성끼리 사랑을 나누거나 성적으로 접촉하는 행위는 동서고금을 막론하고 존재해왔다. 그러한 행위에 대한 이해나 곡해, 또 허용이나 억압은 문화권이나 시대에 따라서 달랐다. 남성 중심의 문화를 형성해왔던 대다수 고대사회 및 근대 이전의 사회에서는 동성간의 사랑이나 성행위를 남성의 입장에서만 바라보았는데, 그 입장도 시대나 문화권에 따라서 다양했다. 그와 같은 다양성을 시대적으로 개괄해보면, 다음과 같다.

우선 고대 유태인들은 종족보존의 필요성에서 남성들끼리의 성행위를 매우 심하게 억압했다. 유태인들이 동성끼리의 성행위 금지조항을 남성들에게만 심하게 적용시켰던 이유는 인간의 씨가 남성의 정액에만 담겨져 있으며, 그 씨를 오직 종족보존을 위해 사용해야 한다는 신의 명령을 어긴 것으로 여기던 사고방식 때문이었다. 또 그와 같은 사고방식은 나중에 기독교에 그대로 전달되어 기독교 문화권에서도 동성간의 사랑이나 성행위를 남성 위주로 억압했으며, 여성들끼리의 성행위나 정서적 관계는 별로 걱정하지 않았다.

고대 그리스문화권은 동성끼리의 사랑을 어떻게 바라보았는가? 고대 그리스도 유태 문화권처럼 남성 중심의 사회였지만, 동성애를 바라보는 입장은 유태 문화권과 달랐다. 고대그리스에서는 적어도 기원전 650년으로부터 거의 5세기동안 남성들의 육체미를 강조하였으며, 결혼하여 종족보존의 의무를 이행하고 있는 한 그리스 남성들의 동성애행위는 용납되고 있었다. 즉 당시에는 남녀 모두 원래 양성애 성향을 추구할 수 있는 존재라고 생각하여 결혼생활에서 자녀생산의 의무를 이행하는 한 남성들의 동성애는 용납되었던 반면, 독신으로 동성애 생활만 하는 것은 가족제도의 위협으로 여겼다. 또 그리스 남성들은 여성을 종족보존에 필수적이지만 남성보다 열등한 존재로 인식했기 때문에 남성들끼리의 사랑이 남녀사이의 사랑이나 여성들끼리의 사랑보다 훨씬 더 차원이 높고 더 고결한 사랑으로 이해했다.

그러한 사고방식 때문에 생활수준이 높은 남성은 미소년을 그 부모로부터 사다가 그를 상대로 지적, 정서적, 성적인 면에서 스승(mentor)의 역할을 하였다. 당시 성인 남성들에게는 결혼하여 부인과는 종족보존을 위한 그리고 미소년과는 진정한 사랑을 위한 관계를 형성하는 게 유행이었다. 곧 그들이 미소년과 함께 살아가는 행위는 전혀 손가락질을 받지 않고 오히려 사회적으로 부러움을 사고 있었다. 왜냐 하면, 진정한 사랑을 위해서 미소년을 유혹할 수 있을 정도로 재력도 있고 지위도 높아야 했기 때문이었다. 반면에 가난한 남성들은 소위 고차원의 사랑을 모르고 살아가야 했다. 성인 남성의 파트너가 된 어린 남성들은 나중에 성인이 될 때 여성과 결혼하더라도 자신의 능력에 따라서 다른 미소년을 상대하게 되는 권리를 가지게 되었다. 미소년의 입장에서는 어린 시절 짧은 기간이지만 스승과의 동성애 관계에서 수동적 역할을 했고, 나중에 성년이 된 후에는 수동적 역할을 버리고 결혼하여 아이를 가짐과 동시에 생활수준이 높아지게 되면 자신의 스승처럼 미소년의 연인을 두고 살아갔다.

로마제국주의시대 초기에는 남성들의 동성애가 유행했지만, 그리스인들처럼 이를 고상하게 여기지는 않았다. 그리스에서는 남성들의 동성애를 찬미와 이상향의 모델로 여겼었지만, 로마에서는 이를 개인의 성향이나 상황에 관계없이 인간의 생활에서 어쩔 수 없이 나타나므로 불가피하게 받아들여야 하는 현상으로 이해하였다. 그러한 이유로 황제를 비롯한 정치인들은 동성애자나 양성애자처럼 행세해야 했으며, 이러한 불가피한 상황을 집단적으로 대처하는 과정에서 동성애행위가 난교(sexual orgy)로 발달하기도 했다. 성인들이 아동과의 동성애를 통해 교육자 역할을 했던 그리스인들과는 달리 로마인들은 어린이의 교육에 대한 책임을 어머니가 맡았다. 간혹 성인이 된 남성이 아동에게 전문교사로 관여했을 때에는 그 교사 역할은 아동의 연인이 아니라 아버지와 같은 것이었다.

그러나 로마시대 후기에는 기독교를 공인하게 되면서 남성들의 동성애를 인정하지 않고 처벌하는 상황으로 변했다. 결국 523년에 즉위한 동로마제국의 유스티니아누스(Justinian : 483~565) 황제가 533년 동성애에 관련된 모든 사람들을 축출시키려고 시도해보았지만, 동성애 행위는 사라지지 않았다. 그 시기로부터 아퀴나스(Thomas Aquinas : 1225~1274)가 등장하여 동성애자에게 불리한 처우를 했던 13세기 후반에 이르기까지 동성애자들은 기독교에서 도덕적인 이단자로 여겨지지 않았다. 그러나 아퀴나스는 남성들의 동성애를 식인행위에 비교할 정도로 비난하고 혹평했으며, 그의 권위적인 업적과 그가 취한 강경한 자세로 인하여 서구 문화권에서는 남성들의 동성애를 억압하는 분위기로 바뀌었다. 예를 들면, 영국의 헨리 8세(Henry VIII; 재위 1509~1547)는 1533년 교회법을 민법으로 흡수할 때 남성들의 항문성교를 사형에 처할 수 있는 중죄로 규정했는데, 이는 "Henry VIII's 1533 Buggery Act"라고 알려졌다. 스페인에서도 남성들의 동성애를 사형에 처했는데, 그러한 법률은 중남미 식민지문화에까지 파급되어 중세 페루의 잉카(Inca) 및 멕시코의 아즈텍(Aztec) 문화권에서는 남성 동성애자를 불에 태워 죽였다.

대부분의 기독교 문화권에서는 남성들의 동성애

를 배척해왔지만, 기독교의 영향을 받지 않았던 여러 문화권에서는 오히려 이를 제도적으로 발달시키기도 했다. 예를 들면, 남태평양의 멜라네시아 지역에 거주하던 일부 종족은 남아가 청소년기 들어서면 다른 남성과 결혼생활을 하는 부부처럼 살아갔다. 곧 그들은 사춘기에 들어서면 남녀가 분리되어 10대 남성은 동년배나 성인 남성과 동성애 관계를 가지면서 살았다. 또 호주 중부지역의 남부띠(Nambutji) 종족도 모든 청소년들이 자신에게 성년의식으로 할례시술을 해준 연장자 남성과 함께 부부처럼 여자의 역할을 하면서 살아가다가 나중에 성인이 되면 자신의 남편 역할을 하는 그 연장자의 딸과 결혼하였다. 또 북아프리카 시와(Siwa)계곡 종족 남성들은 결혼 후에도 다른 남성들과의 항문성교를 당연하게 생각한다. 오히려 그렇지 않는 사람을 별난 사람으로 여겼다.

남태평양 파푸아뉴기니에서부터 수마트라의 북서쪽을 거쳐 멜라네시아 군도에 이르기까지 여러 문화권에서는 부족이나 종족간의 남성 동성애 행위가 매우 보편화되어 있었다. 파푸아뉴기니 동부 고원 지역에 거주하던 삼비아(Sambia)족 남성들도 제도적으로 동성애생활을 통해 인생이 무엇인가를 배우기 시작하였다. 그들의 전통에 의하면, 남자아이가 9세가 되면 가족들과 함께 살지 않고 마을 중앙에 남자들만이 거주하고 있는 큰집에 가서 생활해야 한다. 구체적으로 표현하면, 삼비아족 남아들은 어머니와 자매들의 보호를 벗어나 남성다움의 상징인 일등 사냥꾼이 되기 위하여 남성들만의 비밀 사회에 들어가야 했다. 남아들은 그곳에서 결혼할 나이인 19세까지 살아가는데, 그동안 동성애 생활에 참여했던 것이다. 어려서는 엄마의 젖을 먹고 자랐지만, 그러한 비밀스런 사회에 들어온 남자아이는 이미 성숙한 미혼남성의 정액을 먹고 살아가야 했다.

미혼남성들의 의무는 어린 남자아이들을 성숙시키기 위해서 정액을 먹이는 일인데, 이미 성숙하여 정액의 생산이 가능한 남자아이에게는 정액을 먹이지 못하도록 했었다. 그러한 생활을 하던 남성이 결혼할 나이가 되면 그의 가족들은 협상과 주선에 의해 부인이 될 여자를 만나 혼인을 시킨다. 결혼 후 그의 인생은 이성애 생활로 전환하게 되지만, 그들의 문화권에서는 비밀사회에서 얼마나 동성애 경험을 많이 했었는가에 따라서 결혼 후 완전한 남성이 될 수 있다고 믿었다. 즉 그들은 충분한 동성애생활을 근거로 일등 사냥꾼의 특징을 갖추어야 결혼 후에도 완전한 남성이 된다고 생각했다. 그곳에서 결혼할 때까지 거의 10~15년 동안 살아가는 삼비아족 남성들의 생활은 최소한 20세기 중반에까지 관찰되었다.

남성들의 동성애와는 달리 여성들의 동성애 행위에 대한 규제나 언급이 별로 없는 편이었다. 단지 고대의 그리스, 로마, 이집트 등에서 또한 근래 음핵이 잘 발달한 발리(Bali)족 여성들에게도 유행했으리라고 가정되는데, 특히 아랍인들에게는 지금도 유행하고 있다. 옛날의 태국(Siam)에서는 이를 심하게 처벌하기도 했었지만, 대다수 고대사회에서는 여성들의 동성애를 그렇게 심하게 비난하지도 규제하지도 않았다. 기독교에서는 남성 동성애를 비난하는 과정에서 여성 동성애를 싸잡아서 비난하기도 했지만, 남성 동성애에 비하여 매우 약한 편이었다.

서구사회와 비교할 때 동양의 전통사회에서는 남성들의 동성애를 억압하지 않았다. 고대 중국에서는 남성의 동성애를 제도적으로 장려하지도 않았지만, 다른 어느 문화권보다 오래된 문헌상의 기록이 있으며 또 고대 문헌들은 적어도 남성들끼리의 사랑을 미화시켰다. 한편 우리 문화권에서의 동성애 기록은 매우 드문 편이다. 그렇지만 삼국사기나 삼국유사를 통해 동성애행위의 존재를 유추할 수 있으며, 또 고려사나 조선왕조실록에도 동성애 관계를 언급한 내용이 여러 곳에 언급된다. 고려사에 의하면, 공민왕은 부인이던 노국공주가 산고를 이기지 못해 죽자 정치를 신돈에 맡겨버렸다. 그리고 그가 죽기 2년 전 설치했던 자제위 소속 동자들과 가까이하는 생활을 했다. 자제위란 원나라의 간섭을 벗어나 국권이나 왕권을 강화하기 위한 인재 양성기관의 일종인데, 주로 귀족의 자제들이 선발의 대상이었다. 즉 공민왕은 홍윤, 김홍경, 최만생 등의 동자들로 하여금 자신의 시중을 들도록 하면서 문란한 사생활에 탐닉하게 되었다. 그뿐 아니라 동자들에게 방에서 성행위를 하도록 한 후 엿보는 행위를 즐기기까지 했다. 또 공민왕은 동자들에게 부인인 익비와 성교를 하도록 하고서 나중에 임신을 하자 입막음하려고 그들을 죽이려 했지만, 죽는 것이 두려운 그들에 의해 살해당했다. 물론 이러한 기록들은 대부분 왕실이나 상류층의 이야기들이지만, 서민층들의 동성애도 존재했을 것으로 판단된다. 예를 들면, 평안도나 함경도지방에서 거행된 성년식 '바구리'가 있었는데, 이는 남아들이 선임자들에게 동성애행위를 당하는 풍습이다.

2. 근대 문화권의 동성애 이해

서구의 기독교 문화권에서는 적어도 19세기 후반에 이르기까지 남성들의 동성애를 중대한 범죄행위로 여기었다. 예를 들면, 영국에서는 1861년 남성들의 동성애행위를 사형에서 종신형으로 감형시켰지만 범죄행위였으며, 독일에도 남성들의 동성애를 금지하는 형법 조항(제175조)이 존재했었다. 이러한 분위기에서도 독일의 울릭스(Karl Ulrichs : 1825~1895)는 스스로를 동성애자라고 밝히면서 기독교의 입장에 도전했다. 그는 'Numa Numantius' 라는 익명을 사용하여 1864년 소책자에 동성애를 옹호하는 글을 게재했으며, 그 이후에는 본명으로 게재해 체포되기도 했다. 그는 어려서부터 여자 옷을 입고 다니기를 좋아했으며, 여성이 되고 싶어 했으며, 또 14세에 처음으로 동성애 경험을 했는데, 몸이 남자여도 정신이 여자여서 여성들로부터 배척당하고 오히려 남성에게 성적 매력이 있는 남자라는 뜻의 용어 우라니즘(uranism)을 고안해 그 입장을 전개했다. 그 뒤 독일 의사 허쉬펠트(Magnus Hirschfeld; 1868~1935)도 남성 동성애자들이 법적인 보호를 받아야 한다고 옹호했지만, 많은 사람들이 그의 생각에 동조하지 않았다. 그러나 homosexuality 용어는 비엔나 태생의 헝가리 저널리스트인 커르트비니(Karl-Maria Kertbeny : 1824~1882)가 1869년 익명(Karl-Maria Benkert)으로 소책자에 남성이 다른 남성에게서 매력을 느껴, 특히 항문성교를 받아들이는 것을 기술하면서 처음 사용했다. 그는 homosexuality 개념을 남녀 동성애 모두에게 적용시켰지만, 이를 정의할 때 발기실패를 기준으로 했다.

남성 동성애를 범죄로 바라보던 19세기 말까지는 사람들이 성적인 파트너로 이성이 아니면 동성을 선택할 것으로 믿었다. 또 프로이드는 인간이 태어날 때 이성이나 동성 누구든 상대할 수 있는 능력을 지닌 상태라고 주장했다. 그렇지만 킨제이(Alfred Kinsey : 1984~1956)가 1940년대와 50년대에 걸쳐서 조사한 결과가 발표될 무렵부터 이성이 아니면 동성이라는 개념이 깨져버렸다. 킨제이가 성에 관한 조사를 실시하기 이전에는 동성애의 빈도가 어느 정도인지를 거의 알지 못했다. 그런데 그가 수집했던 동성애 관련 자료들은 미국인들을 매우 놀라게 했다. 그 이유는 상당수의 남성들이 완전한 이성애자나 완전한 동성애자가 아니었으며, 또 남성의 37%와 여성의 13%가 사춘기 이래로 가끔 동성애 행위를 경험하면서 오르가슴을 느꼈다고 답했기 때문이다. 킨제이는 사람들의 성적 정체성을 동성애나 이성애로 분간하여 부르기 어려우며, 이는 오히려 양쪽의 선호도를 연결하는 하나의 연속선상의 어느 부분에 해당된다고 결론지었다(표 1 참조).

킨제이는 응답자에게 한쪽 끝을 0으로 시작하여 다른 쪽 끝을 6으로 끝난 한 척도에서 자신의 성적 정체성을 표기하도록 하였다. 척도에서 0은 오직 이성하고만 성행위를 추구하는 상태로 순수한 이성애를 나타낸 반면, 6은 오직 동성하고만 성행위를 추구하는 순수한 동성애를 나타낸다고 설명했다. 킨제이의 보고서에 따르면, 사춘기 이래 줄곧 동성애의 생활을 하는, 즉 6에 해당되는 사람들은 남성의 4%와 여성의 2%, 그리고 사춘기 이래 적어도 3년 이상 동성애생활을 했던 사람들은 남성의 10%와 여성의 3%였다. 그리고 척도에서 1부터 5까지는 이성이나 동성을 함께 상대한 양성애의 정도를 나타내고 있는데, 1은 거의 순수한 이성애에 가까우면서 동성을 간혹 상대하는 경우인 반면, 5는 거의 순수한 동성애에 가까우면서 이성을 간혹 상대하는 경우를 의미한다. 만약 개인이 아무에게도 성적으로 반응하지 않으면 0에서 6까지의 수치로 표현하는 대신 X라는 부호로 표시했다. 이는 무성애를 의미하는데, 이는 단순히 성관계에 대한 관심이 전혀 없거나 성관계에 대한 혐오감이 아주 강하게 학습된 경우를 말한다. 그러나 킨제이는 1~5의 반응을 고려하여 동성애자를 동성의 구성원과 6차례 이상의 성관계를 가진 사람이라고 정의했다.

표 1. 킨제이 척도

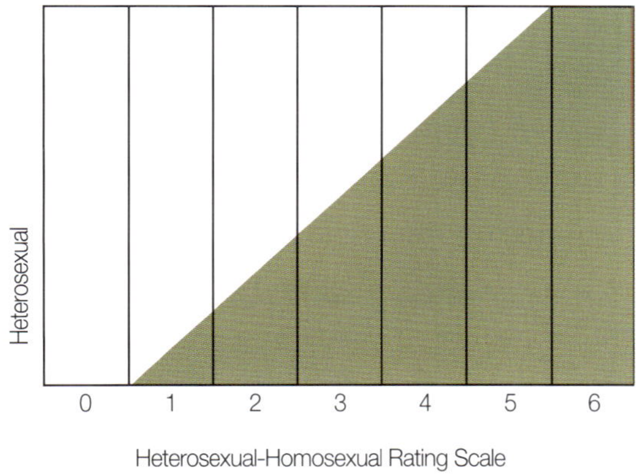

이와 같은 척도상의 구별을 토대로 대부분의 연구자들은 개인의 성적 정체성을 성적 관심이나 성행동 대상이 이성이면 이성애(heterosexuality), 동성이면 동성애(homosexuality), 남녀 모두이면 양성애(bisexuality), 또 아무런 대상이 없으면 무성애(asexuality)로 표현한다. 그러나 어느 사회에서 이러한 구분 중 단지 이성애만을 정상으로 여긴다면 나머지는 모두 편차로 간주된다. 그러므로 개인의 성적 활동을 구분하는 용어는 한 사회의 규범을 나타내는 도덕적이고 정치적인 용어로 여겨진다.

3. 20세기 중반 이후의 관점

이제 20세기 중반 이후 동성애가 범죄나 질환의 개념에서 벗어나게 된 배경을 개략적으로 살펴보자. 먼저 미국정신의학회(APA, American Psychiatric Association)에서는 1952년 정신질환의 진단 및 통계편람(DSM: Diagnostic & Statistical Manual of Mental Disorders) 제1판(DSM-I이라고 함)을 출간할 때 동성애를 '사회병질적(sociopathic) 성격장애' 범주 내의 성적 일탈의 한 영역으로 분류했다. 그러나 서구사회가 성행동의 정상여부를 판가름할 때 기독교성경을 참고하지 않았다면, 당시까지 동성애행위를 잘못이라고 말할 수 있는 근거가 전혀 없었을 것이다. DSM-I이 출간된 이후, 즉 1954년 영국 국회에서는 웰펀든(John Wolfenden : 1906~1985)을 위원장으로 하는 동성애 및 성매매 조사 소위원회(Departmental Committee on Homosexual Offenses and Prostitution)를 구성했다. 1957년 9월에 발간된 위원회 보고서(Wolfenden Report라고 알려짐)에는 성인 남성들이 서로 동의한 상태에서 사적으로 행해지는 동성애행위를 범죄로 보기 어렵다고 적혀 있으며, 아울러 성매매도 공공연하게 해가 되는 것을 제외하고는 범죄가 아니라고 지적했다. 신의 명령에 거역하는 범죄행위라는 입장에 도전하는 보고서 내용이었다.

그럼에도 불구하고 1965년 APA에서 DSM 제2판(DSM-II)을 출간할 때에도 동성애를 성적 편차의 일종으로 보고 성격장애에 분류시켰다. 여기에서는 성격장애나 성적 편차에 대한 설명이 DSM-I보다 훨씬 더 분명하게 서술되어 있었는데, DSM-II의 성격장애라는 범주에 소개된 9개의 영역 중의 하나가 바로 동성애를 간접적으로 설명하고 있었다. 즉 성교가 발생하지 않은 상황에서 성적 쾌감을 얻거나 이성이 아닌 다른 객체에 성적 관심을 가진 경우를 비정상이라고 명시했던 것이다. 이처럼 APA에서 동성애를 비정상으로 규정했던 까닭에 일반인들은 동성애 행위가 세상의 종말을 초래하는 행위로 여겼으며, 동성애자들은 일반인들의 눈초리를 두려워하면서 살아갔었다.

이러한 사회적 분위기에서 동성애자들은 혹시 자신의 동성애 정체성이 다른 사람들에게 알려지면 불이익을 받으면서 살아갈 것이라는 두려움에서 벗어나지 못했다. 결국 정신적으로 누적된 긴장이나 소외감 등의 스트레스가 심하여 술이라도 한 잔 마시고 싶어도 다른 곳으로 가지 못하고 그들만이 모이는 곳을 찾을 수밖에 없는데, 그곳을 게이바라고 부르고 있다. 당시의 사회적 상황에서 미국의 경찰들에게는 게이바가 우범지역처럼 여겨졌기에 항상 단속의 대상에 포함되어 있었다. 미국 경찰들은 게이바의 일상적인 단속을 통해 인상이 좋지 않거나 마음에 들지 않는 손님들의 몸수색을 하는 등 동성애자들이 모여 있는 장소들을 급습하여 불안감을 조성하였다. 그런데 경찰의 빈번한 단속에 매번 당하고만 있던 동성애자들이 울분과 불만을 터뜨리는 사건이 1969년 6월 27일 밤에 발생하고 말았다.

당시 6월 27일 저녁은 1950년대와 60년대에 동성애자들의 우상이 되었던 한 여배우(Judy Garland; 1922~1969; 1939년도의 'The Wizard of OZ'에 'Dorothy'로 출연)가 6월 22일 사망하여 장례식이 있었던 날이었으며, 동성애자들은 매우 침울했던 분위기에서 보내고 있었다. 그런데 뉴욕의 경찰들이 그날 밤 스톤월 인(Stonewall Inn: 뉴욕의

Greenwich Village 소재)이라는 모텔의 게이바를 찾아서 단속하였던 것이다. 경찰이 단속이 벌어지자 술집안의 동성애자들이 반발하였고, 곧바로 남성동성애자 뿐만 아니라 소수 집단(남성 성매매 종사자, 이성복장 착용자, 드래그 퀸 등)이 합세하여 3일간의 폭동으로 변했는데, 이 사건을 스톤월 항쟁(Stonewall rebellion)이라고 부른다.

그동안 핍박과 설움 속에 살아온 동성애자들은 그 사건 이후 쌓였던 불만을 더 이상 억누르지 않고 자신들이 차별받고 사는 게 옳지 않다고 부르짖으면서 본격적으로 자신들의 권리를 찾기로 결심하게 되었다. 1950~60년대 수면위로 부각된 동성애자 단체나 게이바는 극히 일부였지만, 그 항쟁 이후 지하조직의 단체들이 거의 대부분 수면위로 나타나 자신들의 권리를 찾기 위해 누구와 어떻게 싸울 것인가를 토의했고, 그 결과 동성애를 DSM에 수록한 APA와 먼저 맞서기로 했다. 그들은 1970년부터 곧바로 APA에 대항했는데, APA 연차학술대회가 개최된 장소를 찾아가 시위를 했던 것이다.

이러한 시위는 이듬해의 연차학술대회 때에도 이어졌고, 결국 시위를 주도했던 대표자와 APA관계자의 만남이 최초로 이루어지면서 추후 심포지엄을 개최할 때 함께 동성애 문제를 토론하기로 합의했다. 결국 APA대표자들과 전국의 동성애자들 및 동성애 찬성자들의 대표들과의 사이에 동성애의 진단에 관한 논쟁과 대화가 이루어졌는데, 1973년 2월 8일 APA 전문학술용어위원회 앞에서 공청회를 개최하여 동성애 대표들은 정신과 의사들과 열띤 논쟁을 벌였다. 그 논쟁에서 APA이사회는 동성애가 정상의 범주에서 벗어난다고 진단할 수 있는가를 회원들의 투표로 결정하겠다고 약속하였다. 그렇지만 다수의 APA회원들은 그 약속에 대하여 불만을 표시했는데, 그 이유는 임상조건에 관한 사항을 회원의 투표에 붙여 결정하는 최초의 사례가 되었기 때문이다.

투표에 앞서 APA도 회원들에게 투표 참여 등의 홍보활동을 했는데, 역시 전국적으로 여러 동성애 단체들도 매우 적극적인 홍보활동을 했다. 동성애 지지자들은 진단에 변화를 가져오기 위한 노력의 일환으로 APA회원들의 명단을 자세히 조사하여 조직적으로 선거운동을 전개했는데, 투표결과 투표에 참가한 APA회원들의 58%가 이사회의 결정을 지지하게 되었다. 곧 동성애를 비정상으로 보지 않겠다는 회원들이 과반수를 넘어버렸던 것이다. 이와 같은 결과가 나타나자 일부 회원들은 신중하게 자료들을 검토하지도 않고서 정치적 논쟁에 말려들었다면서 APA이사회의 결정에 불만을 토로했지만, 약속대로 APA이사회는 1973년 12월 DSM-II에서 규정하고 있는 동성애의 분류를 수정해주었다. 즉 이사회에서는 동성애의 일반분류를 없애는 대신 이를 '성적 지향(sexual orientation) 장애' 로 바끄기로 가결하였다. 이는 동성애 자체가 개인에게 주관적으로 방해가 되는 경우, 즉 자신의 성적 지향 때문에 장애를 보이면서 동성애에서 탈피하기를 원하는 경우에만 한정해서 정신질환으로 간주한다는 말이다.

이와 같은 연유로 APA에서는 1974년에 들어와 공식적으로 DSM-II의 내용을 수정 · 발표하였다. 당시 발표된 내용의 요지는 수많은 동성애자들이 자기들의 성적 지향에 잘 적응하면서 살아가고 있으며, 그들로부터 정신병리학적인 흔적을 찾을 수 없다는 입장이었다. 그러므로 공적이든 사적이든 동성애자들에 대한 차별이 모두 사라져야 한다고 촉구하였다. 예를 들면, 성인들끼리 동의한 상태에서 이루어진 동성애 행위를 처벌하는 법도 폐지되어야 한다고 촉구했던 것이다. 물론 APA의 그와 같은 입장에 불만을 지닌 사람들도 상당수였지만, 이러한 추세에 따라 미국심리학회도 1976년 9월 성적 정체성이나 지향 등에 따른 차별을 해서는 안 된다고 결정하였다.

APA가 1980년 DSM 제3판(DSM-III)을 개정 · 출판할 때에도 동성애 조항의 분류에 대한 논의가 계속되었다. 그러나 1973년의 결정과는 달리 1976년에서 1978년까지의 논의는 거의 APA 내부에서만 이루어졌다. 즉 대부분의 논의는 새로운 편람을 개정하는 위원회나 분과위원회에 한정되었다. 어떤 위원은 이러한 논의를 회원들이나 동성애 대표들에까지 확대시키자는 의견을 개진했으나 1970년대 초의 분위기가 고조될 수 있었기 때문에 대다수가 그 의견에 동의하지 않았다. 그래서 DSM-III에서는 '자아 이긴장성(ego-dystonic) 동성애' 라는 새로운 조항만을 수록하였다. 즉 이러한 조항의 수록은 동성애를 병리학적으로 보았던 기존의 입장에서 단지 "이성애관계를 바라고 있지만 이를 유지 또는 개시하는 데 장애를 받으며, 이성에 의해서 흥분을 느끼지 못하며, 또한 동성애관계를 원하지 않음에도 불구하고 이를 유지하기 때문에 근심의 원인이 되며, 그런 관계가 끊임없이 지속되는 것 등" 만을 정상범주에서 벗어났다고 진단한다는 차원으로 바뀌었다.

이러한 변화에 따라서 정신건강전문가들도 APA에서 설정한 기준을 택하든지 아니면 최소한 중립적인 견해를 보이려고 노력하게 되었다. 그러나 1987년 DSM-III의 일부 내용을 수정 보완한 개정판(DSM-III-R)에서는 미국심리학회의 요청에 의하여 자아 이긴장성 동성애라는 조항도 삭제되어버렸다. 그럼에도 불구하고 일부 정신의학자들은 동성애자가 이성애자들보다 정신질환 환자가 될 확률이 높다고 주장했다. 그렇지만 동성애자들이 환자가 될 가능성이 높다는 주장은 동성애 자체의 문제가 아니라 사회에서 동성애를 차별한 결과라고 해석된다. 하여간 동성애 조항이 삭제되고 그 대신 아동기 분야에서 정신 성적인 정체성(gender identity) 장애라는 조항만 수록되어 있다. 또 1994년도에 발간했던 DSM-IV 및 2000년도의 DSM-IV-TR에도 동성애에 대한 단어가 아예 존재하지 않는다. 이와 같은 학술단체의 변화에 힘입어 미국의 여러 주에서는 동성애 행위를 법적으로 구속했던 내용을 수정하게 되었다.

4. 성적 지향의 분류

이성애를 중심으로 한 전통사회의 틀에 따르면, 성적 성숙이 이루어진 청소년기에는 당연히 이성에 대한 관심을 가져야 한다. 이는 Erikson의 발달단계이론에서 언급하고 있는 자아 정체성(ego identity) 발달의 일부가 된다. 기존의 일부 연구들은 동성애로 발달하게 된 배경을 설명할 때 청소년기에 이성애를 발달시키는 과정에서 별로 좋지 않은 경험을 했기 때문이라고 주장했다. 예를 들면, 여성으로부터 배신을 당한 남성이나 남성으로부터 강간을 당한 여성은 이성에 대한 혐오감 때문에 동성에 대한 관심을 발달시킨다는 것이다. 물론 어린 시절 자신에게 영향을 주었던 어머니와의 경험 때문에 동성에 대한 관심을 발달시켰다는 설명도 있다. 이와 같이 후천론의 입장에서 성적 정체성을 표현하는 용어는 생활양식의 선택이라는 의미의 성적 기호(sexual preference, SP)이었다. 이는 크게 두 방향으로 표현하는데, 그것들은 동성의 상대에게 성적 매력을 느낄 때 영문으로 homosexual SP이 아니라 same-sex SP 또 이성에게 성적 매력을 느낄 때 heterosexual SP가 아니라 opposite-sex SP라고 표현한다.

그러나 SP라는 용어는 성기 위주의 표현임과 동시에 성적 정체성을 자발적으로 선택했다는 의디가 내포되어 있어서 그 사용에 있어서 동성애 인권단체들로부터 거센 반발을 불러일으켰다. 역시 동성을 사랑하는 성적 정체성은 후천적이 아니라는 결론이 나면서부터 SP라는 표현이 부적절하여 그 용어사용을 지양하게 되었다. 그 대신 1980년대부터는 성적 지향(sexual orientation)이라는 용어가 심리학이나 의학 등에서 더 많이 사용하게 되었는데, 그 의미는 사랑이나 관심을 표현하는 성향을 자발적인 선택이 아니라 선천적으로 갖고 태어남을 내포하고 있다. 이와 같은 상황에서 성적 정체성을 언급할 때 최소한 네 영역(homosexual, bisexual, heterosexual, asexual/celibate)으로 분류된다.

5. 동성애 정체성 발달

청소년기를 전후로 성적인 성숙과정에서 동성에 관심을 가진다고 해서 나중에 동성애자가 되는 것은 아니다. 또 개인마다 동성애 정체성을 발달하는 시기가 다르다. 청소년기 이전의 나이부터 이를 감지했다고 보고하는 사람도 있고, 생각보다 나중에 알아차리는 경우도 허다하다. 즉, 성인이 되기 전까지는 전혀 자신의 동성애 성향을 알아차리지 못하고 살아갈 수도 있다. 후자에 해당되는 일부는 동성애 정체성을 결혼하여 자녀를 출산 · 양육하고 살 때까지 알아차리지 못한다. 또 동성애 정체성을 숨기고 결혼하여 이중생활을 하기도 한다. 어떠한 경우이든 배우자가 동성애자임을 알아차리게 되면 대부분 이혼하는데, 그 경우 자녀양육 문제가 제기되는 경우도 있다.

1) Cass의 모델

청소년기 이후 동성애 정체성이 형성되는 단계를 설명하는 이론은 다양하다. 그 중 정체성 발달을 6단계로 나누어 설명했던 Cass(1984)의 모델을 살펴보자. 이 모델에는 동성애 정체성 발달과정이 개인과의 환경의 상호작용에 의해 영향을 받는다는 가정을 내포하고 있다. 그러므로 한 개인이 동성애 정체성을 가지고 태어났다고 하더라도 앞에서 언급한 바처럼 동성애를 심하게 억압하는 사회 문화적 환경에서는 동성애 정체성이 청소년기가 아니라 성인기에 가서 나타날 수도 있다. 그러한 예로 1970년대와 1980년대 기혼 여성들의 상당수가 자신의 정체성을 나중에 발견하고서 남편과 이혼한 후 자녀의 양육권 문제로 법정 시비가 잦았던 것을 들 수 있다. 동성애 정체성을 이해해주는 환경에서는 그 정체성이 결혼하기 전에 발달할 수 있으므로 그러한 문제가 감소 또는 사라지게 될 것이다.

그와 반대가 되는 예를 들면, 동성애를 이해하는 분위기가 고조되기 시작했던 2000년대 초반 우리나라의 여자 대학생들의 상당수(거의 10%에 가까움)가 자신의 성적 정체성을 양성애로 표현한 적이 있었다. 그렇게 응답한 대다수는 중 · 고등학교를 여학생만 다니는 학교 출신이었으며, 중고시절 동성의 또래나 선후배와의 친교에 가까운 사랑을 경험한 후 대학에 진학해서 이성과 사귀는 자신을 양성애로 착각한 것이었다. 불과 몇 년 전까지만 해도 여학생이 남학생처럼 이성교제를 할 수 있는 분위기가 아니었던 관계로 그들은 성적인 발달이 이루어지고 있는 청소년기에 성적 실험(sexual experimentation)을 했던 것을 사회적으로 동성애를 이해해주는 분위기가 편승하여 자신의 정체성을 동성애로 해석했던 결과이다.

그럼에도 불구하고 동성애 정체성 발달에 결정적인 시기는 청소년기이다. 서구인들을 상대로 해서 밝혀낸 동성애 정체성 발달 시기에서도 남녀차가 존재한다. 여러 연구결과들을 종합적으로 정리한 내용에 의거하여 정체성이 발달하는 연령을 최빈치를 살펴보면, 동성에게 애착을 인식하는 최초의 시기는 남성이 12~13세, 여성이 14~16세이며, 동성과의 성행동을 최초로 경험하는 시기는 남성이 14~15세, 여성이 20~22세이며, 스스로 동성애자임을 인정하는 시기는 남성이 19~21세, 여성이 21~23세이며, 동성애자로서 긍정적인 정체성을 가지는 시기는 남성이 22~26세, 여성이 24~29세이며, 또 이성애자인 친구에게 정체성을 드러내는 시기는 남성이 25세, 여성이 28세였다.

이제 Cass의 6단계 모델 내용을 살펴보자. 제1단계는 정체성 혼동(Identity Confusion)을 경험하는 시기이다. 동성애 정체성을 갖고 태어난 사람들은 전통사회의 틀이 이성애인 상태에서는 소수자에 해당되기 때문에 청소년기에 성적 정체성을 발달하는 과정에서 혼돈을 경험한다. 자신을 이성애자로 여기고 싶은데, 자신의 감정이나 행동, 사고 등을 토대로 동성애자일지도 모른다는 인식 때문에 혼동이 생긴다. 이 단계에서는 자신의 동성애적 행동도 성적 실험에 불과할 것이다, 또 동성애적 성향이 일시적일 것이라고 생각하면서 동성애 정체성을 부정하고, 행동을 억제하고, 동성애와 관련된 상황을 회피한다.

제2단계는 정체성 비교(Identity Comparison)의 단계이다. 자신이 남들과 다른 점을 발견하고서 동성애자일지도 모른다는 생각에 자신의 행동이나 느낌 등을 다른 사람들과 비교해본다. 또래나 가족의 구성원들과 같은 하위집단에 속하지 못하고 자신이 다르다는 느낌 때문에 사회적으로 소외감을 경험하는 단계이다. 자신이 동성애자임을 인정하면서도 동성과의 가까운 관계 등을 중단해본다.

제3단계는 정체성 관용(Identity Tolerance)의 단계로 자신의 동성애 정체성을 받아들인다. 자신의 자아상을 동성애에 초점을 맞추고 동성애 하위문화를 찾아나서는 등 고립감을 없애는 노력을 한다. 동성애 정체성에 대해서 보다 분명하고 확실한 태도를 보이면서 타인에게 자신의 정체성을 노출하기도 한다.

제4단계는 정체성 용납(Identity Acceptance)의 단계로 다른 동성애들과 지속적인 관계를 증가시킨다. 자신의 정체성을 공공연하게 노출시키는 것을 두렵게 생각하지만, 이 단계에서는 자신의 동성애 정체성을 보다 타당하게 여기어 절친한 사람들에게는 정체성을 분명하게 노출시킨 채로 상대한다.

제5단계는 정체성 자긍심(Identity Pride) 단계로 동성애 단체와의 관계를 지속적으로 가지면서 자신의 정체성에 대해서 자긍심을 지닌다. 자신이 받아들이는 동성애와 사회에서 거부하는 동성애 사이의 부조화가 생기지만, 한 개인이 이성애자들의 우월성을 타파하는 등 가치를 폄하하고 동성애자로서의 정체성을 노출하면서 긍지를 느낀다.

제6단계는 정체성 통합(Identity Synthesis) 단계로 자신의 동성애 정체성을 자신의 다른 모습에 통합시키면서 더 이상 세상을 이성애와 동성애로 이분된 틀로 바라보지 않는다.

2) Troiden의 모델

Cass의 모델보다 더 단순하게 사춘기를 전후로 형성·발달하는 동성애 정체성을 4단계로 설명하는 Troiden(1993)의 모델을 보자.

첫째, 민감화(Sensitization)의 단계로 흔히 사춘기 직전에 해당된다. 이 시기에는 동성애를 적절하지 않다고 이해하면서 자신도 이성애자일 것이라고 생각하지만, 자기 또래들과 비교할 때 자신이 좀 다르다는 것을 지각하면서 살아간다.

둘째, 정체성 혼동(Identity Confusion)의 단계로 사춘기에 접어드는 시기에 해당된다. 이 때 자신이 동성애자일지도 모른다는 느낌을 가지는데, 이러한 느낌이 기존의 자신의 이미지와 맞지 않아서 정체성의 혼동을 경험한다. 정체성 혼동을 경험한 사춘기 청소년들은 다양한 형태로 반응하는데, 이들은 우선 자신의 감정이나 환상, 행동에 동성애적 요소가 없다고 거부하거나, 자신의 동성애 감정과 행동을 없애려고 하거나, 자신의 행동이나 사고 등이 동성애적이지만 이를 받아들이지 않으려고 회피하거나, 자신의 동성애 정체성은 일시적이거나 상황 때문일 것으로 일축시키는 것 등이다.

셋째, 정체성을 가정(Identity Assumption)하는 단계로 청소년기나 그 이후에 해당된다. 이 시기에는 자신을 동성애자로 가정하고, 다른 동성애자에게 자신도 동성애자임을 알리기 시작한다.

넷째, 언약(Commitment)의 단계로 이미 동성애자들의 생활양식을 취하고, 동성하고의 사랑의 관계에 접어들어 생활하게 되는 시기를 말한다.

3) 정체성의 노출

흔히 자신의 성적 정체성이 동성애임을 스스로 인정하고 타인에게 밝히는 것을 '커밍아웃(coming out)'이라고 한다. 이는 영문의 'coming out of the closet'이라는 구절의 약칭이다. 예전에는 서구의 동성애자들도 신분을 노출하지 못하고 숨어서 살았는데, 1970년대부터 본격적으로 자신들의 권리운동 개시하면서 "벽장(closet) 속에 숨겨 두었던 동성애 정체성을 이제 꺼내어 남들에게 알리고 산다."는 의미로 표현된다. 우리말로는 이를 드러내기, 노출하기 등으로 번역하는데, 자신이 동성애자라고 드러낸 사람도 곧바로 동성애 권리운동을 하는 공동체 생활에 가담하고 살아가지는 않는다. 이러한 맥락에서 서구에서는 자신의 동성애 정체성을 노출한 후 동성애자들로 이루어진 그들의 공동체에 참여하는 것을 '커밍인(coming in)'이라고 부른다.

동성애자가 자신의 정체성을 노출할 때 가장 힘든 대상은 가족이며, 그 중에서도 부모가 된다. 먼저 부모의 입장에서 자신의 자녀가 동성애자라면, 그것도 외아들이 동성애자라고 고백한다면 부모가 경험하는 정신적 혼란은 그 누구보다도 크리라고 짐작할 수 있다. 아들을 통해서만 가계가 계승된다는 가족주의 가치관을 고수하는 부모일수록 혼란과 분노, 자멸감 등이 심하게 경험하게 된다. 아버지는 물론 어머니도 "내 자식이 동성애자가 될 줄 알았더라면 임신하지도 않았을 것을!" 하고 신세타령을 하고, 자신이 무언가 잘못해서 그렇게 되었다고 생각하기도 한다. 곧 동성애자는 정체성 노출을 한 후 더 안정된 상태로 살아갈 수 있는가는 부모가 동성애를 어떻게 이해하고 있는가와 관계가 매우 깊다. 즉 지금보다도 사회에서 동성애를 용납하지 않더라도 부모가 자신을 이해해주는 경우 동성애자는 자신의 능력을 발휘하기가 더 쉽고 자긍심도 높은 상태로 살아가지만, 사회에서 인정해주더라도 부모가 이해하지 못하는 경우 동성애자들은 자긍심이 저하되는 등 심리적 고통을 더 심하게 받고 살아간다. 그러므로 동성애자들이 자신의 동성애 정체성을 노출하는 마지막 대상은 거의 대부분 부모라고 할 수 있다.

6. 동성애자의 생활양식

동성애를 연구하던 일부 사회과학자들은 동성애자들이 어떻게 생활하고 있는지에 관심을 갖고 있다. 즉, 동성애자들이 어디에서 살아가며, 어떠한 방법으로 성적인 상대를 구하는지 등에 관심을 가진다. 동성애자들은 자신들에 대한 사회적 편견이 심했던 시절에는 이성애자들에게 자기들의 동성애 정체성이 폭로되는 것을 방지하기 위해 자신들끼리만 알아볼 수 있는 정교한 신호체계를 발달시켰다. 그들이 상대를 고르거나 알아차릴 때 이용되었던 방법에는 여러 가지가 있다. 일반적으로 상대방의 눈을 오랫동안 응시하는 행위는 남성들끼리의 성적 관심의 표현이었다. 그들은 거리를 활보할 때도 보통사람들보다 더 오랫동안 상대를 쳐다보곤 했는데, 이 때 지나치더라도 서로 뒤돌아보면서 강한 신호를 보낸다.

또 다른 방법으로는 일부 남성 동성애자들은 열쇠고리를 허리 부근의 혁대에 차거나 귀고리를 한쪽 귀에만 차면서 자신이 동성애자들임을 밝히기도 했다. 그들의 신호를 해석하자면, 귀고리나 열쇠고리를 오른쪽에 착용하게 되면 스스로가 전통적인 성역할에서 여성처럼 수동적 역할 그리고 왼쪽에 착용하면 남성처럼 공격적 역할의 선호를 나타내었다. 그러나 근래에는 동성애자가 아닌 남성들도 열쇠고리나 귀고리를 차고 다니므로 이러한 방법들은 더 이상 그들의 신호기법이 되지 못하고 있다. 나중에는 손수건을 바지 뒷주머니에 넣고 다니는 방법이 등장하기도 했는데, 오른쪽이나 왼쪽 호주머니의 선택은 역시 성역할을 의미했으며, 또 손수건의 색깔은 성행위의 기호를 나타내기도 했다.

한편 여성 동성애자들은 남성들처럼 정교한 신호기법을 사용하지 않음에도 불구하고 서로를 잘 알아보기도 하는데, 일반적으로 여성이 남성보다 사람들의 안면표정이나 행동 변화를 더 정확하게 감지하는 경향이 있어서 그럴지도 모른다. 과거에는 동성애자들의 사회생활은 사회 규준에 의해 제약을 많이 받았지만, 사회적인 규제가 관대해진 최근에는 여러 문화권에서 신문이나 잡지, 인터넷 등을 통해서 상대방을 찾으며, 그들과 성행동을 추구한다. 또한 그들은 술집이나 영화관, 해변, 고속도로 휴게실, 화장실 등 어느 곳에서든지 만나서 성적인 접촉을 타협하고 시도하기도 한다. 그러한 타협을 할 때는 보통 직접적인 이야기를 하는 대신 적절한 신호방법을 이용하기도 한다.

킨제이 보고서에 의하면, 거의 모든 남성 동성애자들은 무분별하게 많은 사람을 성적으로 상대했던 반면, 여성 동성애자들의 절대다수(약 71%)는 단지 1~2명의 상대하고만 교제를 하고 있었다. 이러한 경향은 1980년대 초반 에이즈가 사회문제로 부각되면서 일반인들에게 재차 알려지게 되었다. 예를 들면, 지난 1982년 미국 아틀란타 소재 질병통제센터(Center for Disease Control)에서 에이즈 환자로 판명된 남성 동성애자 50명을 대상으로 조사한 결과, 그들이 성적으로 접촉했던 사람의 수는 평균 1,100명이나 되었으며, 그들 중 몇 명은 관리를 받게 될 당시까지 20,000명 정도를 성적으로 상대했던 것으로 드러났다. 에이즈에 걸리지 않았던 120명의 동성애 비교집단의 경우는 평균 550여 명의 상대자뿐이었다. 남성 이성애자와 비교하면 남성 동성애자들은 약 10배에서 100배의 상대자들과 성적으로 상대했던 셈이다. 이성애자와 차이가 이렇게 심하게 나타난 부분적인 이유는 남성 동성애자들이 사랑에 빠져 가정을 이루는 것을 기대하지 않기 때문이다. 또 정신분석학에서는 그들의 자아구조가 약할수록 남근기에 쉽게 고착되므로 불안을 경감시키기 위하여 더 많은 동성애 행위를 필요로 하고 더 무분별해진다고 해석한다.

동성애자들의 발상지라고 여겨지는 대표적인 동성애자들의 거주지역은 미국 샌프란시스코의 카스트로 구역(Castro District)이다. 에이즈가 사회문제로 대두하기 이전에는 이 지역에서 하루 밤이나 한 시간, 심지어는 5분간이라도 성적인 상대가 되어줄 사람을 찾는 데 전혀 문제가 없었다. 그렇지만 에이즈의 공포로 인하여 남성 동성애자들도 자신들의 무분별한 성적 접촉과 같은 생활양식을 수정하게 되었다. 사실 에이즈 위협을 느끼기 전에는 1대1의 관계만을 원했던 동성애자들은 다른 동성애자들로부터 전통적인 보수주의자라고 매도당했다. 그럼에도 불구하고 일반인들은 남성 동성애자들이 과연 무분별한 관계를 지양하고 1대1의 관계를 유지할 수 있겠는가 하고 반문하고 있다.

동성애에 대한 부정적인 입장의 내용은 종족보존이나 가계계승의 단절이외에 전통적인 성역할구분의 모호성이나 문란한 사생활 등이다. 많은 사람들이 동성애자 커플 모두가 한 사람은 남편, 다른 사람은 아내로 구분하여 살아가는 것으로 알았다. 그러나 실제로는 그런 구분을 하지 않고 살아가는 커플이 더 많은 편이다. 또 남성 동성애자들이 모두 성적으로 무분별하게 생활하지는 않으며, 쉽게 파트너와 헤어지는 것도 아니다. 특히 동성애를 인정해주는 사회에서는 파트너와 일대일의 관계를 수십 년간 유지하면서 이성애자 부부들보다 더 오랫동안 친교관계를 유지하는 커플들도 적지 않다. 남성들과 달리 여성 동성애자들은 일반적으로 정서적 관계를 토대로 친교가 유지되므로 우연히 만난 상대하고의 성관계에는 별로 관심이 없다. 그러한 이유로 여성들의 관계가 남성들의 관계보다 더 오래 지속되고 있다. 우리나라를 비롯한 대부분의 문화권에서 남성들이 여성들보다 성적으로 더 적극적이어야 한다고 믿고 있는데, 이러한 사회화과정의 결과 때문에 남성들은 여성에 비하여 성적 실험에 대하여 사회적인 지지를 더 많이 받으며, 우연히 만난 상대와도 쉽게 성적으로 접촉한다.

역시 남성 동성애자들이 양성애자 남성들보다 성적으로 상대하는 남성들의 수가 더 많을 것으로 기대할 수 있다. 시카고 지역에 거주하는 동성애 및 양성애자 남성들 중 이미 남성과 성관계를 경험한 자들을 비교하였다. 양성애자 남성들이 동성애자 남성들보다 일시적인 파트너와의 성교를 경험한 비율이 더 높았지만, 지속적 관계를 유지한 연인과의 성관계의 비율은 더 낮았다. 또 동성애자 남성들은 양성애자 남성들보다 항문성교 및 구강성교를 수동적으로 받아들이는 비율이 훨씬 더 높았는데, 동성애자 남성들은 안전하지 않는 상태에서도 수동적으로 성교를 하므로 에이즈나 다른 질병의 감염에 더 취약한 편이었다.

동성간의 관계를 억압하는 사회일수록 겉으로는 이성애 생활을 하지만 은밀히 동성애 생활을 추구하는 사람들이 많다. 전통적인 결혼생활과 함께 동성애 생활을 하다 보니 아예 두 개의 다른 이름으로 행세를 하는 경우도 있다. 동성애자가 이성과 결혼한다는 것은 이율배반적으로 들릴지 모르지만, 상당수의 동성애자들이 여러 가지 이유로 이성과 결혼한다. 대부분 가정을 갖고 싶거나, 장기적인 관계를 유지하고 싶거나, 아기를 갖고 싶거나, 또는 자신의 동성애 정체성을 숨기기 위해 결혼한다. 네덜란드와 같은 일부 문화권에서는 동성애자들끼리의 결혼을 법적으로 인정하지만, 법적으로 인정을 받지 못한 대다수 문화권에서도 동성애자들끼리 결혼하여 이성애자 부부들처럼 가정을 꾸려나가기도 한다. 후자와 같은 동성애자 커플 관계는 법적 구속이나 제재를 받지 않기 때문에 결혼이 아니라 언약(commitment)의 관계라는 표현이 더 적절하다.

어떤 동성애 커플은 아이를 키우면서 살아간다. 파트너와 함께 자신의 생물학적 자녀를 키우는 커플들도 있지만, 두 사람 모두에게 전혀 생물학적 관계가 없는 아이들을 입양하여 키우는 커플들도 있다. 일반인들은 어떻게 동성애자가 부모역할을 제대로 하겠는가 하고 회의적 반응을 보이는데, 그 주된 이유는 동성애자와 함께 살아가는 아이도 나중에 동성애자가 될 것으로 생각하기 때문이다. 최근 동성애자 밑에서 살아가는 아동이 실제로 동성애자가 되는 확률과 일반 부모 밑에서 살아가는 자녀가 동성애자가 되는 확률에서 차이가 없다는 연구결과가 나왔다. 이를 계기로 동성애자들은 자신들도 아이를 입양해서 키우고 싶다는 주장을 했다. 부모와 함께 살더라도 정상적인 부모 역할을 하지 못하는 상태에서 자라는 아동들이 의외로 많다. 빈번하게 폭력을 행사하거나 싸우는 부모 때문에 집에 들어가기 싫어하는 아이들은 따뜻한 가정을 원한다. 실제로 여러 문화권에서 그들의 주장을 받아주고 있는데, 동성애자라도 따뜻한 가정을 꾸려주는 양부모가 된다면 아이에게는 더 윤택한 삶을 추구할 수 있다는 결론에 도달했기 때문이다.

이성애자들은 자신의 성적 정체성이 직장을 선택하는 데 전혀 문제가 되지 않는다. 그렇지만 동성애자들의 경우 자신의 정체성 때문에 어려움에 직면하게 된다. 아직 우리 문화권은 자신의 정체성을 밝힌 동성애자들이 많지 않기 때문에 이러한 문제가 사회적으로 심각하게 부각하지는 않고 있는 상황이지만, 외국의 경우 직장생활과 관련된 동성애에 대한 차별문제가 흔하게 발생한다. 그래서 남성 동성애자들은 보통 자신들의 정체성을 공공연하게 나타낼 수 있는 보다 더 편안한 곳에서 일하고 싶어한다. 그들은 남성적인 분위기를 느낄 수 있는 직업을 택하면 불안을 느끼므로 그들의 이미지를 여성처럼 미화시킬 수 있거나 자기도취적인 직업들을 많이 선택한다. 흔히 남성 동성애자들은 주로 무용과 같은 예술계, 미용이나 디자인 같은 패션업계, 실내장식업계 등에 그리고 여성 동성애자들은 직업군인이나 프로 운동선수로 일할 것이라고 생각한다.

그러나 그와 같은 생각은 사회적 차별에 의해 파생된 고정관념에 불과하다. 동성애자들이 택하는 직업은 특정하게 정해져 있지 않으며 이성애자들이 택하는 모든 직업에 골고루 종사하고 있는 실정이다. 실제로 무용가인 동성애자 남성 48명, 이성애자 남성 42명, 이성애자 여성 45명에게 남성 무용가들 중에서 동성애자 비율이 어느 정도일 것인가를 물어보았다. 동성애자 남성들은 남성 무용가의 58% 정도라고 답했으며, 이성애자 남성들은 52% 정도, 그리고 이성애자 여성들은 64% 정도라고 답했다. 반면 여성 무용가들 중에서 동성애자는 어느 정도일 것인가를 물었다. 세 집단의 평균은 3% 정도에 불과했다. 곧 무용가라는 직업은 여성적 직업으로 인식되기 때문에 남자 무용가의 상당수가 동성애자라고 믿고 있으며 여성 무용가들 중에는 동성애자가 별로 없다고 믿고 있다.

그러한 믿음은 사회적 차별에 의해 파생된 고정관념이다. 서구의 영화에서처럼 상대를 만나기 의해 길거리에서 배회하거나 여자처럼 분장한 남성들은 대부분 동성애자로 묘사되었고, 우리나라의 TV프로그램에서 소개된 동성애자도 유흥업소의 종사자나 할 일 없는 사람들이 대부분이었다. 그와 같은 시각에서 동성애자는 이성애자와 달리 특정한 일만 할 것으로 생각할 수 있지만, 사실은 이와 매우 다르다. 동성애자들이 택하는 직업은 특정하게 정해져 있지 않으며 이성애자들이 택하는 모든 직업에 고루 종사하고 있다. 고대부터 현대까지의 유명한 인물 중 동성애자로 기록된 사람들은 작가, 황제, 왕, 화가, 영화감독, 교황, 나치 지도자, 신학자, 운동선수, 작곡가, 교수, 국회의원 등 거의 모든 직업을 망라하고 있다.

7. 동성애 정체성의 비율

동성애를 정의하는 방식은 생각처럼 단순하지는 않다. 자칭 동성애자라는 사람들 중에 동성과 성적 접촉을 가지는 경우도 있지만 그렇지 않는 경우도 있기 때문이다. 또한 동성애자가 아니라고 하면서 동성으로부터 자주 성적 욕망을 느끼거나 동성과 성적 접촉까지 시도하는 사람도 있다. 역시 동성과 성적 접촉을 원하고 실제로 경험하면서도 이성과 접촉을 하는 양성애자가 많다. 동성만을 상대하고 싶어도 사회 문화적인 여건 때문에 이성도 상대하는 사람들 때문에 그들의 빈도나 특성을 밝히기가 매우 어렵다. 그러나 어느 시대, 어느 문화권을 보더라도 인구 전체에서 동성애의 빈도가 갑자기 높아지거나 줄어들지는 않았다. 단지 동성간의 성적 접촉이나 사랑의 관계를 허용해 주는 정도에 따라서 스스로 동성애자라고 밝히는 사람들의 빈도가 높아지거나 줄어들 가능성이 커질 뿐이다.

그렇다면 과연 동성애 정체성을 지닌 사람들의 어느 정도일까? 동성애의 비율은 조사마다 차이가 있지만, 미국인을 상대로 한 조사에서의 비율은 다음의 표 2과 같다.

8. 동성애의 원인

누가, 왜 동성애 정체성을 발달시키는가? 동성애를 정상으로 받아들이는가에 관계없이 수많은 사람들이 동성애의 원인에 대해서 관심을 가지는데, 동

표 2. 미국인을 상대로 한 조사에서의 동성애 비율 (%)

	남성			여성		
	이성애	동성애	양성애	이성애	동성애	양성애
Kinsey 등 (1948)	50.0	4.0	46.0	–	–	–
Kinsey 등 (1953)	–	–	–	72.0	2.0	26.0
Hite (1976)	79.0	8.0	13.0	–	–	–
Hite (1981)	–	–	–	85.0	11.0	4.0
Janus & Janus (1993)	91.0	4.0	5.0	95.0	2.0	3.0
Laumann 등 (1994)	93.8	2.4	3.9	95.6	0.3	4.1

성애자들도 역시 그러한 관심을 가지고 있다. 그러한 질문에는 정확한 원인을 밝혀내면 동성애 정체성 발달을 예방할 수 있고, 또 이미 동성애자로 발달한 사람이더라도 이성애자로 전환시켜줄 수 있다는 믿음과 관련이 크다. 동성애를 이해하는 것보다도 이를 정상범주에서 벗어났다고 보면서 치료에 관심을 두고 있는 질문이었을 가능성이 더 높다.

동성애 원인을 설명하는 이론은 크게 후천성 및 선천성 이론으로 이분하지만, 각각의 영향을 묶어 복합적인 상호작용의 결과로 설명하는 이론도 있다. 물론 아직도 그 원인을 믿을 만하게 규명하지는 못한 상태이며, 동성애 문제가 정확히 밝혀지려면 어느 정도의 시간을 필요로 할지도 알 수 없다. 그럼에도 불구하고 동성애 원인 연구를 주도하는 심리학자나 의학자들은 동성애 지향이 출생 시기를 전후하여 생의 초기, 아동기까지 발달 · 결정되었더라도 나중에 그러한 성향을 발달시키는가의 여부는 사회 · 문화적 환경에서의 학습이 결정한다고 본다. 예를 들면, 출생 전 중추신경계의 발달과정에서는 생물학적 영향(예, 호르몬)을 받으며, 그 생물학적 영향은 출생 후 생의 초기의 환경요인과 복합된다는 것이다. 또 그 성향이 형성 · 발달하게 될 경우 나중에 거의 변화되지 않는다고 보는 견해가 지배적이다. 그래서 최소한 1980년대 이후부터 생물학적 요인을 무시한 후천적인 영향의 연구는 거의 하지 않는 대신, 대다수 연구들은 생물학적 기저를 찾는 데 초점을 맞추고 있다. 그 이유는 혹시 나중에 선천적으로 결정되었다는 확증이 가능한 날이 오면, 그 동안 그들이 받아온 핍박을 보상받을 길이 없기 때문이다. 이러한 상황을 이해시키고 있는 탓에 일반인들도 원인을 생물학적 차원으로 이해하려는 경향이 높아지고 있는데, 예를 들면, 미국인들을 상대로 조사한 바에 의하면, 동성애의 생물학적 결정론을 믿는 비율이 1983년 16%에서 2000년에는 35%로 증가했다. 동성애 원인을 설명하는 이론을 후천과 선천, 그 복합적인 것으로 나누어 다음과 같이 소개해본다.

1) 후천성

우선 후천적인 설명의 근원인 된 정신분석이론의 입장을 살펴보자. 프로이드에 의하면, 아동들이 지니는 본능적인 성욕은 어떠한 형태의 만족에도 적응하도록 되어 있다. 아동들은 원래 이성애나 동성애로 결정되어 있지 않으며, 또 어떠한 신체 부위이든지 모두 쾌락을 맛보고 얻을 수 있도록 태어난다는 것이다. 즉 프로이드는 적극성과 같은 남성다움의 특성이나 수동성과 같은 여성다움의 특성을 누구나 유전적으로 물려받더라도 아동기 때까지 이러한 소질들이 분명하게 형성되지 않는다고 주장한다. 어린이는 보통의 성인으로 발달해가면서 여러 가지 복잡한 행동들의 규범을 배우게 되는데, 그 과정에서 사회에서 정상으로 간주하는 이성애적 경향만을 발달·성숙시킨다고 프로이드는 주장한다. 그렇기 때문에 정신분석학에서는 동성애를 진화론적으로 학습된 비정상이며, 아동기 당시의 발달장애인 유치증(psychosexual infantilism) 때문에 성인이 동성애자가 되었다고 본다.

정신분석학자들은 그러한 유치증 경험을 흔히 프로이드의 발달단계이론에서 구순기나 남근기의 고착 때문에 동성애자로 발달했다고 본다. 구순기에 고착된 남성 동성애자에게는 다른 남성의 성기가 여성의 유방을 상징하므로 그에게 이끌리며, 근친상간의 갈등 때문에 이성과의 성적 접촉에 대한 두려움을 지닌다. 그러한 갈등은 어머니로부터 유혹적인 행동이 있었을 경우 더욱 커지는데, 특히 부모의 결혼생활이 행복하지 못하다면 더욱 그렇다. 또한 어머니는 자기 아들이 또래의 여자아이들에게 접근하는 것을 방해하면서 아들의 남성다운 기질이 표출되는 것을 좌절시킨다. 역시 어머니는 그 과정에서 아들이 자신에게만 밀착하도록 만드는데, 아들이 갖는 이성에 대한 공포는 이때부터 생기기 시작한다. 게다가 아버지가 아내나 아들에게 배우자나 아버지의 역할을 제대로 못하는 존재라면 아들에게 동일시 모델이 되지 못한다. 결국 그러한 상황에서의 아들은 어머니에 대한 욕망을 억압시키지 못해서 그리고 아버지와 동일시하지 못해서 갈등이 생기게 된다.

그는 나중에 여성하고의 성적 접촉을 회피하려고 노력하는데, 이는 오이디푸스 콤플렉스 갈등으로부터의 도피를 의미한다. 즉 해소시키지 못했던 어머니에 대한 근친상간의 감정이 성장하고 있는 젊은이의 무의식 속에 남아 있다는 것이다. 그는 나중에 자신의 남근이 여성의 성기로 들어가면 해를 입게 된다는 환상을 경험한다. 아들은 어려서 아버지 대신 어머니를 동일시의 대상으로 받아들이면서 상징적으로 남근을 잃어버렸으며, 그러한 자신을 보호하기 위해서는 다른 남성의 몸이나 남근으로 자신의 잃어버린 남근을 구체화시켜야 한다. 그래서 남근이 없는 여성 생식기를 볼 때 거세불안의 감정이 살아나 다시 남근을 잃어버릴 가능성을 생각하게 된다. 이 경우 그 남성은 거세불안을 생각나지 않게 하는 다른 남성과 성관계를 가져야만 한다. 물론 이보다 덜 심각한 경우에는 여성과도 접촉을 갖지만 만약 그 여성이 자기의 어머니를 생각나게 하면 그는 성적으로 무기력해진다. 그러나 그들은 성매매 종사자들과의 성행위는 가능하다. 그들은 자기의 어머니와 확실히 구별될 수 있는 사람들이기 때문이다.

정신분석학적 설명을 뒷받침하듯이 1962년 비버(Bieber) 등은 정신과적 도움을 받았던 106명의 남성 동성애자를 토대로 동성애는 성장과정에서 아동과 부모와의 비정상적인 상호작용의 결과라고 주장하였다. 예를 들면, 오래 전부터 "아버지가 약하고 어머니가 강하면 동성애자가 될 확률이 높다"고 말해왔는데, 남성 동성애자 106명 중 73%가 어머니들로부터 유혹적인 행동을 받아 전통적인 남성의 행동을 발달시키는 데 방해가 되었다고 했다. 또한 106명 모두가 아버지와 정상적인 관계를 갖지 못했는데, 전형적으로 아버지들은 약하고 무관심하며 적대적이었다고 한다. 연구자들은 이러한 양상이 아이를 동성애자로 만드는 데 영향력이 크고, 이처럼 강한 어머니와 약한 아버지와의 동성애 발달의 함수관계를 주장했다.

동성애 발달에 관한 후천적인 설명의 하나로 학습이론도 있다. 그러나 학습이론을 주창하는 자들의 대부분은 순수한 실험심리학자들이라기보다도 킨제이를 추종하는 사람들이었다. 그들은 동성애를 부모나 가정환경으로부터 영향을 받은 각인(imprinting) 현상이나 조건형성으로 설명한다. 즉 동성과 만족스러웠던 경험을 해보았거나 이성과 불만족스러웠던 경험을 해보았던 어느 결정적인 시기에 그 경험이 강화와 연결되어버렸던 것으로 본다. 개인이 동성이나 이성을 선호하는 현상은 조건화된 경험들에 불과하므로 학습이론에서는 동성애를 비정상으로 간주하는 대신, 나중에 역조건형성(counter-conditioning)으로 동성애를 이성애로 전환시킬 수 있다고 본다.

발달과정에서 동성과의 신체적 접촉을 경험한다고 해서 모두 동성애자가 되거나 동성애 성향을 가진 것은 아니다. 예를 들면, 성적 성숙이 시작되는 아동기 후반에서 사춘기에 접어들 무렵에는 이성보다도 동성과의 사회적 관계를 더 자연스럽게 유지한다. 그들이 타인과 성적 놀이를 할 기회를 가질 경우 거의 대다수가 이성이 아니라 동성 상대와 그런 경험을 하며, 또 그 내용도 거의 대부분 타인의 생식기를 만지는 것에 불과하다. 아울러 성인이 되어서도 이성과 규칙적으로 접촉할 수 있는 기회가 전혀 없어 동성과 성행위를 하기도 하는데, 그 예로 교도소에 수감된 상태에서의 성적 접촉을 들 수 있다. 또 과거 궁궐에서 임금이 아닌 다른 남성을 공식적으로 접촉하기 어려웠던 궁녀들끼리 성욕을 달래기 위해서 성행위를 했던 대식(對食) 행위를 들 수 있다. 이와 같은 경우들을 상황적 동성애(situational, emergency, or deprivation homosexuality)라고 한다.

2) 선천성

동성애가 선천적으로 결정된 현상인가를 살피는 연구들은 과거보다 더 정교하게 이루어지고 있다. 최근까지 동성애의 생물학적 요인을 밝히려는 접근방법은 세포유전학, 내분비계 및 신경해부학적 연구, 뇌의 차이, 출생순위 등을 다루는 것들이다.

먼저 유전적 요인이 동성애 정체성을 결정해주는가를 밝히는 고전적 방법으로 일란성 쌍생아의 행동을 비교하는 연구가 있다. 이러한 연구는 1952년 일란성 쌍생아 37쌍의 동성애 일치가 100%라고 칼만(Kallmann)이 주장했다. 그러나 칼만의 보고서는 교도소 및 정신병동 수감자들을 대상으로 이루어졌다는 점에서 그 결과를 일반화시킬 수 없다. 보다 최근에는 일란성 쌍생아의 동성애 일치 정도가 50%에 불과하다는 보고들이 있는데, 예를 들면, 남성을 상대로 한 조사에서는 일란성 쌍생아 52% 및 이란성 쌍생아 22%가 동성애 일치를 보였으며, 여성을 상대로 한 조사에서는 일란성 쌍생아 48% 및 이란성 쌍생아 16%가 동성애 일치를 보였다. 또 다른 접근방법은 동성애가 호르몬 영향 때문인가를 확인하는 것이다. 이성애자와 비교할 때 동성애자들이 표현하는 감정이나 행동들은 변화에 대한 저항이 매우 강한 편이다. 그 이유가 바로 호르몬의 불균형 때문일 것이라고 믿는 연구자들은 동성애자들과 이성애자들의 호르몬 수준에서 차이를 찾아냈다고 주장한다. 실제로 남성 동성애자들의 소변에는 테스토스테론의 수준이 이성애 남성들보다 더 낮은 편이고 또 여성 동성애자들은 이성애 여성들보다 그 수준이 더 높은 편이라는 보고도 있다. 아울러 이성애자인 남성들에 비하여 남성 동성애자들의 혈액에서 테스토스테론의 수준이 더 낮고, 정액의 양도 더 적으며, 정액의 질적인 면에서도 비정상의 형체가 더 많았음도 밝혀냈다. 그러나 이와 반대로 오히려 동성애 집단에서 테스토스테론 수준이 높다는 연구도 있었다. 그래서 동성애자들과 이성애자들과의 호르몬 수준의 비교는 방법론상으로 믿을 만한 것이 되지 못하며, 오히려 호르몬 수준 차이는 성행동 양상이 다르기 때문에 나타난 차이로도 볼 수 있다.

또 다른 생물학적 접근방법은 뇌에서의 해부학적 구조나 기능상의 차이가 있는가를 밝히려는 것이다. 예를 들면, 한 연구자는 1991년 성행동과 관계된다고 알려진 시상하부의 크기가 이성애자와 동성애자가 서로 다르다고 주장했으며, 다른 연구자는 대뇌의 청각피질에서 두 집단의 반응이 다르게 나타났다고 보고했다. 그러나 이러한 연구결과들도 변인의 설정이나 연구대상자의 선택 등에 따라서 정교하지 못할 뿐만 아니라 일관성을 보이지 못하고 있는 실정이다.

역시 동성애의 원인을 밝히려는 연구자들은 동성애자들의 출생순위에도 관심을 보이고 있는데, 이러한 연구는 이미 1950년대부터 시작되었다. 예를 들면, 킨제이 연구소에서는 1938~1963년 사이에 면담했던 남성들로부터 사춘기 이후 입양한 사실이나 범죄기록도 전혀 없고, 정상적인 가정에서 살고 있었던 4,948명의 자료를 검토했다. 그들 가운데 4,104명은 이성애자였으며, 844명은 동성애자였다. 최근까지 밝혀진 바를 간단히 소개하자면, 일반적으로 남성 동성애자들은 이성애자 남성들에 비해 형의 수가 더 많으며, 또 남동생의 수는 더 적은 편이었다. 즉, 남성 동성애자들은 출생순위가 낮은 편이었는데, 이러한 현상은 최소한 영국이나 네덜란드, 미국, 캐나다 등지에서 확인되었다. 예를 들면, 형이 4명인 남자는 형이 전혀 없는 남자보다 동성애자일 가능성이 3배나 된다. 그러나 여동생이나 누나의 수는 남성이 동성애자인 것과 관련이 없었다. 또 여자 동성애자는 오빠나 여동생의 수와 전혀 관련이 없었다. 이러한 이유로 남성 동성애자들의 경향은 남자형제들의 수를 토대로 출생순위와 관련이 있다는 가설(fraternal birth order effect)이 등장하기도 했다. 이와 관련된 연구결과들을 종합적으로 살펴볼 때 7명의 남성동성애자 중 최소 1명은 남자형제가설에 의해 설명되고 있었다.

왜 남성동성애자는 형의 수와 관계가 높은가에 대해서는 잘 알려지지 않았지만, 이를 설명하는 모델은 최소한 3가지 이상이다.

첫째, 형의 수가 많음은 부모의 나이가 많다는 것과 관련된다는 설명이다. 나이가 많은 아버지일수록 정자세포 생성에서 돌연변이 비율이 높다는 주장은 이를 뒷받침한다.

둘째, 출생 후 양육환경이 동성애자로 만들 수 있다는 것이다. 형들과의 성적 상호작용이 남동생에게 동성애 정체성을 발달시킬 가능성이 높아진다는 것이다. 역으로 표현하면, 성적 상호작용에 관여할 기회가 형이 많을수록 높아진다는 것이다.

셋째, 모체의 면역계통에 관한 설명이다. 남아 태아는 발달의 초기단계에서 조직적합항원(histocompatibility antigens)을 형성하기 시작한다. 어머니의 면역계통은 이전에 임신했던 남아 태아의 수를 기억할 수 있는데, 나중에 임신되는 남아의 태아는 그러한 기억의 영향으로 뇌의 성 분화에서 항 조직적합항원 항체의 영향을 높여준다. 그 결과 나중의 남아 태아는 자궁에 androgen 수준을 증가시키므로 발육이 정상에서 벗어날 가능성이 커지면서 동성애자가 될 확률이 높아진다. 이전 남아의 수에 따라서 다음 남아의 태아에게 미치는 영향은 누진적으로 작용한다. 곧 형의 수가 많을수록 동성애 가능성이 커진다. 그러나 태아가 여아인 경우 이전 남아 태아의 수와 관계가 없다.

최근에는 태어나기 전 발달과정에서의 호르몬(prenatal hormone) 생성과 관련된 설명도 등장하고 있다. 수태당시 남아인 아이가 태아기 발달에서 형성된 안드로겐 수준이 낮은 것과 남성 동성애와 관련된다는 주장도 있다. 또 호르몬 수준과 관련해서 손잡이나 손가락 크기로 동성애 가능성을 설명하려는 연구들도 있다.

우선 동성애 정체성은 왼손잡이와 관계가 높다는 주장도 있다. 이를 설명하는 주요한 이론 중 하나는 태아기 호르몬 수준이론이다. 태아 초기 발달과정에서 안드로겐의 높은 수준에 노출된 것 때문에 왼손잡이 가능성이 커진다는 것인데, 동성애자 중 남성이건 여성이건 왼손잡이가 더 남성적인 특성을 보인다. 또 다른 이론은 앞에서 소개한 모체의 면역계통에 관한 설명에 의한다.

손가락 크기와 동성애 정체성의 관계를 정리한 이론도 있다. 일반적으로 여성들은 검지(index finger, 집게손가락, second digit, 2D)와 약지(ring finger, fourth digit, 4D)의 길이가 거의 같은 편이지만, 남성들은 검지가 약지보다 더 짧은 편이다. 즉, 남성은 2D가 더 짧은 편인데, 이는 임신 초기 남성호르몬 수준이 높은 것과 관계된다고 한다. 반면에 여성은 2D:4D가 거의 같은데, 이는 에스트로겐 수준이 높은 것과 관계된다. 보통 여성의 2D:4D의 비율은 2세경에 확정된다. 2D:4D의 성차는 왼손잡이보다 오른손잡이에서 더 큰 편이다. 동성애자 여성은 이성애자 여성에 비하여 두 손가락 크기의 차이가 더 심해 이성애자 남성처럼 검지가 더 짧은 편인데, 이는 출생 전 남성호르몬에 더 노출이 높았기 때문이다. 여성 동성애자 중에서도 스스로 남성 역할을 한다는 사람이 여성 역할을 한다는 사람보다 손가락 비율이 더 낮다.

남성들의 손가락 길이에 대한 이론은 좀 더 복잡하다. 모든 남성들을 비교하면 별 차이가 없지만, 형이 많이 있는 동성애자 남성을 상대로 한 경우 특히 집게손가락의 길이가 더 짧은 편이다. 즉 형이 없는 남성 동성애자의 손가락 길이 비율은 이성애자 남성과 크게 차이가 없는 편이다. 남성은 특히 오른손의 넷째 손가락이 더 길어서 둘째와 넷째 손가락 크기 비율이 1보다 낮다. 이는 임신 초기 남성호르몬 수준이 높은 것과 관계된다고 한다. 또 여성은 그 비율이 1보다 커 에스트로겐 수준이 높은 것과 관계된다. 그러나 여성 동성애자는 이성애자에 비하여 출생 전 남성호르몬에 더 노출이 높았으며, 그로 인하여 손가락 비율이 더 낮다. 그 비가 동성애자인 여성과 이성애자인 남성과 차이가 없을 정도이다. 여성 동성애자 중에서도 스스로 남성 역할을 한다는 사람이 여성 역할을 한다는 사람보다 손가락 비율이 더 낮다. 물론 이와 같은 손가락 길이에 관한 설명을 과장된 주장이라고 반박한 예가 없는 것은 아니다. 예를 들면, 전체 여성을 상대로 한 손가락 비율의 분포를 보면, 그렇게 큰 차이를 보이지 않기 때문에 그 주장이 과장된 주장되었다고 본다.

3) 후천성과 선천성의 상호작용

일부 연구자들은 후천적인 학습이론에 선천적인 생리학적 요소를 가미시킨 합병이론으로 동성애를 설명하고자 한다. 그들은 임신한 쥐의 자궁에 호르몬을 투입할 때 쥐의 교미행동이 극적으로 달라진다는 점에 착안하여 인간 태아의 두뇌에도 남성이나 여성 호르몬 수준에 매우 민감한 영역들이 있다고 가정했다. 다시 말하면, 출생 전 호르몬이 어느 정도 생성되는가에 따라 출생 후 남성이나 여성적 행동발달을 미리 결정한다는 것이다. 그 연구자들은 또 동성애자들을 일차적 및 이차적 동성애자로 구분했는데, 일차적 동성애자들은 원래부터 이성하고의 관계가 전혀 없었던 경우를 지칭한다. 그들의 이론에 의하면, 남아가 태어나기 전 어머니의 자궁 속에서 어떤 여성 호르몬의 영향을 받았다면 아동기 때에 그는 여자와 같은 행동을 보이게 될 것이다. 특히 부모가 그 여성적인 행동을 격려했다면 그럴 가능성은 더욱 커지게 된다.

남아가 태아기 당시 여성 호르몬의 영향을 받았더라도 곧바로 동성애자로 발달하지 않을 수 있지만, 그는 불가피하게 나중에 그러한 방향으로 기울어지게 된다고 가정한다. 그가 나중에 동성과의 애착을 형성시키는 쪽으로 쉽게 조건형성이 이루어지면 그는 1차 동성애자가 된다. 반면 그들이 가정한 이차적 동성애자는 사춘기 때까지도 인습적인 이성애를 발달시켰지만, 어느 시점에서 어떤 여성과 불쾌한 경험을 한 뒤부터 다른 여성들에게 접근하는 것을 두려워하기 시작한다. 여성에 대한 태도를 부정적으로 바꾸면서 자신이 가지는 여성에 대한 공포나 기피현상을 합리화시켜버린다. 즉 전에는 여성들을 바람직한 성적인 상대로 바라보았으나 나중에는 성적으로나 정서적으로 가치가 떨어진 상대라고 태도를 바꾼 것이다. 이와 동시에 과거에 부정적으로 보았던 남성들에 대한 성적 애착을 이제는 흥미롭게 여기기 시작한다. 그래서 그들은 젊은 남성들을 실험하며, 그와 같은 실험에서 기쁨이나 만족을 경험하면 여성보다 남성으로부터 더 많은 매력을 느끼게 된다.

근래에도 동성애를 상호작용으로 설명하는 이론이 있는데, 예를 들면, Bem은 동성애 정체성을 타고났더라도 사회 문화적 및 경험의 요인과의 상호작용을 하면서 동성애자로 발달한다고 설명한다. 특히 아동기에 자신의 생물학적 성별에 적절한 또는 전혀 적절하지 않은 행동을 보이면서 뭔가 특별한 경험을 했던 것이 이성애자나 동성애자로의 발달을 좌우한다는 것이다. 즉 동성애자들은 이성애자와 비교할 때 어린 시절 자신의 성별에 맞지 않았던 경험을 더 많이 했던 반면, 자신의 성별에 적절했던 경험을 더 적게 했다. 그러나 그러한 연구결과도 비판의 대상이다. 즉 동성애자가 어린 시절 이성이 좋아하는 장난감, 놀이, 옷 등을 좋아했다고 하지만, 대다수 동성애자가 그런 것이 아닐 뿐만 아니라 이성애자들이 자신의 성별에 맞는 것을 더 좋아했던 것도 아니다.

9. 이성애적 차별주의와 동성애 공포증

우리는 전통적으로 가정생활의 유지와 자손번식만을 정상으로 여기는 이성애적 틀 속에서 살아왔다. 가부장 제도에 의한 이성애 기준에서 동성애는 불안과 걱정, 혐오감을 불러일으킨다. 동성애자를 인정하는 사회 분위기에서도 동성애자의 인권을 존중하고 권리를 보장한다는 것이 인간 본연의 모습에 어긋나며, 그것이 기존의 가치를 깨뜨려 사회적 혼란과 문제가 야기된다고 믿는 사람들이 적지 않다. 대다수 문화권에서 요즈음도 이성애가 동성애보다 더 자연스럽고 우월하다고 믿는 가치체계가 존재한다. 특히 가부장제 특성이 강하게 반영된 문화권일수록 인간관계의 틀이 대부분 이성애적 관점에서 조성되어 있다.

이성애적 틀에서 성장한 사람은 동성끼리의 사랑을 가능하면 생각조차 하지 않으려고 노력하거나, 이성과의 사랑만이 정상적이고 자연스러운 것이라고 믿는다. 그러한 믿음이 의식적으로나 무의식적으로 뇌리에 박혀 있기 때문에 이성과 결혼을 하지 않는 동성애자들의 행위나 생활은 종족보존이라는 일반인의 가치체계에서 벗어나 부도덕한 처사로 평가된다. 그래서 동성애자들을 못마땅하게 여기는 사람들은 동성애자가 고의적으로 이성애적 가정의 가치를 저하시키는 사회적 반항행위를 한다고 본다. 이와 같은 이성애 중심의 사고방식에 의한 동성애에 대한 차별을 이성애적 차별주의(heterosexism)라고 부른다.

또 동성애자들의 생활이나 사고방식에 매우 부정적으로 반응하는 현상을 동성애 공포증 혹은 혐오증(homophobia)이라고 하는데, 심리치료전문가 와인버그(Weinberg)가 1967년에 처음 사용했던 이 용어는 이성애적 차별주의에 기인한 것이다. 동성애 공포증의 내용은 동성애자들로부터 오염되지 않을까 하는 공포, 동성애자들에 대해 강박적으로 참지 못하는 것이나 동성애자에 대한 공포, 동성애자로 진단되는 것에 대한 공포, 남자가 여자답게 보이는 것에 대한 공포 등이다. 일반적으로 공포증을 지닌 사람은 공포의 대상이 눈에 보이거나 상상만 해도 두려움을 느끼듯이 동성애 공포증의 경우에도 강박적이고 비합리적이다. 특히 동성애 공포증은 권위주의적이고, 독단적이며, 성적으로나 지적으로 엄격하며, 모호성을 싫어하며, 지위나 권위 등을 내세우려하며, 자신의 성에 대해 죄의식을 느끼며, 그리고 일반적으로 타인에 대해서도 참지 못하는 성향을 지닌 사람들에게서 심하게 나타나는 편이다.

경미한 동성애 공포증 소유자는 단지 동성애자들을 피하려고 하면서 그들이 사회에서 익명으로 살아가주기를 바란다. 그러한 사람은 만일 동성애자들이 적절한 사회행동을 해도 이에 상관하지 않는다. 그러나 동성애 공포증이 심한 자들은 동성애자들이 사회에서 사라지기를 강박적으로 바라며, 동성애자와 함께 사는 세상 자체를 거부한다. 그렇기 때문에 그들은 "나에게 그런 힘이 있다면 지구상에서 동성애자들을 모두 없애버리겠다!"는 식으로 행동한다. 프로이드는 동성애자에 대한 격렬한 분노와 부정적 태도는 자신들이 지니고 있는 동성애 충동이나 인식에 대한 방어이며, 또한 동성애의 억압은 편집증으로 위장되어 있다고 주장했다.

동성애 공포증을 지닌 사람들은 남성 동성애자가 남성다움을 그리고 여성 동성애자가 여성다움을 상실했다고 여긴다. 그들은 여성 동성애자보다도 남성 동성애자를 더 강하게 혐오하는데, 그 이유는 여성 동성애자가 남성다움을 보이는 것보다 남성 동성애자가 전통적으로 명성이나 힘, 정복, 통제 등을 함축하고 있는 남성다움을 상실하는 것에서 더 심한 충격을 받기 때문이다. 예를 들면, 여성은 바지를 입을 수 있지만 남성은 치마를 입지 못한다는 것이다. 어쨌든 동성애 공포증을 심하게 지닌 자들은 종교상의 근본주의자가 아니더라도 동성애자들이 사회에 파멸을 초래할 위험한 자들이라고 믿는다. 즉 그들이 종교적 차원의 최후의 심판을 믿지 않더라도 동성애자들의 행위가 지속된다면 곧바로 사회가 붕괴될지도 모른다고 두려워한다. 그러한 부정적 태도는 일부 전문가들에게서도 계속 나타나는데, 아마도 이러한 결과는 상담을 하러온 동성애자들이 상담하러 오지 않은 동성애자들보다 병리적 적응문제를 더 많이 지녔기 때문일 것이다.

남성 동성애자들에 대한 혐오 현상은 특히 여성보다 남성들로부터 더 강하게 나타난다. 남성 동성애자들에게 물리적인 폭력을 행사하는 경우는 특히 남성 동성애자들끼리의 사랑 표현을 목격했을 때이다. 동성애 혐오증이 매우 심한 사람들 중 일부는 극단적인 행동을 취하는데, 예를 들면, 동성애를 표적으로 하는 증오범죄(hate crime)를 저지르기도 한다. 폭력을 행사하지 않는 사람이라도 새로 이사 온 이웃사람이 나중에 동성애자임을 알게 되면 정든 집이더라도 이사를 가버릴 정도로 싫어하는 사람이 많다. 결국 그 옆집에는 또 다른 동성애자만이 이사를 가 동성애자들의 마을로 변해간 곳이 수두룩하다.

이성애자들의 일부는 누군가가 전통적인 성역할을 혼동하면서 살아가면 이에 감정이 상하는 경향이 있다. 즉 자신들의 학습된 성역할 기대에 맞지 않는 행동을 하는 사람들을 보고서 참지 못한다는 것이다. 이러한 태도는 사람들이 가지고 있는 보편적인 신념구조에서 동성애 자체가 논리적으로 맞지 않다고 판단했기 때문에 형성된다. 일반인들의 신념구조는 이성과 결혼하여 전통적인 가정생활을 유지하는 것이기 때문에 동성애 생활이나 행동을 옳지 않은 것으로 단정해버린다.

특히 교회에 자주 나가는 자, 종교상의 근본주의자, 권위주의자 등은 동성애에 대하여 특히 부정적인 시각을 가지고 있는데, 이들은 자손번식에 중점을 두었던 고대 유태교의 생활양식에 영향을 받아 지금도 동성애 행위를 비도덕적이라고 규정한다. 전통적으로 가부장제를 유지시킨 사회나 유태 및 기독교를 근간으로 형성된 사회문화권에서는 동성애가 비정상이지만, 전통적인 성역할 중에서 남성의 우월성을 강조한 나머지 남성들의 동성애가 부분적으로 비난받지 않기도 한다. 예를 들면, 남미문화권에서 남성들 사이의 동성애라고 하더라도 남성 역할을 하는 동성애자는 비난받지 않지만, 여성 역할을 하는 남성은 비난의 대상이 되었다. 이렇게 볼 때 동성애에 대한 일반인들의 비난은 여성 차별 의식과 맞닿아 있다.

일제시대에 한 일본학자는 준정과 남모가 이끈 신라의 원화제도가 동성애단체인 것처럼 묘사한 논문을 발표했고, 근래 우리나라 한 사학자는 동성애 단체로 묘사한 그 논문을 반박한 글을 썼다. 동성애를 혐오하는 태도에서 비롯된 논쟁이 아닐 수 없다. 동성들만으로 이루어진 혈기 왕성한 젊은이들의 단체에서는 당연히 동성애 접촉 행위가 존재할 수 있다. 우리 민족의 순수성을 매도하기 위해 원화를 동성애자 단체처럼 묘사한 건 너무 비약적인 제국주의 논리에 불과하다. 마찬가지로 동성간 접촉 행위조차 없었다면서 이를 애써 증명하려는 노력에서 민족의 자존심이 찾아지는 상황도 아닐 것이다.

동성애자들의 일부는 자신들이 동성애자라는 사실 때문에 스스로를 증오한다. 동성애자들이 동성애에 대한 사회적 오명을 대응하는 방안으로 자신이 마치 이성애자인 것처럼 가장하고 다니는데, 이를 패싱(passing)이라고 부른다. 그들은 동성애를 정상으로 보지 않으려는 반발심을 지니기도 하고, 자신들이 사회의 조롱거리가 되고 공공 도덕성의 문제를 일으키기 때문에 타인들과 동등한 대우를 받을 가치가 없다고 느낀다. 이처럼 동성애자들이 사회적 편견 때문에 자신의 동성애 정체성을 부정하거나 거부하는 현상을 내재화된(internalized) 동성애 혐오증이라고 표현한다.

동성과 이성을 동시에 상대하는 자들에 대한 양성애 공포증도 동성애 공포증과 동일할 것으로 가정한다. 이성애자 대학생들을 상대로 한 조사에서 양성애 공포증과 동성애 공포증의 상관이 매우 높게 나타났지만, 특히 남학생들은 동성애자인 남성이나 여성에 대한 태도보다도 양성애 남성을 더 부정적으로 인식하고 있었다. 남녀 대학생들 중에서 남성동성애자를 용납할 수 없다고 반응한 비율은 43%, 레즈비언을 용납할 수 없다고 반응한 비율은 38%, 양성애 여성을 용납할 수 없다고 하는 비율은 50%, 그리고 양성애 남성을 용납할 수 없다는 비율은 61%이었다. 그러한 이유로 양성애자 남성들이 남성동성애자들보다 내재화된 동성애 혐오증이 더 심했으며, 동성애 행동의 노출을 더 꺼리고 있다.

어느 시대나 문화권을 보더라도 전체인구에서 동성애자 빈도가 갑자기 높아지거나 줄어들지는 않았다. 단지 스스로 동성애자라고 밝히는 사람들의 빈도는 높아지거나 줄어들었을 가능성이 크다. 또 동성애자 빈도가 높아진다고 생각하면서 기존의 사회적 습속이나 도덕, 법규 등이 변할 것이라고 걱정하는 사람들도 많다. 동성애자를 받아들이는 사회적 분위기에서는 그러한 우려가 더 높다. 그들은 동성애자 인권을 존중하고 권리를 보장하는 것이 인간의 본성에 어긋나는 일이라고 주장하면서 그것이 기존의 가치관을 깨뜨려 사회적 혼란과 문제를 야기할 것이라고 본다. 최근까지 우리 사회는 동성애자들에 대한 혐오감이나 사회가 황폐화되고 있다는 피상적인 생각을 가지고 있지만, 동성애에 대한 공포와 불안이 서구사회에 비해 현실적인 문제로는 떠오르지 않고 있다.

10. 변환 치료

현재 동성애 정체성의 근본 원인을 선천적인 것으로 이해하고 있지만, 이를 완벽하게 설명하고 있는 실정은 아니다. 그러한 이유로 아직도 동성애 정체성이 후천적으로 잘못 발달한 것이기에 바로 잡아야 한다는 주장을 굽히지 않는 사람들이 적지 않다. 그들은 올바르지 못한 동성애 정체성을 이성애 정체성으로 바꾸어주어야 한다고 믿는다. 동성애 정체성을 이성애로 바꾸어줄 목적으로 시도되는 치료기법들을 흔히 변환치료(전환치료 : reparative therapy, conversion therapy, reorientation therapy 또는 differentiation therapy)라고 부른다. 과거에는 전기충격 치료나 화학적 혐오치료기법이 사용되는 등 다양한 기법들이 응용되었으나, 근래에는 상담이 주요한 기법이 되고 있다.

근래 정신건강과 관련된 대다수 단체들은 변환치료 절차들의 효과에 의문을 제기함과 동시에 그 방법(특히 과거에 사용했던 치료기법)이 심리적인 손상을 유발시킨다고 경고하는 등 윤리적 문제를 제기하고 있다. 그럼에도 불구하고 변환치료를 담당하는 전문가들은 대부분 종교, 특히 기독교와 관련이 있는 사람들로 강의나 기도, 금식, 명상 등의 방법을 이용하며, 때로는 운동이나 독서 등도 이용한다. 아울러 일부 단체들은 1970년대에 들어와 동성애를 인정했던 것 자체가 정치적인 이유에 의한 결정이었음을 지적하면서 동성간의 사랑이나 관심을 치료가 가능한 정신질환이나 죄로 여기고 있다.

참고로 변환치료를 지지하는 대표적인 단체들은 Catholic Medical Association, Exodus International, NARTH(National Association for Research & Therapy of Homosexuality), PFOX(Parents and Friends of E-Gays and Gays), International Healing Foundation, Family Research Council, Focus on the Family 등으로 거의 대부분 기독교와 관련이 깊은 단체들이다. 반면에 American Psychiatric Association, American Academy of Pediatrics, American Medical Association, American Psychological Association, American Counseling Association, National Association of School Psychologists, National Association of Social Workers, Royal College of Nursing 등에서는 변환치료기법을 반대하고 있다.

11. 양성애 정체성

동성애자로 알려진 남녀의 일부는 동성만을 상대한 것이 아니라 남녀 모두를 성적으로 상대한다. 그들은 동성을 상대하기 때문에 이성애자와 다르며, 또 이성을 상대하기 때문에 동성애자와도 다르다. 양성을 상대하는 사람들에 대한 연구가 미흡하다 보니 또 양성을 상대하는 사람들이 사회적으로 부각되지 않다 보니 연구자들은 그들의 특성을 무시하고 동성애자로 포함시켜버리는 오류를 범하고 있다. 양성애에 대한 연구는 1970년대 중반을 넘어서면서부터 비로소 진행되기 시작했는데, 양성애를 정의하는 방법부터 상당히 애매한 편이다. 우선 양성애란 양성에게 동일한 매력을 느낀다는 뜻이 아니라 단순히 남녀 모두에게 매력을 느끼고 성적으로 접촉한다는 것을 의미한다. 그렇기 때문에 양성애를 표현할 때 양성을 반반씩 상대한다는 의미의 바이섹슈얼(bisexual)이라는 용어보다도 양성을 모두 상대한다는 의미의 앰비섹슈얼(ambisexual)이라는 용어가 더 적격일 수 있다.

또 양성애자의 특성도 여러 가지로 나타날 수 있는데, 일시적으로 양성을 상대하다가 나중에는 결국 한쪽 성의 구성원만을 상대하는 사람, 한때 이성애자였으나 여러 가지 이유로 동성애자로 정체성이 변해버린 사람, 동성애자이면서 자신이 동성애자임을 인정하기 싫어서 남녀 모두를 상대하는 사람, 자신의 동성애 정체성 탄로를 예방하기 위한 수단으로 이성을 상대하기 때문에 자동적으로 양성을 상대하고 있는 사람, 양성애를 계속 유지하면서 남녀 모두에게 변함없는 성적 관심을 보인 사람, 그리고 양성애자이면서도 누구하고도 성적인 접촉을 하지 않는 사람 등이 있다.

양성애에 관한 연구 자료는 아주 제한되어 있는 실정인데, 1980년대 초반 2,786명의 남성 양성애자들과 984명의 여성 양성애자들을 대상으로 조사한 결과가 플레이보이지에 소개된 적이 있었다. 그 결과에 의하면, 남성들과 여성들의 성적 생활양식이 다르게 나타났다. 기본적으로 양성애자인 여성들은 윤택한 생활을 하고 있었던 반면에 남성들은 별로 윤택하지 못한, 고통스러운 생활을 하고 있었다. 여성 양성애자들의 70%는 자신들의 생활이 행복하다고 표현하였으며, 40%는 남성과 결혼생활을 하고 있었다. 그 여성들의 평균나이는 26세였으며 그들은 성생활의 질적이고 양적인 면에서 모두 만족한다고 하였다. 예를 들면, 그들의 69%는 매주 2회 내지 3회의 성교를 즐기며, 자위행위도 이성애자나 동성애 여성들보다 더 빈번히 실시하고, 또한 성적 만족을 위해 여러 가지 기구들을 사용한다고 표현하였다. 전반적으로 그들의 성적 활동은 왕성했다. 그러나 양성애자인 남성들에서는 그런 양상이 나타나지 않았다. 그들의 평균나이는 31세였으며, 양성애라고 했음에도 불구하고 성적인 접촉은 대부분 남성보다도 여성하고 이루어지고 있었다. 또한 그들의 절반 이상이 성생활에 불만을 표시하고 있었다. 그 이유는 그들이 동성애 단체와의 접촉을 적절하게 시도하고 있었지만, 이러한 시도에는 심각한 어려움이 따르기 때문이었다. 즉 남성 동성애자들은 양성애자 남성들의 양다리를 걸치는 자세에 불신하는 경향을 보이기 때문이었다. 또 다른 특징으로는 양성애자 남성들이 이성애자나 동성애자 남성들과 비교할 때 성매매 업소를 더 빈번하게 방문하고 있는 것으로 드러났다.

역시 결혼생활을 하는 양성애자 남성들은 부인과 자식들에게 헌신적이면서도 주기적으로 죄의식을 없애기 위해 다른 남성들과 동성애 행위를 추구한다. 이전에는 동성애자나 이성애자였던 사람이 양성애자로 전환하면 동성애자들이나 이성애자들로부터 그리고 남성들 및 여성들로부터 많은 비난을 받았다. 대부분의 여성 동성애자들은 양성애자 여성이 진실한 성을 계속 유지할 수 없을 것이라고 지각하였다. 그들은 남성들을 적으로 여기기 때문에 양성애 여성들이 아직도 남성들과 잠을 자며 공생하는 것을 신뢰하지 않는다. 양성애 행동을 하는 남성들은 남녀 모두에게서 이보다 더 격렬한 비판을 받는다.

12. 성적 정체성 발달에 관한 교육

동성애 정체성 발달은 변환될 수 없는 것이다. 그러므로 성적 정체성 발달과정에 있는 청소년은 물론 그 부모세대인 일반인들에게 다음과 같은 내용들이 정확하게 전달해줄 필요가 있다.

- 성적 지향(sexual orientation)이란 무엇인가?
- 무엇이 특정한 성적 지향을 발달시키는가?
- 성적 지향은 선택의 문제와 어떻게 다른가?
- 치료에 의해 성적 지향이 변할 수 있는가?
- 변환치료(전환치료, conversion therapy)란 무엇인가?
- 동성애는 정신질환이나 정서장애에 해당되는가?
- 동성애자나 양성애자도 훌륭한 부모가 될 수 있는가?
- 왜 동성애 정체성을 타인에게 노출하는가?
- 왜 동성애 정체성을 타인에게 노출하기를 꺼리는가?
- 동성애자나 양성애자가 경험하는 편견이나 차별 극복을 위한 방법은 무엇인가?
- 동성애 정체성과 HIV 감염과 관련이 있는가?

13. 성전환 사례의 시초

성전환이란 유전적으로 암수 성별이 결정 · 발현된 후 반대의 성으로 바뀌는 현상을 말한다. 동물의 경우에는 자연적인 성전환이 흔히 나타나지만, 사람의 경우에는 인위적인 수술을 통해서만 성전환이 가능하다. 즉 후자는 생물학적으로는 전혀 이상이 없는 사람이 유전적으로 주어진 성별에 만족하지 못하고 수술을 통해 반대의 성별로 전환하는 현상을 뜻한다. 미국인들 중 성전환수술을 받아 공개된 최초의 인물은 조지 조르겐슨(George Jorgensen : 1926~1989)이었다. 그는 1945년 고등학교를 졸업하고 징집될 당시 체중 44.5Kg, 외부생식기 발달미숙, 수염도 나지 않은 상태의 19세 남성이었다. 그는 여러 남성들에게 매력을 느끼면서 스스로 여자라는 생각을 가졌지만, 이를 동성애 감정으로 여기지 않았다. 여자로서 인간관계를 갖고 살고 싶었던 그의 고민을 들은 의사는 당시 미국에서의 성전환수술은 불가능하지만 유럽에 가면 성전환수술이 가능하다고 알려주었다. 그는 1950년 당시 성전환수술을 할 수 있는 의사가 스웨덴에만 있는 줄로 알고 그곳으로 가는 도중 친지가 있는 덴마크 코펜하겐에 잠깐 들렀는데, 그곳에서도 수술이 가능하다는 얘기를 듣고 마음이 바뀌었다. 코펜하겐에 머물면서 3회의 수술을 받은 뒤 1952년 여성으로 변신했다. 2개월 후 26세의 크리스틴(Christine)으로 변신해 미국에 돌아왔는데, 대중매체에서는 최초로 성전환수술을 받은 사람이 나타났다고 소개했다. 그 부모들은 성전환사실을 사전에 알지 못했기 때문에 처음에는 분노했지만 나중에 성전환 상태를 용납했다. 본인은 생의 후반기까지 자신의 결정에 후회하지 않는다고 말했다. 그녀는 결혼하지는 않았지만, 2번 약혼했으며, 여러 남성들과 연애를 했으며, 1989년 사망했다.

성전환으로 유명했던 독일의 의학자 벤자민(Harry Benjamin; 1885~1986)은 1953년 12월 뉴욕 의학협회의 강연에서 조르겐슨 사례를 철저히 묘사하면서 자신이 'transsexualism'이라는 용어를 처음 고안 · 사용했다고 믿었다. 그러나 그는 곧 콜드웰(David O. Cauldwell; 1897~1959)이 1949년도에 발표한 논문에서 남자가 되고자 했던 여성의 사례를 기술할 때 "Psychopathia Transsexualis"라는 용어를 사용해 병리학적 진단을 했던 것을 알아차렸다. 더욱이 성전환이라는 용어는 1921년 허쉬펠트(Magnus Hirschfeld; 1868~1935)가 정신적 성전환(psychic transsexualism : seelischer Transsexualismus)이라는 어구로 처음 사용했으며, 조르겐슨이 성전환수술을 받은 최초의 사례도 아님이 밝혀졌다. 1930년에서 1931년 사이에 허쉬펠트의 두 환자가 성전환 수술을 받았던 것으로 알려졌던 것이다. 그 중 한 사람은 덴마크의 한 화가(Einar Wagener; 1886~1931)였는데, 성전환으로 릴리(Lili Elbe)로 변신했으나 수술 후 심장문제로 곧 사망하여 공식 기록이 발표되지 않았을 뿐이다.

생물학적 성별을 반대의 성으로 전환한 사람을 트랜스섹슈얼(transsexual)이라고 부르는데, 많은 사람들이 트랜스젠더(transgender)라는 용어와 혼용하고 있다. 트랜스 젠더는 미국에서 이성복장을 착용하는 자들의 단체를 창건한 프린스(Virginia Prince)가 만든 용어로 사회에서 기대하고 있는 생물학적 성별에 반대되는 역할을 수행하면서 살아가는 사람들을 의미한다. 트랜스섹슈얼과 트랜스젠더의 차이는 바로 후자가 전혀 자신의 생물학적 성별을 전환할 의사가 전혀 없다는 점에 있다. 그렇다면 동성을 사랑하는 행위는 사회적인 역할 수행에 맞지 않는 것이므로 동성애자는 자신을 트랜스젠더라고 표현할 수 있지만, 성전환수술을 받은 자가 트랜스젠더라고 하는 표현은 맞지 않다.

14. 스포츠에서의 성전환 이용

조르겐슨 사례가 발표되기 전부터 유럽지방에서 성전환이 국제적 물의를 일으켰다. 한 예로 1934년 런던의 한 경기장(White City Stadium)에서 세계여자경기(FSFI Women's World Games)가 개최되었을 때이다. 육상 800m경주에 출전한 기골이 장대했던 체코의 선수(Zdena Koubkoba)가 2분 12.8초의 세계기록을 세우면서 쉽게 우승했다. 이에 대해 다른 팀들로부터 거센 항의가 들어왔으며, 원래 남성이었다는 소문 때문에 그 선수는 실격으로 처리되었다. Bohemia에서 1913년 태어난 그녀는 어려서부터 여자로 성장해왔는데, 남성의 체격을 지녀 체코에서 육상 단거리나 중거리, 멀리뛰기 등에서 기록을 세웠던 인물이었다. 그녀는 세계여자경기 후 곧바로 체코로 돌아가 치료를 받기 위해 병원에 입원했고, 1936년 성전환 수술 후 남자(Zdenek Koubkova)로 여생을 마쳤다. 1936년 독일 베를린에서 올림픽이 개최되었을 때에는 고의적인 성전환 문제가 불거졌다. 높이뛰기에 출전한 독일의 한 여자 선수(Dora Ratjen)가 170cm를 넘어 세계신기록을 세우면서 관중들을 흥분시켰다. 나중에 메달이 박탈되기는 했지만, 그녀는 체육계에서 은퇴하고 수술 후 남자(Hermann Ratien)로 살았는데 1957년 나치정권의 한 조직(Nazi Youth Movement)의 요청에 의해 남성이 아닌 것처럼 위장할 수밖에 없었음을 고백했다. 당시 독일인의 우수성을 보여주려는 정책이 빚은 일이었다.

남성들의 체격조건이 여성들보다 더 유리하다보니 운동선수의 성별은 스포츠행사가 개최될 때마다 커다란 논쟁거리였다. 그럼에도 불구하고 1964년 이전까지는 경기에 참가하는 여자선수들은 동의에 의해서나 의사의 확인을 받고서 경기 출전이 가능했다. 예를 들면, 1964년 동경 올림픽에서는 여자선수들이 원래 여성임을 증명하도록 되어 있었으나 몇 나라에서는 가짜증명서를 제출하기도 했다. 결과적으로 1964년 일본 동경에서 열린 국제아마추어경기협회에서는 모든 국제대회에 출전하는 여성은 3명의 여성 산부인과의사로 구성된 위원회의 검진을 받도록 결정했다. 드디어 1966년 부다페스트에서 열린 제8회 유럽선수권대회부터는 엄격한 성별심사를 도입하게 되었는데, 여성의 성기라고 확신할 수 있는가를 질이나 음핵 등을 관찰함과 동시에 원래 남성이 아니었는가를 확인하기 위해 고환이나 남근의 존재여부를 살펴보았던 것이다.

그 대회에서는 영국, 소련, 네덜란드, 독일 등의 여자선수들 일부가 완전한 여성이 아니라고 판명되었다. 대회에 참가했던 우람한 체격의 소련선수들은 성별검사를 거부했는데, 코치에 의하면, 그 이유가 검진을 받게 되면 남성과 여성의 경계선상에 해당되었기 때문이었다. 당시 소련체육계에서 여성에게 남성호르몬을 주입시켜 남성 근육으로 만들고 있다는 소문이 나돌았다. 그래서 1968년의 올림픽부터는 올림픽위원회 의료진들이 여자선수들의 신체검사를 하게 되었다. 그러나 성전환수술을 받고 여성호르몬을 주입시킨 남성들이 메달을 획득했더라도 당시에 적용된 신체검사를 통해 그들의 성전환사실을 제대로 적발하지 못했다. 결과적으로 성염색체 검사를 통하여 성별을 구별하기로 했으며, 이를 1972년도 올림픽부터 적용시켰다.

사실 성전환이 가능하기 때문에 생물학적 차원에서 남근 소유는 남성이라는 절대적인 검증이 될 수 없다. 그렇지만 수조 개의 세포를 지닌 인간은 신비하게도 모든 세포 속 동일한 형태의 46개 염색체들이 들어 있다. 이들 중 성염색체 구조가 개인의 성별을 결정해주는데, 성별구별 방법은 스포츠경기에서 말썽이 일어나기 훨씬 전에 확인되었다. 즉 1949년 바르(Murray L. Barr)와 버트램(E. G. Bertram)은 염색질(chromatin) 검사법을 개발하여 남녀를 쉽게 확인시켰다. 그들은 포유동물 암컷의 세포 내에만 존재하는 염색질을 찾아냈다. 이러한 기법이 공식적으로 올림픽경기에 응용되었으나, 남자는 검사에 응할 필요가 없었기 때문에 여성에 대한 차별이라면서 이를 거부하는 여성도 있었다.

그 이후에도 체육계에서 성전환이 문제가 되기도 했다. 공개적으로 성전환을 했더라도 남성으로 전환한 여성보다도 여성으로 전환한 남성의 경기출전에 대한 거부반응이 더 심하다. 예를 들면, 테니스선수 리차드(Richard Raskind)이라는 남성은 성전환 후 르네(Renee Richards)라는 여자선수로 활약했다. 장기간 호르몬치료에 의하여 성전환수술을 받은 대표적인 예이다. 그녀는 1970년대 윔블던 선수권대회에 여성이기 때문에 출전하겠다고 요청했으나, 많은 테니스 선수들이 남성적인 이`점이 있다면서 반대했다.

성전환자의 운동경기 출전에 대한 문제를 1992년 올림픽경기부터는 유전자 검사로 해결하게 되었는데, 1992년도 바르셀로나에서 개최된 올림픽경기에서 5명의 여성이 남성으로 판명되었고, 1996년도 아틀란타에서 개최된 올림픽경기에서는 8명의 여자선수들이 여성으로 판명되지 못했으며, 또 2000년도 시드니에서 개최된 올림픽 당시까지 성별확인검사가 있었다. 그 후 이와 같은 문제해결을 위한 전향적인 기준을 마련하게 되었다. 즉 국제올림픽위원회는 2003년 11월 13일 누구도 차별받아서는 안 된다는 차원에서 성전환자의 경기출전을 인정하는 기준을 마련할 것이라고 발표했다. 사실 성별이 애매한 상태로 태어난 사람은 자신의 의지와 상관없이 불이익을 받아왔을 수도 있었기 때문이다.

국제올림픽위원회에서 마련한 성전환자의 경기출전 자격기준을 보면, 성전환 수술을 받은 후 법적으로 성별 정정을 인정받은 상태여야 하고, 원래 성별의 이점이 운동경기에서 나타나지 않을 정도로 일정한 기간동안 호르몬치료를 받아야 한다는 것이며, 또 이와 같은 기준이 남성에서 여성으로 전환하거나 여성에서 남성으로 전환한 경우 모두 해당된다는 것이다. 예를 들면, 여성으로 전환한 선수들이 여성으로 태어난 사람보다 폐활량이 클 수도 있는 등 체격에서 유리할 것으로 생각해서 성전환 수술 후 2년이 경과해야 참가자격이 주어지지만, 그 분야에 대한 연구는 별로 없는 실정이다. 이러한 발표 때문이었는지 2004년도 아테네에서 개최된 올림픽에서는 성전환 문제가 보고되지 않았다. 그런데 2006년 12월에 도하에서 개최된 아시안게임에서 인도의 한 여자육상선수가 성별문제로 메달을 박탈당했는데, 그 선수는 성별검사를 받았을 때 여성적 특성이 나타나지 않았을 뿐만 아니라 성전환 수술을 받은 상태가 아니었기 때문이었다.

15. 성전환수술의 문화적 이해

성전환을 병리학적으로 진단한 것은 1949년 콜드웰(Cauldwell)이 Sexology라는 학술지(16권, pp. 294-280)에 발표한 논문이 최초라고 하지만, 19세기이후 서구에서는 이성의 행동양식을 띠는 상태를 이미 변태라고 여기고 있었다. 미국의학계에는 1953년도에야 성전환에 관한 최초의 공식적 보고가 있었지만, 미국정신의학계에서는 매우 드문 사례였기에 이를 무시해버렸다. 그래서 DSM-II에도 성전환에 대한 언급이 전혀 없었다. 그러나 1960년대 초반부터 성전환을 원하는 사람들이 늘어나자 정신의학계에서는 이를 문제로 인식하기 시작했다. 조르겐슨 사례가 대중매체에 알려진 이후 유행하기 시작한 성전환수술을 받은 사례들은 초기에는 거의 대부분 여성으로 전환하는 남자에 해당되었다. 나중에는 남성으로 전환하려는 여성들도 늘어났지만, 아직도 그러한 수술을 받는 사람들의 대부분은 여성이 되고자 하는 남성들이다.

성전환을 원하는 사람들이 늘자 1980년도에 발간된 DSM-III에서는 성전환 문제를 정신 성적 정체성장애(gender identity disorder) 일부로 규정하고, 성전환 수술에 필요한 진단기준을 ① 자신의 해부학적 성별에 대한 부적절감, ② 자신의 성기를 제거하고 이성의 구성원으로 살고 싶은 욕망, ③ 정신적 불안의 최소 2년 이상 지속, ④ 신체 및 유전적 이상 없음, ⑤ 정신분열증과 같은 다른 장애에 기인되지 않는 것 등의 5가지로 제시했다. 이러한 진단기준에 의거하여 정신과의사의 추천에 의해서 성전환 수술을 해주었다. 여러 문화권에서 1980년대에 들어와 성전환을 법적으로 허용하는 분위기가 형성되자 미국정신의학계도 입장이 바뀌게 되었는데, 1994년도에 발간된 DSM-IV부터 성전환(transsexualism)이라는 용어를 사용하지 않게 되었다. 그 대신 생물학적으로 나타난 자신의 1차 및 2차적인 성적 특질에 대한 불만을 가지는 경우를 정신 성적 정체성장애에 포함시키고 있으며, 그 진단기준은 DSM-III의 ①과 ②에 해당되는 내용과 유사하다.

거의 대부분의 문화권에서 성전환수술이 이루어지고 있으며, 일부 문화권은 법적으로 허용하고 있다. 법적 허용이란 수술 후 성별 변경을 인정한다는 뜻이다. 성전환을 허용하는 문화권을 살펴보면, 그 구체적인 내용은 나라마다 조금씩 다르지만 스웨덴 1972년, 독일 1981년, 이탈리아 1982년, 네덜란드 1985년, 터키 1988년, 대만 1988년에 법적으로 성전환을 법적으로 허용하고 있다. 예를 들면, 스웨덴과 독일에서는 자국인에 대한 성전환의 최소연령을 18세로 규정하고 있지만, 이탈리아나 터키, 네덜란드에서는 그러한 규제가 없다. 또 스웨덴과 네덜란드에서는 성전환을 하려면 배우자 없는 상태여야 하지만, 터키에서는 기혼자가 성전환수술을 받으면 결혼상태가 자동적으로 해소된다. 스웨덴, 독일, 네덜란드에서는 성전환수술의 필수조건으로 불임 상태를 증명해야 하지만, 터키와 이탈리아에서는 그러한 조항이 없다. 1981~1990년의 10년간 독일인 중 성전환수술을 신청한 비율은 성인 10만명당 2.1~2.4명 수준이었다. 또 남성에서 여성으로 전환하는 경우가 여성에서 남성으로 전환하는 경우보다 2.3배나 높았다.

네덜란드에서는 1985년 성전환을 법제화했는데, 이를 의료보험에 적용시킬 정도로 다른 문화권보다 더 우호적인 편이다. 1975~1992년 사이에 수술을 받은 네덜란드인들 중 남성들이 여성의 약 3배였으며, 남성들은 25~30세 사이, 그리고 여성들은 20~25세 사이에 가장 수술을 많이 받았다. 유고슬라비아에는 1989년 4월 성전환수술에 관한 최초의 사례보고가 있은 후 동성애자이면서 성전환을 원하는 사람들의 수술을 사회적으로 용납해주는 상황이다. 1989~1993년 사이에 성전환수술을 받은 사람들 중 동성애를 이유로 수술했던 32명을 대상으로 수술 후 6개월에서 4년 정도 지났을 무렵 삶의 질을 조사한 결과, 대부분의 성전환자들은 삶의 질이 향상된 것으로 드러났는데, 예를 들면, 수술 후 다른 사람들과 관계에서의 만족도, 성교 시 오르가슴 경험도 증가했다. 1965년부터 시행하고 있는 미국의 메디케이드(Medicaid)라는 의료보험제는 성전환수술에 대한 의료보호기금을 대부분의 주들에서 동결시키고 있다. 그 이유는 꼭 필요한 수술이 아니라 일종의 성형수술에 해당된다고 보기 때문이다.

서구에서는 성전환 수술을 받은 후 출생 당시 기록한 성별이나 이름의 변경을 인정해주고 있는 분위기이지만, 모두 그런 것은 아니다. 예를 들면, 아일랜드나 리투아니아에서는 성전환을 하더라도 출생 당시의 기록 변경이 불가하다. 이와는 대조적으로 스페인에서는 2006년 6월부터 본인의 요청에 의해서 모든 공식적인 기록의 변경이 가능한데, 최소한 호르몬 치료를 2년 이상 받았을 경우 원래의 성기를 제거하고 반대 성의 성기로 바꾸는 수술여부에 상관없이 가능하다. 또 유럽에서는 영국, 프랑스, 독일, 이탈리아, 네덜란드, 덴마크, 스웨덴, 포르투갈, 핀란드, 루마니아 등에서는 성전환 후의 성별로 결혼을 할 수 있는 권리도 인정하고 있다. 한편 동양에서는 싱가포르가 유럽의 대다수 국가처럼 성전환 후 공식적인 결혼이 가능한 상태이다. 일본은 2003년 7월 국회에서 성전환 후 성별 정정을 인정하는 법률을 마련하여 2004년부터 시행중인데, 2004년 7월 오키나와 지방에서 최초로 그 법률에 의해 성별정정을 인정받았으나 그러한 요구를 할 수 있는 조건을 아동이 아니며 결혼을 하지 않은 상태로 국한했다. 아울러 동경에서는 성전환 후 여성이 된 자는 지하철 여성전용객차에 탈 수 있도록 허용하고 있다.

우리나라의 경우는 어떠한가? 우리나라에서는 1980년대만 하더라도 성전환자가 사회적으로 부각되지 않았지만, 1990년대부터는 상황이 달라졌다. 성별정정허가와 상관없이 성전환 욕구 때문에 외국에서 성전환 수술을 받고 돌아온 사람들이 늘어나자 국내에서도 곧바로 수술을 하게 되는 상황으로 바뀐 것이다. 그렇다면 성전환 수술을 받은 후 법적으로 성별이 정정된 사례를 간략히 보자. 우선 성전환수술로 여성이 된 31세의 김모씨가 1990년 3월 22일 수원지법 여주지원에 호적상 성별 정정을 허가해달라고 신청한 적이 있었다. 그렇지만 외형상 완벽한 여성이었지만 법적으로 여성이 될 수 없다고 판결했는데, 그 이유는 남녀를 구분하는 성염색체 구조상 남성이었고, 난소가 없어 임신이 불가능했기 때문이었다. 최초의 호적상 성별 정정 허가 신청이 기각된 셈이다.

그러나 1990년 3월 22일 세브란스병원에서 성전환수술을 받은 32세의 다른 김모씨는 1990년 4월 19일 대전지원 천안지원에 호적상 성별 정정 허가 신청을 냈다. 이 경우 6월 신청을 받아들여 호적에서 남성을 여성으로 정정하도록 허가했다. 사춘기 대부터 정신적 및 신체적으로 여성과 닮은 특징이 나타나 수술 후 법률적으로 허가받고 싶어 했다. 두 사례를 비교할 때 우리나라에서는 법적으로 인정하는 성별은 생물학적 성별, 즉 성염색체 구조를 따르고 있다. 그러나 2000년대 들어와서는 법원에서도 성염색체 구조를 원칙으로 하는 판결만을 하지 않고 있으며, 그 결과 아직 법적으로 성전환을 공식적으로 허용하지 않은 상황이지만 여러 법원에서 성전환수술을 받은 자들에 대한 성별정정 허가를 해주고 있다. 결국 2006년 6월에는 대법원에서 성전환 후 성별을 정정해주는 판결이 났으며, "성전환자의 성별정정허가 신청사건 등 사무 처리지침"을 마련하여 2006년 9월 6일부터 시행하고 있다. 그 내용에는 신체외관이 반대의 성으로 완전히 바뀐 상태일 것, 남성의 경우 병역의무를 이행했거나 면제되었을 것, 원래의 성으로 다시 전환할 가능성이 극히 희박하다고 인정받을 것 등이다.

성전환을 원하고, 실제로 수술을 받는 비율은 어느 정도일까? 문화권마다 다르지만, 1980년대의 서구지역에서는 흔히 15세 이상 인구 5만여 명 중 1명이 성전환자로 추정된다. 또 1994년도의 DSM-IV에서는 남성은 3만 명 중 1명 그리고 여성은 10만 명 중 1명이 성전환자라고 추산했지만, 유렵의 자료(예, Amsterdam Gender Dysphoria Clinic의 자료)에서는 그 비율보다 3배 정도는 더 높을 것으로 추산하기도 한다. 범세계적으로 성전환은 남성이 여성으로 전환하는 비율이 훨씬 높았지만, 1980년대 후반부터는 여성이 되고자 하는 남성들의 증가보다도 남성이 되고자 하는 여성들의 증가가 더 두드러지고 있는 편이다. 1970년대 초반부터 30년 동안 법적으로 허용한 성전환사례에 대한 스웨덴의 통계에 의하면, 1980년대 중반 이후 성전환이 증가하고 있으며, 남성에서 여성으로 전환한 사례가 여성에서 남성으로 전환한 사례를 비교할 때 1970년대 초반에는 거의 1:1이었는데, 30년 후에는 2:1 정도로 달라졌다. 또 대다수 문화권에서 남성에서 여성으로의 성전환이 여성에서 남성으로의 성전환보다 더 흔하지만, 폴란드를 비롯한 과거의 공산국가 일부에서는 그렇지 않다. 전체 인구에서 성전환 수술을 받은 인구비율은 네덜란드가 거의 세계 최고를 차지하고 있으며, 싱가포르도 이에 버금갈 정도로 높은 편이다.

16. 성전환의 동기

성전환 수술은 이미 20세기 전반기부터 시도되고 있었지만, 성전환에 대한 임상적인 연구는 20세기 후반부터 진행되고 있다. 왜 사람들이 자신의 생물학적 성별에 불만을 갖고 성전환을 원하는가, 왜 성전환을 원하는 사람이 여성보다 남성에서 더 많아 나타나는가에 대한 연구도 진행되고 있다. 1930년대에는 생물학적으로 성별이 애매한 상태로 태어났던 사람들의 경우들을 보고서 성전환의 원인이나 동기를 생물학적 발달 결여와 관련이 깊다고 생각하기도 했다. 그로부터 그 원인이 생물학적이라는 연구들이 시도되기는 하지만 공감할 수 있는 결과를 얻은 것이 아니다. 최근에는 일부 연구자들이 생물학적 요인으로 태아기 발달과정에서 안드로겐 수준과 관련된다는 가설도 제기하기도 했지만, 이를 지지할만한 증거는 부족한 실정이다.

그러한 이유로 성전환 동기를 심리적으로 찾으려 하고 있다. 예를 들면, 1988년 성전환을 법적으로 인정한 터키에서 수술을 위해 치료전문가를 찾아온 남성 5명과 여성 16명에 대한 면접을 실시했다. 그들 대부분은 자신의 신체에 대한 혐오감과 불만이 심함과 동시에 타인 앞에서 옷 벗기, 타인이 자신의 성기를 만지는 것, 공공장소에서 수영하기, 공중화장실을 이용하기 등이 매우 어렵다고 했으며, 또 목욕할 때도 문을 잠그는 등 회피행동을 심하게 보였다. 여성들은 자신들이 남성이라는 환상을 가지고 살아왔는데, 그 내용들은 수염이 자라거나 남근이 달린 모습, 다른 여성을 사랑하는 모습 등이었다. 남자들은 자신들의 병역의무를 원하지 않는 대신, 여자들은 수술 후 병역의무를 마치고 싶다고 응답했다.

또 성전환을 원하거나 자신의 성별에 불만을 지닌 남성 318명과 여성 117명을 상대로 정신병리학적 주요증상을 살펴보았다. 정신질환, 물질남용, 자살시도 및 호르몬이나 수술치료 등에 관한 과거사를 물었더니, 그들 중 정신 병력을 가진 자들은 약 9%, 자살을 시도하려고 생각한 자는 15%, 그리고 실제로 외과수술을 받은 자가 남성 28%와 여성 49%였다. 조사대상자들 중 137명에게 다면적 인성검사(MMPI)를 실시했는데, 그 결과 일반인들과 전혀 차이가 없는 반응이었다. 그러나 남성에서 여성으로 전환한 자들에게서 남성성-여성성 하위척도만 정상 범주에서 약간 벗어났었다.

성전환을 원하는 자들은 수술하기 전 자기 체형이 어떠했는가에 대한 관심이 거의 별로 없다. 그렇지만 남성으로 전환하고자 상담소를 찾은 여성들을 상대로 체형과 호르몬 상태를 조사하여 일반 여성과 일반 남성들과 비교했다. 그들은 일반 여성들에 비해 체형에서 차이가 있었는데, 특히 지방질 분포 및 뼈의 비율 등에서 남성적 체형을 보였다. 또 월경주기에서 난소가 성숙되는 시기에 맞추어 혈액의 호르몬성분을 검사했을 때 여성호르몬 성분은 일반 여성들보다 약간 낮았던 반면, 테스토스테론 비율은 약간 높았다. 곧 성전환수술을 원하는 여성들의 체형은 일반 여성과 일반 남성들의 중간에 해당되었다.

그렇다면 그들의 체형은 왜 다른가? 연구자들은 그 이유를 3가지 방향으로 설명한다. 첫째, 그들은 여성의 체형을 싫어한다는 설명이다. 그렇기 때문에 그들은 영양분 섭취과다, 운동이나 노동 효과 등으로 남성적 체형을 유지할 것으로 추론된다. 그러나 이는 지방질 분포나 뼈의 비율을 제대로 설명하지 못하므로 완벽한 설명이 될 수 없다. 둘째, 그들은 여성적인 체형을 보이지 않아서 남성들로부터 여성적인 정체성에 대한 긍정적 강화를 받지 못했다는 설명이다. 그 결과 그들이 남성으로 전환하려고 한다는 추론이다. 셋째, 그들의 남성적 체형은 호르몬 불균형의 결과라는 설명이다. 그들의 대다수는 최소한 한 종류 이상의 남성호르몬이 측정치에서 높은 수치를 보이고 있었기 때문이다. 이상의 설명들이 충분하지는 못하더라도 성전환의 부분적인 동기를 추론하게 한다.

이제 남성이 되고자 하는 여성의 입장을 보자. 이들은 해부학적으로는 정상 여성이지만 어릴 때부터 남성들처럼 행동해오면서 여성다움을 전혀 표현해보지 못했다. 대부분의 동성애자들은 성전환에 관심이 없지만, 그녀가 동성애자였을 경우 흔히 남성 역할을 택한다. 이들도 생물학적으로 여성임을 인정하면서도 끊임없이 남성으로 전환되기를 바란다. 이러한 여성들의 부모는 이들이 출생할 당시부터 예쁘다고 여기지도 않았고, 귀여워하지도 않았다. 그 대신 튼튼하게 생겼다고 여겼다. 또한 생후 곧바로 어머니는 그녀의 역할을 제대로 하지 못했다. 심한 질병이나 여러 가지 심리적 이유(특히 우울증)로 어머니가 없는 상태나 마찬가지였다. 오히려 어머니는 타인이 아이를 돌봐줄 때보다 더 거칠게 아이를 대했다.

그러한 상태에서는 부모 모두 문제가 있다. 아버지는 집에 들어오고 싶은 생각이 없는 사람이다. 어린 딸은 이 경우 어머니 역할을 복원시키려고 노력한다. 그렇게 해야 그녀는 아버지로부터 지지를 얻기 때문이다. 그리고 아버지와 가깝고 행복한 관계를 유지하며, 아버지는 그녀를 자기의 대리자로 만든다. 즉 아버지는 딸의 남성적인 행동을 격려한다. 결과적으로 아버지와 딸이 많은 시간을 함께 보내므로 그녀는 남자아이처럼 학습된다. 이러한 학습과정은 태어날 때의 예쁘지 못한 외모에서부터 시작된다. 여성이 남성으로의 성전환은 흔히 그러한 정신적인 상처나 욕구좌절, 갈등 및 방어기제들의 복합과정에서 비롯된다. 보통 그들은 소녀시절부터 자기가 여자라는 사실을 거부한다. 스스로 남자이름을 붙이고, 남자 옷을 입고, 남자들과 함께 논다. 여러 가지 운동경기에도 남자들처럼 똑같이 경주하며, 훌륭한 운동선수가 되기도 한다. 가능한 한 빨리, 특히 사춘기 때에 남자가 된다.

반대로 여성으로 전환하고자 하는 남성의 경우를 보자. 이들은 해부학적으로는 스스로 정상적인 남자라고 생각하며, 이를 부정하지도 않는다. 그러나 그들 중 일부는 어려서부터 여성적 성역할이나 행동만을 표현해왔기 때문에 자기의 해부학적 성별을 부적절하고 불편하게 느껴 여자가 되고자 한다. 주요한 원인은 어린시절 부모의 태도나 양육방법 그리고 부모와의 부정적 관계 등인데, 특히 모자의 공생(symbiosis)기간이 너무 길거나 밀착된 경험 때문이다. 이런 상태에서 대부분의 아버지는 미약하고 수동적이다. 가정에서 아버지의 기능은 항상 어리석은 남성으로밖에 여겨지지 않는다. 아버지는 아침 일찍 아이가 눈을 뜨기 전 일터로 나가버리고 아이가 잠든 후에 귀가한다. 주말에는 아버지는 혼자서 TV시청이나 취미생활에만 몰두하므로 아이는 그의 안중에 없다.

이러한 상황에서는 어머니 역할이 자동적으로 아이에게 강화되면서 여성의 역할이나 행동이 자연스럽게 나타나게 된다. 즉, 어머니와 공생으로 인해, 특히 아버지가 없어서 어머니하고만 살아서 아이가 학교에 다니게 될 때까지 남성다움의 기질을 전혀 키우지 못한다. 그러나 한번 고착된 여성성이 다시 남성성으로 바뀌지기는 무척 어렵다. 해가 거듭될수록 그는 여자가 되는 길을 찾는다. 결국 그는 수술을 통해 자신이 원하는 길을 찾는다. 전문가들은 이러한 여성적인 행동 정도는 호르몬이나 유전, 중추신경계 요인들의 결과일지도 모른다고 추측한다. 앞에서 언급했듯이 사람의 경우 이러한 추측을 지지해줄 증거는 아직 없다.

또 다른 남성들은 상기의 남성들과는 달리 여성적 성역할이나 행동이 아동기 이후부터 나타나기 시작한다. 이들도 생물학적으로는 정상임을 인지하지만 여성으로 전환되기를 원한다. 그들이 살아왔던 과정을 들어보면, 그들은 그동안 남성적인 면을 나타내서 전형적인 남성으로 살아왔다. 그리고 그들은 아직도 어떤 면에서 자기들의 남성성에 대한 애착을 지니고 있다. 예를 들면, 결혼하거나, 남성들이 다니는 직장을 다니거나, 또는 남성의 생식기로부터 만족을 경험하는 것들이다. 수년 동안 여성적 요소를 나타냈던 그들도 자신들이 남성이라는 사실을 받아들이고 완전히 남성성을 포기하는 것을 거부한다. 다른 말로 표현하면, 성전환의 욕망과 남성성을 함께 지닌 혼합형이다. 사람마다 이러한 증상이 시작된 시기가 다르기 때문에 공통적 원인을 찾기란 무척 힘들지만, 정신분석이론에서는 아동기 때의 격리불안이 해소되지 않아서 생긴 장애라고 여긴다.

일반적으로 성전환을 원하는 사람들은 동성애를 도착으로 여긴다. 그래서 그들은 동성애에 대한 사회적인 견책에 두려움을 느끼고 성전환수술을 원하기도 한다. 그들의 일부는 동성애 공포증을 지닌 사람들도 많다. 그래서 동성애의 경험이 있었거나 또는 동성애에 대한 환상을 가졌던 성전환 후보자들은 자신들의 행위는 동성애가 아니라고 여긴다. 즉, 여성으로 성전환을 원하는 남성은 남자가 아니라 여성으로서 남성의 사랑을 받고 싶어 한다. 여성들도 마찬가지이다. 성전환은 통계적인 맥락에서 동성애보다 사회적으로 더 심하게 일탈된 형태이지만, 대부분의 대학생들은 동성애를 성전환보다 사회적으로 더 비난받아야 마땅할 이탈된 형태라고 생각한다. 그 이유는 성행동의 판단기준을 사회적 관심사보다 도덕성에 두기 때문이며, 동성애가 성전환보다 도덕성에 더 직접적으로 관계가 있다고 보기 때문이다. 그러한 이유에서인지 성전환수술을 받기 전 이성애자였던 자들이 동성애자였던 자들보다 후회하는 비율이 더 높았다.

여러 연구들은 성전환자의 사회적 기능이 수술 후가 수술 전보다 향상되었다고 밝히고 있다. 또 수술 후 오르가슴 경험의 연구에 의하면, 남성에서 여성으로 전환한 자들은 오르가슴의 정도가 줄었지만, 여성에서 남성으로 전환한 자들은 늘었다. 남성에서 여성으로 전환한 자들은 오르가슴의 능력이 줄었다고 해도 성행동의 질적인 면에서의 만족은 높았다. 남성으로 전환한 두 여성의 사례에 대한 연구에 의하면, 그들은 수술 전 지속적으로 남자가 되고자 했고, 평소에도 연약한 남성에게 매력을 느꼈고, 남성과 성교 시에도 남성들끼리 성행위를 하고 있다는 환상에 젖었다고 실토했다. 그러나 여성으로 전환한 남성들이 아동기 시절 여성들의 특질을 나타낸 것들과 달리 그들은 어렸을 때 남성들의 특질을 보이지 않았다.

성전환을 원하더라도 심리적 욕구가 그리 대단하지 않으면 꼭 수술을 할 필요가 없다. 그들에게는 정신분석치료나 행동수정절차를 거쳐 적절한 남성성이나 여성성을 찾아줄 수 있다. 즉각적으로 그들의 욕망의 부정적 측면을 정확히 찾아내기 위해 시간을 늦추기도 한다. 그러나 성전환을 위한 욕망이 클 때는 정신분석이나 행동치료는 거의 성공하지 못한다. 그런 증상을 지닌 환자들은 성전환을 하려는 소원 이외에는 아무것에도 응하지 않기 때문이다. 환자는 오히려 성전환수술을 했을 때 더 만족스러워한다. 그들에게는 적절한 시기에 수술절차를 밟도록 한다. 수술에 대한 만족은 수술 전과 비교하여 개인적으로 적응하는 수준, 사회적지지 정도, 수술의 효과 등에 달려 있다.

17. 성전환의 사회적 논쟁거리

성전환은 사회적으로 여러 가지 측면에서 파문을 불러일으켜왔으며, 이를 다음과 같이 나열할 수 있다.

첫째, 왜 그런 사람들이 있는가를 이해하지 못한 상태에서 얻어지는 정신적인 충격을 들 수 있다. 어느 문화권이든지 성전환자가 늘어나면서 그러한 충격이 감소하고 있지만 사라진 것은 아니다.

둘째, 스포츠에서의 악용된 사례들이다. 전술한 바처럼 최근에는 국제올림픽위원회에서도 성전환자의 경기출전을 일정한 조건에 충족될 경우 허용하기로 했지만, 과거에는 본인의 의사와 상관없이 국가정책에 의해서 성전환을 시킨 뒤 운동경기에 참여시켰던 것이다.

셋째, 문화권에 따라서 설정된 성역할이나 의무와 관련된 문제가 발생할 수 있다. 예를 들면, 우리나라에서는 남성에게만 병역의 의무가 주어졌기 때문에 성전환이 악용될 가능성도 생긴다. 물론 우리나라의 대법원에서 마련한 성별정정허가기준에 병역의무를 해결한 상태에 한정한다고 했지만, 성별정정의 법적인 인정과 관계없이 성전환 수술을 받은 경우 사회적인 파문을 불러일으킬 것이다.

넷째, 성별을 전환하는 횟수에 관한 문제가 생기게 된다. 우리나라의 대법원에서 마련한 성별정정허가기준에 성전환 후 원래의 성별로 다시 전환할 가능성이 매우 희박해야 한다고 했지만, 처음부터 그것을 알기가 힘들 뿐만 아니라 다른 문화권에서는 실제로 2회 이상 성전환을 하는 사례들이 생겨나고 있다.

다섯째, 성전환을 한 후 변경된 성별로 결혼하는 것과 관련된 문제를 들 수 있다. 일단 성전환 수술을 받게 되면 남녀 모두 종족보존의 능력은 사라지지만, 그들도 혼자가 아니라 결혼을 하고서 살아가고 싶어 한다. 또 성전환 이후 성별 정정을 허용한 문화권이라고 해서 모두 결혼까지 인정하고 있는 것은 아니다. 그렇지만 그들의 결혼을 인정하게 되었을 때 최소한 두 가지 문제가 생긴다. 하나는 상대방이 성전환자인 사실을 모르고 결혼하려다 파혼할 때 혼인빙자간음을 적용시킬 수 있는지에 관한 문제이고, 다른 하나는 성전환 사실을 모르고 결혼했을 때 그것이 이혼의 사유가 될 수 있는가에 관한 문제이다.

여섯째, 남성에서 여성으로 전환하는 과정에서 발생하는 문제가 있다. 그 경우 일정한 기간동안 체형을 여성처럼 바꾸기 위해서 호르몬치료를 받아야 한다. 호르몬치료를 통해 가슴을 성인여성처럼 발달시킨 상태에다가 여성의 이차적인 성징을 가지고 있을 때 남성의 성기를 제거하고 여성의 성기를 만드는 수술을 받아야 한다. 그러나 호르몬치료 후 일정한 기간이 지났음에도 불구하고 수술비용을 마련하지 못해 그러한 상태를 유지하는 자도 있지만, 고의적으로 호르몬치료만 받고 남성 성기의 제거를 필요로 하지 않아서 여성 성기를 만드는 것을 생략하고 남성 성기를 유지하고 살아가는 사람들이 있다. 후자의 경우를 속어로 쉬메일(shemale)이라고 부르는데, 이러한 상태의 인물들이 외국의 성 산업(포르노 비디오, 사진, 잡지 등)에서 흔하게 이용되고 있다. 성전환 수술절차를 끝까지 마치고 여성이 된 자들의 입장에서는 쉬메일의 상태를 일종의 학대로 여기고 있는데, 앞으로 그러한 사람들이 늘어난다면 많은 사람들을 혼동시키는 결과를 가져올 것이다.

■ 참고문헌

- 윤가현 (2006). 성 문화와 심리 (제2판). 서울: 학지사.
- 윤가현 (1997). 동성애의 심리학. 서울: 학지사.
- Bailey, J., & Pillard, R. (1991). A genetic study of male sexual orientation. Archives of General Psychiatry, 48, 1089-1096.
- Bailey, J., & Benishay, D. (1993). Familial aggregation of female

sexual orientation. American Journal of Psychiatry, 150, 272-277.

- Bailey, J., & Oberschneider, M. (1997). Sexual orientation and professional dances. Archives of Sexual Behavior, 26, 433-444. Cass, V. (1984). Homosexual identity formation: A theoretical model. Journal of Sex Research, 20, 143-167.
- Erikson, E. (1950). Childhood and society. New York: Norton.
- Frandkowski, B. L., & the Committee on Adolescence (2004). Sexual orientation and adolescents. Pediatrics, 113, 1827-1832.
- Hall, L., & Love, C. (2003). Finger-length ratios in female monozygotic twins discordant for sexual orientation. Archives of Sexual Behavior, 32, 23-28.
- Hite, S. (1976). The Hite report on female sexuality. New York: Ballantine Books.
- Hite, S. (1981). The Hite report on male sexuality. New York: Ballantine Books.
- Hoyer, N. (1933). Man into woman. New York: E. P. Dutton & Co.
- Janus, S., & Janus, C. (1993). A reader's guide to The Janus Report. Journal of Sex Research, 30, 336-338.
- Kallmann, F. (1952). Twin and sibling study of homosexuality. American Journal of Human Genetics, 4, 136-146.
- Kinsey, A., Pomeroy, W., & Martin, C. (1948). Sexual behavior in the human male. Philadelphia, Saunders.
- Kinsey, A., Pomeroy, W., Martin, C., et al. (1953). Sexual behavior in the human female. Philadelphia, Saunders.
- Laumann, E., Michael, R., & Gagnon, J. (1994). A political history of the national sex survey of adults. Family Planning Perspectives, 26, 34-38.
- McAnulty, R., & Burnette, M. (2004). Exploring human sexuality. Boston: Pearson.
- Troiden, R. (1993). The formation of homosexual identities. In L. Garnets & D. Kimmel (Eds.), Psychological perspectives on lesbian and gay male experience (pp. 191-217). New York: Columbia University Press.
- Whitehead, N. (2002). The new finger-length study in lesbians. NARTH (National Association for Research & Therapy of Homosexuality) Bulletin, 11 (2), 25-28.

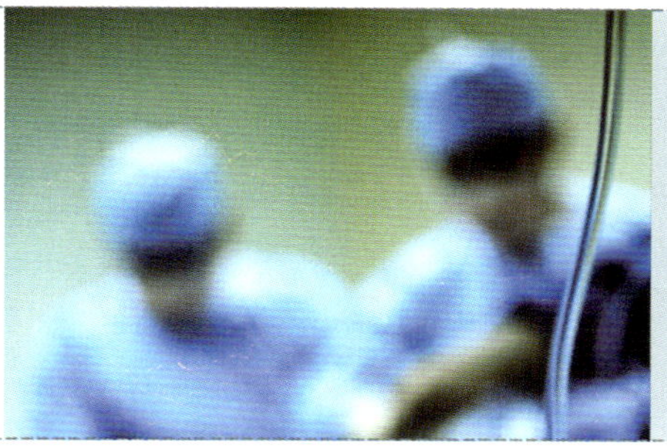

Part IX

성기능 장애

Chapter

16 남성 성 기능장애

김세철

1. 성욕감퇴

1) 원인

성욕은 '테스토스테론' 이란 남성호르몬이 뇌의 성중추인 시상하부를 자극하여 발생한다. 남성호르몬 생산은 30세를 정점으로 하여 해마다 1%씩 감소하므로 정상인이라도 나이가 들면 성욕은 줄어들기 마련이다. 그러나 남성에서 남성호르몬 생산은 여성의 폐경기와 같이 어느 시점에 급격히 감소하는 일은 없으며 40~60세의 7%, 60~80세의 21%만이 비정상적 수준으로 적게 생산되므로 노령 남성의 대부분은 젊었을 때보다 덜 강하고 횟수도 많이 감소하지만 성욕이 생긴다. 미국의 '건강과 사회생활 조사' 에 의하면 20대 남성의 14%, 30대의 13%, 40대의 15%, 50대의 17%가 성욕감퇴를 호소하며, 최근 'GSSAB(Global Study on Sexual Attitude and Behavior)' 에 의하면 우리나라 남성의 경우 40대의 21%, 50대의 31%, 60대의 24%가 성욕감퇴를 호소하여 세계 평균치인 40대의 14%, 50대의 17%, 60대의 22%보다 더 높게 나타났다. 요즈음 신세대에서는 다른 성기능장애는 전혀 발견되지 않는데 성욕이 감퇴하였거나 완전 상실된 소위 '섹스리스(sexless) 증후군' 이 증가하고 있다.

성욕의 비정상적인 감퇴는 정신적 요소(우울증 등)과 밀접한 관계가 있지만 남성호르몬 결핍증(성선기능저하증, 뇌하수체종양 등), 급만성 질환(신부전, 간경화증 등), 전신쇠약, 약물 부작용(혈압강하제, 신경안정제, 수면제, 항우울제 등) 등의 신체적 요인에 의해서도 발생한다. 여성에서 성욕의 강도에 영향을 주는 세 가지 중요한 요인은 연령, 성의 중요도, 성적 파트너가 있는지 여부이며, 남성은 연령, 성의 중요도, 교육수준이다. 그러므로 성욕의 강도는 생의학적 요인보다 성에 대한 태도에 의해 더 많은 영향을 받는다.

2) 진단

성선기능저하증에 의한 성욕감퇴를 확인하기 위해 고환용적을 측정하고, 혈중 테스토스테론과 프로락틴 치를 측정한다.

3) 치료

남성호르몬 생산량이 비정상적으로 적어 성욕감퇴가 발생한 경우에는 남성호르몬 보충요법으로 성욕을 증가시킬 수 있다. 남성호르몬 보충요법으로 테스토스테론 사이피오네이트 또는 에난세이트를 2주마다 200mg 또는 3주마다 300mg을 주사한다. 치료효과는 보통 4주 내에 나타난다. 4주가 지나도 효과가 없으면 2~3개월간 치료를 계속해볼 수 있지만 그래도 효과가 나타나지 않으면 투여를 중단한다. 남성호르몬 보충요법은 특히 클라인펠터 증후군(선천성 성선기능저하증) 환자에게 효과가 있다. 최근에는 혈청 테스토스테론 치의 큰 변동 없이 생리적 범위로 유지시켜주는 경구용 '테스토스테론 언디카노에이트' 를 복용하는 방법, 테스토스테론 페취를 피부에 붙이거나 테스토스테론 겔을 바르는 방법, '테스토스테론 언디카노에이트' 를 3개월마다 근육주사하는 방법이 개발되어 많이 이용되고 있다. 그러나 남성호르몬 보충요법은 전립선비대증이 있는 환자에서 방광출구 폐색을 심화시킬 수 있으며, 잠복성 전립선암환자에서 전립선암을 악화시킬 수 있으므로 치료를 시작하기 전에 전립선 상태를 확인해 보아야 한다.

뇌하수체 종양으로 과프로락틴혈증이 있으면 고환에서 남성호르몬 생산을 저해하여 성욕감퇴와 발기부전의 원인이 될 수 있는데 뇌하수체 MRI 등의 검사로 뇌하수체 종양이 발견될 경우 종양제거수술을 하며, 종양을 발견할 수 없을 정도로 작은 경우에는 브로모크립틴 투여로 성기능을 개선시킨다.

2. 발기부전

발기부전증이란 남녀가 모두 만족스러울 정도의 성행위를 할 수 있도록 발기가 충분하지 않고 발기가 되더라도 유지되지 못하는 경우가 전체 성생활 중 25% 이상 일어나는 것을 뜻한다.

노화가 병적인 상태를 뜻하는 것은 아니지만 성욕과 성활동력의 감퇴와는 별개로 발기장애의 발생빈도가 젊은층에서보다 노령층에서 더 높다. 미국 '건강과 사회생활조사' 에 의하면 18~29세 남성의 7%, 30~39세의 9%, 40~49세의 11%, 50~59세의 18%에서 발기부전이 있으며, 기혼자보다 미혼자에서 발기부전 빈도가 높고, 교육수준이 높을수록 유병률이 감소한다고 하였다. 또 미국 '마사츄세츠 남성노화연구(Massachusetts Male Aging Study : MMAS)' 에 의하면 발기부전의 전체 유병률은 52%였으며, 연령별 유병률은 40세의 39%, 50세의 49%, 60세의 58%, 70세의 67%였고, 완전 발기부전이 10%, 중등도 발기부전이 25%, 경도 발기부전이 17%였다. 최근 미국, 유럽, 아시아, 아프리카, 라틴아메리카에서 보고된 발기부전의 유병률은 표 1과 같으며, 지역에 따라 다소 차이가 있으나 조사방법과 조사대상 환자의 연령별 분포에 차이가 있으므로 자료를 단순 비교하는데 문제가 있을 수 있다. 그러나 최근 'GSSAB' 보고는 아시아, 아프리카, 중

표 1. 세계 각국의 발기부전 유병률

연구자	연구대상	유병률
Laumann 등	미국, National Health and Social Life Survey	18~29세 7%
(1994, 1999)		30~39세 9%
		40~49세 11%
		50~59세 18%
Feldman 등	미국, Massachusetts Male Aging Study	40세 39%
(1994)	1,709명	50세 49%
		60세 58%
		70세 67%
Braun 등	독일, Cologne Male Survey	30대 2.3%
(2000)	4,489명	40대 9.5%
		50대 15.7%
		60대 34.4%
		70대 53.4%
Green 등	영국	55~60세 6.9%
(2001)	2,002명	61~65세 12.5%
		66~70세 22.2%
Moreira 등	브라질	18~39세 41%
(2001)	1,170명	40~49세 44%
		50~59세 55%
		60~69세 74%
Berrada 등	모로코	25~34세 36%
(2003)	800명	35~40세 50%
		41~50세 59%
		51~60세 81%
		61~70세 91%
Shaeer 등	나이제리아	35~39세 43%
		40~49세 52%
		50~59세 53%
		60~70세 90%
Sato 등	일본	20~44세 <2.5%
	3,940명	45~59세 10%
		60~64세 23%
		65~69세 30.4%
		70세 이상 44.3%
Wang 등	중국	40대 32.8%
	1,582명	50대 36.4%
		60대 74.2%

		70세 이상 86.3%
김 등	한국 855명	30대 14.3% 40대 26.2% 50대 37.2% 60대 69.2% 70대 83.3%
김 등	한국, Global Study of Sexual Attitudes and Behaviors 600명	40대 20.5% 50대 31.4% 60대 33.3% 70대 41.7%

동, 라틴 아메리카, 유럽, 북아메리카, 오세아니아의 29개국으로부터 각국의 연령별 인구분포에 근거하여 40~80세 남성 13,618명을 대상으로 동시에 조사하였으므로 각국의 유병률 비교가 비교적 정확할 것으로 생각된다. 'GSSAB' 에서 우리나라 남성의 발기부전 유병률은 40대 21%, 50대 31%, 60대 33%, 70대 42%로서 세계평균 40대 11%, 50대 17%, 60대 24%, 70대 29%보다 높게 나타났다.

1) 원인

발기부전증의 원인은 기질성(신체적)과 심인성으로 대별되지만 약 80%는 기질적 원인으로 진단되며 50세 이상에서는 그 빈도가 더욱 높다. 기질성과 심인성 발기부전증의 원인은 전혀 다르지만 장애가 나타나는 것과 장애의 심한 정도는 마찬가지이다. 기질성은 다시 그 원인에 따라 신경인성, 혈관성(동맥성, 음경해면체평활근인성), 내분비성, 해부학적 발기부전증으로 분류된다.

(1) 심인성 발기부전증

사람의 신체기능은 우리 마음대로 이루어지는 것도 있지만 우리의 의지와는 관계없이 이루어지는 것도 있는데 의지와 관계없는 기능은 자율신경의 지배를 받으며 감정 및 정서 상태와 밀접한 관계를 갖고 있다. 성기능은 자율신경의 조절을 받는 것으로 자기 뜻대로 조절할 수 없으며, 무의식적 심리상태가 성기능에 파괴적으로 작용할 수 있다. 심리적 요인에 의한 성기능부전의 직접적인 원인은 성행위가 한창 진행되고 있을 때 작용하여 그 시점에서 성반응을 허사로 만들어 버린다. 성반응은 자율신경의 중개에 의한 반사작용으로서 심리적으로 안정된 상태에 있고 그 작용을 의식하고 있지 않을 때에만 정상적으로 기능한다. 즉, 성적으로 문제없이 기능하기 위해서는 주위환경과의 접촉을 어느 정도 차단하고, 성 자체에만 몰두할 수 있어야 한다.

우울하거나 불안, 초조, 두려우면 교감신경에서 '노아드레날린' 이란 물질이 분비된다. 이 '노아드레날린' 이란 물질은 발기를 억제하는 작용을 갖고 있다. 즉, 의식적이건 무의식적이건 심리적으로 불안 초조한 상태에서 성적으로 흥분하면 '노아드레날린' 이 발기를 일으키는데 필수적인 부교감신경의 혈관확장 작용을 억제하여 발기력을 약하게 하거나 아예 발기가 안되거나 발기가 되었다가도 도

중에 시들어버린다. 심인성 발기부전의 자세한 원인에 대해서는 별도의 장에서 언급되어 있다.

(2) 기질성 발기부전증

기질성 발기부전의 가장 흔한 원인은 당뇨병이며, 심혈관계질환, 골반수술(직장암, 전립선암, 방광암 등)을 받았거나 골반골 골절, 요도손상, 척수손상, 회음부손상 등의 외상을 받은 경우, 만성 알콜중독증, 동맥경화증, 고지혈증, 약물부작용(위궤양치료제, 고혈압 치료제, 신경안정제. 진통제, 마약, 이뇨제, 진정제, 항우울제 등), 흡연, 발기조직인 음경해면체 평활근의 섬유화, 성선기능저하증, 뇌하수체종양, 부신 또는 갑상선 질환, 신부전 또는 만성 간질환 등이 원인이 된다. 일반적으로 당뇨병은 3~4배, 관상동맥질환은 2배, 고혈압은 1.5~2배 많이 발기부전을 일으키는 것으로 알려져 있다.

'GSSAB' 보고에 의하면 우리나라 40~80세 남성에서 발기부전 위험인자의 유병률은 당뇨병 30.5%, 고혈압 34.3%, 고콜레스테롤혈증 26%, 흡연 64.7%로 세계평균치 10.9%, 22.6%, 17.4%, 39.9% 보다 모두 높게 나타났으며 이것은 우리나라 남성의 발기부전 유병률이 세계평균보다 높은 것과 유관한 것으로 생각된다.

2) 진단

발기부전증은 생명을 위협하는 질환은 아니기 때문에 진단을 위한 검사와 치료는 환자가 원하는 치료방법, 신체적 및 정신적 건강상태, 치료동기, 치료 후의 결과에 대한 기대치 등에 따라 선택하게 된다. 예를 들어 먹는 약만 원하는 환자에게 발기유발제의 음경해면체내 주사에 의한 발기반응검사(약물발기검사)를 할 필요는 없으며, 혈관수술을 원치 않는 환자에게 동맥조영술 등의 침해적 검사를 할 필요는 더욱 없다. 발기부전의 진단을 위한 검사방법이나 검사의 순서는 통일된 것이 없으나 검사목표는 일차적으로 심인성과 기질성을 감별진단하는데 두어야 하며, 아직 완벽한 진단방법은 한 가지도 없으므로 시행한 모든 검사를 종합하여 임상진단을 내려야 한다. 치료방법도 내분비장애성 발기부전을 제외하면 원인치료가 거의 불가능하므로 비침습적이거나 덜 침습적인 것부터 시작하여 효과가 미흡하면 보다 침습적인 방법을 선택하여야 한다.

(1) 병력청취

병력청취와 신체검사가 진단을 위한 제반 검사방법의 선택에 기본이 되어야 함은 다른 질병에서와 같다. 병력청취는 성욕감퇴가 없는지, 완전한 새벽발기가 일어나는지, 마지막 성관계를 가진 것은 언제인지, 발기장애가 언제부터 나타났는지, 발기가 처음부터 약해서 성관계를 시도할 수 없는지 아니면 처음에는 발기가 잘 되었다가도 유지가 안 되어 성관계를 중도에 실패하게 되는지, 양자 중에서 어떤 경우가 더 많이 발생하는지, 10회 성관계 중 몇 번 정도 장애가 발생하는지 등을 물어본다. 또 남성의 성기능장애는 배우자와의 갈등이나 배우자의 성기능장애에서 비롯되는 수가 많으므로 이에 대해서도 물어본다. 발기부전은 고혈압, 당뇨병, 심장병, 고콜레스테롤혈증, 우울증에서 발생빈도가 높으므로 이 같은 만성 질환을 갖고 있는지 반드시 확인하여야 한다. 또 발기능에 영향할 수 있는 약물복용(혈압강하제, 이뇨제, 신경안정제, 항우울제, 항남성호르몬제, 항암제, 스테로이드, 디곡신 등)과

흡연에 대해서도 물어보아야 한다. 또 오랫동안 성생활을 하지 않은 경우 발기능을 회복시켜 성관계를 갖도록 하였을 때 심장에 위험성은 없는지를 알아보기 위해서 일상생활은 어떻게 하며, 운동을 얼마나 하는지, 심혈관계 상태는 어떤지 물어본다.

문진에 소요되는 시간을 절약할 수 있는 좋은 방법 중 하나는 설문지를 이용하는 것이다. 성기능을 평가하는 여러 가지 설문지가 개발되었지만 그 중에서도 가장 널리 이용되고 있는 것은 국제발기능지수(International Index of Erectile Function, IIEF)이다. IIEF는 발기능 뿐만아니라 성욕, 오르가슴, 사정기능과 성기능의 전반적인 만족도를 평가할 수 있으므로 전세계적으로 공통으로 이용되고 있고 우리나라에서도 공인된 한글 번역본이 있어 널리 이용되고 있다(표 2).

발기장애에 대한 가장 흔한 호소는 발기의 강직도와 지속시간의 감소이며, 다음으로는 발기현상의 완전소실이다. 초기질문은 이런 증상의 내용과 그 기간, 진행된 속도 등에 초점을 맞추어야 한다. 발기부전 환자는 심리적 좌절감으로 이차적 성욕감퇴가 올 수 있지만 대부분의 환자에서 성욕은 보존되므로 성욕감퇴가 동반되어 있으면 내분비학적 이상 유무를 규명하여야 한다.

심인성 발기부전을 의심케 하는 특징적인 소견은 경우에 따라서는 발기가 잘 되다가도 파트너, 기간, 장소에 따라서 발기장애가 나타나는 것으로 특히, 40세 이하의 젊은 남성에서 발기가 완전히 안 되는 상태가 갑작스럽게 발생하는 경우이다. 그러나 기질적 발기부전증의 초기에도 이 같은 증상들이 나타날 수 있으므로 감별 진단에 유념하여야 한다.

(2) 신체검사

병력청취 후 진단을 위한 다음 단계는 신체검사이며, 특히 외생식기에 대해 주의를 기울여야 한다. 음경의 섬유성 경결을 비롯한 종물이 촉진되는지, 음경의 배부 정중앙에서 종으로 주행하는 혈관에 경결성 변화가 촉진되는지, 그리고 음경해면체의 발달과 유연성을 확인하고, 고환의 용적이 정상인지 등이 중요한 관찰대상이다. 앞가슴을 확인하는 것은 유방비대증이나 유루증 여부를 알아보는데 필요하다.

모든 발기부전 환자는 직장수지검사를 시행하여 구음경해면체반사와 항문괄약근 긴장도를 측정하여 신경학적 이상 유무와 전립선의 크기 및 경도를 알아보아야 한다.

(3) 기본 검사실 검사

병력청취와 신체검사가 끝나면 기본 검사실 검사를 시행한다. 혈당치, 혈중 지질치(총 콜레스테롤, LDL 및 HDL 콜레스테롤, 중성지방), 혈중 테스토스테론 치를 측정한다. 이것은 당뇨병과 고지혈증은 발기부전의 가장 흔한 원인이기 때문이다. 당뇨병이 있는 줄 모르고 발기부전으로 병원을 찾아 검사 끝에 거꾸로 당뇨병을 발견하는 경우가 발기부전환자의 5%나 되며, 이상지혈증도 발기부전의 검사과정에서 우연히 발견되는 경우가 흔히 있다. 테스토스테론은 성욕과 모든 남성 성반응을 위한 기본 성호르몬이다. 혈청 테스토스테론 치가 비정상적으로 낮은 경우에 프로락틴 치를 측정한다. 그러나 고프로락틴혈증의 경우에 혈청 테스토스테론 치가 정상을 보일 수 있으므로 혈청 테스토스테론과 프로락틴 치를 함께 검사해야 한다는 주장도 있다. 또 환자가 성관계를 다시 시작하였을 때 심장기

표 2. 국제발기능측정설문지

1. 지난 4주 동안 성행위 시 몇 번이나 발기가 가능했습니까?
0=성행위가 없었다, 1=항상 또는 거의 항상, 2=대부분(총 횟수의 50% 이상이 훨씬 넘는다), 3=때때로(총 횟수 50% 정도), 4=가끔씩(총 횟수의 50%에 훨씬 못 미친다), 5=거의 한 번도 또는 한 번도 없었다.

2. 지난 4주 동안, 성적 자극으로 발기되었을 때 성교가 가능할 정도로 충분한 발기는 몇 번이나 있었습니까?
0=성행위가 없었다, 1=항상 또는 거의 항상, 2=대부분(총 횟수의 50% 이상이 훨씬 넘는다), 3=때때로(총 횟수의 50% 정도), 4=가끔씩(총 횟수의 50%에 훨씬 못 미친다), 5=거의 한 번도 또는 한 번도 없었다.

3. 지난 4주 동안 성교를 시도할 때, 몇 번이나 파트너의 질 내로 삽입할 수 있었습니까?
0=성교를 시도하지 않았다, 1=항상 또는 거의 항상, 2=대부분(총 횟수의 50% 이상이 훨씬 넘는다), 3=때때로(총 횟수의 50% 정도), 4=가끔씩(총 횟수의 50%에 훨씬 못 미친다), 5=거의 한 번도 또는 한 번도 없었다.

4. 지난 4주 동안, 성교하는 중에 발기 상태가 끝까지 유지된 적이 몇 번이나 있었습니까?
0=성교를 시도하지 않았다, 1=항상 또는 거의 항상, 2=대부분(총 횟수의 50% 이상이 훨씬 넘는다), 3=때때로(총 횟수의 50% 정도), 4=가끔씩(총 횟수의 50%에 훨씬 못 미친다), 5=거의 한 번도 또는 한 번도 없었다.

5. 지난 4주 동안, 성교 시에 성교를 끝마칠 때까지 발기 상태를 유지하는 것은 얼마나 어려웠습니까?
0=성교를 시도하지 않았다, 1=지극히 어려웠다, 2=매우 어려웠다, 3=어려웠다, 4=약간 어려웠다, 5=전혀 어렵지 않았다.

6. 지난 4주 동안 몇 번이나 성교를 시도했습니까?
0=시도하지 않았다, 1=1-2회, 2=3-4회, 3=5-6회, 4=7-10회, 5=11회 이상.

7. 지난 4주 동안 성교를 시도했을 때 몇 번이나 만족감을 느꼈습니까?
0=성교를 시도하지 않았다, 1=항상 또는 거의 항상, 2=대부분(총 횟수의 50% 이상이 훨씬 넘는다), 3=때때로(총 횟수의 50% 정도), 4=가끔씩(총 횟수의 50%에 훨씬 못 미친다), 5=거의 한 번도 또는 한 번도 없었다.

8. 지난 4주 동안 성교 시 귀하의 즐거움은 어느 정도였습니까?
0=성교를 하지 않았다, 1=매우 즐거웠다, 2=상당히 즐거웠다, 3=그런 대로 즐거웠다, 4=별로 즐겁지 않았다, 5=즐겁지 않았다.

9. 지난 4주 동안 성적 자극이 있거나 또는 성교를 했을 때 몇 번이나 사정을 했습니까?
0=성적 자극이나 성교가 없었다, 1=항상 또는 거의 항상, 2=대부분(총 횟수의 50% 이상이 훨씬 넘는다), 3=때때로(총 횟수의 50% 정도), 4=가끔씩(총 횟수의 50%에 훨씬 못 미친다), 5=거의 한 번도 또는 한 번도 없었다.

10. 지난 4주 동안, 성적 자극이 있거나 또는 성교를 할 때, 사정을 했던지 또는 사정을 안 했던지 간에 몇 번이나 오르가슴(절정감)을 느꼈습니까?
0=성적 자극이나 성교가 없었다, 1=항상 또는 거의 항상, 2=대부분(총 횟수의 50% 이상이 훨씬 넘는다), 3=때때로(총 횟수의 50% 정도), 4=가끔씩(총 횟수의 50%에 훨씬 못 미친다), 5=거의 한 번도 또는 한 번도 없었다.

11. 지난 4주 동안 얼마나 자주 성욕을 느꼈습니까?
1=항상 또는 거의 항상, 2=대부분(총 횟수의 50% 이상이 훨씬 넘는다), 3=때때로(총 횟수의 50% 정도), 4=가끔씩(총 횟수의 50%에 훨씬 못 미친다), 5=거의 한 번도 또는 한 번도 없었다.

12. 지난 4주 동안 귀하의 성욕의 정도는 어느 정도이었다고 생각하십니까?
 1=매우 높았다, 2=높았다, 3=그저 그랬다, 4=낮았다, 5=매우 낮거나 전혀 없었다.

13. 지난 4주 동안 대체로 귀하의 성생활에 대해서 얼마나 만족했습니까?
 1=매우 만족했다, 2=대체로 만족했다, 3=그저 그렇다 또는 보통이다, 4=대체로 만족하지 못했다 , 5=매우 만족하지 못했다.

14. 지난 4주 동안 귀하의 파트너와의 성 관계에 대해서 얼마나 만족했습니까?
 1=매우 만족했다, 2=대체로 만족했다, 3=그저 그렇다 또는 보통이다, 4=대체로 만족하지 못했다, 5=매우 만족하지 못했다.

15. 지난 4주 동안 발기할 수 있고, 발기 상태를 유지할 수 있다는 것에 대한 귀하의 자신감은 어느 정도라고 생각하십니까?
 1=매우 높다, 2=높다, 3=그저 그렇다, 4=낮다, 5=매우 낮다.

능이 우려되는 경우에는 별도로 심전도검사 또는 운동부하 심전도검사를 시행한다.

(4) 환자가 원하는 치료방법에 따른 추가검사

병력청취, 신체검사 및 기본 검사실검사가 끝나면 환자에게 가능한 치료방법을 설명하고 환자가 원하는 치료방법에 따라 검사를 추가하여야 한다. 병력, 신체검사 및 기본 검사실 검사에서 내분비성 발기부전으로 진단되고 단순한 성선기능저하증이 아니라고 생각되면 내분비학적 정밀검사를 한다. 신경인성으로 추정되면 음경의 체감각신경 이상 유무를 확인하기 위하여 음경 진동각측정을 하고, 필요하면 신경학적 정밀검사를 한다.

젊은 환자에서 발기부전의 원인이 심인성인지 기질성인지를 확인할 필요가 있는 경우에는 야간의 수면 중 음경발기검사(nocturnal penile erection, NPE test) 또는 시청각 성자극 발기검사(audiovisually sexual stimulation, AVS test)를 시행한다. NPE 검사에서 불완전반응을 나타내면 혈관성 발기부전이 의심되므로 혈관작용제를 음경해면체내 주사하고 필요에 따라 수지자극(자위행위)을 병용하는 약물 발기검사를 시행한다. 이 때 양성 발기반응을 보이면 혈관계는 정상이거나 경도의 동맥성 발기부전이 있을 수 있다. 그러나 불완전 반응을 보이거나 완전 발기반응을 보이더라도 동맥성 발기부전이 의심되면 음경해면체동맥의 복합초음파촬영술을 시행하여 동맥의 혈류유입 장애를 확인하여야 한다.

① 수면중 발기검사

심인성 발기부전 환자는 잠자는 중에는 의식이 없고 자기의사가 개입되지 않아 수면 중 자연적으로 일어나는 생리적 현상인 음경발기를 억제할 수 없으므로 정상 발기를 보이나 기질적 발기부전증 환자는 비정상적 발기반응을 나타낸다. 그러므로 수면중 발기검사는 심인성 발기부전과 기질성 발기부전을 감별 진단하는데 선별검사로서 유용하다.

수면중 발기검사는 Rigiscan(그림 1)을 이용한 검사가 주로 이용되며 적어도 2일, 가능한 3일간 연속 측정하여 가장 발기상태가 좋은 것을 분석 평가한다. Rigiscan은 두 개의 고리로 된 센서와 입력장치 및 출력장치로 구성되어 있으며, 두 개의 센서 중 한 개는 음경 원위부, 다른 한 개는 근위부에 감고

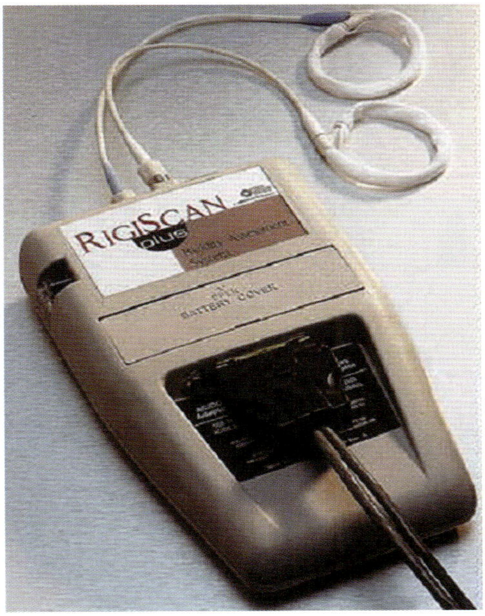

그림 1 Rigiscan 음경팽창과 강직도를 동시에 측정할 수 있다.

자면 수면 중 음경팽창 정도(둘레의 증가)와 강직도를 동시에 지속적으로 측정하여 자료입력장치에 입력되므로 출력시켜보면 그래프와 객관적인 수치로 나타나 수면 중 음경발기의 양상을 구체적으로 알 수 있다. Rigigram상 강직도가 40% 미만이면 성교 불가능한 발기, 40~70%는 힘을 가하면 구부러지나 성교 가능한 발기, 70% 이상은 충분한 강직도를 뜻한다(그림 2). 그러나 신체적으로 뚜렷한 원인 없이 야간발기가 없는 사람이 있으며, 수면장애가 있는 경우에는 비정상적 발기기능에 의한 것이 아니라 비정상적 수면으로 인해 수면 중 음경발기가 감소되거나 없을 수도 있기 때문에 수면 중 음경발기검사의 판독에 주의해야 한다.

② 시청각 성자극 발기검사

시청각 성자극 발기검사는 한편의 에로영화을 보여주면서 즉 시청각 성자극을 가하면서 Rigiscan을 이용하여 발기반응을 측정하는 것으로 수면중 발기검사보다 생리적 발기검사이며 역시 비침습적이므로 발기부전증 환자의 검사에서 초기 선별검사로 유용하다. 또 시행하기가 덜 성가시며, 비교적 단시간 내 시행할 수 있고, 경비도 절감되므로 수면중 발기검사의 대용검사로 유용하다. 그러나 정상 발기의 남자도 검사실에서는 시청각 성자극에 의해 완전발기를 보이지 않는 경우가 흔히 있으며 전신상태의 불량, 고령 환자, 시청각 성자극에 무관심하거나 과다하게 노출되었던 환자나 심리적으로 초억압을 보이는 경우에는 발기반응도가 감소할 수 있으므로 판독에 주의해야 한다.

③ 약물발기검사

음경해면체내 혈관작용제(알프로스타딜 또는 알프로스타딜, 펜톨아민, 파파베린의 혼합액) 주사에 의한 약물발기검사는 혈관성 발기부전증의 진단을 위한 외래 선별검사로서 많이 이용되어 왔고 지금도 적어도 보조적 검사로서 거의 필수적으로 이용되고 있다. 만약 환자가 약물주사 후 5분 내에 신속하게 발기반응을 나타내고 10분 이상 강직한 발기반응을 지속적으로 나타내면 혈관성 발기부전은 없거나 있어도 경미한 정도를 뜻한다. 그러나 심인성 발기부전증의 30~60%는 긴장도가 증가하여 혈관작용제 주사에 불완전 발기의 위음성을 보이므로 불완전 발기를 보인다고 해서 혈관성 발기부전증으로 속단할 수는 없다. 심인성 발기부전증 환자에서 위음성반응을 보이는 것은 불안, 두려움 등에 의한 노아드레날린의 분비에 기인한다.

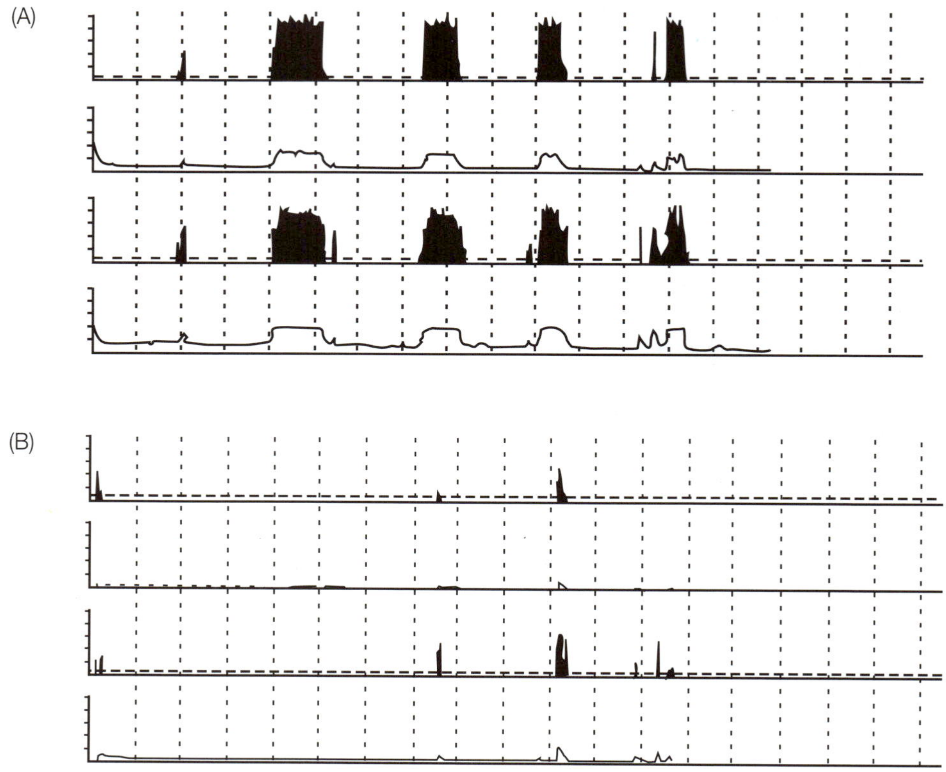

그림 2 정상인(A)과 기질성 발기부전 환자 (B)에서 Rigiscan을 이용하여 야간 수면중 음경발기를 측정한 그래프

④ 복합초음파촬영술

음경해면체동맥의 복합초음파촬영술은 안전하고 덜 침습적이며 외래에서 손쉽게 시행이 가능하다는 장점으로 음경의 혈류상태를 파악하기 위한 일차적 검사방법으로 이용된다. 혈관작용제를 음경해면체 내로 주사하여 동맥확장 및 혈액유입을 유도함으로써 음경해면체동맥의 수축기 최고혈류속도(정상치 : 30cm/sec 이상)와 이완기말 혈류속도(정상치 : 5cm/sec 이하)를 측정한다. 낮은 수축기 혈류속도는 동맥성 발기부전을 뜻하며, 높은 이완기말 혈류속도는 정맥성(음경해면체평활근인성) 발기부전(음경해면체로부터 혈액의 누출)을 의미한다.

⑤ 역동학적 음경해면체내압측정술 및 조영술

정맥성 발기부전이 의심되면서 음경정맥결찰술을 계획하는 경우에 음경해면체내압측정술 및 조영술을 시행하여 음겨해면체로부터 혈액 누출의 정도와 누출 정맥을 확인한다.

⑥ 선택적 내음부동맥조영술

손상에 의한 음경동맥 폐쇄(동맥성 발기부전)가 의심되면서 동맥재건술을 염두에 두고 있는 경우에 한해서 시행하며, 음경동맥의 폐쇄부위와 정도를 확인한다.

3) 치 료

발기부전 치료는 혈중 테스토스테론치가 낮은 경우에는 남성호르몬 보충요법이 가장 효과적이며 보충요법은 성욕감퇴에 대한 보충요법과 같다. 비내분비성 발기부전, 심인성 발기부전, 혈관재건술의 대상이 되는 젊은 혈관성 발기부전 환자를 제외하면 원인치료가 불가능하며 비침습적인 치료법부터 시작하여야 하고, 치료법의 선택은 환자의 의사에 따라야 한다.

발기부전 치료는 일차적으로 경구용 약물을 이용하고, 효과가 없거나 부작용이 심하여 더 이상 이용할 수 없거나 금기증에 해당하면 이차적으로 자가 주사요법을 이용하며, 주사요법에도 효과가 없거나 자가 주사에 불편함, 거부감 내지 공포감으로 이용할 수 없으면 마지막 방법으로 음경보형물 삽입술을 이용할 수 있다.

(1) 경구용 약물

경구용 약물에는 실데나필(비아그라), 타달라필(시알리스), 바데나필(레비트라), 유데나필(자이데나), 미로데나필(엠빅스)의 5가지가 있으며, 5가지 모두 발기를 유도하는 작용기전은 같으나 약역동학이 조금씩 달라 작용시간과 부작용에 차이가 있다.

성적 흥분으로 음경해면체 내 신경과 혈관내피세포에서 산화질소(NO)가 생산되어 혈관 평활근세포 내로 확산해 들어가면 구아닐레이트 사이클라제 효소를 활성화시키고 이 효소는 다시 평활근세포 내 GTP(구아닐레이트 트리포스페이트)를 cGMP(싸이클릭 구아닐레이트 모노포스페이트)로 전환시키면 cGMP는 평활근세포를 이완시켜 발기를 일으킨다. 이때 cGMP는 제5형 포스포디에스테라제(PDE5)에 의해 비활성형인 GMP(구아닐레이트 모노포스페이트)로 가수분해되어 발기작용을 더 이상 할 수 없게 된다. 실데나필, 타달라필, 바데나필, 유나데필, 미로데나필은 모두 PDE5 작용을 선택적으로 억제함으로써 cGMP를 보전시켜 발기를 강하게 하고 유지시키는 것이다(그림 3). 그러므로 모든 PDE5 억제제는 발기강화 효과를 나타내려면 일단은 cGMP가 생산되어야 하므로 반드시 성적 흥분이 있어야 가능하다.

실데나필, 바데나필, 미로데나필은 복용 후 1~4시간 동안 효과가 지속되며, 복용 후 1시간 전후하여 2시간까지가 성관계에 가장 적절한 시간이다. 타달라필과 유데나필은 약효가 각각 24~36시간, 10시간 이상 장시간 지속된다. 경구용 약물은 나이와 발기부전의 원인에 관계없이 60~70%에서 성공적인 성관계가 가능하다.

약물의 종류에 관계없이 가장 흔히 나타나는 부작용은 안면홍조와 두통이며 그 외 시각장애, 현기증, 코막힘, 소화불량, 심계항진, 요통, 상복부통, 근육통 등이 있으나 부작용의 발생빈도는 약물의 종류, 복용 용량, 인종에 따라 다소 차이가 있다. 동양인에서는 안면홍조가 두통보다 더 많이 발생하는 반면, 타달라필 복용 후 근육통은 동양인에서 적게 발생한다. 외국 문헌보고에 의하면 부작용 발생빈도는 실데나필의 경우, 두통 8~27%, 안면홍조 9~33%이었으나 국내 연구에 의하면 안면홍조 47.9%, 두통 15.4%로 안면홍조가 절대적으로 많았다. 타달라필과 유데나필은 약제의 유효시간이 실대나필과 바데나필보다 길므로 부작용의 지속시간도 더 길 것으로 예상되나 4가지 약제 사이에 부작용의 강도와 지속시간의 유의한 차이를 발견할 수 없다. 그러나 부작용 발생은 용량을 높일수록, 고령일수록 높아지므로

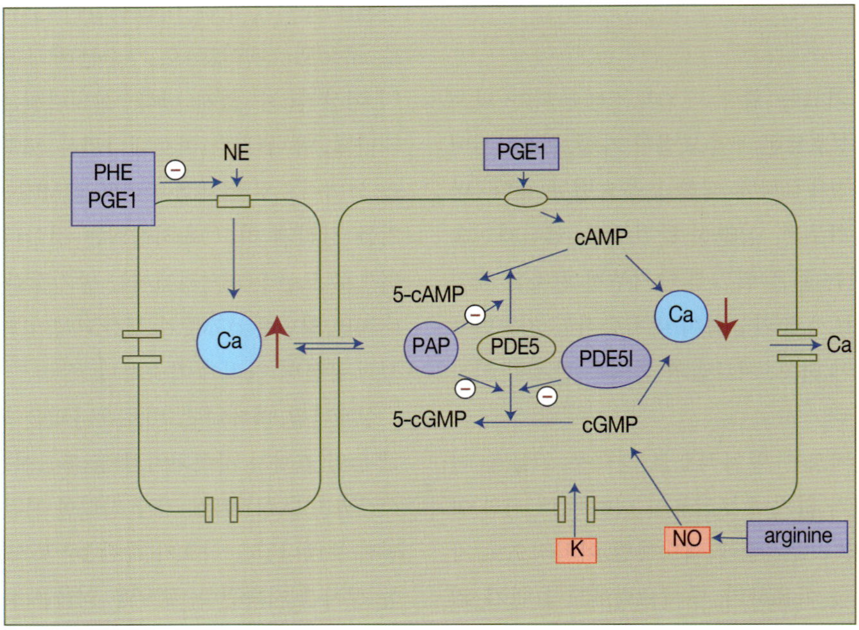

그림 3 경구용 발기부전치료제 (PDE 5형 억제제)와 자가주사 발기유발제의 발기기전. PGE1; prostagladin E1 (alprostadil), PHE; phentolamine, PAP; papaverine, NE; norepinephrine, PDE5; phoshodiesterase 5형, PDE5I; phosphodiesterase 5형 억제제, NO; nitric oxide, Ca; calcium

60세 이상에서는 저용량부터 시작하여야 한다.

질산염제제를 복용하는 관상동맥질환 환자가 PDE5 억제제를 병용 복용하면 혈압이 30mmHg까지 떨어져 쇼크사망의 위험성이 있으므로 절대 금기증에 해당한다. 심혈관계질환을 동반하고 있더라도 저위험군(혈압 강하제로 잘 조절되는 고혈압, 뇌졸중이나 심근경색증을 앓고 6주 이상 경과하였으며 합병증이 없는 환자, 경도의 심장판막질환, 경도의 부정맥, 경도의 심부전증)은 복용하더라도 안전하다. 그러나 중간 위험군(심근경색증 또는 뇌졸중을 앓고 6주가 경과하지 않은 환자, 중정도의 안정성 부정맥 및 중정도의 심부전증)은 정밀검사를 받아 안정성을 확인 후 복용하여야 하며, 고위험군(불안정성 또는 제어되지 않는 협심증, 휴식기 혈압이 90/50mmHg 이하이거나 170/110mmHg 이상, 중증의 간기능장애 환자, 심한 심부전증, 심근경색증 또는 뇌졸중을 앓고 14일이 경과하지 않은 환자, 고위험성 부정맥, 심한 심장판막질환)은 치료를 받은 후 복용하여야 한다. 증식성 당뇨병성 망막질환, 색소성 망막염 환자는 실명의 위험이 있다. 그 외 65세 이상의 고령자, 출혈성 질환 혹은 소화성 궤양이 있는 환자, 중증의 신기능장애 환자, 간기능장애 환자, 케토코나졸, 이트라코나졸, 에리스로마이신, 등을 투여중인 환자는 저용량을 초회량으로 사용할 것을 권장한다.

(2) 음경해면체내 혈관확장제 자가주사요법

자가주사요법은 혈관확장제를 환자 본인이 필요

에 따라 스스로 음경해면체에 주사하여 발기를 인위적으로 유도해 내는 방법이다(그림 4). 주사요법을 위해서는 알프로스타딜 단독 또는 알프로스타딜, 파파베린, 펜톨아민의 3가지 혼합약제가 주로 이용되며, 발기부전환자의 나이와 원인에 관계없이 약 85%에서 성공적 성관계가 가능하다. 주사용 약물은 평활근세포 내 GTP(구아닐레이트 트리포스페이트) 또는 ATP(아데닐레이트 트리포스페이트)를 cGMP 또는 cATP(싸이클릭 아데닐레이트 모노포스페이트)로 전환시키면 cGMP, cATP는 평활근세포를 이완시켜 발기를 일으킨다(그림 2). 그러므로 주사용 약물은 성적 흥분과 관계없이 주사 후 5~10분에 완전 발기가 나타난다. 주사용량은 발기부전의 원인, 환자의 연령, 음경의 크기 등을 고려하여 결정한다. 주사빈도는 명확한 기준은 없으나, 대체로 1주일에 3회까지가 최다사용 허용기준이며 적어도 2일 간격을 둔다.

자가주사요법의 급성 부작용으로는 지속발기증, 음경발기시 음경통증, 주사부위의 출혈에 의한 피멍, 등이 있으며 만성 부작용으로는 음경해면체의 섬유화가 있다.

주사요법은 성공률이 높지만 자가주사에 대한 공포, 두려움, 번거러움, 분위기 저해, 부인의 거부감 등의 이유로 1년 사용 후 탈락률이 60%를 초과한다. 과다한 주사용량은 지속발기증의 위험이 있으므로 자가주사하기 전에 반드시 적정한 용량결정 시험을 받아야 한다. 지속발기증이 7시간 이상 지속되면 음경해면체의 허혈현상에 의해 혈전증과 괴사를 유발하여 결국 해면체 조직의 섬유화가 일어나 기존 발기장애를 더욱 악화시키거나 완전 불능을 초래한다. 그러므로 음경지속발기증이 생기면 가능한 한 빨리 치료를 해야 하며 대부분의 경우 발기지속 3~6시간 이내에 치료하면 완전 회복이 가능한 것으로 보고되었다.

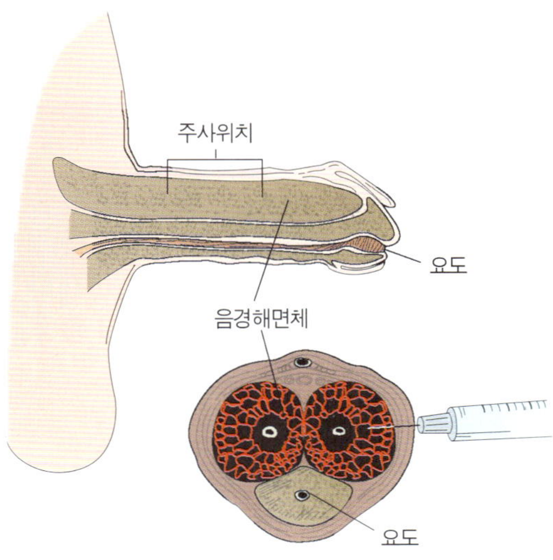

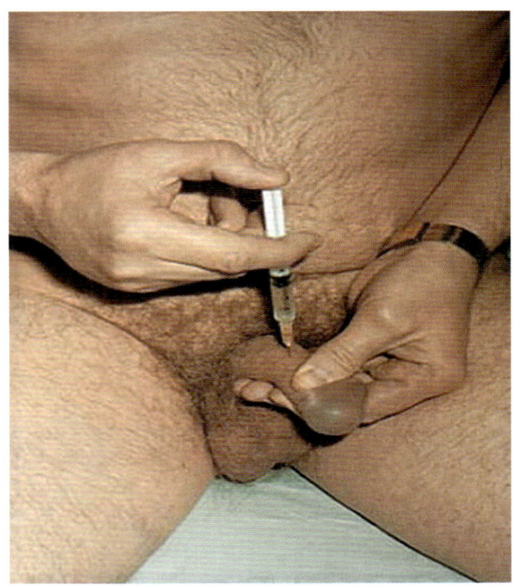

그림 4 음경단면도와 주사 부위, 실제 음경에 주사하는 장면

(3) 진공음경흡입기(진공압축기)

진공음경흡입기는 17세기경부터 이용된 가장 오래된 발기부전의 치료법이지만 1990년대에 들어 안전성이 증명된 새로운 흡입기들이 개발되었다. 진공음경흡입기는 진공실, 진공펌프 및 압박 링(ring)으로 구성되어 있다(그림 5). 진공음경흡입기에 의해 유발되는 음경 강직도는 성교 때의 정상 발기와 비슷하나 진공음경흡입기에 의해 유발되는 생리적 변화는 정상 발기 때 일어나는 생리적 변화와는 판이하게 다르다. 진공음경흡입기에 의한 발기는 성적 흥분에 의한 음경해면체평활근의 이완에 의한 것이 아니고 수축된 상태에서 강압적으로 이루어지는 것이므로 음경팽창이 제한적이다. 진공음경흡입기의 성공적인 이용법을 터득하기까지는 평균 1주(1일~6주)의 기간과 평균 4회(1~12회)의 연습이 필요하며, 충분한 발기가 되기까지의 시간은 평균 2.5분(30초~7분) 소요된다.

진공음경흡입기는 안전하고 효과적이며 저렴하고, 수술이나 자가주사를 원치 않는 환자와 해면체내 자가주사치료에 부분반응을 보이는 환자에게 보조치료로 이용할 수도 있다. 진공음경흡입기 사용에 대한 절대 금기증은 없으며 가능한 금기증도 거의 없다.

합병증은 일반적으로 경미하며, 모세혈관의 파열에 기인한 것으로 생각되는 점상출혈이 흔히 음경피부에 나타난다. 때로는 음경의 감각마비 또는 차가움을 호소하며, 사정시 불쾌감을 호소하는 경우도 있다. 시중에서 암암리 판매되고 있는 진공음경흡입기는 안전발브가 부착되어 있지 않으므로 음경해면체 내압을 무제한적으로 진공상태를 유발할 수 있으므로 위험할 수 있다. 진공음경흡입기의 가장 큰 단점은 성적 분위기 저해이다. 국외 보고에 의하면 평균 29개월간의 추적관찰에서 환자의 만족도는 84%, 부인의 만족도는 89%였으나 필자의

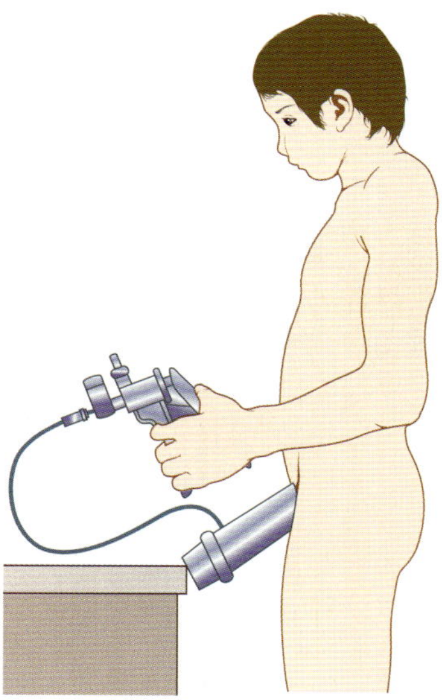

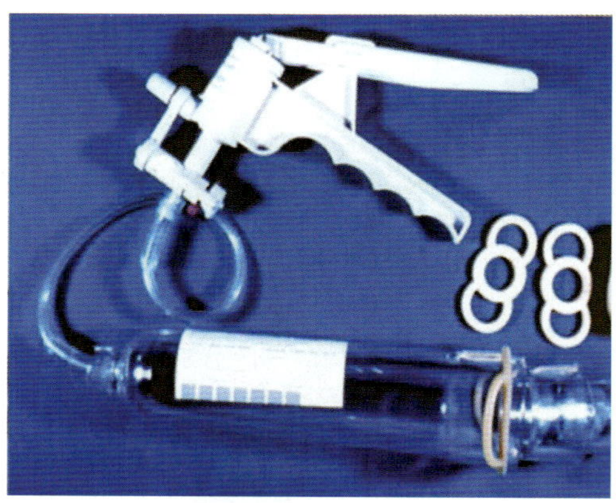

그림 5 진공음경흡입기

경험에 의하면 대부분의 환자는 분위기 저해 때문에 사용을 거부하였다.

(4) 혈관수술

동맥재건술은 주로 50세 미만의 젊은 남성에서 외상에 의한 동맥성 발기부전증에 시도된다. 정맥결찰술은 성공율이 다양하게 보고되었으나 장기추적결과에 의하면 약 20%로 만족스럽지 못하므로 최근에는 거의 시행되지 않고 있으며 누출이 경미한 극히 제한적인 환자에게만 시술되고 있다.

(5) 음경보형물삽입술

음경보형물삽입술은 음경해면체 내에 보형물을 삽입하여 발기를 필요에 따라 인위적으로 유도해내는 일종의 재활의학으로서 한번 시술하면 발기력의 원상회복이 불가능하므로 발기장애의 원인에 관계없이 항상 마지막 치료방법으로 고려하여야 한다. 보형물에는 비팽창성(그림 6)과 팽창성이 있으며, 팽창성에는 1조각형, 2조각형, 3조각형이 있다(그림 7). 비팽창성 보형물 삽입술 후에는 음경이 항상 발기상태와 같이 단단하게 있으며 평상시에는 음경을 아래 또는 위로 향하도록 굽혀 놓았다가 필요시 쪽 바로 편다. 팽창성 보형물은 평상시에는 강직도 없이 아래로 쳐져 있으나 조작에 따라 보형물내 수액이 이동하여 발기상태를 유도해내므로

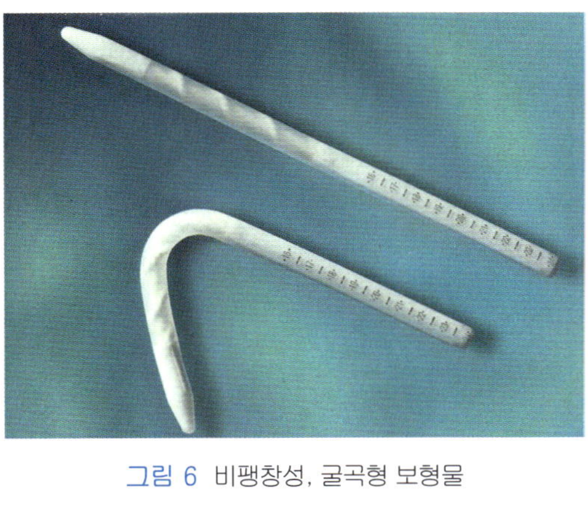

그림 6 비팽창성, 굴곡형 보형물

(A)
(B)
(C)

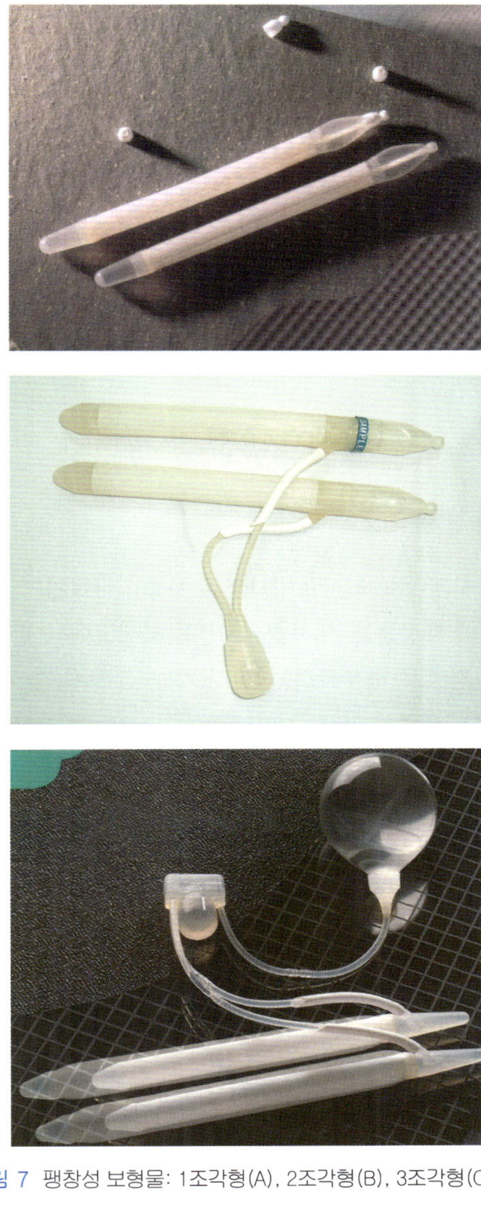

그림 7 팽창성 보형물: 1조각형(A), 2조각형(B), 3조각형(C)

비팽창성 보형물보다 더 자연적이고 생리적이라 할 수 있으나 고장이 날 수 있고 고장이 나면 재수술이 필요하다. 보형물 삽입술은 발기장애를 해결해주는 수술이므로 수술 전 사정과 오르가슴에 문제가 없었다면 수술 후에도 사정과 오르가슴이 정상적으로 일어나며, 보형물 삽입수술의 만족도는 90% 내외이다. 주된 합병증에는 보형물의 기계적 고장, 감염, 피부미란, 장기간의 통증, 귀두부 굴곡 기형 등이 있다. 그 외 선택적 환자에서 성치료, 혈관재건수술을 시행할 수 있다. 현재 전체 발기부전 환자의 약 70%는 경구용 약물로, 10%는 주사요법으로 치료하고 있다.

3. 사정장애

사정장애에는 조기사정(조루증), 사정지연(지루증), 사정불능, 역사정이 있다. 사정장애의 원인은 신경병성, 해부학적, 심인성(기능성) 장애로 크게 3가지 범주로 나눌 수 있다.

1) 원인

(1) 조루증

세계보건기구(WHO)는 조루증을 '남성이 수의적 사정조절능력이 부족하여 스스로 원하기도 전에 클라이막스에 도달해버리는 것'으로 정의하고 있다. 조루증은 남성의 가장 흔한 성기능장애로 사춘기 이후의 모든 연령층에서 비슷하게 나타난다. 미국 남성의 경우 20대의 30%, 30대의 32%, 40대 28%, 50대 31%가 조루증을 갖고 있으며, 'GSSAB' 보고에 의하면 우리나라 남성은 40대의 28%, 50대의 29%, 60대의 28%가 조루증을 갖고 있어 세계평균 40대 22%, 50대 23%, 60대 24%와 비슷하다.

사정시간은 오랫동안 금욕하였다가 급히 성관계를 갖다보면 자연히 사정시간이 짧아지게 마련이며, 상대방이 같은 여성이라도 성관계 때의 신체적, 감정적 조건과 주위환경에 따라 많은 차이를 보이므로 조루증을 명확하게 진단내리기는 어렵다. 일반적으로 질내 삽입 후 2분 이내에 사정하면 조루증으로 진단하는데 조루증 환자의 80% 이상은 1분 이내에 사정한다. 조루증의 원인은 어릴적 부모로부터 받은 깊은 심적 상처가 평생토록 여성에 대해 불신을 갖도록하며 어른이 되어서도 무의식적으로 섹스와 사랑에 대해 깊은 죄의식과 갈등을 갖도록 하여 조루증으로 여성이 성적쾌락을 즐기는 것을 방해하며 섹스에 대해 자기 스스로를 벌한다고 생각해왔다. 물론 조루증환자들 중 일부는 명확한 성신경증이 있고 여성에 대해 분노를 갖고 있으며 이런 감정적 문제가 조루증을 야기시킬 수도 있지만 대부분의 조루증환자들은 신경증 또는 인격장애가 없으며 진실로 아내와 애인을 사랑하고 더 훌륭한 연인이 되기를 갈망하며 그들의 배우자에게 좌절감과 실망을 주는데 있어 매우 괴로워한다. 이처럼 조루증의 심리적 원인을 찾을 수 있는 경우는 드물며, 성관계 중 지나친 뇌신경의 흥분으로 '음경의 감각을 자각하는 것이 불충분' 한데서 비롯된다고 알려져 있으며, 음경감각의 과민성에서 비롯된다는 일부 주장도 있다.

(2) 지루증

지루증은 조루증과 반대현상으로 성욕이 충분하

고 발기력도 왕성하지만 극치감을 느낄 듯하면서도 사정이 잘 일어나지 않는 증세이다. 아주 드물게는 평생토록 몽정 이외에 정상적인 남녀의 성관계로는 한번도 사정을 못하는 사람도 있다. Masters와 Johnson은 성기능장애환자의 4%가 지루증이라 하였으나 'GSSAB' 보고에 의하면 우리나라 남성은 40대 14.7%, 50대 14.7%, 60대 16.7%, 70대 27.8%에서 지루증이 있어 세계평균 10.1%, 11.8%, 18.0%, 21.9%보다 높게 나타났다. 지루증은 처음 얼마동안은 부인이 전혀 눈치를 채지 못한다는 특징이 있다. 초기에는 성관계 시간이 길어져 오히려 만족해하는 파트너가 많으나 일단 남성이 사정능력이 임의대로 조절되지 않는다는 것을 알고 나면 오히려 불쾌하게 느끼고 불균형이 생겨서 결국 심각한 갈등을 맞게 된다.

지루증의 원인은 정신적인 것과 기질적인 것이 있으나 대부분 정신적인 것에 기인하며 불안과 죄책감이 그 주된 원인이다. 사정으로 정액을 쏟음으로 해서 무기력해지고 죽지나 않을까 두려워할 때, 사정으로 병을 옮기지나 않을까 하는 불안감과 거꾸로 불결한 여성 성기에 대한 혐오감, 사랑의 표시를 나타내기 싫을 때, 여성에게 성적 매력이 없을 때, 부인에 대한 불만 내지 적개심이 있을 때, 자신은 마음이 내키지 않지만 여성이 결혼을 강요하거나 임신하겠다고 조를 때, 엄격한 종교적 교육을 받아 성에 대한 죄책감을 갖고 있을 때, 여성을 어머니로 생각하고 어머니 성기 속에 사정을 해서는 안 된다는 생각을 할 때 등이다.

기질적 원인으로는 척수의 손상과 질환, 교감신경계의 손상, 당뇨병, 약물복용 등이 있다. 지루증을 일으키는 약물로는 아편 등의 최면제, 알콜 등의 진정제, 항남성호르몬제, 교감신경차단제, 항정신병약물, 항우울제, 신경안정제 등이 있다. 척수손상의 경우, 손상 부위에 따라 정도의 차이는 있지만 약 85~97%의 환자는 사정능력을 잃게 된다. 그러나 지루증은 명확한 원인을 찾을 수 없는 경우가 대부분이다.

(3) 역사정

역사정의 원인으로는 외과적 신경절제(예 : 고환암에 대한 광범위한 후복막강 임파선절제술, 양성 또는 악성 질환에 의한 직장절제술), 전립선절제술, 척수손상, 당뇨병, 전신적 신경병(예 : 파킨슨씨 질병, 다발성 경화증), 약물복용(예 : 교감신경차단제)이 있다. 당뇨병환자의 32%까지 사정장애가 보고되었는데 가장 흔한 장애는 역사정이다

2) 진단

발기기능을 포함하여 사정기능에 대한 위험요소가 되는 일련의 관련 성기능에 대해 문진한다. 누정과 사정에 영향하는 골반부 또는 후복막강 수술, 신경병, 척수손상, 당뇨병, 성기의 선천성 기형, 요로감염, 대사장애, 약물복용의 병력이 있는지 조사한다. 부부관계와 성욕은 물론 환자의 정서적 및 심리학적 안정성에 대해 질문한다.

신체검사는 병력에 따라 결정된다. 먼저 성기의 신경학적 장애나 해부학적 변형이 있는지 조사한다. 음경과 고환을 검진하며, 직장수지검사로 전립선의 이상 유무를 조사하고 필요하면 전립선 마사지로 전립선액을 받아 전립선염 유무를 검사한다.

사정불능은 오르가슴의 동반 유무를 확인하여야 한다. 오르가슴을 동반하지 않으면 심인성 또는 사정신경장애에 의한 진정한 사정불능이거나 사정관 폐쇄 또는 정액의 생산불능이 원인이 된다. 오르가

슴은 있는데 사정액이 나오지 않으면 역사정을 의미한다. 역사정이 의심될 때는 사정액량을 측정하고, 사정 후 소변검사를 하여 정자 유무를 확인한다. 사정관 폐쇄가 의심되면 경직장 초음파촬영술이 필요하다.

3) 치료

(1) 조루증

조루증환자들은 성관계 중 야구나 납세고지서에 대해 생각하거나 암산을 하며 뺨 안쪽을 깨물어서 흥분을 자제해보려고 노력하기도 한다. 때로는 음경의 감각을 무디게 하기 위해서 두개의 콘돔을 사용해보기도 하고 마취제 연고를 바르기도 한다. 그러나 이 모든 방법들은 성욕, 쾌감, 성적흥분을 감소시키기 때문에 적절한 치료법이라 할 수 없으며, 성적감각의 자각(自覺)을 오히려 방해하기 때문에 궁극적으로는 문제를 더욱 악화시킬 수 있다. 음주도 적절히 하면 불안감을 감소시키므로 조루증을 방지하는데 도움이 될 수 있다. 그러나 술도 과음하면 발기장애를 일으킬 수 있고 음주후의 성관계가 습관화되면 성욕과 성반응이 감퇴될 수 있으며 때로는 음주량을 증가해야만 같은 효과를 얻을 수 있게 되는 악순환이 계속될 가능성도 있다. 보통 두 번째 사정은 늦어지므로 어떤 사람은 성관계를 시도하기 전에 자위행위로 사정을 해 성기의 자극 감퇴기를 일부러 만든 다음에 본격적인 성관계 때 사정을 늦추기도 하며, 어떤 사람은 첫 번째 성관계에서 조기사정을 하였을 경우에 한번 더 시도하여 첫 번째의 조루증을 보상하려고도 한다. 그러나 두 번 사정은 연령의 한계가 있으며 나이가 들면 한번 사정 후 일정시간이 경과하기 전에는 아무리 자극을 해도 발기가 되지 않으므로 고령층에서는 불가능한 일이다. 성적흥분을 진정시키는 약물들은 사정시간을 연장시키기는 하지만 거의 모두 성반응 자체를 지연시키므로 고도의 성적 쾌감을 느끼는 시간은 오히려 짧아지고 일단 최고조에 도달하면 사정이 아주 빨라진다. 조루증이 심한 경우에는 약물도 효과가 없다.

처음 성관계 때나 자위행위 때는 조기사정을 했지만 정상 조절력을 개발 터득해온 많은 다른 젊은 남성들과 달리 조루증환자는 성적감각을 완전히 자각하지 못하는 과오를 계속해서 범해왔으며 지금도 그 습관에 젖어 있는 것이다. 이러한 버릇은 저절로 교정되는 경우가 거의 없으며 성적감각을 자각하는 수준을 체계적으로 향상시켜야만 가능하다. 어떤 조루증환자는 자위행위를 하든, 구강성교를 하든, 파트너의 손으로 자극을 받든 또는 직접 성교를 하든 항상 조기사정을 하지만 이런 경우는 소수에 지나지 않으며 많은 조루증환자들은 자위행위나 구강성교 때는 조절이 잘 되지만 성교 시에만 조기사정을 해버린다. 조루증환자가 손으로 자극할 때나 구강성교 때는 아무런 문제없이 지속력을 유지할 수 있고 여성의 질 내에서만 조절이 잘 되지 않는 것은 조루증환자가 질 내에서도 사정조절을 할 수 있으며 조루증의 상황적 본질은 조루증환자의 정신자세의 단순한 차이에 기인하는 것을 뜻한다. 즉, 조루증환자는 혼자서는 평온해지고 즐거움을 얻을 수 있다. 그러나 파트너와 함께 성교를 하려 할 때는 너무 흥분 긴장하여 쾌감상태로 머무를 수가 없다. 바로 이점을 고치는 것이 조루증을 치료하는 첩경이다. 조루증 환자들은 조절하려고 열심히 노력하면 할 수록 더욱 더 빨리 조기사정을 하게 된다. 파트너가 조루증에 대해 융통성을 갖고 있다면 조루증환자의 마음은 편할지 모르나 조루증 자체를 치료해주지는 못한다.

조루증의 치료에는 성기압축법, 정지시작법과 같은 행동치료와 약물요법이 있다. 행동요법에 대해서는 다른 장에서 구체적으로 소개하고 있다. 최근에는 경구용 항우울제를 이용한 약물요법이 가장 많이 이용되고 있는데 행동요법과 병용하면 더 많은 효과를 기대할 수 있다. 소량의 항우울제로 사정시간을 5~10분 지연시킬 수 있으며 성관계 가질 때마다 4시간 전에 약물을 복용한다. 경구용 약물요법과 행동요법에 효과가 없으면 국소마취제를 이용할 수 있으며, 신경차단술은 어떠한 방법으로도 해결되지 않는 경우에 마지막으로 실험적으로 시도해 볼 수 있다.

(2) 지루증

지루증의 치료는 그 원인이 약물복용이나 기질적 질병에 있다면 이런 원인요소를 제거하면 된다. 그러나 정신적 원인에 기인한 지루증은 불안감과 죄책감을 극복하고 성적 흥분을 감소시키는 정신적 산만함을 제거해야 한다. 이와 같은 정신요법과 함께 질 외에서 남녀가 서로 성기를 자극하여 사정감에 도달하면 곧바로 성관계에 들어가 질 속에서 사정과 쾌감을 함께 느끼게 하는 방법을 반복하면 약 80%이상에서 치료에 성공할 수 있으며 약물로는 교감신경흥분제가 효과적이다.

사정불능으로 임신을 할 수 없는 경우에는 진동자극 또는 전기자극 유도사정으로 정액을 채취하여 인공수정(자궁내 또는 체외)시킨다. 진동자극유도사정은 음경에 진동자극을 가하여 반사 작용에 의해 사정이 일어나도록 하는 방법으로 비침습적이므로 전기자극유도사정을 시행하기 전에 일차적으로 시도해볼 수 있는 좋은 방법이다. 전기자극유도사정은 직장 내로 소식자를 넣고 전기자극을 가하여 전립선과 정낭, 정관팽대부의 수축이 일어나도록 하여 사정을 유도하는 것이다. 심인성 사정불능이나 후복막강 임파선절제술, 당뇨병 및 다발성 경화증 환자 등 감각이 보존 돼있는 경우와 척수손상환자 중 감각이 부분적으로 남아 있어 통증이 우려되는 경우에는 마취하에 시술한다.

사정관 폐쇄에 의한 사정 불능은 외과적 절제에 의해서만 치료가능하다. 그러나 노인성 사정지연 또는 불능에 대해서는 효과적인 치료방법이 없다.

(3) 역사정

약물 부작용에 의한 것이 아닌 경우 근본적으로 치료할 수 있는 방법은 없으나 역사정 자체는 인체에 해롭지 않으므로 일부러 치료할 필요는 없다. 그러나 임신을 원하는 경우에는 경구용 알파-아드레날린성 작용제(이미프라민, 슈도 에페드린)가 사정 때 방광경부의 수축을 일으켜 역사정을 방지할 수 있으므로 일시적으로 이용할 수 있다. 이미프라민(25mg을 하루 4회 2주간 경구투여)으로 40%에서 성공적으로 역사정을 선행성 사정으로 전환시킬 수 있다. 만약 선행성 사정이 성취되지 않으면 사정직후 소변을 받아 역사정액을 채취하여 자궁내 인공수정을 고려하여야 한다.

4. 오르가슴 장애

사정 때 느끼는 무아경의 극치감(오르가슴)은 내

생식장기에 고여 있던 정액이 사정관을 통하여 후부요도로 배출되는 순간부터 느끼게 되며 정액을 요도 밖으로 배출하기 위해 요도주위의 모든 회음부근육이 수축하는 순간에 최고의 극치감을 느끼게 된다.

사정 시 쾌감이 떨어지는 이유는 몇 가지가 있다. 첫 번째, 가장 흔한 원인은 노인에서 볼 수 있는 정액량 감소이다. 정액은 주로 정낭과 전립선에서 생산되는데 나이가 들면 남성호르몬의 생산감소와 정액생산 장기인 전립선과 정낭의 기능저하에 따라 정액 생산량이 많이 감소하게 된다. 정액량이 감소하여 예를 들어 1.0ml이라면 후부요도의 용적인 2.0ml 에도 못 미치므로 후부요도의 팽만감은 그만큼 떨어질 것이며 내압이 높게 올라가지 못하므로 사정 시 정액이 힘없이 나오고 쾌감은 떨어질 수밖에 없다. 정액량이 정상이라도 사정시 정액이 밖으로 다 나오지 못하고 역사정으로 소위 불발탄이 되어도 극치감이 떨어지는 것은 마찬가지이다. 두 번째, 사정시 쾌감이 떨어지는 또 다른 원인은 골반근육이 약해서이다. 노령이 되면서 근육의 힘이 떨어지면 자연히 사정 시 근육의 수축력도 떨어지므로 정액이 힘없이 나오고 그 만큼 쾌감이 떨어진다. 젊어서는 사정 시 정액을 30~60cm까지 멀리 힘차게 배출할 수 있으나 노령이 되면 사정거리가 10~30cm로 힘없이 일어난다. 세 번째, 원인은 사정신경이 약해서이다. 정액량이 정상으로 생산되고 사정근육이 아무리 튼튼하더라도 근육의 수축이 일어나도록 신경을 통한 자극의 전달이 원활히 이루어지지 않으면 사정이 일어날 수 없다. 그러므로 당뇨병 등에 의한 말초신경병이 있으면 사정이 힘없이 일어나고 쾌감이 떨어질 수 있다. 노령에서 나타나는 사정 시 쾌감의 감퇴는 정액량의 감소와 근육의 수축력 약화, 신경기능의 약화 등이 복합적으로 작용해서 일어나는 것으로 생각해야 한다. 마지막으로 중요한 원인은 심리적 억제에서 비롯된 것이다. 임신이 걱정되거나 성행위에 대한 죄의식 등이 뇌리를 장악하고 있으면 아래에서는 반사적으로 사정이 일어나고 있지만 뇌중추신경에서는 이를 억제하므로 근육의 수축이 원활하게 일어나지 못하여 사정이 힘없이 일어나고 쾌감이 감퇴하거나 심하면 아예 못 느끼게 된다.

5. 약물부작용에 의한 성기능장애

혈압강하제, 이뇨제, 신경안정제, 항우울제, 항암제, 부신피질호르몬 등의 약물들이 일으키는 부작용 중의 하나가 성기능장애이다(표 3). 가장 흔히 나타나는 성기능장애로서는 남성에게는 성욕감퇴, 발기장애, 사정불능, 유방비대 등이 있고, 여성은 성욕감퇴, 질 분비액 감소에 이어 오르가슴장애가 있다. 그러나 약물부작용에 의한 성기능장애는 기존의 신체적 또는 정신적 요인에 따른 성기능장애와 동시에 발생하거나 다른 약제를 함께 복용한 경우에는 약물 때문에 그런 줄 모르고 지나쳐버리게 되는 수가 많다. 미국의 슬레그 박사는 병원외래를 찾는 발기장애환자의 25%가 약물부작용과 관련 있다고 하였다.

먼저 혈압강하제는 지금 사용되고 있는 모든 약제가 개인에 따라 차이가 있지만 발기장애나 사정장애 또는 양자 모두를 일으킬 수 있다. 혈압강하제에는 교감신경차단제, 알파-아드레날린성 차단제,

표 3. 성기능장애를 일으킬 수 있는 약제

• 혈압강하제	교감신경차단제 (α-methyldopa, clonidine) α-아드레날린성 차단제 (phentolamine, phenoxybenzamine) β-아드레날린성 차단제 (propranolol, atenolol) 이뇨제(spironolactone, thiazide) 혈관확장제(hydralazine)
• 향정신병제	chlorpromazine, thioridazine, haloperidol, thiothixene
• 항우울제	삼환계 항우울제 (fluoxetine, sertraline, paroxetine, fluvoxamine, venlafaxine) Monoamine oxidase inhibitors
• 항콜린성 약물	atropine, banthine, probanthine
• 습관성 약물	alcohol, nicotine, marijuana, cocaine
• 내분비 약물	estrogen, LHRH analogues, cyproterone
• 기 타	cimetidine, digoxin, metoclopramide

베타-아드레날린성 차단제, 혈관확장제, 이뇨제의 5종류가 있는데 그중에서 1) 베타-아드레날린성 차단제인 프로프라놀롤(상품명: 도시톤, 인데솔, 인베라, 테프라, 푸레날, 프라놀, 프로라 등)은 발기장애를 2~15%에서, 성욕감퇴를 2~5%에서 일으킨다. 프로프라놀롤보다는 흔치 않지만 '비스켄' 이나 '테놀민' 도 발기장애를 일으킨다. 2) 교감신경차단제인 메틸도파(상품명: 알도메트)는 남성에서는 발기장애를 20~30%에서, 성욕감퇴와 사정장애를 10%에서 일으키며, 유방비대도 일으키고, 여성에게는 오르가슴장애를 일으킨다. 클로니딘(상품명: 카타프레스, 세니딘, 미니텐)은 발기장애가 4~41%에서 일어나며, 사정장애는 거의 없으나 성욕감퇴도 보고되었으며, 여성에겐 오르가슴장애를 일으킨다. 레설핀은 남성에겐 발기와 사정장애, 성욕감퇴, 여성에겐 오르가슴장애를 일으킨다. 구아네치딘(상품명: 이즈멜린)은 발기장애를 24%에서, 사정장애를 40%에서 일으킨다. 3) 알파-아드레날린성 차단제인 프라조신(상품명: 미니프레스)은 0.6%로 비교적 드물게 성기능장애를 일으키지만 발기장애를 일으킬 수 있다. 4) 혈관확장제인 하이드랄라진(상품명: 안프라솔, 아프레스)은 '미니프레스' 와 비슷하게 성기능장애를 일으킨다. 지금까지 남성 성기능장애를 일으키지 않는 것으로 알려진 혈압강하제로는 안지오텐신-전환효소 길항제인 '캅토프릴' 과 '에날라프릴', 칼슘통로차단제인 '베라파밀' 등이 있다.

이뇨제로 클로르치아자이드(상품명: 다이크로짓, 다이지드, 디크로다이드)는 3~9%에서 성기능장애를 일으키며, 남자에겐 성욕감퇴와 발기장애, 여자에겐 질 분비액 감소를 일으킨다. 스피로노락틴(상품명: 알닥톤)은 남자에겐 성욕감퇴, 발기장애, 유방비대, 여자에겐 유방통증을 동반한 유방비대, 월경불순, 성욕감퇴, 질 분비액 감소를 일으킨다.

신경안정제인 디아제팜(상품명: 바리움, 메로드)은 사정장애와 성욕감퇴를 일으키고, 할로페리돌(상품명: 세레네이스, 피디엘, 에치피), 아미트리프티린(상품명: 도리다놀, 에나폰, 에트라빌), 이미프라민(상품명: 토프라닐)은 발기장애와 성욕감퇴를 일으킨다.

그 외에 성기능장애를 일으킬 수 있는 약제로는 진정제인 페노바비탈(상품명: 루미날), 부신피질호르몬제인 '코티존', 심장병치료제인 '디곡신', 위궤양 치료제인 시메티딘(상품명: 에취투, 타가케트,

하이메틴, 타그마, 싸이메트, 시그나틴, 시메틴), 위장관운동 촉진제인 메토클로프라마이드(상품명: 멕펠, 멕페란, 멕소롱, 푸로메친), 현기증 치료제인 '드라마민', 진통제인 파스, 전립선암치료제인 '에스트로겐', 전립선비대증 치료제인 피나스테라이드(상품명: 프로스카)와 듀타스테라이드(상품명: 아보다트)을 포함한 항남성호르몬제, 항암제 등이 있다. 습관성 약물인 히로뽕, 마리화나, 코카인, 아편, 헤로인, 코데인 등은 흔히 성수행을 고조시키며 최음성의 효과를 갖고 있는 것으로 믿어지고 있으나 과다하게 복용하거나 장기적으로 복용하면 역으로 성반응 감퇴를 초래한다.

6. 전립선질환과 성기능장애

전립선에 발생하는 주된 질환으로는 다른 장기에서와 마찬가지로 염증성 질환인 전립선염과 양성 종양인 전립선비대증, 그리고 악성 종양인 전립선암이 있는데 서양의 통계에 의하면 전립선비대증이 약 80%, 전립선암이 18%, 전립선염이 나머지 2%를 차지한다. 전립선에 발생하는 질환들은 성기능장애와 밀접한 관계가 있으므로 환자들은 이중으로 고통을 받게 된다.

1) 전립선염과 성기능장애

전립선비대증이나 전립선암은 중년 이후의 남성에서 주로 나타나지만 전립선염은 성생활이 활발한 젊은 남성에서 주로 발생한다. 전립선염은 치료가 잘 되지 않으므로 환자들이 실망감과 함께 심한 정신적 고통을 받게 된다. 많은 환자들이 전립선염을 수치스러운 병으로 잘못 알고 결혼을 미루기까지 하며, 어떤 전립선염환자는 발기부전을 야기하지나 않을까 심히 걱정한 나머지 실제로 심인성 발기부전증에 걸리기도 한다. 또 때로는 불임의 원인이나 기형아 출산을 걱정하기도 한다. 전립선염이 성기능장애를 일으키는 원인은 어디까지나 심리적인 것으로, 감염에 의한 통증이나 상대방에게 전염시키지나 않을까 하는 걱정, 성병에 걸렸다는 죄의식 등에서 비롯된다. 비세균성 전립선염은 완치가 어려운 만성질환이다. 그러므로 전립선염으로 수년간 고생한 환자들은 남성 성기능에 대단히 중요한 장기로 알고 있는 전립선에 염증이 있고 이것이 잘 낫지도 않으며 몇 년이고 지속되니 실망감과 좌절감 그리고 패배감에 빠져 정신적으로 불안정하고 심하면 노이로제 현상까지 동반하며 결국 성기능장애로 연결된다.

만성 전립선염환자에서 가끔 나타나는 조루증은 염증으로 전립선이 만성 울혈상태를 일으키거나 염증 자체에 의해 전립선이 자극을 받아 나타날 수 있다. 그러나 전립선염이 조루증의 원인이 된다고 믿고 자신감을 잃으면 그 자체가 심리적 요인으로 작용하여 증세를 더욱 악화시킨다.

2) 전립선비대증과 성기능장애

전립선비대증은 전립선 세포의 증식에 의해 전립선의 크기가 커지는 일종의 노화과정으로서 거의 모든 남성에서 일어나며 비대 된 정도가 심하지 않으면 증상을 일으키지 않지만 어느 정도 이상 비대 되면 전립선 중앙을 관통해 지나가는 요도를 압박하여 여러 가지 배뇨장애 증상을 일으키게 된다. 우리나라도 평균연령의 증가추세에 따라 고령의 인구가 늘어나고 식생활이 채식위주에서 육류섭취가 많아지는 등 서구화함에 따라 전립선비대증 환자가 점점 증가추세를 보이고 있으며, 40대에 20%, 50대에 30%, 60대에 40%, 70대에 56%의 남성들이 전립선비대증에 의한 배뇨장애 증상을 호소한다.

배뇨장애 증상이 심할수록 발기장애의 발생빈도가 증가하는 것을 볼 수 있는데 이것은 전립선비대증이 있으면 전립선과 방광출구 뿐만 아니라 음경해면체 평활근의 긴장도가 증가하기 때문이지만, 배뇨장애 증상에 의한 심리적 위축감에서 비롯될 수도 있다. 또 전립선비대증의 약물치료를 위해서 항남성호르몬제나 교감신경차단제를 복용하면 약물 부작용으로 성욕감퇴, 발기부전이 나타날 수 있다.

3) 전립선암과 성기능장애

전립선암은 서양인의 남성에서 가장 흔히 발생하는 암이며, 동양인에서는 서양인에 비해 전립선암의 발생율이 확실하게 낮지만 서양식 음식물의 섭취가 증가하면서 전립선암의 발생빈도가 증가하고 있다. 전립선암 그 자체는 발기기능에 지장을 주지 않는다. 그러나 전립선암에 대한 치료를 위해서 항남성호르몬제 또는 여성호르몬제를 복용하거나 뇌하수체자극호르몬을 주사하면 발기장애, 성욕감퇴, 사정장애를 유발한다. 또 전립선암으로 근치적 전립선적출술, 방사선치료를 받으면 발기부전과 사정장애가 나타난다.

4) 전립선수술과 성기능장애

전립선비대증에 대한 전립선절제술은 비대된 전립선조직만 절제하는 것이므로 정상 전립선조직은 그대로 남아 있다. 만약 수술 후 발기부전이 된다면 그것은 실제로 수술로 인한 손상일 수도 있지만 환자가 미리 성기능장애가 생길지 모른다고 생각하기 때문에 생기는 심리적 원인에 기인하는 경우가 더 많다. 전립선절제술을 받은 환자와 다른 이유로 복부 수술을 받은 환자 간에 수술 전과 수술 후의 발기부전의 빈도를 비교한 연구조사에 의하면 양자 간에 수술 전후 발기부전의 빈도가 아주 유사함을 볼 수 있다. 이것은 전립선절제술이 발기장애와는 무관하다는 것을 의미한다.

전립선절제수술 후에 발생하는 발기부전의 빈도는 환자의 연령과 직접적인 연관성이 있는 것으로 보인다. 즉, 높은 연령일수록 수술 후 발기부전의 발생빈도가 높다. 사람들은 보통 자신의 성적 능력을 과장해서 이야기하는데 자신의 성적 능력이 수술 전이나 수술 후에 똑같이 미약할 때 수술 후 자신의 성능력이 약해졌다고 말한다. 수술 전에는 정상적인 기능을 하였는데 수술 후 발기가 되지 않는다고 주장하는 환자는 5%에서부터 34%까지 다양하게 보고되어 있다. 수술이 적절하게 잘 되었는데도 수술이 발기능력에 장애를 초래한 경우, 그것이 심리적 문제인지 아니면 발기를 조절하는 신경다발에 손상을 가해서 그런 것인지는 미지수이다. 전립선의 양쪽에는 각각 신경다발이 하나씩 있는데 그것은 전립선피막 바깥쪽에 위치한다. 수술도중 피막에 손상을 줄 정도로 이 부위를 지나치게 절제하든가 지혈을 위해 전기소작을 지나치게 하면 신경손상으로 발기부전을 일으킬 수 있다.

환자들은 사정 시 느껴야 할 극치감이 없어 괴롭다고 말한다. 또한 느낌이 뭔가 모르게 다르고 예전처럼 좋은 느낌이 아닌 다른 느낌을 느낀다고 한다. 이런 유쾌하지 못한 일은 극소수의 환자에서만 발견되지만, 환자 당사자에게는 매우 심각한 일이다. 어떤 환자는 전립선절제술 후 성적 극치감에 도달하기까지 너무나 오랜 시간이 걸리고, 게다가 매번 극치감에 도달하지도 않는다고 호소한다. 왜 그런 현상이 나타나는지 설명할 수는 없지만 이런 환자들이 매우 고통 받고 있는 것은 틀림없다.

전립선절제술 후에 일어날 수 있는 또 다른 형태의 성기능장애는 역행성 사정으로 전립선절제술을 받은 환자의 80~90%에서 일어난다. 역사정은 사정은 하여 오르가슴을 느끼는데도 사정액이 요도 밖으로 배출되지 않아 소위 '불발탄'이 되어버리므로 사정을 하더라도 배설의 시원한 기분을 느끼지 못하고 마치 변비가 있으면 대변을 보고난 후에도 뒤가 개운치 않듯이 사정 시의 쾌감이 떨어진다. 역사정은 전립선절제술 후에 방광의 출구가 사정 시에 완전히 닫혀지지 않아 요도로 배출된 정액이 요도 밖으로 나오지 않고 열려져 있는 방광 출구를 통해 역으로 방광 속으로 들어가 버리기 때문에 일어난다. 보통 전립선비대증 수술을 받는 환자들의 대부분은 60대 이후의 연령이므로 자식을 낳아야 할 나이는 넘어섰기 때문에 불임에 대해서는 우려하지 않는다. 그러나 미리 역행성 사정의 가능성에 대한 설명을 듣지 않은 경우 수술 후 사정액이 나오지 않으면 우울해 하거나 짜증을 내고 심지어는 분노를 나타내기도 하는 환자들이 있다. 역사정에 실망을 느끼는 주된 이유는 사정을 하고 오르가슴을 느낄 때, 아무 것도 나오지 않음으로 인해 자신의 남성다움, 성적능력 그리고 아마도 그들의 존재 자체가 손상됐다고 느끼는 것이다. 또 다른 이유는 아기를 가질 수 있는 가능성을 더 이상 생각할 수 없으므로 남성의 기본능력을 상실했다는 무력감 때문이다.

전립선암에 대한 근치적 전립선절제술은 전립선비대증에 대한 전립선절제술과는 근본적으로 다른 수술이다. 전립선암에 대한 근치적 전립선절제술은 모든 전립선조직과 정낭, 사정관을 함께 절제해내는 수술이므로 근치적 전립선절제술 후에는 사정 시 정액이 전혀 나올 수 없지만 오르가슴은 가능하다. 근치적 전립선절제술을 받은 상당수의 환자에서 발기부전도 나타난다. 그러나 과거 수년간 수술방법이 발전함에 따라 발기신경을 보존할 수 있게 되었고 그만큼 발기기능도 보존할 수 있게 되었다.

5) 치료

전립선염에 동반된 조루증이나 발기부전환자는 우선 이 같은 성기능장애가 전립선염과 관계없이 심리적 요인으로 발생한다는 것을 알고 불필요한 걱정이나 불안에서 벗어나야 하는 것이 무엇보다 중요하다.

전립선비대증 환자가 발기장애나 사정장애 또는 성욕감퇴를 호소하면 현재 복용하고 있는 전립선비대증 치료제와 상관관계가 있을 수 있으므로 약을 바꾸어볼 필요가 있다. 전립선비대증에 대한 전립선절제수술이나 전립선암에 대한 근치적 전립선절제술 후에 발기부전을 호소하면 다른 원인의 발기장애 환자와 똑같은 요령으로 치료한다.

7. 성교통

성관계 때 발생하는 통증이라면 여성에서만 볼 수 있는 증상으로 생각하는 사람들이 있으나 남성도 성적흥분 시나, 성관계 도중, 또는 오르가슴을 느끼는 순간, 또는 오르가슴을 느낀 후에 성기표면이나 신체내부 즉, 요도, 전립선 또는 방광 등에서 통증을 느낄 수 있으며 때로는 두통을 호소하는 남성들도 있다. 어떤 남성은 사정직후 성기 귀두부에 가벼운 접촉이 있더라도 심한 통증을 느끼기도 하며, 이런 현상은 개개인에 따라 차이가 많고 같은 사람일지라도 때에 따라 통증의 정도가 다르다.

포경이 있는 남성은 거의 대부분 귀두부에 분비물이 모이거나 세균, 트리코모나스 또는 곰팡이의 감염이 생겨 감각이 지나치게 예민하게 되므로 사정 직후 포피가 음경귀두부를 자극해서 통증을 일으키게 된다. 때로는 포피와 귀두부가 붙어있어 발기 때 음경에 심한 통증을 일으킬 수도 있다. 이런 환자는 반드시 포경수술을 받아야 한다. 때로는 귀두부가 너무 예민하여 옷에만 스쳐도 항상 자극을 받으며 질의 강한 산성도 때문에 견디기 어려울 정도의 심한 자극을 받는 사람도 있다. 가끔 성관계 후 음경귀두부에 물집이 생기거나 껍질이 벗겨지는 남성들이 있는데 질의 강한 산성도에 의한 자극에서 비롯될 수 있다. 또 성관계 때 질 내에 장치된 피임용 크림이나 젤리 등에 음경귀두부가 노출되면 과민반응을 일으켜 물집이 생기며 껍질이 벗겨지는 수도 있다. 이때 특별한 치료법은 없고 성관계 때 콘돔을 착용하여 접촉을 방지하는 방법이 최선이다. 자궁 내 장치된 피임용 기구가 남성에게 통증을 일으킬 수 있고 음경해면체 백막의 섬유화나 외상, 요도염 등으로 음경에 섬유성 벤드가 형성되어 발기 때 음경이 구부러져도 통증을 일으킬 수 있다. 외생식기의 피부염인 모낭염, 농가진, 습진양 피부염, 접촉성 피부염, 곰팡이 또는 바이러스 감염도 성관계 때 통증을 일으키는 요인이 된다.

요도협착이 있으면 사정 때 심한 통증을 일으킬 수 있으며 때로는 방광이나 전립선 쪽으로 통증이 뻗힌다. 방광염, 요도염, 전립선염 또는 정낭염이 있으면 사정 때와 사정 직후에 심한 통증이 올 수 있으며 특히 임질의 경우에는 더욱 심하다. 전립선 결석이나 사정관이 막혀도 사정 때 통증이 일어나곤 한다. 전립선비대증이나 전립선암 그 자체는 성관계 때 통증의 요인이 되지 않지만 전립선암이 전립선 주위로 광범위하게 발생한 경우에는 사정 직전 또는 사정이 시작될 무렵에 통증을 일으킬 수 있다. 또 위경련처럼 전립선에 경련이 발생하면 사정 때 통증을 일으킬 수 있으며, 특히 노인층에서 그러하다. 이때는 전립선염의 경우와는 달리 사정직전에 통증이 발생하며 허벅지 내측이나 방광 또는 직장으로 뻗칠 수 있다. 요약하면 남성의 성교 중 통증은 통증이 성교의 어느 시점에서 발생하는지에 따라서 그 원인 다를 수 있으므로 통증이 발생하는 시점을 주의 깊게 관찰할 필요가 있다.

남성이 성관계 때 느끼는 통증은 여성생식기의 이상에서도 나타난다. 예를 들면 수술이나 방사선 치료로 질이 비정상적으로 짧아졌거나 질의 선천성 기형, 질 분비액의 부족으로 윤활작용이 안될 대, 자궁절제술 후에 남아 있는 봉합철사, 다발성 콘딜로마, 질 또는 자궁 경부의 암과 양성종양 등이 바로 이런 원인들이다. 여성이 폐경기에 가까워지거나 폐경기가 되면 여성호르몬이 급격히 감소하여 질점막이 심하게 위축되거나 건조하여 삽입 시

음경이나 서혜부에 통증을 느끼는 남성들도 있다. 음경에 링을 삽입한 경우에도 발기 시 통증을 일으킬 수 있다.

어떤 남성은 절정기가 되면 두통을 호소하여 본인은 물론 부인까지 불안을 느끼고 두려워하는데 성교와 함께 일어나는 두통에는 몇 가지 종류가 있다. 가장 일반적인 것은 성적 흥분에 따라 목, 얼굴, 턱의 근육에 긴장이 일어나 두통이 생기는 것으로 이것은 근육을 풀어줌으로써 해결되므로 두려워할 필요가 없다. 보다 무서운 것은 오르가슴 때나 그 직후에 돌발하는 두통이다. 이런 종류의 두통은 오르가슴 때의 혈압상승과 관계가 있다고 생각되며, 성교체위를 바꾸는 요령이 필요하며, 혈압이나 편두통약을 성관계 시작 전에 복용할 수도 있다. 드물지만 오르가슴 때의 돌발적이며 심한 두통이 혈관에서의 출혈과 같은 심각한 증상의 징후인 경우도 있다. 이때는 두통과 함께 구토와 목이 뻣뻣하게 경직되며 의식의 혼탁을 동반하게 되는데 즉각 병원 응급실을 찾아야 한다. 다행히도 성교 때의 두통은 심각한 병의 징후가 되는 경우는 거의 없으며 대부분 긴장을 푸는 훈련이나 약물치료로 해결된다.

8. 심근경색증과 성행위

MET란 휴식상태에서 대사에 의한 산소 소모량을 1로 하였을 때 육체적 운동으로 얼마만한 산소가 소모되는지를 나타내는 표준 임상측정치이다. 성행위시 오르가슴 전에 소요되는 에너지양은 2~3 METs에 해당하며, 오르가슴 시에는 3~4 METs가 소요된다. 그러나 격렬한 성행위 시에는 최고 5~6 METs까지 올라갈 수 있다. 성관계시 소모되는 산소 소모량을 다른 운동 시에 소요되는 산소 소모량과 비교해보면, 운동부하 심전도검사에서 4단계를 완료 하는데 13METS의 운동이 부하되며, 9~20kg의 물건을 들어 올리거나 운반하는데 소요되는 산소 소모량은 4~5METs에 해당하고, 평지에서 1분에 80m 걷는데 소요되는 양은 3~4METs, 골프를 치는데 4~5METs, 정원에 삽질을 하는데 3~5METs, 가벼운 가사일, 예를 들면 다리미질 하는데 2~4METs, 중한 가사일, 예를 들면 마루를 닦는데 3~6METs, 벽지를 바르는 일에는 4.5METs가 소요된다. 그러므로 아주 격렬한 성행위는 상당량의 산소가 소모된다는 것을 알 수 있으며, 운동부하 심전도검사에서 13METs가 소모되므로 이 검사를 정상적으로 완료할 수 있다는 것은 성관계를 갖더라도 안전하다는 것을 뜻한다.

심근경색증 후에 성관계를 줄이거나 심지어 중단하는 환자는 58~75%나 되지만, 상당수의 환자가 성관계를 여전히 계속하고 있다. 심근경색증이 처음 발생한 후 89%의 남성들은 3개월 내지 6개월 내에 성관계를 다시 시작한다. 중요한 것은 심근경색증을 앓은 환자의 66~80%가 의사로부터 성행위에 대한 어떤 조언도 듣지 못한다는 것이다. 이것은 미국의 통계이지만 우리나라의 사정도 더 높으면 높았지 다를 바 없을 것으로 생각된다. 심장병이 없는 환자가 성행위로 인해 심근경색증이 발생할 상대적 위험은 성행위를 하지 않는 동안에 발생할 위험보다 2.5배 높다. 심장병의 병력이 있는 환자에서는 그 위험이 2.9배로 증가한다. 그러나 위험성은 성관계후 2시간 이내 동안이다. 이러한 심근경색증에 동반되어 증가하는 위험성은 정기적 운동으로 줄일 수 있으며, 완전히 제거할 수도 있다. 심장 증상 없이 계단을 두층 오를 수 있거나 10초에 20계단을 오를 수 있다면 성관계를 시작해도 좋다. 관상동맥질환 환자가 10초에 20계단을 오를 때하고 성행위를 할 때를 비교하였을 때 수축기 혈압과 심장 박동수에서 비슷한 변화가 나타나기 때문이다. 심장박동수는 성행위시에 분당 115회±7회이고 2층 계단을 오를 때는 118회±6회이며, 수축기 혈압은 오르가슴 때가 144±6mmHg이며, 2층 계단을 오를 때는 164±7mmHg로 서로 비슷하다. 그러나 문제는 이들 두 가지 행위가 서로 다른 자율신경 반응을 갖고 있다는 것이다. 또 이들 두 가지 행위에 수반되는 정서적 요소도 매우 다르다. 계단을 오르면서 흥분하는 사람은 없을 것이며, 성행위를 할 때와 계단을 오를 때 나타나는 신체적 반응도 서로 다르다.

성행위에서 비롯되는 심근경색증의 재발이나 부정맥 그리고 심장파열의 최고 위험기간은 심근경색증이 발발하고 2주 이내이다. 그러므로 심근경색증이 발발한 후 6주 내지 8주 동안은 성행위를 피해야 한다. 그러나 만약 환자가 운동부하 심전도검사를 성공적으로 완전히 마칠 수 있을 정도이면 성행위를 심근경색증 발발 후 3주 내지 4주간만 피하면 된다.

결론적으로 심근경색증환자라고 성관계를 부담스러워하거나 두려워하지 말고 정확한 검진 후에는 자신에게 적절한 성행위가 오히려 삶의 활력소가 될 수 있으며 최근에는 적절한 성행위는 역으로 심장병 예방에 도움이 된다는 보고도 있다.

성행위중 갑작스럽게 사망하는 소위 복상사는 최근 들어 새로이 관심의 대상이 되고 있다. 여러 가지 이유가 있겠으나 우선 복상사를 걱정하는 주된 대상이 되는 노인인구가 증가하였고 동시에 노인들의 성행위를 더 이상 금기시 하지 않기 때문에 남녀 불문코 성행위에 관심을 갖는 노인들이 많아지게 되었으며, 여러 가지 효과적인 새로운 발기부전 치료제가 개발됨에 따라 노인들의 성생활이 가능하게 되었는데 이들 약물을 사용한 후 사망례가 보고됨에 따라 노인들이 두려움을 갖게 되고 성행위가 노인에서 정말로 권장되는 것인지 의문이 제기되기 때문이다. 그러나 지금까지 복상사의 발생빈도에 대한 자료는 몇 개 되지 않는다.

복상사의 발생빈도는 갑작스럽게 사망하는 예의 0.6% 미만에서 1.7% 사이로 추정되고 있다. 그러나 실제로 복상사가 발생하더라도 숨기고 성행위와 관련된 사망례로 등록되지도 않고 있는 실정이므로 실제로는 이보다 더 많이 발생할 것으로 추정된다. 복상사의 약 80%는 주로 젊은 여성과 새로운 분위기와 스트레스를 받는 환경에서 혼외정사 시에 발생하는 것으로 알려져 있다. 그러나 복상사의 위험이 높을 것으로 예상되는 심장병 환자에서의 발생빈도에 대해서는 정확한 통계가 없지만 이보다 3배 정도 높을 것으로 추정된다.

복상사는 여성보다 남자에서 더 많이 발생하는데 30-60세 사이의 연령에서는 10배나 더 많이 발생하고 60세 이상에서는 3배 더 많이 발생한다. 복상사가 남자에서 월등히 많고 복상사에 관한 문헌은 모두 남성에 대한 이야기인데 이것은 복상사의 가능성이 보다 많은 고 연령층에서의 섹스가 여성보다 남성에서 더 많이 일어나고 있다는 사실과 심근경색증의 병력이 있는 여성 환자는 남성보다 성행위를 쉽게 포기하지만 남성들은 아직도 자신의 건재함과 발기가 가능한 성행위로 자신의 남성다움을 증명하려는 본능이 작용하기 때문일 것으로 생각된다.

복상사의 원인은 주로 심부전으로 일어나며 기타 원인으로는 심근경색증의 발작이나 재발 또는 일시적 뇌혈류 장애로 일어나거나 고혈압 환자와 심장병 환자가 용을 쓰다가 일어나며, 누운 자세에서 급성 폐부종이 발생하거나, 자신도 모르게 가지고 있던 뇌동맥류가 터지거나 지주막하 출혈에 의해 뇌손상을 받아 일어날 수도 있고, 스트레스에 의한 호르몬 변화도 복상사의 원인이 될 수 있다. 섹스가 절정에 이르렀을 때 심박동수는 분당 100~180회에 이르며, 수축기 혈압은 40~80mmHg 더 증가하고 이완기 혈압은 30~60mmHg 더 올라가며, 호흡수는 분당 30~60회 증가하고 심박동수는 최고 분당 122회까지 올라간다. 고혈압 환자에서 성행위 중 혈압변화에 대한 연구보고에 의하면 최고 300/175mmHg까지 올라갔으며, 평균하여 남자의 경우 237/138mmHg까지, 여자는 216/127 mmHg까지 올라갔다. 심장 박동수는 남자의 경우 평균 분당 131회였으며, 여자는 분당 96회였다. 또 성행위 중에 심전도검사를 시행하여 어떤 변화가 나타나는지 조사하였던 바, 정상인에서는 이상소견이 거의 나타나지 않았으며, 또 심장병 환자는 성행위를 누워서 하는 것이 좋다는 일반적 견해를 뒷받침해줄 수 있는 이론적 근거를 찾을 수 없었다.

의사들은 심장에 문제가 있는 환자가 성행위를 하여도 좋을 지 심장의 상태를 평가할 때 저위험군, 중간 위험군, 고위험군의 3군으로 분류하는데 저위험군은 성행위를 하여도 좋으며, 중간 위험군에 속하는 환자는 심장검사를 받아 저위험군으로 밝혀지면 성행위를 하여도 좋지만 고위험군으로 분류되거나 고위험군 환자는 심장치료를 받아 심장기능이 안정될 때까지 성행위를 연기하여야 한다. 저위험군에 속하는 환자는 당뇨병, 고혈압, 고지혈증, 흡연과 같은 심장병 위험인자를 2개 이하로 갖고 있으면서 심장 증상이 없는 경우, 그리고 고혈압이 있지만 혈압강하제로 잘 조절되는 환자, 협심증이 있으나 경하고 안정적인 환자, 관상동맥질환으로 혈관수술을 성공적으로 받은 환자, 심근경색증을 앓고 6~8주 경과하였으며 현재 증상이 없는 환자, 심장판막증이 있으나 경한 환자, 울혈성 심부전이 있으나 일상생활에 지장이 없는 환자들이다. 그러나 심근경색이나 뇌졸중증을 앓고 6주 경과하지 않은 환자, 심장병 위험인자를 3개 이상 갖고 있는 환자, 걷는 것과 같은 일상 활동으로 숨이 답답하여 일상 활동에 제한을 받을 정도의 울혈성 심장병이 있는 환자, 협심증이 있는데 증상이 자주 나타나고 불안정한 중간 위험군 환자들은 심장 정밀검사를 받고 성행위를 해도 좋은지 결정하여야 한다. 물론 협심증이 언제 일어날지 모를 정도로 불안정한 환자나 혈압강하제를 먹어도 수축기 혈압이 180 mmHg 이상 되는 환자, 부정맥이 심한 환자, 최근 2주 사이에 심근경색증이나 뇌졸중증을 앓은 환자, 중정도 내지 고도의 심장 판막증 환자, 가만히 있거나 평지를 걸어도 쉽게 숨이 답답할 정도로 울혈성 심장병이 심한 환자는 고위험군에 속하므로 심장기능이 안정될 때까지 성행위를 삼가해야 한다.

9. 음경골절

음경발기에 관여하는 음경해면체는 백막이란 두껍고 강한 피막으로 둘러싸여 있다. 백막은 평상시에는 두께가 2mm 정도인데 발기 시에는 0.25~0.5

mm까지 얇아지기 때문에 외부로부터 충격을 받으면 파열될 수 있다. 평상시 음경해면체 내압은 10 mmHg 이하이나 완전 발기되면 200mmHg까지 올라간다. 음경해면체 내압이 200mmHg까지 올라가면 음경 강직도가 딱딱한 나무 막대기와 다를 바 없다. 게다가 음경이 발기해 있는 동안에 음경을 구부리거나 손으로 압박을 가하면 음경해면체 내압이 무려 450mmHg 이상으로 상승하면서 백막이 파열되는데 이것을 음경골절이라고 한다. 음경해면치는 뿌리가 골반골에 부착되어 있어, 발기된 음경을 위에서 누르면 골반골이 받침대로 작용하므로 아래로 밀려 내려가지 않고 내압이 급상승하면서 파열하게 된다.

음경골절은 대부분이 과격한 자위행위 또는 자연스럽게 일어난 발기를 가라앉히기 위해 손으로 무리하게 음경을 구부린다든지 성관계 도중에 성기의 부정확한 삽입으로 꺽이면서 발생한다. 때에 따라서는 발기된 상태에서 잠자리에서 몸을 뒤척일 때나 가구에 부딪힐 때, 발에 채일 때에 일어날 수도 있다. 음경골절이 발생할 때 약 20%에서는 요도의 손상을 동반한다. 백막파열은 음경의 어느 부위에서도 발생가능하며 음경의 뿌리부분 및 중간 부위에서 가장 많이 발생한다. 발생빈도는 역시 성생활이 활발한 20대에서 가장 높고 60대에서도 음경해면체 백막이 약해지므로 발생할 수 있다.

음경골절이 발생하는 순간에는 진짜 뼈가 부러질 때와 같이 '딱' 하고 둔탁한 파열음을 내면서 발기음경의 힘이 빠지게 되는데, 이때 백막이 파열되면서 심한 출혈을 일으키므로 음경에 심한 피멍이 들며, 발기음경이 비뚤어진다. 백막파열 부위의 음경해면체로부터 나오는 출혈은 손상 단면을 따라 음낭과 회음부, 서혜부까지 번져 퍼렇게 피멍이 들 수 있다. 요도손상이 동반되었을 경우는 외요도구로부터 출혈과 배뇨 시 혈뇨가 있을 수 있다. 요도손상이 동반되지 않았더라도 혈종과 부종이 요도를 압박하게 되면 배뇨곤란이 올 수 있다.

음경골절의 교정은 파열된 백막을 봉합해주는 것으로 교정수술 자체는 지극히 간단하다. 조기에 교정수술을 해주면 거의 예외 없이 정상적인 발기가 가능하고 발기 시 통증 없이 정상적인 성생활이 가능하다. 음경골절이 발생하였을 때 그냥두면 10% 정도에서 후유증으로 음경백막의 파열된 부위에 상흔으로 섬유조직이 증식하여 발기 시에 음경이 심하게 구부러지거나 발기장애를 일으킬 수 있다.

10. 혈정액증

정액에 피가 섞여 나오는 경우를 혈정액증이라고 한다. 혈정액증은 주로 중년 남성에서 발생하며 다른 곳도 아니고 신체의 가장 은밀하고 중요하다고 생각되는 부위에서 나오는 정액에 피가 섞여 있으니 매우 당혹스럽게 생각한다. 혈정액증은 다른 증상이 없는 경우가 대부분이므로 본인도 모르고 지내다가 콘돔을 이용한 성교나 자위행위 후에 또는 부인에 의해 우연히 발견되는 경우가 대부분이다. 때로는 부인이 붉게 스며 적셔진 화장지를 보고 자신의 생식기에서 나온 것으로 생각하고 자궁암에 걸린 것이 아닌지 크게 걱정하기도 한다. 이때는 콘돔을 착용하고 성관계를 가져보면 확실히 그 출처를 알 수 있다. 여성의 질이나 자궁에서 비롯된 출혈이라면 콘돔 내에 사정된 정액에 피가 섞여 있지 않을 것이며 혈정액이라면 콘돔 내 사정액이 붉게 물들어 있을 것이다.

혈정액은 정액이 체외로 사정될 때까지의 모든 통로 즉, 고환, 부고환, 정관, 사정관, 정낭, 전립선의 어느 한곳이라도 이상이 있으면 나타날 수 있는데, 혈정액의 대부분은 정낭, 사정관, 전립선의 질환과 관련되는 것으로 알려져 있다. 혈정액증은 검붉은 피가 정액에 섞여 나오는 경우가 많지만 때로는 새빨간 피가 섞여 나오는 때도 있다. 검붉은 피는 정액의 주된 근원인 정낭이나 전립선에 이미 출혈되어 있던 피가 사정 때 정액과 함께 배출되는 것으로 진정한 의미의 혈정액이라고 할 수 있으나 선홍색의 새빨간 피는 사정 때 요도근육의 격렬한 수축에 의해 후부요도의 미세혈관이 터져 나오는 것이므로 엄밀한 의미에서 정액의 생산지에서 출혈이 있는 것이 아니므로 진정한 의미의 혈정액증이라고 할 수 없다.

혈정액의 원인은 환자나 부인이 놀라는 정도와는 반대로 특별한 원인을 발견할 수 없는 경우가 대부분이다. 때로는 정낭점막의 증식, 정낭이나 전립선의 염증, 전립선암, 전립선 결석, 후부요도의 육아증식 등이 원인으로 지적되지만 이들 질환이 있더라도 혈정액을 보이지 않는 경우가 대부분이다. 혈정액의 원인을 규명하기 위해서 경직장 초음파 촬영을 하며, 진단이 여의치 않으면 공명자기단층 촬영을 이용하기도 한다.

혈정액증은 자연 소실되는 경우가 많다. 특히 새빨간 피가 섞여 나오는 경우는 내생식기에서 기원한 진정한 의미의 혈정액이 아니므로 일과성인 경우가 많다. 그러므로 피로하면 이유 없이 코피가 흐를 수 있듯이 정액에 피가 섞여 나온다고 즉시 치료를 받을 것이 아니라 일과성으로 자연 소실될 수 있으므로 몇 차례의 사정을 통해서 경과를 보면서 피가 계속 나오면 치료를 받아도 늦지 않다. 정낭 점막의 증식에 의한 출혈이 의심되면 여성호르몬을 일주일 복용하면 소실되고, 전립선염이나 정낭염이 있으면 항생제로 치료하며 좌욕을 해도 도움이 되나 지혈제는 별로 도움이 되지 않는다. 가끔 혈정액이 있으면 불임증이나 기형아 출산 또는 상대방에게 전염되지 않을까 걱정하지만 정액에 피가 섞이면 정자의 운동성이 감소할 수 있으나 그렇게 큰 장애를 주지는 않으며 상대방에게 병을 옮기거나 기형아를 출생시킬 위험성도 전혀 없다. 때로는 너무나 충격적이고 성기에 큰 이상이 발생한 것으로 걱정하여 심인성 발기장애까지 발생하는 경우도 있다. 음주 후에는 신체가 전반적으로 충혈되며 이때 내생식기와 요도도 충혈될 것이므로 과도한 성행위는 충혈된 미세혈관을 파열시켜 혈정액을 일으킬 수 있을 것이다. 혈정액증이 발기부전증의 직접적인 원인이 될 수는 결코 없다. 혈정액이 계속되는 경우는 드물지만 내생식기의 악성종양이 원인일 수도 있으니 한번은 정밀진단을 받아야 한다.

11. 성기능장애환자가 의사를 찾지 않는 이유

성의 역할은 단순히 자식을 낳고 오르가슴을 즐긴다는 인간의 원초적 본능에서 비롯된 자연 본래의 목적과는 별개로 만족할 만한 성생활은 두 사람에게 원기를 제공하여 유대관계를 강화하고, 감정을 안정시켜 서로에게 친밀감을 증가시키며, 기쁨을 주고 긴장감과 불안을 해소시킨다. 또 적절한 성행위는 심장병의 발생을 예방하는 효과까지 있다는 보고도 있다. 그러므로 성생활에 문제가 생기면 성적인 문제 뿐만 아니라 비성적인 문제까지 일으킬 수 있다. 남성의 경우 발기기능이 상실되면 남성다움을 잃어버린 것으로 인식하여 좌절감과 불안감, 우울증 등으로 자긍심을 잃어버리며, 심한 경우 삶의 의미까지 잃어버릴 뿐만 아니라 배우자와 갈등이 생기고 가족관계에도 영향하며 직장 일에까지 나쁜 영향을 끼치게 된다. 때문에 발기부전의 치료는 삶의 질에 있어서 성적인 문제만을 해결하는 것이 아니라 비성적인 영역에까지 광범위하게 긍정적 영향을 미친다.

조사에 의하면 인생의 후반기에 있는 사람들의 약 82%가 성이 그들의 삶의 질에 중요한 것으로 생각하고 있다. 그러나 미국 남성의 32%, 여성의 43%가 성기능장애를 갖고 있는 것으로 보고되었으며, 우리나라도 비슷한 수의 성기능장애자가 있을 것으로 추정된다. 전 남성의 약 1/3이 성기능장애를 갖고 있고, 성은 인생에 중요하다고 생각하며, 성기능장애는 삶의 질을 떨어뜨리는 것으로 밝혀졌지만 실제로 성기능장애로 병원을 찾는 환자는 극히 일부에 불과하다. 이유는 여러 가지가 있다. 먼저 성기능장애를 노화의 일환으로 생각하고 자포자기하는 것이다. 또 일부 사람에 불과하지만 노년기의 성이 삶의 질에 중요하지 않다고 생각하기 때문이다. 이 나이에 약을 먹으면서까지 꼭 섹스를 해야 하겠느냐는 것이다. 물론 부부가 똑 같이 그렇게 생각한다면 문제가 될 수 없다.

섹스가 인생에 중요하다고 생각하면서 성기능장애가 있을 때 병원을 찾지 않는 다른 이유는 우선 성욕 상실을 들 수 있다. 성이 인생에 얼마나 중요한 부분을 차지하느냐는 배우자와의 관계상태 그리고 자신 또는 배우자의 건강상태에 따라 결정된다. 배우자와 심각한 갈등이 있거나 배우자가 섹스를 싫어하면 성적 욕구가 떨어진다. 노년기 남성에서 성욕상실의 가장 중요한 원인이 부인이 섹스를 거부하는 것으로 알려져 있다. 당사자나 배우자가 성생활을 하기에 건강에 부담이나 위험이 되는 질병을 앓고 있는 경우에도 섹스는 생각할 수도 없겠다. 그러나 이러한 문제점이 없는데도 환자들이 병원을 차지 않는 이유는 의사들이 내가 느끼고 있는 심각성을 그대로 받아들일지 확신이 가지 않으며 웃음거리나 되지 않을까 걱정하기 때문이다. 의사가 '그 나이에 그렇게 되는 것이 당연한데 뭐 그건 것 가지고 병원에 왔느냐' 고 비웃거나 섹스를 너무 밝히거나 그런 부류의 사람으로 취급받는 것을 원치 않는다. 보고에 의하면 71%의 남성들은 의사들이 발기부전을 의학적 문제로 인식하지 않을 것이라고 믿고 있으며, 68%의 남성들은 성에 대해서 이야기하면 의사들을 당혹스럽게 만들지 모른다고 생각한다. 또 발기가 잘 되지 않는다는 사실 그 자체가 부끄러워 의사를 찾기 싫어한다. 젊었을 때는 당연히 잘 되어야 하는데 그렇지 못한 경우 심각성 때문에 병원을 찾게 되지만 나이가 들어 문제가 있을 때는 섹스가 삶의 질에 중요하다고 생각하면서도 심각성이 그 만큼 줄어들기 때문에 차일피일 미루게 된다. 섹스는 은밀히 이루어지는 것이기 때문에 내놓고 이야기할 수 없으며 의사에게도 자신의 장애를 이야기하기 부끄럽고 당혹스럽게 여기기 때문에 병원을 찾기 꺼려한다. 필경 용기를 내어 병원을 찾았더라도 자신의 문제점을 바로 이야기하지 않고 '소변이 자주 마렵다', '아랫배나 고환 또는 회음부가 불편하다' 고 우회적으로 이야기하면서 본래의 방문목적인 성기능장애는 이야기의 마지막 무렵에 별 것 아닌 양 슬쩍 덧붙여 이야기하기도 한다. 또 의사들까지 성문제를 전문으로 취급하지 않는 한 성에 대해 먼저 이야기를 꺼내는 것을 마음 내키지 않게 생각하는 것은 일반인과 크게 다를 바 없다. 건강검진을 받을 때 성기능장애 환자들은 자신이 스스로 성기능의 문제를 이야기하지 않더라도 의사가 먼저 물어주기를 바란다. 실제로 건강검진을 받은 적이 있는 사람들 중에서 '의사가 본인의 성적인 문제점에 대해 물어본 적이 있었느냐?' 는 질문에 그렇다고 대답한 사람은 세계 평균이 9%로 아주 낮게 나타났는데 우리나라의 경우는 더욱 낮아 4%에 불과하다. 그러므로 성적 문제가 있으면 수치심으로 생각하지 말고 의사가 물어오기 전에 본인이 먼저 이야기를 해야 한다. 의사들은 제한된 시간에 많은 환자를 보아야 하기 때문에 당뇨병환자나 고혈압환자 환자의 경우 당뇨병과 고혈압 치료에만 관심을 갖고 있으며 환자가 성기능 문제에 대해 스스로 물어오지도 않는데 의사가 먼저 물을 마음의 여유가 없다.

12. 성기능의 노화 예방책

1) 규칙적 운동

성기능을 증진시키기 위해서 가장 확실한 효과를 얻을 수 있는 것이 운동이다. 실제로 외국의 많은 성의학자들은 성문제를 혼자서 쉽게 치료할 수 있는 최고의 방법으로 운동을 권한다. 최근 미국의 '펠드만'박사 등이 발표한 연구보고에 의하면 발기기능에 문제가 없는 40세 이상의 남성 600명을 8년 동안 관찰하였더니 이들 중에서 17%가 8년 후에 발기 장애를 일으켰다. 운동량이 적은 것은 발기 장애와 밀접한 관계가 있는 것으로 밝혀졌다. 연구시작 당시에는 운동을 하지 않았던 사람도 도중에 정규적 운동을 시작한 사람은 발기 장애를 일으킬 위험이 감소되었다. 운동은 활발히 할수록 효과적이며, 적어도 중년의 남성이 하루에 200칼로리 이상 소모하는 운동 - 이를테면 3.2Km를 활발히 걷는 것 - 은 발기 장애의 가능성을 절반으로 감소시킬 수 있다. 연구시작 당시에 담배를 피우거나 비만증 또는 음주를 심하게 하고 있는 사람들에서는 발기 장애의 발생빈도가 더 높았으며, 이들이 연구기간 중에 금연, 체중감량, 금주하더라도 발기 장애를 예방하는데 도움을 주지 못한 것으로 밝혀져, 육체적 운동이 발기 장애를 예방하는데 가장 좋은 방법이라고 생각된다.

중년 이후의 남성에서 비만증은 주로 하복벽 및/또는 복강내 지방의 축적으로 하복부가 튀어나오는데 비만증의 정도와 허혈성 심장병과 상관관계가 있듯이 허리의 굵기에 비례해서 발기부전의 가능성도 높은 것으로 밝혀졌다.

2) 식이요법

콜레스테롤은 남성의 성반응이 나타나도록 하는 기본물질인 남성호르몬을 만들어 내는 영양소로서 소위 정력식품으로 알려진 음식물들은 모두 콜레스테롤을 듬뿍 함유하고 있다. 그러나 콜레스테롤은 정력에 필수적인 영양소이지만 필요 이상으로 섭취하면 동맥경화증을 일으키고 고혈압이나 협심증, 심근경색증 등 인체 곳곳의 동맥혈관질환의 원인이 되며 노화를 촉진하므로 적절한 섭취에 유념해야 한다. 최근 우리나라 식생활은 콜레스테롤이 많이 함유된 육류섭취가 증가하고 있으며, 이에 따라 고콜레스테롤혈증 환자가 증가하고 있다.

혈중 콜레스테롤 치의 증가는 허혈성 심장병 뿐만 아니라 발기부전증과도 밀접한 관계가 있다. 혈중 콜레스테롤 치가 높아 발기동맥에 동맥경화증이 생겨 내경이 심하게 좁아지면 혈액순환 장애로 발기부전이 오는 것은 당연한 결과이지만 혈관이 막힐 정도로 동맥경화증이 심하게 진행되지 않았다손 치더라도 발기를 일으키는데 중심적 역할을 하는 음경해면체의 혈관세포에 기능장애를 일으켜 발기부전의 원인이 되는 것으로 밝혀져 있다. 발기부전 환자와 정상인의 혈중 콜레스테롤 치를 비교했을 때 총콜레스테롤치는 차이가 없으나 저밀도 지단백(LDL) 콜레스테롤 치는 발기부전 환자에서 유의하게 높은 것으로 보고되었다. 반면에 고밀도 지단백(HDL) 콜레스테롤 치는 발기부전 발생과 역상관관계를 갖고 있는 것으로 밝혀졌다.

저칼로리 음식을 주로 한 식사를 할 경우 혈중 콜레스테롤 치를 10~15% 줄일 수 있고 심장질환의 위험은 20~30% 낮아진다. 또 운동을 꾸준히 하면 혈중 고밀도 지단백 콜레스테롤 치가 높아진다.

3) 삶의 정신적 자세

(1) 우울증 : 우울증은 발기기능을 가장 황폐화시키는 심리적 요소이다. 40~70세의 남성에서 소우울증이 있을 때 42%에서 발기부전을 동반하며, 대우울증은 100%에서 발기부전을 일으킨다. 그러므로 낙천적이고 긍정적 사고방식으로의 전환이 중요하다.

(2) 울분, 적개심, 화 : 적개심과 화를 내는 것은 위궤양과 심장의 관상동맥질환 등의 많은 신체적 질병을 동반한다. 화는 성기능에도 나쁜 영향을 미친다. 화를 가볍게 내거나 삭이는 경우에 발기부전을 일으킬 가능성은 37%이며, 화를 극도로 표출하는 경우에는 77%, 화를 극도로 삭이는 경우에는 74%로서 화를 표출하거나 삭이거나 상관없이 비슷하게 발기부전의 원인이 된다. 화를 내면 혈중 '아드레날린' 치가 증가되어 심장박동수와 혈압이 증가하고 발기조직을 긴장시켜 발기 장애의 원인이 된다. 그러므로 화를 낼 일을 피해 가는 것이 최선이겠지만 어쩔 수 없이 화날 일을 당했을 때는 빠른 시간 내에 감정반응을 조절하는 요령이 필요하다.

(3) 우월성, 적극적 자세 : 사회생활에서 지도적이고 조정자 역할을 하는 사람(45%)은 자신을 비하하거나 소극적이고 유순한 성격의 소유자(64%) 보다 발기부전의 가능성이 낮다. 그러므로 자기 자신에 대한 가치부여와 자긍심, 매사에 긍정적이고 능동적이며 적극적인 자세가 성건강에 도움이 된다.

4) 적절한 성생활 유지

성의 노화를 방지하기 위해서는 적절한 성생활을 유지하는 것이 무엇보다 중요하다. 미국 노인병 연구소의 연구결과에 의하면 노인의 왕성한 성생활의 비결은 직업이나 교육수준, 종교, 생활지역, 식생활, 결혼의 만족도, 부인의 매력정도, 초혼/재혼과는 상관관계가 없으며, 청 · 장년기에 얼마나 적극적으로 성생활을 하였는지에 있으며, 또 현재 얼마나 성생활을 유지하고 있느냐가 더 중요한 관건이 된다. 60대 남성이 3개월 이상 성관계를 갖지 않는다면 그 자체가 발기장애의 원인이 될 수 있다.

5) 충분한 수면

수면 중 발기는 건강한 남성임을 알리는 바로미터이다. 수면 중 발기는 발기조직에 산소를 공급하여 발기조직의 건강을 지켜주기 위한 것으로 추정된다. 수면장애가 있는 사람은 수면 중 발기가 제대로 일어나지 않는다. 잠을 제대로 못자면 수면 중 발기가 잘 일어나지 않아 발기조직에 산소공급이 불충분하여 발기능을 약화시키고 발기부전을 앞당길 수 있다. 그러므로 취침 전에는 땀이 흐를 정도의 운동과 온수 목욕으로 긴장을 풀어주면 숙면에 도움이 되고 결과적으로 발기건강에도 도움이 된다. 수면제는 만성 불면증으로 이어지므로 복용을 피해야 한다.

6) 불필요한 약물복용 금지

혈압강하제, 이뇨제, 신경안정제, 항우울제, 항암제, 부신피질호르몬, 진통제, 소화촉진제의 부작용 중의 하나가 성기능장애이다. 약물부작용에 의한 성기능장애는 기존의 신체적 또는 정신적 요인에 따른 성기능장애와 동시에 발생하거나 다른 약제를 함께 복용한 경우에는 약물 때문에 그런 줄 모르고 지나쳐버리게 되는 수가 많다. 그러므로 이런 약물을 복용하는 경우에는 성기능장애를 일으킬 수 있다는 사실을 미리 이해하고 약물의 선택과 용량 조절이 중요하다. 흡연도 성기능장애의 원인중 하나로 밝혀졌다. 특히 동맥경화증이 있는 사람이 담배를 피울 경우 완전 발기불능이 될 가능성은 동맥경화증도 없고 담배를 피우지 않는 사람에 비해 4배나 높으므로 절대적으로 금연해야 한다. 적절한 양의 음주는 전혀 하지 않는 경우보다 발기부전의 가능성을 줄여주므로 성건강학적으로 도움이 되지만 지나친 음주는 오히려 발기부전을 일으킬 위험이 있으므로 전혀 마시지 않는 경우보다 더 나쁘다.

7) 정기적 신체검사

남성 정력의 원동력이 되는 남성호르몬의 생산은 남자 나이 30세를 정점으로 해마다 1%씩 감소하며, 아울러 성장호르몬, DHEA, 멜라토닌 등의 호르몬도 함께 감소하므로 여러 가지 갱년기 증상 내지 노화증상이 나타나는데 이때 호르몬의 생산감소는 개개인에 따라 차이가 많으므로 갱년기가 되면 해마다 자신의 수준을 확인할 필요가 있다. 또 발기부전 환자가 당뇨병이 있는 줄도 모르고 발기부전 때문에 병원을 찾았을 때 발기부전의 원인을 찾는 과정에서 거꾸로 당뇨병이 발견되는 수가 있을 정도로 발기부전의 가장 흔한 원인질환이므로 해마다 정기검진으로 확인하여야 하며, 고혈압을 비롯한 심혈관계질환, 이상지혈증, 신부전, 간경화증 등도 발기부전의 중요한 원인이 되므로 해마다 신체검사로 확인하는 것이 성기능장애의 예방뿐만 아니라 역으로 자신도 모르고 있는 무증상의 심혈관계 질환을 조기진단 할 수 있는 기회가 되므로 절대적으로 중요하다. 전립선비대증도 발기장애를 동반하는 경우가 많으므로 이에 대한 정기검사가 필요하다.

■ 참고문헌

- 대한비뇨기과학회. 비뇨기과학. 4판. 일조각, 2007년.
- 대한남성과학회. 남성과학. 군자출판사, 2003년.
- 김세철. 남성성기능장애의 진단과 치료. 일조각, 1995년.
- 김세철. 전립선질환의 모든 것. 일조각, 1996년.
- 김세철. 발기부전 치료를 위한 경구용 Phophodiesterase Type 5 억제제 및 Apomorphine 설 하정의 약역동학, 효과 및 안전성. 대한남성회지 2002; 20: 113-125.
- 김태효, 정태규, 안태영. 하부요로증상과 발기능과의 관계: 정읍 지역의 역학조사. 대한남성회지 1998;16:87-91.
- 양철수, 김세철. Phosphodiesterase 5형 억제제의 부작용이 약물선택에 미치는 영향. 대한비뇨 회지 2006; 47: 272-278.
- Carson C, Kirby R, Goldstein I. Textbook of Erectile Dysfunction. 1st ed. ISIS Medical edia. Oxford, 1999.
- Kim SC, Park HS. Five years after the launch of Viagra in Korea: Changes in perceptions of erectile dysfunction treatment by physicians, patients, and the patients' spouses. J Sex Med 2006; 3: 132-137.
- Moreira ED Jr, Kim SC, Glasser D, Gingell C. Sexual activity, prevalence of sexual problems, and associated help-seeking patterns in men and women aged 40~80 years in Korea: data from the Global Study of Sexual Attitudes and Behaviors (GSSAB). J Sex Med. 2006; 3: 201-211.
- Nicolosi A, Glasser DB, Kim SC, Marumo K, Laumann EO. Sexual behavior and dysfunction and help-seeking patterns in adults aged 40-80 years in the urban population of Asian countries. BJU Int 2005; 95: 609-614.
- Porst H, Buvat J. Standard Practice in Sexual Medicine. 1st ed. Blackwell Publishing. Oxford, 2006.
- Tanagho EA, McAninch JW. Smith's General Urology. 16th ed. The McGraw-Hill Co. Columbus, 2004.

Chapter 17 여성 성 기능장애

김원회

1. 서론

인간의 삶과 관계의 질은 성과 매우 밀접한 관계에 있으므로 인간의 기본권 중 가장 우선한다고 할 수 있는 성적 권리를 제대로 누리지 못하는 것은 매우 바람직하지 못하다고 할 수 있다. 소위 성기능장애라는 것이 질병이 아니고 단순한 불만족이라는 의견도 있지만 이런 문제들을 해결해 주는 것이 꼭 필요한 이유가 여기에 있다.

인간의 성적 반응에 영향을 미치는 요인은 여러 가지가 있지만 크게 육체적인 것과 정신사회 및 관계인자(psychosocial and relationship factors)에 의한 것의 둘로 나눌 수 있다. 이러한 인자들의 상호작용에 의존하여 성 반응의 장애가 야기되는데(표 1), 특히 여성에 있어서의 성기능장애의 기전은 남자보다 매우 복잡하다. 과거 여성들이 남성 의존적이며 수동적으로 대응하기만 하면 될 때는 별로 고민이 없었는데, 이제는 여성들도 자신의 성행동에서 일정한 역할을 해야 한다는 압박감을 안게 되었다. 적절하게 흥분도 되어야하며, 오르가슴도 잘 또는 여러 번 느껴야 되고 자신의 반응을 파트너에게 전달해야한다고 생각하는 여성들이 늘고 있다. 그리고 이와 같은 변화가 많은 여성들로 하여금 자신의 성기능에 문제가 있다고 생각하게 만들기도 한다.

현재 동성애를 정상의 범주에 포함시키기 때문에 성행동을 반드시 이성간의 관계만을 뜻하는 것은 부분적으로 오류가 되기는 하지만 여기서는 이성간의 관계를 중심으로 기술한다.

여성의 성기능장애는 그 모호한 분류에도 불구하고 많은 여성들이 자기가 이로 인하여 고통을 받고 있다고 생각하고 있다. 통계에 따라 조금씩 다르기는 하지만 여성의 성기능 장애 즉 자신의 성생활에 이상이 있다고 생각하는 경우는 ① 전체 기혼 여성의 약 50%이고, ② 나이가 증가함에 따라 그 빈도가 증가하며, ③ 남편과의 관계, 시집살이 등 성

표 1. 성기능장애의 원인인자들

정신사회적
성교육부재로 인한 그릇된 지식이나 믿음
성적반응에 제대로 적응하지 못하는 경우
파트너와의 관계 또는 그 외 대인관계의 어려움이나 실패
과거의 불유쾌한 성관련 기억들
우울증 등 정신과적 문제들
육체적
선천적 또는 후천적 성기 이상
심장, 폐, 간 및 신장질환 등의 전신질환
갑상선, 난소, 부신의 장애 및 당뇨병 등의 내분비 및 대사질환
약물
항우울제를 비롯한 정신질환치료제
자율신경차단제
호르몬 및 항호르몬 제제
수술 후
복강 내 수술
골반강 내 수술
유방 수술

외적인 요소에 영향을 받고, ④ 잘못 형성된 성지식, 어렸을 때의 불쾌했던 성과 관련된 기억 등과 관계가 있으며, ⑤ 여성들의 삶의 질에 크게 영향을 미치는 중요한 과제이다.

성은 둘이 하는 것 같지만 기실 각자가 자기의 것을 하는 것이기도 하다.

아직도 여성은 남성보다 덜 성적이며, 남성이 주도하는 성행동에 잘 맞추어 나가지 못하는 것이 문제라고 생각하는 경우가 있지만 그건 잘못된 생각이다. 남자고 여자고 각각 자기의 성을 갖고 있는 것이며 따라서 자신의 성을 파트너와의 상대적 관계에서 평가하는 것은 옳지 않다. 성교 시작 10분에 사정하는 남자가 1분 만에 오르가슴을 느끼는 여성을 만나면 정상이 되고, 20분을 기다려야 되는 여자를 만나면 조루증이라는 성기능장애자가 된다면 이는 어불성설이다. 더구나 일시적인 성적 표현이나 행동의 어려움은 대부분 정신적 또는 육체적 서투름에서 오는 것으로 본질적인 장애나 질병이 아닌데도 너무 큰 기대가 실망으로 이어지면서 신혼 때부터 문제가 야기되는 경우도 있으므로 언제고 성기능장애라는 진단을 내리는 데에는 신중을 기해야 된다.

최근 성 해부, 생리에 대한 지식의 발전, 특히 여성 성기의 생리와 뇌의 역할들이 새로운 기구의 발달 등에 힘입어 조금씩 그 베일을 벗음으로서 구미에서는 새로운 개념의 여성성기능 장애에 대한 연구들이 이루어지고 있는데 우리나라에서는 아직 그렇지 못하다.

성에 대한 욕구나 반응 등은 하나의 복합 생리현상으로서 무엇보다도 정신적인 요소가 중요함은 말할 나위가 없다. 특히 여성에서는 이런 현상이 더욱 두드러져 자기의 파트너에 대한 감정이나 둘 사이의 관계가 매우 중요하다. 따라서 근래 많이 이루어지고 있는 음핵 특히 그 귀두부분에 대한 연구만으로는 여성 성의 본질을 간파하기에 제한이 있을 것으로 본다. 그러나 남성의 성의 주체가 음경인 것처럼 여성의 그것은 질이 아니고 음핵이며, 따라서 많은 여성들의 성적 불만 특히 오르가슴에 대한 장애의 호소는 그녀가 자신의 음핵을 어떻게 이해하고 이용, 관리하느냐와 밀접한 관계가 있는 것은 사실이다(그림 1). 그럼에도 불구하고 남성의 경우도 그렇지만 특히 여성에 있어서 성주기의 완성은 많은 부분에 있어서 대뇌의 도움 없이는 불가능한 것이기 때문에 성 감각의 중심이라는 이유만으로 성기가 모든 성적 즐거움의 주체라고 생각해서는 안 된다.

카플란이나 마스터스와 존슨의 성 반응주기에

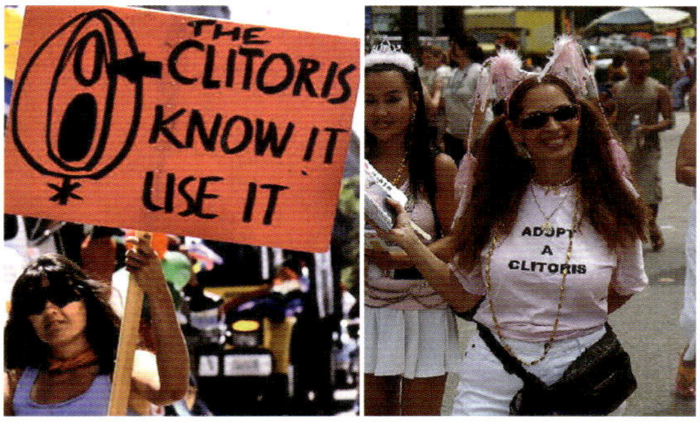

그림 1 여성단체의 행사로 또는 일인시위를 통해서 다른 여성들에게 음핵의 중요성을 알리려는 여성들이 많다.

앞서 적어도 여성에 있어서는 기초기가 꼭 필요하다는 인도의 코타리(Kothari)의 이론도 음미할 만하다. 그는 아무리 소변이 마려워도 대중 앞에서는 배뇨가 안 되는 것이 중추신경의 영향으로 그 기초가 형성되지 못하기 때문인 것과 같이 여성의 성에는 어느 정도의 사전 준비단계 즉 흔히 말하는 무드나 동기 같은 것이 꼭 필요하다고 한다.

감각의 반응도 골반부위나 질부로부터의 신경전달이 뇌에 작용하여 일어나는 것은 사실이나 그때그때의 마음가짐이나 정신 상태에 영향을 크게 받는 것 또한 사실이다. 딴 생각만 하고 있으면 말초의 감각이 대뇌에 제대로 전달이 될 리가 없다. 그래서 '섹스는 두 귀 사이로 하는 것이지 두 다리 사이로 하는 것이 아니다' 라는 말이 성립된다.

2. 성기능장애의 정의

여성들이 자신의 성적 능력을 남성과의 성 행동 특히 성교 중의 반응에서 평가하려는 경향이 있기 때문에 실제보다는 자신의 기능을 과소평가하게 되는 수가 많다. 그러나 대체로 여성이 파트너와의 성관계에서 욕구, 흥분, 흥분지속, 오르가슴 등의 과정이 자연스럽게 이루어지지 않거나 통증을 호소하는 상태를 여성의 성기능장애라 한다. 즉 성 반응 주기를 통하여 순조롭고 잘 조화된 형태의 신경생리적 능력을 갖지 못하여 성적으로 불만족한 상태라는 뜻이다. 그러나 이 성기능장애는 질병이라기보다는 성적 불만이라고 보는 것이 옳으며, 따라서 매우 주관적인 판단에 의하게 된다.

뚜렷한 성기능 장애는 삶의 질, 감성적 행복, 대인관계에 중요한 영향을 미칠 뿐 아니라 만성적이고 진행성이며, 심하면 우울증, 부부간의 갈등, 사회적 고립, 심지어는 가정의 해체라는 파국까지 연결될 수도 있으므로 결코 가볍게 생각해서는 안 된다. 부부의 경우, 초기에는 서로 간의 공감대 형성 결핍으로 여성이 주로 고통을 받게 되지만 종국에는 그 피해를 부부 모두가 감내해야 하는 결과를 초래한다. 그 중 성적 흥분은 비교적 강하게 잘 일어나는데도 계속 오르가슴 성취에 실패하는 상태가 거듭되는 경우, 짜증, 화병이 나거나 까닭 없이 몸이 여기저기 아픈 심신질환이 올 수 있으므로 성기능장애도 질병과 같이 치료하는 것이 원칙이다.

과거에는 불감증이란 용어를 많이 사용했고, 이는 여성들에게 있어서 성적인 자극이 있음에도 불구하고 거기에 상응하는 성 반응이 나타나지 않는 경우를 의미했다. 즉 흥분장애 및 오르가슴장애에 해당되는 말이지만 대부분 전혀 성적으로 느끼는 감각이 없는 것이 아니라 보통보다 낮은 경우가 많다하여 일본에서는 저감증이라고도 했다. 부부간의 갈등, 성교전의 긴장, 죄의식, 소극적 태도, 부부대화의 결여 등이 문제가 되며, 문화적 종교적 도덕적 인격적 영향도 관계가 있다고 믿었으며, 그 빈도는 약 20%(10-40%) 정도로 알려져 있었다.

그러나 불감증이란 부부간의 성문제의 원인을 여성에게 전가시키는, 또는 여성을 비하하는 의미가 있다하여 이제는 남성의 임포(발기불능)와 함께 성학에서 제외시키기로 한 용어이므로 쓰지 않는 것이 좋다.

3. 성기능장애의 분류

한두 번 어쩌다 장애를 일으켰다고 성기능장애로 진단하면 안 된다. 반복해서 적어도 3개월 이상 같은 장애가 계속될 때 성기능장애라 진단할 수 있다. 현재 세계적으로 대부분 세계보건기구(WHO)와 미국정신과협회의 분류를 사용하고 있으며, 그 내용은 아래와 같다.

1) 성욕장애(sexual desire disorders)

(1) 성욕저하(hypoactive sexual desire disorder)

성에 흥미가 없는 경우로, 성적 환상이나 성행위를 하고 싶다는 욕구가 계속적으로 또는 반복적으로 심하게 감소되어 정상적인 성행위에 장애가 초래되거나 대인관계에 어려움을 초래하는 경우이다.

(2) 성 혐오증(sexual aversion disorder)

성 자체를 매우 혐오하여 지속적으로 파트너와의 성적 접촉을 회피하려 하며, 대부분 이로 인한 파트너와의 상호 관계에 심각한 영향을 미치는 경우이다. 적지 않은 예에서는 과거의 성폭행이나 성추행 등으로 인한 정신 심리적 요인과 관계가 있다는 보고가 있다(그림 2).

2) 성 흥분장애(sexual arousal disorder)

충분하고 적절한 성적자극에 따라 성적 욕구가 있음에도 성행위시의 윤활작용을 위한 애액이라고도 불리는 질 분비물이 거의 나오지 않는 경우로 여성의 성 반응 중 흥분기와 고조기에 나타나는 이상이다. 음핵이나 질에 혈액순환이 잘 안되어 일어나는 경우라고도 할 수 있다.

자신이 정신적으로 성적 흥분을 못하는 경우가 대부분이지만 음핵이나 음순의 감각 장애, 질 근육 이완장애들과 같은 기질적인 문제 때문인 경우도 있다. 혈액장애는 과거 골반부위의 손상이나 수술 또는 약물 등과 관계가 있을 수도 있다.

이 기능 장애는 남성의 발기 장애와 같다. 남성에서 발기의 과정이 없이 절정기에 도달할 수 없듯이 여성도 음핵과 질로 충분한 혈액이 공급되지 않으

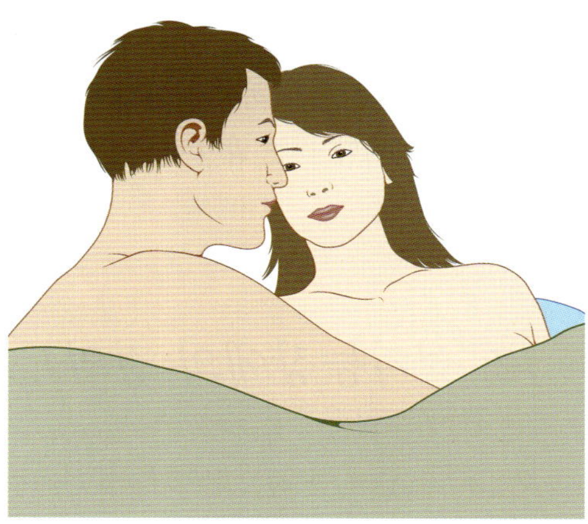

그림 2 성을 혐오하는 여성은 성행동 때 웃음을 잃고 마치 애니메이션 영화에서 보는 것 같은 표정을 짓는 경우가 많다.

면 음핵과 질의 울혈이 나타나지 않아 오르가슴에 도달하기가 매우 어려워진다.

3) 오르가슴 장애(orgasmic disorder)

충분한 자극으로 흥분상태에는 도달하지만 반복적이고 지속적으로 오르가슴을 느끼지 못하거나 지연되는 경우인데 간혹 남성의 조루증과 같이 극치감이 너무 조기에 도달하는 경우를 포함시키기도 한다.

오르가슴 장애는 아래와 같이 나눌 수 있다.

(1) 조기 오르가슴(early orgasmic response)

자기가 기대한 것보다 너무 일찍 오르가슴이 오는 경우로 약 10% 정도가 된다고 한다.

(2) 지연 오르가슴(delayed orgasmic response)

자기가 기대한 것보다 너무 늦게 오르가슴이 오는 경우

(3) 저 오르가슴증(impaired orgasmic response)

오르가슴이 오지만 자기가 기대한 것보다 너무 약하게 오는 경우

(4) 무 오르가슴증(absent orgasmic response)

전혀 오르가슴을 못 느끼는 경우

이 장애는 다시 1차성과 2차성으로 나눌 수 있는데, 1차성은 아직 한번도 오르가슴을 경험하지 못한 경우이며, 2차성은 과거에는 경험했지만 현재는 결여되어 있는 경우를 말한다.

4) 통증장애(sexual pain disorders)

(1) 성교통(dyspareunia)

성교 중 성기 또는 성기외의 부위에 반복, 혹은 지속적으로 통증이 있어 만족스러운 성생활에 장애를 받는 상태를 말한다. 성기외의 부위로 예를 들어 성교 시마다 두통이 있어도 광의로는 성교통이라 할 수 있는데, 보통은 성기 및 하복부 또는 요부나 천부의 통증을 의미한다.

성교통은 다시 표재성, 질부 및 심부 성교통의 세 가지로 나눈다.

표재성(superficial) 성교통 은 외음부 부위에서 통증을 느껴 삽입 시도나 애무 등이 어려운 경우로 대부분 외음부나 질부의 염증이 있거나 피부의 손상 등으로 자극을 견디기 어려워서 일어나지만 드물게는 신경종(neuroma)이나 질경(vaginismus)에 의하기도 한다.

질부(vaginal) 성교통 은 질내의 마찰에 따르는 통증으로 질 분비물의 부족으로 인한 질 건조증*이나 질의 염증(그림 3) 등이 대표적 원인들이며, 심부(deep) 성교통 은 음경의 자극으로 인하여 골반강 내 또는 하복부에서 느끼는 통증으로 골반염, 자궁내막증(그림 4), 골반부위 이완 등의 부인과적 질환이 있을 때 일어나는 것이 대부분이다.

(2) 질경, 질경련(vaginismus)

질의 아래 쪽 3분의 1부분의 근육 층이 자신은 성교를 원하는데도 반복적이며 지속적인 불수의적 경련이 일어나서 극심한 통증은 물론 성교행위가 거의 불가능한 병적인 상태를 말한다(그림 5).

대체로 심리적인 원인에 의한 것이 많고, 경우에 따라서만 일어나는(situational) 경우도 있으며 예후

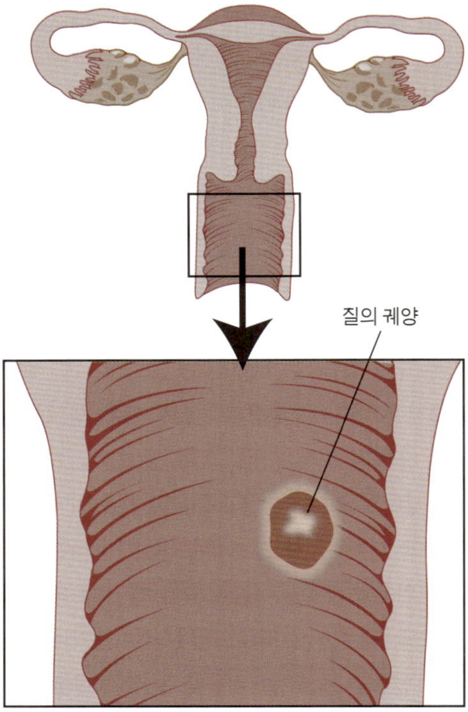

그림 3 질 안에 있는 염증으로 인한 궤양. 이 경우 통증과 냉, 출혈 등이 있지만 본인이 밖에서 알기는 어렵다.

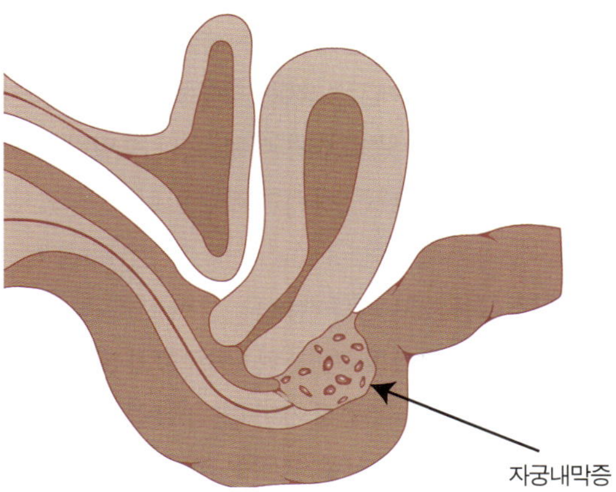

그림 4 자궁내막증. 성교 때 음경이 이 부분을 자극하면 심한 통증이 온다.

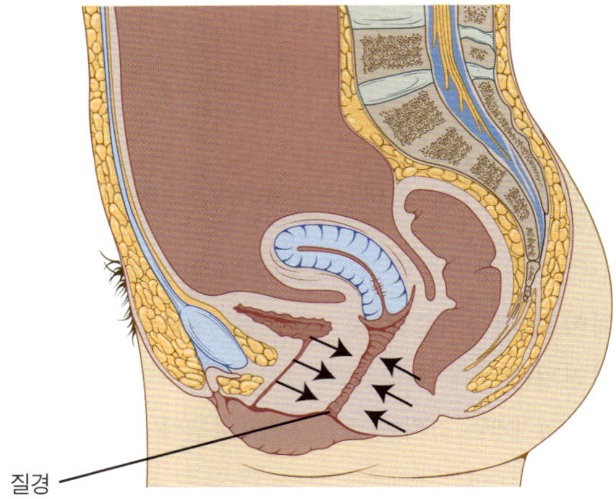

그림 5 질경. 질의 하 1/3 부분의 근육 층이 자신은 성교를 원하는데도 지속적으로 경련이 일으켜 심한 통증과 함께 성교가 거의 불가능한 상태이다.

는 매우 좋다.

치료는 심리적 치료와 함께 처음에 손가락 한 개로 시작하여 Young's vaginal dilator 같은 것으로 점차적으로 확대시키는 것이다.

(3) 기타 통증장애

성행동과 관련된 성기 또는 성기외의 기타 모든 통증을 포함한다.

* 질 건조증의 원인

• 여성호르몬 부족

폐경, 산욕기 및 수유기, 먹는 피임약 복용

• 질병

자궁암 등의 악성질환, 우울증, 칸디다 질염, 당뇨병, 고혈압, 다발성경화증, 자궁탈, 간의 17-hydroxylase 결핍

• 기타

콘돔에 대한 알레르기 반응, 출산 때의 손상, 탐폰이나 월경대에 의한 자극, 질성형 수술 등 질부에 가해진 수술, 자궁절제술, 입을 마르게 하는 모든 약물, 항생제, 항히스타민제, 과거 성폭행 등의 경험, 난관 결찰 수술, 섭식장애, 격렬한 운동 등

그러나 최근 여성의 성주기에 대한 새로운 이론과 함께 여러 학설들이 나오면서 이와 같은 성주기에 따른 여성성기능장애에 대한 반론도 많다. 더구나 이와 같은 새로운 주장들은 많은 세계적인 여성 성학자들에 의하여 인정되고 있으므로 앞으로는 여성성기능장애의 분류에는 많은 보완과 수정이 이루어 질 것으로 보인다. 최근 세계성학회에서 발표된 새로운 분류는 다음과 같다.

• 성욕장애

성에 대한 흥미나 감정이 매우 감소되고 성에 대한 생각이 없다.

• 흥분장애

흥분이 되지 않고 성기에 아무 반응이 없다.

• 부분흥분장애

심리적인 흥분은 되지 않았는데 성기에는 반응이 있다.

• 지속적 성 흥분상태

자신이 성적 욕구가 없었는데도 성기에 흥분시 일어나는 증상들 즉 얼얼하거나, 고동치는 느낌이 있거나 파르르 떨리는 듯한 느낌이 있으며, 이런 감각이 꼭 불유쾌한 것만은 아니지만 한 두 번의 오르가슴에도 소멸되지 않고 몇 시간이고 때로는 며칠씩 계속되어 이로 인한 고통을 호소하는 상태를 말한다.

• 오르가슴 장애

모든 종류의 자극을 다 동원해서 충분한 성적 자극을 받아 자신이 느끼기에도 극도의 흥분상태에 도달했음에도 오르가슴이 없거나 매우 약하거나 너무 지연될 때 오르가슴 장애라 한다.

• 성교통

음경을 질에 삽입하려 할 때나 성교중에 반복적 또는 계속적으로 통증을 호소할 때

• 질경

본인은 매우 삽입을 원하는데도 음경은 물론 손가락을 포함한 어떤 대상도 질에 넣기가 힘든 상태가 계속될 때를 말하며 이 때 불수의적 골반 근육의 수축이 동반되는 것이 특징이다. 형태적 기형이 있으면 물론 질경이 아니다.

또한 Tiefer에 의한 여성성기능 장애의 새로운 분류는 다음과 같다.

* 사회경제적인 것

• 성교육, 성 행복, 성 건강에 대한 무지와 이에 따른 공포

- 언어적 표현을 이해 못함
- 인간 성에대한 정보의 부족
- 남녀의 성에 대한 역할, 기대, 신념, 행동 등에

대한 정보 부족
- 피임, 유산, 성병 등에 대한 지식부족

• 성에 대한 기피
- 자신의 육체, 육체적 매력, 성적 반응에 대한 걱정이나 수치심
- 성적 정체성, 성적 환상 및 욕구에 대한 혼동이나 수치심

• 문화, 종교 때문에 오는 갈등이나 억제
• 흥미가 없거나 가사나 일로 인한 피로

* 배우자 및 배우자와의 관계

• 배우자에 대한 배신감, 혐오감, 공포 또는 무관심, 불평등 등으로 인한 부정적인 상태
• 심한 성적 욕구의 차이
• 성행동의 시작, 유지 또는 그 방식에 대한 무지나 억제
• 경제, 일과, 친척과의 관계 또는 불임, 자녀의 죽음 등 큰 상처가 있는 경우
• 배우자의 건강 또는 성적 문제 때문에 일어나는 욕구 장애

* 심리적인 요인에 의한 것

• 성 혐오증, 성적 즐거움에 대한 억제
- 과거의 성폭행
- 자신의 성격

• 동통, 임신, 성병, 파트너의 상실, 사회적 명성에 미칠 영향 대한 걱정 등으로 오는 성적 억제

* 의학적인 것

• 신경계, 혈관계, 순환계, 내분비계 또는 전신 질환
• 임신, 성병, 기타 성과 관련된 질환
• 약물에 대한 부작용
• 의원성 장애(치료가 원인이 된 경우)

그 외에도 여성에게 발기장애 같은 심각한 문제가 있다거나 생리적인 차원에서의 멋진 성만 구가하며 성적흥분과 오르가슴에 초점을 맞추려 하며, 여성용 비아그라를 기다리는 등 여성의 성을 마치 남성의 것과 동일시하는 사고는 불식시켜야 된다고 주장했다. 또 여성만의 고유하고 복잡한 성의 의미나 성기능에 있어서의 사회, 심리, 문화적인 요소의 중요성을 무시하면 안 된다고 주장했다.

4. 성기능장애의 원인

크게 신체적 요인으로 인한 것과 정신사회적 요인에 의한 것의 둘로 나누어 생각할 수 있다.

1) 신체적 요인

생리적으로도 임신 중, 폐경 후에 성욕이 감퇴될 수 있으며, 산욕기 또는 수유기에도 마찬가지다.

육체적인 질병 뿐 아니라 선천 및 후천적 장애 또는 복용하고 있는 약제의 부작용으로 인하여 성기능 장애가 일어날 수 있다.

(1) 만성질환

고혈압, 심장병, 고지혈증, 동맥경화증 및 성기의 혈관 이상

척추손상, 당뇨병에 의한 신경질환

뇌졸중

퇴행성관절염, 류머티즈 관절염 등의 근육골격 질환

당뇨병이나 폐경후 여성호르몬 결핍, 갑상선, 난소질환, 남성호르몬 결핍 등의 대사 및 내분비질환

악성종양이나 이에 따른 항암치료, 방사선치료의 후유증 및 질염, 골반염, 자궁내막증 등의 일반 부인과 질환

혈관부전, 자율신경병증, 혈액투석, 클론 씨 병 등

출산이나 교통사고나 상해로 인한 골반손상, 수술 등에 의하여 신경이 손상 받아 일어난 외성기의 감각이상도 장애를 일으킬 수 있다.

또한 출산 후 질이 심하게 이완되었을 때(lax vagina), 폐경 후 질 근육의 긴장도가 떨어지고 자궁탈(그림 6) 등으로 성교가 어렵게 되면 성기능에 영향을 미칠 수 있다.

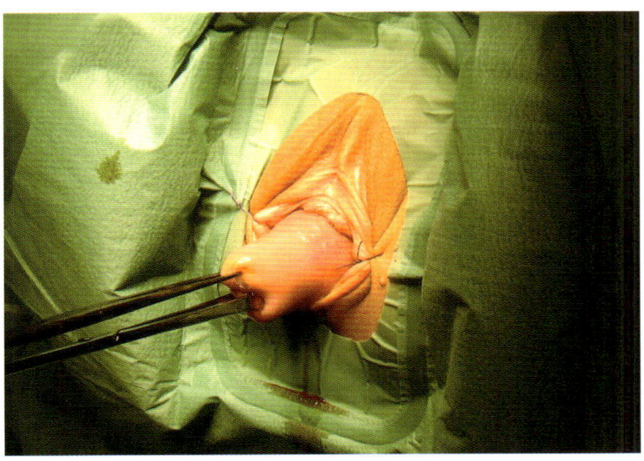

그림 6 자궁탈. 수술하기 직전의 사진으로 자궁의 경부가 이렇게 밖으로 나오는 이외에도 골반부위의 이완이 심해 심한 성기능장애를 초래할 수 있다.

(2) 성기능에 장애를 일으키는 약물들

① 혈압강하제 - 혈액 공급의 약화 등의 기전으로 인하여 남성의 발기부전에 해당되는 흥분장애 및 질 분비물 감소를 가져올 수 있다. Thiazide 계열의 이뇨제(propranol, atenolol, pindolol), clonidine, guanethidine, alpha methyldopa, prozasin, hydralazine, reserpine, spironolactone 등

② 피임제

가. 수유를 통한 피임의 경우 - 여성호르몬의 감소로 인한 질 약화 및 건조증, 성욕감소

나. 콘돔 - 감각장애와 심리적 거부감. 남성의 발기 지속에 영향을 미침으로 인한 흥분지속에 영향을 미칠 수 있음.

다. 살정제(spermicide) - 질 분비물이 대체로 증가하게 되며 약물에 대한 심리적 저항을 느끼는 경우도 있음.

라. 호르몬제 피임약(경구용 및 주사용) - 질 건조증 및 성욕 감소

마. 황체호르몬 단일 제제 - 부정기적 질 출혈로 인한 성교 회피

③ 항우울제(Tricyclic antidepressants, imipramine, doxepin, amitryptyline), 신경안정제(chlorpromazine, butyrophenone, prochlorperazine, perpheasine, trifluoperazine, thioridazine) 및 monoamine oxidase 억제제(pargyline, phenelzine) 등은 욕구장애는 물론 오르가슴 성취에 지장을 초래한다. Valium이나 librium 같은 안정제나 음주(알코올)는 약간의 성욕을 증가시킬 수는 있지만 흥분장애와 오르가슴의 장애를 일으키므로 성기능을 저하시킨다고 보는 것이 옳다.

④ 그 외 digoxin, cimetidine의 복용은 간혹 유방을 커지게 하면서 통증이 올 수 있으며, clofibrate와 blofibrate는 성욕 및 흥분장애를, 항암치료제는 난소기능의 장애를 일으켜 질 건조증, 성교통은 물론 흥분장애와 오르가슴 장애를 오게 한다. 항암치료에 따른 피로 또한 성적 욕구를 억제하는데 관여한다. Acetazolamide 또한 성욕 및 흥분장애를 초래하고, heparin은 남성에서 지속발기증(priapism)의 부작용이 올 수 있으므로 여성에서도 골반울혈로 인한 고통을 줄 가능성이 있다.

여성호르몬제인 에스트로겐의 과다 복용 또한 간혹 성욕을 오히려 떨어뜨리기도 하며 비만치료를 위하여 쓰는 식욕억제제들은 대부분 성욕장애와 흥분장애를 가져오게 한다.

2) 정신사회적 요인 (psychosocial factors)

주로 성욕장애를 일으킨다. 부부간의 갈등과 미움, 우울증, 과거의 심한 성적 공포감, 동성애적 충동 등이 포함된다. 스트레스 또한 성적 욕구를 현저하게 저하시키며, 육체적 또는 정신적 피로 또한 그 원인이 될 수 있다. 오랜 그리고 똑같이 반복되는 일과와 같은 성생활도 성에 지루함을 더하여 지치는 원인이 될 수 있다.

성기능 장애의 심리사회적 원인은 다음 장에서 자세히 기술되므로 간단한 요인 몇 가지만 기술한다.

① 내적 갈등(intrapersonal conflicts)

종교적 터부나 시대착오적 사회 통념 즉 성을 더럽다거나 죄악시 하는 보수적인 사고 또는 왜곡된

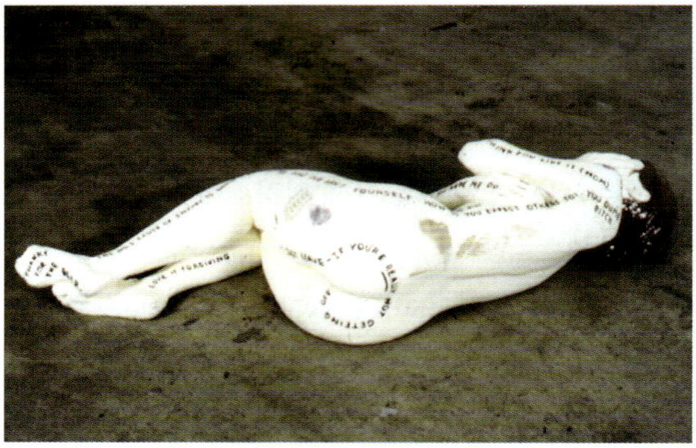

그림 7 강간 등 과거의 성폭행 경험이나 현재의 폭력 등 때문에 이에 따른 두려움은 물론 성적 자존감을 상실하는 경우 매우 심한 부정적인 바디이미지를 갖게 되는 수가 있다. 이렇게 살지 말도록 계몽시키기 위하여 만든 마네킹

성교육에 의한 성의식 결여나 여자는 성에 관한한 수동적이어야 한다는 생각이나 성교만이 성이라는 오해 등

② 과거력

강간 등 성폭행이나 근친상간의 경험, 과거나 현재의 폭력(성적, 언어적, 육체적), 성적경험 미숙이나 이에 따른 두려움, 자존감 결여나 부정적인 바디이미지(그림 7).

③ 대인관계의 갈등(interpersonal conflicts)

관계갈등, 혼외정사, 현재의 성폭행관련, 성 파트너와의 성격이나 욕구의 차이, 파트너와의 성적 교감부족, 임신이나 성병에 대한 공포

④ 생활의 스트레스

경제적 문제, 가정 직장 문제, 가족의 질병, 사망, 우울증 등

이와 같은 원인 이외에 오르가슴장애는 많은 경

우에 있어서 성행위시 파트너의 여성에 대한 배려와 성행동 방식에 영향을 받는데, 단순히 성교만으로 성행동을 한다면 남성이 오르가슴에 도달하는 시간이 여성에 비하여 현저히 빠르므로 여성들이 이에 도달하기 어려울 수밖에 없다. 특히 성행위시 자극되는 부위가 여성마다 또는 체위마다 다르다는 것을 알지 못하거나 성적으로 민감한 부위인 음핵에 대한 적절한 자극을 못하는 경우는 거의 오르가슴에 도달케 하기 어렵다고 보아도 좋다. 실제로 많은 여성들이 자위 때에는 음핵의 자극을 통해 오르가슴을 느끼지만 성행위 때의 질의 자극만으로는 경험하지 못하고 있다고 주장한다.

통증이 있거나 불편한 성관계는 주로 통증장애의 원인이 되지만 오르가슴이 오지 않는 원인도 된다.

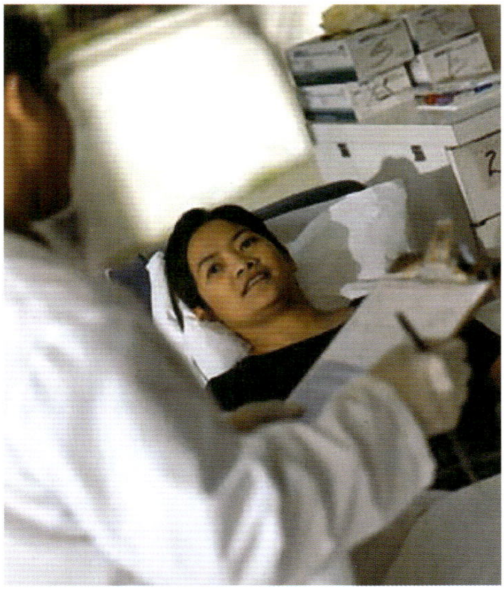

그림 8 문진 때 먼저 의학적 병력부터 묻는 것이 순서이다.

5. 성기능장애의 진단

1) 상담 및 문진

먼저 의학적 병력부터 묻는 것이 순서이다(그림 8). 신체적 문제인지 기질적 문제인지 확실하지 않을 때는 먼저 육체적인 원인을 찾는 것이 쉽기 때문이다.

생리, 출산, 유산에 관한 병력, 피임약 복용, 산부인과 및 비뇨기과적 질환 유무, 수술 여부, 요실금, 유방질환, 혈관 질환 유무, 고지질혈증, 약제 복용, 회음부 손상이나 이 부위의 수술 여부 등을 물어봐야 한다. 폐경 후 여성이라면 여성 호르몬대체요법 여부도 포함된다.

성 관련 병력으로는 흥분, 성욕, 성적 감각, 오르가슴 등에 관한 과거와 현재의 상태 또는 변화, 성기능 장애의 발발 시기, 기간을 비롯하여 성행위의 빈도, 만족도 등을 물어본다. 만일 성행위 중의 통증이 있다면 그 위치, 정도, 상황에 따른 통증의 차이 등도 알아야 한다.

남편(또는 파트너)과의 관계는 물론 매우 중요하다. 남편의 또는 남편에 대한 태도(그림 9), 친밀감 등이 매우 중요하며, 과거의 경험, 문화나 종교적 배경, 유소아기의 강압적 성행위 여부나 과거의 성적인 충격, 우울증, 불안, 공포, 자살 시도 여부 등도 필요하면 물어본다.

그러나 상담 또는 문진에 있어 제일 중요한 것은 환자나 내담자 자신의 얘기를 듣는 것임으로 반드시 '내가 물어본 내용 이외에 꼭 얘기하고 싶을 것이 있는가?' 와 '왜 그게 중요하다고 당신은 생각하는가?' 등의 질문으로 고민의 핵심을 파악하는 것이 필요하다.

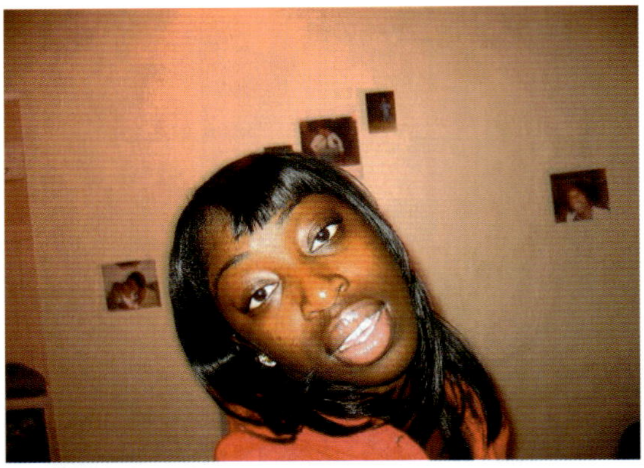

그림 9 남편에 대한 태도 특히 친밀감 표현이 매우 중요하다. 아내가 남편에게 줄 수 있는 가장 큰 선물은 '자신의 흥분된 몸'이라는 얘기도 있다.

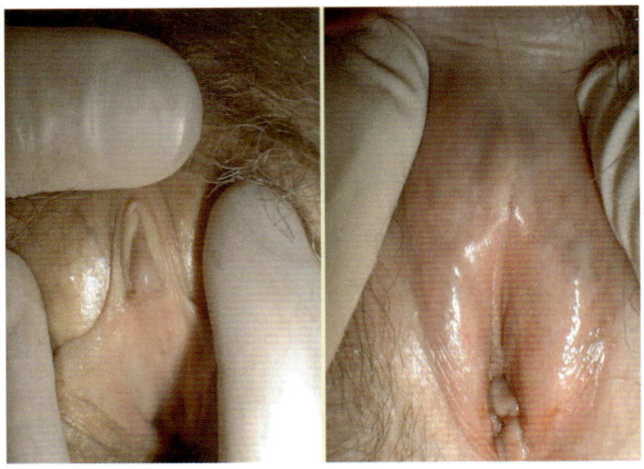

그림 10 진찰 때 외음부를 자세히 관찰하는 것은 중요하다. 왼 쪽의 정상적인 음핵과 달리 오른 쪽은 주변 유착으로 인하여 음핵의 귀두가 매몰되어 있다. 이 경우 성감은 매우 감소될 수 밖에 없다.

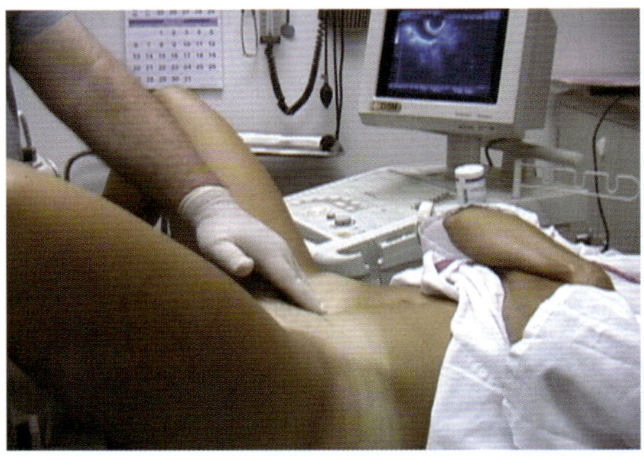

그림 11 양손촉진(bimanual examination)

2) 신체적 검사

진찰을 하게 되는 경우, 제일 먼저 외음부를 자세히 관찰한다. 면봉으로 눌러보면서 외음부염이나 신경종에 의한 통증이 있는가를 보며, 양손촉진을 하기 이전에 한손의 손가락 한 개나 두개를 질에 삽입하여(monomanual examination) 질의 상태부터 진찰하는데 질의 후벽부터 만지는 것이 순서이다. 그 후 질경과 양손촉진법을 이용하는데 순서는 상관없지만 통증장애의 경우는 질경을 먼저 사용하는 것이 원칙이다(그림 10, 11).

진단에 따라 기질적 질환이 없거나 성치료사의 도움이 필요하다고 인정되면 바로 의뢰하는 것이 좋다.

3) 객관적 검사법

성기의 온도, 혈류량 등을 검사함으로서 성기능을 객관적으로 알 수 있도록 고안된 산소분압 및 온도변화 측정기, 질 혈류량 측정기, 레이저 도플러 질 혈류측정기 및 복합 도플러 초음파검사를 위한 기구들이 있다.

6. 성기능장애의 치료

성기능장애의 치료에는 다음과 같은 종류가 있다.

- 원인의 제거나 교정
- 인지치료
- 행동치료
- 심리 상담치료
- PLISSIT
- 약물치료
  여성호르몬, 남성호르몬 요법 포함
- 수술치료
  성기능 장애를 유발하는 원인의 수술적 제거

이 중 인지, 행동 및 심리치료 등은 다음 장에서 자세히 설명되므로 여기서는 PLISSIT와 의학적인 치료만 간단히 다룬다.

성적 불만족이나 나아가 기능장애는 아마 태초부터 있었겠지만 이들에 대한 치료는 1960년대 마스터스와 존슨의 성치료에 대한 보고들이 나올 때까지 거의 제자리걸음을 했다고 해도 과언이 아니다. 프로이트의 영향으로 대부분 정신적인 치료에만 집중하거나 교육, 확신 심어주기, 자신감 키우기, 윤리적인 조언이나 검증도 되지 않는 연구들에 의한 방법들이 동원되었었다고 해도 과언이 아니다. 20세기 끝 무렵에 나온 비아그라 등의 발기부전치료제의 효과가 그동안의 성치료가 얼마나 문제가 있었던가를 대변해주고 있다.

성치료는 크게 비의학적인 것과 의학적인 것으로 나눌 수 있다. 우선 원인을 찾아 치료하는 것이 원칙이며, 치료의 과정은 대체로 성기능장애의 진단, 환자 및 파트너의 교육, 변화 가능한 원인의 제거, 약물 치료의 순서로 보는 것이 좋다.

많은 여성들의 성적 불만족이나 기능장애가 주로 음핵과 같은 필요한 부위에 대한 충분한 자극의 부족과 정신심리적인 억제에 기인하므로 우선 자극을 극대화하고 억제를 극소화 하는 것이 중요하다. 자신의 육체에 대한 감각이나 느낌 등에 대한 공부도 필요하고 이완된 상태에서 충분히 그리고 길게 음핵을 중심으로 한 자극을 통해 성적 쾌감이나 만족 및 오르가슴을 체험하게 하는 것이 필요하다(그림 12, 13, 14). 성적 환상이나 바이브레이터 사용(그림 15, 16) 등이 도움이 되며 때로는 음악이

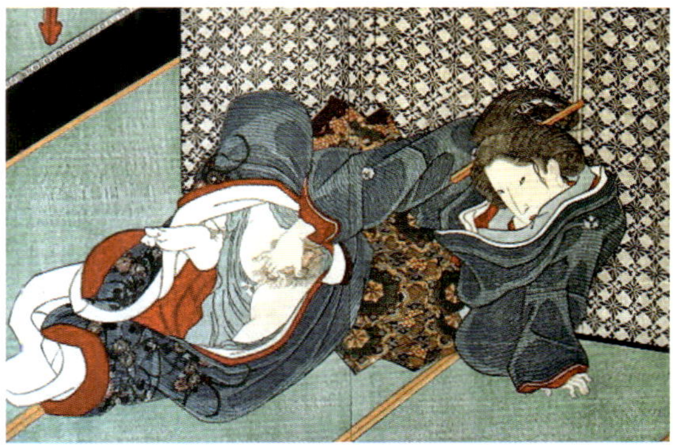

그림 12 일본 에도시대 구니사다의 그림. 동서고금에 이미 자위를 그린 그림들이 많다.

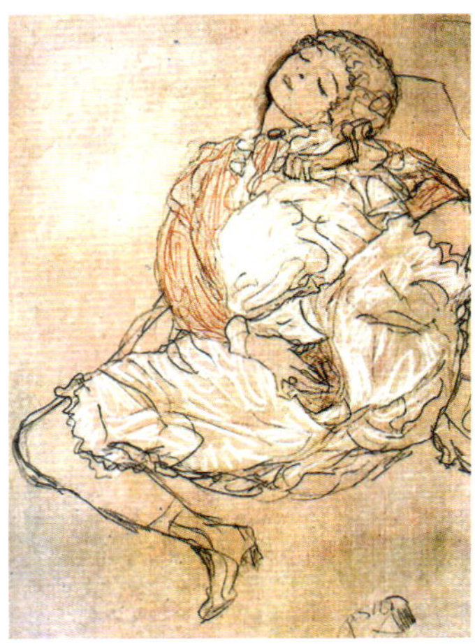

그림 13 Klimt의 그림으로 여성의 자위

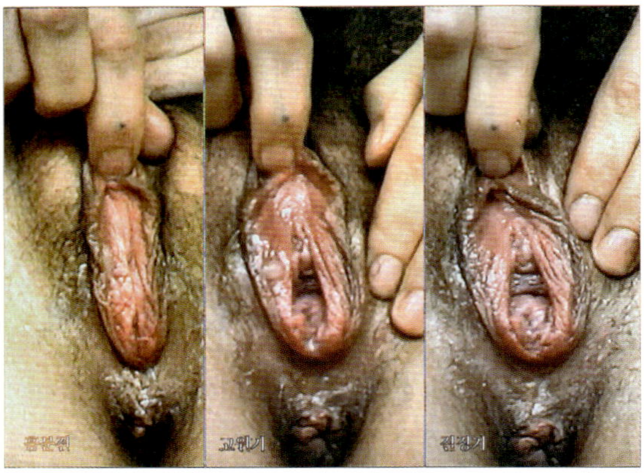

그림 14 여성에서의 자위행위는 일차적으로 손가락을 이용한 음핵 귀두, 포피 및 그 부근과 소음순에 대한 마사지로 대부분 충분하다.

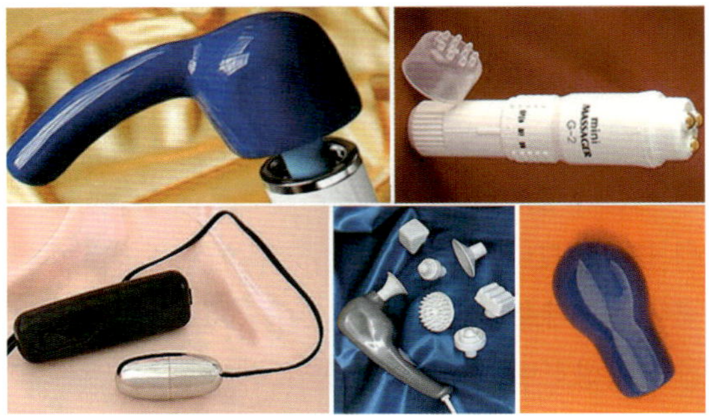

그림 15 여러 종류의 바이브레이터

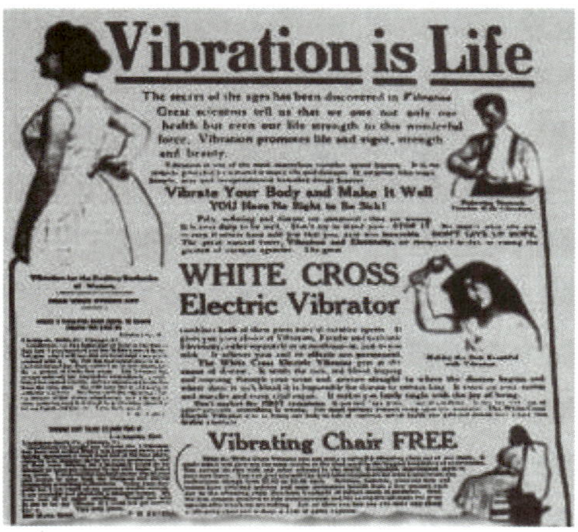

그림 16 20세기 초 미국의 바이브레이터에 대한 신문광고

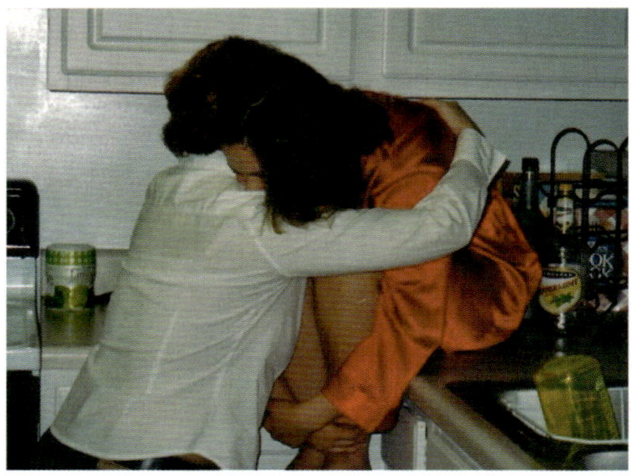

그림 17 오르가슴만이 성에서 추구하는 바이어서는 안 된다. 단순히 끌어안는 것도 훌륭한 성행동일 수 있고, 이때도 옥시토신, 엔도르핀 등이 분비되어 인간이 성 표현에서 얻을 수 있는 많은 이득을 얻게 된다.

나 조명, 아로마 등으로 분위기를 바꿀 필요도 있다. 뿐 만 아니라 성적긴장을 풀기 위한 골반근육의 운동도 도움이 된다.

성교에 대한 강박관념 때문에 어려움을 겪는 경우는 자위나 비성교적(non-intercourse) 방법에 의하여 서로 상대를 자극해주는 형식의 방법들로 성적 쾌감을 유도하도록 권유한다. 의사, 성치료사, 심리사 등의 도움을 받는 것도 중요하지만 우선 자신들이 해결하는 방법('do it yourself' approach)을 시도해 보는 것이 더 중요하다. 그리고 오르가슴이 없다고 성이 무의미하다고 생각하지 하지 않도록 성에 대한 가치를 재정립할 필요도 있다. 우선 자신이 성에서 무엇을 추구하고 있는가를 생각해 보도록 한다(그림 17).

■ 자신이 할 수 있는 방법

성욕을 증가시키기 위해서는 항상 창조적인 마음으로 우선의 변화를 구하는 것이 좋다. 선정적인 비디오나 책 같은 것을 보는 것도 도움이 되며 특히 파트너와 같이 보면 더 도움이 된다.

질이 건조한 경우 윤활제를 쓰며(그림 18), 폐경 후 여성이라면 호르몬대체요법을 하는 것이 좋다.

오르가슴을 잘 못 느끼는 경우는 우선 자위행위를 하여 이를 성취하도록 시도한다. 여성의 경우 자위행위는 음핵을 부드럽게 마찰하는 것으로 대부분 충분하다. 기구를 질에 삽입한다고 해서 꼭 성감을 더 느끼게 되는 것이 아니므로 일차적으로 시도하는 방법은 손가락을 이용한 음핵 귀두, 포피 및 그 부근과 소음순에 대한 마사지 방식이 추천된다. 경우에 따라서는 바이브레이터(vibrator)를 사용하는 것이 큰 도움이 된다. 분당 2천 번의 진동도 얻을 수 있으므로 많은 성경험이 있는 여성도 새로운 느낌을 받을 수 있다.

꼭 성교 도중에 오르가슴을 느끼고 싶다면 파트너에게 충분히 그러나 부드럽게 음핵을 만져달라고 하는 것이 좋은데 때에 따라서는 남성상위의 체위를 피하고 자신이 자극할 수도 있다.

성교 중에 아프다면 즉 통증장애의 경우는 우선 자세를 바꿔보는 것이 좋다. 여성 상위를 먼저 시도해 보는 것이 순서다. 또 성교 전에 소변을 꼭 보도록 하고 따듯한 욕탕 목욕 후에 하는 것도 통증에 어느 정도 도움이 된다. 물론 이런 노력에도 도움이 안 되면 의사에게 가 보는 것이 좋다. 골반 부위에 질병 특히 산부인과 질환이 있을 가능성이 높기 때문이다.

자신의 육체에 대해서 좀 더 많은 공부를 해두는 것도 필요하며, 성과 질병과의 관계도 알아두는 것이 좋다.

성감집중훈련(sensate focus exercise) (그림 19)이라 하여 파트너와 서로 마사지 해주는 것이 있는

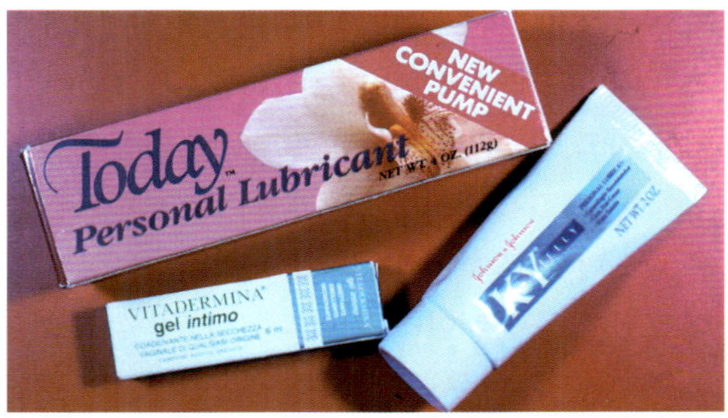

그림 18 윤활제

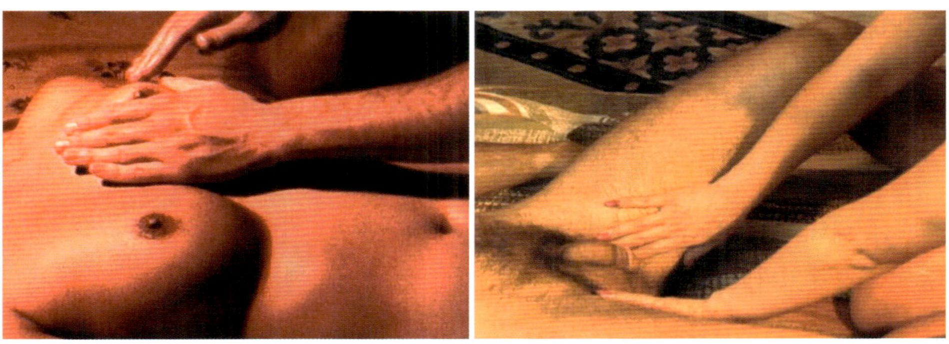

그림 19 성감집중훈련(sensate focus exercise)의 예들

데 간혹 도움이 되며, 성적 환상(fantasizing)을 하는 것도 중요하며, 성교이외의 방법 즉 마사지, 구강성교 또는 자위 등을 자유롭게 구사해볼 일이다.

■ 파트너에게 할 일

우선 자신이 좋아하는 것, 싫어하는 것 하고 싶은 것을 반드시 알리는 것이 중요하다. 파트너와의 관계개선에 좀 더 힘을 쓰고 각자의 좋은 느낌과 불편한 점을 꼭 알리는 것이 필요하다. 그래도 뭔가 당하고만 있다고 생각되면 이 또한 의사나 성치료사와 상의해 보는 것이 좋다.

■ 의사, 성상담자, 성치료사가 할 일

의사는 성 건강 전체를 고려해야 하므로 여러 가지 가능성을 찾아보아야 한다. 자신의 남편에게도 못할 얘기를 할 수 있기 때문에 친절하게 조언해 주어야 하고 필요하면 다른 분야의 전문가에게 의뢰해야 한다. 간혹 의사에게 수개월 치료 받다가 상담을 받으면서 쉽게 문제가 해결되는 경우도 있고 반대로 상담 등으로 여러 달 치료를 받았는데도 효과가 없던 환자가 의사의 치료를 받으면서 불과 며칠 내에 좋아지는 경우도 있기 때문이다.

1) 욕구장애의 치료

(1) 우선 욕구장애가 다른 일반적인 질병에 의한 것이거나 약물 또는 우울증에 의한 것이 아님을 증명할 것.

(2) 관계개선, 대화나 접촉을 많이 하고 만일 적개심 같은 것이 있다면 계속 줄여 나갈 것

(3) 부부 상호간에 감각적인/성적인(sensual/sexual) 경험을 자꾸 쌓아나갈 것.

- 전희를 충분히 하고
- 자유롭게 vibrator 같은 것도 쓰며
- 성교 전에 가능한 따듯한 물로 목욕을 하고
- 여행을 포함한 분위기 바꿈을 시도하며
- 시행공포 같은 것이 없도록 교육을 받는다.

(4) 기구 및 약물치료

과거 수천 년 동안 여성의 성욕을 개선하기 위한 많은 기구나 약물들이 시도되어왔지만 아직도 논란의 대상이 되고 있다. 그래도 전 세계적으로 쓰이고 있는 종류들은 수없이 많으며, 그 중 몇 가지만 소개하면 다음과 같다.

① EROS-CTD™ (그림 20)

음압을 이용한 질 및 음핵부위의 혈관확장을 시도함으로서 욕구장애를 치료하는 기구로 FDA의 승인을 받아 시판되고 있으나 보편화되지는 않았다.

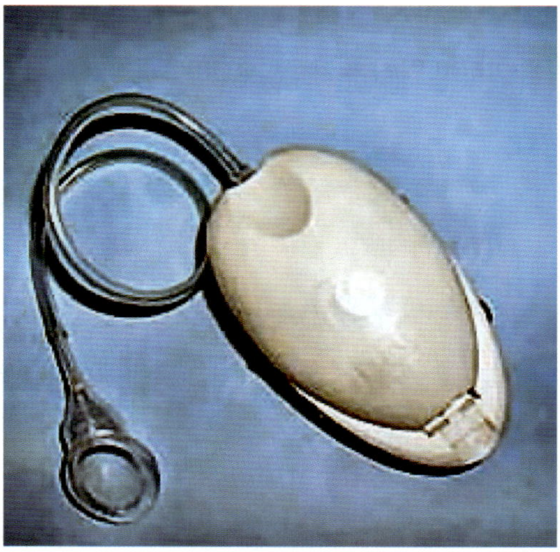

그림 20 EROS-CTD™

② 비아그라 등의 PDE-5 억제제

남성의 발기부전치료제이지만 드물게 여성에게도 시도된다.

③ 알프로스타딜(FemProx), PGE1, 펜톨아민(Vasomax), 아포모르핀(apomorphine) 등

④ 여성 및 남성호르몬제

경구, 패치, 주사용 등이 있음.

남성호르몬제는 남성에서의 용량의 약 1/5~1/10을 쓰며 발모나 음성의 변화 등 부작용에 유의하여야 한다.

⑤ 폐경 후 여성에서 호르몬 대체요법시는 티보론(tibolone; Livial®) 사용

⑥ ArginMax, Kyo-Green 등의 영양제

⑦ Zestra 등 음핵 부위 도포제(그림 21, 22)

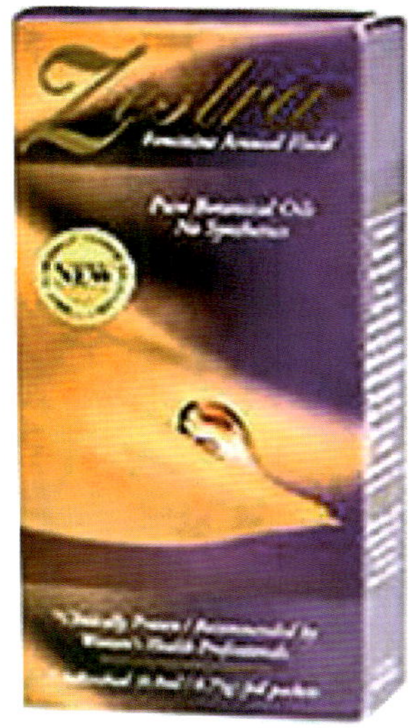

그림 21 음핵 부위 도포제 Zestra

2) 오르가슴 장애의 치료

(1) 자위를 통한 감각의 자각

한 번도 오르가슴을 경험하지 못한 여성은 이를 자주 경험하는 여성에 비해 오르가슴에 도달하기가 어렵다. 즉 그런 감각을 인지하지 못하면 성취도 그만큼 어려워진다는 뜻이다. 따라서 자신이 자신의 성 해부와 생리에 대하여 알면 알수록 즐거운 감정도 더 느끼게 되고 쾌락의 감각도 쉽게 얻으며 따라서 성적 만족도 또한 높아지게 마련이다.

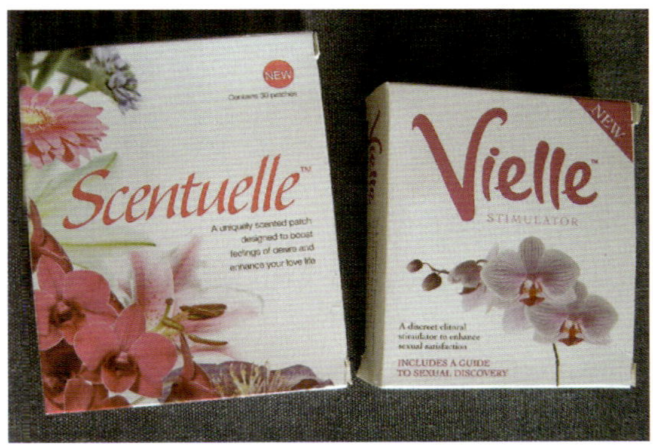

그림 22 성욕증진용 패치와 음핵자극제

자위는 남자고 여자고 파트너 성을 거치지 않고 자신이 성적 쾌감을 추구하는 행위, 즉 손이나 기구로 성기를 자극하여 성적 쾌감을 얻는 방법을 뜻한다. 자위는 주로 손을 많이 이용하므로 수음이라고도 한다. 자위는 신체적 해가 없고 오히려 유익한 측면이 더 많으며, 도덕적으로나 인격적으로 아무런 갈등의 소지가 없는 것이므로 마음을 편하게 갖고 자주 해도 된다. 성경험이 있는 여성의 70퍼센트 이상이 한다는 통계가 있으므로 혐오감이나 수치심을 버리고 행동치료의 일환이라는 생각으로 자위를 하여 오르가슴을 자주 경험하는 것이 중요하다. 이 때 성적 환상을 곁들이면 훨씬 강한 흥분을 일으키기도 한다.

바이브레이터를 쓸 때는 질구 바깥쪽, 대음순, 소

음순 부위를 돌아가면서 자극을 주지만 손가락만 사용할 때는 음핵 주변에서 시작하면 된다. 방법이나 자극의 순서는 자신이 좋아하는 대로 해도 된다. 음핵을 직접 자극하는 것이 너무 예민하다고 느껴지는 경우는 그 주변을 주로 자극하면 된다(그림 23). 다음은 창조적으로 자신에 맞게 개발해 나가면 된다.

자신의 즐거움이 최고조에 달할 때까지 하는 것이 보통이다. 그러다 보면 오르가슴은 오게 되어 있으나 꼭 오르가슴을 성취해야겠다는 강박관념은 버리고 느껴지는 성적쾌감을 즐기는 것만으로 만족해도 된다.

자위는 세상에서 가장 사랑하는 육체에 대한 자신의 성적 표현으로 거의 매번 오르가슴에 도달케 하며, 성병의 염려가 없고, 비용이 들지 않으며, 친밀감이나 관계로부터 오는 갈등이 없고, 파트너가 필요 없이 성적 긴장을 해소할 수 있는 매우 훌륭한 성 행동이다.

(2) 골반근육강화운동

일명 케겔(Kegel) 씨 운동이라고도 하며 요실금 치료를 위하여 고안된 것이지만 오르가슴에도 도움이 된다.

아무 때 어디서나 할 수 있지만 가능하면 혼자 있을 때, 전화도 끄고, 문을 잠그는 등 아무 방해를 받지 않은 상태에서 하는 것이 좋다. 방도 따듯하고 편한 마음이어야 좋다. 손거울도 준비해서 가끔 골반근육이 수축되는 것을 보는 것도 좋다.

훈련시키는 근육은 치골미골근(불두덩꼬리힘살; pubococcygeus muscle)인데, 이 근육의 인지는 소변을 보다가 중단해보면 바로 알 수 있다. 이와 같이 소변을 멈추는 것 같은 동작을 서너 차례 반복해서 이 근육의 수축작용이 어떤 느낌인지 확인한다(그림 24).

이렇게 이 근육을 조였다가 풀어주기를 약 20번씩 하루에 3번 정도 하는 것으로 시작해서 조금씩 증가시키면 된다.

케겔 운동의 보조적인 방법으로 질 콘(cone)(그림 25)과 같은 질에 넣어 놓고 운동을 하는 도구를 사용하거나 HMT 바이오피드백 치료를 하기도 한다.

운동의 이점:

• 생식기 부위의 혈액순환 증가로 흥분과 발기에

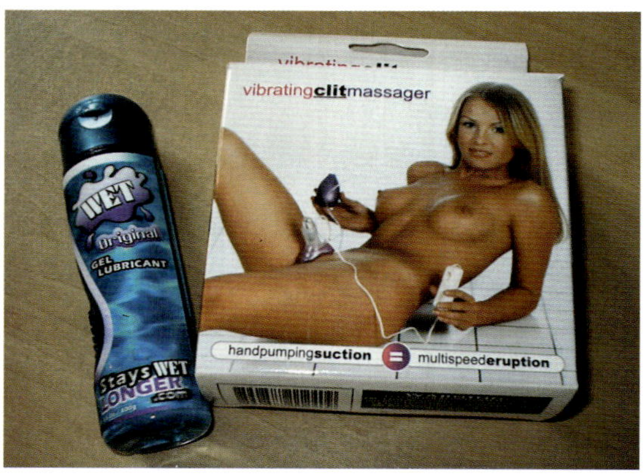

그림 23 음압을 이용 혈관을 확장시키면서 마사지를 할 수 있는 기구도 있다.

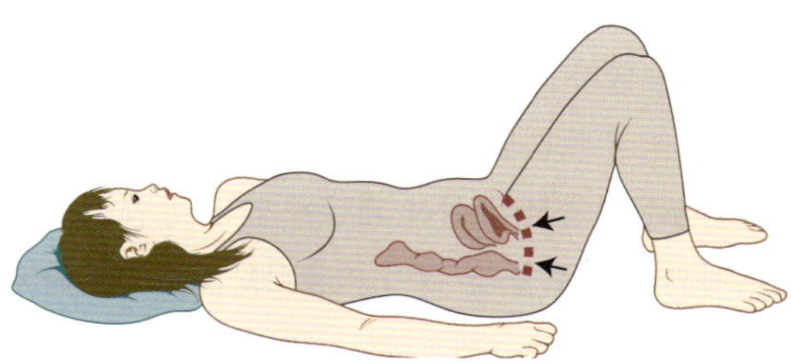

그림 24 케겔운동을 위한 치골미골근 수축은 마치 소변을 보다가 이를 중단할 때처럼 하면 된다.

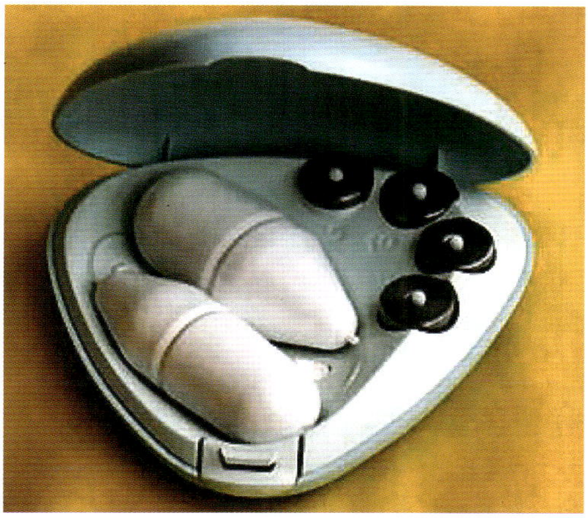

그림 25 케겔운동 때 질에 넣고 이를 빠져나가지 않도록 수축시키는 연습을 하도록 고안된 원추형의 도구

도움을 줌

- 오르가슴이 강화된다.
- 사정이 조절되며 이에 대한 확신이 생긴다.
- 요실금이 치료된다.

(3) 수술적 복원

질 주위와 입구의 근육 이완과 질 점막 및 주위 건막의 이완으로 인하여 생기는 증상을 질 이완이라 하며, 치골미골근 등의 수축력이 약화되어 이로 인한 여러 가지 문제가 야기될 수 있다. 질 이완의 진단은 방사선검사나 질압을 측정할 수 있는 질압계(perineometer)등 (그림 26)을 사용할 수도 있으나 환자의 증상과 이화학적 검사만으로도 쉽게 알 수 있다.

여성의 성기는 종족보존의 주체로 오랜 세월 진화를 거듭해 왔고 따라서 현재는 거의 완벽에 가까울 것임에 틀림없지만 때로는 더 큰 가치인 출산에 의한 심한 골반 회음부위의 손상이 일어날 수 있으며 이로 인한 여러 가지 장애에 부딪칠 수 있다.

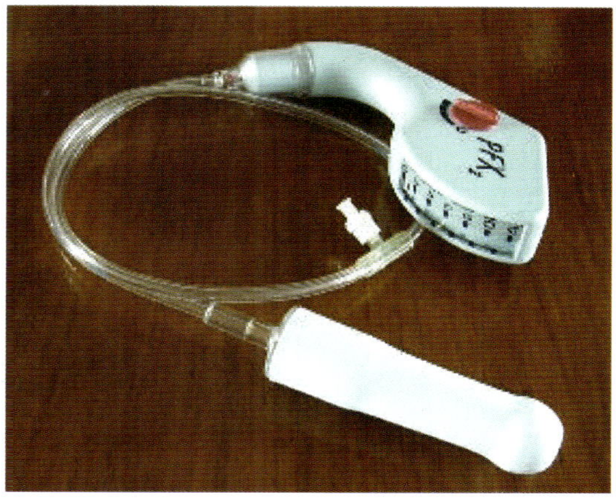

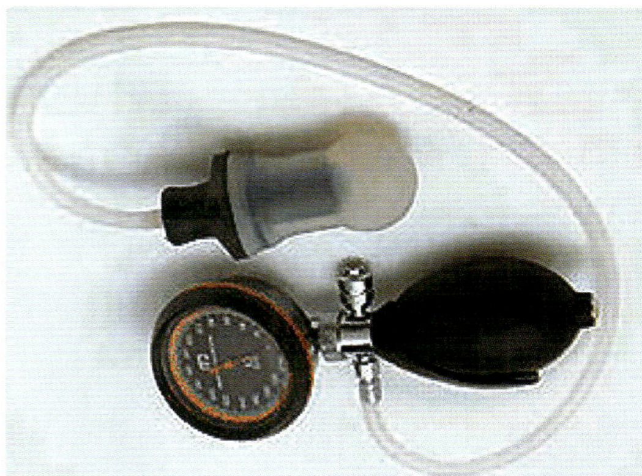

그림 26 질 수축력을 측정하기 위한 질압계들

보통은 출산이나 수술 등으로 인한 골반 근육의 이완이 성기능에 장애를 초래하지 않지만 그 정도가 심할 때는 문제가 된다. 이때는 골반근육과 건닥의 심한 이완으로 인한 방광, 직장 및 자궁 탈 등이 동반될 수 있고, 질 벽은 물론 그 주위의 지지 조직이나 근육들이 이완되어 질강 전체가 넓어져서 본인의 성감의 저하는 물론 파트너의 감각 둔화로 인한 성생활 전체에 미치는 영향이 크기 때문에 필요한 경우에는 수술적으로 이를 복원해 주는 것이 좋다.

근육의 이완이나 요실금 정도가 심하지 않을 때

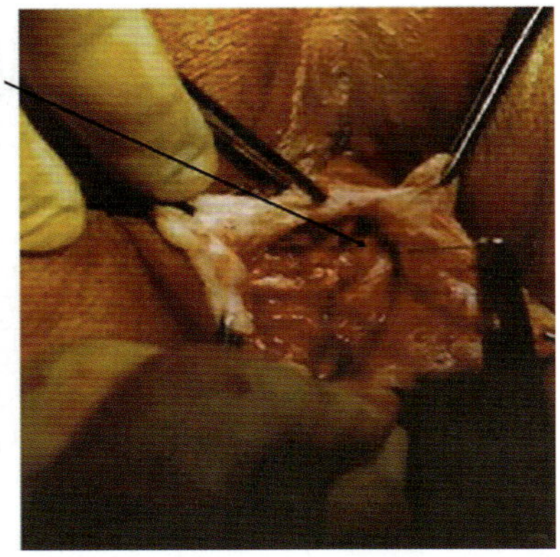

그림 27 질 복원술

는 대부분 간단한 질 복원술(그림 27)로 충분하지만 의사의 판단에 따라 수술의 범위를 확대할 수 있다.

3) 통증장애의 치료

아프면서 쾌감을 느끼기는 참으로 어렵다. 남편이 자기의 아내를 수면제쯤으로 생각하면 잘 발생하는 경우가 많으므로 부인과 질환부터 의심하는 것보다는 여성이 충분히 성적으로 흥분이 되어 질 분비물에 부족함이 없는 상태에서 남편이 삽입을 하는지부터 알아보는 것이 중요하다. 이런 경우는 남편에 대한 교육만으로 문제가 해결되기 때문이다. 삽입 전에 충분히 자극하여 질 분비물이 많이 나오면 그 때 성교를 시도하도록 한다.

남성의 성기가 유난히 길거나 여성의 질이 짧아서 생기는 성교통 때는 여성이 다리를 오므리거나 성 체위를 바꿈으로 교정할 수 있다.

폐경 후 여성의 경우는 에스트로겐 결핍으로 인한 것이 많으므로 호르몬대체요법이 일차적인 치료라 할 수 있다. 그러나 윤활제를 사용하면 호르몬 치료 여부에 관계없이 우선 통증에 좋은 효과를 얻을 수 있다. 수술로 인하여 질이 많이 좁아진 경우, 체구가 작은 경우나 폐경 후 특히 오랫동안 성교를 하지 않는 경우에 더욱 그렇다.

필요하면 국소마취제 도포나 진통제 복용도 할 수 있다.

4) 질경의 치료

치료는 성 치료사의 다양한 기법, 정신 역동적 또는 최면치료, 이완요법 등이다. 무엇보다 성에 대한 병적 반응에 대해 체계적 탈감작법, 성기중심훈련, 자위행위 등을 시도하고 배우자와 함께 치료에 참여하는 것이 좋다.

또한 중요한 것은 성 문제와 관련된 수치, 불안, 죄의식 등을 불식시키는 것이 치료의 선행조건이다.

5) PLISSIT 모델

아래와 같이 영어의 앞 자들을 모은 것으로 1974년 Annon이 개발하였고, 1994년 Green 등에 의하여 다시 보완된 모델이다.

P = permission
LI = limited information
SS = specific suggestions
IT = intensive therapy

PLISSIT는 주로 정도가 심하지 않은 성기능장애의 경우 성치료전문가가 아니라도 치료할 수 있는 모델로, 상담의 수준을 알게 해 주는 효과적인 도구 중의 하나이다. 대부분의 환자에서 어느 수준까지는 치료에 효과를 볼 수 있다. 많은 성 치료사들이 공통적인 치료기법으로 사용하고 있다.

(1) 허락 (permission)

환자에게 마음 놓고 성에 대한 욕구나 환상을 갖게 해주는 단계로 인지치료의 일환으로 볼 수 있다.

다른 사람들의 예를 많이 들어 주는 것이 중요하다. 인간은 자기가 갖고 있는 고민이 자신 뿐 만 아니라 많은 이들이 같이 겪고 있음을 알 때 매우 큰 위안을 얻으며 안정을 되찾기 때문이다. 이와 같이 자신의 성적인 생각, 태도, 가치, 느낌, 환상, 욕구는 물론 많은 성 행동들이 인간 누구나 갖고 있는 자연적이며, 정상적인 현상이라는 확신을 갖도록 해준다. 이것이 '허락'의 큰 의미이다.

또 자신이나 타인에게 해를 주지 않고 부정적인 결과를 초래하지 않는 한 자신의 성적 만족감을 최대한으로 증진시킬 권리가 인간에게 있다는 사실을 알게 한다. 물론 개인이나 부부가 갖고 있는 성적 관념이나 행위는 그들 나름대로의 독특한 것임으로 다른 사람과 비교할 필요도 없고 그대로 독특성을 유지하는 것이 옳다고도 느끼게 해준다.

이 단계에서 환자는 무엇보다도 자기가 느끼는 내용을 의사가 느끼기를 바라면서 매우 순진하고 민감한 내용들을 얘기하는 경우가 많다. 이 때 환자는 자기의 얘기들이 상담자에 의하여 자신의 성에 대하여 얘기해도 괜찮다는 것이 받아들여지고 허락 받았다는 것을 느끼게 하여야 한다.

그리고 환자가 본론을 얘기하지 않았더라도 그가 모든 것을 얘기하도록 유도하여야 한다. 환자들은 대체로 '나는 어떤 성적인 문제가 있다'고 단도직입적으로 얘기하지 않기 때문이다. 그러나 이럴 경우에는 환자가 아직도 마음 편하게 얘기할 준비가 되어 있지 않은 상태임으로 다음 기회를 기다리는 것이 좋으며 결코 서둘러서는 안 된다.

환자는 먼저 자신의 민감한 문제를 얘기해도 괜찮을까 하고 상담자를 떠보거나 평가할지도 모른다. 이럴 땐 그저 '혹시 나한테 무슨 질문 같은 것 하고 싶은 것 없습니까?' 하고 물어보면 된다. 이 시점에서는 무엇보다도 '들어주는 것' 이 제일 중요하다. 우리가 환자가 자신의 성적 문제를 얘기하는 것을 들어 주는 것은 우리가 그를 진심으로 걱정해 주며, 그를 진정한 성적 인격체(sexual being)로 본다는 뜻으로 받아들여지기 때문이다.

환자가 자신의 감정이나 느낌을 인정받았다고 느끼고 자신들이 걱정하는 것이 지극히 당연하다고 느끼면 그 자체가 환자에게 크게 도움이 된다.

이 단계 하나만으로도 가벼운 성 장애는 완치될 수도 있다.

이 단계에서 도움이 될만한 몇 가지 조언들은 다음과 같다.

- 대화의 수준을 묵시적으로 허락 받는다.
- 대화의 주도권 잡기
- 상황에 따라 적절한 '언어' 구사하기
- 환자에게 믿음과 확신을 줄 것.
- 뚜렷한 정보를 얻을 수 있다는 확신이 있는 질문을 할 것.
- 쉽게 판단을 내린 듯한 인상을 주지 말 것.
- 민감하고 결정적인 질문은 뒤로 미룰 것.
- 설명하는 과정에서 정보를 얻는 것이 좋다.
- 있었던 사실만 묻지 말고 그 때 느낌이 어떠했는가도 물을 것.
- 낙관적인 태도를 보일 것.

(2) 제한된 정보(limited information)

좀 더 성적인 인격체가 될 수 있도록 도와주는 단계로 환자가 갖고 있는 성적 문제와 관련하여 그가 요구하는 자세하고 기초적이며 과학적인 정보를 제공해 준다. 성 교육의 일환이라고 볼 수 있다.

많은 사실과 통계들을 제시하는 것이 좋다. 실제로 성기능장애자의 대다수에서 그 원인이 단순한 무지나 잘못된 믿음 또는 쓸데없는 걱정이나 공포로부터 비롯되기 때문이다. 의사나 성치료사의 경우도 얘기할 만한 것이 있으면 서슴지 않는 것이 좋다.

환자는 항상 자기 질문의 답을 요구하고 의사나 치료사는 좀 더 나아가 그의 질문이 무엇일까를 예견하게 되는 것이므로 이에 대한 대비가 필요하다. 환자는 다른 사람들이 그를 매력적이라고 볼 것인가를 알고 싶어 하고, 전과 다름이 없거나 오히려 관계가 소원해졌더라도 전처럼 생각해 주고 있는지 알고 싶어 할 것이다. 이런 질문들을 할지도 모른다.

"나는 지난번 다치고 나서 한번도 발기가 안 되는데, 앞으로는 발기가 되겠습니까?"

"내가 다시 섹스를 할 수 있을까요?"

"내가 아기를 가질 수 있을까요?"

"나에게 도대체 무슨 일이 일어난 것입니까?"

항상 정직하고 관심을 가져주며, 마음으로부터 우러나는 답변을 해 줄 필요가 있다. 물론 그렇다고 앞으로 꼭 관계가 좋아진다는 보장은 물론 없으므로 결코 미리 낫게 해준다는 약속을 해서는 안 된다.

성기의 크기, 음핵의 예민도, 심장병과의 관계와 같은 일반적인 지식들도 환자에게 필요한 것이면 알려주는 것이 좋다. 이 시기에도 그들의 관심사를 들어주는 것은 매우 중요하다.

(3) 특징적 제의(specific suggestion)

이 수준은 환자에게 그의 장애나 손상 또는 질병과 관련해서 그와 그의 배우자가 받고 있는 어려움에 대하여 어떤 특징적인(specific) 제의(suggestion)를 해 주는 것이다. 즉 환자에게 필요한 행동을 하도록 권유하는 일종의 행동요법의 일환이라고 할 수 있다.

필요에 따라 자위행위의 기법, 성감대 확인 등 성문제 치료에 직접적으로 기여할 수 있는 특별한 행위를 가르쳐주어 실행하도록 하고 이에 따른 과제물을 부여하기도 한다. 이 같은 행동요법은 성문제와 관련된 불안감을 감소시키고, 성 파트너와의 성적 대화를 자유롭게 해 주며, 성적으로 쉽게 흥분할 수 있는 새로운 기법을 가르쳐 주게 된다.

내가 주어가 되는 문장('I' language)을 피하고 당신이 주어가 되는 문장('you' language)을 사용하는 것이 좋다고 한다. 즉 의사나 성치료사의 주관을 최소화해야 한다는 의미이다.

이 단계에서는 체위라던가 투약 관계, 자신이 해야 할 일상적인 일들이나 해서는 안 되는 것들까지 모두 포함된다. 그러나 너무 과도하게 제의하는 것은 안 하는 것만 못하다. 상담시 그의 과거의 경험, 문화적 배경, 종교적 신념 같은 것도 고려해야 한다. 또 어떻게 사람들이 성과 관련된 주제에 대하여 얘기하는가(방식)도 익혀 두어야 한다.

한 가지 예를 들어보면, 한번도 오르가슴을 못 경험했다는 환자에게 자기의 음부를 거울을 통해 보게 하고 음핵을 만지게 한다. 그리고 그녀에게 느낌을 물어보면서 성 해부학, 생리학 그리고 성 주기에 대하여 약간의 지식을 준다. 그리고 다음에 특별한 암시도 제공한다. 즉 환상을 갖게 하고 자위를 유도하는 것이다(그림 28).

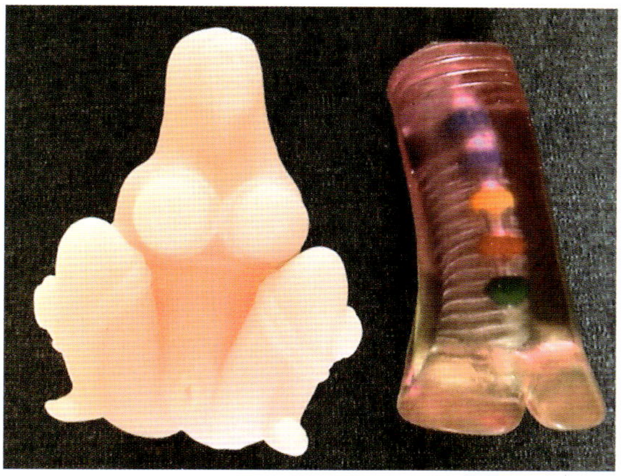

그림 28 촉감을 이용하여 성감을 증진시키기 위한 제품들도 있다.

(4) 집중치료(intensive therapy)

중증인 경우에는 앞의 3가지 단계의 방법으로는 치료가 어려우므로 보다 깊이 있고 전문적인 기법이 필요하다. 카플란은 이런 환자는 과거의 깊은 상처 때문에 장기간의 정신 분석학적 치료가 필요하며 때로는 전기쇼크치료를 해야 한다고도 하였다. 성치료의 통합적인 치료방식이라 할 수 있다(holistic sex therapy).

따라서 이 상담은 성치료전문가가 아닌 경우, 환자를 치료할 충분한 자격을 갖추고 있는 이에게 의뢰하는 수준이다. 정신과의사 특히 성기능 장애를 갖고 있는 사람에 대해서도 많은 지식을 갖고 있는 치료자에게 의뢰하는 것이 좋다.

7. 폐경후의 성생활

여성은 남성과 달리 임신, 출산 등의 엄청난 생리적 변화를 감당하기 어려운 연령이 되면 생식능력을 잃게 되는데 이런 과정의 끝이 폐경이라 할 수 있다. 이런 변화는 30대 초반부터 서서히 일어나지만 실제 생식능력의 소실, 여성호르몬의 급격한 감소 및 무월경 상태 즉 폐경이 되는 것은 여성에 따라 차이는 있지만 평균 51세 때이며 민족, 지역 등에 차이가 거의 없다. 그러나 폐경은 생식기능을 잃는다는 의미는 있지만 성적 능력과는 큰 관계가 없음으로 오해되어서는 안 된다.

성은 그 목적이 생식 이외에도 사랑의 표현으로서, 또는 정욕이나 성적 긴장의 해소에도 있으므로, 연령에 관계없이 인간에게 없어서는 안 되는 것이다. 성은 우리의 삶의 한 부분이기도 하고 가장 중요한 가치이므로 살아 있는 동안 버려서는 안 되는 것 중의 하나이다. 성이라고 하면 많은 사람들이 단순히 삽입성교를 생각하기도 하지만 이것은 아주 틀린 생각이다. 때로는 환상만으로도 이루어 질 수 있는 것이며, 육체적인 것보다 정신적인 성취가 그 목적이 되는 경우가 많다. 성 반응 현상이야말로 우리 몸에서 정신과 육체가 가장 두드러지게 함께 관련되는 생리작용이다. 따라서 성을 생각하고, 원하고, 실행하는 것은 나이에 관계없이 필요하며 결코 어색하거나 쑥스럽거나 더군다나 창피한 것이 아니다.

사춘기 훨씬 이전부터 인간은 이성과의 접촉에서 쾌감을 느끼고 이들을 사랑하고 싶다거나 사랑받고 싶어 하는 본능에 가까운 욕구를 갖고 있다. 어떤 성학자는 '성이란 학습된 경험(sex is learned experience)' 라고도 하는데 성을 떠나고 사랑 없이는 잠시도 살 수 없을 것 같았던 여성들이 단순히 폐경이 되었다고 해서 갑자기 달라질 수는 없다(표 2). 인간에서 성이 없다면 온전한 자기 이해도 어렵고 남에게 친근감이나 사랑을 느끼거나 대인 관계나 우정의 참 뜻을 알기도 쉽지 않으며 진정한 쾌락을 얻기 힘들다.

표 2. 노후 남편 사별 후의 재혼에 대하여*

재혼할 수 있다.	9.5 %
원하지만 주위의 체면 때문에 못한다.	19.1 %
재혼은 못해도 애인은 갖고 싶다.	42.9 %
망측한 일이며 있을 수 없다.	28.5 %

* 김원회:폐경 후 여성의 의식조사, 1992(미발표). 65세 이상, 622명 대상

갱년기 즉 폐경을 전후하여 여성의 성에서 갑자기 변하는 것은 별로 없다. 만일 있다면 약 반수의 여성에서 질 분비물이 감소하여 성교시에 불편을 느끼는 정도이다. 결코 성욕이 감소되거나 여성으로서의 능력이 상실되는 것은 아니다. 어떤 보고에 의하면 폐경 후에 성적장애를 호소하는 대부분의 여자들은 그들의 배우자가 갖고 있는 장애 때문이라고 한다. 이 보고에서 폐경 후 여성들 중 성적 장애가 없다고 답변한 여성들은 약 23퍼센트이었는데 이들의 배우자는 거의 연하이었다고 한다.

1) 폐경 후의 변화

사람이 성적으로 흥분되면 성기 쪽으로 많은 혈액이 들어가게 되어 전체적으로 그 크기가 때로는 두 배 이상 커진다. 그런데 폐경 후 여성의 경우, 에스트로겐 감소 및 여러 가지 기전에 의하여 이와 같은 혈류가 감소하여 젊었을 때에 비하여 질부나 음핵, 자궁 등에 일어나는 변화가 훨씬 미미해진다.

또 가임기 여성의 질벽은 약 30층 정도의 세포층으로 튼튼하고 두꺼운데 반하여 폐경 후 여러 해가 지나고 나면 불과 5-6층의 얇고 약한 상피층만 남게 되어 성교 중에 통증을 느끼게 됨은 물론 때로는 출혈이 일어나기도 한다(그림 29). 이 때문에 성을 기피하기도 하지만 이는 에스트로겐의 결핍에 의한 것임으로 이 호르몬을 투여하면 곧 젊은 여성에 못지않게 튼튼하게 된다.

남성도 마찬가지이지만 중년이후 차차 나이가 들게 되면 피부에서 느끼는 감각이 젊을 때에 비하

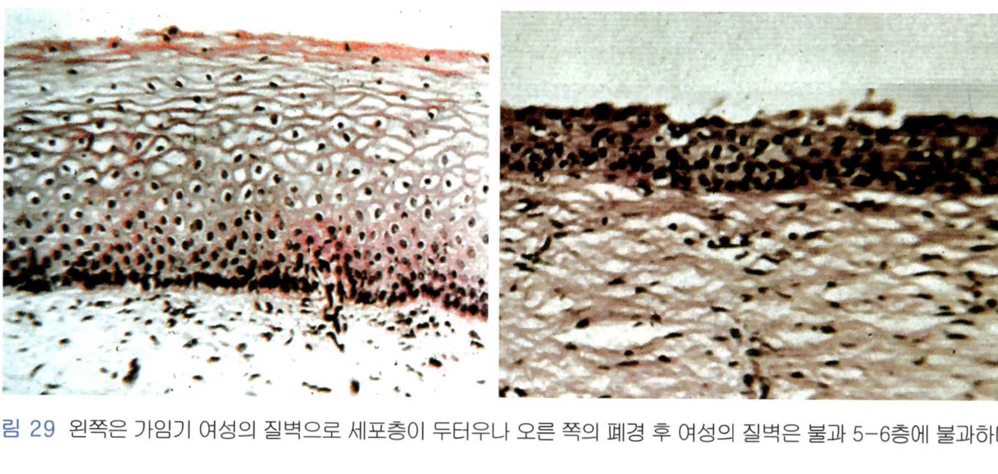

그림 29 왼쪽은 가임기 여성의 질벽으로 세포층이 두터우나 오른 쪽의 폐경 후 여성의 질벽은 불과 5-6층에 불과하다.

여 둔해져서 이성의 손이 와서 닿아도 전처럼 짜릿한 감각을 별로 못 느끼게 된다. 이것은 간단한 것 같지만 나이든 사람들이 성에 대한 흥미를 잃게 되는 가장 중요한 이유 중의 하나이다. 이런 변화 또한 여성에서는 에스트로겐과 무관하지 않아 호르몬을 쓰면 현저하게 개선된다.

'섹스는 뇌로 한다' 는 말을 이해 못하는 사람은 그렇게 되도록 마음을 바꾸는 것이 좋다. 특히 중년 이후의 여성에 있어서 이것은 매우 중요하다. 또 남녀를 불문하고 자신의 어려움이나 약점을 상대에게 알려 주어야 이해도 도움도 받게 되고 그 후에는 마음이 편해져서 좀 더 나은 성생활을 할 수 있다. 젊었을 때의 방식만을 고집하지 말고 어떤 방법이 둘 사이의 가장 적절하고 바람직한 성행동인가를 알아보면서 계속 창조적인 방법들을 시도해 보는 것이 좋다. 동성애자들도 적절한 상대자를 갖고 있을 때는 정상적인 남녀 사이의 관계에 못지않게 성을 즐길 수 있는 것인데 이성지간인 부부 사이에서 만족을 얻지 못할 이유는 없다고 본다(그림 30).

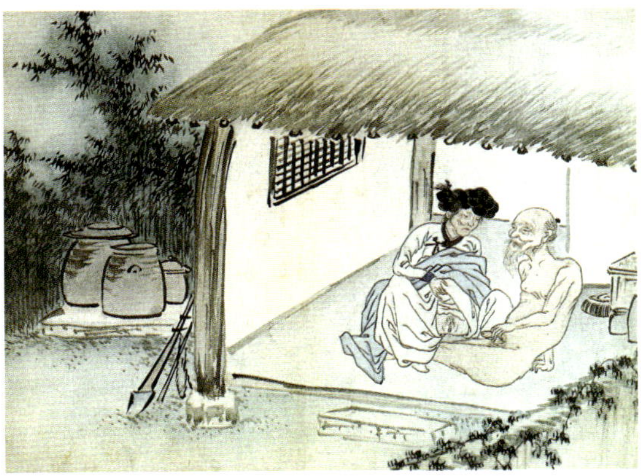

그림 30 단원 김홍도(1745-?)의 늙은 남녀를 그린 춘화다. 둘 사이에 가능한 방법을 찾는 듯함

2) 폐경후의 성 반응주기

폐경후의 여성에 있어서 성 반응은 젊었을 때와는 여러 가지로 다른 점이 있다. 그러나 이와 같은 육체적 차이에도 불구하고 성행동에서 얻는 정신심리적 보상에는 그리 큰 차이가 없다. 성 반응주기의 변화는 다음과 같다.

즉, 흥분기 때의 변화는 젊었을 때에 비하여 훨씬 적어진다. 유두를 포함해서 유방의 크기가 그리 많이 커지지 않으며, 특히 늘어진 유방의 경우는 더욱 그렇다. 대음순이나 소음순의 크기의 변화나 벌어지는 정도도 크지 않고 울혈이 덜되므로 색의 변화도 별로 없다. 질 분비물의 감소가 심하며, 질부의 팽창도도 감소되고 자궁이 위로 올라가며 질 상부에서 일어나는 팽창현상도 별로 두드러지지 않는다.

고조기의 변화도 훨씬 약해져서 유두의 울혈도 빈약하다. 절정기 때 0.8초 간격의 치골미골근육의 수축은 일어나지만 강도는 좀 약해진다. 자궁의 수축도 약해진다. 그러나 자궁의 위축이 온 여성은 이때 통증을 느끼기도 한다. 해소기 때 유방, 음핵, 질부 등의 원상복귀는 젊었을 때보다 매우 빠른 편이다.

이와 같이 많은 변화들이 일어나지만 실제로 본인들이 잘 느끼지 못하는 경우가 대부분인데 이는 성에 있어서 성기보다도 뇌의 역할이 더 크기 때문이다.

또 실제로 폐경전후 또는 갱년기의 여성들이 겪는 성 장애들은 일반 여성성기능장애와 대동소이하다.

3) 질병과의 관계

활달한 성, 건강한 성을 유지하는데 가장 중요한 것은 물론 좋은 육체적, 정신적 건강이다. 신체에 중한 질병이 있으면 성감이나 성에 대한 흥미를 잃게 되기 쉽다. 그렇다고 해서 장애자들이나 만성 질환이 있는 사람들이 성을 가질 수 없다는 뜻은 결코 아니다.

오늘날 많은 의사들은 과거에는 성교를 못하도록 금지하던 환자들에 대해서도 많이 태도를 달리하고 있다. 심장질환을 예를 들어 본다. 전에는 심장병 환자는 섹스를 포기하도록 종용되었다. 그러나 현재는 해소기에 오히려 재활요법의 일환으로 장려하기도 한다. 그리고 관절염이나 요통 또는 호흡기 질환 같은 것들은 실제로 삽입성교를 하기에 어려운 경우도 있으나 이런 경우들도 증상의 악화나 호흡곤란 없이 성생활 할 수 있는 방법들을 연구하여 환자에게 가르쳐 주고 있다.

성교와 심장순환기 질환의 관계는 긍정적일 수도 또는 부정적일 수도 있다고 한다. 어떤 이들은 성교가 마치 심한 운동을 하는 것과 똑 같으므로 주의하여야 한다고 한다. 그러나 어떤 운동생리학자들은 일주일에 세 번 정도의 성교를 하면 이런 심장병 환자는 특별히 다른 운동 프로그램을 갖지 않아도 되는 이점이 있다고도 한다.

4) 여성 호르몬 대체요법

원래 여성 호르몬은 여성이 여성으로서의 특징을 갖게 해 주는 화학물질로 난소에서 분비되며 다른 호르몬과 마찬가지로 피를 따라 온 몸을 돌다가 필요한 기관이나 부분에 가서 조직을 증식시키거나 그 기능을 조절하기도하고 변화시키기도 한다. 이런 호르몬에 의해서 몸의 각각 다른 부위들이 서로 연관을 갖고 마치 오케스트라처럼 그 기능을 완수하게 되는 것이다. 여성 호르몬이라 하면 물론 에스트로겐과 프로게스테론을 의미하며 에스트로겐은 전 월경주기를 통해서 나오지만 프로게스테론, 즉 황체호르몬은 배란 후만 황체에서 분비된다.

그러나 여성은 폐경과 더불어 우선 난자가 거의 소진되어 매달 있던 배란이 없어지며 난포가 자라지 않으므로 에스트로겐의 분비가 없어지고 에스트로겐이 없으니 여성으로서의 여성다움이 하나 둘 줄어들기 시작한다. 또 이 때문에 안면홍조, 관절통을 비롯한 여러 가지 갱년기증상들이 나타난다. 그 외 접촉에 대한 수용체(touch receptor)의 부위가 축소되어서 진동감각, 후각 미각 등 대부분의 감각이 둔해지는 것처럼 촉감, 인지 능력도 변화되어 약간 둔감각 상태가 되며, 이로 인하여 옷이 닿는 것도 불편하고 음핵 감각도 둔화되며, 오르가슴 성취능력도 저하하게 된다. 에스트로겐은 비뇨 생식기 이외에도 많은 중요장기에 긍정적으로 작용하는데 우선 뼈를 튼튼하게 만들어 골다공증 및 골절을 예방하고 혈중 콜레스테롤 수치를 낮추어 건강한 삶을 유지하는데 도움을 주는데 이런 효과도 점점 없어지게 된다.

따라서 부족하게 된 여성호르몬을 투여함으로서 성기능의 회복은 물론 많은 건강상의 도움을 얻을 수 있는데(그림 31) 유방암이나 심장질환의 빈도를 높인다는 보고들 때문에 이를 기피하고 있는 여성들이 많다. 그러나 실제로 그 차이는 미미하여 별 관계도 없다고 할 수 있는 정도로 앞으로의 연구를 더 주목해야하겠지만 현재까지의 자료만으로도 득실 면에서 얻는 것이 훨씬 많으므로 특별한 이유가

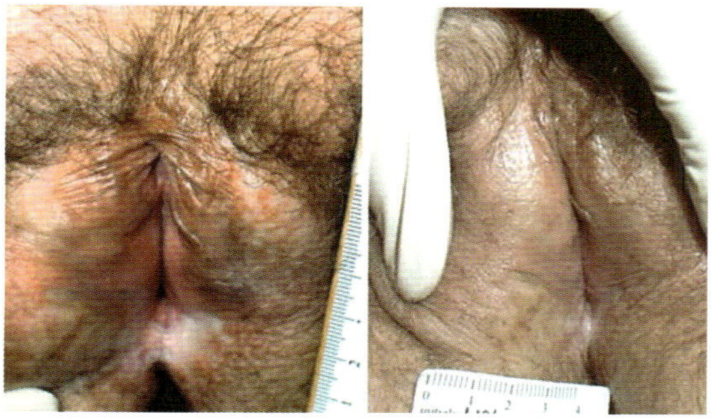

그림 31 좌는 여성호르몬 치료 전의 위축된 폐경 후 여성의 음부이고, 우는 6주 치료 후의 사진임

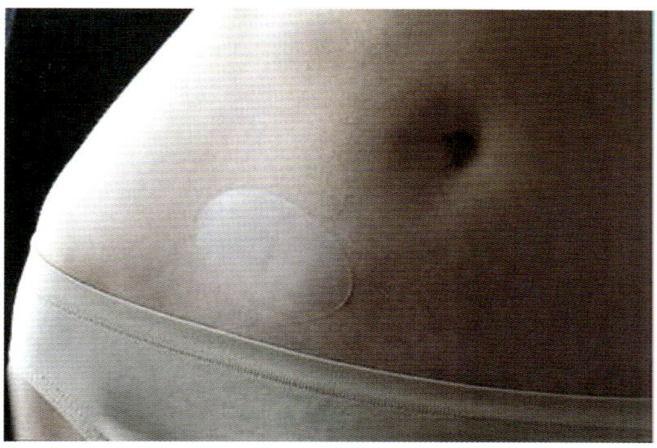

그림 32 여성호르몬 에스트로겐 패치

없다면 쓰는 것이 옳다고 본다. 유방암의 빈도가 20퍼센트 증가했다는 보고도 있지만 이것은 100명의 여성 중 1명이 생길 것이 1.2명이 생겼다는 뜻일 뿐이다. 그러나 오히려 호르몬을 쓰는 여성들은 꼭 정기검진을 받기 때문에 병이 생겨도 조기에 발견되어 실제 유방암으로 인한 사망률은 호르몬대체요법을 받는 여성에서 비교가 되지 않을 정도로 낮다는 사실을 알 필요가 있다.

그러나 무엇보다도 성 생활을 위해서는 거의 절대적이라 할 만큼 큰 도움을 주므로 성에 가치를 둔다면 주저할 필요가 없다고 생각한다. 경구용, 경피용 패치(그림 32), 겔이나 크림, 주사제 등 여러 종류가 있다.

▪ 참고문헌

- 김원회. 폐경과 성기능장애. 대한의사회지 1999;42(2):166-71
- 원 철. 여성회음성형학. 가본의학서적. 2007
- 홍성묵. Paradigms of Sex Therapy and Medicalisation. 제 1차 대한성학회 연수교육. 2003(미발표)
- American Foundation of Urologic Disease. Consensus Panel Classifications and Definitions of Female Sexual Dysfunction 1998, cited from Berman JR. Physiology of female sexual function and dysfunction. International J Impotence Research 2005;17:1038
- Basson R, Berman J, Burnett A. et al. Report of the international consensus development conference on female sexual dysfunction: definitions and classifications. The Journal of Urology. 2000;163: 888-893.
- Cahill C, Llewelyn SP, Pearson C: Long term effects of sexual abuse which occurred in childhood: a review. Br J Clin Psychol 1991;30:117-130
- Ebrahim S, et al. Sexual intercourse and risk of ischemic stroke and coronary heart disease. J Epidemiol Comm Health. 2002;56:99-102
- Engenderhealth e-news: Sexual response and sexual cycle: Drugs That Affect Sexual Function.www.engenderhealth.org/res/onc/sexuality/response/miw/pg7.html
- Greenberg J, Bruess C, Haffner D. Human Sexuality, Exploring Dimension of. Jones & Bartlet, Sudbury, 2000
- Kaplan HS. New Sex Therapy: Active Treatment of Sexual Dysfunctions. Brunner-Routledge, New York. 1974
- Leiblum SR, Rosen RC. Sexual Desire Disorders. New York; Guilford Press, 1988
- Masters W, Johnson V, Kolodny R. Human Sexuality, 5th ed. Harper & Collins, New York, 1995
- Phillips NA. Female Sexual Dysfunction: Evaluation and Treatment. Am Fam Phys, 2000;62:1
- Smith DG, et al. Sex and Death: Are they related? Findings from the Caerphilly cohort study. Brit Med J 1997;315:1641-

1644
- Tiefer L. A New View of Women's Sexual Problems: Why New? Why Now? J Sex Research, 2001;May
- Westheimer R, Lopater S. Human Sexuality, A Psychological Perspective, 2002 Lippincott, Williams & Williams, Philadelphia, 2002
- Whipple B, Brash-McGreer K. Management of female sexual dysfunction. In: Sipski ML, Alexander CJ, eds. Sexual Function in People with Disability and Chronic Illness. A Health Professional' s Guide. Gaithersburg, MD: Aspen Publishers, Inc.; 1997, pp 509-534.
- Wilson H, McAndrew S. Woman's Sexual Health, Balliere Tindall, London, 2000
- Wincze JP, Carey MP. Sexual dysfunction:A Guide for Assessment and Treatment. New York:Guilford Press, 1991

Chapter 18 성기능장애의 심리치료

채규만

1. 성기능 장애의 심리 사회적 원인

성기능 장애의 원인에 관한 연구들에 의하면 성기능 장애는 생물학적, 신체적인 원이 외에도 심리 사회적인 요인이 많이 작용한다. 성기능 장애에 대한 신체적, 생물학적인 요인은 다른 장에서 다루었기 때문에 이 장에서는 심리 사회적인 원인을 알아보고 이에 대한 심리치료적인 접근 방법을 제시해 보겠다.

1) 사회 문화적인 원인

사회나 가정적인 분위기가 성에 대해서 지나치게 억압적이거나 보수적인 상황에서 성장한 사람들은 성에 대해서 기피하거나 쉽게 창피함을 느낀다. 특히 많은 전통적인 문화권에서 성은 남성들을 위한 것이고 여성들이 성을 즐기는 것은 수치스럽게 여겼다. 성에 대해서 부정적인 가치관에 노출된 여성들은 성인이 된 경우에도 성을 즐기지 못하는 경우가 많다. 이러한 여성들은 성적으로 흥분하거나 오르가슴을 느끼지 못한다. 성기능 장애를 심리치료 하기 위해서는 내담자들의 사회문화적이고 성에 대한 개인 가치관을 살펴보아야 한다.

2) 성적인 외상 경험

성장 과정에서 성 추행, 성폭행 등의 성적인 외상 경험을 한 사람들은 성적인 흥분 장애를 경험할 가능성이 많다. 학습 이론에 의하면 이러한 사람들은 부정적인 성적 자극에 조건화가 이루어져서 다른 상황에 일반화까지 이루어졌다고 할 수 있다. 성적인 자극을 보면 즉각적으로 불안을 느끼고 따라서 성적인 흥분이나 오르가슴을 경험하지 못하게 된다.

3) 성적인 오리엔테이션

게이나 레스비언인 사람들이 사회적인 낙인을 회피하게 위해서 결혼한 경우에 자신의 배우자와 성관계를 통해서 자녀는 생산할 수 있지만, 자신의 배우자와는 성적인 관계를 회피하거나 이성과의 성적인 관심이 적거나 거의 없는 경우가 있다. 자신의 성적인 오리엔테이션도 성기능 장애에 영향을 주게 된다. 우리나라에도 동성애자들이 표면화하고 있기에 동성애 성향도 파악하고 도와주어야 한다.

4) 성적인 기술의 부족

어떤 부부들은 성에 대한 지식의 부족으로 인해서 남성과 여성의 성감대를 잘 모를 수도 있고, 성행위를 성기 접촉과 오르가슴에만 초점을 두기에 전희의 행동이나 오르가슴에 이르는 과정에 관한 성행위에는 관심을 두지 않는 경우도 있다. 심지어 어떤 여성들은 여성의 성반응 중에 오르가슴이 있다는 사실 조차도 모르는 경우도 있다. 남성 역시 여성의 성적인 반응에는 관심이 없고 자신의 사정에만 관심을 가지기에 여성을 성적으로 만족 시키지 못하는 경우가 많다. 이러한 부부들에게는 성에 관한 적극적인 교육이 많이 필요하다.

5) 수행 불안(performance anxiety)

성기능에는 자율신경계의 원활한 작용이 필요한데, 성관계 시에 불안이 높거나 두려움을 느끼는 사람들은 부교감신경의 작용이 어렵게 되고 성기관에서 혈액이 빠져나가면서 발기를 상실하거나 성적으로 흥분하지 못하는 결과를 가져오게 된다. 남성의 조루증, 발기 부전증은 많은 경우에 성관계 시에 여성을 성적으로 만족을 시켜 주어야 남성의 구실을 할 수 있다는 심적인 부담감 때문에 오히려 성적인 기능을 상실하게 된다. 여성의 경우에는 성적으로 남편에게 매력이 없다고 생각하거나 남편을 기쁘게 해 주어야 한다는 부담감 때문에 성적으로 흥분하기 못하고 오르가슴에도 도달하지 못하게 된다. 이들은 성적인 불안을 감소하고 성을 즐길 수 있는 심리적인 치료가 필수적이다.

6) 정서 문제(emotional problems)

만성적인 불안이나 우울증 또는 정동 장애를 경험하는 사람들은 성적인 욕구저하나 욕구 장애를 경험한다. 회사나 직업에서 오는 스트레스도 성적인 욕구 장애를 일으킨다. 필자가 치료한 많은 남성들은 회사에서 받는 스트레스 때문에 아내와 같이 보내는 시간의 부족, 친밀감의 상실, 심신의 피로감 때문에 성적인 욕구가 저하 된 경우를 많이 목격했다. 따라서 남성성기능장애자들을 도와 줄 경우에 스트레스 관리 기법도 다루어 주어야 한다(그림 1).

7) 파트너와의 관계 문제

파트너와의 정서적인 관계가 좋지 못하거나 갈등을 경험하면 성적인 욕구 저하나 성적인 회피 행동, 성기능의 장애를 가져온다. 특히 평상시에 정상적인 부부 관계를 경험하는 여성이라도 순간적인 싸움이나 다툼으로 인해서 정서적인 문제가 생기면 여성은 성적인 거부행동을 보일 수 있다. 또한 가정 폭력, 부부 사이에 성폭력 관계가 있을 경우에는 성적인 기피, 욕구 장애를 경험할 수 있다. 대체

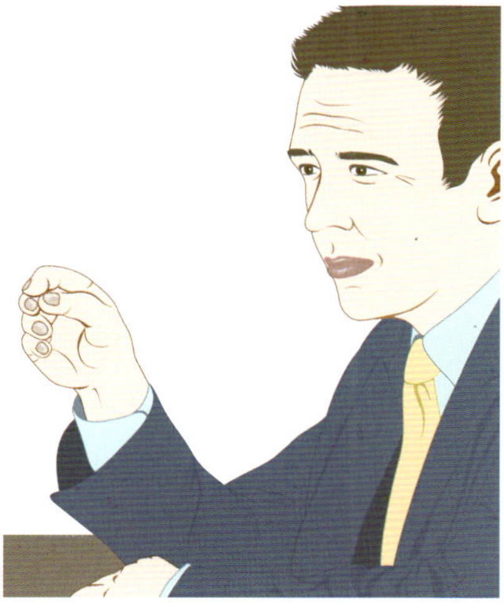

그림 1 직장의 스트레스는 성기능 장애의 원인이 된다.

로 파트너 사이의 문제는 상호 대화가 부족하거나 갈등을 해결하는 기술이 부족하기에 이들의 성적인 기능을 향상하기 위해서는 대화 기술을 향상 시켜 주어야 한다.

8) 비효과적인 성적 기술

어떤 커플은 성적인 지식은 있지만 성에 관한 정확한 기식보다는 부정확한 성적인 정보에 때문에 효과적인 성적인 자극을 주고받지 못해서 성기능 장애를 초래하는 경우도 있다. 예를 들면, 남성들 사이에 성기 귀두부 주위에 물건을 삽입해서 여성의 질을 자극하면 여성이 오르가슴을 더 느낄 것이라 믿고 시술을 받는 사람들도 있는데 오히려 여성에게는 불쾌한 자극이 되어서 성기능을 저하 시키는 사례도 있다. 이 경우 남성도 자신의 성기에 상처를 받아서 성적인 기능이 저하되기도 한다. 부부들이 성행위 시에 활용하는 성적인 기술이나 방법에 대해서 자세히 파악할 필요가 있다.

9) 비합리적인 인지

성에 대한 비합리적인 신념이나 인지가 성기능 장애를 초래 한다. 예를 들면 남성은 성적으로 완벽해야 한다. 또는 남성이 성적으로 주도해야 하고 성적으로 기능이 떨어지면 남성 구실을 못한다고 생각하는 왜곡된 인지를 가지고 있으면 성적으로 적은 실수를 해도 아주 심한 불안을 느끼면서 성적인 기능이 떨어지게 된다. 성기능 장애를 치료하는 과정에서 남녀들의 성에 대한 왜곡된 인지를 파악해서 적절하게 도와주어야 한다.

2. 성기능장애의 심리치료적 접근

1930-40년대에 킨세이가 인간의 성행동에 관한 사회조사를 실시한 당시에 성기능 장애가 있다고 판명이 되면 정신분석인 접근을 통해서 성기능 장애를 치료하려고 시도했다. 그 당시에 사용했던 정신분석적인 기법에 의하면, 성기능 장애는 무의식적인 갈등이 근본적인 원인이기에 성에 관련된 자신의 무의식적인 갈등을 의식화하면 성기능 장애가 치료된 다고 가정했다. 그러나 이러한 기법에 대한 효과성은 밝혀지지 않았다. 성기능 장애에 대한 인지행동적인 기법이 적용되면서 심리치료 기법의 획기적인 발전이 이루어지기 시작했다. 현재 대체로 구조화된 성기능장애에 대한 심리치료는 어린 시절의 갈등과 부정적인 성경험, 성에 관한 태도와 교육, 파트너와의 관계 개선, 개인적인 불안의 대처

와 성적인 지식과 기술 향상 등을 포함한다. 대체로 성기능 장애의 치료에는 다음과 같은 요소들을 포함한다:

- 자신의 성적인 기능을 약화 시키는 성적인 태도와 가치관의 수정 및 인지의 재구조화
- 성적인 기술 향상을 위한 교육
- 성에 관한 지식의 향상과 교육
- 파트너 사이의 성적인 대화 향상
- 수행 불안의 감소.

이 외에 행동적인 기법으로는 쾌감 훈련이 필수적으로 포함되고, 부부들인 경우에는 부부 치료가 필요하고, 여성의 경우 성피해가 문제인 경우에는 성피해에 대한 심리치료 등이 필수적이다.

1) Masters와 Johnson의 성기능 장애 치료 기법

마스터스와 존슨은 1970년대에는 성기능 장애를 치료하기 위해서 직접적인 행동치료를 실시했다. 즉 여성/남성 치료자 팀은 부부가 2주간 치료 센터에 거주도록하면서 부부를 한 단위로 치료했다. 즉 마스터스와 존슨은 부부의 성기능자애를 개인의 문제로 보지 않고 부부의 상호작용 문제로 보았다. 예를 들면, 남편이 발기장애가 있다고 할 경우에 이 문제는 아내에 영향을 주어 부부 문제로 비화된다. 아내가 오르가슴 장애가 있을 경우에 남편은 성교 중에 불안을 느낄 수 있고, 자신의 성기능이 저하되고 남편도 성기능 장애를 경험할 수도 있다. 양성의 치료자가 부부의 문제를 동시에 다루어 주면, 부부는 동성의 치료자에게 자신의 성문제를 좀더 편안한 분위기에서 이야기할 수 있다. 마스터스와 존슨이 가장 많이 사용한 행동적인 기법은 감각초점훈련(sensate focus exercise)이었다. 부부들은 센터에서 생활하는 동안 감각초점훈련을 매일 같이 반복했다. 요즘은 감각 초점 훈련이라는 용어 보다는 쾌감훈련(pleasure exercise)라고 불리우고 이러한 기법은 후반 부에 자세히 설명되어 있다.

현재는 마스터스와 존슨이 사용했던 부부가 같이 센터에서 거주하면서 치료 받는 기법들은 거의 사용하지 않고 내담자들에게 자신의 집에서 거주하면서 쾌감훈련을 하라고 요구한다. 남녀가 같이 치료팀을 구성하는 것도 변형되어서 치료자 혼자서 부부들의 성문제를 치료한다. 또한 여성이 오르가슴의 장애치료는 부부를 같이 치료하기보다는 여성 혼자에게 치료를 실시한다. 또한 성 문제에 대해서 집단적으로 치료하는 것도 효과적이라는 보고도 있다.

2) Kaplan 접근 방법

카플란(1974)은 자신의 심리적인 치료 기법을 심리적 성치료(psychosexual therapy)라고 부르고, 행동주의적 기법과 정신 분석을 통합한 기법이라고 소개했다. 카플란은 성기능 장애의 원인을 현재의 즉각적인(immediate) 원인과 다른 원격적인(remote) 원인으로 구분하고 즉각적인 원인치료를 하기 위해서는 부부 대화 향상, 수행불안의 제거, 성적인 기술과 지식의 향상을 포함한 행동적인 기법을 사용했고, 성적인 문제에 대한 무의식적인 갈등해소나 원격적인 문제를 다루기 위해서는 정신분석적인 방법을 사용했다. 카플란은 자신의 방법이 효과적이었다고 연구 논문도 발표했지만, 통제집단의 결여로 인해서 치료 효과를 과학적으로 증

명해 보이는지는 못했다.

3. 성기능 장애의 심리평가

성기능 장애를 치료하기 위해서는 종합적인 평가가 중요하다. 성기능 장애에 의학적인 원인이 의심된다고 해도 심리평가는 치료의 예후나 부작용, 공병율을 평가하기 위해서 심리 평가를 병행해야 한다. 심리 평가에는 면담과 자기 보고식 검사도 동시에 필요하다.

1) 면담 기법

(1) 부부가 처음부터 성치료에 같이 참여하는 경우

상담자는 면접평가를 통해서 성기능 장애의 원인에 관해서 의미 있는 정보를 얻어내는 것이 중요하다. 내담자들이 성에 관한 개인 정보를 낯선 사람 앞에서 개방하기가 쉽지 않고, 성 상담에 익숙하지 못한 경우가 많고 또한 상담자 자신도 성치료에 익숙하지 않은 경우는 성에 관한 내용을 편안한 마음으로 물어보기가 쉽지 않기에 숙련된 기술이 필요하다. 성기능 장애 평가를 하기 위해서는 성치료 과정에 관한 적절한 소개가 필요하다.

다음은 성기능 장애에 때문에 부부를 같이 면담할 경우에 면접 초기에 적용할 수 있는 안내이다:

"저는 00씨께서 도움을 드리고자, 성에 관련된 문제의 배경을 잘 이해하기 위해서 질문을 하려고 합니다. 이 문제에 관해서는 부부가 잠시동안 같이 면담을 실시하지만 부부를 따로 만나서 면담도 하고 싶습니다. 제가 한 분과 면담을 하는 동안에 다른 분께서는 설문서를 작성해해 주시면 됩니다."

"저하고의 면담이 끝나면 의료적인 평가를 받게 될 겁니다. 그런 후에 다시 제가 당신들을 뵙고 지금 까지 얻은 정보에 관해서 피드백을 드리면서 치료 계획을 구체적으로 말씀드리고 설명을 해 드릴 겁니다. 그 치료 계획을 세울 때는 당신의 의견과 저의 견해를 충분히 반영할 것이고 의견이 다른 경우에는 조정을 할 수도 있습니다."

첫 회기에는 성 치료자로서 내담자에게 성치료에 관련된 훈련 배경과 경험, 치료비등에 관해서 솔직하게 설명 해준다. 또한 성기능 장애를 극복하기 위해서는 부부가 같이 협조하는 노력이 필요하다는 것을 강조해야 한다. 왜냐하면 대체로 부부들은 성 문제는 한 사람의 책임이거나 치료자 혼자서 문제를 치료해야 한다고 믿고 있을 수도 있기 때문이다. 부부들의 문제를 평가하는 과정에서 부부들은 상대방의 면전에서 말하기 어려운 개인적인 문제들, 즉 성폭력 경험, 외도, 가정폭력, 또는 상대방에 대한 개인적인 감정이 있을 수 있기에 필히 개별적으로 만나서 평가를 해야 한다(그림 2).

첫 회기 후에 많은 경우에 시간을 절약하기 위해서 설문서를 집에서 작성해서 보내달라고 할 수도 있다.

(2) 부부를 동시에 면담하기 요령

제 1회기에는 부부가 동시에 같이 참여해서 평가

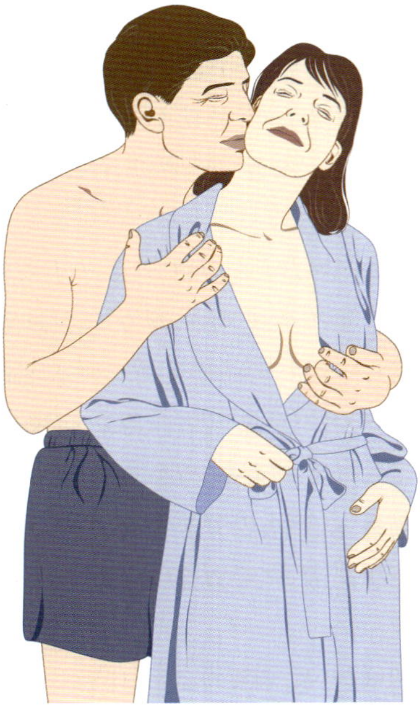

그림 2 성적인 욕구는 남여에게 모두 있고 필수적이다.

하도록 한다.

대체로 부부들이 성문제에 관해서 상담을 원하게 된 경우는 다음과 같은 질문들을 한다:

- 부부들이 그동안 성문제에 관해서 서로 진지하게 의논하지 않았는데 왜 최근에 문제가 되었는가?
- 부부들의 성에 관한 태도나 문제를 다루는 방법은 어떠한가?
- 부부 사이에 성 문제를 포함한 다른 위기가 되는 문제는 무엇인가?
- 부부들은 대체로 성에 관해서 경직된 문제를 가지고 있을 수 있거나 지나치게 보수적일 수가 있는데 이에 대한 배경은 무엇인가?
- 불안이나 불편스런 감정 때문에 회피하고 있는 것은 무엇인가?

제 2회기에는 부부를 따로 면담을 하고 부부가 같이 온 경우에는 한 부부가 면담을 하는 동안에 다른 부부는 설문서나 평가서를 작성하도록 할 수 있다.

대체로 성문제에 관한 한 많은 정보를 면담을 통해서 얻게 되는데 치료자 자신은 성문제 관해서 구체적인 질문을 하는 내용 등에 관해서 편안한 자세와 태도를 보여야 내담자가 자신의 성문제를 구체적으로 말할 수 있다. 치료자가 성문제 다루기를 불편해 하거나 자신이 없을 경우에는 치료를 중단하고 다른 치료자들에게 의뢰하는 것이 좋다.

(3) 부부 혼자서 면담에 참여하는 경우

우리나라의 부부들은 부부가 처음에 같이 오는 경우는 많지 않다. 대체로 남성이 혼자서 자신의 성문제에 관해서 물어 보고, 전문가의 견해를 듣고 부부를 치료에 참여하게 하는 경우가 많다. 어떤 경우는 자신의 성문제를 배우자에게 숨기고서 혼자서 해결하려는 경우도 있다. 치료자는 내담자가 면접에 참여하는 감정이나 기분을 잘 알아주고 표현하도록 도와주어야 한다. 그러나 치료가 진전되기 위해서는 배우자의 도움이 필요하다는 것을 설명해 주고 배우자가 같이 참여하도록 격려해 준다.

2) 초기 평가의 목적

초기 심리 평가에는 다음과 같은 정보를 수집하면서 치료 관계 형성에 노력해야 한다.

- 라포를 형성하기 : 내담자와 편안하고 신뢰로운 관계를 구축하도록 하기
- 성적인 문제에 대한 자세한 정보 수집 하기

- 성기능 장애에 관한 심리 사회적인 문제를 확보하기
- 삶에 대한 관심과 또는 현재의 스트레스 파악
- 성치료가 이 부부에 적합한지를 결정하기

3) 성치료를 위한 평가 과정

(1) 상대방이 답변하기 쉬운 질문부터 시작할 것

내담자가 쉽게 답변할 수 있는 것부터 시작하면 긴장을 풀고 평가에 대한 저항을 줄일 수 있다. 예를 들면 결혼 상태, 같이 동거하는 사람들, 현재의 직업, 교육에 대한 배경, 전화 번호, 주소 등에 관해서 물어 주면 좋다.

(2) 가능하면 개방적인 질문을 많이 할 것

내담자들은 폐쇄적인 질문 보다는 개방적인 질문에 좀 더 편안한 기분을 느낄 수 있다.

"어떤 문제로 도움을 받고 싶으신가요?"

"어떤 문제에 관해서 상의하고 싶으신가요?" 등의 질문으로 내담자가 상담을 원하는 분야에 관해서 질문한다. 특히 상담자는 왜 시점에서 상담을 원하는지에 관해서 필히 정보를 수집하면 도움이 된다.

(3) 개인의 성적인 관심과 심리 사회적인 상황에 관한 질문

① 어린 시절의 가족 구성이나 구조, 아동으로서 가족 경험, 아동기의 외상 경험 등에 관해서 물어보면 중요한 정보를 얻어 낼 수 있다.

② 사춘기의 성에 관에 관한 질문

사춘기 시기의 또래 관계, 자존감, 신체에 관한 이미지, 데이트, 성적인 경험, 동성애 경험 등 에 관한 질문을 한다. 여성인 경우에 처음 멘스를 한 시기와 그에 대한 자신의 반응도 물어 준다. 그 밖에 학교생활의 적응, 왕따 경험, 음주나 마약에 관한 경험에 관한 정보도 수집한다. 청소년기의 성경험에 관해서도 질문한다.

③ 성인 시기 성에 관한 질문

20세 이후의 연애 경험, 자신의 자존감, 결혼, 성적인 경험, 원하지 않는 성적인 경험이나 성폭력, 비정상적인 성경험, 정신과적인 문제 등에 관한 질문을 한다.

④ 현재의 성문제

현재의 관계에서 성경험, 성생활의 변화나 성적인 만족, 성적인 행동이나 외도 경험, 성생활의 문제점이나 문제가 발생한 시기, 그 문제를 해결하기 위해서 노력한 문제 등

⑤ 의학적인 문제에 관한 질문

- 각종의 질병에 관한 배경
- 수술한 경험 유무
- 신체적인 병,
- 당뇨, 심장 질환 또는 혈관계통에 관한 질문 등

⑥ 성병에 관련된 문제 탐색

- 성병에 감염되는 환자가 늘고 있는 현실을 감안하면 부부들의 성병에 관련된 문제점을 파악하는 것도 중요함

배우자가 성병이나 에이즈에 감염되었을 경우에

본인이 이 사실을 상대방과 정보를 나누어 갖는 것을 허락한다면 문제가 없겠지만 상대방에게 자신의 성병을 공개했을 경우에 따른 두려움 때문에 공개를 꺼려하면 치료자는 윤리적인 문제에 봉착하게 된다. 에이즈에 관련해서는 우리나라의 법이 감염된 배우자는 다른 배우자에게 공개를 하는 것이 원칙으로 되어 있기에 이러한 절차에 관해서 논하고 도와주어야 한다.

4) 성에 관련된 자기 보고식 평가서

성기능 장애를 평가하기 위한 자세한 정보를 설문서로 만들어서 내담자들이 작성하도록 한다. 이에 관한 자세한 정보는 부록을 참조하면 된다.

5) 부부 성치료 목표 설정하기

치료자는 부부의 문제를 평가하면서 다음과 같은 목표를 세우면서 접근하면 도움이 된다.

- 치료자가 부부의 상호관계를 직접 관찰하면서 문제에 대한 가설을 만들어가기
- 치료자가 관찰한 내용과 부부들이 말하는 내용과의 차이점을 지적해 주기
- 배우자는 부부를 서로 비난하지 않으면서 상대방 상대방에게 문제를 제기할 수 있기

부부성치료는 제 3회기에 목표를 구체적으로 설정한다. 1, 2회기에서 수집한 정보를 종합하고, 심리검사나 설문지 결과를 종합해서 부부들에게 피드백을 주고 이러한 정보에 입각해서 치료 목표를 세운다.

(1) 통합적인 접근하기

평가를 통해서 내담자에게 전달해야 하는 중요한 점은 내담자의 성에 관련된 문제를 의학적, 개인적, 관계적인 접근을 통해서 종합적으로 평가를 하면서 내담자에게 희망을 주는 것이 중요하다. 성치를 bio-psycho-socio-cultural한 종합적인 입장에서 접근 전체적인 면에서 사례를 개념화하는 것이 중요하다.

(2) 비협조적인 내담자의 경우

비협조적인 내담자들은 대체로 성에 관한 문제를 외부 사람과 다루는 것에 관해서 창피함을 느끼는 사람들이다. 이러한 사람들은 치료의 효과성에 관해서 자세히 이야기를 해 주면서 설득하는 것이 중요하다. 이 내담자들의 페이스를 잘 조정하는 것이 중요하다.

4. 성기능장애의 심리 치료 과정

1) 성문제를 가진 내담자들의 일반적인 특징

성기능 장애의 문제가 심리 사회적인 원인인 경우에는 심리치료의 효과가 아주 좋다.

심리사회적인 접근은 내담자들이 다음과 같은 문제를 겪고 있는 경우가 허다하다.

(1) 성에 대한 너무 협소한 정의와 접근

성관계는 곧 성교이고 성교의 성공이 만족한 성

관계라고 생각한다. 즉 이들은 성관계는 부부 사이에 친밀감의 교류이고 성관계는 두 사람이서 만들어 가는 과정이라는 것을 이해하지 못한다. 성관계는 성교라는 정의에서 조금만 확대해석해도 성적인 만족을 누리는데 많은 창조적인 아이디어를 발휘할 수 있다.

(2) 성에 대한 보수적인 입장

특히 남성 위주의 보수적인 입장이 강하고 성적인 행위에 관해서도 다양한 접근을 허용하지 않거나 새로운 정보를 사용하는데 어려움을 보일 수 있다. 이러한 내담자들에게는 적극적인 성교육이 필요하다.

(3) 내담자는 성적인 흥분이나 성적인 과정에 관한 정보가 부족하다.

즉, 상대방을 성적으로 자극하고 성적인 흥분을 유발하는 방법에 관해서 잘 알지 못한다. 상대방의 신체를 자극하는데 정확한 자극의 지점 등을 잘 알지 못하거나, 성적인 자극에 방해가 되는 상황이나 심리적인 것을 이해하지 못할 수 도 있다. 특히 우리나라의 남성들은 성에 대해서 상대방을 배려하는 행동이 취약하다. 또한 여성들은 자신의 성적인 욕구를 주장하는 면이 부족하다. 부부 상담과정에서 부부들의 성에 관해서 자유스러운 대화를 할 수 있도록 도와 준다.

(4) 내담자는 의식적 무의식적으로 성관계를 회피하면서 간접적으로 성관계 시도를 방해할 수 있다.

부부 관계가 좋지 못하면 의식적 무의식적으로 성관계를 회피하거나, 성관계 횟수, 반응 등을 통해서 상대방에게 간접적으로 조종하거나 피해를 주려고 시도할 수도 있다. 치료자는 부부 사이의 미묘한 역동에 관해서 주의 깊게 관찰해야 한다.

(5) 성에 대한 수행 불안을 느끼면서 성적인 문제뿐만이 아니고 다른 영역에서도 불안을 느낀다.

성기능장애의 신체적인 요인이 없을 경우에는 내담자들이 거의 성에 대한 수행 불안을 느끼는 문제를 가지고 있다. 물론 위와 같은 가정이 내담자에게 적용될 수도 있고 적용이 되지 않을 수도 있지만 이러한 가정을 가지고 그러한 가능성에 관해서 조심스럽게 탐색하는 것은 도움이 된다.

2) 성기능 장애 심리 치료의 목표와 과정시 중요 사항

성치료의 목적은 상호적인 성적만족과 친밀감을 가질 수 있게 도와주거나 이러한 관계를 회복시키는 것이다. 그러나 좀 더 구체적인 치료의 목표는 내담자를 전체적으로 평가한 후에 결정할 일이다. 부부들이 성적인 문제를 해결하기 전에 부부들의 문제가 심각하거나 부부 사이에 분노의 감정이 있는 경우에는 성문제 치료가 원만하게 진행되지 못하기에 이 문제는 개인·또는 부부상담하는 과정에서 다루어야 한다.

(1) 내담자의 성 문제를 진지하고 조심스럽게 반응할 것

내담자들에게는 자신의 성 문제를 남에게 논한다는 것 자체가 아주 창피하고 어려운 일일 수 있다. 상담자는 내담자의 이러한 점을 고려해서 진지하고 편안한 자세로 문제를 다루어야 한다.

(2) 상담자와의 동성 편을 편애하지 않도록 할 것

부부의 성치료를 하는 경우에 내담자의 동성 편을 거들거나 또는 반대의 성 배우자의 의견만 반영해주면 치료자는 치료 과정에서 객관성과 공정성을 유지 못하게 되고 치료가 원만하게 진행되지 못한다. 치료자는 이러한 점을 잘 살펴서 부부들의 한 편을 들지 않도록 해야 한다.

(3) 내담자의 전이감정과 역전이 감정을 잘 파악할 것

내담자가 성에 관련된 문제를 이야기 할 때 치료자가 감정을 배려하면서 이야기를 잘 들어 주면 치료자를 애정의 대상으로 보면서 접근하게 될 경우가 있다. 이 때 치료자는 그러한 상황에 대해서 자세히 물어 주면서 내담자의 감정을 처리하면 내담자의 전이 문제에 치료자가 말려들어 가지 않을 수 있다. 그러나 치료자가 내담자의 성적인 전이 감정에 말려들거나 내담자를 성적인 대상으로 느끼게 되면 치료자는 즉시 동료에게 의뢰를 하거나 치료관계를 종결하는 것이 좋다.

(4) 매 회기 마다 부부에게 독립적인 과제와 공동의 과제를 줄 것

부부 성치료가 시작되면 부부들이 서로의 관계개선과 성문제를 해결하기 위해서 부부가 혼자서 할 수 있는 과제와 공동으로 할 수 있는 과제를 부여해 주고 과제를 수행했는지에 관해서 확인을 해야 한다.

5. 성기능 장애치료에 사용되는 심리치료 기술

1) 쾌감훈련(pleasuring exercise)

성치료에서 감각 초점 훈련(Sensate Focus exercise)이라고 오랜 동안 불려왔는데 이제는 쾌감훈련이라고 부른다. 이 훈련의 가장 중요한 목적은 성에 대한 불안을 감소하는 것이다. 즉 서로가 성교 삽입을 해서 오르가슴을 느낀다는 부담이 없이 서로의 신체를 만지거나 즐기는 과정을 통해서 성에 대한 감각을 즐기는 작업을 한다. 이 분야에 관한 책들이 많이 시중에 나와 있지만 가장 중요한 것은 내담자가 성적으로 상대방에게 만족을 주어야 한다는 심리적인 부담이 없으면서 서로가 서로를 즐길 수 있는 조건을 마련하는 것이 중요하다(그림 3).

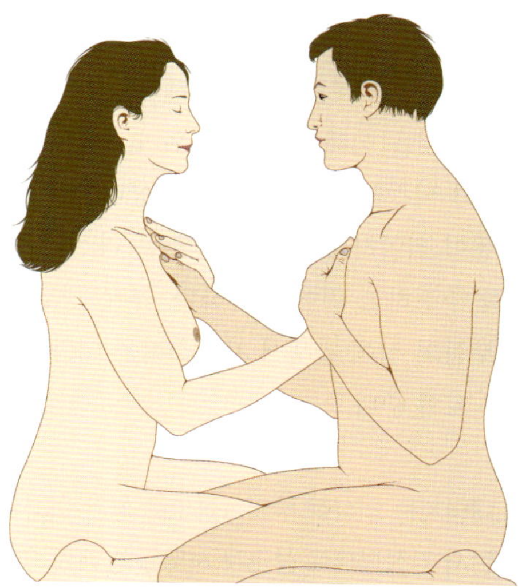

그림 3 부부가 서로 긴장을 풀고 상대방의 신체를 만지고 감각을 즐긴다.

◎ 쾌감훈련을 위한 지침서

쾌감훈련은 자극 이완 훈련이라고도 부르는데 발기 부전이나 조루증을 문제를 가진 남성 부부가 같이 참여해서 성치료에 사용하는 기법이다. 그러나 요즈음은 정상적인 부부들도 친밀감을 증진시키기 위해서 사용하기도 한다.

준비 사항 : 부부가 서로 긴장을 풀고 성적인 감각에 집중훈련을 하기 위해 서로가 약속해서 시간을 정한다. 장소는 서로 편하면서 안전한 곳인 침실이 좋다. 부부가 서로 좋아하는 음악이나 로맨틱한 음악을 들으면서 즐길 수 있는 분위기를 조성한다. 부부는 서로 긴장을 완화하기 위해서 와인 한잔을 곁들인 후에 쾌감훈련을 시작할 수 도 있다. 이 훈련을 하는 동안에는 외부의 간섭이나 방해를 차단하기 위해서 전화 코드를 빼놓는 것이 좋다. 아내는 조명이 너무 밝으면 오히려 긴장을 할 수 있기에 아내의 취향에 맞게 조명을 조절해야 한다.

쾌감훈련 전 과정에서 중요한 점은 이 훈련을 하는 동안에 긴장은 풀지만 진지한 자세를 가져야 한다. 상대방의 성기에 대해서 농담을 하거나 서로 신체를 자극하면서 웃어 버리면 3~4단계에서 성적으로 몰입을 할 수 없고 발기가 어렵게 된다. 모든 과정에 자신의 감정에 초점을 두면서 성적인 감각을 받고 주는 과정을 즐기면서 성에 몰입해야 한다.

제 1단계

훈련을 시작하기 전에 침대에 큰 비치 타올을 깔아 놓는다. 부부는 옷을 완전히 벗은 상태에서 아내가 먼저 배를 타올에 대고 편안한 자세로 엎드려 눕는다. 남편은 맨손 또는 베이비 오일이나 로션을 손에 바르고 아내의 등을 부드럽게 마사지를 한다. 마사지는 대체로 등의 어깨 부위부터 시작해서 허리와 엉덩이 그리고 다리 방향으로 한다. 남편은 아내를 성적으로 자극하는 것이 아니고 아내의 살결을 만지면서 감각에 초점을 두고 아내 피부와 살결의 부드러움을 느끼고 긴장을 풀고 즐기면 된다. 성기능장애 남편은 성적으로 흥분을 하면서 불안과 긴장을 느끼는데 감각초점 훈련은 이와 반대로 아내의 살결과 피부를 손으로 느끼면서 편안한 마음으로 즐겨야 한다. 아내역시 남편이 자신에게 베풀어 주는 마사지를 즐기고 감상하면 된다. 아내가 엎드려진 상태에서 약 5~10분 정도 마사지를 받은 후에 타올에 등을 대고 눕는다. 남편은 아내의 얼굴 어깨 바 부위를 부드럽게 이전 방법과 같이 마사지를 해준다. 특히 1단계에서 부부들은 성기관을 자극하거나 만져서는 안 된다. 이 훈련의 초점은 상대의 몸을 마사지하고 스킨쉽을 하면서 서로가 긴장을 풀고 즐기는 데 목적이 있다.

아내에게 전체적으로 10~15분 정도 마사지를 해 준 후에는 남편이 배를 타올에 대고 엎드려 눕고 아내는 남편의 등을 마사지 해 준다. 마사지 요령은 남편이 아내에게 해 주었던 것과 같다. 5~10분 정도 남편의 등 마사지를 해 준 후에 남편은 등을 타올 바닥에 대고 눕는다. 아내는 남편의 얼굴 등의 부위를 마사지 해주고 하체 부위로 서서히 내려온다. 이 경우에도 아내는 남편의 성기를 만지거나 자극해서는 안 된다.

부부는 쾌감 훈련을 매 회당 약 20~30분 정도 실시하고 나서 서로의 경험에 대해서 이야기 한다. 감각 초점 훈련은 주당 3회 이상 실시해야 한다. 부부들은 바쁘다는 핑계를 대면서 이 훈련을 회피하거나 게을리 하는 경우도 있는데 성치료를 위해서는 서로가 시간을 내서 이 훈련에 임해야 한다. 1단계 훈련을 하면서 부부가 서로를 즐길 수 있으면 다음 단계로 진행한다.

제 2단계

쾌감 훈련의 2단계는 준비물, 장소, 분위기 등은 1단계와 같고 남편이 아내를 먼저 마사지 해주는 것도 같다. 그러나 이 단계에서, 아내는 남편이 마사지를 할 때 남편의 손을 이용해서 자신이 원하는 부위를 어떻게 만져줄 것인가 안내 해 준다. 즉, 남편의 손을 자신이 원하는 부위에 원하는 강도로 마사지를 해 준다. 남편은 아내가 원하는 방식으로 마사지를 해주면서 아내의 몸을 만지는 과정에서 긴장을 풀고 즐기도록 한다. 아내의 등 부위를 5~10분 정도 마사지를 해 준 후에 아내의 전면을 같은 방식으로 마사지 해준다. 2단계에서도 각각의 성기관을 자극하거나 만져서는 안 된다. 그 이유는 상대방을 성적으로 자극하면 성관계를 시도하고 싶은 상황에 빠질 수 있고 이 상황에서 성관계를 하다가 실패하면 치료에 방해를 받을 수 있기 때문이다.

남편이 아내에게 충분한 시간의 마사지를 해 주었으면 이제는 아내가 남편에게 자신이 남편에게서 마사지를 받았던 방식으로 반복해 준다. 특히 성 문제가 있는 남편은 아내의 몸을 만지거나 아내가 자신의 몸을 만져줄 경우에 긴장을 푼 상태에서 즐기는데 초점을 두어야 한다. 남편의 조루나 발기 불능은 대부분 성적인 행동에 대한 수행 불안에서 기인한다. 이러한 불안을 극복하기 위해서 부부는 편안한 상태에서 서로를 즐기는 것을 배워야 한다. 2단계의 훈련도 주중에 약 3회 이상 반복해야 한다. 만일에 이렇게 하지 못했으면 다음 단계로 나가지 말고 2단계를 반복해야 한다.

제 3단계

3단계 훈련에도 전체적인 준비과정이나 분위기는 이전과 같다. 그러나 3단계에서는 마사지를 할 때 상대방의 성 기관을 부드럽게 만져주고 자극할 수 있다. 1~2단계를 성공적으로 실시 부부들은 3단계에서 성적으로 흥분하는 반응을 보인다. 특히 남편은 아내가 자신의 성기를 로션이나 베이비오일을 가지고 자극하게 되면 발기하고 발기 상태를 즐기게 되면 성기가 단단해서 성교를 할 수 있을 정도로 발기가 되기도 한다. 그러나 이 단계에서도 성교를 해서는 안 되고, 성적으로 참기 어려운 상태에서는 상대방의 손에 의해서 또는 본인 스스로 자위를 해서 오르가슴에 도달 할 수 있다. 3단계 마사지 요령은 남편이 침대의 머리 부분에 등을 대고 앉고 아내는 등을 남편의 가슴에 대고 편하게 안긴다. 이런 자세가 되면 남편이 아내의 성기관을 포함한 신체 자극을 편하게 줄 수 있다.

3단계에서 아내가 남편을 자극할 경우에는 남편은 편안한 자세로 등을 타올에 대로 눕고 아내는 남편의 다리 사이에서 남편의 성기를 자극하고 만지면 이 훈련을 하기가 수월하다. 이 단계에서 남편은 아내의 성적인 자극을 받고 긴장을 완화하면서 자극을 즐기면서 발기경험을 충분히 할 필요가 있다. 이 단계가 성공적으로 끝나면 다음 단계로 진행한다(그림 4, 5).

제 4단계

4단계는 남편이 먼저 등을 타올에 대로 침대 위에 눕는다. 아내는 로션이나 베이비 오일 등을 두 손에 바르고 남편의 성기를 부드럽게 자극한다. 이

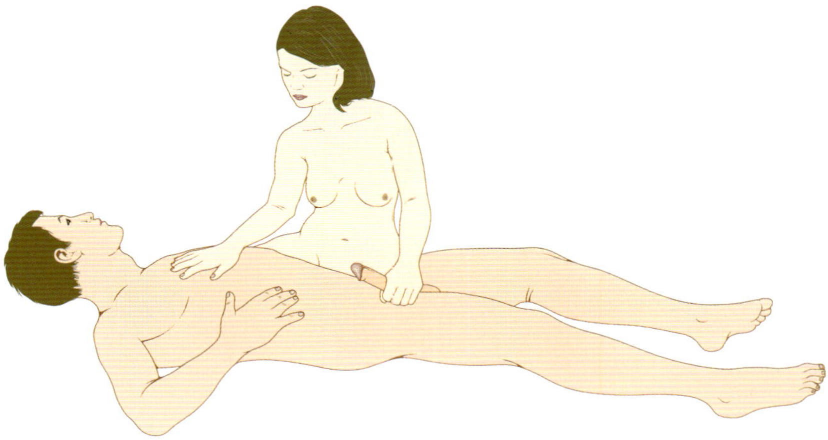

그림 4 쾌감훈련 3단계에서 여성이 남성 성기를 자극하기

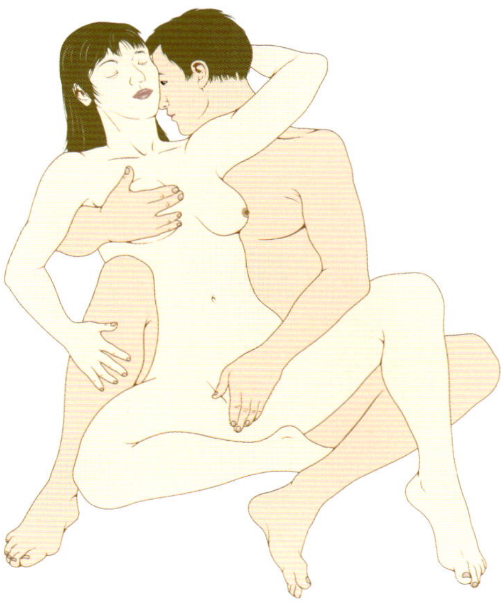

그림 5 쾌감훈련 3단계에서 남성이 여성 성기 자극하기

때 남편은 긴장을 풀고 아내의 성적인 자극을 즐기면 발기가 된다. 남편이 발기하면 아내는 자극하기를 멈추고 엄지와 검지로 남편 성기의 귀두부 뒷부분을 살며시 압박해 준다. 이렇게 되면 남편의 성적인 흥분이 잠시 가라앉게 된다. 남편의 발기가 약해지면 아내는 두 손으로 남편의 성기를 다시 자극한다. 남편이 발기하면 잠 시 멈추고 남편의 발기가 약해지기를 기다리거나 귀두부를 다시 압박한다. 이와 같은 과정을 4~5회 반복하면서 남편이 발기에 자신감이 생기면 이제는 여성 상위 포지션을 하면서 아내는 남편의 성기를 자신의 질에 삽입하고 서서히 피스톤 운동을 한다. 남편은 성적인 흥분 강도가 10을 기준으로 7~8정도 되면 아내에게 운동을 정지하게 하고 성적으로 흥분을 가라 앉게 한다. 이 과정을 3~4회 반복하고 마지막은 흥분한 상태에서 아내의 질에 사정을 할 수 있다. 이런 훈련은 반복하게 되면 남편은 발기나 자신의 사정을 통제하는데 자신감을 가진다. 이 훈련이 성공적으로 되면 이제는 측면이나 여성 상위 포지션으로 성교를 시작하고 남성 상위 포지션으로 바꿀 수 있다(그림 6, 7).

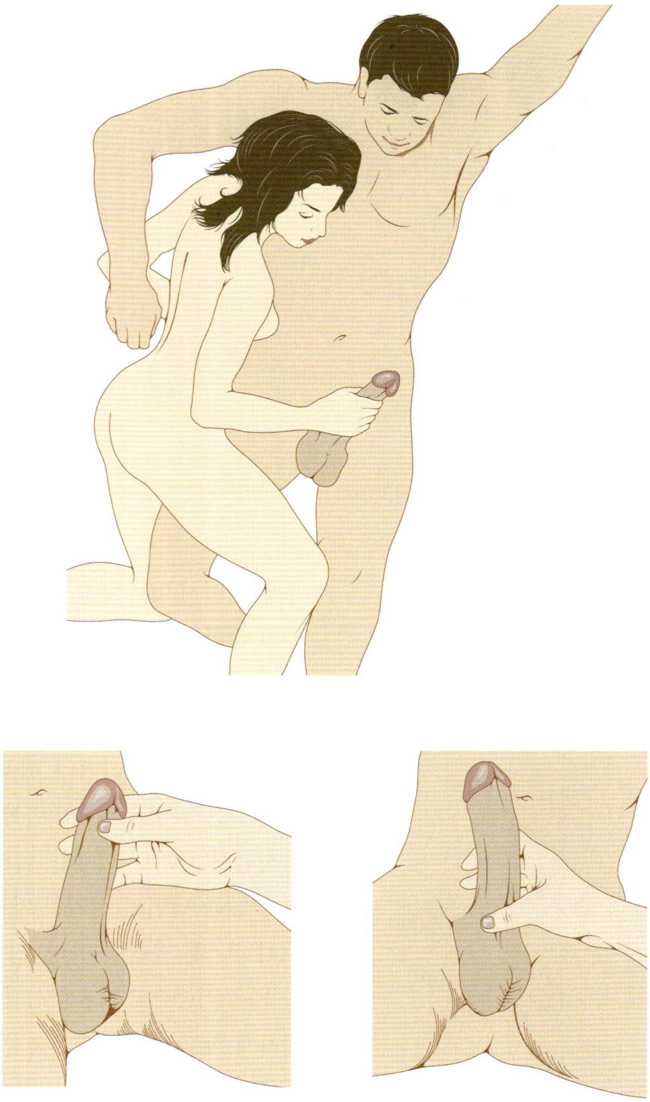

그림 6 쾌감훈련 4단계에서 여성이 남성 성기 자극하고 귀두부를 눌러 성적흥분을 조절하기 실습

(2) 쾌감훈련 과정 주의 사항

필자도 부부들에게 쾌감훈련을 주문하면 많은 부부들이 지시대로 시행하지 않는 경우를 많이 경험했다. 부부가 쾌감훈련의 목적을 제대로 이해하지 못하면 이러한 현상이 일어날 수 있다. 부부들이 성공적으로 쾌감훈련을 실시하기 위해서는 다음과 같은 주의가 필요하다.

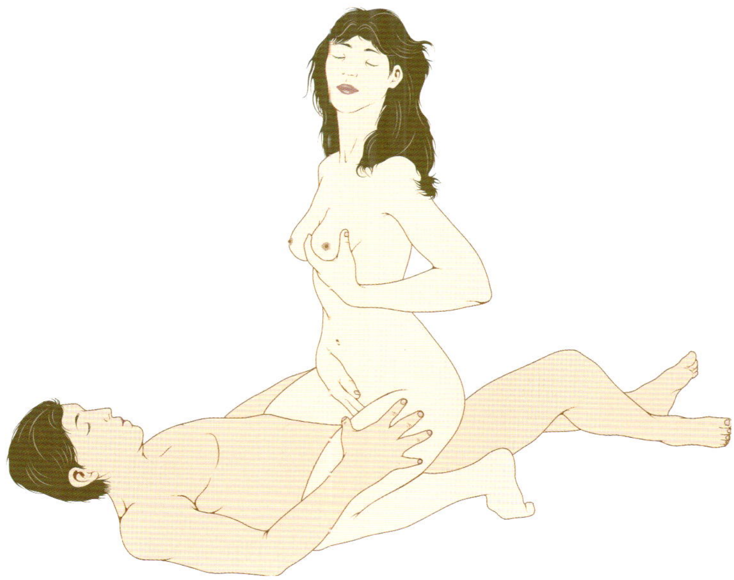

그림 7 쾌감훈련 4단계에서 여성 상위 포지션

① 쾌감 훈련 절차를 자세하게 설명하거나 비디오를 보여 줄 것

쾌감훈련에 관한 비디오가 이미 많이 나와 있기에 비디오를 보여 주면서 쾌감훈련에 관한 절차를 설명해 주면 가장 도움이 된다. 그러나 비디오가 없을 경우에는 그 절차에 관해서 구체적으로 설명해 주어야 한다.

② 과제 수행처럼 주문하지 말 것

쾌감훈련을 실시할 때 가장 좋지 않은 지시는 마지막 단계를 마치고 성관계를 하기 위해서는 신속하게 성공적으로 각 단계를 실시하고 다음 단계로 진행하는 것이다. 이러한 분위기는 성치료에서 바로 수정하려는 실행 중심의 쾌감훈련을 실시하게 되고 또 다시 쾌감 훈련 자체에 대해서 긴장을 하게 되고 성적인 쾌감을 즐기기 어렵다. 치료자는 마치 과제를 수행하는 것처럼 부부에게 접근하지 말고 각 단계에서 부부들이 자신감을 얻었으면 "현 단계에서 쾌감 훈련을 실행하신 기분이 어떠세요? 어느 정도 자신감이 있으면 다음 단계를 실행할 준비가 되었습니까?" 등으로 부드럽게 접근해야 한다.

③ 쾌감훈련을 마치 성관계를 금지하는 인상을 주지 말 것

부부들은 대체로 쾌감훈련 동안에는 성관계를 금지하고 금욕하는 것으로 오해하는 경우가 많다. 그러나 달리 보면 쾌감훈련 자체가 부부들이 서로를 즐길 수 있는 멋있는 성관계이다. 물론 성교 삽입에 의한 성관계는 삼가는 것이 좋고, 부부가 성에 대한 불안을 극복하고 자신감을 회복할 때 까지 미루는

것이 좋다. 쾌감훈련도 부부가 현 단계에서 편안하게 즐길 수 있는 성행위라는 것을 강조해야 한다.

(3) 쾌감훈련의 장점

쾌감훈련의 장점은 여러 면에서 많다. 즉, 성에 관한 새로운 행동을 배울 수 있다는 것을 부부들에게 알려 줄 수 있다. 이런 관점에서 보면 자신의 성행동도 학습에 의해서 배운 것이기에 새롭게 배울 수도 있다는 것을 가르쳐 줄 수 있다. 또한 성에 대해서 고지식한 부부들은 성생활을 성기 위주가 아니고 서로의 친밀감을 올릴 수 있는 기회로 삼고 좀 더 광범위한 성생활을 확장할 수 있도록 도와 줄 수 있다.

쾌감훈련은 정상적인 부부들에게도 부부들의 친밀감을 증진시키지 위해서 활용할 수 있다. 대체로 우리나라의 부부들은 성관계를 통해서 친밀감을 증진시키기 보다는 오르가슴에 초점을 두는 성생활을 한다. 이러한 부부들에게 쾌감훈련은 부부들이 좀 더 여유롭게 성을 즐길 수 있는 아이디어를 제공해 줄 수 있다.

2) 성에 대한 교육

부부들에게 성에 대한 교육을 실시하는 것은 성치료의 가장 흔한 형태이다. 성에 관한 정확한 지식을 제공하면 부부들이 성에 관한 잘 못된 신화나 가치관, 생각을 수정할 수 있다. 예를 들면

- 전희를 하는 것은 어린애들이나 하는 짓이고 성인들은 곧바로 성적인 삽입을 시도한다.
- 남성은 성관계를 시도하기 전에 단단한 발기를 유지해야 한다.
- 성관계를 하면 여성은 항상 오르가슴을 느껴야 한다.
- 남성은 아내를 오르가슴을 느끼게 할 책임이 있다.
- 남성은 항상 섹스를 할 준비가 되어 있다.
- 남성이 섹스를 주도해야 한다.
- 섹스는 성기 삽입을 의미한다.
- 섹스를 하려면 항상 발기가 되어야만 가능하다.
- 섹스는 항상 자연스럽고 자발적이어야 한다.

등의 상식이나 지식을 소유한 부부들은 성적인 만족을 느끼지 못한다.

성에 대한 교육은 성에관한 잘 못된 지식을 교정할 뿐만이 아니고 노인들에게는 성생활을 활성화시킬 수 있는 방법에 관해서 정보나 가이드를 제시할 수 있다.

성에 관한 교육은

- 남녀 신체의 구조와 성반응에 관한 정보
- 남녀의 성에 대한 기대와 강조 차이점
- 성기능 장애의 심리적인 원인

등을 간단히 포함하면 좋다. 그러나 치료 시간이 성에 대한 강의 시간처럼 길어서는 안 좋다. 차라기 성에 관한 좋은 책을 선정해서 집에서 부부가 같이 읽도록 하는 것도 좋다.

3) 자극 통제와 계획하기

부부들이 즐기는 성이란 성적인 상황이나 부부들의 감정적인 상태가 서로 적합하지 않으면 즐길 수 없는 것이다. 성치료에 있어서 자극 통제란 부부들이 성을 즐기기 위해서 서로 이완하면서 로맨틱

한 분위기를 조성하는 것에 관한 정보와 교육이다.

(1) 안전하고 편안한 분위기를 조성하기

특히 여성들은 성관계 시에 자녀들을 포함해서 외부 사람들에게 신경을 아주 많이 쓴다. 쾌감훈련뿐만이 아니고 평상시에도 안정한 분위기와 안락한 분위기가 중요하다. 자녀들이 방해하지 않도록 문단속을 잘하고 전화 등을 잠시 차단하면 좋다.

(2) 로맨틱한 분위기 만들기

여성은 성관계 시에 자신의 존재를 중요시하고 자신에게 집중하는 로맨틱한 분위기를 선호한다. 이러한 분위기를 조성하기 위해서는 서로가 좋아하는 와인, 음악, 음료, 향 등을 준비하면 좋다.

(3) 방안의 밝기를 적당히 조절할 것

여성은 방안의 조도가 너무 밝으면 자신의 신체가 노출된 것에 대한 불안을 느끼면서 성에 몰입하지 못하는 경향이 있다. 그러나 남성의 경우는 여성의 신체를 보면서 시각적으로 흥분하는 경향이 있기에 너무 깜깜한 방에서 성관계를 하면 발기유지에 문제가 있을 수 있다. 따라서 남성과 여성이 서로 편할 수 있을 정도로 대화를 통해서 방의 밝기를 조정하는 것도 중요하다.

(4) 성 행위 장소에 대한 융통성

부부들의 성적인 감정을 변화 있게 조절하기 위한 자극 통제의 다른 방법은 성행위 장소에 대한 변화이다. 자녀가 없을 경우에는 집에서도 장소를 바꾸는 것도 좋고 또는 호텔이나 모텔을 이용하는 것도 좋다.

4) 골반근육강화운동(pubococcygeal exercise : PC 운동)

골반근육운동은 Arnold Kegel 박사가 처음 제안해서 Kegel 운동이라고도 불리 운다. 여성의 질 입구에서 약 3분의 1정도의 크기에 해당하는 부분이 골반근육이다. 이 괄약근은 출산 중 또는 나이가 들면 근육의 수축력이 약화되게 되고 이렇게 되면 여성은 물론 남성 역시 성교 중에 성적인 자극을 덜 주고받게 된다. 이 근육을 강화하기 위해서는 다음과 같이 실시하면 된다. 이 운동은 일반적으로 여성의 오르가슴을 증가시키거나 성 기능을 향상시키기 위해서 실시하면 좋다.

(1) 혼자서 하는 방법

신체의 긴장을 풀고 편안하게 앉거나 누운 자세로 실시한다. 마치 소변을 누다가 소변을 중지하는 상상을 하면서 쪼이는 부위가 여성의 골반근육이기에 이 부위에 힘을 주고 쪼이면서 속으로 20까지 숫자를 세면된다. 그런 후에는 이 부위의 긴장을 풀고 약 10 초 정도 있다가 이 운동을 20회 반복한다. 이렇게 되면 여성의 질부위 골반근육이 강화가 되기에 여성과 남성 모두 성감을 증가시킬 수 있다. 여성은 이 운동을 언제 어디서나 시간만 나면 할 수 있다. 즉 다른 사람들은 알아차리지 못하기에 전화를 걸면서, 또는 누구를 기다리면서 앉아 있을 때도 혼자서 할 수 있다. 이 운동이 효과가 있기 위해서는 반복적으로 실시해야 한다.

(2) 남편과 같이하는 방법

이 케겔 운동을 하는 방법은 위와 같지만, 남성이 여성의 질에 손가락을 넣어서 여성이 질을 쪼이는 경우에 실감나게 도와 줄 수 있다. 또한 남성이 성기를 여성의 질에 삽입한 상태에서도 이 운동을 도와 줄 수 있다.

5) 인지의 재구성

내담자들은 성에 대해서 부정적인 사고, 가치관, 태도 등을 가지고 있다. 이러한 가치관에 관련된 부정적인 인지작업을 하는 것은 성치료의 아주 중요한 부분이다. 예를 들면 어떤 여성들은 남성과 성에 대해서 부정적인 태도를 가질 수 있거나, 남성 역시 여성에 대한 부정적인 경험 때문에 성에 대해서 부정적일 수 있다. 특히 성기능 장애의 인지 치료적인 접근에서는 성에 관련된 부정적인 인지를 파악해서 인지에 대한 재구성 작업이 필요하다.

(1) 여성들의 부정적인 인지들의 예

- 성은 더럽고 추한 것이다.: *성은 아름답다.*
- 남성은 성적인 동물이다.: *남성의 성욕은 정상적인 기능이다.*
- 성을 즐기면 야한 여자이고 정숙한 여성은 성을 즐기면 안 된다.: *여성도 성을 즐길 욕구와 권리가 있다.*

즉 성은 아름답고 부부가 즐길 수 있는 특권이라는 생각으로 바꾸어야 한다.

(2) 남성들의 부정적인 인지의 예

- 여성은 성을 가지고 남성들을 조정하려고 한다.: *여성은 정서적으로 불편하면 성을 거부하는 경향이 있다.*
- 남성은 성관계를 하기 전 완벽한 발기를 유지해야 한다.: *완전한 발기가 아니고 삽입할 정도 발기가 되면 충분하다.*
- 성은 남자가 주도적이어야 한다.: *성은 남여가 같이 노력해야 한다.*
- 아내를 성적으로 만족시키지 못하면 남성 구실을 못하는 것이다.: *여성은 성관계 과정을 더 중요시 하기에 정서와 애정표현이 중요하다.*

성은 부부가 같이 협조적으로 노력해야 한다는 것을 강조해야 한다.

(3) 성 만족을 방해하는 사고의 확인과 치료

① 성기능 장애 유발 사고의 확인

내담자들은 성관계를 하는 시도하는 경우에 성에 몰입하지 못하고 방해하는 사고들이 있다. 이러한 사고를 확인해서 수정하는 것이 아주 중요한 치료 기법이다. 예를 들면 조루증 내담자의 경우에는

- 이번에도 실패하면 어떠나?
- 이번에는 꼭 성공해야 하는데...
- 너무 빨리 사정하면 안 되는데.

발기에 대한 부정적인 사고 역시

- 이번에는 필히 발기를 해야 할 텐데...
- 지난번처럼 또 발기가 안 되네.

등의 생각을 가질 수 있다.

② 대안적인 사고의 훈련

이런 생각이 들면 성에 몰입하지 못하고 불안하면서 성적으로 흥분하지 못하기에 발기하기 어렵다. 이러한 일련의 생각들은 성적인 행동에 관련되어서 발생하는 것이기에 그러한 생각을 확인하고 대안적인 사고할 수 있도록 가르쳐 주어야 한다.

예를 들면:

- *성은 즐기는 것이다.*
- *내 성적인 감각에 초점을 두고 쾌감을 즐기자.*
- *자신감을 갖고 천천히 시도 하자.*
- *이번에 실수 하면 다음에 잘하면 되지.*
- *아내의 살결이 부드럽고 매력적이다.*

등이 성에 몰입할 수 있는 생각들이다.

6) 자위행위 또는 자기 자극 기법

자위행위는 성치료에서 발기부전, 조루증, 여성 불감증, 억압된 불감증 등의 치료에 아주 많이 사용한다. 그러나 자위행위는 더럽다, 수치스럽다는 등의 기존 관념 때문에 자위행위를 거부할 수도 있다. 성치료에서는 자위행위 대신에 자기자극(self-stimulation)이라는 표현을 쓰기도 한다. 성치료자가 내담자에게 자위행위를 권할 때는 내담자가 자위행위에 대한 태도를 확인하고 내담자가 동의하는 경우에 실시하도록 요구할 수 있다. 자위행위의 구체적인 기법은 다음과 같다.

(1) 자위행위 전에 준비 사항

① 신체적인 긴장을 풀기

심호흡을 하면서 신체적인 긴장을 푸는 것이 중요한데, 숨을 들이 마실 때는 코로 숨을 쉬면서 배가 나오게 하고 내 쉴 때는 입으로 숨을 쉬면서 배가 등에 붙을 정도로 내 쉰다. 이러한 심호흡을 5~10회 정도 반복하면서 신체적인 긴장을 풀려고 노력한다.

② 마음의 긴장을 풀기

자위행위를 하기 위해서 가장 먼저 생각할 것은 자위행위가 옳은가 나쁜가의 생각에서 벗어나서 자신이 자신의 신체를 손으로 자극하는데서 오는 감각과 느낌에 초점을 두면서 즐거운 감각을 즐기려는 태도이다. 자신의 신체에 대한 주인의식을 가지고 자신의 신체를 즐긴다는 생각을 하는 것이 좋다.

(2) 자위행위 절차

① 충분한 시간을 내기

자위행위를 남이 볼까봐 두려워하면서 빠른 시간 내에 해 치우는 식으로 자위행위를 하면 오히려 조루증을 유발할 수도 있다. 적어도 30 분 내지는 1 시간을 할애해서 충분히 여유를 가지고 즐길 수 있도록 한다.

② 잠시 마음을 가라앉히고 집중하기

그 날의 긴장이나 다른 생각에서 벗어나서 차분하게 마음을 진정하면서 자신의 신체 감각에 초점을 맞추는 단계가 필수적이다.

③ 샤워나 통 목욕하기

자신의 긴장을 풀고 즐길 수 있는 방법이 샤워를 하거나 통 목욕을 하면서 자신의 신체를 비눗물 등으로 가벼운 마사지를 하면서 자신의 신체감각을 탐색한다. 손끝으로 성기 부분을 약간 자극하고 만지면서 즐거운 감각을 느낀다. 여성은 자신의 가슴 부위의 젖꼭지의 먼 부위부터 시작해서 서서히 꼭지를 자극하면 좋다. 마사지 하는 방법도 부드럽게 만지다가 약간 압력을 주어서 신체적인 감각을 즐긴다.

④ 성적 환상 이용하기

자신의 신체를 마사지 하면서 성적인 환상을 할 수 있다. 즉, 애인과 같이 샤워를 하면서 자신의 손을 애인의 손이라고 연상하기도 하고 자신의 성감을 높일 수 있는 성적인 환상을 하면 도움이 된다.

⑤ 자신이 선호하는 편안한 장소에서 계속하기

샤워를 하면서 자신의 몸을 탐색하고 신체적인 감각을 즐기면서 성적으로 어느 정도 흥분이 되면 이제 안전하고 포근한 자신 만의 공간으로 자리를 옮겨서 계속해서 자위행동을 한다.

⑥ 로숀이나 오일을 이용하기

자위하면서 성감을 올리는 방법은 로숀이나 베이비오일 등을 사용해서 성기관을 서서히 자극하면 마치 이성의 성기관으로 자신의 성기를 자극하는 듯 한 느낌을 줄 수 있다. 성기관을 부드럽게 또는 강하게 압력의 변화를 주면서 자극하면 좋다.

⑦ 남성의 흔한 자위 방법

남성은 자신의 귀두부를 위아래로 자극하면서 소위 피스톤 운동을 가장 많이 한다. 자신의 고환을 만지고 계속해서 자극하면서 성감에 자신의 감정을 실어주면 자연히 오르가슴을 느끼게 된다.

⑧ 여성의 흔한 자위 방법

여성은 남성에 비해서 다양한 자위행위 방법을 즐기는 편이다. 자신의 손으로 대음순과 소음 순을 치구와 음핵을 향해서 위와 아래로 서서히 자극한다. 또는 다리의 윗 부분을 맞대면서 압력을 느끼게 비비기도 하고, 베개나 침대 끝 부분에 성기를 대고 자극하기도 한다.

(3) 자위행위와 도구 사용

성적인 자극을 돕기 위해서 여러 자위도구들이 아주 많이 개발되어서 사용할 수 있다. 그러나 남성이나 여성이나 이런 도구들을 많이 사용하지 않는 실정이다. 특히 여성은 1.5% 정도만 도구를 사용했다. 그러나 대체로 진동기(vibrator)는 사용하기도 쉽고 성적인 자극을 높일 수 있어서 비교적 많이 사용된다.

7) 부부 대화와 갈등해결 훈련

부부 사이에 부정적인 대화 방법이 부부의 성 문제를 더 어렵게 만들 수 있다. 부부들이 대화를 할 경우에 다음과 같은 대화 방식은 수정해야 한다(그림 8).

(1) 항상, 전혀, 한 번도 등의 방식으로 감정을 표현하는 것

부부들이 대화를 하다가 자신의 감정을 강조하다 보면 항상, 한 번도 라는 표현을 하기 쉽다. 그렇

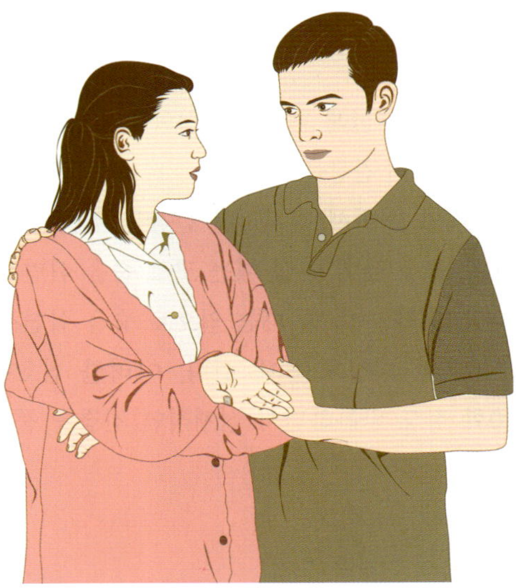

그림 8 부부 성치료에는 성에 관한 솔직한 대화가 필수적이다.

게 되면 부부들은 말꼬리를 물고 늘어지면서 더 악화된 대화를 하게 된다. 좀 더 구체적으로 상대방의 행동을 지적하고 자신이 원하는 것을 밝히는 대화가 필요하다.

예: "당신은 한 번도 나를 생각해 준 적이 없어" 대신에 *"당신이 요즘에 저를 덜 안아주고 스킨쉽도 안 해 주니까 서운해요"*라 표현한다.

"당신은 항상 늦어요."
"당신은 이번 주에도 밤 12 이후에 귀가하는 시간이 많아서 화가 짜증이 났어요."

"당신은 집안 청소 한 번도 해 준적이 없어. "
"당신은 요즘에 집안 청소를 안 해주니까 혼자서 하기가 너무 힘들어요."

(2) 대화 도중에 다른 대화로 빠지는 것

한 주제에 관해서 이야기를 다 마친 후에 다음 주제로 넘어가는 것이 효과적이다.

예: 자녀의 교육에 관해서 이야기 하다가 상대방의 친정이나 시집에 관해서 공격하는 것

(3) 상대방을 비난하는 대화

상대방을 비난하는 대화를 하는 부부들은 상대방에게 정서적인 상처를 줄 수도 있고 부부 관계에 금이 가게 만든다. 상대방을 비난하기 보다는 상대방에 대한 불평이나 불만 사항을 인신공격하지 않고 표현하는 것이 중요하다.

예: "당신은 운전을 좀 똑바로 해요."
"당신이 갑자기 제동을 걸어서 놀랐어요. 다음에는 조금만 더 조심히 운전했으면 해요."

"당신이 나 한 테 해 준 것이 뭐야!"
"당신이 집안일을 보살펴 준 것은 고맙지만, 설거지도 도와주었으면 해요."

"요리를 한 것이 이 모양이야!"
"음식을 하느라 수고가 많았는데, 다음에 요리할 때는 조금만 덜 짜게 했으면 해요."

(4) 상대방을 멸시하는 언어 폭력성 대화

성기능 장애가 없어도 부부 사이에 언어폭력을 행사하는 부부들은 부부들이 원만한 성관계를 즐기지 못한다. 성기능은 정상 이지만, 언어폭력이나 신체 폭력을 행사하는 부부들은 성관계를 일 년에 1~2번하는 부부들이 많거나, 각방을 쓰는 부부들이 많다. 즐거운 성생활을 하기 위해서는 부부 사이에서는 절대로 언어폭력을 행사해서는 안 된다.

예: "이 형편없는 X야. 너 같은 것은 네 집에서 교육도 제대로 못 받은 것 같아."
"내가 보기에는 당신이 같은 실수를 반복해서 하니까 좌절스러워요. 다음번에는 좀 더 실수하지 않도록 신경을 썼으면 해요."

(5) 상대방에게 책임을 전가하는 대화

상대방에게 책임을 전가하는 식의 대화를 하면 상대방은 방어적이 되고, 부부들은 서로 싸우거나 냉전 상태에 빠진다. 부부의 문제는 항상 상호적인 관계이기에 자신이 부부들의 문제에 어떻게 기여했는지를 알고 대처하는 것이 중요하다.

예: “너 때문에 내 인생 망쳤어.”

“나 자신의 문제도 있겠지만, 당신도 우리 관계 개선을 위해서 신경을 써 주었으면 해요.”

“당신은 뭘 잘했다고 나에게 억지를 부리는 것이야!”

“나도 내 주장을 많이 하기도 하지만, 당신도 자신의 의견에 대한 주장을 굽히지 않는 경향이 있어요.”

(6) 상대방에게 화가 나면 담쌓는 방법

부부들은 갈등을 해결하려고 대화를 시도하다가 때로는 싸움으로 이어지고 서로를 회피하거나 담을 쌓고 서로 말을 안 하는 냉전 상태에 빠지기도 한다. 대체로 여성들은 부부 갈등이 있으면 관계를 정상화 시켜놓으려고 시도하지만, 남성들은 이러한 여성들의 시도를 잔소리 내지는 자신을 괴롭히려고 시도한다고 의미를 부여하기에 상대방에게 담을 쌓거나 벽쌓기를 하면서 자신을 보호하려고 시도 한다. 이렇게 되면 부부들의 갈등은 골이 깊어진다. 부부들이 관계를 정상화하기 위해서는 한 쪽에서 다가가면 다른 편에서도 다가가는 노력이 필요하다.

예: “짖으려면 짖어 봐라.”

“화가 나서 당신과 말을 안 하려고 했는데, 당신이 먼저 대화를 시도해서 고마워.”

(7) 상대방의 마음을 읽는 독심술적인 대화

부부 사이에 역기능적인 대화중 아주 상대방을 난처하게 만들고 어렵게 하는 것은 상대방의 마음을 읽어내는 식의 독심술적인 대화이다. 특히 성기능 장애를 가진 부부들은 서로 상대방의 마음을 읽으면서 부부의 성문제를 악화 시킨다. 독심술을 하지 말고 문제되거나 의심나는 사항이 있으면 상대방에게 물어 보면 된다. 이 경우에 상대방은 솔직한 대답과 행동을 해 주어야 한다. 부부 사이에 신뢰가 깨지면 자연히 상대방의 진실된 마음을 읽으려는 시도를 하면서 독심술에 빠진다.

예: “당신은 이미 나에게서 멀어지고 있어. 당신의 마음은 딴 여자에게 가 있어.”

“요즘 내 솔직한 심정은 당신이 나에게서 멀어지고 있는 듯한 느낌이야. 혹시 우리 사이에 무슨 문제가 있는 것은 아닌가?”

(8) 언어폭력성 대화

부부 사이에서 발생하는 언어폭력은 부부의 성기능과 감정적인 표현을 하는데 방해가 된다. 부부들은 상대방에서 언어적인 폭력을 경험하면 애정과 친근감이 사라지게 된다. 신체 폭력과 함께 언어폭력은 금물이다.

예: “ 이 바보 병신아! 너 죽고 나 죽자!”

“내가 당신에 대한 감정은 아주 힘들어요. 어떤 때는 우리 관계가 절망적이라는 느낌이 들어요.”

(9) 감정적인 대화

인간은 감정적인 동물이기에 화가 나면 화난 상태에서 인지왜곡을 일으키는 경우가 많다. 화난 상태에서 상대방에게 다시 담을 수 없는 상처의 말을 쏟아 내는 경우가 많다. 화가 날 수록 자신의 감정을 가라앉히고 진정하는 자세가 필요하다.

예: (화가 난 상태에서) 당장 이혼 해!

*“내가 현재는 당신과 별거 하고 싶을 정도로 화

가 무척 났어. 우리 차라리 좀 떨어 져서 진정한 후에 다시 이야기를 했으면 해요."

(10) 상대방을 비꼬는 대화

부부 사이의 역기능적인 대화는 간접적으로 상대방을 비난하는 것이다. 이런 대화는 상대방이 바로 알아차리기에 부부의 문제를 심각하게 만든다. 부부 사이에는 솔직한 대화가 중요하다.

예: "그래 너 잘 났어! 당신 말에 틀린 것이 있어요?"
"당신은 자신의 말만 중요하다고 생각하니까 화가 나요."

부부 사이에 이러한 대화가 오고 가면 서로의 감정에 금이 가면서 정서적으로 멀어지고 성적인 애정을 표현하는 행동이 줄어들고 성적인 문제가 생긴다. 필자의 경험에 의하면 부부들이 성적인 기능면에서는 아무런 문제가 없어도 부부 사이의 애정적인 문제 때문에 부부들이 성관계를 시도하지 않는 경우가 많았다. 부부 치료자는 부부들의 대화 기법과 기술을 적극적으로 수정하도록 도와주어야 한다.

6. 성적인 욕구 장애 심리치료

성적인 욕구 장애의 심리적인 원인은 여러 가지이다. 욕구장애가 상황적인 문제인지 아니면 일반적인 문제인지에 관해서 평가를 실시해서 문제의 원인을 알아내는 것이 중요하다. 예를 들면 욕구 장애가 어린 시절부터 유지해온 성에 대한 부정적인 태도인지? 또는 성적인 외상의 경험 때문인지, 성교육을 받지 않아서 성에 대한 무지 때문인지를 구분해야 한다. 또는 성에 관련된 수행 불안인지도 평가를 해야 한다. 성욕구 장애를 치료하기 위해서는 초기에 다양한 면에 관해서 조심스럽게 평가를 해야 한다.

1) 성기능 장애가 성에 관련된 부정적인 태도인 경우

성에 관해서 부정적인 태도를 가지고 있는 경우에는 그에 관련된 배경에 관해서 정보를 수집해서 도와주어야 한다. 그리고 그러한 태도가 자신의 성적인 욕구에 미치는 영향에 관해서 이해하도록 돕고 성교육을 해서 도와주어야 한다. 그러나 대체로 성태도에 관한 통찰력만 가지고는 성적인 문제에 대한 욕구 장애가 치유되는 것은 아니다.

2) 애로물의 사용

에로티가(erotica)는 상호 합의하에 발생하는 성적인 관계에 관련된 상황을 묘사하는 것이고 포르노그래피(pornography)는 강제적인 상황에서 일어나는 성적인 장면이나 여성의 성을 비하하는 장면을 묘사하는 것을 말한다. 성적인 흥분 장애를 극복하기 위해서 에로물을 사용할 수도 있는데 이점은 내담자와 충분한 의논을 한 후에 실시해야 한다. 치료자는 성에 관련된 에로물을 사전에 시청을 하고 조심스런 선별 과정을 거쳐야 한다.

3) 자위 훈련

자위를 하려면 성적인 환상이 필요하다. 이 경우에 성적 환상의 사용이나 내용에 관해서는 개인의 가치관에 따라서 다를 수 있기에 내담자의 가치관을 존중해 주어야 한다. 또한 자위하는 방법에 관해서 구체적으로 내담자에게 알려 주는 것도 중요하다. 어떤 내담자는 꿀이 자위위에 좋다는 잘못된 정보를 가지고 자위를 했다가 아주 큰 고통을 경험하기도 했다. 특히 자위를 할 때 내담자는 아주 이완된 상태에서 즐겁게 자위를 하면서 자신의 성기에서 느껴지는 성적인 감각에 초점을 두면서 자위를 하도록 해야 한다. 자위를 연습하면 내담자가 어떤 상황에서 성적으로 흥분하면서 발기를 하게 되는지를 잘 숙지하게 된다. 이전에 소개한 자위행위 부분을 참조하면 된다.

4) 심리 사회적인 스트레스 확인과 대처

필자의 경험에 의하면 남성이나 여성들이 직장이나 가사 일에 지쳐있을 때는 성적인 욕구가 감소하는 경우를 많이 목격했다. 또한 여성의 경우에는 시집에 관련해서 갈등이 있을 경우 남편이 자신의 부모의 편을 들면 아내는 남편에 대해서 분노감을 느끼면서 남편에 대한 성적인 욕구도 떨어진다. 또한 남편이나 아내가 우울증 또는 스트레스가 심하면 성적인 욕구 저하를 경험하기에 내담자들의 심리사회적인 문제를 평가해서 적절하게 도와주어야 한다.

7. 남성 발기 장애의 심리치료

남성 발기 장애의 원인에 관해서는 의학적인 연구가 그동안 아주 많이 이루어 졌기에 원인과 치료법이 아주 잘 알려져 있다. 남성 발기 장애는 철저한 의학적인 평가를 실시해서 치료 계획을 세워야 한다. 의학적인 검사를 철저히 한 후에 발기 장애가 심리적인 원인일 경우에는 다음과 같이 치료를 실시한다.

1) 심리 치료자로서 알아야 할 사항

(1) 발기 장애의 원인

발기 장애는 조루증, 지루증, 또는 성적인 욕구 장애의 결과로 생길 수 있다는 사실 이다. 이러한 많은 문제들을 아주 자세히 검토해야 한다. 이러한 문제가 서로 겹칠 경우에 어느 치료에 우선을 두고 접근할 것인지는 치료자가 잘 판단해야 할 일이다.

(2) 발기 장애는 수행 불안이 강하다.

발기 장애를 치료하는 경우에 부부 치료적인 접근이나, 감각 초점훈련의 접근으로 다루어 왔으나 대부분의 발기 장애자들은 상대방의 반응에 아주 민감한 경향이 많다. 즉, 자신의 발기 장애로 인해서 배우자가 자신을 멸시하거나 비정상적으로 볼 것에 대한 민감한 반응을 보인다. 또한 남자로서의 기능을 다하지 못한다는 것에 대한 창피한 생각을 하게 된다. 많은 발기 장애자들을 치료하다 보면 이들은 내적으로 항상 성적인 반응이나 성적으로 몰입을 억제하는 생각을 하고 있다. 내담자들은 내적으로 발기를 저해하거나 방해하는 생각들을 지속하기에 신체는 발기를 하지 못한다. 즉 발기 장애자들은 "발기를 하지 못하면 어쩌지?" 하면서 걱정을 하거나, 파트너가 실망하거나, 화내거나, 조롱할 것에 대한 걱정을 많이 한다. 즉 이들은 불안과 우울증을 경험한다. 수행불안을 제거해 주기 위해서는 부부 쾌감훈련을 실시할 수 있고, 성관계를 하는 동안에 성에 몰입하는 소리나 행동을 내도록 한다. 성은 오르가슴을 성취하는 것이 아니고 즐거움을 느끼는 것이라는 것을 강조해 주어야 한다.

(3) 발기 장애의 내적인 사고를 재구성해 주어야 한다.

발기 장애의 인지 치료는 내적인 발기를 억제하는 사고를 재구조화를 해야 한다. 다시 말하면 단순히 발기를 억제하는 생각을 하지 않는 것이 아니고, 발기를 촉진할 수 있는 사고를 할 수 있도록 도와주어야 한다. 즉, 이전에 발기를 해서 성관계를 즐겼던 것 같은 긍정적인 생각할 수도 있고, 성적인 자극을 유발할 수 있는 에로물이나 성적인 상황을 연상할 수도 있다. 쾌감훈련을 받은 경우에는 감각초점 훈련을 활용할 수도 있다. 즉 자신의 성기의 감각에 초점을 두면서 불안을 일으키는 생각에서 벗어날 수 있다. 여기서 중요한 점은 내담자가 발기를 했는가가 중요한 요점이 아니고, 성적이고 에로틱한 사고에 집중할 수 있는 가가 초점이 되어야 한다.

(4) 발기에 관한 인지 재구성

치료의 과정을 통해서 자신의 사고를 관찰하고 변화된 사고를 유지할 수 있도록 해야 한다. 발기장애자들이 사고를 한 번에 바꾸기는 쉽지 않다. 이들의 사고를 바꾸어 주기 위해서는 자신의 사고에 대한 지속적인 감시와 관찰이 필요하다. 한번 노력으로 오랫동안 지속해 온 생각을 바꾸기는 쉽지 않다. 치료자는 내담자가 수행 위주의 성관계를 지양하고 성관계를 좀 더 폭넓은 개념으로 볼 수 있도록 해야 한다. 즉 서로 애무하고 즐기는 것도 섹스이고 삽입하는 것도 섹스이고 사정하는 것도 섹스다. 따라서 성관계를 좀 더 포괄적으로 생각하면, 발기해서 상대방이 오르가슴을 느끼는 정도의 성관계를 못했더라도 아주 훌륭한 섹스를 했다는 자부심을 갖게 된다. 좀 더 쉽게 설명하자면 음식점의 메뉴를 연상할 수 있는데, 양식을 주문한 경우에는 주문의 초기에 에피타이저로 간단한 음식을 주문하고, 이어서 숩이나 샐러드를 주문해서 먹고, 마지막에 주요리를 주문해서 먹는다. 이 경우에 음식의 전 코스를 먹지 않았어도 부분적으로 음식을 먹은 것이지 음식의 일부만 먹었다고 해서 식사를 안 했다고 해서는 안 된다. 이와 같은 맥락에서 보면 부부의 성관계는 실패와 성공으로 이분법처럼 구분할 수 있는 것이 아니다. 이들에게는 좀 더 포괄적인 성관계에 대한 개념을 가질 필요가 있다.

(5) 배우자의 부정적인 인지도 동시에 치료해야 한다.

남성이 성기능 장애 문제를 보이게 되면 여성도 성에 관련되어서 자신의 문제를 보이게 된다. 예들 들면:

- 나는 성적으로 매력이 없다.
- 남편은 나를 사랑하지 않고 있어.
- 남편이 혹시 다른 여성과 바람을 피는 것은 아닌가?

• 남편이 노력하지 않는 것 같고, 나하고 성관계를 원하지 않는 것이 틀림없어.

치료자는 이러한 부정적인 인지를 확인해서 내담자와 함께 논의하면서 수정해 주어야 한다.

남편의 성기능 장애를 치료할 경우에는 여성에게 남편의 성기능 장애에 대한 원인을 물어 보는 것이 중요하다. 즉 성 기능장애에 대한 이유와 감각초점훈련 등에 대한 오해 등에 관해서 사전에 알려주지 않으면, 대부분의 경우에 아내들은 남편의 치료에 적극적으로 동참하지 않는다.

(6) 부부들이 시도하는 성적인 전희 행동이 성적인 흥분을 유발하지 않을 수 있음을 점검할 것

발기 부전을 경험하는 부부들이 전희를 하는 과정의 내적인 심리상태를 살펴보면, 성적인 자극을 주고받는 과정에 대해서 몰입해서 성적인 흥분을 느끼지 못하고, 내적으로는 긴장되고, 혹시 발기를 하지 못하면 어떠나 하는 심정으로 상대방을 자극한다. 치료자는 이런 과정에 관해서 부부들이 어떻게 자극을 주고받는지 내적으로 성적인 자극을 억제하는 생각을 떨쳐 버리지 못하고 전희에 임하는지, 발기 된 상태면 자신의 발기가 약해질 까봐 염려하지는 않는지 등을 생각하는 지 파악해서 위에서 지적한 역기능적인 사고를 대체하는 현장에서의 훈련이 필요하다. 아무리 성적인 교육을 잘 시켰어도 현장에서 실천을 하지 못하면 치료의 효과는 줄어들 수밖에 없다.

2) 발기 장애의 자가 진단을 위한 제안

발기 장애가 심리적인 요인인지 신체적인 요인인지를 가장 간단히 스스로 알아 보기 위해서는 내담자에게 다음과 같은 내용을 교육해주면 도움이 된다.

(1) 비뇨기과의 검진을 받도록 할 것

만일에 동맥경화, 말초 동맥경화, 고혈압, 심장관계 수술, 당뇨, 호르몬 분비 기관 이상 유무, 골반 상처, 방사선 치료 유무, 전립선 문제, 척수나 두뇌의 상처 등이 있다면 우선 의학적으로 철저히 검사해야 한다.

(2) 수면 중 발기 검사

정상적인 남성의 경우에 수면 중 90분마다 약 20분 간격으로 발기가 된다. 특히 새벽에 발기를 하는 경향이 높기에 수면 전에 자신의 성기에 종이테이프(snap gauge)를 감고 잔 후에 아침에 이 테이프의 길이에 변동이 있는 가를 측정하면 된다. 그러나 실제로 이 방법을 사용했을 경우에 수면 중 테이프가 벗겨지는 등의 문제가 있을 수 있어 정확하지 않다. 가정 정확한 한 것은 병원에서 정확한 장치를 한 후에 검사를 받는 것이 좋다.

3) 발기장애의 인지행동치료

발기장애의 인지행동치료는 이전에 제시한 (1) 쾌감훈련을 실시한다. 그러나 부부의 문제가 심각한 경우에는 부부치료를 먼저하고 쾌감훈련을 실시한다. 또한 발기에 관련된 잘못된 (2) 인지의 재구성(윗 부분에 제시 되었음)도 실시 한다. 발기장애자들에게는 위에서 재시한 (3) 자위방법을 통해서 스스로 발기하는 방법도 훈련시켜 준다.

8. 조루증의 심리치료

조루증은 많은 경우에 증상에 관련해서 아주 오해가 많았다. 즉, 남성이 조루증을 보일 경우에:

- 남성이 여성을 사랑하지 않기 때문이다.
- 사정 전에는 충분한 정도의 피스톤 운동이 필요하다. 즉, 어떤 경우에는 10~20 분정도의 시간이 필요하다고 주장
- 성관계는 사정하면 끝나는 것이다.
- 여성에게 매력이 없기에 쉽게 사정하는 것이다.
- 남성은 이기적이기에 자신 위주로 사정한다.

그러나 이러한 것은 오해이지 진실이 아니다. 조루증을 경험하는 내담자에 대한 심리치료적인 접근은 다음과 같은 것을 시도한다.

1) 성교의 목적에 관한 토론을 실시한다.

부부에게 성관계를 시도하는 목적에 관해서 질문하면 그에 대한 대답은 아주 다양하다. 부부에 따라서 다음과 같은 답변을 얻을 수 있다.

- **성적인 쾌감을 즐기기 위함** : 대체로 남성이 이러한 태도를 많이 보인다. 물론 여성의 경우에도 성을 즐기기 위해서 성관계를 갖는다고 하는 여성들이 많이 늘어나고 있는 추세이지만, 남성들은 성관계를 일정 기간 갖지 못하면 마치 굶주린 식욕을 채우는 식으로 성욕을 채우려고 시도하는 경우가 있다.
- **상대방을 즐겁게 하기 위해서 시도함** : 대체로 여성들이 이러한 태도를 보이거나 50대 중반 이상의 남성중에는 아내에게 의무적인 태도로 성적인 욕구를 만족시키기 위해서 의무 방어적인 성격으로 성관계를 시도하기도 한다.
- **상대방과 친밀감과 애정을 표시하기 위해 시도함** : 일반적인 부부들은 대체로 부부 사이에 서로의 사랑과 애정을 표현하고 즐기기 위해서 성관계를 가지고, 성관계를 가지고 난 후에는 서로 정서적으로 가까워짐을 경험한다. 대체로 여성들은 남성과의 정서적인 친밀감을 증진시키기 위해서 성관계를 시도한다.
- **부부관계를 유지하기 위해서 시도함** : 대체로 여성들은 자신은 성적인 쾌감이나 오르가슴을 못느껴도 아내로서 의무감에서 성관계를 하고 남편이 다른 여성과 바람피우는 것을 방지하기 위해서 성관계를 시도하기도 한다.
- **스킨쉽을 나누기 위해서 시도함** : 성관계의 목적이 오르가슴을 느끼기 위해서 시도하는 것이 아니고, 서로가 스킨쉽을 즐기면서 정서적인 편안함을 누리기 위해서 신체접촉을 시도한다.

위와 같이 남성과 여성은 다양한 이유에서 성관계를 시도하기에 성관계를 시도했다가 실패했다는 개념은 적절하기 않다. 다만 자신이 원하는 스타일의 성적인 만족에 얼마나 근접하게 만족을 느끼는 가에 따라서 성관계를 평가할 수 있을 따름이다.

2) 사정 한 후에도 성적인 접촉을 시도하도록 권유한다.

이러한 작업은 부부가 성관계를 오르가슴에만

초점을 두는 것에서 벗어날 수 있는 기회를 제공해준다. 즉, 남성이 사정을 한 후에도 다른 방법으로 여성이나 아내가 즐길 수 있는 방법으로 서로에게 자극을 주도록 한다. 이러한 작업은 성적인 압박감이나 긴장을 덜어낼 수 있다.

3) 삽입해서 사정까지 시간의 길이 보다는 서로가 즐기는 것에 초점을 두도록 한다.

남녀가 성관계를 시도하면서 삽입 시간의 길이에 덜 강조하게 되면 오히려 삽입해서 사정까지의 시간이 증가하는 것을 볼 수 있다.

4) 커플에게 조루증의 원인에 관한 태도를 조심스럽게 탐색한다.

남성의 조루증의 원인에 관해서 여성에게 질문하면, 남편에 관한 태도에 관해서는 다음과 같은 내용들이 나올 수 있다:

- 남성은 자신의 사정에 관해서 통제력을 가지고 있는데, 일부러 일찍 사정하는 것을 보니 까 나에게 반감이 있거나 나를 무시하는 것 같다.
- 자신의 욕구만 채우고 다른 사람은 배려를 못하는 이기적인 남성이다.
- 남자라면 성적으로 여성을 만족 시킬 수 있어야 하는데 남성답지 못하다.
- 남편은 성적으로 무능하다.
- 남편은 문제가 있는 것 같다.

또한 여성들은 자신에 관해서 다음과 같은 생각을 가질 수도 있다:

- 내가 성적으로 매력이 없어서 오랜 동한 흥분을 하지 못하는 것 같다.
- 남편이 나를 사랑하지 않는 것 같다.
- 성관계는 원래 이런 것인가 보다.

필자의 경험에 의하면 조루증 때문에 성적인 도움을 원하는 남성들은 성적으로 아내에게 만족을 주려고 많은 노력을 하지만 너무나 사정을 통제할 수 없어서 힘들어 하기에 불안하고 우울한 감정을 가지고 있다. 또한 남성으로서 여성을 만족 시키지 못한 다는 생각에 창피함과 어려움을 느끼고 있다. 따라서 조루증의 원인에 대한 커플들의 생각을 탐색하고 잘못된 생각은 바로 잡아 주어야 한다.

5) 부부 관계, 심리 사회 문제가 성적인 문제로 비화되지 않는지 탐색한다.

따로는 부부 사이에 부정적인 관계가 있을 경우에 남편은 불안을 느끼고 성적인 기능이 저하된다. 또는 부부 사이에 스트레스가 있거나 직장에서의 스트레스 등이 성기능에 영향을 주지 않는가도 잘 물어서 이 점에 관해서 문제를 대처해 준다. 부부 문제가 심각한 경우에는 성치료를 일시 중단하고 부부관계 치료를 실시 한 후에 성치료를 시도하는 것이 좋다.

6) 조루증의 행동치료

부부 문제가 심각하지 않고 성적인 문제를 부부가 협동적으로 임할 수 있는 부부들은 다음과 같은 훈련을 실기 할 수 있다.

(1) 쾌감 훈련

위에서 이미 소개된 기술로서 4단계를 실시한다. 실제로 부부들에게 이 훈련을 실시하기를 권유해 보면 부부들이 바쁘다는 핑계나 자녀가 방해하다는 이유 때문에 실제로 실시하지 못하는 경우가 많다. 과제를 내주고 실제로 실습할 수 있도록 강조해야 하도, 쾌감 훈련에 관한 비디오를 함께 보여 주는 것이 효과적이다.

(2) Stop & Go 기술

이 기술은 여성이 남성에게 사정을 할 수 있는 정도로 성적인 자극을 주도록 하고, 남성이 자신의 성적인 흥분 상태를 여성에게 알려 주면 귀두부를 여성이 압박을 시켜서 성적인 흥분을 가라앉히게 해서 사정을 지연하게 하는 기법이다. 연습은 비교적 쉽게 할 수 있지만 부부들이 실제의 상황에서 사용하기는 쉽지 않다. 즉, 성적으로 둘 다 흥분된 상태에서 성기를 빼서 여성이 귀두부를 눌러주는 행동을 하다 보면 여성도 성적으로 흥분된 상태가 가라앉을 수 있기에 싫어한다. 그러나 부부에 따라서는 효과적인 경우도 있다.

조루증의 부부를 치료할 경우에는 사정을 통제하는 것이 치료의 목표가 아니고 치료의 한 부분이라는 것을 강조하는 것이 중요하다. 성관계는 절대로 실패하는 것이 아니고 어떤 형태의 성을 즐겼느냐가 중요하다.

7) 기타 방법

(1) 음악듣기, 포도주 마시기

조루증이 있는 사람은 쉽게 불안해 할 수 있기에 자신을 편하게 할 수 있는 음악이나 포도주를 마시면서 긴장을 푸는 것도 도움이 된다. 술은 많이 마시면 성기능이 떨어지지만, 적당히 한 두 잔정도 마시면 긴장을 풀 수 있고 성기능 향상에 도움이 된다.

(2) 콘돔을 사용하기

콘돔을 사용하면 성적인 감각을 약간은 둔화 시킬 수 있기에 조루에 어느 정도는 도움이 된다. 여성이 콘돔을 남성 성기에 끼워 주면 좋다.

(3) 성적인 긴장을 떨어뜨리기 위한 자위행위 하기

건강한 20대의 남성은 사정을 하고 나서 15~20분에 다시 발기를 할 수 있다. 남성은 사정을 하고 나면 성적인 긴장이 줄어들 수 있기에 성교 전에 2~3시간 전에 자위를 해서 사정을 할 수도 있고, 성관계 중 너무 빨리 사정을 했으면 기다린 후에 다시 성교를 시도할 수 있는 방법이 있다.

(4) 주의 분산 기법

성관계 도중에 성적인 흥분을 가라앉히기 위해서 부정적인 장면을 연상하는 기법을 사용하기도 한다. 예를 들면 세무서의 세금조사를 받는 장면, 갑자기 시험을 보는 것, 상사에게 불려 가는 장면 등을 연상하면 성적인 흥분이 가라 앉는다. 그러나 이러한 방법을 자주사용하면 즐거운 성과 부정적인 장면이 연상되어 성적인 욕구를 저하할 수 있다. 그러나 성적인 흥분이 너무 강한 경우에는 성행위 장면에서 잠시 다른 장면으로 주의를 분산하는 기법도 사용한다.

9. 억제된 여성 오르가슴의 심리치료

1) 억압된 오르가슴의 평가

억압된 여성 오르가슴을 경험한 여성들은 성관계나 부부의 성적인 접촉을 회피하게 되어서 부부 사이에 긴장관계를 가져오게 되는 경우가 많다. 그리고 우리나라의 여성들은 자신의 성적인 문제를 그냥 참거나 또는 무시하고 남편 위주로 마치 못해서 성적인 욕구에 응하는 경우도 있다. 억제된 여성의 오르가슴은 다음과 같은 사항을 고려해 보아야 한다.

(1) 여성에 대한 성적인 자극이 불충분한지 살펴 볼 것

남성이 여성을 자극할 때 자신의 욕구에 맞춰서 너무 성급하게 서두르면 여성이 충분한 자극을 받을 수 없어서 오르가슴을 느끼는데 어려움을 경험한다. 따라서 치료자는 여성이 성관계 시에 받는 자극의 방법, 충분한 지에 관한 경험 등을 자세히 물어 보고 이 분야를 개선해 주어야 한다.

(2) 여성이 자위행위를 통해서 오르가슴을 느끼는 훈련을 실시할 것

우선 여성이 자위행위에 대해서 거부감을 가질 경우에는 일단 그러한 여성의 의견을 받아주고 자위행위에 대한 심리치료적인 가치와 배경을 설명해 주어야 한다. 자위행위에 대해서 부정적인 의미를 가지는 사람인 경우에는 자기자극(self-stimulation) 이라는 말을 사용하기도 한다. 자위의 방법은 다음과 같다.

2) 자위행위 기법

여성의 억압된 오로가슴의 문제가 심각하지 않은 경우에는 여성에게 혼자서 자위하는 방법을 알려주어서 우선 오르가슴이 무슨 느낌인가를 알게 해주는 것이 중요하다. 억제된 오르가슴을 경험하는 여성들은 자신의 페이스에 따라서 스스로 자위를 해서 오르가슴까지 경험하는 방법이 도움 된다. 위에서 소개한 자위행위 기법을 참조하면 된다.

3) 심각한 불감증에 대한 인지행동 치료

(1) 자신의 몸과 성기관에 편해지지 훈련

편안하고 안전한 분위기를 만들고, 자신이 옷을 벗은 상태로 거울 앞에서 자신의 몸매를 보면서 편안해 지는 운동을 하면 좋다. 물론 많은 여성들은 샤워를 하고 나오면서 자신의 가슴이나 몸을 관찰할 수 있지만, 항상 모델이나 다른 사람들 또는 젊은 시절 자신의 몸매와 비교하면서 불편한 감정을 가질 수 있다. 이러한 생각은 성을 즐기고 긴장을 완화하는데 도움이 안 된다. 자신의 신체를 감상하면서 즐기는 훈련이 필요하다(그림 9).

(2) 자신의 성기관 관찰과 성감을 느끼기

많은 여성들은 자신의 성기관을 부끄럽게 여기고 자신의 성기관에 대해서 열등감을 가질 수도 있다. 그러나 여성의 성기관은 생물학적인 성기능과 성적인 만족감을 즐길 수 있도록 가장 잘 형성된 기관이다. 아무도 없는 편안한 분위기에서 샤워를 하고 손거울 가지고 자신의 성기를 보면서 음부,

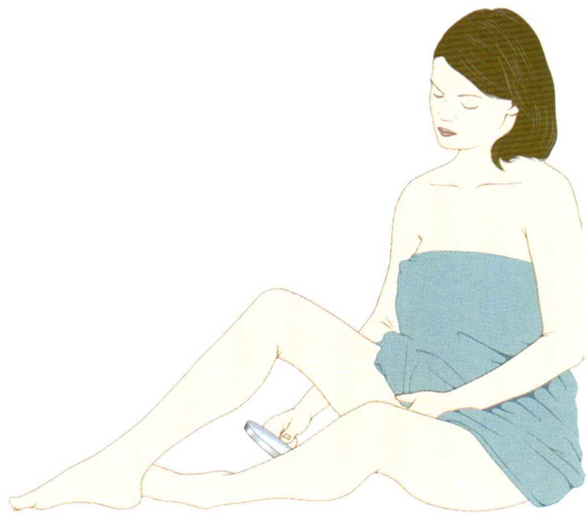

그림 9 여성은 샤워 후에 거울로 자신의 성기를 탐색하고 편안해지는 노력이 필요하다.

대음순, 소음순, 음핵 부분을 부드럽게 만지면서 관찰하는 것이 중요하다. 양손을 이용해서 한 손은 성기를 벌려 주고 다른 손가락으로 성기 부위를 부드럽게 만지면서 성감을 느끼고 좋은 기분이 느껴지면 그것을 알아차리고 감상하면 된다. 이 단계에서는 자신의 몸 성기관에 대해서 편안해 지는 것이 목표이다.

(3) 골반근육강화 운동

위에서 소개한 골반근육강화 운동을 적어도 하루에 5번 이상 실시한다. 골반근육강화 운동은 언제 어디서나 마음만 먹으면 할 수 있기에 자유스럽게 실시한다. 특히 혼자 있을 때는 침대에 누워서 자신의 몸을 보면서 편안 상태에서 골반근육강화 운동을 해도 좋다. 그리고 이 운동은 오르가슴의 치료가 계속되는 동안 지속적으로 해야 한다.

(4) 자기 자극으로 성감대 찾기

여성은 샤워를 한 후에 침대 또는 침실에 담요 등을 펼쳐 놓고서 편안하게 눕는다. 자신의 손으로 머리, 얼굴, 목 부분, 어깨 팔 부분을 차례로 만지면서 아래로 내려온다. 이러한 과정에서 가장 중요한 점은 자신의 손으로 자신의 몸을 만질 때 손과 몸에서 느끼는 감각에 초점을 두면서 자신 신체의 부드러움, 신체 부위마다의 특색을 편안한 마음으로 감상하는 것이다. 다음에는 자신의 가슴, 젖꼭지 부분을 집중에서 여러 가지 방법으로 자극하면서 성적인 감정을 느껴본다. 젖꼭지를 자극하는 방법은 엄지와 검지를 이용해서 살짝 무는 식으로 자극하기, 손바닥으로 굴려 가면서 자극하기, 손으로 젖꼭지를 어루만지기 등의 여러 방법이 있다. 이때 성적인 감각과 자극이 느껴지면 그러한 성적인 감정에 빠지면서 집중하는 것이 좋다.

상체를 자극한 후에는 배 부위, 배꼽 아래로 내려오면서 자신을 자극한다. 자신의 엉덩이 부분, 장단지, 다리 등을 만지면서 자신의 피부 부위의 촉감에 집중한다. 이제는 자신의 성기 부위의 대음순부터 서서히 만져 보고, 소음순과 음핵을 차례로 만지면서 성감을 느낀다. 특히 자신 성기의 다른 부위를 만지면서 성감이 어떻게 다른 지를 느껴 보려고 노력하고 이 때도 성감이 느껴지면 그 성감을 즐기도록 하면 된다.

(5) 윤활제 사용한 자기 자극

샤워를 하고 침실이나 침대에 긴 타올을 깔아 놓고 베이비 오일이나 수용성 윤활제를 구입해서 자신의 성기와 가슴에 바르면서 자신을 자극해서 느끼는 성감을 느끼도록 한다. 인간의 성기관은 자극하면 성감을 느끼도록 형성되어 있기에 누구나 성감을 느낄 수 있다. 문제는 성감을 억압하거나 억제하는 것 때문에 오르가슴의 극치를 못 느끼는 것이다. 윤활제를 사용해서 성기관를 자극하는 동안에 성감이 올라가고 극치감을 느낄 수 있으면 참지 말고 끝까지 느끼도록 하면 된다.

(6) 과장된 자기 가극으로 오르가슴 느끼기

이 단계 까지 노력하면 이제 여성은 자신의 성감대를 알아차리고, 자신의 신체와 성기관에 대해서 편안한 마음을 가지고, 또한 성감을 느끼고 즐기는 것에 대해서 죄책감이나 억압하는 감정이 없게 된다. 만일 이 단계에서도 성에 대한 부자유스런 느낌이 있으면 성치료자와 자신의 성적인 가치관, 성경험에 대해서 의논하는 것이 좋다. 이번에는 샤워를 하고 난 후에 자신이 편안한 방법으로 자신의 성기관을 자극한다. 성기관과 먼 부위부터 자극하면서 서서히 자신의 가슴, 젖꼭지, 등을 자극하면서 기분이 좋으면 "아~" "음~" 등의 소리를 내면서 과장될 정도록 성적인 반을 보인다. 가슴을 만지면서 전신을 꿈틀거리거나 비틀면서 성감에 몰입하면 더 좋다. 즐거운 기분을 즐기면서 이제는 서서히 자신의 대음순 소음순 사이에 손가락을 넣어서 부드럽게 자극한다. 성감을 느끼면서 음핵의 표피 부분부터 자극하면서 기분이 좋으면 음핵 부분을 직접적으로 자극한다. 이 정도의 성적인 자극을 하면 질에서 분비물이 나오게 되어 있다. 그렇게 되면 분비물을 이용해서 성기 부분을 자극하면서 결렬한 성방응을 과장되게 보인다. 소리도 마음대로 질러도 좋다. 이렇게 하기 위해서는 아무도 없는 편안한 분위기에서 시작해야 한다. 오르가슴을 느끼고 신체 반응도 따라오면 끝까지 가도 된다. 이 정도 단계는 아주 정상적인 성적인 반응을 보이고 치료도 많이 진전되었다고 간주해도 좋다. 이러한 자기 자극으로 오르가슴을 느끼는 것을 하루에 적어도 30분 정도의 시간을 가지면서 1~2주 정도 반복하면 좋다.

(7) 진동기를 이용한 오르가슴 느끼기

요즘은 진동기(vibrator)나 안마기가 아주 많이 나와 있고 상용화 되어 있다. 자신에게 적합한 안마기를 이용해서 자신의 성감대가 낮은 부위부터 시작해서 서서히 가슴과 성기를 향해서 자극하고 성각이 느껴질 때 성감에 또한 몰입해야 한다. 진동기가 너무 세면 고통을 느낄 수 있기에 진동기의 강도를 잘 조정해야 하고, 옷을 입거나 수건을 성기 위에 올려놓고 자극해도 좋다. 이 경우에도 자신의 성감에 초점을 두면서 과장 될 정도로 소리도 지르고 즐거운 상태에서 자신이 표현하고 싶은 대로 표현하면서 오르가슴을 느끼도록 한다. 이러한 운동 시 금물을 억지로 오르가슴을 느끼려고 하는 것이다. 단지 자신의 성적인 즐거운 감정에 초점을 두면서 그 감정에 몰입하는 것이 중요하다.

(8) 남편이 보는 앞에서 자위하기

우리나라의 여성들은 남편이 보는 앞에서 자위를 한다는 것은 아주 수치스럽게 생각하고 이러한 상황이 되면 갑자기 불감증의 상황으로 퇴행할 수 있다. 그러나 치료자의 도움을 받아서 남편이 협조하면 치료가 아주 잘 진전될 수 있다. 즉 아내가 자기 자극하는 것을 보면서 남편도 즐기고 동참하면 괜찮지만, 냉소적 또는 비판적인 태도로 보이면 여성은 성적으로 위축된다. 오히려 남편이 진동기를 이용해서 아내를 자극해 주고 아내가 오르가슴을 느낀 후에 아내가 남편을 자위해 주거나 진동기를 이용해서 자극해 주면 좋다.

(9) 남편과 직접적인 성교를 통해서 오르가슴 느끼기

이 단계에서는 남편은 아내가 원하는 방식으로 아내를 자극해서 성적으로 충분히 흥분하고 질에서 윤활유가 나오면 서서히 삽입해서 성적인 자극을 주는 것이다. 이 경우에 여성은 오르가슴을 일부러 느끼려고 해서는 안 되고 남편의 성기가 자신의 질 안에 들어올 때의 느낌, 촉감, 부드러움, 그리고 남편의 사랑과 애정을 느끼려고 노력해야 한다. 특히 남편은 아내를 사랑하고 아낀다는 자세로 성관계에 임해야 한다. 이 단계에서는 필요한 경우에 진동기를 보조적으로 사용할 수도 있다. 아내가 오르가슴에 성공하면 축하해 주지만 만일에 성공하지 못해도 그 과정에서 아내는 성적인 만족을 누렸기에 성관계를 마치 오르가슴에 두는 식의 접근을 회피해야 한다.

(10) 남편과의 정상적인 성관계 반복

이 단계에서는 치료자의 도움과 부부들의 노력으로 아내도 오르가슴을 느끼고 남편도 그동안 아내에게 협조를 해서 같이 만족한 성관계를 가질 수 있는 단계에 이르렀다고 간주 할 수 있다. 아내나 남편은 성관계 시에 오르가슴이 초점이 아니고 성적인 자극을 서로 주고 받으면서 성을 즐기고 편안한 상태로 성적인 표현하는데 지속적인 관심을 두어야 한다.

10. 질경련(vaginismus)

성교 통증과 성교 불능증을 심리치료하기 위해서는 신체적인 요인이나 원인이 있는 가에 관해서 철저한 의학적인 평가가 중요하다. 신체적인 원인이 아닌 경우에는 대체로 성폭력 후유증이나 성에 관한 부정적인 가치관과 태도가 문제 되는 경우가 많다.

1) 성에 대한 적극적인 교육이 필요하다.

위에서 성에 대한 교육 내용을 제시했는데, 내담자에 따라서 개인 차이가 있기에 개인의 성지식, 성경험 등에 따른 맞춤형의 성교육이 필요하다.

2) 긴장을 이완한 상태에서 확장기(dilator)를 이용한 질 삽입 훈련

확장기는 크기가 가는 것에서부터 실제로 남성이 발기했을 경우와 같은 큰 크기의 확장기가 있다. 이 삽입 훈련을 실시하기 위해서는 우선 근육이완법이나 이완법을 내담자에게 가르치고 이완한 상태에서 자신의 성기에 자신이 원하는 페이스에 따라서 성기에 삽입하는 훈련을 실시하도록 한다. 삽입을 쉽고 편하게 하기 위해서는 확장기에 젤리 등을 바르고 실시하면 쉽다. 적은 사이즈에서 자신감을 얻고 나면 이제 좀 더 큰 사이즈를 삽입 훈련을 실시한다. 이 훈련의 초점은 여성이 자신의 질에 확장기를 삽입하는 것이 최종 목적이 아니고, 삽입하는 과정에서 긴장을 풀고 성적인 자극을 즐기는 것이다(그림 10).

3) 자신의 손가락을 사용한 훈련

여성이 이완된 상태에서 자신의 질에 가장 적은

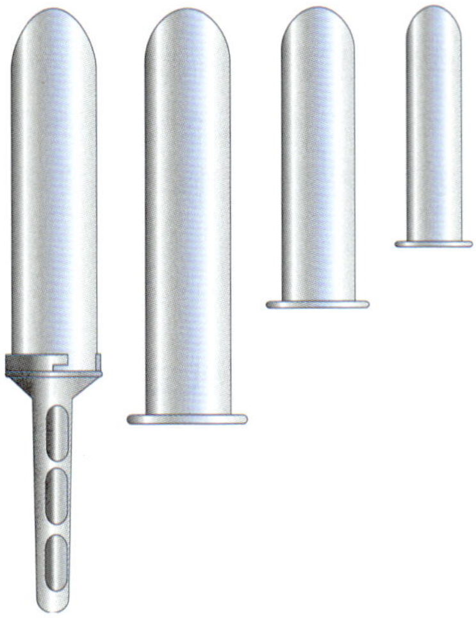

그림 10 여러 사이즈의 질 확장기

손가락부터 삽입해서 편해지면 단계적으로 손가락의 개수를 늘려 가는 방법으로 훈련을 하기도 한다. 어떤 여성은 자신의 손가락이 확장기 보다는 더 편하다고 하는 여성이 있다. 그러나 이러한 방법은 실제로 성관계가 남성의 성기가 삽입되는 과정이기에 자신의 손보다는 확장기를 사용해서 훈련 받는 것이 더 실제 상황과 비슷하다고 할 수 있다. 따라서 내담자에 따라서는 자신의 손을 이용해서 삽입 훈련을 실시하고 자신감이 생기면 확장기를 사용해서 좀 더 실제 상황에 맞는 훈련을 실시하는 것도 도움이 된다.

4) 파트너를 이용한 훈련

자신의 손이나 확장기를 사용해서 긴장을 푼 상태에서 삽입이 가능하면 이제는 파트너가 자신의 손이나 확장기를 가지고 여성의 질에 삽입하는 훈련을 실시할 수 있다. 그러나 이러한 훈련은 여성이 거부감을 보일 수도 있고 불편해 할 수 있기에 여성의 훈련 상태에 따라서 조심스럽게 진행되어야 한다.

5) 파트너 성기를 이용한 훈련

최종의 훈련 단계는 여성이 긴장을 완화한 상태에서 파트너가 자신의 성기를 조심스럽게 삽입하는 훈련을 실시하는 것이다. 이 경우에 젤리를 발라야 쉽게 삽입이 될 수 있기에 이점에 주의해야 한다. 남성은 이 과정을 훈련이라고 생각하고 여성의 성기에 삽입이 성공하면 여성이 편할 때 까지 여성 위주로 피스톤 운동을 삼가야 한다. 그러나 남성의 발기가 약해질 가능성이 있는 경우에는 조심스럽게 피스톤 운동을 실시하되 여성이 자신의 질 안에 있는 남성의 성기에 편해지도록 도와주어야 한다. 이 과정에서 남성의 따뜻하고 인내력 있고 편안한 태도가 여성에게 중요하다.

6) 성폭력 후유증인 여성의 경우

성폭력의 후유증이 주문제인 경우에는 성폭력 치료에 경험이 많은 상담자를 찾아서 치료를 먼저 받고 성치료를 진행해야 한다. 성폭력 당한 여성은 후유증으로 남성을 혐오하거나 부정적인 감정을 가지고 있어서 성관계를 회피하거나 성관계 시에도 성적으로 흥분하지 못하는 경향이 심하다. 또한 성에 대한 인지 왜곡이 심해서 자신을 더럽다고 생각하거나 성 자체를 불결하다고 생각하고 성에 대해서 경직되어 있고 성을 즐기는데 어려움을 보인다. 성피해 심리치료는 참고문헌의 전문서적을 참조하면 도움이 된다(그림 11, 12).

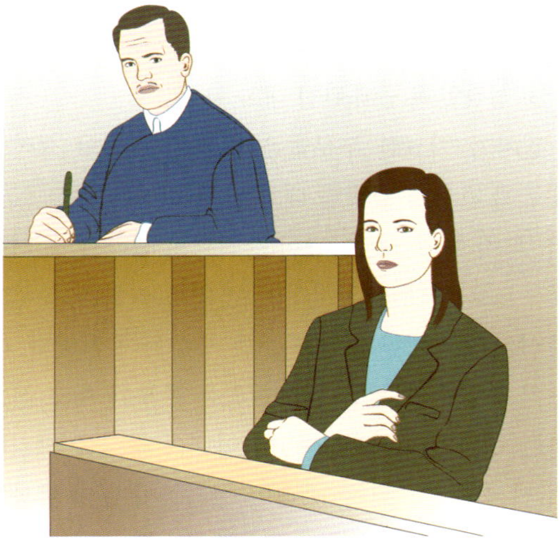

그림 11 성폭력 가해자를 처벌하는 것이 성폭력 후유증 치료에 도움이 된다.

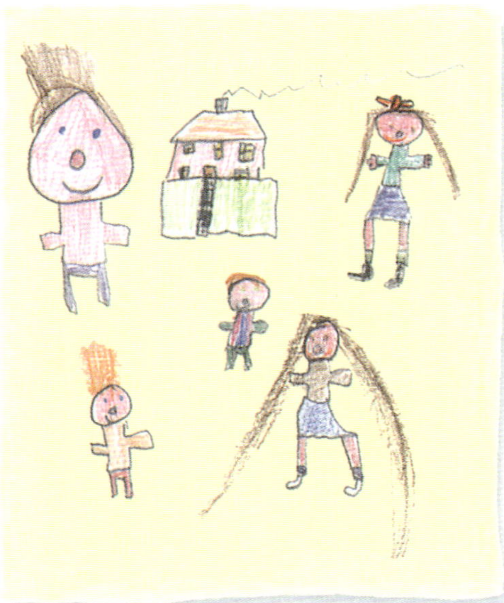

그림 12 성폭력 피해자들이 그린 그림들

11. 부부 성 치료의 구조화

1) 부부의 관계 문제가 심각할 경우

부부의 관계 문제가 심각한 경우에 부부들은 부부관계 치료를 먼저 하는 것이 좋다. 그렇지 않으면 부부들이 성치료에 관련된 활동이나 과제를 수행하기 어렵다.

(1) 치료의 1 단계

부부 성치료의 첫 단계는 성문제에 관한 정확한 정보 제공과 습득, 성문제에 대한 성차, 서로 원하는 행동 파악, 수행 불안에 대한 설명과 평가 등이다. 부부들의 성문제 형태와 심각 도에 따라서 상담 기간이 길어 질 수도 있고 적어질 수도 있다. 초기 단계에서는 성에 대한 정확한 지식과 치료의 목표 설정, 치료의 동기를 강화하기 위한 방법이 강구 되어야 한다.

(2) 치료의 2단계

부부 성치료의 2단계는 1차 단계에서 성치료의 초점이 되어 있는 점에 대해서 좀 더 구체적이고 조직적인 치료가 이루어지는 단계이다. 필자의 경험에 의하면 부부들의 성적인 신체적 기능은 이상이 없지만 부부 갈등이 심한 경우에 상대방에 대한 부정적인 감정의 골이 심하고 부부 성관계도 중단 되는 경우가 많이 목격했다. 이들 부부들에게는 부부관계 치료를 적극적으로 해야 한다.

① 부부의 상처 다루기

이들 부부들은 결혼 초기 또는 과정 중에서 상처를 많이 주고받은 부부들이다. 심도 있는 부부 상담을 통해서 서로의 상처에 관해서 솔직하게 이야기를 하고 서로가 치유해주는 작업이 필요하다. 부부의 상처를 다루기 위해서는 부부가 상담자의 도움을 받아서 차례로 자신이 받은 상처를 이야기 해주고, 이 때 경청하는 부부는 상대방이 치유가 되도록 충분히 공감해주고 정서적으로 지지해 주어야 한다. 자신의 행동에 대해서 변명하거나 상대방을 나무라서는 안 된다.

② 시집이나 처가와의 갈등 다루기

우리나라 부부들의 아주 특별한 현상은 고부갈등이다. 이러한 가정의 특징은 대체로 남편은 자신의 친 어머니와 너무 밀착되어 있고, 아내의 입장에서는 남편이 시어머니의 입장만 감싸고돈다고 생각하기에 남편으로부터의 소외감을 느낀다. 심한 경우는 남편이 아내에게 언어폭력과 신체 폭력을 가해서 문제를 더 심각하게 만든다. 이러한 경우에는 아내가 남편에게 성적인 욕구를 느끼지 못하고 부부 관계가 악화된다.

자신의 부모와의 관계 때문에 남편이 발기부전과 조루증으로 발전되는 경우는 남편이 부모에 순종적이고 불안이 심하고 남을 많이 의식하는 성격을 가지고 있다. 아내는 자신의 요구가 강하고 마치 시어머니 이상으로 자기주장을 하는 성격을 가지고 있다. 이런 경우 남편은 자신의 어머니와 아내 사이에서 심리적인 갈등을 경험하고 압박을 받는다. 남편은 성관계 시에 실패할 것에 대한 두려움을 가지고 있으며, 성관계 시에도 긴장하면서 성적인 감정에 몰입하지 못한다. 이러한 부부들에게는 성문제 보다는 부부 상담을 통해서 부부 관계를 개선하고 성문제를 다루어야 한다. 부부가 심한 갈등을 겪고 있는 상태에서는 부부 쾌감훈련훈련을 주문해도 실천에 옮기지 못한다.

③ 성적인 욕구에 관한 대화 향상

필자가 치료한 부부들은 대부분 자신의 성적인 욕구에 관해서 솔직한 대화를 잘 하지 못하고 있었다. 특히 여성들은 남편이 성적으로 접근할 때 너무 서두르고 아내의 정서적인 면을 고려하지 못하고 자신의 사정에만 초점을 두는 부부들이 많았다. 여성의 불감증이나 성교 통증 등은 부부가 서로 선호하는 성적인 행동과 남편이 아내의 정서를 고려해서 서서히 접근해 주면 많이 성기능이 많이 향상되었다. 남성은 성적인 장면에서도 목표 지향적이라면, 여성은 성적인 과정을 중요시하면서, 성관계를 통해서 남편의 사랑과 애정을 확인하고 싶어한다. 어떤 여성은 자신이 오르가슴을 느끼지 못해도 성행위를 통해서 남편의 사랑과 애정을 확인하면 그것으로 만족한다고 했다. 부부 상담 시에는 부부가 서로 원하는 성관계 횟수, 원하는 스타일의 자극방법, 원하는 체위, 분위기, 성교 전에 하고 싶은 의식, 또는 성적인 욕구를 느낄 때 솔직하게 대화하는 방법, 성적으로 몰입하고 즐기기 위한 사랑의 밀어나 자극 방법 등에 관해서 서로 적도록 하고 부부상담 시에 교환해서 대화를 하게 했을 때 효과적이었다.

④ 성에 관한 왜곡된 인지의 재구조화

부부의 성기능 장애가 신체적인 요인이 아니고 심리 사회적인 요인일 경우에 부부들은 반드시 성에 대해서 왜곡된 가치관이나 견해를 가지고 있다. 예를 들면 "발기 장애자들은 성은 남성이 주도해야 하고 남성이 여성을 성적으로 만족시키지 못하면 아주 창피하고 남자의 구실을 못하는 것이다." 라는 고정적인 관념이 있고, 남성은 성관계를 할 때마다 항상 여성에게 오르가슴을 느끼게 해 주어야 하는 등의 강박적인 사고도 가지고 있다. 한편 성폭력을 당한 여성들은 남편을 포함한 모든 남성은 성적으로 여성을 대하고 성적으로 여성을 이용하려고 한다는 부정적인 견해를 가지고 있다. 아주 보수적인 여성은 여성들이 성을 즐기거나 밝히면 좋지 못한 여성이라는 편견을 가지고 있다. 또한 남성이 성기능장애를 가지면, 여성은 자신이 성적인 매력이 없지 않을 까하는 인지 왜곡으로 불안을 느끼기도 한다. 따라서 부부 상담 시에 부부가 성에 대해서 가질 수 있는 부정적인 인지를 알아 차려서 수정하도록 도와주어야 한다.

⑤ 수행 불안의 작업

수행 불안(performance anxiety)에 관한 원리와 신체와 성기능에 대한 영향에 관해서 자세히 설명해 준다. 남편이 성기능 장애를 가지면 자신의 성관계를 관찰하면서 자신의 기능을 평가하고 불안을 느끼기 보다는 성적인 감각에 몰입하면서 성을 즐길 수 있도록 강조한다. 수행 불안을 없애기 위한 감각초점 훈련을 적극적으로 실시하고, 성관 시에 의도적으로 소리도 내고 과장해서 성적으로 몰입하는 훈련도 도움이 된다.

(3) 치료의 3단계

부부 치료의 3단계에서는 부부들이 치료를 통해서 얻은 효과를 유지하고 재발을 방지하는 면에 초점을 둔다.

① 치료과정에서 향상된 내용의 유지하기 위한 방략

▪ 치료 과정이 얻은 효과를 부부에게 돌리기

부부들이 치료과정에서 인지를 재구조화 할 수도 있고, 성에 몰입하고 성을 즐기면서 성에 대한 불안을 감소할 수도 있다. 이러한 과정에서 치료자는 부부들의 노력에 의해서 자신들의 성기능 장애가 향상되었다고 치료의 효과를 부부들에게 돌려서 자신들의 사고 전환과 행동 변화에 의해서 치료의 효과가 미래에도 유지될 수 있다는 것을 강화 시켜 주어야 한다. 부부들의 성치료가 잘 되었을 경우에 치료자는 치료의 효과를 자신에게 돌리고 싶어하는 유혹이 있는데 절대로 이러한 유혹에 빠져서는 안 된다.

▪ 추후 상담 설정

부부들은 자신의 성치료가 성공적으로 종료되어도 재발하지 않을까 불안해한다. 이들에게는 종결을 2주, 또는 1개월 간격으로 실시하고, 종결 후에도 2개월 또는 6개월 후에 다시 부부들을 만나서 치료의 효과를 유지하는 지 확인하고 또 새로운 문제가 있는지를 알아서 도와주어야 한다.

▪ 원하면 항상 부부 상담을 할 수 있다고 알려 줄 것

부부의 성치료를 했다고 해서 성기능 장애가 완벽하게 치료가 되어서 다시는 치료를 받을 필요가 없게 되는 경우는 많지 않다. 부부들이 생활하다 보면 또 다른 문제가 발생할 수 있고 성기능 장애가 다시 재발할 수도 있다. 부부들이 상담을 원하면 언제든지 상담을 받을 수 있다는 생각만 해도 안심되는 부부들이 있다. 부부들에게 이점을 강조해 주어서 문제가 있을 때 적극적으로 도움을 받을 수 있는 지지자가 있다는 것을 알아도 재발에 방지에 도움이 된다.

② 재발 방지

부부들이 성기능 장애 치료를 성공적으로 받은 후에 재발 방지를 하기 위해서는 치료를 받기 전 부부의 성기능장애를 촉발했던 상황을 부부들에게 부여해서 이에 대한 대비책을 사전에 예방하는 훈련을 시키면 효과적이다. 즉 남편이나 아내가 스트레스에 취약해서 스트레스 상황에서 성기능이 문제가 되는 경우이면 부부들이 스트레스를 받을 수 있도록 상황을 부여해주고 그에 대한 대처 방법을 대비하는 훈련을 시켜 주어서 실제 상황이 발생할 경우에 부부들이 문제를 효과적으로 대처하도록 훈련을 시켜 주면 도움이 된다.

■ 참고문헌

- 채규만 (2001). 성피해 심리치료. 학지사
- 채규만 (2005). 성행동 심리학. 학지사
- 채규만 · 권정혜 (2006). 심리학자들이 쓴 행복한 부부 심리학. 집문당
- 홍성묵 (1999). 아름다운 사랑과 성. 학지사
- Ellis, A. (1977). The basic clinical theory of rational-emotive therapy. On A. Ellis & R.. Grieger (Eds.), Handbook of rational-emotive therapy. New o가: Springer.
- Kilman, et al. (1987). The treatment of secondary orgasmic dysfunction II. Journal of Sex and Marital therapy, 13, 93-105.
- Kleinplantz, P. (2001). New Directions in Sen Therapy: Innovations and Alternatives. Brunner-Routledge
- Kleiplatz, P. I. (2003). What's new in sex therapy? From stagnation to fragmentation. Sexual & Relationship Therapy. 18(1), 95-106.
- Lauman, E. O., Paik, A., & Rosen, R. C. (1999). Sexual dysfunction in the United States, Prevalence and predictors. Journal of the American Medical Behaviors. 24, 37-45.
- Leiblum, S., & Pervin, L. (1980). Principles and Practice of Sex therapy. The Guilford Press, New York.
- Leiblum, S., & Rosen, R. (2000). Principles and Practice of Sex Therapy. The Guilford Press, New York, London.
- Wincze, J., P., & Carey, M. (1991). Sexual Dysfunction. The Guilford Press, Hew York, London.

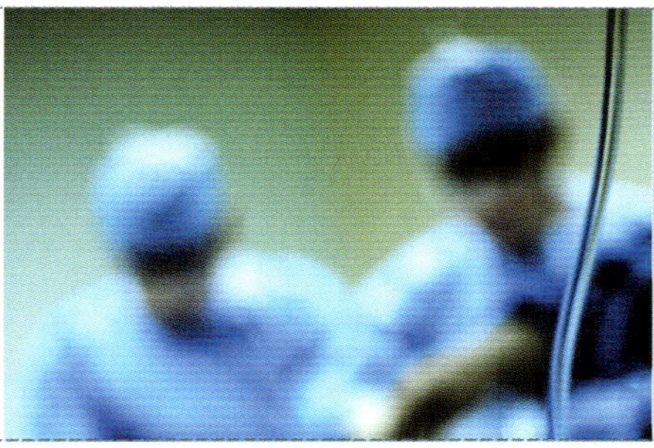

Part X

성교전파성 질병

성학

Chapter

19 성교전파성 질병

김세철 · 김원회

1980년대까지는 성병(venereal disease, VD)이란 개념은 임질, 매독, 연성하감, 서혜부육아종, 비임균성 요도염의 다섯 가지로 국한되어 있었으나 20세기 말에 들면서 교통의 편리에 의한 인적 교류의 증가, 성개방 풍조에 따라 비정상적 또는 불결한 성행위가 늘어남에 따라 후천성 면역결핍증후군(에이즈)을 포함한 바이러스 감염을 비롯하여 여러 가지 비특이적 세균성 감염에 의한 질환이 증가하고 간염, 장염도 성적 접촉에 의해 전파되는 사실이 밝혀짐에 따라 좀 더 포괄적 의미로 성교전파성 질환이라는 용어를 사용하게 되었다. 따라서 성교전파성 질환은 성적 접촉으로 전파될 수 있는 모든 감염성 질환을 의미한다. 성교전파성 질환 치료의 중요성은 재감염의 방지, 본인은 물론 배우자의 합병증 방지 그리고 사회적으로 성교전파성 질환이 확산되는 것을 방지해야 하기 때문이다.

1. 요도염

1) 임균성 요도염

성병에도 선진국형과 후진국형이 있는데 후진국에서는 매독이나 요도염의 경우 임균성 요도염이 많은 편이나 선진국에서는 비임균성 요도염이 상대적으로 많으며 우리나라도 과거에는 후진국형의 성병이 주종을 이루었으나 최근에는 전형적인 선진국형을 보이고 있다. 전 세계적으로는 1975년을 정점으로 임균성 요도염은 감소하고 있지만 비임균성 요도염은 상대적으로 증가하고 있다.

그람 음성 쌍구균인 나이세리아 고노레아(Neisseria gonorrhaeae)의 감염에서 비롯되며, 남성의 경우 요도가 가장 흔히 감염되는 기관이지만 구강성교에 의해 인두에도 감염될 수 있으며, 동성애자의 경우 직장에도 감염된다. 임균을 보균하고 있는 남성이 여성과 한번 성관계로 여성에게 전염시킬 확률은 80%로 높지만, 남성이 임균을 보균하고 있는 여성과 한번 성관계로 감염될 수 있는 확률은 17~20%로 비교적 낮다. 임균에 감염될 경우 다른 세균과의 중복 감염이 10~35%에서 동반된다.

남성의 경우 대부분 요도염을 일으키기며, 흔한 증상은 누른 고름 색의 요도분비물(그림 1)과 배뇨시 요도가 타는 듯이 심한 통증이 있지만 증상이 없거나 요도 소양감만 있을 수도 있다. 요도 구멍이 부어 있거나 붉게 충혈 되어 있을 수 있다. 보통 성관계 3~10일 후 증상이 나타나지만 빠르게는 12시간 후, 늦게는 3개월 후에도 나타날 수 있다.

여성에게는 요도염은 물론 방광염, 또는 바톨린선이나 자궁 경부나 난관 등에 염증을 일으키는데 난관염은 불임의 가장 흔한 원인이 되므로 특히 주의하여야 한다.

여성도 소변을 볼 때 통증이 있고 다 보아도 시원치 않은 잔뇨감, 방광이 있는 아랫배 부위가 뻐근하고 아프면서 때로는 소변에서 피가 섞여 나오기도 한다. 심하면 열이 나는 등의 전신 증상을 동반하기도 한다. 자궁 경부나 내막에 염증이 생기면 질 분비액이 많아지고, 성관계시 출혈이 있거나, 성교통을 느끼게 된다.

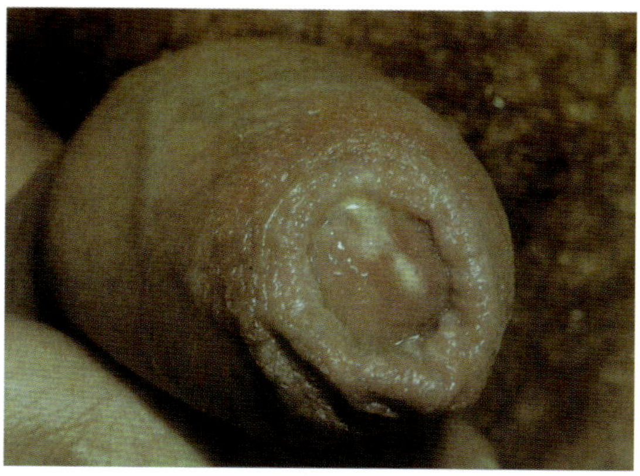

그림 1 임균성 요도염 누른 고름 색의 요도분비물

임균의 확진은 요도나 자궁경관의 분비물을 슬라이드에 도말하여 그람염색을 하면 특징적인 그람음성 쌍구균을 발견할 수 있어 가능하다. 그러나 무증상이거나 증상이 미미한 경우에는 위음성의 가능성이 높으므로 임균 배양이 필요하다.

임균성 요도염의 치료는 일차로 페니씰리 지, 테트라사이클린을 이용하며, 내성이 의심되면 스펙티노마이신을 주사하고, 이들 약제에도 저항하는 경우에는 세프트리악손, 에리스로마이신, 독시사이클린 등을 사용한다.

2) 비임균성 요도염

비임균성 요도염의 가장 흔한 원인균은 클라미디아 트라코마티스이며, 전체 비임균성 요도염의 25~60%를 차지하며, 다음은 유레아플라스마 유레아리티쿰으로 20~50%를 차지한다.

비임균성 요도염의 증상은 원인균에 따라 분명한 차이를 보이지 않는다. 성접촉 1~3주 후에 배뇨통과 흰 색 또는 투명한 요도분비물이 나온다. 때로는 단순히 요도 소양감만 있거나 증상이 없을 수도 있으므로 간과해버리거나 무시해버리고 적절한 치료를 하지 않아 요도주위농양, 전립선염, 부고환염 등의 합병증이 올 수 있다. 요도분비물은 흔히 거의 없거나 미량이지만 진하고 고름처럼 누렇게 나올 수도 있다. 비임균성 요도염은 요검사로 요도염을 확인할 수 있으나 원인균을 확인하는 것은 쉽지 않으므로 일반 의료기관에서는 굳이 원인균을 찾지 않고 치료를 시행한다. 다만 치료에 완강히 저항하는 경우에는 원인균을 찾기 위해 세균배양, 혈청항체검사 또는 분자생물학적 기법을 이용하기도 한다.

비임균성 요도염의 치료는 클라미디아 또는 우레아플라스마 감염을 전제로 치료한다. 일차적으로 테트라사이클린 또는 독시사이클린을 복용하며, 효과가 없거나 이들 약제를 사용할 수 없는 경우에는 에리스로마이신을 투여하고, 반드시 배우자와 동시에 치료해야 한다. 비임균성 요도염의 치료가 까다로운 것은 종종 치료에 저항하는 지속성 비임균성 요도염 또는 치유된 뒤 약 2주 후에 증상이 다시 나타나는 재발성 비임균성 요도염이 있기 때문이다.

3) 트리코모나스 요도염

트리코모나스 바지날리스 감염에 의한 것으로 트리코모나스 바지날리스는 미생물이 아니고 주로 여성의 질 내에서 발견되는 기생충으로 질 감염 여성의 남성 배우자의 14~60%에서, 요도감염 남성의 여성 배우자의 67~100%에서 발견된다. 여성의 질 트리코모나스 감염 시에는 심한 음부 소양증과 분비물이 있으나 남성은 대부분 무증상이다.

진단은 요도분비물 또는 소변에서 트리코모나스를 확인하는 것이다. 치료는 증상이 있든 없든 남녀 배우자 모두 메트로니다졸을 복용해야 한다.

표 1. 요도염의 원인균

요도염의 원인균
임균성 요도염
Neisseria gonorrhoeae
비임균성 요도염
Clamidydia trachomatis
Ureaplasma urealyticum
Mycoplasma genitalium
Trachomatis vaginalis
Intermediate pathogens
Haemophilus parainfluenzae
Group B streptococci
Gardnerella vaginalis
Mycoplasma hominis
Other streptococcus species
Staphylococcus aureus
Candida albicans

2. 질염

여성의 경우, 성교전파성 질염은 주로 트리코모나스에 의한 것이나 곰팡이의 일종인 칸디다도 간혹 성적 접촉에 의하여 옮게 된다. 이 밖에 질벽에 직접 염증을 일으키지는 않으나 감염으로 인하여 심한 악취가 나게 되는 세균성 질증 즉 가드네렐라 질염도 포함시키는 경우가 많다.

1) 트리코모나스 질염

균이 아닌 트리코모나스 바지날리스라는 원충(단세포동물)에 의한 감염이며 주로 성관계를 통해 전파되는 데 전파력이 강하여 감염된 파트너와 한 번만 관계를 해도 85% 이상이 감염된다. 남성과 달리 여성은 감염되면 심한 증상으로 고생을 하기도 한다.

황록색의 거품을 포함하는 듯 하며 악취가 나는 질 분비물이 있는 것이 특징이며, 외음부와 질 입구가 따갑고 가렵다는 느낌이 있다. 보통 성교 며 칠 후 물처럼 흐르는 다량의 냉으로 팬티가 젖으며 악취가 날 때는 일단 이 질환을 의심해야 한다. 성교시 심한 통증을 느끼기도 하며 피가 묻어 나오기도 한다. 월경 후 증상이 더 심해지기도 한다.

진단은 질 분비물을 생리식염수와 함께 직접 현미경으로 관찰하면 운동성이 있는 원충을 봄으로서 쉽게 이루어진다.

메트로니다졸이 가장 좋은 치료 방법으로 알려져 있는데 질정과 경구용이 있다.

2) 칸디다 질염

가장 흔한 형태의 질염이지만 트리코모나스와 달리 성교외 전파가 많으므로 배우자를 의심할 필요는 없는 질환이다. 대표적 증상은 흰색의 진한 냉과 심한 가려움증이다. 냉의 형태가 비지 또는 치즈가루 풀어놓은 것 같다는 표현을 쓰기도 하는데 심한 가려움으로 인하여 자기도 모르게 긁어 외음부에 상처가 나 있는 경우도 있다. 임산부나 당뇨병 환자와 경구용 피임약을 복용하거나 장기간 항생제를 사용하는 여성에게 잘 생기는 질염이다.

칸디다는 곰팡이이므로 포자와 균사가 같이 존재한다. 때로는 감염이 되었더라도 주로 포자만 존재할 때는 별 증상이 없다가 균사가 질 내벽의 세포들 사이로 파고들어 균열을 일으킬 때는 심하게 가렵고 성교시 건조하여 윤활이 잘 되지 않으며 악취가 거의 없는 흰색의 분비물이 나오는 것들이 전형적인 증상이다. 심한 경우 질벽은 물론 외음부까지 붓고 붉은 고깃덩이같이 보이기도 한다. 질 내벽 전체에 흰 분비물이 잔뜩 끼여 있을 수도 있고, 그저 흰 반점 비슷한 것들만 질 내벽의 군데군데에서 발견되며 이를 떼면 약간의 출혈을 하기도 한다.

음경이 이 칸디다에 감염되면 귀두에 붉은 반점들이 나타나며 음경의 포피 아래에 흰 물질이 잔뜩 끼기도 한다.

현미경하에서 직접 균사를 봄으로서 쉽게 진단되며, 치료는 대부분의 항진균제 질정에 잘 듣지만 치료가 잘 안되거나 재발한 경우는 경구용 항진균제 등 전신치료를 하기도 한다.

3) 세균성 질증(bacterial vaginosis)

가드네렐라 바지날리스라는 균은 질에 존재하더라도 질벽에 염증을 일으키지는 않아 근래에는 세균성 질증이라고 한다. 질벽에 특별한 변화는 없고 백혈구의 증가도 없다. 그러나 이 균은 질내의 산도를 유지시키는 유산균을 억제하며 '아민' 에 의한 생선 비린내 같은 심한 악취가 나므로 자신은 물론 배우자에게도 참기 어려운 고통을 주는데 특히 이런 악취는 성관계후에 더욱 두드러진다.

세균성 질염은 성생활이 왕성한 젊은 여성의 경우 약 10~15퍼센트에서 발견된다고 한다. 임신 중에 세균성 질증이 있으면 양막에 염증을 일으켜 양수가 조기에 터질 수 있어 조산을 하기도 한다.

치료는 메트로니다졸이나 클린다마이신을 쓴다.

3. 골반염 (pelvic inflammatory disease)

여성의 골반염은 급성과 만성으로 나누지만 만성은 감염 그 자체보다는 이로 인한 후유증을 의미하는 경우가 많으므로 주로 급성 골반염을 성전파성 질환으로 보는 것이 타당하다. 반복해서 재발되거나 이로 인한 통증 및 불임 등이 만성 골반염의 증상이라고 할 수 있다.

급성의 경우, 자궁경부와 내막, 난관, 난소 및 복막과 인접 장기까지 파급되는 염증성 질환으로 매우 심각한 질환이다. 주로 질을 통하여 들어온 임균이나 클라미디어 균에 감염되어 일어나는 하부 성기에 이은 속발성 질환이다. 이들 균은 자궁 내막과 난관점막을 거쳐 결국 골반에까지 침투하는 것이어서 난관은 거의 백퍼센트 감염되므로 급성골반염을 급성난관염이라 보아도 좋다.

1) 증상

골반부위와 하복부에 심한 통증, 근육 경직을 보이며 더 광범위한 경우에는 복부 팽만, 오심과 구토, 고열 등이 있다. 많은 경우에서 생리 기간 혹은 생리 직후에 증상이 잘 나타나거나 악화된다.

2) 진단

환자의 병력, 증상 및 내진 소견 등으로 쉽게 진단된다. 생리 직후에 하복부 동통과 고열이 있으면 일단 골반염을 의심해야 한다. 질 분비물을 배양하여 균을 증명하는 것이 가장 확실한 진단법이다. 다른 질병과 감별하기 위하여 간혹 복강경 검사를 실시하기도 한다.

3) 치료

입원 치료를 받는 것이 원칙이다. 절대 안정과 수액 보충을 하면서 적절한 항생제 등을 쓰면 대부분 치료 시작 후 24~48시간 내에 증상이 나아진다. 항생제는 원인균에 가장 효과적인 것을 선택하여야 하며 따라서 내성검사가 중요하다. 보통 두 가지 이상의 항생제를 같이 쓰는 것이 보통이다.

난관염은 난관 점막이나 주위의 유착 때문에 난관 통로가 부분 또는 완전히 막혀 불임의 원인이 될 수 있으므로 급성기에 잘 치료를 받아야 한다. 또한 만성 골반통이나 성교통으로 고생하기도 하며 약 15%의 경우는 결국 수술을 받게 된다는 보고도 있다.

4. 외성기 궤양성 질환

1) 1기 매독(경성하감)

나선상 세균인 트레포네마 팔리둠이 성행위시 외성기 피부나 점막층의 손상으로 노출된 혈관을 통해 감염된다. 성접촉 2~4주 경과 후 접촉된 부위에 따라 외성기(남성의 경우, 귀두부, 귀두구, 포피, 음경몸체, 여성에서는 자궁 경부)와 주변부(치골상부, 음낭, 항문 주위)에 무통성 붉은 반점으로 시작된 뒤 점차 진행되어 단단한 표재성 융기인 구진이나 농포로의 이행을 거쳐 매독 초기 궤양인 경성하감 형성으로 이어지게 된다. 경성하감은 궤양이 비교적 깊고 주변부가 단단하며, 바닥이 비교적 깨끗하고 눌러도 아프지 않다(그림 2, 3). 궤양은 치료를 하지 않아도 자연적으로 서서히 사라진다. 서혜부 임파선이 커져 만져질 수 있다. 최근에는 전형적인 경성하감은 줄어들고 있으므로 외성기 부위의

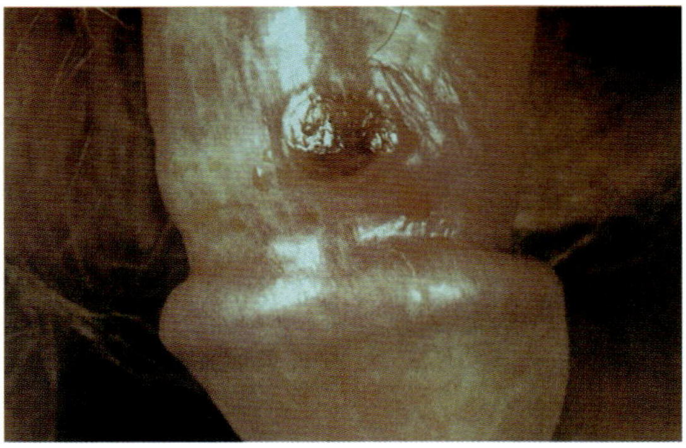

그림 2 음경에 생긴 경성하감

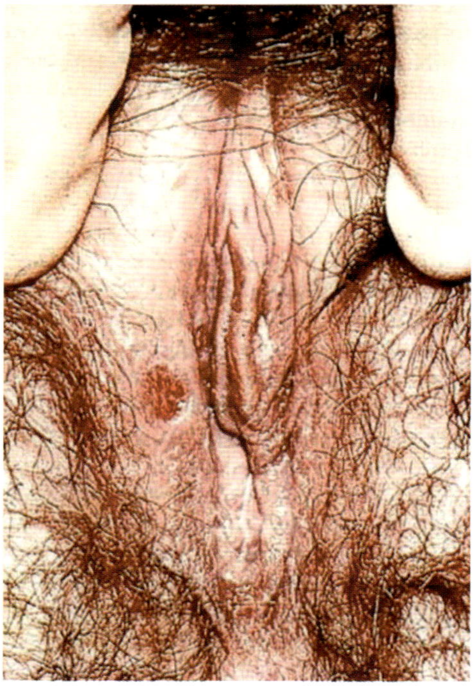

그림 3 대음순에 생긴 경성하감

궤양이나 피부병변이 있으면 일단 매독감염을 의심해야 한다.

진단은 경성하감의 바닥에서 혈청을 채취하여 직접 매독균을 확인할 수 있지만 혈청학적 검사(VDRL, FTA-ABS, MGA-TP)로도 가능하다. VDRL 검사는 경성하감이 나타난 후 1~3주 동안 음성일 수 있으며, FTA-ABS는 경성하감 출현시 양성반응을 나타내므로 비교적 초기진단에 도움이 된다.

예방과 치료는 벤자신 페니실린 근육주사가 가장 좋다. 페니실린에 알레르기가 있으면 독시사이클린이나 테트라사이클린을 이용한다. 치료 효과는 탁월하며 재발은 거의 없다.

■ 잠복매독

매독혈청검사에서 양성반응을 보이나 매독의 증상이나 증세를 보이지 않는 경우이다. 잠복매독의 치료 목적은 병의 진행과 합병증의 발생을 막는 것이며, 페니실린이 가장 효과적이다. 6, 12, 24개월에 혈청검사를 시행하여 검사수치가 4배 이상 증가하거나 초기 고수치 (〉1:32)가 12~24개월 내에 적어도 4배까지 떨어지지 않거나 매독의 진행에 기인하는 증상, 증세가 있을 때는 재치료 해야 한다.

■ 신경매독

매독은 어느 단계에서나 중추신경계 침범으로 청각적 증상, 두개신경마비, 수막염 증상, 안질환(포도막염, 시신경망막염, 시신경염)을 나타낼 수 있으며, 혈청검사와 뇌척수액검사로 확진 가능하다.

■ 선천성 매독

신생아의 혈청선별검사나 제대혈검사는 추천되지 않는다. 어머니가 매독환자이지만 혈청 측정치가 낮거나 임신후기에 감염된 태아의 혈청검사는 비반응성일 수 있으므로 반드시 모성혈청검사로 확인하여야 한다. 분만시 치료되지 않은 매독, 분만

1개월 전에 매독치료 받은 경우, 치료 후 재감염이나 재발 시에는 치료를 받아야 한다.

2) 연성하감

헤모필루스 듀크레이 감염에 의한 외음부의 궤양성 질환이다. 성 접촉 후 수일간의 잠복기를 거쳐 처음에는 한 개의 구진이 나타나며 곧이어 통증을 동반한 지저분한 표면의 한 개 또는 더 많은 궤양(연성하감)이 나타난다(그림 4). 궤양은 단단할 수 있지만 보통 부드럽고 바닥은 쉽게 부서지며 출혈한다. 연성하감은 대개 화농성 분비물을 보이며 치료하지 않으면 점차 확대되어 궤양끼리 합쳐지며, 서혜부 임파절을 침범하면 림프절 폐색을 초래하여 림프부종을 일으킬 수 있다. 환자의 약 50%는 발열, 전신 권태감, 두통을 동반한다.

진단은 궤양이나 림프절 종창의 농으로부터 헤모필루스 균을 도말염색으로 확인하거나 조직검사로 확진 가능하다.

치료는 아지스로마이신 또는 에리스로마이신 경구투여, 세프트리악손 근육주사를 한다.

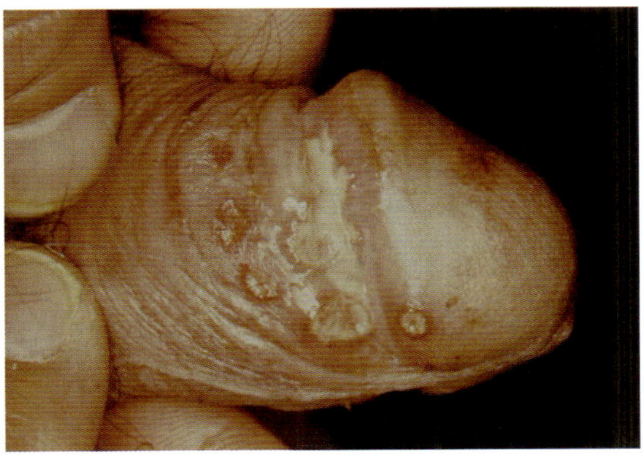

그림 4 연성하감

3) 음부 단순포진

단순포진바이러스 감염으로 점막이나 피부를 침범하여 홍반성 수포가 군집을 이루어 발생하고 통증을 동반하는 것을 특징으로 하며, 재발과 자가치유가 높은 급성 성교전파성 질환이다.

음부포진은 남녀 모두 감염율이 증가하고 있고, 성파트너에게 전염 위험이 높으며, 자궁경부암 발생과도 관계 있고, 영유아에게 감염되면 뇌막염 등으로 사망까지 할 수 있는 심각한 질환이다.

단순포진바이러스(HSV)에는 HSV-1과 HSV-2의 2종류가 있는데 HSV-1은 주로 입술, 구강에 잘 생기고, HSV-2는 음부에 잘 생기며 자궁경부를 통해 신생아감염을 일으킨다. HSV-2는 일차성 단순포진 감염의 90%, 재발성 감염의 99%에서 발생한다. HSV-1은 단순포진 감염의 5~30%를 차지하는데 재발이 매우 적으며 구강-성기 성관계에 의해 주로 발성한다. 그러나 두 가지 모두 꼭 특정 부위에 감염병소를 일으키는 것은 아니고 신체 어느 부위에도 감염을 일으킬 수 있다.

초기증상은 일반적으로 감염후 2~20일 경과하면 나타나며 감염부위가 붉게 변하면서 가렵고 화끈거린다. 그러다가 하나 혹은 여러 개의 물집이 생기고 점점 커지면서 터져 전염성이 강한 바이러스균이 포함된 진물이 흐르고 궤양이 생기게 된다(그림 5). 이 때 궤양은 연성하감이나 매독에 의한 경성하감과 비슷하게 나타나므로 반드시 감별진단을 받아야 한다. 음부포진은 감염부위에서 찌르는 듯한 통증을 일으키고, 근육통, 관절통, 임파선종대, 두통, 미열, 전신 쇠약감, 식욕감퇴 등이 나타나기도 한다. 여자들은 배뇨 때 소변이 궤양부위를 스쳐 지나가면서 쓰라린 통증을 느끼기 때문에 소변을 되

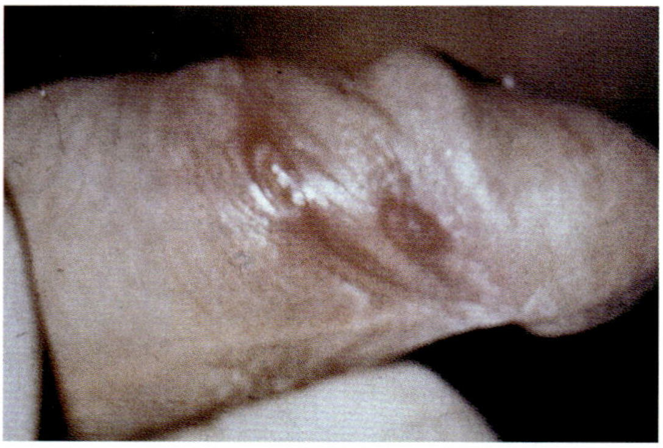

그림 5 음부단순포진

도록 참으려 하는 경우가 많다. 이때 온수좌욕이나 샤워를 하면서 배뇨를 하면 통증이 완화될 수 있다. 며칠 후에는 딱지가 앉고 자연히 낫게 된다. 그러나 외견상 증상은 사라졌지만 바이러스균은 말초신경을 타고 감염부위에서 멀리 떨어진 척수 속으로 들어가 잠복해 있다가 긴장과 정서불안, 햇볕에 과다한 노출, 월경, 감기몸살, 피로, 열병, 외상등과 같은 면역저하 상태가 오래되면 다시 바이러스균이 신경을 타고 내려와 곧 활동을 시작하여 재발하게 된다. 어떤 환자는 특정한 음식이나 음료수, 비타민 등의 약물을 복용하면 재발이 잘 된다고 한다.

재발은 보통 1년에 4~7회 일어난다. 증상은 첫 감염 때가 재발되었을 때보다 훨씬 심한 경우가 보통이다. 또 첫 감염 때는 증상이 약 3주 동안 지속되지만 재발 때에는 보통 7~10일 만에 저절로 사라진다. 그러나 완치된 것은 아니고 바이러스균이 다시 척수에 숨어들어가 있는 것이다.

음부포진은 치명적이지는 않으나 자주 재발하는 불치의 질병이므로 정서적 불안을 함께 일으킨다. 미국의 한 연구조사팀의 보고에 의하면 음부포진 환자 중 40%는 심한 정서적 불안으로 자신감을 잃고 직장 일을 제대로 하지 못하며 10%는 완전히 성생활을 중단하게 되고 20%는 이혼까지 하거나 애인과의 관계가 끝장난다고 한다. 국내에서도 성개방 풍조로 증가추세에 있으나 단순히 생겼다 없어지는 피부병 정도로 생각해버려서 그런지 미국처럼 심각하지는 않지만 성개방풍조로 증가추세에 있는 것만은 분명하다.

진단방법으로는 병변부에서 도말검사 및 바이러스의 배양분리가 가장 민감도가 높은 방법이다. 그 외 세포학적 검사나 면역형광검사를 이용하기도 한다.

치료는 환부를 미지근한 소금물에 2시간마다 10분씩 담그고 씻어낸 후 탈지면으로 닦고 공기 중에서 자연 건조시키거나 헤어드라이어나 선풍기로 말리면 좋다. 소금물은 욕조의 물높이 10cm에 큰 숟가락 하나 정도의 소금을 넣으면 된다. 환부는 가능한 한 공기에 그대로 노출시켜두는 것이 좋고, 가제나 반창고로 덮는 것은 절대 금물이며 통상의 항생제 연고나 크림은 오히려 병을 오래 끌고 새로운 병소를 일으키기도 하므로 사용하지 말아야 한다. 물집을 터뜨리면 다른 부위에 옮을 가능성이 있고 흉터나 세균감염의 위험이 있으므로 삼가 하는 것이 좋다. 물집이나 궤양이 생겨 있는 동안에는 성관계를 금하고 병변에 손이 접촉되었을 때는 손을 씻어야 하며 타올이나 기타 화장실용품을 따로 사용하고 아이들의 접촉에도 특별히 주의하여야 한다.

여성의 경우 자궁경부암에 걸릴 가능성이 5~8배나 높아지므로 해마다 자궁암 세포검사를 받아야 한다. 또 임산부는 분만 때 태아의 감염위험성이 높으므로 분만 전에 반드시 감염여부를 검사하여 병변이 있거나 바이러스균이 발견되면 제왕절개술로 분만하는 것을 고려하여야 한다. 임신초기에 음부포진에 걸리게 되면 태아가 감염될 가능성이 많으며 때로는 유산할 수도 있다. 그러므로 부부 중 어느 한쪽이 이 병에 걸리면 솔직히 고백하고 전염을 막는데 최선을 다해야 한다.

아직까지 음부포진을 완치시키는 약은 없다. 아사이클로비어를 국소도포하거나 복용하면 치료경과를 단축시키고 재발률을 감소시키며 예방할 수 있다.

4) 성병성 림프육아종

클라미디아 트라코마티스 감염에 의해 발생하며, 성기부위에 일시적인 수포 혹은 미란으로 시작하여 서혜부 림프선 화농 및 궤양과 전신증상으로 이어지는 것을 특징으로 하는 성교전파성 질환이다. 열대 및 아열대 지역에서 흔히 발생한다.

성관계 5~21일 후 구진 또는 농포가 생긴다. 음부 병변은 너무 작고 일시적이어서 흔히 간과해버린다. 첫 병변이 나타난 후 2~6주 내에 동통성, 염증성 서혜부 및 대퇴부 림프절 화농과 궤양을 동반한 고열, 권태, 관절통, 근육통, 식욕부진과 같은 전신증상을 보인다. 후유증으로 항문주위 농양, 궤양, 누관, 직장협착 등이 생길 수 있다.

진단은 임상소견, 배양검사, Frei 검사법 및 보체결합시험을 하며, 치료로 독시사이클린을 경구 투여한다.

5) 서혜부 육아종

칼림마토박트리움 그라뉼로마티스 감염에 의해 외성기, 회음부, 서혜부의 피부와 피하조직에 발생하는 만성 감염성 성교전파성 질환이다.

감염 후 2~3개월이 되면 구진이 첫 증세로 나타나며 주위 피부에 궤양을 형성할 수 있다. 궤양은 단단하고 눌려도 아프지 않고 궤양의 바닥에는 출혈성 분비물이 있다. 서혜부 피하에 육아종 형성으로 마치 림파선 종대처럼 보이며 방치하면 점점 커지거나 피부 밖으로 터져 나온다. 만성 서혜부 염증

표 2. 외성기 궤양성 질환의 임상적 특징

	경성하감	연성하감	단순포진	성병성 림프육아종	서혜부육아종
원인균	T. pallidum	H ducreyi	Herpes simplex virus	C. trachomatis	C. granulomatis
잠복기	1~12주(2~4주)	1~14일(4~7일)	3~14일(2~7일)	3일~6주(1~4주)	2주~3개월(3~6주)
초기병변	단일(보통), 비동통, 미란성 구진	다발(보통), 압통성, 구진,농포,궤양	다발, 동통성, 수포,미란	단일, 동통성(다양) 구진,농포,수포	붉은 색 궤양 비압통성 구진
부위	성기,항문주위, 직장	성기, 항문주위	성기, 항문주위, 서혜부	성기, 항문주위, 직장	성기, 항문주위, 직장
림프절 종창	양측(보통) 비농포, 비동통	단측(보통) 압통성	양측 압통성	단측(보통) 동통성, 고랑형성	가성 가래톳 동통성
진단법	암시야검사, 혈청검사	도말, 배양, 조직검사	도말, 배양	보체고정검사, 배양	조직검사, 분쇄조작법

은 임파선을 막아 림프부종을 일으킬 수 있다.

진단은 궤양의 분비물 도말염색에서 단핵백혈구 내 도노반체 확인으로 가능하다.

치료는 테트라사이클린 또는 트리메소프림 설파메속사졸을 경구투여하며, 겐타마이신과 클로르암페니콜도 효과적이다.

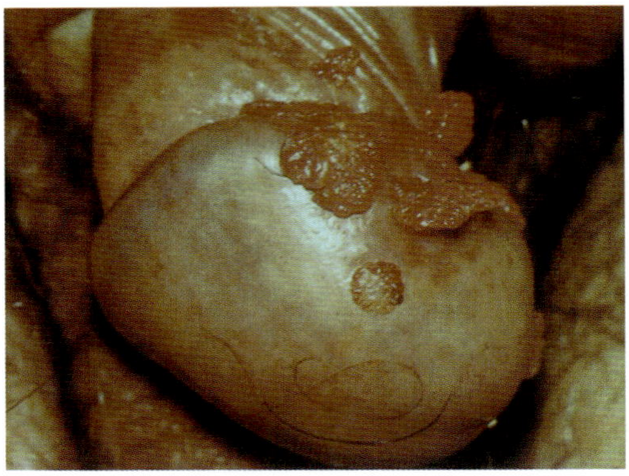

그림 6 음경 귀두와 귀두관구에 생긴 첨형 콘딜로마

5. 첨형 콘딜로마

첨형 콘딜로마는 인간유두종바이러스(HPV) 감염에 의해 음부에 닭 벼슬이나 브루클리 채소 모양의 양성종양을 일으킨다(그림 6). 인간유듀종바이러스는 약 30가지의 형이 있는 것으로 알려져 있지만 음부의 첨형 콘딜로마는 주로 6형과 11형이 일으키고 자궁경부암은 16형, 18형, 31형, 45형이 일으킨다.

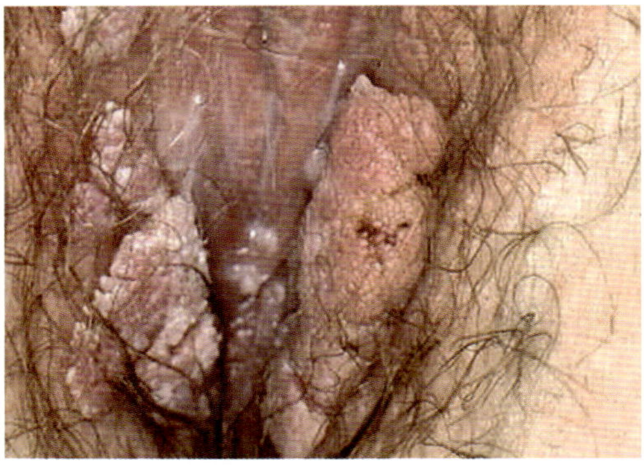

그림 7 양측 대음순과 소음순에 발생한 첨형 콘딜로마

성접촉 2~3개월 후 다양한 형태의 콘딜로마가 음경 귀두(그림 6), 귀두관구, 포피, 여성의 외음부(그림 7), 항문 주위(그림 8)에 나타나며 부드럽고 혈관이 풍부하다. 흔히 한 번에 작은 사마귀 모양의 콘딜로마가 여러 개 나타나며 요도 내에서 발견되기도 한다.

진단은 육안적으로도 가능하나 확진은 조직검사로 한다.

인간유두종바이러스를 박멸할 수 있는 효과적 약제는 아직 개발되지 않았다. 포도필린을 환부에 도포하면 완치율이 22% 정도이다. 외과적 방법으로는 가위절제하거나 냉동요법, 전기소작, 레이저 소작을 한다.

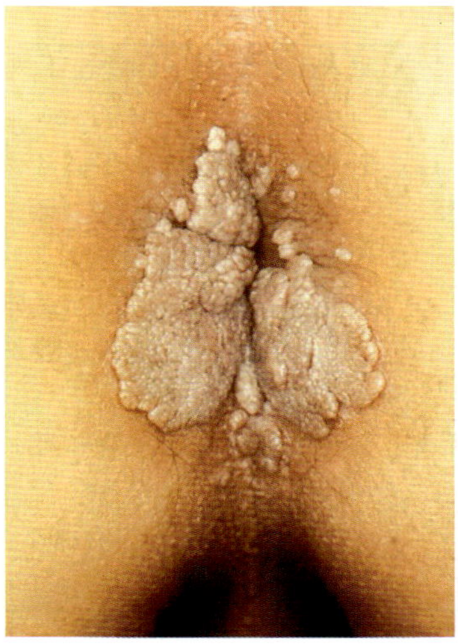

그림 8 항문 주위에 발생한 첨형 콘딜로마

6. 후천적 면역결핍증후군 (에이즈)

에이즈(AIDS)는 'Acquired Immune Deficiency Syndrome'의 약어로서 우리말로는 '후천성 면역결핍증후군'이라 한다. 이 병은 에이즈 바이러스에 의해서 면역세포(협조 T림프구)가 파괴됨으로써 바이러스, 세균, 곰팡이, 원충, 혹은 기생충에 의한 감염증과 피부암, 임파선암과 같은 악성종양이 나타나고, 일부 환자에서는 에이즈 바이러스가 뇌로 침입해서 뇌막염 등을 일으켜 백치상태가 되며, 결국은 죽게 만드는 무서운 성교전파성 질환이다.

1) 감염경로

에이즈가 처음 발견되었을 당시에는 남성 동성연애자간의 성관계나 마약중독자의 주사바늘을 통해서만 전염되는 줄 알았으나 그 후 이성간의 성 접촉 즉, 남성으로부터 여성뿐 만 아니라 여성으로부터 남성에게도 전염된다는 사실이 밝혀졌고, 최근에는 이로 인한 전파가 폭발적으로 증가하면서 여성 감염자수도 급격히 늘어나고 있다. 또한 여성 감염자가 늘어남에 따라 신생아의 감염도 증가되어, 현재 전 세계 에이즈 감염자중 소아 감염자는 10~20%를 차지하고 있고, 이중 80~90%는 산모로부터 감염되었다. 우리나라에서는 감염자의 70%가 이성간의 성 접촉에 의해서 감염된 것으로 밝혀졌으며, 20%가 동성연애자에서, 나머지 10%는 수혈 또는 혈액 제제 등을 통해서 감염되었다.

마약중독자들은 소독이 안 된 주사기를 여러 사람이 돌려가면서 사용하기 때문에 에이즈에 감염될 가능성이 높으며, 실제로 전 세계 감염자의 5~10% 정도 된다. 1980년대 중반부터 국내뿐 만 아니라 전 세계적으로 수혈 및 혈액제제에 대한 에이즈검사가 실시되면서 혈액을 통한 전파는 많이 줄었으나 아직도 전 세계 감염의 3~5%를 차지할 정도로 많다. 의료인이 에이즈 감염자를 돌보는 과정에서 혈액이나 체액이 묻은 주사침이나 칼에 찔린 경우에 감염될 확률은 약 0.3%이다. 동성연애자들은 대부분 항문성교를 하게 되는데, 항문 주위에는 모세혈관이 많아 항문성교 시 직장점막의 손상으로 인해 모세혈관이 파열되기 쉬우며, 이때 감염자의 정액 내 에이즈 바이러스가 빠르게 침투되어 상대방이 쉽게 감염될 수 있다. 건강한 여성이 남성 감염자와 성 접촉을 1회 가졌을 때 감염될 확률은 0.1% ~ 1%에 불과하다. 왜냐하면 비록 남성의 정액 속에 에이즈균이 많이 있다 하더라도 정상적인 여성의 질은 균의 감염을 막을 수 있는 생리적 보호장벽을 갖추고 있기 때문이다. 그러나 성교에 의한 감염은 남성보다는 여성에서의 전염확률이 더 높으며, 폭력에 의해 성관계를 갖게 된 경우 여성의 질이나 자궁경부에 상처를 받을 가능성이 높으므로 감염될 확률이 1%까지 증가한다. 또한 남성 동성연애자 간에 있어서도 여성역할을 하는 동성연애자가 남성역할을 하는 사람보다 훨씬 높은 감염률을 보인다. 마약 중독자가 감염된 동료가 사용했던 주사기를 1회 사용하였을 때 전염될 확률은 0.5% 내지 1% 이다. 이는 주사침 내에 에이즈 바이러스에 오염된 혈액이 소량에 불과할지라도 혈관 또는 피하조직으로 직접 들어가기 때문에 성 접촉의 경우보다 전염률이 더 높다. 어떤 환자가 병원에서 예기치 않게 에이즈 감염자의 혈액을 수혈받았을 때 감염될 확률은 거의 100%인 것으로 알려져 있다.

2) 증상

에이즈 바이러스 감염의 흔한 증상은 만성적 체중감소, 야간 발한, 발열을 동반한 전신쇠약이며, 그외 전신의 임파선 종대, 털 백색판증 (hair leukoplakia), 아구창, 카보지 육종이 발생한다. 질병후기가 되면 T-림파구 수가 감소하면서 면역기능이 파괴되므로 감염에 대한 저항성이 떨어져 폐염, 뇌막염, 요로감염에 잘 걸리고, 육종, 림파종과 같은 암에 걸릴 위험도 높아진다.

3) 진단

에이즈 감염자는 빠르면 6주 후부터 항체 양성을 보이기 시작하여 3개월까지는 대부분에서 양성반응을 보이며, 늦어도 5~6개월에는 거의 모든 감염자에서 항체양성을 보인다. 그러나 매우 드물게는 수년이 지난 후에야 항체에 대한 양성반응을 보이기도 한다. 따라서 감염이 의심되거나 감염여부가 궁금한 경우에는 성접촉 혹은 감염이 되었을 것으로 생각되는 시기의 6주 후에 에이즈 검사를 실시하고 음성인 경우에는 3개월 후, 6개월 후에 재차 검사를 실시하며, 원한다면 1년 후에 재검사를 다시 시행해보는 것이 바람직하다.

감염자 혈청에서 항체와 항원을 찾는 방법이 있는데 선별검사로는 HIV 항체검사를 한다. 확정검사로는 형광검사법이나 방사선면역 침전소검사와 웨스턴 블럿(Western blot) 검사를 이용하며 민감도 및 특이도는 거의 100%이다.

4) 치료, 예방

에이즈 바이러스 감염의 완전 제거 또는 파괴된 면역계를 완전 정상으로 회복시킬 수 있는 치료제는 현재까지 없다. 1980년대 중반 이후 에이즈 치료제로 개발된 아지도치미딘(AZT), DDI, DDC 등은 에이즈 바이러스의 증식을 억제하여 증상을 완화시키고 에이즈로의 진행을 지연시켜 환자의 생존기간을 연장시키는 정도이지 에이즈 바이러스 자체를 죽이는 것은 아니다. AZT은 바늘에 찔린 뒤 예방목적으로도 이용된다.

에이즈 바이러스를 완전 박멸할 수 있는 치료제가 없기 때문에 에이즈에 대한 올바른 지식과 건전한 생활 습관으로 에이즈를 예방하는 것이 제일 중요하다. 보건복지부 에이즈관리위원회에서 마련한 예방수칙을 소개하면, 모르는 사람이나 윤락여성 특히, 해외여행 시 윤락여성과의 성 접촉은 위험하다. 주사기나 주사바늘은 1회용만 사용하고, 면도기, 칫솔, 혹은 손톱깎이 등을 공동으로 사용하지 말아야 한다. 침을 맞거나 문신을 새기거나 귓불을 뚫을 때는 반드시 멸균된 기구를 사용해야 한다. 감염 우려자로부터 혈액, 혈액제제, 장기이식 등을 받지 말아야 한다. 감염 우려자 및 모르는 사람과의 성 접촉 시에는 콘돔을 처음부터 끝까지 필히 사용해야 하고 격렬한 입맞춤도 삼가 해야 한다.

감염자의 혈액, 정액, 질 분비액, 침, 눈물, 땀, 모유, 뇌척수액 등의 모든 체액에는 에이즈 바이러스가 존재하고 있으나 이들 체액이 모두 타인에게 에이즈를 전염시킬 수 있는 것은 아니며, 이중 혈액, 정액, 질 분비액, 모유, 뇌척수액 만이 많은 양의 에이즈 바이러스를 갖고 있어 다른 사람에게 감염시킬 수 있다. 그러므로 일반인이 염려하는 통상적인 접촉이나 일상적 행위 중 환자가 사용했던 물체(손잡이, 돈, 식기, 컵, 음식, 전화기, 침대 등)와의 접촉, 담배를 돌려 피우는 행위, 마사지, 뺨 등에 가벼운 입맞춤, 포옹 혹은 악수, 환자의 옷 착용, 같은 목욕탕, 화장실 또는 수영장 이용, 환자방문, 모기에 의한 감염과 재채기, 기침, 땀, 눈물, 침 등에 의한 감염, 환자 또는 보균자가 조리한 음식을 먹는 것 등은 아무런 문제가 없다.

국내뿐 만 아니라 전 세계적으로 수혈 및 혈액제제에 대해 에이즈 검사를 실시하여 음성으로 판정된 혈액 및 혈액제제만을 수혈하고 있다. 그러나 에이즈 감염 후 6주 이전에 헌혈하는 경우에는 에이즈 항체가 충분히 생기지 않아 항체검사 상 음성으로 판정되어 예기치 않는 에이즈 감염이 발생할 수 있다.

산모가 에이즈에 감염되어 있는 경우 태아가 감염될 확률은 15~25%이다. 따라서 가능한 한 임신을 피하는 것이 가장 바람직하며, 만약 감염사실을 모르고 임신하였을 때에는 조기에 임신 중절하는 것이 안전하다. 그러나 굳이 출산을 원한다면 예방적으로 AZT를 임신기간 동안 복용할 수도 있다. 최근 보고에 따르면 이러한 약제를 복용함으로써 신생아가 에이즈에 감염될 확률은 1/3로 줄어든다.

7. 간염, 장관 감염

과거에는 간염과 장관 감염을 성교전파성 질환으로 생각하지 않았다. 그러나 지금은 이들 감염의 많은 수가 성교에 의해 전파되는 것으로 알려져 있다. 간염에는 바이러스균의 종류에 따라 A형, B형, C형 등이 있다. A형 간염은 환자의 침, 가래, 정액 등의 신체분비물을 통해서 전염된다는 확실한 근거는 없지만 구강성교를 포함한 성관계로 전염될 수 있다. 이때 감마글로부린을 주사하면 전염의 위험성이 줄어든다. 그러나 B형간염은 환자의 눈물, 침, 정액, 혈액, 질 분비액 등의 분비물에서 전염성이 강한 간염항원이 발견된다. A형 간염과 달리 감마글로부린을 주사하여도 예방되지 않으므로 간염항원이 없어질 때까지 성관계를 중단하여야 한다. B형 간염 바이러스 보유자 중에는 만성 간염환자도 있고 간경변증이나 간암환자도 있으며 간자체는 큰 이상이 없는 사람도 있다. 이들을 총칭하여 'B형 간염 바이러스 보유자' 라고 한다. 이런 사람들 중에서 아무런 치료도 없이 조기에 바이러스 활동이 정지되고 진행되지 않는 사람도 있는데 이러한 사람들을 'B형 간염 바이러스 건강 보유자' 라고 부른다. 이러한 사람들은 주위사람에게 전염시키지도 않으며 자신도 염증이 발생되지 않아 간기능 검사는 항상 정상이다. 그러나 이러한 사람도 극소수에서는 염증이 재현되는 경우도 있으며, 간암도 발생할 수 있다. 그러므로 B형 간염항원 보유자는 성관계를 하더라도 항상 콘돔을 착용하여야 하며, 구강성교는 가능한 피하는 것이 좋다. 미국의 통계에 의하면 B형 간염의 약 1/3은 동성애자에서 발견되며, 동성애자의 30~80%는 혈청검사에서 B형 간염항원 양성반응을 보인다고 한다. 현재 C형 간염을 포함하여 A형도 B형도 아닌 간염이 성관계로 전염된다는 증거는 거의 없다.

또 아메바성 이질과 세균성 이질 등의 장염도 성관계로 전염될 수 있다. A형 간염을 포함하여 성관계로 전염되는 이질 등 장염의 대부분은 대변에 있는 세균이 입을 통해서 감염되는 것이므로 구강성교가 주된 원인이 될 수 있다. 동성애에 의해 전염된 장염은 이성애에 의해 여성에게도 전염될 수 있다. 진단은 대변검사와 배양, 항문 또는 대장 내시경으로 가능하다.

■ 성교전파성 질환 예방 지침

정확하고 철저한 콘돔의 사용은 성교전파성 질환의 예방에 필수적이다. 남성이 콘돔을 착용하지 않을 경우 여성은 여성용 콘돔 사용을 고려해야 한다. 그러나 콘돔은 음경만을 덮기 때문에 요도분비물이나 사정액, 음경피부를 통한 감염은 예방할 수 있지만 콘돔으로 덮혀지지 않은 음경 주위의 피부는 여성의 외음부에 접촉되므로 피부접촉으로 인한 성교전파성 질환을 예방할 수 없다(예 : 이 감염증, 옴, 음부단순포진, 매독, 연성하감)(그림 9). 콘돔 사용의 실패는 콘돔의 파괴보다 부적절한 사용에서 비롯된다. 음경이 발기된 후 성파트너와의 음부 접촉 전에 착용하고, 콘돔의 끝부분에 공기가 들어가 성 접촉 시 콘돔이 밀려나와 빠지지 않도록 해야 하며, 성교가 끝나면 콘돔이 벗겨지지 않도록 성기뿌리 쪽 링 부분을 잡고 천천히 뺀다. 여성이 피임용 가로막 또는 살정자제를 사용하는 경우 임균성 및 비임균성 질염의 감염을 감소시킬 수 있을지 모르나 완전 예방할 수 없으며, 칸디다증과 같은 진균류의 감염은 증가된다. 역학조사에 의하면 경구용 피임제를 복용하는 여성들은 임질이나 클라미디아 감염의 합병증인 골반염증성 질환의 위험이 낮다. 성관계 후 음경이나 질 세척, 배뇨하는 방법들은 감염 기회를 어느 정도 줄여줄 수도 있겠으나 신뢰성은 불확실하다. 성관계 후 예방적 목적으로 약제를 사용할 때에는 완전한 치료용량으로 사용하는 것이 안전하다.

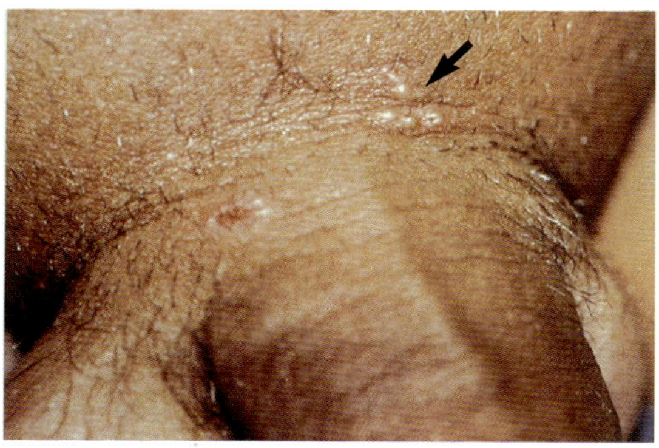

그림 9 콘돔으로 덮혀지지 않은 부위에 발생한 음부단순포진의 수포 (화살표)

성교전파성 질환을 예방할 수 있는 확실한 백신은 아직 개발되지 않았다. 그러나 배우자가 B형 간염 환자 또는 보균자이면서 본인은 B형 간염 항체검사 음성인 경우에 B형 간염 백신을 접종하여야 한다. A형 간염은 구강 및 항문성교를 하는 환자에서 흔한데, 이런 환자는 혈청글로브린을 투여받아야 한다.

산모가 매독균, B군 연쇄상구균, 단순포진바이러스, 거대세포바이러스, 임균, 클라미디아 등에 감염되었을 때 태아 또는 출산 시 신생아에게 전염되어 치명적일 수까지 있으므로 출산 전에 산모의 적절한 예방적 처치가 필요하다.

성교전파성 질환을 가진 환자들은 배우자에게 사실을 알려야 하는 도덕적 의무를 가진다. 또 성교전파성 질환은 환자가 속한 사회의 이환율을 파악하고 조기에 감염된 성파트너를 찾아 치료하여 전파를 차단하기 위해서 법적 근거에 따라 보건당국에 보고되어야 한다. 국내 법정전염병 신고기준에 따르면 매독, 임질, 클라미디아, 연성하감, 비임균성 요도염, 음부단순포진, 첨형 콘딜로마 등이 성행위로 전파될 수 있는 전염병으로 분류되어 의사 또는 환자가 7일 이내 보건소에 신고하도록 되어 있다.

■ 참고문헌

- 김성진. 비임균성요도염. 대한의사회지 1993; 36: 171-6.
- 김세철. 임균성요도염. 대한의사회지 1993; 36: 165-170.
- 대한남성과학회. 남성불임. 김성진 외, 남성과학, 초판. 군자출판사, 2003년.
- 대한비뇨기과학회. 비뇨기과학, 4판. 일조각, 2007년.
- 조용현, 김민의, 김장흡, 김철성, 박종윤, 신명식, 등. 요로감염-성전파성 질활 및 하부요 로감염. 수문사, 2001년
- Carol W, Melianie AF. Drug Treatment of Common STDs: Part I. Herpes, syphilis, urethritis, chlamidia and gonorrhea. Am Family Physician 1999; 60: 1387-93.
- Greenberg J, Bruess C, Haffner D. Human Sexuality, Exploring Dimension of, Haffner 2000 Jones & Bartlet, Sudbury
- Kriger JN. Sexually Transmitted Diseases. In: Tanagho EA, McAninch JW. Smith's General Urology. 15th ed. The McGraw-Hill Co. Columbus, 2000.
- Masters W, Virginia J, Kolodny R. Human Sexuality, 5th ed. 1995 Harper & Collins, New York
- Mellinger BC, Smith AD. Sexually Transmitted Diseases and Other Lesions of the External Genitalia. UCNA 1992;19:1
- Strong C, DeVault B, Yarber SW. Human Sexuality, Diversity in Contemporary America. 5th ed. 2005, McGraw Hill, Boston.

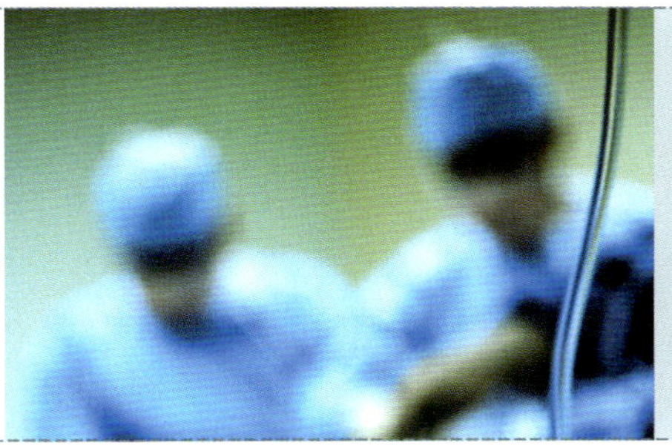

Part XI

형태적 이상과 교정

Chapter 20 남성 생식기의 형태적 이상

김세철

1. 반음양

아주 드문 일이지만 1개의 고환과 1개의 난소 또는 고환과 난소 조직이 함께 있는 한 쌍의 성선을 갖고 출생하는 사람이 있다. 이 경우의 성염색체형은 거의가 통상의 여성형인 XX이며, 외성기는 남성 또는 여성으로 보일지 모르나 대부분 어느 편인지 분명하지 않은데 이러한 상태를 의학적으로 진성 반음양이라고 한다. 쉽게 설명하여 한 사람에서 난소와 고환이 모두 있으므로 반은 여성이고 반은 남성이라는 이야기이다(그림 1). 진성 반음양은 거의가 난자나 정자를 생산하지 못하므로 수태능력이 없다. 이러한 신체적 발육이상은 출생 시에 발견되기도 하지만, 사춘기나 그 이후까지도 알아차리지 못할 때가 있다.

보다 흔히 볼 수 있는 반음양은 가성 반음양으로서 XX의 여성형 염색체와 난소를 비롯하여 난관과 자궁을 갖고 있으나 외생식기는 남성의 모양을 하고 있는 경우와 반대로 염색체는 XY로 남성이며 고환과 정관을 갖고 있으나 외생식기는 여성의 모양을 갖고 있는 경우이다. 여성 가성 반음양의 가장 흔한 원인은 부신성기증후군이다. 부신성기증후군이란 부신에서 남성호르몬이 과다 생산되어 여성이 남성화되는 것이다. 이 경우에 성염색체형은 XX의 여성이며 모든 내생식기 구조 역시 여성이지만 외생식기는 남성으로 보인다(그림 2). 부신성기증후군은 사춘기에 주로 나타나며 남성호르몬을 비정상적으로 과다하게 생산하는 부신을 수술로 절제하여야 한다. 남성의 가성 반음양의 가장 흔한 원인은 남성호르몬 반응부전증후군으로 고환은 남성호르몬을 생산하지만 신체의 세포는 남성호르몬에 대한 수용체가 작동하지 않아 남성호르몬에 반응을 하지 않는 것이다. 즉, 남성호르몬은 생산되지만 수용체 고장으로 남성호르몬이 작용을 하지 못하는 경우이다. 이러한 남성은 XY의 남성형 성염

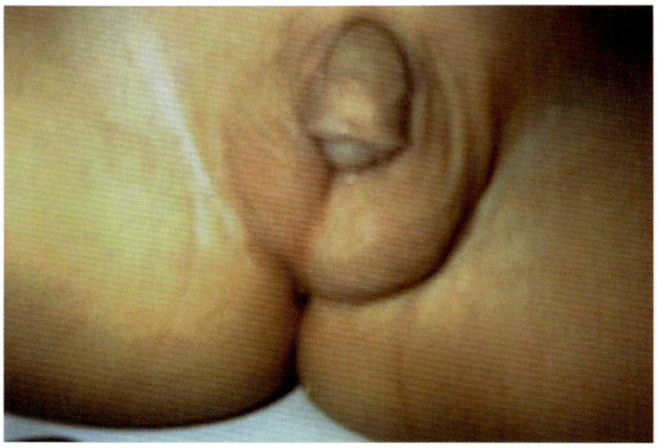

(A)

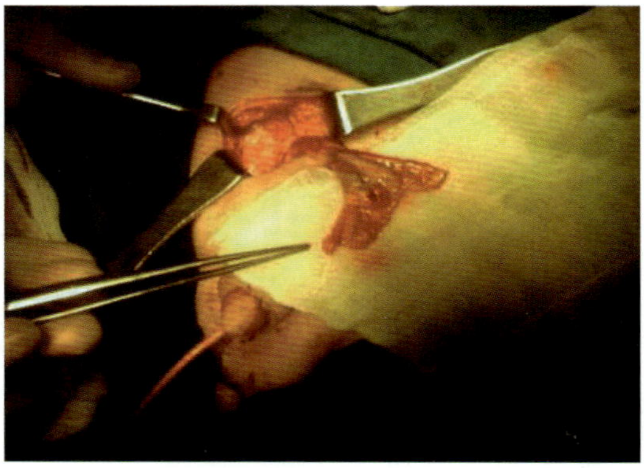

(B)

그림 1 3세 진성 반음양 환자 A. 음낭 내 우측 고환은 정상으로 있으나 좌측 고환이 촉진되지 않으며, 요도하열이 동반되어 있음. B. 좌측 복강내 발견된 난소와 나팔관

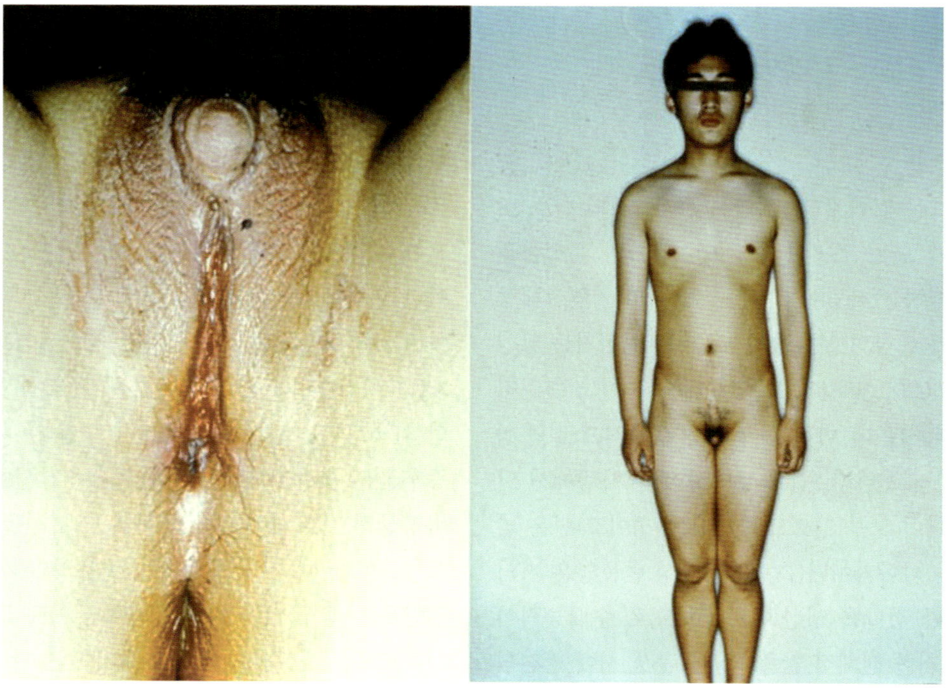

그림 2 여성 가성 반음양 14세 여중생 부신증후군 환자로 외견상 남성으로 보이고 음핵이 많이 커져 있으나 정상의 질과 자궁, 나팔관, 난소를 갖고 있음.

색체와 고환을 갖고 있지만 외생식기는 음핵과 음순, 질의 아랫부분을 소유하고 있어 여성의 모양을 하고 있다(그림 3). 그러나 질의 상단과 자궁은 갖지 않는다. 이런 경우는 성염색체상 남성이지만 외모가 완전 여성에 가까우므로 여성으로 성전환 수술해 준다.

외성기나 호르몬 이상의 일부는 부모로부터 전해지는 유전자에서 유래하지만 대부분은 유전 이외의 원인에 따른다. 비유전적인 원인의 한 예는 임신중 어머니가 섭취한 호르몬이나 그 밖의 약물이 태아에 영향을 줄 경우에 발생한다.

2. 성선기능저하증(위축고환)

고환은 출생 후부터 서서히 발육하지만 그 정도가 미미하며 12세경에 이르러 급속한 성장이 시작되어 16세경까지 지속하며 그 이후에도 성장속도가 더디지만 지속하여 20세경이면 성인의 크기에 도달하는데 우리나라 성인 남성의 정상 고환용적은 19ml이다. 고환 용적이 10ml 이하로 작으면 정자생산과 남성호르몬 생산에 심각한 장애를 동반한다. 고환이 비정상적으로 작은 고환위축의 원인은 선천적 발육이상과 고환손상, 정류고환, 고환염

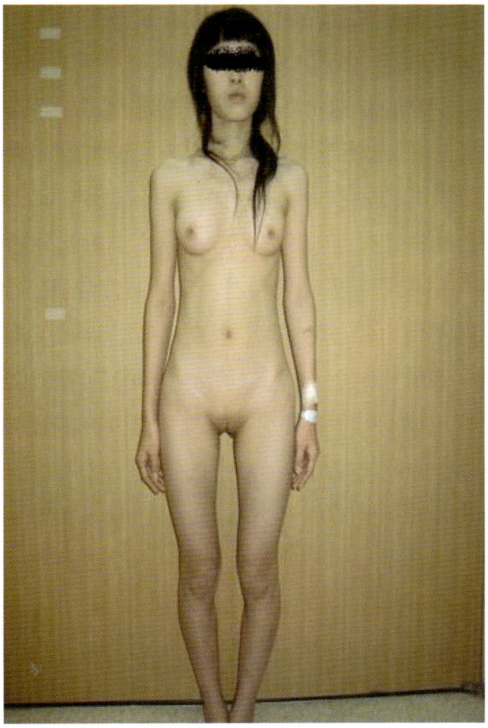

(A)

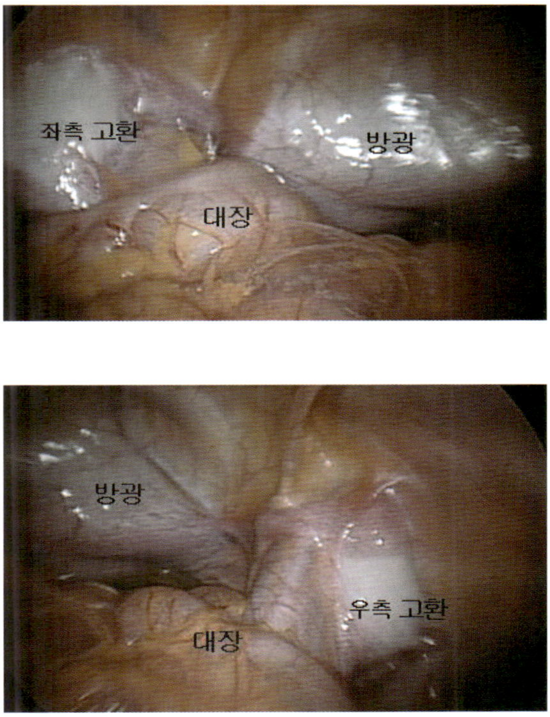

(B)

그림 3 남성 가성반음양 16세 남성호르몬 반응부전증후군 환자로 외생식기와 체형은 여성의 모양을 갖고 있지만 (A), 복강내 양측 고환이 있다 (이상곤, 등. 대한비뇨기과학회 2007년 춘계학술대회)

전 등이 있지만 대부분은 선천적 발육이상에 기인하며 선천적 발육이상의 가장 흔한 원인은 염색체 이상에 의한 '클라인펠터' 증후군이다. '클라인펠터' 증후군 환자는 성염색체가 XXY형으로 정상인보다 염색체 수가 하나 더 많아 47개이며, 고환이 위축되어 작고 혈중 남성호르몬치가 낮으므로 성욕이 감퇴 되있으나 성기의 크기는 대체로 정상이며 정상 발기도 가능한 경우가 많으므로 환자 자신도 모르고 결혼하게 된다. '클라인펠터' 증후군은 신생아 1,000명당 1명 꼴로 발생하는 드물지 않은 질환이다. 소년기의 고환이 사춘기가 되어도 커지지 않는 경우라든지 성인 남성에서 고환의 용적이 10ml 이하로 작으면서 아이가 생기지 않는 경우에는 일단은 클라인펠터증후군을 의심하고 검사를 받아야 한다. 남성호르몬을 보충해주면 외모가 남성적이 되도록 촉진하며, 성욕을 증대시키고, 발기문제를 개선할 수 있으므로 성관계에는 별 어려움이 없으나 고환에서 정자생산장애로 비롯되는 무정자증을 치료할 수 없으므로 불임을 피할 길이 없다.

3. 정류고환

태아의 고환은 처음에는 상복부에 위치하다가 3개월이 지나면서 내려오기 시작해 태생 9개월이 되면 음낭내에 자리 잡게 된다. 그러나 생후에도 고환이 음낭내로 내려오지 않은 상태를 정류고환 또는 잠복고환이라고 하며 한쪽 또는 양쪽 모두 발생할 수 있으나 한쪽에만 발생하는 경우가 더 많다(그림 4). 때로는 고환의 정상 하강경로를 이탈하여 사타구니 내측이나 회음부에 위치한 이소성 고환도 있다(그림 4). 잠복고환은 정상 분만아의 약 3%에서 발견되며 미숙아의 30%에서 나타난다. 그러나 정류고환은 대부분이 생후 1년 이내에 음낭내로 정위치하게 되며 성인에서는 0.7~0.8%로 크게 줄어든다. 잠복고환은 고환이 뱃속에 위치하기 때문에 체온에 의한 열손상을 받아 정자형성의 장애로 불임증을 초래하므로 1세까지 기다려보고 자연히 하강하지 않으면 생후 1~2년 사이에 고환을 음낭 내로 정위치시켜 주는 고환고정수술을 받아야 한다. 정류고환은 고환암의 발생률이 정상 고환에 비해 40~50배 높으며 수술의 적절한 시기를 놓쳐버린 정류고환을 음낭내로 뒤늦게 내려 준다고 해서 고환암의 발생률이 감소하지 않으므로 교정수술의 적기를 놓치면 정자생산도 못하고 백해무익하므로 고환절제수술로 제거하고 그 자리에 인공고환을 삽입해 준다. 고환은 하나만 있어도 사춘기의 발육과 정상적인 성기능이 가능하며 나머지 하나의 고환에서 선천성 이상이 없는 한 하나의 고환에서 생산되는 정자로 충분히 아버지가 될 수 있다. 또 잠복고환은 뱃속에 고정되어 있으므로 외부로부터 충격 시 음낭에 있는 정상 고환보다 외상을 당할 위험이 더 높다. 이런 저런 이유에서 정류고환은 조기에 수술로 교정하여야 한다.

4. 음낭수종, 탈장

태아의 고환이 상복부에서 음낭으로 하강할 때 고환과 함께 내려온 복막은 고환초막이 되어 고환

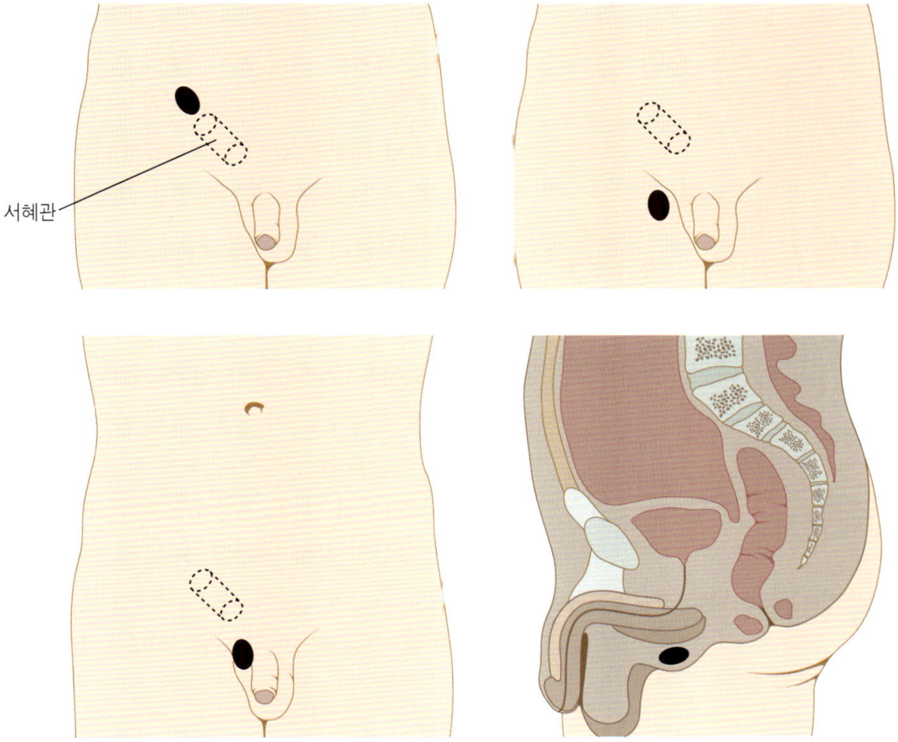

그림 4 A: 정류고환 복강내 정류고환(상)과 치골상부에 위치한 정류고환(하), B: 이소성 고환 고환이 하강경로를 이탈하여 사타구니 내측(상)과 회음부(하)에 위치

을 둘러싸서 보호하게 되는데 이 초막은 출생 시에는 대부분 막혀 복강과 서로 교통하지 않고 복강과 음낭이 독립된 공간이 되지만 분만아의 약 6%에서는 초막이 폐쇄되지 않고 복강과 연결 소통되어 있으므로 복수가 음낭 내로 내려와 초막사이에 고여 외관상 음낭이 커지게 되는데 이를 음낭수종이라고 한다. 이때 연결된 통로가 크면 창자까지 내려와 탈장을 함께 유발하지만 연결통로가 작으면 복수만 내려오게 된다(그림 5). 어린이의 음낭수종은 크기가 고환보다 조금 큰 것부터 어른 주먹만큼 큰 것도 있다. 음낭수종으로 인한 음낭의 종창은 복수가 많이 내려올수록 더욱 심할 것이며, 반대로 적게 내려오면 그만큼 작을 것이다. 그러므로 아기가 울면서 아랫배에 힘을 주면 복수와 창자가 더욱 많이 빠져내려 올 것이고, 누워 있으면 더 작아지거나 복강 내로 모두 원위치하여 아예 정상으로 보일 수도 있다.

어른이 되어 발생하는 음낭수종은 어린이에서 발생하는 음낭수종과는 그 발생 원인이 근본적으로 다르다. 즉, 어린이에서는 복강과 음낭이 서로 연결 소통되어 복강내 복수가 음낭내로 내려와 발생하는 것이지만 어른에서 발생하는 음낭수종은 복강과 서로 연결 소통되어 있지 않으며(그림 6), 고환손상, 급성 부고환염, 결핵성 부고환염 또는 고

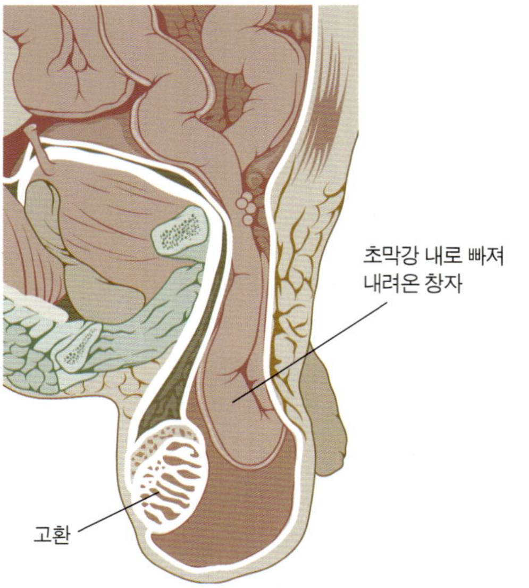

그림 5 탈장. 초막강과 복강과의 소통이 커서 창자가 초막강 내로 빠져 내려와 있다.

환염이나 고환암이 있을 때 갑작스럽게 이차적으로 발생하는 급성 음낭수종과 보통 40대 이후에서 원인불명으로 서서히 발생하는 만성 음낭수종이 있으나 대부분은 만성 음낭수종이다. 그러므로 어른에서 발생하는 음낭수종은 말랑말랑할 수도 있고 단단할 수도 있다.

음낭수종은 염증이 동반되지 않는 한 보통 통증이 없으며, 눌려도 아프지 않지만 음낭수종이 큰 경우에는 무게감을 느낄 수 있다. 음낭이 부어오르면 음낭수종 이외에도 탈장과 부고환염이나 고환염, 고환암이 원인일 수도 있으므로 감별진단에 유념하여야 한다. 음낭수종과 이들 질환을 가정에서 손쉽게 감별 진단할 수 있는 방법은 어두운 방에서 음낭에 손전등을 이용하여 불빛을 비추어보아 빛이 통과하여 벌겋게 보이면 음낭수종이고 빛

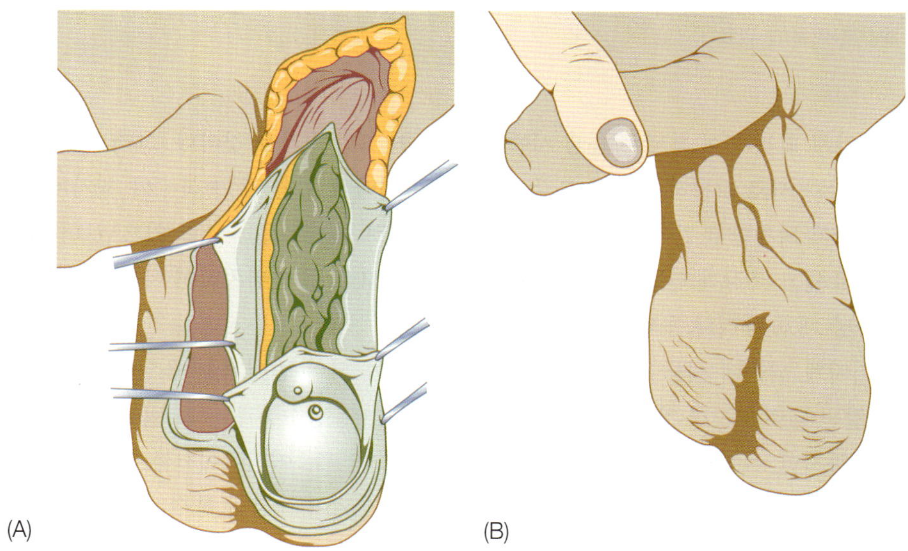

그림 6 정계정맥류 (A) 고환으로부터 정계정맥을 통해 올라가야할 피가 역류하여 고환주위 정맥총이 확장되어 생긴 정계정맥류, (B) 외관상 마치 여러 마리의 지렁이가 엉겨 있듯이 음낭피부를 통해 불거져 보인다.

이 통과하지 않고 캄캄하면 탈장이나 고환암 등의 고형종물을 생각할 수 있다. 진단이 명확치 않을 경우에는 음낭초음파촬영으로 쉽게 감별 진단할 수 있다.

음낭수종의 치료는 1세 이전까지의 소아에서는 복강과 음낭의 연결통로가 자연적으로 폐쇄되어 음낭수종이 소실되는 경우가 많기 때문에 관찰하는 것이 좋고, 1세가 지나도록 계속되면 연결통로를 차단하는 수술을 하는데 수술방법은 탈장수술과 동일하다. 성인에서 발생하는 음낭수종은 부고환염이나 고환암, 외상 등에 의해 발생하므로 소아에서의 음낭수종과는 그 원인이 근본적으로 다르며, 원인질환을 제거하거나 원인불명이면 초막을 외과적으로 절제하여 음낭수종이 생길 수 있는 공간을 제거해버린다.

5. 정계정맥류

간혹 음낭피부의 한쪽에 마치 여러 마리의 지렁이가 어지럽게 기어다니는 것 같이 불거져 나온 것을 볼 수 있는데 소위 정계정맥류라는 음낭내 정맥혈관질환이다. 정계정맥류는 음낭피부를 통해 육안적으로 쉽게 볼 수 있는 심한 경우도 있고, 배변할 때 처럼 아랫배에 힘을 주어야만 볼 수 있는 경미한 경우도 있다. 정계정맥류는 20대 남자의 15%에서 발견되며, 생식능력이 저하된 남자의 1/3 가량이 정계정맥류를 가지고 있을 정도로 흔한 질환이다. 정계정맥류가 임상적으로 중요한 점은 바로 남성불임증의 가장 흔한 원인이 되기 때문이다.

정계정맥류가 생기는 기전을 설명하면, 동맥을 통해 고환으로 유입된 혈액은 고환을 영양하고 다시 고환으로부터 배출되는 되는데 배출경로인 정계정맥은 처음에는 무수한 실핏줄로 이루어진 정맥총을 이루고 있으며 상복부로 주행하면서 점차 합해져 2~3가닥이 되었다가 결국에는 하나의 정맥이 되어 좌측은 신정맥으로 유입되며 우측은 대정맥으로 유입된다. 이때 정계정맥에는 여러개의 발브가 있어 올라간 피가 거꾸로 아래로 역류하지 않도록 해준다. 그러나 선천적으로 발브의 수가 부족하거나 기능이 좋지 못하면 피가 거꾸로 역류하여 고환주위의 실핏줄 뭉치인 정맥총으로 내려와 고이게 되므로 정체가 일어나고 여러 가닥의 실핏줄이 확장됨으로써 정계정맥류가 생기게 되고 외관상으로는 마치 여러 마리의 지렁이가 기어가듯이 음낭피부를 통해 불거져 보인다(그림 7). 정계정맥류는 약 90%가 좌측에 발생한다.

정계정맥류가 있으면 고환 주위에 혈액의 정체가 일어나므로 그 만큼 고환이 무거워질 것이므로 서있을 때 고환이 아래로 당겨져 하복부나 서혜부에서 당기는 듯한 불쾌감이 동반될 수 있다. 정계정맥류가 불임을 초래하는 이유는 고환주위 정맥총에 피가 고여 정체되어 있으므로 고환은 뜨거운 피로 인해 계속해서 열손상을 받게 되며, 혈액순환이 안 좋아 고환이 산소부족상태에 놓일 수 있고, 또 올라가야할 피가 거꾸로 내려오니 신장이나 부신에서 분비되는 독성물질이 내려와 고환에 나쁜 영향을 미치는데 기인한다. 정계정맥류가 있을 때 먼저 정자의 운동성이 감소하며, 더욱 진행하면 정자수가 감소하게 되고 미성숙형태나 낫모양의 이상형태의 정자가 많이 출현하게 된다. 실제로 불임남성의 상당수가 정계정맥류를 동반하고 있으며 이

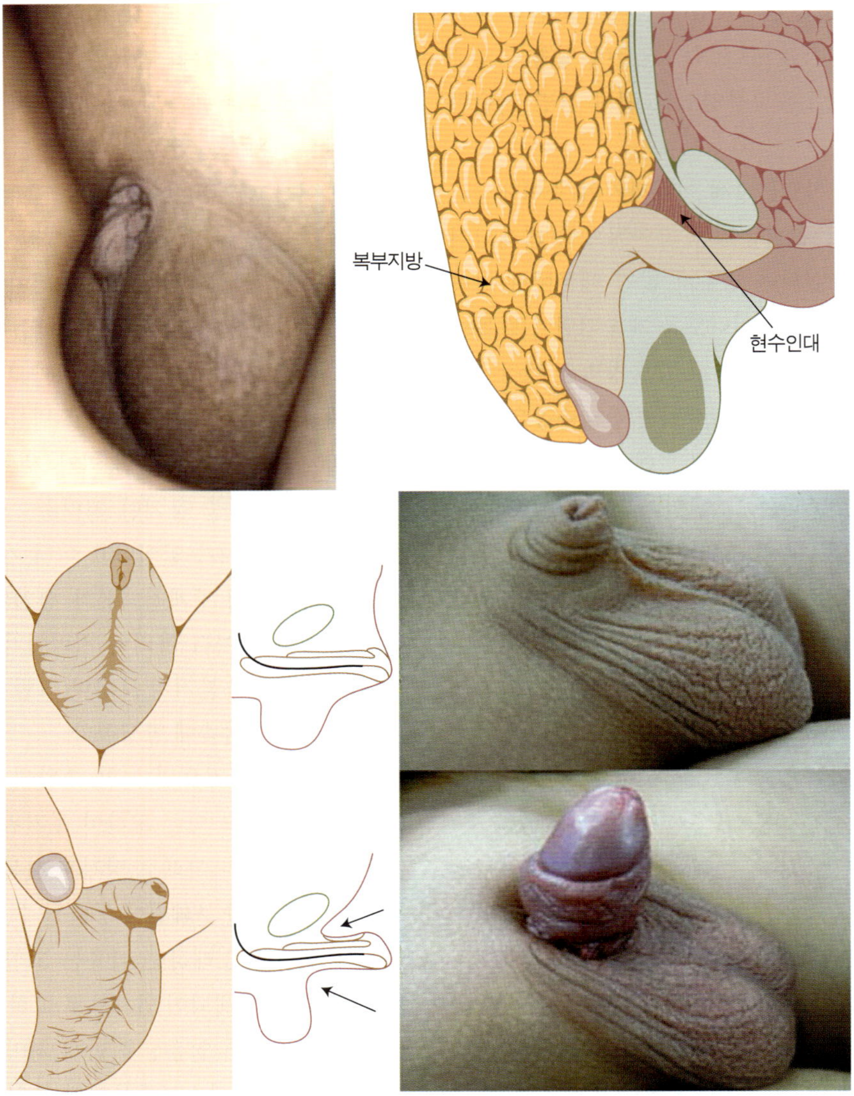

그림 7 비만아에서의, '함몰음경' (상측), 음경피부와 음경몸체가 분리되어 있을 때 음경피부와 복부피부가 음경을 안으로 밀어 넣어 발생한 함몰음경, 이때 치골 윗부분을 눌려보면 함몰되어있던 음경이 밖으로 돌출되 나온다(하좌측). 음경피부와 음경몸체 사이에 음경을 안으로 잡아당기는 섬유성 밴드가 있어 발생한 함몰음경(하우측 상단)과 섬유성 밴드 제거술 후의 음경(하우측 하단)

들 불임남성이 정계정맥류 제거수술을 받으면 정자의 운동성이나 정자수 그리고 정자형태와 같은 정액지표가 현저한 개선을 보인다. 정계정맥류는 제거수술 후 70~80%에서 정액지표가 개선되고 30~40%의 환자가 임신을 이루게 된다.

6. 포경, 과장포피

대부분의 우리나라 사람들은 남자라면 성기의 위생과 발육을 위해 반드시 포경수술을 받아야 하는 것으로 생각하고 있으며, 실제로 통계상 이 세상에서 포경수술을 가장 많이 하는 나라로 집계되고 있다. 포경은 음경 귀두부를 덮고 있는 피부 즉, 포피가 음경 귀두부를 덮고 있는 상태로 알고 있는 사람들이 많지만 의학적 의미의 포경은 포피를 뒤로 젖혀 귀두부를 노출시키려 해도 젖혀지지 않는 상태를 의미하며, 포피가 귀두부를 덮고는 있지만 뒤로 젖혀지는 상태는 포피가 과다하게 많다는 의미로 과장포피라고 한다. 포경과 과장포피를 굳이 구별하여 이야기하는 이유는 과장포피는 포피를 뒤로 젖힐 수 있으므로 목욕 때 귀두부나 포피내부를 노출시켜 청결하게 씻어줄 수 있지만 포경은 뒤로 젖힐 수 없는 상태이므로 귀두부와 포피내부를 씻어줄 수 없으므로 귀두부나 포피에 염증이나 이로 인한 유착이 발생할 수 있기 때문이다.

신생아는 포피와 귀두부가 원래부터 유착되어 있으며 성장과 함께 서서히 분리되기 시작하는데 완전 분리되는 시기는 개인에 따라 차이가 있지만 3세가 되면 약 85%에서 가능하고 가장 늦게는 16세가 되어야 한다. 그러므로 소아에서의 포경은 '생리적 포경' 이며 '병적 포경' 이 아니다. 소아에서 포피와 귀두부가 완전 분리되기 전에 유착된 포피를 무리하게 벗기면 귀두부에 상처를 주게 되므로 삼가야 한다. 포피와 귀두부의 완전 분리가 가능하면 목욕시킬 때 음경의 피부만 씻어줄 것이 아니라 포피를 뒤로 젖혀 귀부두를 노출시킨 다음, 귀두부와 포피 사이에 있는 불결한 흰 때(귀두지)를 깨끗이 씻어 주어야 한다.

포경수술은 귀두염이나 포피염이 자주 재발하면 연령에 관계없이 받아야 한다. 그러나 과장포피의 경우에는 귀두부와 포피 내부를 깨끗이 씻어줄 수 있다면 반드시 포경수술을 받아야 할 이유가 없다. 신생아 포경수술은 포피와 귀두부가 유착되어 있으므로 박리과정에서 귀두부에 상처를 줄 수 있으며 외요도구 협착을 동반할 수 있고, 외요도구가 귀두부 끝에 위치하지 않고 뒤쪽에 개구하는 요도하열과 같은 음경의 선천성 기형이 있을 경우에 장차 포피를 이용하여 요도성형수술을 해주어야 하므로 피해야 한다. 또 신생아는 무통이라고 마취 없이 포경수술이 시행되었는데 최근 연구에 의하면 마취 없이 포경수술을 하면서 심장 모니터링을 해보면 쇼크에 해당하는 소견이 나타나므로 신생아 포경수술이 필요하다면 적어도 국소마취 하에 시행해야 한다. 포경수술을 반드시 받아야 할 병적 포경 남성은 전체 남성의 약 2%이다.

7. 왜소음경

음경은 신축성이 많으므로 음경의 크고 작음을 외견상 보이는 데로 판단하면 정확하지 않다. 음경의 크기는 생리학적 의미에서는 발기 시 음경길이로 평가되어야 하겠으나 실제 측정에 애로가 있으므로 음경을 잡아당겼을 때의 길이로 대신하는 것이 통례이다. 음경을 최대로 잡아당겼을 때의 길이와 발기 시 길이 사이에는 밀접한 관계가 있는 것으로 밝혀져 있다. 성인에서 왜소음경이란 의학적으로 모양은 정상이나 크기가 4.0cm 이하로 비정상적으로 작은 음경을 말하며 2천명에 1명꼴로 매우 드물다.

음경이 비정상적으로 작은 상태는 네 가지로 분류된다. 제1형은 '진성 왜소음경' 으로 출생 직후에 진단되며, 잡아당겨진 음경의 길이가 평균길이에서 표준편차의 2배 이상 작은 경우에 해당된다. 출생 시 잡아당겨진 음경의 평균길이는 3.5cm이고 대체로 진성 왜소음경의 길이는 2.5cm 이하로 정의된다. 진성 왜소음경의 치료는 반드시 필요하다. 이들에게는 빠른 진단이 중요하며, 생후 수개월 내에 가능한 빨리 남성호르몬을 투여해야 한다. 그러나 사춘기 전후의 아동에서 왜소음경의 진단은 주의를 요한다. 사춘기 시작시기가 아동에 따라 많이 차이가 날 수 있으므로 연령보다 사춘기 진행시기에 맞추어서 음경의 길이와 발육상태를 평가하여야 한다. 사춘기 연령인 12~14세에 도달하여도 아무런 변화가 없다고 해서 섣불리 왜소음경으로 진단하여서는 안 된다. 일부 아이들은 16세가 지나서 사춘기 변화가 시작되기도 하고, 변화가 더디 진행되어 20세까지도 성장이 지속되기도 한다. 사춘기가 지연된 아이들의 대부분은 성인이 되어서는 정상이며, 이러한 경우에는 대개 아버지나 형제간에 비슷한 병력이 있다. 이러한 사춘기 지연군과 진성 왜소음경을 사춘기 전에 구별하는 것은 쉽지 않다.

제2형은 '매복음경, 함몰음경, 잠복음경' , 통속적으로는 '자라고추' 라고 불리 우는 것이 다. 비만아에서 잘 발견되며, 비만한 성인에서도 드물지 않다. 또 노인에서 하복부가 힘이 없어 아래로 처진 경우에도 볼 수 있다. 이때 음경의 길이나 둘레는 정상이거나 약간 짧은 경우이나, 음경이 아랫배 치골상부의 축적된 지방조직 내에 파묻혀버려 마치 자라 머리 모양으로 안으로 들어가 버렸기 때문에 짧게 보이는 것이다(그림 8). 비만아가 아니더라도 음경피부와 음경몸체는 유착되어 있어야 하는데 분리되어 있을 때 음경피부가 복부피부로 그대로 연결되기 때문에 음경피부와 복부피부가 음경을 안으로 밀어 넣어 함몰음경을 만들 수 있다. 또 음경피부와 음경 몸체 사이에서 음경몸체를 몸 안으로 잡아당기는 선천성 섬유성 밴드(음경굽음, 색대)가 있어 발생할 수도 있으며 이 경우는 보통 포경을 동반하고 있다. '함몰음경' 은 성생활이 불가능하거나 심리적인 문제를 야기하기 때문에 반드시 수술적으로 교정하여야 한다. 정상적인 배뇨기능이나 더 나은 위생상태를 위해서도 수술이 필요하다. 함몰음경은 음경의 길이나 둘레 그 자체는 정상이므로 교정수술은 비만증의 경우 하복부 치골상부의 지방조직을 제거하는 것이 필수적이다. 함몰음경은 포경수술로 해결되는 것은 아니다.

제3형은 미용형으로 환자 자신이, 특히 평상시 발기가 안 된 상태에서 정상범위 내에 있는 자신의 음경 크기에 대하여 만족하지 못한다. 이런 환자들은 같은 나이에 있는 타인의 음경을 자신의 음경과 비교하고 자신의 음경이 더 작다고 생각하는 경우이다. 이 경우의 수술은 미를 추구하는 성형수술이며 일반적으로 널리 행해지는 진피지방이식술이 시각적 효과를 위해 좋은 방법이 될 수 있다. 그러나 정상적인 크기를 지니고 있음에도 불구하고 '유별나게 작아서 남들 보기에 창피하다거나 마주 대할 수조차 없다' 고 느끼는 신체기형장애 환자들은 단순히 자신의 신체 일부가 마음에 들지 않는다는 정도를 훨씬 넘어 보통 수년 이상 지속되는 완고한 집착과 추형이라는 생각에 골몰하여 그 밖의 다른 일을 제대로 수행할 수 없다. 이 같은 환자는 강박성이나 분열성 인격장애를 동반한 경우가 많으므로 먼저 정신과 의사의 자문을 구하는 것이 바람직하다.

제4형은 기능형으로 발기 시 음경의 크기에 만족하지 못하는 경우이다. 이때 진피지방이식술은 평상시의 모양만 크게 할 뿐 발기시의 음경길이가 길어지는 것이 아니므로 적절한 치료법이 되지 못한다. 거의 모든 음경증대수술은 음경의 길이 자체가 길어지는 것은 아니며, 평상시 외관상 증대효과를 얻을 수 있을지라도 발기 시에는 길이 증대효과를 기대할 수 없다. 음경확대수술에 대해서 그릇된 희망이나 비현실적인 기대감은 절대 금물이다.

8. 음경만곡증

평상시에는 정상모양을 하고 있다가 발기가 되면 음경이 상, 하, 좌 또는 우측으로 굽어버리는 질병을 음경만곡증이라고 한다. 음경만곡증은 동양인보다 서양인에서 흔히 발생하나 우리나라에서도 최근 그 발생빈도가 증가하는 추세를 보이고 있다. 음경만곡증의 원인은 다양하지만 크게 선청성과 후천성으로 대별할 수 있다. 선천성은 색대(음경굽음)라는 섬유성 밴드가 요도부위에 생겨 발기 시 음경을 잡아당겨 아래로 구부러지는 경우가 대부분이다. 또 섬유성 밴드가 없더라도 음경해면체는 정상 발육하였으나 요도해면체의 발육이 부진하면 발기 시 음경해면체는 잘 늘어나는데 요도해면체가 그 만큼 따라서 늘어나지 못하므로 요도해면체가 있는 아랫쪽으로 굽어지게 된다.

후천성 음경만곡증은 음경손상이나 음경수술, 요도내 처치나 수술 후에도 발생할 수 있지만 가장 흔한 원인은 18세기 '페이로니' 라는 의사가 처음 기술하였다고 하여 그의 이름이 붙은 페이로니씨 질병으로 음경해면체를 둘러싸고 있는 백막이 굳어져 섬유성 결절부위가 생기는 것으로 40~60대에 호발한다. 음경해면체를 둘러싸고 있는 백막은 신축성이 있어서 발기가 될 때에는 늘어나게 되는데 백막에 섬유성 조직이 많아져 단단하게 굳어져 있으므로 발기가 될 때 다른 곳은 늘어나지만 이곳은 늘어나질 못해 발기 시 섬유성 경결이 있는 쪽을 향하여 휘어지게 된다. 경결이 심한 경우 뼈를 만지듯이 아주 단단하다.

음경만곡은 발기 시에만 나타나는 현상이며 평상시에는 구부러져 있지 않고 정상모양을 하고 있다. 증상은 결절이 처음 생겼을 때는 크지도 않고 아프지도 않다. 그러나 점차 커면서 발기 때 통증을 느끼게 되고 결절이 있는 쪽으로 성기가 구부러져 심하면 거의 90도 가깝게 휘어져 버리므로 성교 시 질내삽입이 어려울 수 있으며 때로는 발기장애를 동반하고 만곡에 의한 정신적 피해도 심각하다. 시간이 지남에 따라 결절이 위축되고 사라지기도 하나 때로는 새로운 결절이 생기고 원래의 결절이 커지기도 한다. 페이로니씨 질병은 과도한 성생활, 성병, 당뇨병, 동맥경화증, 내분비장애, 유전, 반복된 손상과 관련된다는 보고가 있으나 아직 그 원인이 명확히 밝혀져 있지 않으므로 특효약도 없다.

음경 만곡증의 약 20%는 저절로 치유되므로 콜킨, 비타민 E 등의 약물요법을 하면서 1년 이상 기다려 보고 자연 치유되지 않으면 경결 부위에 스테로이드, 인터페론, 칼슘차단제 등을 국소 주사하는 방법도 있으나 성공률이 낮다. 심한 경우에는 수술로 교정하는 것이 가장 확실한 치료법이지만 수술 방법에 따라 음경길이의 단축, 발기장애, 재발이 있을 수 있다.

■ 참고문헌

- 곽동훈, 김봉환, 박성운. 학동기 및 사춘기 정계정맥류의 유병률: 경상남도 남해군. 대한비 뇨기과학회지 2001; 42: 967-970.
- 김세철. 아들에게 말하는 남자. 해나무, 2006년
- 김청수, 김시황, 최황. 간성(Intersex). 대한비뇨과학회지 1986; 27: 152-158.
- 대한비뇨기과학회. 비뇨기과학, 4판. 일조각, 2007년.
- 박종욱, 김광세. 잠복고환의 발생빈도, 위험인자 및 자연하강률. 대한비뇨기과학회지 2003; 44: 1203-1207.
- 정기현, 최황, 김시황. 한국 정상 남아의 음경 및 고환크기에 관한 관찰. 대한비뇨기과학회 지 1987; 28: 255-258.
- American Academy of Pediatrics Task Force on Circumcision: Circumcision policy statement. Pediatrics 1999; 103: 686-693.
- Choi SK, Han SW, Kim DH, Lignieres B. Transdermal dihydrotestosterone therapy and its effect on patients with microphallus. J Urol 1993; 150: 657-660.
- Kim DS, Pang MG. The effect of male circumcision on sexuality. BJU Int 2007; 99: 619-622.
- O'Hara K, O'Hara J. The effect of male circumcision on sexuality enjoyment of the female partner. BJU Int 1999; 83(Suppl. 1): 79-84.
- Pang MG, Kim DS. Extraordinary high rates of male circumcision in South Korea; history and underlying causes. BJU Int 2002; 89: 48-54.

Chapter 21 여성 생식기의 형태적 이상

김원회

반음양(hermaphrodite)와 위반음양(pseudohermaphrodite)에 대하여는 앞 장에서 이미 기술되었으므로 여기서는 흔한 여성 성기의 이상에 대하여만 간단히 기술한다.

여성의 형태적 성기 이상은 주로 질 및 자궁의 이상이다. 대부분 선천성 이상으로 외음부의 폐쇄 처녀막, 질중격, 중복질, 질결손 등이 있고, 자궁의 이상으로는 중복자궁, 단각자궁, 중격자궁, 쌍각자궁, 궁상자궁 외에 자궁결손과 흔적자궁 등이 있다. 이들 중 자궁의 이상은 불임, 유산, 조산 등의 원인은 되지만 성행위에 자체에는 큰 영향을 미치지 않는다. 그러나 외음부나 질의 이상은 치료하지 않으면 성교에 영향을 미칠 수 있으므로 적절한 시기에 교정하여야 한다. 후천적 이상으로 가장 흔한 것은 음핵 포피 및 소음순 부위의 유착이다.

1. 선천성 질결손(congenital absence of vagina)

태어 날 때부터 질이나 자궁이 없어 외부로부터 막힌 것 같이 보이는 선천성 질환이다. 약 5,000명의 여성 중 한명 꼴로 나타나며, 일명 Rokitansky-Kuster-Hauser 증후군이라고도 불리는 이 이상은 그러나 난소가 정상으로 존재하기 때문에 외형적으로는 여성으로서의 이차성징 등에 이상이 없고 외음부의 형태도 잘 발육되므로 사춘기 때까지도 잘 모르고 성장하게 되는 경우가 많다.

초경이 없고 계속 월경이 나오지 않으므로 산부인과를 찾게 되고 이때 진단을 받는 경우가 대부분이다. 질은 없거나 매우 짧기 때문에 성교삽입이 불가능하다. 또 이 기형은 요로 계통이나 뼈 같은 다른 장기의 기형을 잘 동반하므로 유의하여야 한다.

치료는 비수술적 치료와 수술적 치료가 있는데 주로 수술적 치료를 한다. 수술에는 다양한 기법들이 있지만 요도와 직장 사이에 인공적으로 질을 만든 다음, 환자의 대퇴부나 둔부로부터 피부 절편을 얻어서 이를 이식하는 맥인도(McIndoe) 수술이 가장 대표적이다.

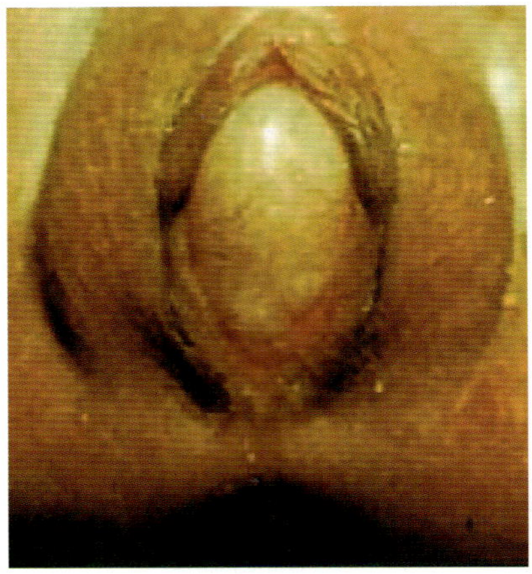

그림 1 폐쇄 처녀막. 월경혈이 배출되지 못하여 막힌 처녀막이 돌출되어 있음.

2. 폐쇄 처녀막 (imperforate hymen)

질에는 이상이 없는데 처녀막이 선천적으로 막힌 채 태어나는 경우도 있다. 이 경우 월경이 나오기 훨씬 전인 유아기에도 점액이 질에 축적되어 점액질증을 일으키고 이것이 요도를 압박함으로써 배뇨 장애를 유발할 수 도 있으므로 발견 즉시 수술을 하여 질의 통로를 열어줘야 한다.

만일 이대로 초경이 시작되면 매달 월경 피가 축적되어 혈질증을 유발하고, 이런 상태가 계속되면 자궁강에 혈액이 고인 혈자궁증, 난관에도 혈액이 축적된 혈난관증을 거쳐 복강혈증까지 될 수 있으며 내성기에 심각한 손상이 올 수도 있다(그림 1).

증상은 무월경과 함께 매월 월경 주기에 일치하여 자궁 경련과 하복통을 호소하는 것이다. 발견되는 즉시 수술을 하여야 하는데, 간단히 처녀막을 십자형으로 절개를 한 다음 처녀막을 단편적으로 절제하면 된다.

3. 질 횡막 (transverse vaginal septum)

흔하지는 않지만 질의 중간이 막혀있는 경우를 말한다(그림 2). 많은 경우에서 작지만 뚫려 있는 구멍이 있어 모르고 지나는 수도 있지만 완전히 막혀 폐쇄처녀막과 거의 같은 증상을 호소하기도 한다. 치료는 물론 수술적으로 이를 제거하는 것이다.

4. 중격 질(septate vagina)

이 기형은 질의 발생과정 중 질판(vaginal plate)에 관이 형성된 후 중간 부위가 없어지지 않아 생긴 기형이다(그림 3). 중격질은 단독적으로 발생하거나 때로는 중복 자궁과 동반하여 발생한다. 질의 전

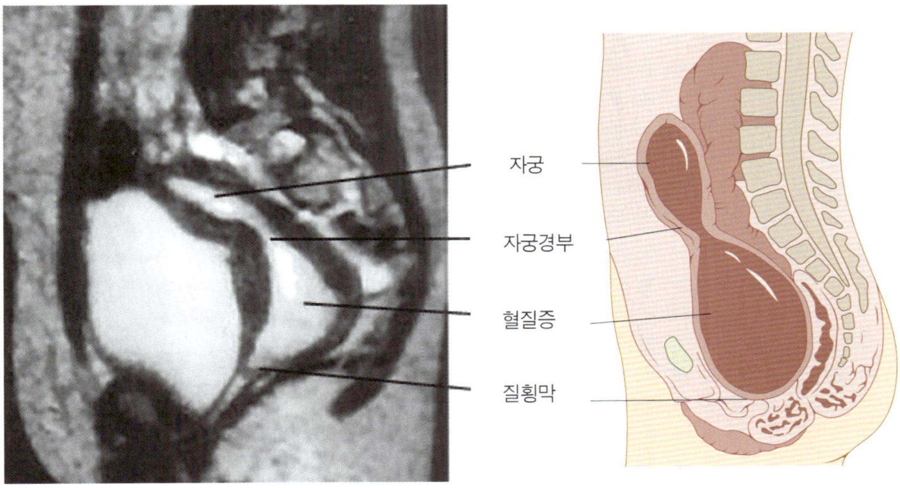

그림 2 질 횡막 때문에 질 상부와 자궁의 혈증(hematometrocolpos)을 보이고 있다.

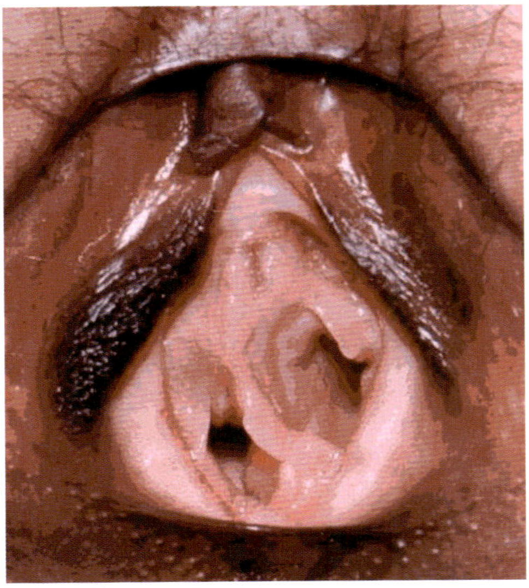

그림 3 중격 질로 인하여 질이 두 개처럼 보인다.

길이에 걸쳐 있는 경우도 있고 부분적으로만 있기도 한다.

질횡막과 달리 비교적 흔한 기형이지만 모르고 지나는 경우도 많으며 산부인과 진찰 중에 우연히 발견되는 경우가 대부분이다.

대부분 삽입성교에 별 지장은 없지만 분만시 장애를 초래할 수도 있으므로 수술로 제거하는 것이 좋다.

5. 단각 자궁 (unicornuate uterus)

단각 자궁은 발생학적으로 두 개의 뮐러 관 중 한쪽은 퇴화하고 한쪽만 발육하여 자궁으로 발달된 것이다. 임신은 비교적 잘 되지만 자궁의 크기가 작아, 자연유산, 조산이나 자궁 내 발육부전이 되는 경우가 있다.

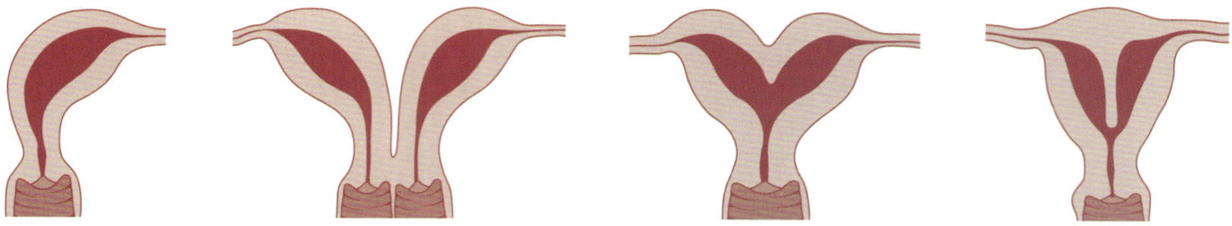

그림 4 기형자궁의 종류

6. 이중 자궁

몇 가지 유형이 있다(그림 4).

중복 자궁(uterus didelphys)은 뮐러 관이 중앙에서 융합되지 않은 채 각각이 독립적으로 발육하여 자궁체부 및 자궁경부가 각각 2개인 경우이다. 임신시 자연유산, 조산이나 자궁 내 발육부전 등의 위험이 있다.

쌍각 자궁(bicornuate uterus)은 뮐러 관이 자궁경부에서 부분적으로만 융합되어 있고 자궁 체부는 2개로 발달된 기형이다. 쌍각 자궁이 현저하지 않은 경우를 궁상 자궁(arcuate uterus)이라고 부른다(그림 5).

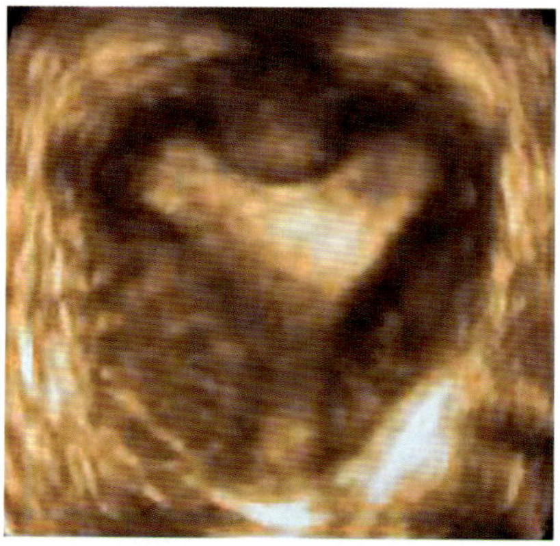

그림 5 궁상자궁의 초음파 소견

7. 외음부 유합 (vulvar agglutination)

소음순의 유합 또는 유착은 비교적 흔한 유아기의 질환이며, 심각한 이상은 아니지만 대부분의 부모들이 성기 기형으로 의심하여 걱정하는 경우가

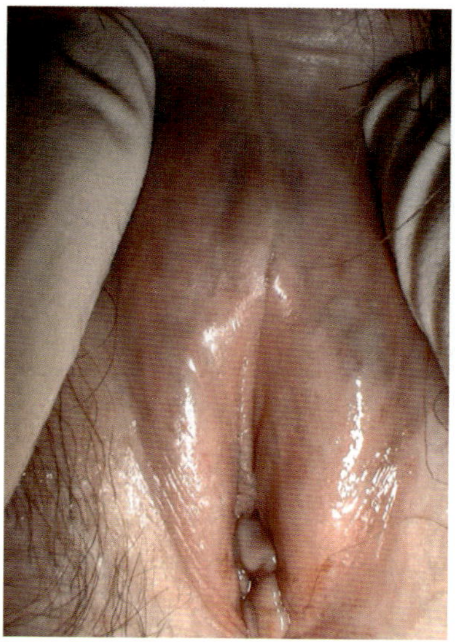

그림 6 외음부 위축으로 인한 음핵포피 부위의 유착

많으므로 바로 적절한 지도와 치료를 해주어야 한다. 한 보고에 의하면 약 10퍼센트에서 정도의 차이는 있으나 유착이 있으며, 가장 심한 완전 유합의 여아는 주로 3-6세이었다고 한다. 처치는 우선 부모들을 안심시키고 외래에서 간단히 유착을 박리시키면 된다. 마취를 하거나 수술실을 이용할 경우는 거의 없다. 유착박리 후 에스트로겐 연고를 발라주는 것으로 대부분 충분하다.

이런 유착은 간혹 성인에서도 발견되지만(그림 6), 처치는 마찬가지이다. 잘 박리가 안 될 때에는 절개하고 봉합하기도 하며, 폐경 후 여성에서는 시술전 여성 호르몬을 투여하기도 한다.

■ 참고문헌

- Buttram Vc Jr, Gibbons WE. Muellerian anomalies: a proposed classification(an analysis of 144 cases). Fertil Steril 1979;32:40-60
- Messina G, Messina M, Nocentini S, Pieri G, Messina GG. Adhesion of the labia minora in children. Pediatr Med Chir 1998;20(5):345-8
- Pellerito JS, McCarthy SM, Doyle MB, et al. Diagnosis of uterine anomalies:relative accuracy of MR imaging, endovaginal sonography, and hysterosalpingography. Radiology 1992;183:795800
- Westheimer R, Lopater S. Human Sexuality, A Psychological Perspective. 2002 Lippincott, Williams & Williams, Philadelphia

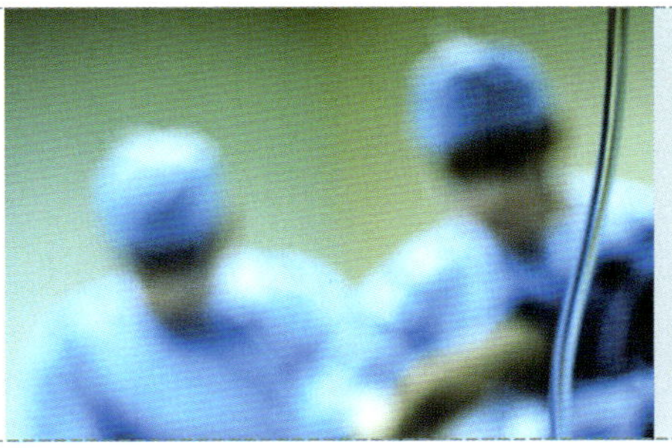

부록-성문제 평가지

성문제 평가지

채규만

여성용 설문지

경미한 성기능 장애에는 항상 이유가 따르는 것은 아닙니다. 가벼운 마음으로 다음에 나오는 설문지를 작성하면 당신에게 도움이 될 것입니다. 당신이 가능한 빠짐없이 솔직하게 응답한다면, 그 응답들은 당신의 근심거리를 정확하게 평가하는데 도움을 줄 수 있습니다.

각각의 문항들에 대해서, 당신이 꼭 그렇게 해야만 한다고 믿는 것이 아닌, 실제로 당신이 느끼고 생각하는 대로 응답하십시오. 설문 문항들의 대부분은 여러 개의 답을 가질 수도 있습니다. 만약에 당신에게 해당하는 답이 여러 개가 있다면, 모두다 표시하십시오. 또한, 당신만의 독특한 응답을 자유롭게 적을 수도 있습니다.

내담자 정보

성명 : ______________________________ 연령 : __________

하나를 체크하시오 : [미혼/독신] [기혼] [별거] [이혼] [사별]

직업 : ______________________________

배우자의 성명 : ______________________ 연령 : __________

성적 개인력

1. 당신의 가족을 다음 중 가장 잘 설명하는 표현은 무엇입니까?

_______ 엄격하다 _______ 관대하다

_______ 보수적이다 _______ 자유롭다

_______ 도덕적이다 _______ 편안하다

_______ 기타 (구체적 : _________________)

2. 성장기에 당신은 성교에 대해 어떻게 듣고 자랐습니까?

_______ 성교는 더럽다

_______ 혼전성관계는 죄악이다

_______ 정숙한 여자는 하지 않는 것이다

_______ 성교라는 말은 입밖으로 내어서는 안된다

_______ 남자는 성교의 전문가가 되어야한다

_______ 남자는 여자보다 성교를 더 즐긴다

_______ 성교는 남자만의 것이지, 여자의 것은 아니다

_______ 성교는 남자와 여자 모두 만족해야한다

_______ 성적인 생각과 감정은 자연스러운 것이다

_______ 상대방과 동의한다면 문제될 것이 없다

_______ 기타 (구체적 : __________________________)

3. 학창시절에 당신은 다른 친구들만큼 이성교제를 했습니까?

→ "예/아니오" 로 응답, "아니오" 일 경우 이유를 말하시오.

_______ 나는 너무 수줍어했다

_______ 나는 공부를 해야만 했다

_______ 나는 스포츠에 몰두했다

_______ 나는 내 학업성적에 너무 신경을 썼다

_______ 나는 여학생에게 관심이 없었다

_______ 기타 (구체적 : ____________________________)

4. 청소년기에 얼마나 자주 자위행위를 했습니까?

_______ 친구들보다는 많이 했을 것이다

_______ 친구들이 하는 것만큼 했을 것이다

_______ 친구들보다는 덜 했을 것이다

_______ 거의 안했다

_______ 전혀 안했다

5. 청소년기에 당신의 성욕의 수준은 어느 정도였습니까?

_______ 친구들보다는 강했다 _______ 친구들과 비슷했다

_______ 친구들보다는 약했다 _______ 일정하지 않았다

6. 학창시절에 당신은 쉽게 성적으로 흥분되었습니까? (? "예/아니오" 로 응답)

7. 당신은 몇 살때 처음으로 성관계를 가졌습니까? _______________

그리고, 누가 더 관심이 있었습니까?

_______ 나 _______ 내 파트너

_______ 둘다 똑같이 _______ 기타 (구체적 : __________)

8. 처음으로 성관계를 가졌을 때, 당신의 느낌은 어땠습니까?

_______ 죄를 저지른 것 같았다 _______ 실망했다

_______ 더러웠다 _______ 무서웠다

_______ 당황스러웠다 _______ 육체적으로 아팠다

_______ 어색했다 _______ 즐거웠다

_______ 신기했다 _______ 흥분되었다

_______ 화가 났다 _______ 자랑스러웠다

_______ 기타 (구체적 : ____________________)

9. 당신은 당신이 느끼는 오르가슴에 대해 어떻게 생각합니까?

_______ 쉽다. _______ 자주 느낀다. 실망했다

_______ 어렵다. _______ 거의 못 느낀다.

_______ 신뢰가 있다. _______ 즐거웠다.

_______ 예측하기 어렵다. _______ 재미없었다.

_______ 기타 (구체적 : ____________________)

10. 당신이 생각하기로 무분별한 성관계를 가지거나, 또는 다른 부정적인 방법으로 성적인 경험을 가졌던 적이 있습니까? (→ "예/아니오" 로 응답)
만약 "예" 라고 응답할 경우, 지금 설명할 수 있다면 설명해 주십시오.
____

11. 과거에, 당신은 더 쉽게 성적인 자극을 이끌어내기 위해서 술이나 약물을 사용했던 경 험이 있습니까? (→ "예/아니오" 로 응답) 만약 "예" 일 경우, 무엇입니까? __________
만약 "예" 일 경우, 그 이유는 무엇입니까? :
_______ 더 편안함을 느꼈으므로 _______ 내 성욕을 증가시켜줄 것 같아서
_______ 나는 내 성적인 능력이 걱정되어서
_______ 기타 (구체적 : ______________________)
만약 "예" 일 경우, 당신은 지금도 그것을 사용합니까? (→"예/아니오" 로 응답)

성적인 욕구에 관한 질문

12. 당신은 당신의 성적인 욕구가 항상 낮다고 느낍니까? (→"예/아니오" 로 응답)
만약, "아니오" 일 경우, 언제 성적 욕구가 떨어지기 시작하는 것을 느꼈습니까?
____
당신의 성욕이 변화되었다면, 그 당시 당신은 특별한 환경에 처하거나, 혹은 곤란을 겪고 있었습니까? (→"예/아니오" 로 응답)
만약, "예" 라면 설명하시오. __________________________

13. 당신은 현재 기혼이거나, 혹은 파트너가 있습니까? (→"예/아니오" 로 응답)
만약 "예" 라면, 당신은 언제 더욱 성욕을 느낍니까?
_______ 내 파트너와 함께 있을 때 _______ 내 파트너와 함께 있지 않을 때
_______ 성인 영화나 로맨틱한 이야기를 읽을 때 _______ 음주 시
_______ 처음 일어났을 때 _______ 내 파트너가 아닌 다른 상대와 있을 때
_______ 기타 (구체적 : __________)

14. 자녀가 있습니까? (→"예/아니오" 로 응답) 만약 있다면, 배우자의 임신이나 출산이 당신의 성적 욕 구에 영향을 미쳤습니까? (→"예/아니오" 로 응답)
만약 "예" 라면, 어떠한 형태로 영향을 미쳤습니까? ______________________

15. 당신은 현재 두 명 이상의 성적 파트너가 있습니까? (→ "예/아니오" 로 응답)
만약 "예" 라면, 한 명의 파트너에 대해 다른 한 명보다 더욱 성욕을 느낍니까?
(→ "예/아니오" 로 응답) 만약 "예" 라면, 왜 그런지 설명하시오.

____

16. 당신의 성욕이 평소보다 더 강렬할 때가 있었습니까? (→ "예/아니오" 로 응답)
만약 "예" 라면, 언제 혹은 어떤 상황에서 그랬습니까?

____

17. 현재 당신의 삶에 주요한 스트레스 요인이 있습니까? (? "예/아니오" 로 응답)
만약 "예" 라면, 무엇인지 설명하시오. ____________________________

18. 어떻게 했을 때, 성욕이 일어났습니까? ____________________________

19. 어떻게 했을 때, 성욕이 저하되었습니까? ____________________________

20. 성적 환상을 가지고 있습니까? 성적인 몽상을 가지고 있습니까? (→ "예/아니오" 로 응답)

개인의 의학적 정보

21. 당신은 정기적으로 신체 검사를 받습니까? (→ "예/아니오" 로 응답)
만약 "예" 라면, 담당 의사는 누구입니까? ____________________

22. 당신은 의사와 당신의 성적 문제에 대해 이야기해본 적이 있습니까? (→ "예/아니오" 로 응답)
만약 "예" 라면, 누구와 이야기했습니까? ____________________
만약 "아니오" 라면, 왜 이야기를 안 해봤습니까? ____________________

23. 당신은 만성질병이나 신체장애 진단을 받았습니까? (→ "예/아니오" 로 응답)
만약 "예" 라면, 무엇입니까? ____________________

24. 당신은 심장이나 순환기 질환을 앓아본 적이 있습니까? (→ "예/아니오" 로 응답)
만약 "예" 라면, 무엇인지 설명하시오. ____________________________
당신은 심장 수술을 받아본 적이 있습니까? (→ "예/아니오" 로 응답)

만약 "예" 라면, 언제입니까? ____________________

25. 당신은 고혈압 진단을 받았습니까? (→"예/아니오" 로 응답)
    만약 "예" 라면, 언제입니까? ____________________
    당신의 고혈압에 대해 어떤 조치를 취하고 있습니까?
    [약물복용] [식이요법] [운동] [스트레스 관리] [기타 : ______________]

26. 당신은 당뇨병 진단을 받았습니까? (→"예/아니오" 로 응답)
    만약 "예" 라면, 언제 입니까? ____________________
    당신이 Type I 인지 Type II 인지 알고있습니까? (→"예/아니오" 로 응답)
    만약 "예"라면, Type I 인지 Type II 인지 표기하시오.
    만약 당뇨병이 있다면, 당신은 어떠한 조치를 취하고 있습니까?
    [인슐린 투여] [식이요법으로만 조절] [기타 : ______________]

27. 당신은 호르몬 문제가 있습니까? (→"예/아니오" 로 응답)
    만약 "예" 라면, 무엇인지 설명하시오. ____________________
    만약 "예" 라면, 누가 이것을 치료하고 있습니까? ____________________

28. 당신의 생리 주기는 어떠합니까?
    _______규칙적이다　　　　_______통증이 있다.
    _______비규칙적이다　　　　_______수월하다.
    _______생리양이 적은 편이다　　　　_______자궁절제술을 받았다
    _______생리양이 많은 편이다　　　　_______폐경기에 있다
    _______기타 (구체적 : ______________)

29. 당신은 피임하고 있습니까? (→"예/아니오" 로 응답)
    만약 "예" 라면, 무엇입니까? ____________________
    만약 "예" 라면, 현재 출산조절이 당신이 성교의 욕구를 감소시킵니까?
    (→"예/아니오" 로 응답)
    만약 "예" 라면, 왜 그런지 설명하시오. ______________________________

30. 당신은 폐경을 언제 경험했습니까?

너무 어린 나이에 _______ 폐경직전인 것 같다 _______

폐경이 될 것 같다 _______ 폐경기에 있다 _______

거의 끝나간다 _______ 이미 끝났다 _______

자궁적제술을 받았다 _______ 기타 _______

31. 당신은 자궁적제술을 받았습니까? (→"예/아니오" 로 응답)

만약 "예" 라면, 난소도 제거되었습니까? (→"예/아니오" 로 응답)

수술을 했다면 언제 입니까? _______________________

32. 당신은 이외에도 다른 수술을 받았습니까? (→"예/아니오" 로 응답)

수술을 했다면 언제 입니까? _______________________

33. 당신의 성기에 문제가 있습니까? (→"예/아니오" 로 응답)

만약 "예" 라면, 설명하시오. _______________________

34. 당신은 윤활과 오르가슴에 문제가 있습니까? (→"예/아니오" 로 응답)

만약 "예" 라면, 설명하시오. _______________________

35. 현재 당신의 성기가 둔감하다고 느낍니까? (→"예/아니오" 로 응답)

당신의 다리가 마비되거나 약해진 경험이 있습니까? (→"예/아니오" 로 응답)

36. 당신은 당신의 몸에 관해 자각합니까? (→"예/아니오" 로 응답)

만약 "예" 라면, 설명하시오. _______________________

37. 당신은 과체중이라 생각합니까? (→"예/아니오" 로 응답)

만약 "예" 라면, 얼마나 많이 과체중되었다고 생각합니까? _______________

섭식장애를 가지고 있다고 생각합니까?

만약 "예" 라면, 설명하시오. _______________________

38. 당신은 당신 자신에 대해 어떻게 생각합니까?

_______ 행복하다 _______ 분주하다

_______ 우울하다 _______ 몰입한다
_______ 슬프다 _______ 산만하다
_______ 낙담한다 _______ 잘 계획되었다
_______ 조용하다 _______ 강박적이다
_______ 신경과민이다 _______ 편안하다
_______ 기타 (구체적 : __________)

39. 당신이 복용하고 있는 모든 약물들은 기술하시오.

약물명	상태	의사
_______	_______________	_______
_______	_______________	_______
_______	_______________	_______
_______	_______________	_______
_______	_______________	_______
_______	_______________	_______

40. 음주를 합니까? (→"예/아니오" 로 응답)
만약 "예" 라면, 얼마나 많이 마십니까? ____________
당신은 당신이 알콜중독이라 생각합니까? (→"예/아니오" 로 응답)
만약 당신이 애주가가 아니라면, 당신은 알콜중독으로부터 회복중입니까?
(→"예/아니오" 로 응답)

41. 당신은 마리화나를 피웁니까? (→"예/아니오" 로 응답)

42. 당신은 현재 마약이나 처방약에 의존하고 있습니까? (→"예/아니오" 로 응답)
만약 "아니오" 라면, 당신은 약물중독에서 회복중입니까?

대인 관계에 관한 질문

43. 당신은 현재 독신(미혼)입니까? (→"예/아니오" 로 응답)
만약 "예" 라면, 이성교제가 성교로 넘어갈 것 같은 단계에서 데이트를 그만둔 적이 있습니까?
(→"예/아니오" 로 응답)

44. 당신은 현재 당신의 성적인 문제로 인해 모든 이성교제를 회피하고 있습니까?
(→"예/아니오" 로 응답)

45. 당신은 현재 기혼이거나 꾸준히 누군가와 만나고 있습니까? (→"예/아니오" 로 응답)
만약 "예" 라면, 얼마나 오랫동안 이러한 관계를 유지하고 있습니까? ____________

46. 당신은 당신의 주요한 교제관계에서 성적인 측면에 대해 어느 정도의 점수를 주겠습니까?
10점 척도를 사용하여 응답하시오(0점은 매우 나쁘며, 10점은 매우 좋음).

47. 관계에 있어서, 당신의 낮은 성적 욕구에 대해 당신의 파트너는 어떻게 반응합니까?

____

48. 당신이 정말 원하지 않을 때 성관계를 가졌던 경험이 있습니까? (→"예/아니오" 로 응답)
만약 그렇다면, 만약 "예" 라면, 전체 시간 중 몇 % 정도입니까? ___________%
만약 "예" 라면, 어떤 생각이 듭니까?
_______ 굉장히 화가 난다.
_______ 내가 하지 않으면 내 파트너가 날 떠날 것이다
_______ 내 파트너가 더 이상은 강요하지 않을 테니까 순순히 응한다
_______ 내가 사랑 받고 있다고 느끼니까 응한다
_______ 내가 애무를 받고 싶어서 응한다
_______ 몸 상태가 좋지 않다
_______ 나는 즉시 응할 것이다.
_______ 흥미가 없어도 나는 오르가슴을 느낄 것이다
_______ 기타 (구체적 : _______________)

49. 당신은 당신의 주요한 교제관계에서 성적인 측면 이외의 것에 대해 어느 정도의 점수를 주겠습니까?
10점 척도를 사용하여 응답하시오(0점은 매우 나쁘며, 10점은 매우 좋음)

____

50. 당신은 당신의 낮은 성적 욕구로 인하여, 당신의 교제관계에 문제가 있다고 생각합니까?
(→"예/아니오" 로 응답) 만약 "예" 라면, 설명하시오. ________________________

남성용 설문지

성기능 장애는 항상 정확한 이유가 있는 것은 아닙니다. 다음에 나오는 설문지를 편안한 마음으로 작성하십시오. 당신이 가능한 빠짐없이 솔직하게 응답한다면, 그 응답들은 당신의 근심거리를 정확하게 평가하는데 기여할 것입니다.

각각의 문항들에 대해서, 당신이 꼭 그렇게 해야만 한다고 믿는 것이 아닌, 실제로 당신이 느끼고 생각하는 대로 응답하십시오. 설문 문항들의 대부분은 여러 개의 답을 가질 수도 있습니다. 만약에 당신에게 해당하는 답이 여러 개가 있다면, 모두 다 표시하십시오. 또한, 당신만의 독특한 응답을 자유롭게 적을 수도 있습니다.

내담자 정보

성명 : ______________________________ 연령 : __________

하나를 체크하시오 : [미혼/독신] [기혼] [별거] [이혼] [사별]

직업 : ______________________________

배우자의 성명 : ______________________ 연령 : __________

개인의 성에 관한 정보

1. 당신의 가족을 다음 중 가장 잘 설명하는 표현은 무엇입니까?

_______ 엄격하다 _______ 관대하다

_______ 보수적이다 _______ 자유롭다

_______ 도덕적이다 _______ 편안하다

_______ 기타 (구체적 : ______________)

2. 성장기에 당신은 성교에 대해 어떻게 듣고 자랐습니까?

_______ 성교는 더럽다

_______ 혼전성관계는 죄악이다

_______ 정숙한 여자는 하지 않는 것이다

_______ 성교라는 말은 입 밖으로 내어서는 안된다

_______ 남자는 성교의 전문가가 되어야한다

_______ 남자는 여자보다 성교를 더 즐긴다
_______ 성교는 남자만의 것이지, 여자의 것은 아니다
_______ 성교는 남자와 여자 모두 만족해야한다
_______ 성적인 생각과 감정은 자연스러운 것이다
_______ 상대방과 동의한다면 문제될 것이 없다
_______ 기타 (구체적 : ______________________________)

3. 학창시절에 당신은 다른 친구들만큼 이성교제를 했습니까?
→ "예/아니오" 로 응답, "아니오" 일 경우 이유를 말하시오.
_______ 나는 너무 수줍어했다
_______ 나는 공부를 해야만 했다
_______ 나는 스포츠에 몰두했다
_______ 나는 내 학업성적에 너무 신경을 썼다
_______ 나는 여학생에게 관심이 없었다
_______ 기타 (구체적 : ________________________________)

4. 청소년기에 얼마나 자주 자위행위를 했습니까?
_______ 친구들보다는 많이 했을 것이다
_______ 친구들이 하는 것만큼 했을 것이다
_______ 친구들보다는 덜 했을 것이다
_______ 거의 안했다
_______ 전혀 안했다

5. 청소년기에 당신의 성욕의 수준은 어느 정도였습니까?
_______ 친구들보다는 강했다 _______ 친구들과 비슷했다
_______ 친구들보다는 약했다 _______ 일정하지 않았다

6. 학창시절에 당신은 쉽게 성적으로 흥분되었습니까? (? "예/아니오" 로 응답)

7. 당신은 몇 살때 처음으로 성관계를 가졌습니까? _______________
그리고, 누가 더 관심이 있었습니까?
_______ 나 _______ 내 파트너

_______ 둘다 똑같이 _______ 기타 (구체적 : __________)

8. 처음으로 성관계를 가졌을 때, 당신의 느낌은 어땠습니까?

_______ 죄를 저지른 것 같았다 _______ 실망했다

_______ 더러웠다 _______ 무서웠다

_______ 당황스러웠다 _______ 육체적으로 아팠다

_______ 어색했다 _______ 즐거웠다

_______ 신기했다 _______ 흥분되었다

_______ 화가 났다 _______ 자랑스러웠다

_______ 기타 (구체적 : __________________)

9. 당신이 생각하기로 남발적이거나,성기구를 이용하거나, 또는 다른 부정적인 방법으로 성적인 경험을 가졌던 적이 있습니까? (→ "예/아니오" 로 응답)

만약 "예" 라고 응답할 경우, 지금 설명할 수 있다면 설명해 주십시오.

____

10. 과거에, 당신은 더 쉽게 성적인 자극을 이끌어내기 위해서 술이나 약물을 사용했던 경험이 있습니까? (→ "예/아니오" 로 응답) 만약 "예" 일 경우, 무엇입니까? ______________

만약 "예" 일 경우, 그 이유는 무엇입니까? :

_______ 더 편안함을 느꼈으므로 _______ 내 성욕을 증가시켜줄 것 같아서

_______ 나는 내 성적인 능력이 걱정되어서

_______ 기타 (구체적 : ______________________________________)

만약 "예" 일 경우, 당신은 지금도 그것을 사용합니까? (?"예/아니오" 로 응답)

개인의 관심에 관한 정보

11. 당신은 당신의 성적인 욕구가 항상 낮다고 느낍니까? (→"예/아니오" 로 응답)

만약, "아니오" 일 경우, 언제 성적 욕구가 떨어지기 시작하는 것을 느꼈습니까?

____

당신의 성욕이 변화되었다면, 그 당시 당신은 특별한 환경에 처하거나, 혹은 곤란을 겪고 있었습니까? (→"예/아니오" 로 응답)

만약, "예" 라면 설명하시오. ______________________________________

12. 당신은 현재 기혼이거나, 혹은 파트너가 있습니까? (?"예/아니오" 로 응답)
   만약 "예" 라면, 당신은 언제 더욱 성욕을 느낍니까?
   ______ 내 파트너와 함께 있을 때　　______ 내 파트너와 함께 있지 않을 때
   ______ 음란 영화나 잡지를 볼 때　　______ 음주 시
   ______ 처음 일어났을 때　　______ 내 파트너가 아닌 다른 상대와 있을 때
   ______ 기타 (구체적 : ______________)

13. 당신은 현재 두 명 이상의 성적 파트너가 있습니까? (?"예/아니오" 로 응답)
   만약 "예" 라면, 한 명의 파트너에 대해 다른 한 명보다 더욱 성욕을 느낍니까?
   (→"예/아니오" 로 응답) 만약 "예" 라면, 왜 그런지 설명하시오.
   ____

14. 당신의 성욕이 평소보다 더 강렬할 때가 있었습니까? (→"예/아니오" 로 응답)
   만약 "예" 라면, 언제 혹은 어떤 상황에서 그랬습니까? ______________________________

15. 자녀가 있습니까? (→"예/아니오" 로 응답) 만약 있다면, 배우자의 임신이나 출산이
   당신의 성적 욕 구에 영향을 미쳤습니까? (→"예/아니오" 로 응답)
   만약 "예" 라면, 어떠한 형태로 영향을 미쳤습니까? ______________________________

16. 현재 당신의 삶에 주요한 스트레스 요인이 있습니까? (→"예/아니오" 로 응답)
   만약 "예" 라면, 무엇인지 설명하시오. ______________________________

17. 어떻게 했을 때, 성욕이 일어났습니까? ______________________________

18. 어떻게 했을 때, 성욕이 저하되었습니까? ______________________________

19. 성적 환상을 가지고 있습니까? 성적인 몽상을 가지고 있습니까? (→"예/아니오" 로 응답)

개인의 의학 정보

20. 당신은 정기적으로 신체 검사를 받습니까? (→"예/아니오" 로 응답)

만약 "예" 라면, 담당 의사는 누구입니까? ____________________

21. 당신은 의사와 당신의 성적 문제에 대해 이야기해본 적이 있습니까? (→"예/아니오" 로 응답)
 만약 "예" 라면, 누구와 이야기했습니까? ____________________
 만약 "아니오" 라면, 왜 이야기를 안 해봤습니까? ____________________

22. 당신은 만성질병이나 신체장애 진단을 받았습니까? (→"예/아니오" 로 응답)
 만약 "예" 라면, 무엇입니까? ____________________

23. 당신은 심장이나 순환기 질환을 앓아본 적이 있습니까? (→"예/아니오" 로 응답)
 만약 "예" 라면, 무엇인지 설명하시오. ____________________
 당신은 심장 수술을 받아본 적이 있습니까? (→"예/아니오" 로 응답)
 만약 "예" 라면, 언제입니까? ____________________

24. 당신은 고혈압 진단을 받았습니까? (→"예/아니오" 로 응답)
 만약 "예" 라면, 언제입니까? ____________________
 당신의 고혈압에 대해 어떤 조치를 취하고 있습니까?
 [약물복용] [식이요법] [운동] [스트레스 관리] [기타 : ____________________]

25. 당신은 당뇨병 진단을 받았습니까? (→"예/아니오" 로 응답)
 만약 "예" 라면, 언제 입니까? ____________________
 당신이 Type I 인지 Type II 인지 알고있습니까? (→"예/아니오" 로 응답)
 만약 "예 "라면, Type I 인지 Type II 인지 표기하시오.
 만약 당뇨병이 있다면, 당신은 어떠한 조치를 취하고 있습니까?
 [인슐린 투여] [식이요법으로만 조절] [기타 : ____________________]

26. 당신은 호르몬 문제가 있습니까? (→"예/아니오" 로 응답)
 만약 "예" 라면, 무엇인지 설명하시오. ____________________
 만약 "예" 라면, 누가 이것을 치료하고 있습니까? ____________________

27. 당신은 생식기나 고환에 수술을 받은 적이 있습니까? (→"예/아니오" 로 응답)
 만약 "예" 라면, 언제입니까?____________________ 설명하시오.____________________

28. 당신은 전립선 또는 방광 수술을 받은 적이 있습니까? (→"예/아니오" 로 응답)
    만약 "예" 라면, 언제입니까? ______________ 설명하시오.____________________

29. 당신은 당신의 등, 골반, 성기, 전립선 또는 다리 가랑이에 물리적 충격을 받은 적이 있습니까? (→"예/아니오" 로 응답) 만약 "예" 라면, 언제입니까? __________________

30. 당신 또는 당신의 파트너가 피임하고 있습니까? (→"예/아니오" 로 응답)
    만약 "예" 라면, 무엇입니까? ____________________
    만약 "예" 라면, 당신은 이러한 방법에 만족하십니까? (→"예/아니오" 로 응답)
    만약 "아니오" 일 경우, 설명하시오. __________________________

31. 당신은 발기하는데 어려움이 있습니까? (→"예/아니오" 로 응답)
    만약 "예" 라면, 전체 시간 중 몇 % 정도입니까? ____________%

32. 당신은 발기는 되었으나, 발기상태를 유지하는데 어려움이 있습니까? (→"예/아니오" 로 응답)
    만약 "예" 라면, 전체 시간 중 몇 % 정도입니까? ____________%

33. 당신은 조루를 경험합니까? (→"예/아니오" 로 응답)
    만약 "예" 라면, 얼마나 빨리 사정합니까? ____________
    만약 "예" 라면, 몇 % 정도입니까? __________%

34. 당신의 성기에 문제가 있습니까? (→"예/아니오" 로 응답)
    만약 "예" 라면, 설명하시오. ____

35. 당신은 전립선에 문제가 있습니까?
    만약 "예" 라면, 설명하시오. ____

36. 현재 당신의 성기가 둔감하다고 느낍니까? (→"예/아니오" 로 응답)
    당신의 다리가 마비되거나 약해진 경험이 있습니까? (→"예/아니오" 로 응답)

37. 당신은 당신의 몸에 관해 자각합니까? (→"예/아니오" 로 응답)
    만약 "예" 라면, 설명하시오. ____

38. 당신은 과체중이라 생각합니까? (→"예/아니오" 로 응답)
만약 "예" 라면, 얼마나 많이 과체중 되었다고 생각합니까? ________________

39. 당신은 당신 자신에 대해 어떻게 생각합니까?

______ 행복하다	______ 분주하다
______ 우울하다	______ 몰입한다
______ 슬프다	______ 산만하다
______ 낙담한다	______ 잘 계획되었다
______ 조용하다	______ 강박적이다
______ 신경과민이다	______ 편안하다
______ 기타 (구체적 : __________)	

40. 당신이 복용하고 있는 모든 약물들은 기술하시오.

약물명	상태	의사
________	________________________	__________
________	________________________	__________
________	________________________	__________
________	________________________	__________
________	________________________	__________
________	________________________	__________

41. 음주를 합니까? (→"예/아니오" 로 응답)
만약 "예" 라면, 얼마나 많이 마십니까? ______________
당신은 당신이 알콜중독이라 생각합니까? (→"예/아니오" 로 응답)
만약 당신이 애주가가 아니라면, 당신은 알콜중독으로부터 회복중입니까?
(→"예/아니오" 로 응답)

42. 당신은 마리화나를 피웁니까? (→"예/아니오" 로 응답)

43. 당신은 현재 마약이나 처방약에 의존하고 있습니까? (→"예/아니오" 로 응답)
만약 "아니오" 라면, 당신은 약물중독에서 회복중입니까?

대인관계에 관한 정보

44. 당신은 현재 독신(미혼)입니까? (→"예/아니오" 로 응답)
만약 "예" 라면, 이성교제가 성교로 넘어갈 것 같은 단계에서 데이트를 그만둔 적이 있습니까? (→"예/아니오" 로 응답)

45. 당신은 현재 당신의 성적인 문제로 인해 모든 이성교제를 회피하고 있습니까? (→"예/아니오" 로 응답)

46. 당신은 현재 기혼이거나 꾸준히 누군가와 만나고 있습니까? (→"예/아니오" 로 응답)
만약 "예" 라면, 얼마나 오랫동안 이러한 관계를 유지하고 있습니까? ____________

47. 당신은 당신의 주요한 교제관계에서 성적인 측면에 대해 어느 정도의 점수를 주겠습니까? 10점 척도를 사용하여 응답하시오(0점은 매우 나쁘며, 10점은 매우 좋음).

48. 관계에 있어서, 당신의 낮은 성적 욕구에 대해 당신의 파트너는 어떻게 반응합니까?
____

49. 당신은 당신의 주요한 교제관계에서 성적인 측면 이외의 것에 대해 어느 정도의 점수를 주겠습니까? 10점 척도를 사용하여 응답하시오(0점은 매우 나쁘며, 10점은 매우 좋음).

50. 당신은 당신의 낮은 성적 욕구로 인하여, 당신의 교제관계에 문제가 있다고 생각합니까? (→"예/아니오" 로 응답) 만약 "예" 라면, 설명하시오. ____________________

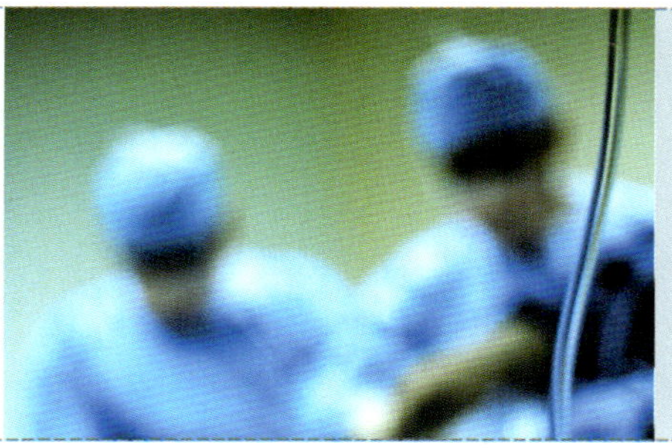

INDEX-찾아보기

찾아보기

ㄱ

ㄴ

ㄷ

ㄹ

ㅁ

ㅂ

ㅅ

ㅇ

ㅈ

ㅊ

ㅋ

ㅌ

ㅍ

ㅎ

A

B

C

D

E

F

G

H

I

J

K

L

M

N

O

P

Q

R

S

T

U

V

W

Y

Z